国家出版基金项目
NATIONAL PUBLICATION FOUNDATION

"十四五"国家重点出版物出版规划项目

Photodynamic Therapy in Dermatology

光动力皮肤病治疗学

王秀丽　王宏伟　主编

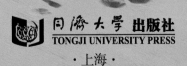

同济大学出版社
TONGJI UNIVERSITY PRESS
·上海·

内 容 提 要

本书是国内首部系统论述皮肤科光动力疗法的原创性学术著作。全书凝集了主编团队及合作者数十年的经验,详细阐述了光动力疗法在我国皮肤科领域的历史沿革及发展历程,并首次从基础及临床两个层面系统阐述了光动力皮肤病治疗学的适用范围、治疗机制、治疗参数及临床和基础研究进展,力求为临床提供实用性指导。

本书可供皮肤病与性病学专业临床医生及研究人员阅读使用。

图书在版编目(CIP)数据

光动力皮肤病治疗学 / 王秀丽,王宏伟主编.

上海:同济大学出版社,2024.10. -- ISBN 978-7-5765-
1266-3

Ⅰ. R751.05

中国国家版本馆 CIP 数据核字第 2024MY5503 号

“十四五”国家重点出版物出版规划项目

国家出版基金资助项目

同济大学学术专著(自然科学类)出版基金资助项目

光动力皮肤病治疗学

王秀丽　　王宏伟　主编

责任编辑:　朱涧超　　朱　勇

助理编辑:　徐艺峰

责任校对:　徐逢乔

封面设计:　王　翔

出版发行　　同济大学出版社　www.tongjipress.com.cn
　　　　　　(地址:上海市四平路 1239 号　邮编:200092　电话:021 - 65985622)

经　　销　　全国各地新华书店

排　　版　　南京文脉图文设计制作有限公司

印　　刷　　上海安枫印务有限公司

开　　本　　889mm×1194mm　1/16

印　　张　　31.5

字　　数　　821 000

版　　次　　2024 年 10 月第 1 版

印　　次　　2024 年 10 月第 1 次印刷

书　　号　　ISBN 978-7-5765-1266-3

定　　价　　298.00 元

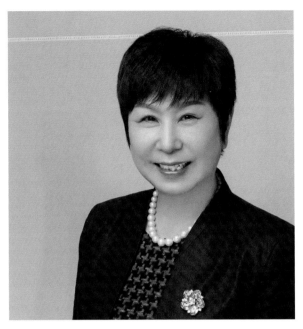

王秀丽

上海市皮肤病医院/同济大学附属皮肤病医院主任医师、博士生导师、二级教授，同济大学医学院光医学研究所所长，享受国务院政府特殊津贴，上海市静安区首批领军人才。复旦大学皮肤性病学博士、德国慕尼黑大学光动力医学博士，德国慕尼黑大学激光研究所和美国哈佛大学麻省总院 Wellman 光医学中心高级访问学者，跟随国际光动力协会主席 Tayyaba Hasan 教授和国际美容激光之父 R. Rox Anderson 教授学习并开展光医学方面研究。入选 2023 年度全球前 2%顶尖科学家影响力榜单。

国际光动力协会（International Photodynamic Association, IPA）常务理事、欧洲光动力医学协会委员；中华医学会皮肤性病学分会光动力治疗研究中心首席专家、中国康复医学会皮肤病康复专业委员会主任委员、中国医师协会皮肤科医师分会常委、上海市医学会激光医学分会主任委员、上海市医学会皮肤科分会候任主任委员、中国临床肿瘤学会（CSCO）肿瘤光动力治疗专家委员会副主任委员、上海市女医师协会皮肤美容美学专委会主任委员；英国 *Photodiagnosis and Photodynamic Therapy* 副主编，德国 *Photonics and Laser in Medicine*、《中华皮肤科杂志》《中国皮肤性病学杂志》等编委。

1996 年在国内最早开展皮肤科光动力临床治疗、基础研究和技术推广，涉及光动力治疗皮肤肿瘤、尖锐湿疣、痤疮等难治性皮肤病，为临床规范化推广及优化治疗方案提供指导性数据做出重大贡献；牵头制定《氨基酮戊酸光动力疗法临床应用专家共识》《氨基酮戊酸光动力疗法皮肤科临床应用指南（2021 版）》《紫外线治疗皮肤病临床应用专家共识》《Chinese guidelines on the clinical application of 5-aminolevulinic acid-based photodynamic therapy in dermatology (2021 edition)》《中国光线性角化病临床诊疗专家共识（2021）》和《Clinical practice guidelines for 5 - aminolevulinic acid photodynamic therapy for acne vulgaris in China (2022)》。

主持科技部重点研发计划 2 项、国家自然科学基金 5 项，人事部回国留学人员基金以及其他省部级基金等 28 项。发表学术论文 330 篇，其中 SCI 论文 198 篇；主编及参编著作 16 部。培养光动力专业人才和光医学团队，已毕业或在读硕士 45 人、博士 31 人。研究团队现有 40 人，其中博导 3 人，硕导 4 人，在读博士 16 人；团队青年人才先后入选上海市各类人才培养项目 12 项，承担科技部课题 1 项、国家自然科学基金 18 项、上海市重点科研课题等课题 30 余项。获国际光动力协会（IPA）"临床光动力研究卓越贡献奖"、上海医务工匠、上海市三八红旗手称号（团队被评为三八红旗集体）、中国女医师协会五洲女子科技奖-临床医学科研创新奖、上海市女医师协会首届"医树"科技创新奖、"仁心医者"·上海市杰出专科医师提名奖、同济大学医学院十佳导师和"最美师德师风优秀教师"荣誉称号。率领团队研究成果获省部级科技进步奖一等奖 2 项、二等奖 2 项、三等奖 4 项，上海医学奖 2 项、同济大学十大最具转化潜力科技成果奖一等奖 1 项，获批国家专利 9 项。自 2006 年始，连续举办光动力治疗皮肤病国家级继续教育学习班 17 期、上海国际光动力高峰论坛 8 届、上海市皮肤光医学无创诊断高峰论坛 7 届。2021 年承办首届国际光动力大会（Mini-IPA）上海专场，率队成功获得 2025 年第 19 届国际光动力大会中国主办权，届时将向世界展现中国光动力治疗研究与应用成果。

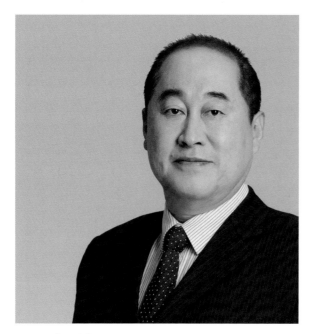

王宏伟

复旦大学附属华东医院皮肤科主任、上海老年医学研究所老年皮肤病研究室主任，主任医师、二级教授、博士生导师；干部保健专家、享受国家特殊津贴；国际光动力协会（International Photodynamic Association, IPA）会员、中国康复医学会光动力治疗与康复专委会主任委员、中华医学会皮肤科分会老年皮肤病研究中心首席专家、中国康复医学会皮肤康复专委会常委（老年皮肤病学组组长）、中国医药教育协会常务理事（皮肤病专业委员会副主任委员、老年皮肤病学组组长）、中国中西医结合学会皮肤性病学会老年皮肤病学组组长、中国民族卫生协会皮肤科专委会副主任委员、海南国际皮肤药械创新专委会副主任委员、上海市康复医学会皮肤康复专委会主任委员、上海市健康科技协会皮肤健康专委会主任委员、上海麻风协会副理事长、中国皮肤科学术联盟副主任委员、中国初级卫生保健基金会皮肤科专委会副主任委员；获上海市卫生系统先进个人、上海市静安区最高荣誉杰出人才奖、复旦大学"十大优秀医生""十佳医

务工作者""优秀教师"等荣誉，中国博士后科学基金、教育部"国家科技奖励"及上海市科技奖评审专家，国务院教育督导委员会评议专家；《中华皮肤科杂志》《中国皮肤性病学杂志》《老年医学与保健》等多种学术期刊编委。

1998 年在上海皮肤病医院开展光动力治疗、主持医院皮肤组织病理诊断工作 12 年，参与上海自然博物馆古尸皮肤组织考古研究；2008 年成立光医学治疗科，将学科发展方向聚焦于光医学治疗皮肤病，发表论文 163 篇、其中 SCI 论文 53 篇；主持国家自然科学基金、上海市自然科学基金等科研项目 20 项；上海科技成果 5 项、科技奖励 10 项。 参与制定《氨基酮戊酸光动力疗法临床应用专家共识》《氨基酮戊酸光动力疗法皮肤科临床应用指南（2021 版）》《紫外线治疗皮肤病临床应用专家共识》《 Chinese guidelines on the clinical application of 5-aminolevulinic acid-based photodynamic therapy in dermatology（2021 edition)》《中国光线性角化病临床诊疗专家共识（2021）》和《 Clinical practice guidelines for 5-aminolevulinic acid photodynamic therapy for acne vulgaris in China (2022)》。 牵头制定《老年皮肤瘙痒症诊断与治疗专家共识》《老年带状疱疹诊疗专家共识》，主笔撰写和制定《上海市皮肤病医院十一五发展规划（2006—2010）》，以"点、线、面"勾勒医院人才培养和重点学科建设、医院信息化建设以及综合业务楼、教学办公楼、病房改造发展蓝图，将麻风学科及光医学科列为医院重点发展学科；负责上海市皮肤病医院首项卫生局重点学科建设项目——上海市公共卫生重点学科建设麻风病项目。 2012 年入职复旦大学附属华东医院皮肤科，主要从事老年皮肤病诊疗及干部保健工作，2013 年皮肤科获上海市"工人先锋号"荣誉称号；2017 年在国内组建第一个老年皮肤病学组，2018 年相继提出老年特应性皮炎、皮肤干燥症、失禁性皮炎等新概念。

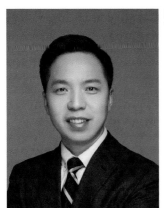

张国龙 IPA 会员

上海市皮肤病医院/同济大学附属皮肤病医院光医学治疗科主任、皮肤肿瘤诊疗中心常务副主任、主任医师、博士；同济大学教授、博士生导师，美国密西根大学访问学者；中华医学会激光医学分会青年委员会副主任委员、中国康复医学会皮肤病康复委员会常委兼工作秘书、中国抗癌协会肿瘤光动力治疗专委会常委、上海市医学会激光医学会副主任委员（光动力与弱激光学组组长）、上海市医学会皮肤性病学分会青年副主任委员；获上海市"医苑新星"杰出青年医学人才、上海市医学会首届"青年菁英"提名。主要从事光动力治疗皮肤肿瘤、皮肤肿瘤发病机制以及遗传性皮肤病的临床与基础研究。先后主持国家自然科学基金项目3项、国家重点研发计划项目子课题1项、上海市科委项目2项、上海市卫计委重点项目和卓越项目各1项。发表论文150余篇，其中以第一作者或通讯作者发表SCI论文40余篇。参编专著及皮肤科教材7部，获省级以上奖励4项。

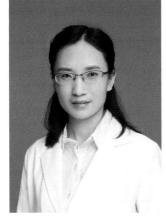

王佩茹 IPA 会员

上海市皮肤病医院/同济大学附属皮肤病医院光医学治疗科副主任、副主任医师，副教授、博士生导师，北京大学博士、美国密西根大学访问学者；入选上海市青年科技启明星计划、浦江人才计划、上海市卫计委新优青人才计划，获"银蛇奖"提名奖、上海"医树奖"青年临床医学科技创新奖、长宁青年创新英才称号；中华医学会光动力治疗研究中心秘书、中国康复医学会光动力治疗与康复专委会常务委员，中国康复医学会皮肤病康复分会青年委员会副主委、上海市女医师协会皮肤美容美学专委会常委兼秘书长、中国抗癌协会光动力治疗肿瘤专委会委员、中国临床肿瘤学会肿瘤光动力治疗专委会委员；主持国家自然科学基金2项及其他课题8项，参与多项科技部重点研发计划。发表论文90余篇，其中以第一作者或通讯作者发表SCI论文38篇。获得省级以上奖励4项。

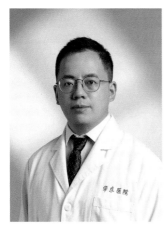

石 磊 IPA 会员

复旦大学附属华东医院皮肤科副主任、副主任医师、复旦大学硕士研究生导师、慕尼黑大学激光医学博士、同济大学皮肤病与性病学博士，中华医学会光动力治疗研究中心秘书、中国康复医学会光动力治疗与康复专委会常务委员、上海市医学会激光医学分会委员，上海市医学会皮肤科分会委员，上海市医师协会皮肤性病学分会委员；获国际光动力优秀青年研究奖、上海市青年五四奖章，入选上海市浦江人才计划、上海市青年科技英才扬帆计划，上海市卫生系统青年人才最高荣誉奖"银蛇奖"提名奖、国家公派留学奖学金获得者。从事ALA光动力治疗皮肤病的临床和基础研究10余年，先后主持国家自然科学基金项目2项及其他科研项目7项；发表论文90余篇，以第一作者或通讯作者发表SCI论文27篇。

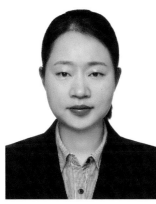

张玲琳 IPA 会员

上海市皮肤病医院副主任医师，慕尼黑大学访问学者。中国康复医学会皮肤病康复专委会光医学康复学组委员兼秘书，痤疮学组副组长；中国康复医学会光动力治疗与康复专委会委员；中国医师协会皮肤科医师分会痤疮学组委员；上海中医药学会美容分会常委兼秘书；上海市中医药学会皮肤病分会委员；上海市女医师协会皮肤美容美学分会委员兼副秘书长。长期从事光动力临床及基础研究，主攻痤疮方向，发表论文50余篇，获科技奖励8项；主持市局级以上课题3项，包括国家自然科学基金课题1项；参编著作及教材7部（副主编2部）。

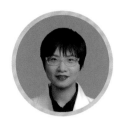

王迪歆

博士 IPA 会员
同济大学附属皮肤病医院 /
上海市皮肤病医院

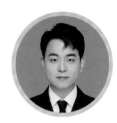

文 龙

硕士 IPA 会员
同济大学附属皮肤病医院 /
上海市皮肤病医院

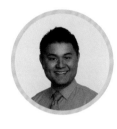

王 博

博士 JAAD 会员
南达科他大学医学院 /University of
South Dakota, Medical School,
Avera 医疗集团皮肤科 /Avera
Medical Group Dermatology

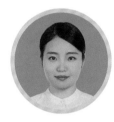

方 姗

博士
同济大学附属皮肤病医院 /
上海市皮肤病医院

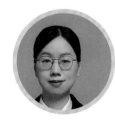

方玉宏

博士
福建师范大学医学光电科学
与技术教育部重点实验室

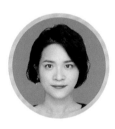

吕 婷

博士 IPA 会员
复旦大学附属华东医院

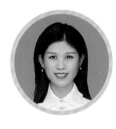

吉 杰

博士 IPA 会员
江苏省人民医院

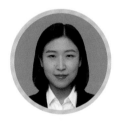

刘 沛

博士 IPA 会员
同济大学附属皮肤病医院 /
上海市皮肤病医院

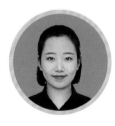

仰珈仪

博士 IPA 会员
同济大学附属皮肤病医院 /
上海市皮肤病医院

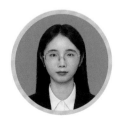

闫 佳

博士研究生 IPA 会员
同济大学附属皮肤病医院 /
上海市皮肤病医院

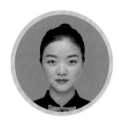

刘 佳

博士研究生 IPA 会员
同济大学附属皮肤病医院 /
上海市皮肤病医院

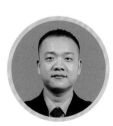

李伟军

博士
福建师范大学医学光电科学
与技术教育部重点实验室

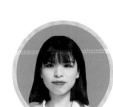

杨玉玲
硕士
同济大学附属皮肤病医院 /
上海市皮肤病医院

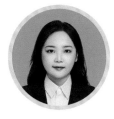

李春晓
博士 IPA 会员
同济大学附属皮肤病医院 /
上海市皮肤病医院

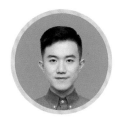

吴煜昊
博士研究生 IPA 会员
同济大学附属皮肤病医院 /
上海市皮肤病医院

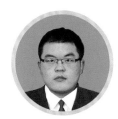

杨维涛
博士
同济大学

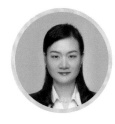

张云凤
博士 IPA 会员
同济大学附属皮肤病医院 /
上海市皮肤病医院

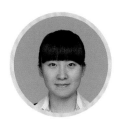

吴 赟
博士研究生
同济大学附属皮肤病医院 /
上海市皮肤病医院

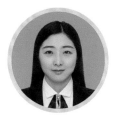

张海艳
博士 IPA 会员
同济大学附属皮肤病医院 /
上海市皮肤病医院

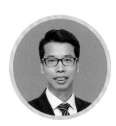

张兵波
博士
同济大学

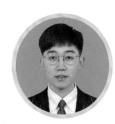

陈 琦
博士研究生
同济大学附属皮肤病医院 /
上海市皮肤病医院

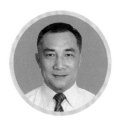

陈文晖
博士
上海复旦张江生物医药股份
有限公司

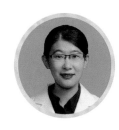

柳小婧
博士 IPA 会员
同济大学附属皮肤病医院 /
上海市皮肤病医院

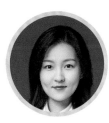

赵子君
硕士 IPA 会员
同济大学附属皮肤病医院 /
上海市皮肤病医院

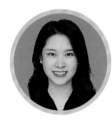

高嘉雯

博士
同济大学附属皮肤病医院 /
上海市皮肤病医院

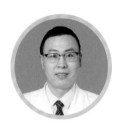

黄建华

博士 IPA 会员
复旦大学附属华东医院

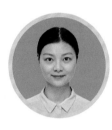

曹 智

博士 IPA 会员
同济大学附属皮肤病医院 /
上海市皮肤病医院

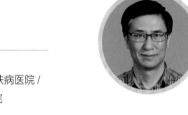

黄 正

博士 IPA 会员
福建师范大学医学光电科学
与技术教育部重点实验室

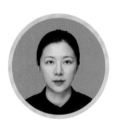

廖彩荷

博士研究生 IPA 会员
同济大学附属皮肤病医院 /
上海市皮肤病医院

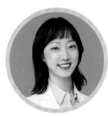

曹雅晶

博士 IPA 会员
同济大学附属皮肤病医院 /
上海市皮肤病医院

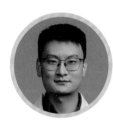

曾庆玉

博士 IPA 会员
同济大学附属皮肤病医院 /
上海市皮肤病医院

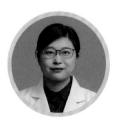

谭静文

博士
同济大学附属皮肤病医院 /
上海市皮肤病医院

前　言

出版一部光动力治疗专著一直是我的心愿。时光飞逝，转眼间国内关于光动力治疗的探索已走过了 27 年。我想，现在是起笔完成这一心愿的时候了。

光动力效应是 1900 年德国慕尼黑大学医学生 Oscar Raab 最先发现的，后经其导师 Hermann von Tappeiner 教授继续研究和探索，将其成功应用于治疗皮肤基底细胞癌，并于 1904 年首次提出光动力治疗（photodynamic therapy，PDT）这一概念，被医学界广泛接受并沿用至今。1990 年，加拿大学者 Kennedy 首次将 5-氨基酮戊酸光动力疗法（5 - aminolevulinic acid photodynamic therapy，ALA-PDT）用于治疗皮肤癌。1996 年，徐世正教授将这一理念引入国内，在徐世正教授的领导下，我在湖北医科大学附属第一医院开展了 ALA-PDT 的应用实践。当时我面临的最大困难，是该项工作不仅一切都要从零开始，而且缺乏业内共识，不被同行看好；然而，彼时我们拥有的最大优势，则是对工作的满腔热情和年轻人的那股闯劲。

工作初期，我仅有一间小房，从打扫房间、添置设备到尝试实验治疗、积累实战经验，再到撰写发表论文、筹备国内第一期 ALA-PDT 学习班，几乎都在这间小房完成。两年以后，相似的经历在上海重复——从灰头土脸地打扫房间，到艰难地申请治疗室及相关设备……辛勤的付出、长期的坚持，终于换来了实实在在的临床疗效，换来了大批患者的痊愈康复。这使我们甘心把苦咽到肚里、把累忘到身后，更对 ALA-PDT 充满了信心。我们不断用阿姆斯特朗的名言来激励自己："That's one small step for（a）man, one giant leap for mankind."我们感到，一定要让中国的 ALA-PDT 从"0"变成"1"，变成十、百、千、万，让更多的同行认识并运用 ALA-PDT，让更多患者受益于 ALA-PDT。

在前期，我们主要将光动力治疗应用于治疗皮肤肿瘤。20 年前，国内性病猖獗，对尿道尖锐湿疣的临床治疗，传统治疗方法应用受限。如何破解这一难题，更好地使新技术服务于临床工作，是我们要思考并解决的。结合相关病理专业基础，我们认为既然尖锐湿疣组织具有肿瘤细胞增生旺盛的特性，也具有吸收和富集光敏剂的可能，那么，是否可以将 ALA-PDT 应用于治疗尖锐湿疣？1997 年，我们开始了对 ALA-PDT 治疗尿道尖锐湿疣的探索，经过大量的临床与基础研究，证明 ALA-PDT 治疗尖锐湿疣作用机制和用药浓度、敷药时间等治疗参数。1999 年，我们在《中国激光医学杂志》发表了国内首篇关于 ALA-PDT

治疗鲍恩病的论文。2004 年，*British Journal of Dermatology* 对此进行了首次系统性报道，引起国际光动力学界和皮肤科领域的关注。专家普遍认为，这不是简单的技术"移植"，而是基于我们自主创新的 ALA-PDT"面清除"理论，开辟了 ALA-PDT 治疗良性增生性疾病的先河。2007 年，国家新药——艾拉（ALA）获原国家食品药品监督管理局（SFDA）正式批准上市，极大地推动了我国 ALA-PDT 治疗尖锐湿疣的临床应用。目前，ALA-PDT 已作为治疗尿道尖锐湿疣的首选治疗手段，并作为又一全新的治疗方法载入了皮肤病治疗学科史。

从整个过程看，ALA-PDT 治疗尖锐湿疣是从临床发现问题，将临床难题作为研究方向，又将研究成果应用于临床，是转化医学的一个成功典型案例。因此，我们更坚定了"向光逐梦"的追求，以临床难题作为学科研究方向，把光动力技术的推广和普及作为使命，把治疗顽疾和造福人类健康作为奋斗目标。我们知道，探索的道路总是充满荆棘的，创新开展一项新技术绝不会一帆风顺，面对众多未知的挑战和大量的失败，唯有不断学习、一战再战。2003 年，我远赴"光动力起源之地"德国慕尼黑大学留学并取得光动力医学博士学位，此后相继去了德国慕尼黑大学激光研究所、美国哈佛大学麻省总院光医学中心研修学习，开阔了学术视野。为培养和打造光动力治疗团队、规划学科建设，由我发起提议，上海市皮肤病医院先后选派了多名团队优秀骨干赴美国和德国学习并从事光动力基础研究，将"光是学科生命、光给予我们动力"贯穿于学科的可持续发展。

学科发展期间，得到了美国科罗拉多大学黄正教授、美国俄克拉荷马州立大学陈伟教授等大力而无私的帮助；2014 年，在时任中华医学会皮肤性病学分会主任委员张建中教授的支持下，我们牵头成立了"中华医学会皮肤性病学分会光动力治疗研究中心"，首批纳入 32 家来自全国各地的知名医院——这应视为中国皮肤科光动力治疗

发展史上一块新的里程碑。2015 年 10 月，同济大学医学院光医学研究所的成立，使团队更加专注于光医学研究、更加倾注心血和精力于学科建设。"光动力治疗研究中心"精心完成并发表了《氨基酮戊酸光动力疗法临床应用》一文，从形成专业共识到落实应用指南，大力推动了中国皮肤科光动力事业的发展；其英文版发表于国际光动力著名杂志 *Photodiagnosis and Photodynamic Therapy*，向国际同行展现了中国皮肤科光动力所取得的成就。我们团队还开拓性地将 ALA-PDT 用于治疗临床的又一个难题——聚合性痤疮，在国际上首次提出"首次短时间、低能量、之后逐渐递增"的治疗原则，相关研究成果被《美国痤疮治疗指南》《欧洲光动力指南》引用。疼痛是阻碍 PDT 临床应用和推广的主要瓶颈之一，我们结合日光-PDT 启示，创新性地提出"减少 ALA 孵育时间、降低照光功率密度、延长光照时间（增加光照剂量）"的无痛 ALA-PDT 方案，在保证疗效的同时，成功地解决了疼痛难题。团队研发的"新型无痛光动力治疗皮肤病关键技术及转化——新型实时可控无痛光动力治疗智能系统"获同济大学 2020 年度"十大最具转化潜力科技成果"一等奖。

"一花独放不是春，万紫千红春满园。"为使更多的皮肤科医生了解并掌握光动力技术，从而惠及更多的皮肤病患者，我们在国内率先开展了光动力治疗皮肤病的国家级继续教育项目，将团队的科研成果和临床经验毫无保留地分享给全国的皮肤科同道，积极推动、大力普及光动力治疗在皮肤科领域的应用。目前 ALA-PDT 已在全国广泛用于治疗皮肤肿瘤、HPV 感染相关性疾病、重度痤疮，在皮肤光老化、真菌感染、难治性 HPV 感染、雄激素源性脱发等治疗中也取得了可喜的临床疗效；海姆泊芬（HMME）光动力的应用，已彻底改变了鲜红斑痣的治疗现状；对喜泊分-PDT 的开展也在积极探索中，因 ALA 吸收深度的不足所难以企及的治疗难题，有望在近期得到妥善

的解决。

参加本书的编写人员，是长期工作在临床一线的光医学治疗团队的全体医生以及多届优秀研究生，其中博士研究生导师4名，绝大数人员为归国留学人员；还有福建师范大学医学光电科学与技术教育部重点实验室的黄正教授、同济大学张兵波教授、复旦张江生物医药有限公司的陈文晖研究员受邀参与编写，他们都是长期从事光动力光敏剂和光源应用研究的专家。编写团队有近30年ALA-PDT临床应用经验和基础数据研究成果，对疾病有深刻认识、对治疗可精准把控，在临床具有丰富的实战经验，确保了本书内容充实、临床实用、数据准确。

全书以临床治疗实战为主线，同时反映当今全球光动力治疗新观点和新方法，促进基础研究向临床转化，力求为临床提供实用性指导。全书共包括两部分：第一部分为基础篇，共8章，分别为光动力医学发展史、光敏剂、纳米材料与技术、光源与设备、作用机制、治疗参数、疼痛，以及相关模型研究；第二部分为临床篇，共12章，分别为光动力治疗皮肤癌、HPV相关性疾病、毛囊皮脂腺疾病、光老化、血管瘤、遗传性皮肤病相关皮肤癌以及光动力治疗中的联合策略、荧光诊断和不良反应等。

值得一提的是，2017年6月，我和王宏伟、张玲琳、石磊经充分准备出席了在葡萄牙举办的第16届国际光动力大会。作为中国的该领域专家，我向大会陈述了在中国举办世界光动力大会的申请。由于某些因素，这一申请未被通过。知悉结果，我们四人默默地站在会议室的门外，山顶寒冷的晚风吹来，更增添了几分失落和无助。但在沉寂许久之后，我们的信念变得更加坚定和有力——下届会议，我们将带着更多新的学术成果展现在世人面前。2019年6月，我带领团队再次出席了在美国波士顿举办的第17届国际光动力大会，以更出色的成果、更自信的心态作了大会陈述，2025年在中国上海举办第19届国际光动力大会的申请终获通过。我的喜悦难以言表，这段"从凄苦到荣光"的经历及感受，令我终生难忘。忆往昔，光动力学科发展之初艰辛求索；看今朝，光动力治疗已在中国蓬勃发展。我们衷心希望《光动力皮肤病治疗学》能使读者获得收益。本书不仅是专业上的参考和启迪，而且是对中国光动力医学技术发展的期待和努力。

"医"路有光，动力无限；"医"路向前，唯爱有光。

因编者水平及经验所限，本书不足之处在所难免，欢迎读者予以批评指正。

王秀丽（执笔）、王宏伟

2022-8-17 于上海

contents 目录

临床篇

contents 目录

基础篇

第 一 章
光动力医学发展史

一、光敏现象的发现

16 世纪，人们已经观察到动物在食用荞麦后日照会引起皮肤反应；18 世纪，人们发现在意大利西西里岛和那不勒斯地区的白羊在食用金丝桃属植物后出现严重皮肤反应，而黑羊却未出现这种反应。这些是目前有据可考的有关光敏现象的最早记载[1]。

二、光动力效应的发现

光动力治疗（photodynamic therapy，PDT）起源于德国。1900 年，德国慕尼黑大学医学生 Oscar Raab 在实验研究中偶然发现，草履虫在含有吖啶和某些类似染料溶液的培养基中处于暗环境时生长良好，而遇到光照时则死亡；进一步的研究发现这一现象不仅与吖啶染料的浓度有关，还与实验中的光照强度有关（图 1-1）。这是第一个有关光动力治疗的实验性研究，证实光与化学物质结合能够诱导细胞死亡，揭开了光动力研究的序幕[2]。随后，他的导师 Hermann von Tappeiner 教授（图 1-2）继续开展这项研究，对光和染料的光敏化作用做了大量实验研究。基于研究结果，Hermann von Tappeiner 教授认为光敏剂在光化学治疗中具有应用前景。1903 年，他和 Jesionek 教授合作探索应用伊红联合照光治疗 6 例基底细胞癌患者（图 1-3），皮损经 1% 伊红溶液处理后，暴露于日光或汞灯下进行光照治疗，其中 4 例获得痊愈，且在 1 年内无复发[3]。这是光敏剂

联合可见光治疗皮肤癌的首次临床试验，研究历时数年，成果于 1907 年发表[4]。为了将这种光敏反应与照相底板对光的敏感性（photosensitization）相区别，1904 年，Hermann von Tappeiner 教授在 *Clinics in Dermatology* 杂志上首次提出了"光动力（photodynamic）"一词，被科学界广泛接受[3]。他同时描述了依赖氧的光敏反应，指出在没有氧存在的情况下，染料和光不能引起细胞死亡，证明氧是光动力效应的关键物质[3]。1912 年，慕尼黑大学医学院 Friedrich Meyer-Betz 医生首次发现血卟啉（hematoporphyrin，Hp）可导致人皮肤在阳光下发生光敏反应。他在自己身上勇敢地完成第一例人体光敏反应试验，他给自己注射了 200 mgHp，次日发现暴露的前臂皮肤产生明显肿胀和疼痛感（图 1-4），数日后户外活动导致面部、手部等曝光部位发生严重的急性光毒性反应，甚至引起长达数月的光敏反应。最终他发现 Hp 和光照是引起皮

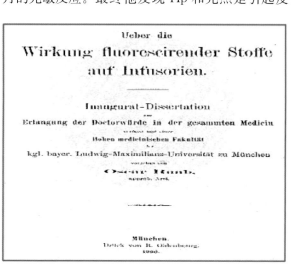

图 1-1　慕尼黑大学医学院学生 Oscar Raab（1874—1942）
　　　　（1897—1900）的论文

肤光敏反应的必需条件[5]。1924年，Albert Policard观察到动物肿瘤组织中Hp的红色荧光强于周围组织，肿瘤荧光定位的想法由此初具雏形，但是这方面的研究工作并未引起人们的重视和兴趣，此后近20年光动力研究悄无声息，几无进展[6-7]。

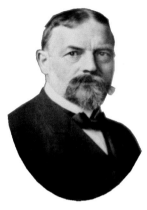

图1-2　德国慕尼黑大学药理研究所所长（1893—1923）
Prof. Hermann von Tappeiner（1847—1927）

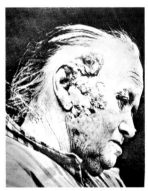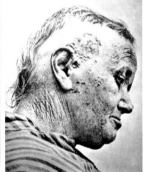

图1-3　1903年第一例有记录采用伊红联合照光治疗70岁女性患者

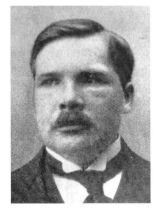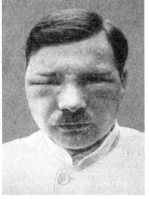

图1-4　慕尼黑大学医学院医生 Friedrich Meyer-Betz（1881—1914）
1912年首次自体试验发现Hp和光照引起皮肤光敏反应

三、光动力效应的机制探索

经过近20年的停滞，光动力效应在肿瘤诊疗中的应用再次进入研究者们的视线[7]。1942年，Auler和Figge首次发现注射Hp联合照光对肿瘤组织具有杀伤作用。他们给大鼠注射Hp后，观察到Hp优先在肿瘤组织中富集，经紫外线照射，肿瘤区可产生橘红色荧光，用日光照射可损伤肿瘤组织，推测Hp联合照光可能是一种极具前景的肿瘤新疗法[8]。同年，Auler与Banzer进行同样实验，改用石英灯照射，结果发现该方法可以有效促进肿瘤的坏死，于是着手应用Hp联合石英灯照射治疗癌症患者，后来这项研究在第二次世界大战中被迫中断。

随着时间的推移，更多的卟啉类化合物被发现和提纯，包括粪卟啉、尿卟啉、原卟啉和血卟啉锌络合物等。1948年，Figge和Weiland等报告不同的卟啉物质在肿瘤组织、胚胎组织与创伤组织中较多蓄积，所产生的荧光可用于肿瘤诊断[9]；1951年，Manganiello发现在一些非肿瘤部位，如伤口、淋巴结、胎盘也会富集卟啉化合物[10]；1953年，Peck发现金属卟啉化合物也同样可以在肿瘤组织内富集[11]。1955年，Rassmussen-Taxdal报道3例良性和8例恶性肿瘤患者，术前静脉注射较大剂量血卟啉（500～1 000 mg），3～12 h后7例恶性肿瘤患者肿瘤组织中观察到橘红色荧光，仅1例良性肿瘤患者观察到荧光[12]。Rassmussen-Taxdal通过血卟啉荧光定位试验，发现试验中肿瘤的荧光强度与血卟啉剂量成正比，指出卟啉易于富集在肿瘤部位并产生荧光，可用于肿瘤诊断和"可视"指导手术切除范围。这是首次关于光动力荧光诊断的报道[12]。针对肿瘤的荧光诊断需要使用大剂量血卟啉，与之伴随的是正常组织也出现严重光毒反应的副作用，这限制了荧光诊断的临床应用。因此，提高血卟啉的荧光诊断效率、降低其副作用成为当时研究人员需要迫切解决的临床难题。

1955 年,Schwartz 发现以往实验中的粗品 Hp 是一种卟啉混合物,他首次将粗品 Hp 用冰醋酸和硫酸处理,获得一种新的卟啉物质混合物——血卟啉衍生物(hematoporphyrin derivative,HpD),并观察到这种衍生物在肿瘤组织中的荧光特异性和光动力杀伤作用均优于 Hp,在淋巴组织的富集比 Hp 少[13]。基于以上优点,HpD 获得了临床应用,至今仍然是临床使用的主要光敏剂之一。1960 年,Lipson 和 Baldes 再次在临床上证实 HpD 的肿瘤荧光定位诊断特性和光动力杀伤作用显著优于 Hp,他们借助支气管镜和食管镜对 50 例支气管肺癌和食管癌患者进行 HpD 荧光定位诊断,首次提出"荧光内镜诊断"的概念[14]。1966 年,Lipson 应用 HpD 联合白光照射治疗胸壁上的乳腺癌转移灶,治疗后部分肿瘤组织发生坏死[15];1968 年,Gregorie 等报告 226 例肿瘤患者的荧光诊断结果,173 例恶性肿瘤包括喉癌、肺癌、乳腺癌、宫颈癌、食管癌、皮肤鳞状细胞癌、基底细胞癌、黑色素瘤和视网膜母细胞瘤等,其中有 132 例检测到典型的橘红色荧光,阳性符合率为 76.3%[16]。

四、 光动力治疗探索

1972 年,Diamond 等在神经胶质瘤细胞培养基中加入 Hp 进行白光照射,发现神经胶质瘤细胞全部死亡;给皮肤鳞癌大鼠模型注射 Hp,24 h 后照光,发现种植瘤的生长受到抑制,瘤体明显缩小,证明 Hp 光动力对肿瘤具有显著杀伤作用,成果发表于当年 *Lancet* 并使用"photodynamic therapy"一词[17]。

1975 年,Thomas Dougherty 给种植瘤小鼠和大鼠静脉注射 HpD 后应用红光照射,获得了更好的疗效[18]。随后又应用该方法治疗经传统治疗耐受的乳腺癌并获得成功[19]。同年,Kelly 等将膀胱癌患者的癌细胞种植在小鼠皮下形成异种种植瘤模型,经 HpD-PDT 治疗后肿瘤结节发生

溃疡和坏死,而周围正常组织仅出现明显水肿,且对种植的正常表皮或平滑肌细胞,HpD-PDT 作用较弱甚至无效[20]。1976 年,Kelly 将 200 W 水银蒸气灯光源用 5 mm 光纤经尿道导入膀胱内,对 1 例膀胱内经放、化疗治疗后复发的膀胱癌患者进行光动力治疗,照射 30 min,48 h 后发现照光处的肿瘤发生坏死,非照光区没有变化,结果显示光动力治疗具有很好的选择性[21]。1978 年,Dougherty 对 25 例 113 处皮肤原发或转移的肿瘤进行光动力治疗,其中原发肿瘤包括鳞状细胞癌、基底细胞癌和恶性黑色素瘤;转移性恶性肿瘤来源于乳腺、结肠和子宫内膜原发肿瘤;所有患者均为传统治疗无效者。结果显示,经 HpD-氩弧光照射治疗后,98 处病变完全消退,13 处有部分反应,不良反应主要包括局部红斑、水肿,严重的发生局部皮肤坏死,延长避光时间可减少以上不良反应[22]。这是当时所报道病例数最多的光动力治疗临床研究,第一次在人体证实传统治疗方法无效的肿瘤患者经光动力治疗有效。基于以上研究,Dougherty 提出良好的光敏剂应该满足以下条件:①暗环境中无生物学毒性;②能选择性富集在肿瘤部位;③激发波长在 600 nm 以上。这些成果极大促进了光动力治疗的发展,具有里程碑意义,也确立 Dougherty 作为光动力治疗肿瘤的先驱的地位。

五、光动力治疗临床应用

Dougherty 进一步纯化 HpD 得到卟吩姆钠(Porfimer sodium),又称光敏素 Ⅱ(Photofrin Ⅱ),1993 年加拿大批准 Photofrin Ⅱ 应用于膀胱癌的临床治疗[23];1995 年,美国食品与药品监督管理局(Food and Drug Administration,FDA)通过 Photofrin Ⅱ 用于食管癌的治疗[24];此后,英国、德国、日本、中国等国家也相继批准 Photofrin Ⅱ 用于治疗肺癌、食管癌、胃癌、膀胱癌以及头颈癌等。然而,Photofrin Ⅱ 是静脉用药,

在体内代谢和清除过程很慢，需长时间避光以免造成延迟的光毒性反应。

1990年，加拿大J. C. Kennedy（图1-5）等首次报道应用5-氨基酮戊酸（5-aminolevulinic acid，ALA），采用可见光进行局部ALA-PDT治疗皮肤肿瘤，单次ALA-PDT治疗可清除90%基底细胞癌（basal cell carcinoma，BCC）皮损[25-26]。成功研发小分子药物ALA及其临床应用是开创性的，因为它能经皮给药并吸收，又能迅速从体内清除，无需长时间避光，非常便于皮肤体表肿瘤的临床治疗，为皮肤科光动力治疗打开一片新天地。经过30余年全球临床实践和循证医学论证，现已证实ALA-PDT无创、高效，可以有效治疗光线性角化病（actinic keratosis，AK）、鲍恩病（Bowen's disease，BD）、BCC、皮肤鳞状细胞癌（cutaneous squamous cell carcinoma，cSCC）、HPV感染、痤疮、真菌感染、光老化以及皮肤黑热病等多种良、恶性皮肤疾患。

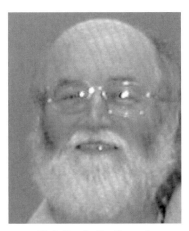

图1-5　J. C. Kennedy

1990年首次采用ALA-PDT治疗皮肤肿瘤，被誉为ALA-PDT之父

六、　光敏剂的研发

目前，人们根据出现年代的先后将光敏剂分为第一代、第二代和第三代光敏剂。第一代多指20世纪70年代和80年代初研究发现的卟啉类光敏剂，有HpD、二血卟啉酯（Dihematoporphyrin Ether，DHE）和Photofrin Ⅱ。第二代是指20世纪80年代后期研发的卟啉衍生物和一些化学合成的光敏剂，包括5-ALA、Meso Tetrahydroxyphenyl Chlorin（mTHPC）、初卟啉锡（Tin Etiopurpurin，SnEt2）、亚甲蓝（Methylene Blue）和甲苯胺蓝（Toluidine Blue）、Zinc Phthalocyanines和Aluminium Phthalocyanines、苯卟啉（Benzoporphyrin）衍生物，以及lutelium Texaphyrins（Lu-Tex）、Mono-I-aspartyl chlorine e6（talaporfin sodium，NPe6）。第二代光敏剂克服了第一代光敏剂光敏期短、作用光源的波长较长的缺点，从而增加作用深度，产生的单态氧也较多，对肿瘤更有选择性。如光敏剂Foscan®是叶绿素家族成员之一，其穿透力达到约2 cm，波长652 nm，对头颈部肿瘤的缓解治疗有效。和Photofrin®一样，Foscan®也有显著的皮肤光毒性，且对肿瘤组织的选择性弱[27]。第三代是指某些经过进一步在载体中偶联或包封现有的光敏剂加工形成的光敏剂，这些光敏剂在长波长光激活下显示出更高的肿瘤特异性[28]。需要注意的是，这是一种很粗略的分类，没有很严格的界限，也没有鲜明的功能区分，并不意味着后来的光敏剂一定优于之前的光敏剂，也不能笼统地按照人们所说的第几代光敏剂来判断某种光敏剂的优劣，在实际应用中应充分考虑所用光敏剂的实际特性，客观分析、合理选择。

1999年，美国FDA批准Levulan®（ALA，5-氨基酮戊酸）作为光动力药物用于治疗光线性角化病[29]。随后，Levulan的衍生物Metvix®（MAL，5-氨基酮戊酸甲酯）[29-30]和Hexvix®（HAL，5-氨基酮戊酸己酯）[29]在欧洲和澳大利亚上市。2000年，美国FDA批准第二代光敏剂Visudyne®（Verteporfin，维替泊芬）用于治疗老年黄斑变性等新生血管类眼科疾病，为千万眼科疾病患者带来了光明[31]。2001年，Foscan®（Temoporfin，替莫泊芬）在欧洲被批准用于治疗头颈癌[27]。2002年,Foscan®被美国批准用于临床,并被欧盟CE认证。2016年,我国国家食品药品监督管理总局批准复美达®（Hemoporfin,HMME,海姆泊芬）用于治疗鲜红斑痣,成为治疗鲜红斑痣的新手段[32]。随着新的光敏剂的不断涌现,光动力治疗不仅成功应用于多种恶性肿瘤治疗,在治疗其他非恶性肿瘤疾病方面也取得极大成就。在临床实际应用中,新的问题和新的要求不断被发现和提出,围绕如何进一步提高PDT疗效、降低副作用,光敏剂的研发和优化也不断被推进。靶向选择修饰的光敏剂、与各种纳米载体相结合的光敏剂、高效的双光子光敏剂等都是当前研究的热点。

七、器械的研发

除光敏剂的研发有突破性进展外,光源和引导器械的发展同样也促进了光动力治疗临床适应证的不断拓展。光动力治疗的发展离不开良好的光源,以往利用灯光、白光、日光进行照射,效率较低。从1960年世界第一台红宝石激光器问世,到20世纪70年代已经有多种激光器进入临床应用。由于激光的单色性好、功率大,可通过光纤传输,可借助内镜进入人体深部器官,从而大大推动光动力治疗向纵深发展,大大激发人们对光动力治疗的研究热情。20世纪70年代末至80年代,国际上形成光动力治疗肿瘤的研究高潮,例如:各种与光敏剂吸收波长相匹配的新型激光器的开发,使得光敏剂更有效地被激活;功率稳定的长波长激光器的出现,能够更有效地治疗体积较大的深部肿瘤;各种内镜能清楚指导光动力治疗的定位;多种光纤的出现和改良更加方便、快捷地治疗各种疾病。如今,新的激发光源也在不断开发中,如半导体二极管激光器、有机发光二极管、超辐射发光二极管等光源也已投入使用或在研发当中。在诊断和治疗方面,PDT与手术、放疗、化疗、免疫治疗的联合应用,以及与CT、MRI、PET等医学影像技术的联合应用都取得可喜的长足发展。进入21世纪以来,国际上关于PDT的临床研究和基础研究得到全面、深入的发展。除在皮肤科广泛应用,PDT还用于老年性视网膜黄斑变性、动脉粥样硬化血管成形术后的动脉再狭窄,以及呼吸系统、消化系统、神经系统和泌尿系统等多领域的肿瘤治疗。

八、我国PDT发展史

祖国医学采用补骨脂、白芷治疗皮肤疾患由来已久,这些中药中含有的补骨脂素、欧前胡素能够被阳光中的紫外线所激活,可以使照射部位的皮肤出现红肿和色素增加;传统中药中含有的叶绿素和其他植物性物质也可以用作光动力治疗的光敏剂。我国有悠久的养蚕历史,蚕食桑叶后的排泄物叫作蚕沙,是一味具有活血通经等功效的中药,也具有光敏作用,蚕沙中可分离出叶绿素降解衍生物——二氢卟吩类光敏剂（chlorophyll derivative No. 4,CPD4）。

我国在PDT研究方面较欧美发达国家起步迟,但进步较快。1980—1981年,我国学者邹进、哈献文、李峻亨[33]等通过不同途径了解和认识PDT,并着手进行实验性研究与相关临床治疗。1981年,中国学者第一次成功分离得到血卟啉及衍生物,同年7月,北京同仁医院使用北京工业制药研究所研制的HpD和北京光电子技术研究所提供的激光器,治疗1例左下睑基底细胞癌患者并获得成功,从而开创国内PDT应用的先河[34]。同年,成立"北京地区PDT治疗协作组",共有8家医院参加,在1982—1984年采用PDT治疗各种肿瘤患者共421例,总有效率达86.7%。20世纪80年代,我国曾将PDT列为"六五""七五"科技重点攻关项目,从光敏剂研发、激光器研制、基础研究与临床治疗等四个方面,组织全国大协作,参加的主要单位有中国医学科学院药物研究所、北京制药工业研究所、扬州生物化学制药厂、中国科学院电子学研究所、中国医学科学院肿瘤医院肿瘤研究所等，全国不少省、市医疗和科研单位的学者以极大的热情投入到这项工作中。在短短数年间，北京和扬州分别成功研制出国产的 HpD 光敏剂，在临床应用中显示良好的临床疗效；国产的氩离子泵浦染料激光器、铜蒸气泵浦染料激光器、金蒸气激光器、大功率氦氖激光器等激光光源也相继研制成功。国家投入大量人力、物力，从药物、设备、基础到临床做了大量研究，取得了举世瞩目的成就。同时也加快 PDT 专业队伍的建设和相关人才培养，极大地促进了我国 PDT 事业的发展和普及。

20 世纪 80 年代我国曾经先后有 3 种临床试验用的混合卟啉制剂，即癌卟啉（HpD，北京），癌光啉（PsD-007，上海）和光卟啉（HpD，扬州）。2001 年，由北京药物研究所研制，现由重庆迈乐生物制药有限公司生产的血卟啉注射液（HpD）成为第一个被国家食品药品监督管理局批准上市的光敏剂，商品名为喜泊分®[35]。截至 20 世纪 90 年代中期，我国医务和科研人员采用国产的光敏剂和激光光源共治疗数以千计的肿瘤患者，疗效显著。病种包括食管癌、肺癌、膀胱癌、宫颈癌等多种类型的恶性肿瘤，治疗的病种数和病例数目都位居世界前列。我国 PDT 事业实现了蓬勃发展，在 PDT 的基础科研和临床治疗中都取得显著成就，赢得了国际同行的高度关注和评价，逐渐缩小了与西方国家的差距。遗憾的是，进入 20 世纪 90 年代末，由于可供临床正式使用的光敏剂受限，且 HpD 需要经历 8 周的严格避光等缺点，我国的 PDT 事业逐渐被冷落，许多单位和人员纷纷转行，PDT 工作几近停滞。

可喜的是进入 21 世纪以来，国内医学界、学术界和企业界不少有识之士大力推动 PDT 事业的发展。积极探索和开发中国特有的光敏剂，如竹红菌[36]是生长在我国云南、四川海拔 3 000～3 500 m 高寒地区箭竹上的一种真菌。云南白药集团已经开发上市竹红菌素软膏，用于治疗外阴白色病变和肥厚性瘢痕等。在临床治疗方面，广

大医务工作者也在积极探索和拓展 PDT 适应证。1994 年，原第二军医大学（现海军军医大学）许德余教授研制出具有国际先进水平的第二代血卟啉单甲醚（hematoporphyrin monomethyl ether，HMME）。这是一种单体卟啉，化学纯度可达 99.8％，在体内代谢快，可用于肿瘤和鲜红斑痣的治疗[36]。之后解放军总医院李峻亨教授、顾瑛院士将 HMME 用于鲜红斑痣的临床治疗[37]。经过顾瑛院士团队多年的理论研究和临床实验，总结出 HMME-PDT 治疗鲜红斑痣的治疗方案。2000 年后，许德余教授将 HMME 部分专利转让于上海复旦张江生物医药股份有限公司，后者组织开展药学研究、临床前及系列药物临床试验质量管理规范临床研究，并解决产业化良好生产规范生产等问题，最终于 2016 年实现以一类新药上市。

九、我国 ALA-PDT 的发展

1996 年，徐世正教授将 ALA-PDT 治疗理念引入国内，在其领导下王秀丽教授在武汉大学人民医院（原湖北医科大学附属第一医院）/湖北省人民医院建立光动力治疗室，进行 ALA-PDT 治疗皮肤肿瘤临床研究。1999 年，在《中国激光医学杂志》国内首次报道 ALA-PDT 治疗鲍恩病[38]，同年在《中华皮肤科杂志》国内首次报道 ALA-PDT 治疗皮肤基底细胞癌和鳞状细胞癌[39]。基于尖锐湿疣病理表现为乳头瘤样增生，王秀丽教授于 1997 年探索性采用 ALA-PDT 治疗非恶性肿瘤性疾病尿道尖锐湿疣，获得满意效果。1999 年，徐世正、王秀丽在武汉举办国内首次"ALA 光动力治疗培训班"（图 1-6）。

2000 年，王秀丽教授在国内和德国完成 ALA-PDT 治疗尖锐湿疣荧光动力学、治疗相关参数及作用机制研究，其创新研究成果于 2004 年在 *British Journal of Dermatology* 杂志上首次系统性报道[40]，引起国际光动力学界和皮肤科领域

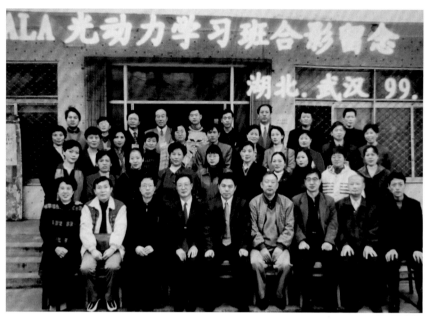

图 1-6　1999 年在武汉举办国内首次"ALA 光动力治疗培训班"

的关注,之后又将 ALA-PDT 全面拓展至外生殖器尖锐湿疣和宫颈高危型 HPV 感染等治疗和基础研究。2006 年,王秀丽教授在上海举办国内首次 ALA-PDT 国家级继续医学教育学习班(图 1-7),邀请到德国慕尼黑大学的 Reinhold Baumgartner 教授、Herbert Stepp 教授和 Peter Hillemanns 教授,还有来自德国雷根斯堡大学的 Rolf-Markus Szeimies 教授,授课内容涵盖光动力物理学基础,以及光动力在皮肤科、泌尿科和妇产科等多学科的临床应用,学员为来自全国各地三甲医院的中坚和骨干。

2006 年,王秀丽教授开展 ALA-PDT 和 CO_2 激光治疗尖锐湿疣对比研究[41],提出 ALA-PDT 的"面清除"效应优于 CO_2 激光"点清除",可有效降低复发率;助力国产外用盐酸氨酮戊酸散(商品名:艾拉®)适应证聚焦于尖锐湿疣,并全面技术指导 5 家医院(北京大学第一医院、北京协和医院、中国医学科学院皮肤病医院、复旦大学附属华山医院和上海市皮肤病医院)共同参与 ALA-PDT 治疗尿道尖锐湿疣的 Ⅲ 期临床试验,在较短时间得到预期结果,尖锐湿疣成为 ALA-PDT 全球唯一非肿瘤性适应证。艾拉®上市后,ALA-

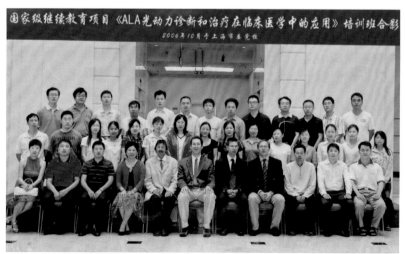

图 1-7　2006 年国内首次 ALA-PDT 国家级继续医学教育学习班

PDT 在全国数千家医院推广应用,作为一门新兴治疗技术,当时 ALA-PDT 在中国医生中的认知远不及今天,很多医生通过学习班开始接触并尝试开展 ALA-PDT。但在随后国内临床推广应用中,各地存在 ALA-PDT 疗效不一致的情况。王秀丽研究团队开始对敷药时间和用药浓度等方面进行研究,摸索治疗参数,制定系列标准,起草制定专家共识和治疗指南,规范 ALA-PDT 治疗。2008 年,王秀丽教授接受国际光动力治疗学会官方通讯采访,介绍光动力治疗在中国的临床应用与发展(图 1-8)。2014 年 11 月 15 日,在时任中华医学会皮肤性病学分会主任委员张建中教授的大力支持下,以王秀丽教授和顾恒教授为首席专家,中华医学会皮肤性病学分会光动力治疗研究中心成立(图 1-9),上海市皮肤病医院和中国医学科学院皮肤病医院为组长单位,首批全国 25 家著名三级医院成为中心单位,2016 年又增补 7 家医院,共有 32 家中心单位,ALA-PDT 治疗在中国呈现出蓬勃发展的新势头。2015 年,由王秀丽教授、顾恒教授牵头制定的《氨基酮戊酸光动力疗法临床应用专家共识》[42],指出 ALA-PDT 为尿道尖锐湿疣的首选疗法,还被纳入《中国尖锐湿疣临床诊疗指南》[43]。

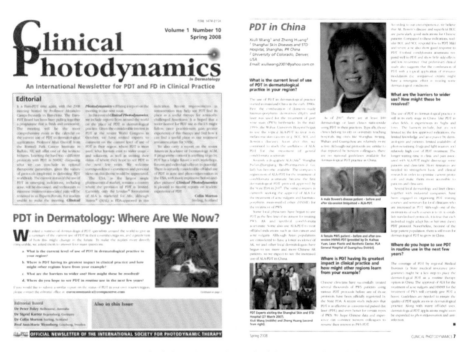

图 1-8　2008 年国际光动力治疗学会报道光动力治疗在中国的临床应用与发展

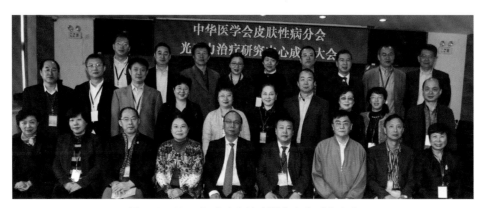

图 1-9　2014 年光动力治疗研究中心成立大会

2006年，王秀丽研究团队在国内首次应用ALA-PDT治疗寻常痤疮，进一步探索出最佳ALA浓度、敷药时间和红光剂量，提出相应的"首次短时间、低能量，之后逐渐递增"治疗原则，适应证为中重度痤疮，相关成果[44]被2016年《美国痤疮治疗指南》[45]引用。成功分离中国痤疮患者来源的人皮脂腺细胞株（XL-i-20），为ALA-PDT治疗痤疮机制研究提供重要细胞模型。在皮肤肿瘤研究方面，王秀丽研究团队从临床研究到基础研究，从美国Jackson实验室引进SKH-1无毛小鼠，在国内首次搭建UV诱导的皮肤光老化及皮肤肿瘤小鼠模型，成功培养分离出小鼠皮肤鳞癌细胞系（XL50），在此基础上揭示ALA-PDT不但可以杀伤肿瘤细胞，还可诱发抗肿瘤免疫效应，具有瘤苗和树突状细胞（dendritic cell, DC）疫苗效应，还提出分级预处理对皮肤肿瘤的光动力治疗至关重要。王秀丽研究团队不断探索和拓展ALA-PDT皮肤科新适应证，如皮肤老化、难治性HPV感染、真菌感染、雄激素源性脱发等；在国内率先提出和启动新型无痛光动力及日光光动力的临床前瞻性研究，对光源设备进行改良和创新，获得同济大学2020年度"十大最具转化潜力科技成果"一等奖，掀开光动力治疗皮肤疾病成果创新与转化的新篇章；并在多年来开展PDT的临床经验基础上，总结国内外PDT领域所取得的最新成果，牵头编写共识、指南和编译专业的光动力治疗书籍[46]。2015年，王秀丽和顾恒教授组织国内从事ALA-PDT临床应用相关专家起草并发表首版《氨基酮戊酸光动力疗法临床应用专家共识》[42]。

2017年，王秀丽、王宏伟、张玲琳、石磊参加在葡萄牙科英布拉举办的第16届国际光动力大会（International Photodynamic World Congress），王秀丽作为中国该领域专家向大会陈述申请在中国上海举办第18届国际光动力大会，但未能如愿。2019年，王秀丽教授带领团队在美国波士顿第17届国际光动力大会上再次申请在中国举办国际光动力大会，参加人员有石磊、王佩茹、柳小婧、吕婷和曹雅晶等，并成功获得第19届国际光动力大会在中国上海的举办权（图1-10），同时王秀丽教授当选为国际光动力协会常务理事，也是亚太地区唯一常务理事。

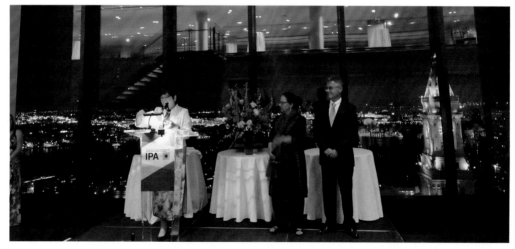

图1-10　2019年成功获得第19届国际光动力大会在中国上海的举办权

2021年，为进一步规范、指导、推动ALA-PDT在皮肤科临床上的应用，中华医学会皮肤性病学分会、中国康复医学会皮肤病康复专业委员会联合中国医学装备协会皮肤病与皮肤美容分会光医学治疗装备学组在2015版共识基础上进行修订、更新，制定了《氨基酮戊酸光动力疗法皮肤科临床应用指南（2021版）》。同年，该指南英文版发表于国际光动力领域知名杂志 Photodiagnosis and

Photodynamic Therapy[47]，展现中国光动力应用与研究成果，标志中国光动力研究迈入国际先进行列。2021年，王秀丽教授牵头成立中国康复医学会皮肤光动力治疗康复技术专项培训基地，

时任中国康复医学会会长方国恩和书记牛恩喜亲临授牌（图1-11），首批培训基地共有15家医院获批，为我国ALA-PDT应用与发展提供技术示范和人员培训。

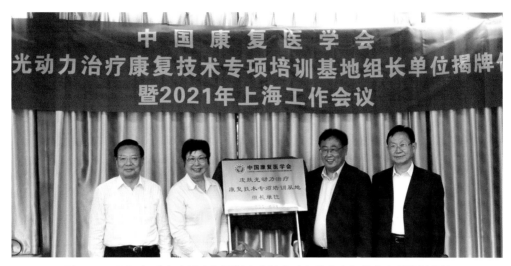

图1-11　2021年成立中国康复医学会皮肤光动力治疗康复技术专项培训基地

十、学术交流和发展

回顾国内外PDT事业的发展历程，国际和国内学术交流起到极其重要的推动作用。1977年，Dougherty举办第一次PDT专题研讨会；1981年，在美国国家卫生研究院（National Institutes of Health，NIH）举办的学术会议上，开辟PDT专题分会场，入会人数达400余人。1986年，在日本著名学者早田义博（Hayata）的倡议下，在日本东京举行了第一届国际光动力学术会议，参加者近千人，同时成立国际光动力协会（International Photodynamic Association，IPA），此后每2年举办一次国际光动力大会。一些国际著名企业也十分关注PDT的发展，1989年，Ciba公司曾组织PDT的专题研讨会，并出版论文集。一些国际医学和工程学的专科学会或团体学术会议也都设立PDT的专题会场。2004年，国际第一本光动力治疗专业学术期刊*Photodiagnosis and Photodynamic Therapy*（《光诊断与光动力治疗》）杂志创刊，2008年王秀丽教授担任该杂志编

委，2022年受邀担任该杂志副主编（图1-12）。此外，美国激光医学会主办的*Lasers in Surgery and Medicine*（《激光外科与医学杂志》）、英国*Lasers in Medical Science*（《激光医学科学杂志》）、美国*Photochemistry and Photobiology*（《光化学与光生物学杂志》）、欧洲*Journal of Photochemistry and Photobiology A. Photochemistry*（《光化学与光生物学杂志A.（光化学卷）》）与*Journal of Photochemistry and Photobiology B. Photobiology*（《光化学与光生物学杂志B.（光生物学卷）》）等杂志，都刊发与PDT相关研究论文。在国际学术交流和学术期刊的推动下，与光动力相关的研究也进入繁盛时期，在Pubmed网站上搜索"photodynamic"，1906—1955年，有52篇文章发表，随后60多年（1956—2023年），有38 900篇文章；截至2023年12月，近5年有17 228篇关于光动力的文章发表。以"光动力疗法"为主题词检索中国生物医学文献数据库，得到1980—2023年有关PDT治疗文献共计55 254篇。

我国《中国激光医学杂志》于1992年创刊，至今已有30余年的历史；国内外其他许多医学期刊

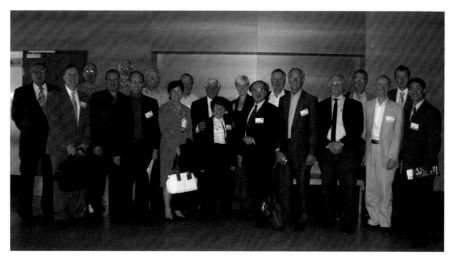

图 1-12　2009 年 *Photodiagnosis and Photodynamic Therapy* 杂志编委合影

也经常发表各自专业领域内 PDT 方面的基础研究和临床应用的论文。2007 年至今，王秀丽主办的上海国际光动力医学高峰论坛已是第八届（图 1-13），每届高峰会都邀请美国、德国等光动力及光医学领域的数十位国内外专家学者共聚申城，形成了国内光动力治疗领域学术交流的知名品牌。自 2015 年来，中华医学会皮肤性病学分会和中国医师协会皮肤科医师分会每年学术年会上均设立光动力专场，王秀丽连续担任分会场主席，同时也在 IPA 会议和欧洲光动力大会上连续担任皮肤科分会场主席。这些活动促进了国内与国际光动力学术交流，有助于全面了解国内外光动力学术领域的最新知识、研究热点及学术动态，促进我国光动力医学领域的专家学者积极参与国际交流，展示该领域研究的最新成果，对国内的 PDT 事业的发展起到很大的推动作用。2015 年 10 月 31 日，同济大学医学院光医学研究所获批成立，王秀丽教授担任研究所所长（图 1-14）。同济大学医学院光医学研究所先后与美国哈佛大学 Wellman 光医学中心、德国慕尼黑大学激光研究所签约成为合作交流单位。2019 年，王秀丽教授当选 IPA 常务理事、IPA 奖励委员会委员、国际交流及外联委员会委员；2022 年，IPA 向王秀丽教授颁发全球"临床光动力研究卓越贡献奖"，以表彰她在临床光动力治疗与推广中所做出的杰出贡献。

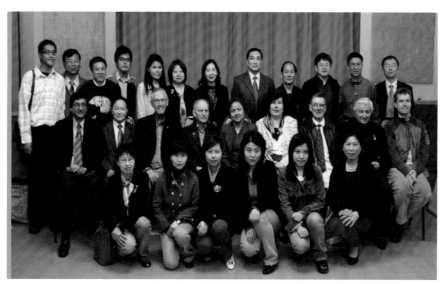

图 1-13　2007 年首届上海国际光动力高峰论坛国内外专家

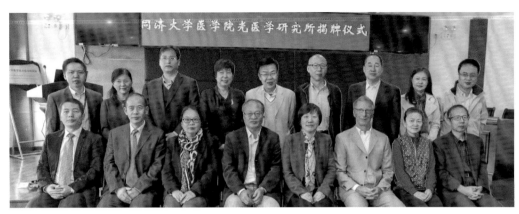

图 1-14　2015 年同济大学光医学研究所成立

　　回顾 100 多年光动力发展史，PDT 从无到有、从小到大，从 Oscar Raab 的偶然发现到 Friedrich Meyer-Betz 献身尝试，光动力发展史可谓是一段传奇、曲折、漫长和艰辛的历程，许许多多光动力研究者辛勤付出并不断理论创新，记录着光动力研究者坚持和守望着的光动力事业。目前 PDT 已在世界众多国家开展，广泛应用于皮肤科、消化科、呼吸科、神经科、眼科、口腔科、耳鼻喉科等多领域疾病的诊疗。轰轰烈烈的光动力治疗时代还在延续，PDT 成为了某些疾病的首选治疗方法，如光线性角化病、鲍恩病、基底细胞癌、腔道内尖锐湿疣、中重度痤疮等，有些无法接受手术的患者也可以选择 PDT 以控制病情或进行姑息治疗。肿瘤术前光动力辅助诊断不仅可以明确手术范围、界定手术切缘；术后 PDT 可以清除残留病灶、提高临床疗效、降低复发率；光动力免疫辅助治疗肿瘤也是有效治疗肿瘤的选择。从诊断到治疗，从预防到康复，PDT 处处发挥着优势作用，如何用好和发展好 PDT，使患者得到更好更满意的治疗，仍然是我们光动力人未来努力的方向。相信随着光敏剂、激光器和光导材料的进一步发展，以及有关 PDT 研究工作和临床实践不断深入和日趋成熟，PDT 必将取得更佳的临床疗效、应用范围更加广泛、造福更多的患者。

（吕　婷　王秀丽）

附：缩略词

光动力治疗	photodynamic therapy	PDT
血卟啉	hematoporphyrin	Hp
血卟啉衍生物	hematoporphyrin derivative	HpD
美国食品与药品监督管理局	U. S. Food and Drug Administration	FDA
5-氨基酮戊酸	5-aminolevulinic acid	ALA
基底细胞癌	basal cell carcinoma	BCC
光线性角化病	actinic keratosis	AK
鲍恩病	Bowen's disease	BD
皮肤鳞状细胞癌	cutaneous squamous cell carcinoma	cSCC
美国国家卫生研究院	U. S. National Institutes of Health	NIH
国际光动力协会	International Photodynamic Association	IPA

参考文献

[1] Allison RR, Mota HC, Sibata CH. Clinical PD/PDT in North America: an historical review [J]. Photodiagnosis and photodynamic therapy, 2004, 1 (4): 263-277.

[2] Dolmans DE, Fukumura D, Jain RK. Photodynamic therapy for cancer[J]. Nature reviews cancer, 2003, 3(5): 380-387.

[3] von Tappeiner H, Jodlbauer A. Über die wirkung der photodynamischen(fluorescierenden) Stoffe auf Protozoen und Enzyme[J]. Dtsch Arch Klin Med, 1904, 80: 427-487.

[4] von Tappeiner H, Jodlbauer A. Die sensibilisierende Wirkung fluorescierender Substanzen: Gesammelte Untersuch-ungen über die photodynamische Erscheinung [M]. Leipzig, Germany: F. C. W. Vogel, 1907: 1-210.

[5] Meyer-Betz F. Untersuchungen über die biologische (photodynamische) Wirkung des Hämatoporphyrins und anderer Derivate des Blut- und Gallenfarbstoffes [J]. Dtsch Arch Klin Med, 1913, 112: 476-503.

[6] Moan J, Peng Q. An outline of the hundred-year history of PDT [J]. Anticancer research, 2003, 23 (5A): 3591-3600.

[7] With TK. A short history of porphyrins and the porphyrias [J]. The International journal of biochemistry, 1980, 11(3-4): 189-200.

[8] Auler H, Banzer G. Untersuchungen über die Rolle der Porphyrine bei geschwulstkranken Menschen und Tieren[J]. Z Krebsforsch, 1942, 53: 65-68.

[9] Figge FHJ, Weiland GS, Manganiello LOJ. Studies on cancer detection and therapy: the affinioty of neoplastic embryonic and traumatized tissue for porphyrins, met alloporphyrins and radioactive zinc hematoporphyrin[J]. Anat Rec, 1948, 101(4): 657.

[10] Manganiello LO, Figge FH. Cancer detection and therapy. II. Methods of preparation and biological effects of metallo-porphyrins[J]. Bulletin of the School of Medicine, 1951, 36(1): 3-7.

[11] Peck GC, Mack HP, Figge FH. Study of the effect of hematoporphyrin on hypophyseal-adrenal relationships [J]. Proceedings of the Society for Experimental Biology and Medicine, 1953, 83(2): 264-266.

[12] Rassmussen-Taxdal DS, Ward GE, Figge FH. Fluorescence of human lymphatic and cancer tissues following high doses of intravenous hematoporphyrin [J]. Cancer, 1955, 8(1): 78-81.

[13] Schwartz SK, Absolon K, Vermund H. Some relationships of porphyrins, X-rays and tumours[J]. Univ Minn Med Bull, 1955, 27: 7-8.

[14] Lipson RL, Baldes EJ, Olsen AM. Hematoporphyrin derivative: a new aid for endoscopic detection of malignant disease[J]. The Journal of thoracic and cardiovascular surgery, 1961, 42: 623-629.

[15] Lipson RL, Baldes EJ, Gray MJ. Hematoporphyrin derivative for detection and management of cancer[J]. Cancer, 1967, 20(12): 2255-2257.

[16] Gregorie HB, Jr., Horger EO, Ward JL, et al. Hematoporphyrin-derivative fluorescence in malignant neoplasms[J]. Annals of surgery, 1968, 167 (6): 820-828.

[17] Diamond I, Granelli SG, McDonagh AF, et al. Photodynamic therapy of malignant tumours [J]. Lancet, 1972, 2(7788): 1175-1177.

[18] Diamond I, Granelli SG, McDonagh SF, et al. Photodynamic therapy of experimental gliomas [J]. Transactions of the American Neurological Association, 1975, 100: 185-187.

[19] Dougherty TJ, Grindey GB, Fiel R, et al. Photoradiation therapy. II. Cure of animal tumors with hematoporphyrin and light[J]. Journal of the National Cancer Institute, 1975, 55(1): 115-121.

[20] Kelly JF, Snell ME, Berenbaum MC. Photodynamic destruction of human bladder carcinoma [J]. British journal of cancer, 1975, 31(2): 237-244.

[21] Kelly JF, Snell ME. Hematoporphyrin derivative: a possible aid in the diagnosis and therapy of carcinoma of the bladder[J]. The Journal of urology, 1976, 115 (2): 150-151.

[22] Dougherty TJ, Kaufman JE, Goldfarb A, et al. Photoradiation therapy for the treatment of malignant tumors[J]. Cancer research, 1978, 38(8): 2628-2635.

[23] Dougherty TJ. Photodynamic therapy[J]. Photochemistry and photobiology, 1993, 58(6): 895-900.

[24] Davila ML. Photodynamic therapy[J]. Gastrointestinal endoscopy clinics of North America, 2011, 21 (1): 67-79.

[25] Kennedy JC, Pottier RH, Pross DC. Photodynamic therapy with endogenous protoporphyrin IX: basic principles and present clinical experience[J]. Journal

of photochem photobiol B, 1990, 6(1-2): 143-148.

[26] Taub AГ. Photodynamic therapy in dermatology: history and horizons[J]. Journal of Drugs Dermatol, 2004, 3(1 Suppl): 8-25.

[27] Senge MO, Brandt JC. Temoporfin (Foscan®, 5, 10, 15, 20 - tetra (m-hydroxyphenyl Chlorin)—a second generation photosensitizer[J]. Photochem Photobiol, 2011, 87(6): 1240-1296.

[28] Baskaran R, Lee J, Yang SG. Clinical development of photodynamic agents and therapeutic applications[J]. Biomaterials research, 2018, 22: 25.

[29] Krammer B, Plaetzer K. ALA and its clinical impact, from bench to bedside [J]. Photochemical & photobiological sciences, 2008, 7(3): 283-289.

[30] Gardlo K, Ruzicka T. Metvix (PhotoCure)[J]. Current opinion in investigational drugs, 2002, 3 (11): 1672-1678.

[31] Battaglia Parodi M, La Spina C, Berchicci L, et al. Photosensitizers and photodynamic therapy: Verteporfin [J]. Developments in ophthalmology, 2016, 55: 330-336.

[32] Zhang M, Wu Q, Lin T, et al. Hematoporphyrin monomethyl ether photodynamic therapy for the treatment of facial port-wine stains resistant to pulsed dye laser [J]. Photodiagnosis and photodynamic therapy, 2020, 31: 101820.

[33] 李峻亨. 光动力疗法发展近况[J]. 基础医学与临床, 1997(3):8-13.

[34] 李晓光, 刘凡松. 光动力疗法在中国[J]. 中国激光医学杂志, 2005, 14(1):67.

[35] 董振香, 葛瑞昕, 刘兰芳. 喜泊分[J]. 中国新药杂志, 2006(21):1895-1896.

[36] 徐尚杰, 张晓星, 陈申, 等. 新型光动力药物——竹红菌素衍生物的研究与进展[J]. 科学通报, 2003(10):1005-1015.

[37] 顾瑛, 刘凡光, 王开, 等. 光动力疗法治疗鲜红斑痣1 216例临床分析[J]. 中国激光医学杂志, 2001, 2:21-24.

[38] 王秀丽, 徐世正, 张春荣, 等. 5-氨基酮戊酸光动力学疗法治疗 Bowen 病[J]. 中国激光医学杂志, 1999(1):13-15.

[39] 徐世正, 王秀丽, 张春荣, 等. δ-氨基酮戊酸光动力疗法治疗皮肤基底细胞癌和鳞状细胞癌[J]. 中华皮肤科杂志, 1999(3):39-40.

[40] Wang XL, Wang HW, Wang HS, et al. Topical 5-aminolaevulinic acid-photodynamic therapy for the treatment of urethral condylomata acuminata[J]. The British journal of dermatology, 2004, 151 (4): 880-885.

[41] 王宏伟, 王秀丽, 过明霞, 等. 5-氨基酮戊酸光动力疗法与 CO_2 激光治疗尖锐湿疣疗效观察[J]. 临床皮肤科杂志, 2006(10):674-675.

[42] 中华医学会皮肤性病学分会光动力治疗研究中心. 氨基酮戊酸光动力疗法临床应用专家共识[J]. 中华皮肤科杂志, 2015, 48(10):675-678.

[43] 中华医学会皮肤性病学分会, 中国医师协会皮肤科医师分会, 中国康复医学会皮肤性病委员会. 中国尖锐湿疣临床诊疗指南(2021完整版)[J]. 中国皮肤性病学杂志, 2021, 35(4):359-374.

[44] Wang XL, Wang HW, Zhang LL, et al. Topical ALA PDT for the treatment of severe acne vulgaris[J]. Photodiagnosis and photodynamic therapy, 2010, 7(1): 33-38.

[45] Zaenglein AL, Pathy AL, Schlosser BJ, et al. Guidelines of care for the management of acne vulgaris[J]. Journal of the American Academy of Dermatology, 2016, 74(5): 945-973.

[46] 王秀丽, 王宏伟, 石磊, 等. 光动力皮肤科实战口袋书[M]. 北京:人民卫生出版社, 2016.

[47] Shi L, Wang H, Chen K, et al. Chinese guidelines on the clinical application of 5-aminolevulinic acid-based photodynamic therapy in dermatology (2021 edition) [J]. Photodiagnosis and photodynamic therapy, 2021, 35: 102340.

第 二 章
皮肤科光动力常用光敏剂

第一节 光敏剂概述

光动力治疗(PDT)三大必备要素为光敏剂、光源及氧。光敏剂(photosensitizer，PS)是一种本身或其代谢产物能选择性聚集于特定组织或细胞的化学物质，其本身或其代谢产物在适当波长光源的激发下能发生一系列光化学、光物理反应，从而破坏靶细胞。PS 被特定组织吸收后，分子处于单重态基态，当吸收适当波长的光子后，PS 中的电子会跃迁到更高能级电子轨道。处于单重态激发态的 PS 非常不稳定，通过发光或放热等方式释放多余的能量，到达三重激发态。从三重激发态衰变回基态的过程中，除发射荧光以外，还会与氧分子(O_2)发生碰撞和传递能量，产生两种反应，即 I 型和 II 型光动力反应。I 型光动力反应中，三重激发态的光敏剂与底物作用，通过转移电子或氢原子，产生自由基；后者与氧作用，最终生成超氧阴离子(O_2^{-2})、过氧化氢(H_2O_2)和羟基自由基($\cdot OH$)等活性氧(reactive oxygen species，ROS)；在 II 型反应中，三重激发态的光敏剂直接转移能量给基态氧，生成一种高效的活性氧物质，即单线态氧($^1O_2$)。

用于 PDT 的理想光敏剂需要具备以下特性：对靶组织或靶细胞选择性高，光敏剂在病变/正常组织中具有较高的分布比，在靶组织中分布均匀；匹配光源穿透组织能力强；光敏剂短时间内能在靶组织中达到高峰，照光后光动力反应效率高，并

且照光后能很快地被代谢、被清除。近年来，随着 PDT 的深入研究与广泛应用，不同种类的光敏剂相继研发与应用。光敏剂已经从最初的第一代发展到第二代、第三代。

第一代光敏剂为混合的血卟啉衍生物(hematoporphyrin derivative，HpD)，是 PDT 最早使用的光敏剂[1]。HpD 是一种卟啉低聚体混合物。由于系统给药，给药后至照光的时间间隔长；组织滞留时间长，排泄缓慢；用药前需进行皮试，治疗后需长时间避光，否则可致严重的光毒反应；因此其应用严重受限。国外以光敏素(Photofrin)为代表，20 世纪 80 年代我国先后有癌卟啉(HpD，北京)、光卟啉(HpD，扬州)和癌光啉(PsD-007，上海)散装混合卟啉制剂过渡临床使用。其中癌卟啉转让给重庆迈乐生物制药有限公司，商品名为喜泊分®，已获得国家新药批准文号。鉴于第一代光敏剂以上的不足，人们开始了第二代光敏剂的研究。相比于第一代光敏剂，第二代光敏剂具有化学性质稳定、单线态氧产率高、暗毒性低、产生光敏效应的波长长等优势。第二代光敏剂主要分为卟啉衍生物类、酞菁类、二氢卟吩类、菌绿素类、吩噻嗪类等[2]。其中最具代表性的第二代光敏剂为 5-氨基酮戊酸(5-aminolevulinic acid，ALA)及其酯类。ALA 是光敏性物质原卟啉IX(protoporphyrin IX，

PpIX)的前体化合物,结构简单,分子量小,故适用于透皮给药,是目前皮肤科领域应用最方便和最广泛的光敏剂,主要用于尖锐湿疣、痤疮及皮肤肿瘤等疾病治疗[3-5]。此外,血卟啉经层析后的卟啉衍生物——血卟啉单甲醚(HMME)亦是目前比较具有代表性的第二代光敏剂,其唯一适应证是鲜红斑痣[6]。此外,二氢卟吩类光敏剂由于在近红外区域吸收较强,具有能够深入深层组织的优点,得到广泛的关注。但其水溶性差、光谱特征不稳定等因素也限制其在 PDT 中的应用,可通过改变其修饰基团,得到多种衍生物改善其水溶性。目前临床应用的二氢卟吩类光敏剂有用于早期肺癌治疗的他拉泊芬、用于黄斑变性治疗的维替泊芬和用于头颈部鳞癌治疗的替莫泊芬。二氢卟吩 e6-PVP(chlorin e6-PVP,Ce6-PVP)复合物可用于皮肤和黏膜恶性肿瘤的 PDT 治疗。第三代光敏剂是在第二代基础上,通过对其进行化学修饰、与具有生物特性或分子识别功能的化学物质相结合、负载在多功能材料上等,提高光敏剂的胞内靶向性,加快光敏剂在组织中的传递效率,从而减少对正常组织产生副作用,目前尚无成熟产品上市。

迄今为止,已被相关国家药监部门批准用于 PDT 的光敏剂有如下几种(表 2-1)。①Levulan® Kerastick®:20%盐酸氨基酮戊酸溶液,美国 DUSA 制药公司产品,美国食品与药品监督管理局(Food and Drug Administration,FDA)批准可联合蓝光的治疗方案用于光线性角化病(actinic keratosis,AK)的 PDT 治疗。②艾拉®:外用盐酸氨酮戊酸散(ALA),上海复旦张江生物医药股份有限公司产品,原中国国家食品药品监督管理局(State Food and Drug Administration,SFDA)批准其联合红光用于尖锐湿疣的 PDT 治疗。③ Metvix®/ Metvixia®:5-氨基酮戊酸甲酯(5-aminolevulinic acid methyl ester,MAL),本品为 16.0% MAL 乳膏,瑞士 Galderma 公司产品,被欧洲药品管理局(European Medicines Agency,EMA)批准联合红光用于治疗非角化过度的 AK、鲍恩病、表浅和结节型

基底细胞癌(basal cell carcinoma,BCC)等。④Alacare®:一种含有 ALA 的贴剂,瑞士 Spirig AG 公司产品,被 EMA 批准联合红光单次治疗未经预处理的轻度 AK。⑤Ameluz®:BF-200,78 mg/g ALA 凝胶,德国 Biofrontera AG 公司产品,被 EMA 批准联合红光治疗 AK。⑥复美达®:注射用海姆泊芬,上海复旦张江生物医药股份有限公司产品,被 CFDA 批准用于鲜红斑痣的治疗。⑦Photolon®:Ce6-PVP,俄罗斯 RUE Belmedpreparaty 公司产品,被俄罗斯、白俄罗斯批准用于皮肤和黏膜恶性肿瘤的 PDT 治疗。⑧Foscan®:替莫泊芬,德国 Biolitec 公司产品,被 EMA 批准用于头颈部癌的治疗。⑨喜泊分®:血卟啉注射液,重庆华鼎现代生物制药有限责任公司产品,被 CFDA 批准用于定位诊断和治疗口腔、膀胱、支气管、肺、消化系统等部位的浅表癌症及白斑等癌前病变,并可用于治疗鲜红斑痣。⑩ Hexvix®:5-氨基酮戊酸己酯盐酸盐(hexaminolevulinate,HAL),挪威 Photocure ASA 公司产品,被 FDA 批准用于膀胱癌的治疗。⑪Photofrin®:卟非姆钠,美国 Pinnacle Biologics 公司产品,被美国 FDA 批准用于治疗膀胱癌、食管癌、肺癌、恶性胸膜间皮瘤。另外,一些新兴的局部用光敏剂,包括金丝桃素和硅酞菁等,研究者一直在尝试评估对各种皮肤肿瘤的 PDT 治疗,但均处于临床前研究阶段。

在光敏剂研发的过程中,药效学、毒理学和药代动力学共同形成了药物评价的 3 个重要环节。其中药代动力学是定量研究光敏剂等药物在生物体内吸收、分布、代谢和排泄规律。光敏剂药物代谢和药代动力学通过研究光敏剂的给药处置和动力学过程,将药物在血循环和靶器官中的暴露水平与关键的临床表现,如药效和毒副作用相关联,为了解动物或人体使用药物后的生物学和物理化学过程及机制提供科学依据。光敏剂及给药方式不同,其相应的药物代谢及药代动力学亦不相同。本章节将重点介绍皮肤科常用光敏剂 ALA、海姆泊芬及 HpD 的药代动力学研究。

表 2-1　皮肤科 PDT 常用光敏剂

药物名称	适应证	批准机构	开发者
Levulan® (20% 盐酸氨基酮戊酸溶液)	AK	FDA	DUSA Pharmaceuticals (美国)
艾拉® (外用盐酸氨酮戊酸散)	尖锐湿疣	SFDA	上海复旦张江生物医药股份有限公司(中国)
Metvix®/Metvixia® (5-氨基酮戊酸甲酯)	AK、鲍恩病、表浅和结节性 BCC	EMA	Photocure (挪威) Galderma (瑞士)
Alacare® (含有 ALA 的贴剂)	未经预处理的轻度 AK	EMA	Spirig AG (瑞士)
Ameluz® (BF-200) (78 mg/g ALA 凝胶)	AK	EMA	Biofrontera AG (德国)
复美达® (注射用海姆泊芬)	鲜红斑痣	CFDA	上海复旦张江生物医药股份有限公司(中国)
喜泊分® (血卟啉注射液)	口腔、膀胱、支气管、肺、消化道等部位的表浅癌症及白斑等癌前病变,鲜红斑痣	CFDA	重庆迈乐生物制药有限公司(中国)
Foscan® (替莫泊芬)	头颈部癌	EMA	Biolitec (德国)

第二节　5-氨基酮戊酸药代动力学研究

自 1990 年 Kennedy 等[7]首次报道采用 ALA 作为光敏剂用于皮肤肿瘤的 PDT 治疗后,ALA 作为局部使用的光敏剂在皮肤科得到广泛应用。1996 年,王秀丽研究团队率先在国内应用 ALA-PDT 治疗皮肤肿瘤[8]。考虑尖锐湿疣与皮肤肿瘤都具有快速增殖特性,具有富集光敏剂和光动力治疗基础,王秀丽研究团队创新性地将 ALA-PDT 应用于尿道尖锐湿疣的治疗,并在 *British Journal of Dermatology* 杂志首次系统报道[3];

在进一步证实其疗效后,及时建议上海复旦张江生物医药股份有限公司将 ALA-PDT 的适应证从之前国际一致应用于 AK 创新性地更改为应用于尖锐湿疣治疗,并全程指导其开展严格的 Ⅰ、Ⅱ、Ⅲ 期临床研究,促成国家化药 3.1 类新药"外用盐酸氨酮戊酸散,艾拉®"于 2007 年获得 SFDA 批准,自此中国成为国际上唯一以非肿瘤的尖锐湿疣作为 ALA-PDT 适应证的国家。

ALA 是一种天然的亲水性小分子化合物,广泛存在于动物和植物线粒体中,虽然本身并不具备光敏性,却是光敏性物质PpⅨ的前体化合物,结构简单,分子量小,适用于局部透皮给药。正常情况下,内源性的ALA会在细胞线粒体内合成PpⅨ,PpⅨ在亚铁螯合酶的催化下与Fe^{2+}生成亚铁血红素,对人体不造成伤害。但是当系统或局部给予大量外源性ALA后,正常的代谢平衡被打破,外源性给予的ALA选择性地聚集在增生旺盛的细胞中,如肿瘤细胞、受病毒感染的细胞、炎症细胞、毛囊皮脂腺细胞,或细菌、真菌等病原体,就会绕过限速步骤和反馈控制点,从而引起细胞内PpⅨ的大量积累,过量的PpⅨ无法全部转换成亚铁血红素,从而在细胞中大量蓄积[9]。PpⅨ是一种内源性的光敏剂,给予特定波长光源照射,不但能产生630 nm左右的砖红色荧光用于荧光诊断,还能产生活性氧物质氧化损伤线粒体、内质网、细胞膜等细胞器,引起细胞死亡、凋亡或诱导各种生物学效应,被用于光动力治疗[10]。

目前研究表明,ALA可通过多种途径给药,不同给药方式其药代动力学亦有所差异。

一、 ALA经局部皮肤给药的药代动力学

ALA作为小分子药物,可透皮吸收,局部给药可减少全身光毒性的发生。Casas A等在小鼠乳腺癌的种植瘤模型肿瘤部位皮肤及正常皮肤处分别给予20%ALA乳膏或20%ALA水溶液后,发现给予ALA乳膏和溶液后肿瘤组织中卟啉的

最大累积量出现在给药后3 h[11]。正常皮肤和覆盖肿瘤皮肤组织显示出不同的药代动力学模式。在正常皮肤中给药1.5 h后,ALA乳膏诱导的卟啉达到峰值,ALA溶液则是在3~8 h产生一个较宽的峰带。而覆盖肿瘤的皮肤中卟啉的峰值分别出现在给药后的3 h和8 h。

Moan J等将ALA乳膏涂于接种有结肠细胞癌的荷瘤裸鼠肿瘤皮肤及正常皮肤上,发现PpⅨ不仅出现在给药部位,也出现在小鼠腹部另一侧。对于肿瘤和正常组织来说,ALA给药部位的对侧PpⅨ产生的药代动力学显著不同。ALA外涂于正常组织时,腹部对侧出现PpⅨ的时间与外涂ALA部位产生PpⅨ时间大约相差5 h,并且与给药部位相比,对侧产生PpⅨ的量明显减少。然而,对于肿瘤皮肤来说,对侧皮肤产生PpⅨ的滞后时间明显短于正常皮肤,产生PpⅨ的量亦明显增加。以上数据表明,与正常皮肤组织相比,覆盖肿瘤的皮肤对ALA的穿透阻力更小[12]。

2012年,王秀丽研究团队将10%ALA乳膏应用于痤疮炎性丘疹损害1~5 h不同时间点,通过原位荧光光谱仪来监测PpⅨ的产生,结果示PpⅨ荧光强度在1~5 h之间随着ALA敷药时间的增加而增加,1~3 h的速率高于3~5 h的速率。1 h和2 h及2 h和3 h之间差异有统计学意义,但3 h和4 h或4 h和5 h之间差异无统计学意义[13]。在敷药3 h后,痤疮炎性丘疹损害中PpⅨ的产生达到稳定水平(图2-1a)。将3%、5%及10%的ALA乳膏外敷3 h后,3组之间的荧光强度差异无统计学意义(图2-1b)。

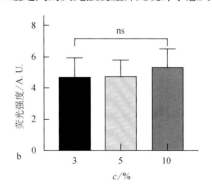

图2-1 ALA敷药后荧光强度变化情况

(a)10%ALA乳膏敷药不同时间的荧光强度变化;(b)不同浓度ALA乳膏敷药3 h的荧光强度变化

2018年,王秀丽研究团队在鲜红斑痣鸡冠模型采用10% ALA乳膏外敷0～7 h不同时间,用荧光光谱仪检测敷药部位局部荧光,发现外用ALA后鸡冠荧光强度随敷药时间逐渐增加,并在4 h时达到峰值,随后荧光强度逐渐减弱,在7 h时趋于初始水平[14](图2-2)。

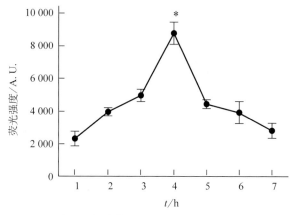

图2-2 鸡冠局部外敷ALA不同时间后的荧光强度变化

Fauteck等[15]对12例AK患者进行局部外用ALA的药代动力学研究,每个AK皮损给予涂有ALA的敷贴,每一敷贴含2 mg/cm² ALA,共4 cm²,敷药4 h。研究发现:血浆中ALA浓度从给药前11.23 μg/L增至25.57 μg/L,测得t_{max}均值为3.99 h;12例患者中有10例患者血浆ALA的C_{max}浓度超过基线值C_0的1.5倍;血浆中ALA浓度最大增加值为给药前的3.7倍,其中1例患者C_{max}为53.08 μg/L;在给药后12 h内,尿液中ALA的排泄量较低,最大值为给药剂量的2.06%;血浆中PpIX的分析结果显示,所有数据都低于检测限水平的4.470 μg/L。然而,在Rick K等的研究中,局部给予10% ALA乳膏敷药6 h后,血浆中ALA浓度并没有超过0.1 mg/L的检测限[16]。Fritsch C等在AK和BCC患者局部给予总剂量在0.02～7.0 g范围内的ALA后,在红细胞和血浆中并没有发现ALA和总卟啉水平的增加[17]。在AK和BCC患者中,在给予ALA后24 h的尿液样本中也没有发现ALA和胆色素原的改变[18]。

因此,在ALA局部皮肤给药的药代动力学研究中,在所有的情况下,血浆及尿液PpIX的水平均低于检测限值,这表明除了接受ALA处理的区域,其他区域无光毒性风险[12]。

二、 ALA经局部黏膜给药的药代动力学

ALA-PDT在皮肤科多用于宫颈黏膜及尿道黏膜疾病的治疗。1998年,Hillemanns团队对28例低级别或高级别宫颈上皮内瘤变(cervical intraepithelial neoplasia,CIN)的患者在实施锥形切除术之前1～6 h于宫颈部位局部给予3%的ALA溶液[19]。通过荧光定量显微镜对异常和正常的宫颈黏膜进行卟啉荧光定量检测。结果发现,给予ALA 150～450 min后,在病变的黏膜上皮中发现较强的卟啉荧光,最大值出现在给药后300 min。病变黏膜与周围正常黏膜中卟啉荧光的比值在CIN1和CIN2中分别为1.3和1.21,而在CIN3中则为2.35。在CIN3的病变中,产生的卟啉荧光峰值出现在局部给药后150～250 min,说明宫颈局部外用ALA最佳敷药时间为150～250 min,即3～4 h。

2005年,王秀丽教授在德国慕尼黑大学完成ALA在尿道黏膜的药代动力学,确定ALA-PDT治疗尿道尖锐湿疣的最适ALA浓度和最佳敷药时间[20]。将60例尿道尖锐湿疣患者分为5组,分别应用0.5%、1%、3%、5%和10% ALA进行治疗,分别在敷药1 h、3 h、5 h、7 h时取材,进行原位PpIX定量检测。结果显示经不同浓度和时间的ALA敷药后,皮损局部表皮内均有不同程度PpIX砖红色荧光,且生发层(基底细胞层及棘细胞层下部)荧光最强,而真皮几乎见不到PpIX荧光。PpIX荧光强度与敷药时间呈正相关,在敷药3 h时荧光已经明显;在5 h时荧光到达最高峰;7 h时荧光出现下降,为3 h时的水平(图2-3a)。随着ALA浓度的增高,其组织中PpIX的荧光强度逐渐增高,

经统计学分析,5％和10％ALA组PpⅨ荧光强度显著高于其他组($P<0.05$)(图2-3b)。因此确定

ALA-PDT治疗尿道尖锐湿疣的最佳ALA浓度为5％或10％,最佳敷药时间为3～5 h[20]。

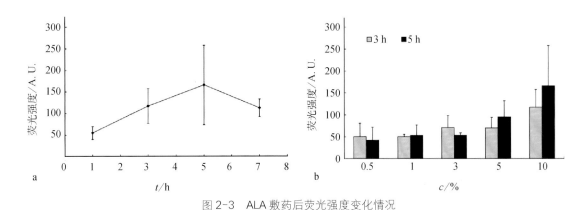

图2-3　ALA敷药后荧光强度变化情况

(a)10％ALA乳膏敷药不同时间的荧光强度变化;(b)不同浓度ALA乳膏敷药3 h和5 h的荧光强度变化

三、 ALA 经皮内给药的药代动力学

继往研究中,局部给药的ALA主要为外敷,然而这一给药途径的缺点是穿透深度较浅。因此,研究者们着手研究皮内注射ALA作为一种新的局部给药途径。

de Blois AW等探究豚鼠皮内给予ALA体内PpⅨ的药代动力学情况,在6周龄雌性豚鼠身上通过局部外用20％油包水型ALA乳膏和皮内注射0.5％、1％或2％ALA水溶液,并分别在给药前、给药后不同时间检测背部皮肤组织中荧光强度[21]。结果显示,随着皮内给予ALA浓度增加,PpⅨ荧光强度逐渐增加,并呈剂量依赖性。比较局部外用和皮内注射ALA在不同时间点PpⅨ荧光强度,皮内注射ALA在任何时间点测得的PpⅨ荧光值都高于局部外用ALA。

李伟等以鸡冠为模型,静脉或局部真皮内注射ALA。应用多通道光量子分析仪检测代谢产物PpⅨ的动态变化,采用共聚焦显微镜检测取材的组织切片中PpⅨ的分布[22]。研究显示,在鸡冠组织内,ALA给药后3 h时,PpⅨ出现明显聚集,静脉给药组在给药5 h和局部真皮内给药组4 h后到达高峰,静脉给药组峰值略高于局部真

皮内给药组。组织切片荧光检测显示,PpⅨ弥漫性分布于真皮层中。在远离鸡冠的大腿外侧皮肤,PpⅨ动态变化规律与鸡冠部位相似,给药后3 h时,PpⅨ浓度明显升高。静脉给药组在8 h到达高峰,局部真皮内给药组在4 h到达高峰,但局部真皮内给药组的峰值显著低于静脉给药组。

局部真皮内注射与静脉给药在鸡冠部位可以达到相同的PpⅨ的显著聚集,而局部给药造成皮肤其他部位PpⅨ的聚集远远低于全身给药组;即使在同一鸡冠的不同部位,局部注射区PpⅨ的聚集也远远高于邻近的非注射区。局部注射后引起的非注射区PpⅨ积聚,很可能是由于注射的ALA通过毛细血管进入血液并分布到体内其他部位造成的,但毕竟进入血液的量较少,因此并不会造成非注射区PpⅨ的大量积聚。由此可见,ALA局部给药能在注射区达到较高的PpⅨ积聚,并且优于全身给药。ALA局部给药不仅能大大减少用药剂量,还能避免全身皮肤的光毒反应。

但总体来说,皮内给药具有创伤性,且易导致给药不均匀,因此,临床尚不推荐皮内给药。

四、 ALA 经静脉给药的药代动力学

Dalton JT 等进行静脉给予 ALA 的人体药代动力学研究[23]。研究发现，6 例健康志愿者静脉给予 ALA 后，血浆中 ALA 浓度快速下降，从 0.1 h 的 $(16.9 \pm 6.2) \mu g/mL$ 下降到 7 h 的不可检测水平。血浆中 ALA 的快速消失可能是由于其较小的表观分布容积 (V_d)，而不是快速代谢或原型药物的肾代谢。静脉给药后 ALA 的平均 V_d 为 9.3 L，平均血浆清除率（plasma clearance，CL）为 $(7.8 \pm 2.5) L/h$。尿排泄数据显示 ALA 原形肾清除率约占血浆清除率的 27%。

Gabeler EE 等进行大鼠静脉给予 ALA 药代动力学研究[24]。给药组每只大鼠静脉注射 200 mg/kg 的 ALA，并于给药后 0 h、1 h、2 h、3 h、6 h、12 h 及 24 h 处死，测定血浆中 ALA 及 PpⅨ 的浓度。研究结果显示，静脉给药后即刻血浆中 ALA 的浓度最大，在给予 ALA 后 4.5 h，PpⅨ 可以达到一个较低的最大值 0.74 $\mu mol/L$。

2018 年，王秀丽研究团队在鲜红斑痣鸡冠模型中，从鸡翅根静脉注射 25 mg/kg、50 mg/kg、75 mg/kg、100 mg/kg、200 mg/kg 不同浓度的 ALA 溶液，检测 0～28 h 鸡冠局部 PpⅨ 荧光，发现随着时间延长，荧光强度逐渐增加，并在 6 h 达到高峰，随后逐渐降低，在 22 h 趋于初始水平[14]（图 2-4）。

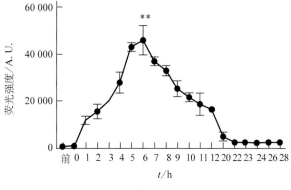

图 2-4　静脉注射 ALA 后不同时间的鸡冠局部荧光强度变化

五、 ALA 经口服给药的药代动力学

有研究给予志愿者口服 ALA 后，血浆 ALA 的峰浓度出现在给药后 $(0.83 \pm 0.20)h$，半衰期为 45 min，与静脉给药类似。ALA 口服给药平均滞留时间比静脉给药方式略长，尿液检测数据显示口服给药后 $(50.3\% \pm 6.5\%)$ 被吸收。如静脉给药观察结果一样，进入全身循环中大约有 25% 的药物以原形随尿液排出[23]。

口服给药后，ALA 在血浆中快速出现以及口服和静脉给药后相似的末端半衰期表明口服给药后 ALA 可被快速吸收。van den Boogert 等研究表明 ALA 经口服给药后 PpⅨ 主要积累在大鼠的十二指肠和空肠，这表明 ALA 在胃肠中转换为 PpⅨ 可能是限制其口服吸收的主要因素[25]。然而，值得注意的是，van den Boogert 以及当今大多数临床研究中所使用的都是大剂量的 ALA（40～200 mg/kg），很可能是溶解度或容量限制在高剂量 ALA 的吸收中扮演着限制性作用[26-28]。

多个实验表明，口服给药肠壁首过效应是防止 ALA 入血过程中的主要障碍，Loh CS 等指出，静脉给药后胃肠道黏膜可以有效地将 ALA 转化为 PpⅨ。因此，ALA 在胃肠道黏膜 PpⅨ 的转化可能是口服 ALA 途径限制 ALA 出现在全身循环中的主要因素[29]。

六、 ALA 经膀胱给药的药代动力学

对于膀胱癌的光动力诊断和治疗，可通过膀胱灌注给药的方式。研究者对 ALA 经膀胱灌注给药的药代动力学进行了相关的研究[30]。

Dalton JT 等在膀胱癌患者中进行 ALA 膀胱给药的药代动力学研究。结果显示，膀胱内给予浓度为 24 100 $\mu g/mL$ ALA 后，高效液相色谱法分析膀胱内 ALA 浓度为 $(20\ 700 \pm 2\ 310) \mu g/mL$[23]。ALA 在膀胱内灌注期间由于排尿、系统性吸收和

分解,尿中 ALA 的浓度从初始浓度开始下降,在灌注末期,尿液中 ALA 的半均浓度为初始膀胱给药剂量的 25%。在灌注的最后 1 h,从膀胱中收集的尿液体积为 169 mL。因此,单纯排尿导致膀胱给药浓度降低到初始值的 32%。在灌注末期收集尿液测定 pH 为 5.6,这表明缓冲的 ALA 溶液保持在一个适当的范围,从而可以避免其降解。大部分膀胱内给予的 ALA 在灌注末期收集的尿液中被发现,这进一步支持 ALA 降解在尿液中 ALA 浓度降低中扮演微小作用这一观点。以上数据表明,尿液的产生很大程度上导致尿液中 ALA 浓度的降低。膀胱内给予 ALA 后,少数 ALA 被吸收入血,血浆中 ALA 峰浓度为 $(0.54 \pm 0.61) \mu g/mL$,发生在膀胱给药后 $(38 \pm 17) min$。膀胱给药后,血浆中 ALA 平均半衰期为 $(58 \pm 16) min$,这一值与静脉和口服给药后观察到的 ALA 半衰期接近。仅有少于 1% 的 ALA 被吸收入血,这表明在膀胱内给药期间膀胱可以使 ALA 免于进入体循环。

七、 ALA 经腹腔给药的药代动力学

Perotti C 等对荷瘤小鼠经腹腔给予 ALA 药代动力学研究,在乳腺癌种植瘤模型小鼠腹腔给予 ALA,在指定时间处死小鼠并提取相应组织进行测定[31]。小鼠腹腔给予 5 mg 的 ALA 后,测定肿瘤、正常皮肤以及覆盖肿瘤皮肤中卟啉的累积情况。结果显示在肿瘤和覆盖肿瘤的皮肤中,在 3~5 h 检测到 PpⅨ 达到峰值,其峰值远高于正常皮肤处的 PpⅨ 值。

综上所述,ALA 由于其结构简单,分子量小,最适用于局部透皮给药,局部皮肤或黏膜给药可使局部产生最大量的 PpⅨ,从而避免口服、静脉、腹腔给药等系统给药途径所带来全身光毒反应的风险。

（张海艳　王秀丽）

第三节　海姆泊芬药代动力学研究

海姆泊芬(复美达®,Hemoporfin,又称血卟啉单甲醚,HMME)是我国自主研发的一种新的单体卟啉光动力治疗药物,其化学组成单一、结构明确,是第二代光敏剂。自 20 世纪 90 年代,许德余、陈文晖等公开报道该光敏剂以来[32],我国有关光动力医学的基础和临床各学科的研究工作者对其化学、光物理和光化学、光生物学、药理毒理学、药物动力学、作用机制等基础和临床疗效以及可能应用的领域都进行了广泛的研究,为该药的安全性和有效性提供了扎实的基础[33-38]。21 世纪初,上海复旦张江生物医药股份有限公司将其按鲜红斑痣光动力治疗 1.1 类创新药物进行开发和新药申报。2005 年,经国家 SFDA 批准作为鲜红斑痣 PDT 光敏剂进入临床研究,2009 年完成并通过Ⅰ、Ⅱ、Ⅲ期临床研究。2012 年获得 SFDA 颁发的新药证书,2016 年 10 月获 CFDA 颁发的生产批件(文号:国药准字 H20163349)并正式生产上市。海姆泊芬具有组成单一、结构明确、光敏化力强、光动力效应高、毒性低、体内清除快等优点。由于海姆泊芬在体内分布迅速、清除较快,不易蓄积,从而克服了光动力治疗的主要副作用——正常组织的持久性光毒反应,患者只需避光 2 周即可,极大地方便了临床治疗,进一步丰富了 PDT 疗法。

表 2-2　海姆泊芬研发的重要里程碑

时间	事　件
1990 年	许德余教授等首次报道新型光敏剂血卟啉甲醚的化学及其光生物活性
2001 年 2 月	上海复旦张江生物医药股份有限公司启动海姆泊芬项目开发
2005 年 4 月	获得海姆泊芬临床试验批件
2010 年 8 月	完成 I ～ Ⅲ 期临床研究;申报新药证书
2012 年 12 月	获得 SFDA 颁发新药证书,为国际第一个专用于鲜红斑痣治疗药物
2013 年 7 月	新药生产工厂取得生产许可证书
2016 年 5 月	通过 GMP 认证
2016 年 10 月	获 CFDA 颁发生产批件正式生产上市

海姆泊芬-光动力治疗鲜红斑痣的机制为:光敏剂经静脉注射后立即在血液中形成浓度高峰,并被血管内皮细胞迅速吸收,而表皮层细胞吸收尚很少,因此,光敏剂的分布在血管内皮细胞与表皮层细胞间形成明显的浓度差。此时,给予穿透表浅、可被血管内皮细胞选择性吸收的特定波长的激光照射,光敏剂产生单态氧等活性氧物质,使富含光敏剂的患部扩张畸形的毛细血管网被选择性破坏,而覆盖于扩张畸形毛细血管网上的正常表皮层因不含光敏剂不被损伤;位于扩张畸形毛细血管网下的正常真皮深层组织则因激光穿透浅、难以达到有效激发量而得到保护。

药代动力学研究显示 HMME 静脉使用后主要富集在肝脏,其吸收峰为 395 nm、497 nm 及 531 nm。为进一步了解及确证海姆泊芬在体内的药物代谢和药代动力学过程,学者们在动物及人体内进行了一系列的实验。

一、海姆泊芬在动物体内的药代动力学研究

陈文晖等最早对 HMME 进行了家兔静脉给药后在体内的药代动力学研究,探讨血卟啉甲醚在动物体内的药代动力学规律[39]。研究结果表明静脉给药后血卟啉甲醚在家兔体内的药代动力学符

合开放三房室模型。各组主要药代动力学参数:10 mg/kg 组,$T_{1/2\pi}$(分布半衰期) = 3.051 min,$T_{1/2\alpha}$(分布半衰期) = 15.77 min,$T_{1/2\beta}$(消除半衰期) = 149.84 min,Vc(中央室表观分布容积) = 0.757 L/kg,CL(清除率) = 0.065 2 L/(kg·min),平均曲线下面积(area under curve,AUC)(血药浓度－时间曲线下面积) = 153 μg/(min·mL);20 mg/kg 组,$T_{1/2\pi}$ = 1.845 min,$T_{1/2\alpha}$ = 20.46 min,$T_{1/2\beta}$ = 159.71 min,Vc = 0.074 L/kg,CL = 0.020 0 L/(kg·min),AUC = 998 μg/(min·mL);40 mg/kg 组,$T_{1/2\pi}$ = 2.617 min,$T_{1/2\alpha}$ = 21.57 min,$T_{1/2\beta}$ = 353.01 min,Vc = 0.040 L/kg,CL = 0.008 4 L/(kg·min),AUC = 4 764 μg/(min·mL)。血卟啉甲醚静脉注射后,在家兔体内的药时过程为线性一级动力学过程。第一分布相和第二分布相显示该药静脉注射后在家兔体内迅速由中央室向周边室分布,且不同剂量组的 $T_{1/2\pi}$ 值、$T_{1/2\alpha}$ 值均较为接近,提示给药剂量对该药分布相影响较小。消除相显示该药消除也较迅速,不易蓄积。海姆泊芬的这些药动学特点有助于减轻光动力疗法的主要副作用——正常组织的持久光毒性反应,进一步完善了光动力疗法,提高了临床治疗患者的依从性。

孙建国、李鹏等采用 HPLC-荧光检测法对海姆泊芬静脉给药后在大鼠或犬体内的药物动力学

进行研究[40]，大鼠或比格犬静脉注射海姆泊芬后，对不同时间采取生物样本进行测定。结果显示血浆、粪、尿和组织中内源性杂质不干扰海姆泊芬的测定；大鼠和犬血浆中药物回收率大于80%，日间和日内的变异系数小于15%。在相应的样品中标准曲线的相关系数 $r > 0.99$（$P < 0.01$），样品经冻融证明稳定。大鼠血浆中最低检测浓度为 0.05 g/mL，犬血浆中最低检测浓度为 0.025 μg/mL。大鼠静脉注射 5 mg/kg、10 mg/kg 和 20 mg/kg 海姆泊芬后，估算的消除相半衰期分别为（201.3 ± 55.2）min、（240.5 ± 41.8）min 和（202.4 ± 47.3）min，实测静脉注射后 2 min 的血浆药物浓度（$C_{2\,min}$）分别为（52.71 ± 6.89）μg/mL、（146.41 ± 39.22）μg/mL 和（270.86 ± 126.85）μg/mL。AUC 与剂量及 $C_{2\,min}$ 与剂量关系表明 AUC 与剂量间呈良好的线性关系（$r > 0.999$），$C_{2\,min}$ 与剂量亦呈线性关系（$r = 0.994$），3 种剂量的半衰期相近。大鼠静脉注射海姆泊芬后，广泛分布于组织中。除肝脏外，其余组织中浓度均低于血浆中浓度。肝脏中药物浓度最高，胃、肠和脾脏浓度次之。大鼠静脉注射 10 mg/kg 海姆泊芬后，12 h 内胆汁中的原形药物排泄分数约为 81.8% ± 9.0%。48 h 内尿和粪中原形药物排泄分数分别为 1.87% ± 1.65% 和 56.9% ± 15.6%，说明海姆泊芬在大鼠体内主要通过胆汁和粪便排泄。海姆泊芬在血浆中的药物浓度维持在 0.10～50.0 μg/mL 内，血浆蛋白结合是线性的，海姆泊芬与大鼠血浆蛋白结合率为 89.9% ～ 93.4%。比格犬静脉注射 2.5 mg/kg、5.0 mg/kg

及 10.0 mg/kg 海姆泊芬后，符合二房室模型，在末端相 3 种给药剂量血药浓度曲线末端相基本平行，算得半衰期分别为（11.26 ± 3.94）h、（14.24 ± 3.41）h 和（17.28 ± 8.49）h，即海姆泊芬在犬中的半衰期长于大鼠，说明海姆泊芬药代动力学行为存在动物种属差异性。

陈文晖还报道用荧光分光光度法测定血卟啉甲醚在 S180 肉瘤荷瘤小鼠体内的分布及肿瘤与不同组织间的分布比[41]。静注 20 mg/kg 的血卟啉甲醚 30 min 后，不同组织中的药物浓度均达峰值。给药后 3 h，药物在肿瘤与皮肤及骨骼肌间的分布差距最大，肿瘤/皮肤和肿瘤/骨骼肌的分布比分别为 3.0 和 12.2。此时，各组织中的药物浓度依次为肝＞肿瘤＞肺＞皮肤＞肾＞脾≈心肌≈骨骼肌。药物从组织中消除较快。实验结果表明，血卟啉甲醚未能透过血-脑屏障进入脑组织。在小鼠体内的药物动力学符合三房室模型，所测的主要药物动力学参数与组织分布测定结果基本一致。作为肿瘤光动力治疗药物使用，建议给药与照光时间间隔以 3 h 为宜。

王秀丽研究团队采用 10 mg/kg HMME 从公鸡翅膀根部的粗大静脉注射至公鸡体内，在 HMME 注射前、注射后即刻、注射后 5 min 及注射后 10 min 分别使用伍德灯观察鸡冠内荧光变化，发现在鲜红斑痣（port wine stain，PWS）鸡冠模型静脉注射 HMME 之前，未观察到荧光；在静脉注射 HMME 后即刻可观察到明显砖红色荧光，并且随着时间延长，荧光逐渐减弱。10 min 时，荧光已明显减弱，基本恢复至治疗前的荧光水平[42]（图 2-5）。

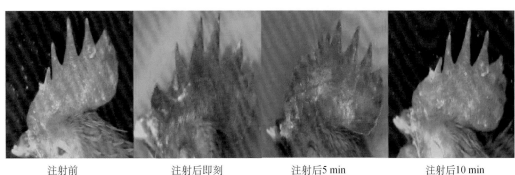

注射前　　　　　　注射后即刻　　　　　　注射后5 min　　　　　　注射后10 min

图 2-5　静脉注射 HMME 后不同时间的鸡冠局部荧光变化

二、海姆泊芬在人体内药代动力学研究

孙培红等在海姆泊芬Ⅰ期临床试验中对中国健康受试者进行单次静脉恒速推注注射用海姆泊芬后的安全性和耐受性、单次给药药代动力学试验,为Ⅱ期临床试验用药方案提供依据[43]。研究剂量为 2.5 mg/kg、5 mg/kg、7.5 mg/kg、10 mg/kg,剂量的选择是根据海姆泊芬的动物实验以及相关临床药理、有效性和安全性数据得出。

该研究为单中心、4 阶段剂量递增研究,共入选 36 例健康志愿者。以 2.5 mg/kg、5 mg/kg、7.5 mg/kg 空腹给药,每组 10 例;10 mg/kg 饱腹给药,6 例受试者。收集整个试验过程中的不良事件、医学评价、生命体征的测量、光敏试验、12 导联心电图和实验室安全性检查资料,来监测整个过程的安全性和耐受性,并对 2.5 mg/kg、5 mg/kg、7.5 mg/kg 组进行药代动力学研究。

健康志愿者单次静脉输注海姆泊芬 2.5 mg/kg、5 mg/kg 及 7.5 mg/kg 后,分别于用药前及用药后 5 min、10 min、20 min、25 min、30 min、40 min、50 min、80 min、110 min、140 min、200 min、260 min 及 380 min 采集血样,并于给药后 0~2.33 h、2.33 h~4.33 h、4.33 h~8.33 h 及 8.33~12.33 h 留取分段尿液,读取体积并收集尿样。采用 HPLC-荧光检测法测定血浆、尿液中海姆泊芬的浓度,并对试验数据进行统计处理。

健康志愿者单次静脉输注海姆泊芬 2.5 mg/kg、5 mg/kg 及 7.5 mg/kg 后,C_{max} 分别为(17.491 ± 7.045)mg/L、(35.724 ± 4.539)mg/L 及(92.181 ± 29.665)mg/L;$AUC_{0 \sim tn}$ 分别为(6.342 ± 2.824)(mg·h)/L、(17.531 ± 3.467)(mg·h)/L 及(64.285 ± 35.249)(mg·h)/L;$t_{1/2}$ 分别为(1.26 ± 0.33)h、(1.31 ± 0.33)h、(1.70 ± 0.27)h;CL 分别为(29.8 ± 15.2)L/h、(17.3 ± 3.8)L/h、(8.5 ±

3.4)L/h。C_{max} 及 AUC 随剂量增加而增加。

同时研究发现在静脉给药后 20 min 观察到 C_{max},之后血浆海姆泊芬水平迅速下降,呈双指数下降,快速分布阶段随后是中度快速消除阶段,平均滞留时间(mean residence time,MRT)较短,分别为 12.2 min、17.7 min 和 26.6 min。因此,光照必须覆盖给药后 20 min 前后时间段。

单次静脉输注海姆泊芬后,海姆泊芬的血药浓度下降较快,半衰期 $t_{1/2}$ 较短,分别为 1.26 h、1.31 h 和 1.70 h,大多数血浆样本于 6 h 后不再检测到 HMME。因此,后续避光时间较短。

健康志愿者单次静脉输注海姆泊芬 2.5 mg/kg、5 mg/kg 及 7.5 mg/kg 后,12 h 内尿液中原形药物累积排出百分比分别为 0.14% ± 0.07%、0.15% ± 0.03% 和 0.12% ± 0.05%,结果表明输注不同剂量海姆泊芬后,原形药物从尿中排泄的百分比基本一致,不同剂量之间没有明显的差异。以上结果表明,单次静脉输注海姆泊芬后,原形药物从尿中排泄百分比较小。临床前动物药代动力学试验表明,海姆泊芬主要通过胆汁和粪便排泄。

健康志愿者单次静脉输注海姆泊芬 7.5 mg/kg 后,女性受试者与男性受试者血浆中药物代谢差别较大。5 例男性受试者比 5 例女性受试者血浆中药物浓度低,C_{max} 平均分别为(67.640 ± 7.970)mg/L 和(116.722 ± 20.270)mg/L;$AUC_{0 \sim tn}$ 平均分别为(39.994 ± 4.959)(mg·h)/L 和(88.576 ± 35.998)(mg·h)/L;V 平均分别为(30.9 ± 4.9)L 和(12.4 ± 4.5)L;CL 平均分别为(11.5 ± 1.1)L/h 和(5.5 ± 1.3)L/h。这与耐受性观察的临床表现一致,2 例女性受试者静脉输注海姆泊芬 7.5 mg/kg 后,有恶心或腹痛的主诉,而 5 例男性受试者没有出现。健康志愿者单次静脉输注海姆泊芬 2.5 mg/kg 和 5.0 mg/kg 后,血浆中药物浓度未见男性受试者与女性受试者的明显差异。女性患者在大剂量用药时应考虑药物代谢的差别。

表 2-3　单剂量静脉输注海姆泊芬后的药代动力学参数数据

	海姆泊芬剂量/（mg/kg）				
	2.5（n= 10）	5.0（n= 10）	7.5（n= 10）	7.5（女性，n= 5）	7.5（男性，n= 5）
$AUC_{0 \sim tn}/$ (mg·h/L)	6.34±2.82	17.53±3.47	64.28±35.25	39.99±4.96	88.58±36.00
$AUC_{0 \sim \infty}/$ (mg·h/L)	6.41±2.82	17.61±3.47	64.39±35.28	40.00±4.98	88.69±36.04
$C_{max}/$(mg/L)	17.49±7.05	35.72±4.54	92.18±29.66	67.64±7.97	116.72±20.2
T_{max}/min	20±0	20±0	20±0	20±0	20±0
$t_{1/2}$/h	1.26±0.33	1.31±0.33	1.70±0.27	1.85±0.14	1.55±0.29
$MRT_{0 \sim tn}$/min	12.2±3.5	17.7±3.0	26.6±6.3	22.9±1.6	30.3±7.1
$MRT_{0 \sim \infty}$/min	15.5±2.9	19.4±2.7	27.5±6.0	24.0±1.7	31.0±7.0
CL/(L/h)	29.8±15.2	17.3±3.8	8.5±3.4	11.5±1.1	5.52±1.3
V/L	55.9±34.9	32.9±11.2	21.6±10.7	30.9±4.9	12.4±4.5
Ke/h^{-1}	0.58±0.15	0.56±0.16	0.42±0.07	0.38±0.03	0.46±0.08
Ae/%	0.14±0.07	0.15±0.03	0.12±0.05	0.13±0.04	0.11±0.06

试验结果表明，从 2.5 mg/kg 到 10 mg/kg 剂量，海姆泊芬对中国健康受试者是安全的、耐受性好。海姆泊芬静注后，能迅速从血液中清除，半衰期短，表明其具备安全度大、避光期短、护理容易、重复治疗间隔期短的特点，这在临床应用该药时，提高了临床医务人员和患者的顺应性。

2011 年，赵邑团队进行 HMME-PDT 治疗 PWS 的Ⅱa 期临床试验研究，分别采用 HMME 静脉输注后 10 min 进行 20 min 的 532 nm 绿光照射、输注后 5 min 进行 30 min 的 532 nm 绿光照射以及输注后即刻进行 40 min 的 532 nm 绿光照射，观察其疗效及安全性，结果发现 HMME 静脉输注 10 min 时照光，HMME-PDT 治疗 PWS 的疗效佳且不良反应较少，因此，后续选择 HMME 静脉输注 10 min 作为最佳给药时间[44]。

注射用海姆泊芬的问世，开启了鲜红斑痣临床治疗新时代。目前，研究者们已针对海姆泊芬展开各种临床研究，血药浓度的测定、药代动力学参数的估算有助于研究者制订合理的给药方案，减少或避免不良反应的发生。

（张海艳　陈文晖）

第四节　血卟啉衍生物药代动力学研究

血卟啉注射液(Hematoporphyrin injection,喜泊分®)是目前中国唯一获批应用于实体瘤临床治疗的光敏剂类药物,也是中国唯一批准用于肿瘤诊断和治疗的Ⅰ类化学新药。其主要成分为血卟啉及其衍生物(HpD),深紫红色的澄明液体,为静脉注射用药,可用于定位诊断和治疗口腔、膀胱、支气管、肺、消化道等部位的表浅癌症及白斑等癌前病变,并可用于治疗鲜红斑痣。

1942年,Auler和Banzer向人们展示血卟啉在人类肿瘤中的发光特性[45-46];1948年,Figge等将此技术应用于荷瘤小鼠,进行了大样本的验证和探索[47];1955年,Rassmussen-Taxdal在乳腺癌和结肠癌中应用血卟啉,成功完成首个临床定位[48];1955年,Schwartz发现粗品血卟啉内HpD是发挥光动力诊断(photodynamic diagnosis,PDD)作用的关键物质[49];1960年,Baldes和Lipson进一步证明HpD对肿瘤的定位作用,通过进一步的临床探索确证其效果优于Hp[50-51];1981年,中国学者第一次成功分离得到HpD,同年成功治疗1例BCC;1998年,获得卫生部批准试生产,申请单位为北京医工生物技术研究所及实验药厂;2003年,HpD获生产批文,开始用于肿瘤治疗;2018年,由重庆迈乐生物制药有限公司申报在国内重新上市(批准文号:国药准字H20064306);2019年,王秀丽研究团队开始探索HpD在皮肤肿瘤系统性光动力治疗中的药物代谢,并指导临床治疗和治疗后避光防护程序等[52]。

动物研究显示卟啉与血浆脂蛋白具有亲和力,HpD靶向肿瘤细胞主要通过脂质通路结合血浆LDL和白蛋白,到达肿瘤细胞形成较高浓度分布。在血浆中主要与HDL结合,这与较长时间的血浆药物蓄积相关[53-54]。正常小鼠静脉注射经同位素^{3}H标记的血卟啉注射液样品溶液,1 h后各组织中放射性同位素^{3}H含量达到高峰,组织分布顺序为肺＞肝＞肾＞血＞胃＞肠＞脾＞心＞肌肉＞胸腺＞脑＞骨。S180小鼠肉瘤细胞株荷瘤小鼠的组织分布顺序与正常鼠大致相同。在组织中放射性最高的第1 h,肿瘤中的含量为12种组织中的第8~9位,放射性下降较慢,到72 h,肿瘤组织中的含量上升到第5位。注射本品5 h后,粪尿总排泄量占注射剂量的73%,第11 d是91%。荧光检测及化学萃取法研究中5 mg/kg腹腔注射皮肤乳头状瘤模型小鼠,72 h后,肿瘤部位与正常皮肤的药物浓度比最高[55]。

临床研究显示HpD的纯化物Photofrin在人体内2 mg/kg注射,体内半衰期为19 d,其48 h时血清浓度为(3.47±0.97)pg/mL[56]。药代动力学数据表明,长期皮肤光敏性不完全是由于血循环中的卟啉。血清卟啉浓度下降迅速,1周时为50倍;而皮肤光敏性下降较慢,通常需4~6周。随着时间的推移,光敏性的下降也与患者自身的光暴露程度所决定的结合药物光漂白有关。王秀丽研究团队探索了HpD在水溶液和皮肤鳞癌细胞中的吸收和荧光特性[57]。其研究结果表明HpD溶液的吸光度光谱在340~410 nm处有一个较强的吸收峰(图2-6a),光密度(optical density, OD)值随着浓度的增加而增高;HpD经405 nm波长激发后在630 nm处显示一个较强的荧光发射峰;皮肤鳞癌细胞与HpD共孵育后,405 nm处的吸光度OD值和405 nm激发下的荧光强度随培养浓度(0~200 μmol/L)和培养时间的增加而逐渐增强。其团队进一步采用HpD-

PDT 治疗 20 例皮肤恶性肿瘤患者并进行荧光诊断,评价皮损、皮损边缘及远端药物富集程度,发现 HpD 静脉注射后 24 h 即可检测到明显荧光增强(图 2-6c),清晰显示肿瘤病灶;48 h 荧光强度进一步增强,进行光动力治疗后荧光淬灭;72 h 皮损部位荧光强度再次增强达峰值,提示药物再次于肿瘤内富集,再次光动力治疗后荧光下降,1 周时荧光强度明显降低,在 4 周左右下降至接近基础值,该研究结果提示 HpD 最佳照光时间为静脉注射后 48～72 h,支持一次静脉注射 HpD 后分别在 48 h 和 72 h 进行红光照射的光动力治疗,提示光动力治疗后 1 月内需进行严格避光。HpD-PDT 治疗 1 月后,在日常生活中需要做好光防护,3 月后体内 HpD 可被大部分清除,但仍需避免强光照射,临床中有患者治疗后 3 个月仍有光敏现象。

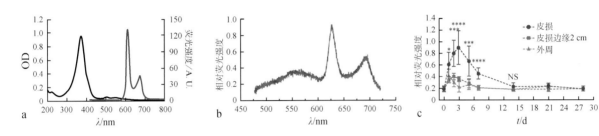

图 2-6　HpD 体内注射后荧光分析

(a)HpD 溶液的紫外可见吸收光谱图(灰色曲线),HpD 溶液经 405 nm 波长激光激发后的荧光光谱图(蓝色曲线);(b)HpD 静脉注射 48 h 后恶性肿瘤皮损部位由荧光检测仪采集的荧光曲线图;(c)HpD-PDT 治疗皮肤恶性肿瘤中皮损、皮损边缘 2 cm 处及外周皮肤的相对荧光强度变化曲线图(与皮损边缘 2 cm 处及手部相对荧光强度比较,$* P < 0.05$,$*** P < 0.001$,$**** P < 0.000\ 1$)

(李春晓　张海艳)

附：缩略词

光敏剂	photosensitizer	PS
活性氧	reactive oxygen species	ROS
血卟啉衍生物	hematoporphyrin derivative	HpD
5-氨基酮戊酸	5-aminolevulinic acid	ALA
原卟啉IX	protoporphyrin IX	PpIX
血卟啉单甲醚	hematoporphyrin monomethyl ether	HMME
5-氨基酮戊酸甲酯	5-aminolevulinic acid methyl ester	MAL
5-氨基酮戊酸己酯盐酸盐	hexaminolevulinate	HAL

参考文献

[1] Moan J, Sandberg S, Christensen T, et al. Hematoporphyrin derivative: chemical composition, photochemical and photosensitizing properties [J]. Advances in experimental medicine and biology, 1983, 160: 165-179.

[2] Abrahamse H, Hamblin MR. New photosensitizers for photodynamic therapy [J]. The Biochemical journal, 2016,473(4): 347-364.

[3] Wang XL, Wang HW, Wang HS, et al. Topical 5-Aminolevulinic acid-photodynamic therapy for the treatment of urethral condylomata acuminata[J]. The British journal of dermatology, 2004, 151(4): 880-885.

[4] Wang XL, Wang HW, Zhang LL, et al. Topical ALA-PDT for the treatment of severe acne vulgaris [J]. Photodiagnosis and photodynamic therapy, 2010, 7(1): 33-38.

[5] 王宏伟,王秀丽,过明霞,等.5-氨基酮戊酸乳膏光动力疗法治疗皮肤癌前病变和皮肤原位癌[J].中华皮肤科杂志,2006,39(3):137-139.

[6] Lu YG, Wu JJ, Yang YD, et al. Photodynamic therapy of port-wine stains[J]. The Journal of dermatological treatment, 2010, 21(4): 240-244.

[7] Kennedy JC, Pottier RH, Pross DC. Photodynamic therapy with endogenous protoporphyrin IX: basic principles and present clinical experience[J]. Journal of photochemistry and photobiology B-Biology, 1990, 6: 143-148.

[8] 徐世正,王秀丽,张春荣,等.δ-氨基酮戊酸光动力疗法治疗皮肤基底细胞癌和鳞状细胞癌[J].中华皮肤科杂志,1999,32(3):185-186.

[9] Castano AP, Demidova TN, Hamblin MR. Mechanisms in photodynamic therapy: part one-photosensitizers, photochemistry and cellular localization [J]. Photodiagnosis and photodynamic therapy, 2004, 1(4): 279-293.

[10] 王宏伟,王秀丽.5-氨基酮戊酸光动力疗法[J].临床皮肤科杂志,2009,38(5):337-339.

[11] Casas A, Fukuda H, Batlle AM. Tissue distribution and kinetics of endogenous porphyrins synthesized after topical application of ALA in different vehicles [J]. British journal of cancer, 1999, 81(1): 13-18.

[12] Moan J, Ma LW, Iani V. On the pharmacokinetics of topically applied 5-aminolevulinic acid and two of its esters[J]. International journal of cancer, 2001, 92(1): 139-143.

[13] Wang HW, Lv T, Zhang LL, et al. Prospective study of topical 5-aminolevulinic acid photodynamic therapy for the treatment of moderate to severe acne vulgaris in Chinese patients[J]. Journal of cutaneous medicine and surgery, 2012, 16(5): 324-333.

[14] Lai YX, Zhang HY, Wei ML, et al. Can red-light 5-aminolevulinic photodynamic therapy cure port wine stains on comb animal model? [J] Photodiagnosis and photodynamic therapy, 2018, 22: 253-262.

[15] Fauteck JD, Ackermann G, Birkel M, et al. Fluorescence characteristics and pharmacokinetic properties of a novel self-adhesive 5-ALA patch for photodynamic therapy of actinic keratoses [J]. Archives of dermatological research, 2008, 300(2): 53-60.

[16] Rick K, Sroka R, Stepp H, et al. Pharmacokinetics of 5-aminolevulinic acid-induced protoporphyrin IX in skin and blood [J]. Journal of photochemistry and photobiology B-Biology, 1997, 40(3): 313-319.

[17] Fritsch C, Verwohlt B, Bolsen K, et al. Influence of topical photodynamic therapy with 5-aminolevulinic acid on porphyrin metabolism [J]. Archives of dermatological research, 1996, 288(9): 517-521.

[18] Wennberg AM, Larko O, Lonnroth P, et al. Delta-aminolevulinic acid in superficial basal cell carcinomas and normal skin-a microdialysis and perfusion study [J]. Clinical and experimental dermatology, 2000, 25(4): 317-322.

[19] Pahernik SA, Botzlar A, Hillemanns P, et al. Pharmacokinetics and selectivity of aminolevulinic acid-induced porphyrin synthesis in patients with cervical intra-epithelial neoplasia [J]. International journal of cancer, 1998, 78(3): 310-324.

[20] Wang XL, Wang HW, Huang Z, et al. Study of protoporphyrin IX (Pp IX) pharmacokinetics after topical application of 5-aminolevulinic acid in urethral condylomata acuminate [J]. Photochemistry and photobiology, 2007, 83(5): 1069-1073.

[21] de Blois AW, Thissen MR, de Bruijn HS, et al. In vivo pharmacokinetics of protoporphyrin IX accumulation following intracutaneous injection of 5-aminolevulinic acid[J]. Journal of photochemistry and photobiology B-Biology, 2001, 61(1-2): 21-29.

[22] 李伟,周兆平,桥本贤二.5-氨基乙酰丙酸代谢产物原卟啉Ⅸ在葡萄酒色斑动物模型鸡冠中的积聚[J].中国美容医学杂志,2009,18(1):60-63.

[23] Dalton JT, Yates CR, Yin D, et al. Clinical pharmacokinetics of 5-aminolevulinic acid in healthy volunteers and patients at high risk for recurrent bladder cancer[J]. The Journal of pharmacology and experimental therapeutics, 2002, 301(2): 507-512.

[24] Gabeler EE, Sluiter W, van Hillegersberg R, et al. Aminolaevulinic acid-induced protoporphyrin Ⅸ pharmacokinetics in central and peripheral arteries of the rat[J]. Photochemistry and photobiology, 2003, 78(1): 82-87.

[25] van den Boogert J, van Hillegersberg R, de Rooij FW, et al. 5-Aminolaevulinic acid-induced protoporphyrin Ⅸ accumulation in tissues: pharmacokinetics after oral or intravenous administration [J]. Journal of photochemistry and photobiology B-Biology, 1998, 44 (1): 29-38.

[26] Hinnen P, de Rooij FW, Terlouw EM, et al. Porphyrin biosynthesis in human Barrett's oesophagus and adenocarcinoma after ingestion of 5-aminolaevulinic acid[J]. British journal of cancer, 2000, 83(4): 539-543.

[27] Ackroyd R, Brown NJ, Davis MF, et al. Photodynamic therapy for dysplastic Barrett's oesophagus: a prospective, double blind, randomised, placebo-controlled trial[J]. Gut, 2000, 47(5): 612-617.

[28] Webber J, Kessel D, Fromm D. Plasma levels of protoporphyrin Ⅸ in humans after oral administration of 5-aminolevulinic acid[J]. Journal of photochemistry and photobiology B-Biology, 1997, 37 (1-2): 151-153.

[29] Loh CS, Bedwell J, MacRobert AJ, et al. Photodynamic therapy of the normal rat stomach: a comparative study between di-sulphonated aluminium phthalocyanine and 5-aminolaevulinic acid[J]. British journal of cancer, 1992, 66(3): 452-462.

[30] Kriegmair M, Baumgartner R, Knuechel R, et al. Fluorescence photodetection of neoplastic urothelial lesions following intravesical instillation of 5-aminolevulinic acid [J]. Urology, 1994, 44(6): 836-841.

[31] Perotti C, Casas A, Fukuda H, et al. ALA and ALA hexyl ester induction of porphyrins after their systemic administration to tumour bearing mice [J]. British journal of cancer, 2002, 87(7): 790-795.

[32] 许德余，张浩.光动力治癌新药血卟啉单甲醚(HMME)的研究[J].中国激光医学杂志,1993(1):3-7.

[33] 陈文晖,余建鑫,姚建忠,等.光动力治癌药血卟啉甲醚的药代动力学研究[J].中国激光医学杂志,2000,9(2):105-108.

[34] 富秋涛,顾瑛,刘凡光.血卟啉甲醚体外光敏效应观察[J].激光生物学报,2000,9(2):137-141.

[35] 李步洪,谢树森,陆祖康,等.血卟啉甲醚的光漂白特性[J].中国激光医学杂志,2001,10(3):151-155.

[36] 刘凡光,顾瑛,富秋涛,等.血卟啉甲醚在血管内皮细胞和皮肤组织中分布特性的研究[J].中国激光医学杂志,2000(3):53.

[37] 陶然,顾瑛,刘凡光,等.血卟啉甲醚体外光敏反应机制研究[J].中国激光医学杂志,2002,11(3):149-153.

[38] 余建鑫,陈文晖.血卟啉甲醚与血浆蛋白的结合[J].中国激光医学杂志,1998,7(3):152-155.

[39] 陈文晖.血卟啉单甲醚(PsD-044)在家兔体内的药物动力学[J].中国医药工业杂志,1990(1):7-9.

[40] 李鹏,孙建国,黄晨蓉,等.光动力药物血卟啉单甲醚HPLC-荧光检测法的建立及其药代动力学研究[J].中国激光医学杂志,2005,14(4):212-216.

[41] 陈文晖,许德余.血卟啉单甲醚在荷瘤小鼠体内的分布[J].第二军医大学学报,1990(2):118-122.

[42] Wei ML, Zhang HY, Wang PR, et al. A study on the effects of 532 nm continuous laser combined with photodynamic therapy versus 595 nm pulsed dye laser on a chicken comb model of vascular malformation [J]. Photonics & lasers in medicine, 2016, 5(3): 183-193.

[43] Sun PH, Zhao X, Zhou Y, et al. Tolerance and pharmacokinetics of single-dose intravenous hemoporfin in healthy volunteers [J]. Acta pharmacologica Sinica, 2011, 32(12): 1549-1554.

[44] Zhao Y, Zhou Z, Zhou G, et al. Efficacy and safety of hemoporfin in photodynamic therapy for port-wine stain: a multicenter and open-labeled phase Ⅱa study [J]. Photodermatology, photoimmunology & photomedicine, 2011, 27(1): 17-23.

[45] Auler H, Banzer G. Untersuchungen über die Rolle der Porphyrine bei geschwulstkranken Menschen und Tieren [J]. Zeitschrift für Krebsforschung, 1942, 53(2): 65-68.

[46] Figge FHJ. Near-ultraviolet rays and fluorescence phenomena as aids to discovery and diagnosis

in medicine[J]. Minnesota University medical bulletin, 1942, 26: 165-168.

[47] Figge FHJ, Weiland GS, Manganiello LOJ, et al. Cancer detection and therapy. Affinity of neoplastic, embryonic, and traumatized tissues for porphyrins and metalloporphyrin[J]. Proceedings of the Society for Experimental Biology, 1948, 68(3): 640-641.

[48] Rassmussen-Taxdal DS, Ward GE, Figge FHJ. Fluorescence of human lymphatic and cancer tissues following high doses of intravenous hematoporphyrin [J]. Cancer, 1955, 8(1): 78-81.

[49] Schwartz S, Absolon K, Vermund H. Some relationships of porphyrins, X-rays, and tumors[J]. Minnesota University medical bulletin, 1955, 27: 1-37.

[50] Lipson RL, Baldes EJ. The photodynamic properties of a particular hematoporphyrin derivative[J]. Archives of dermatology, 1960, 82(4): 508-516.

[51] Lipson RL, Baldes EJ, Olsen AM. The use of a derivative of hematoporphyrin in tumor detection[J]. Journal of the National Cancer Institute, 1961, 26(1): 1-11.

[52] Li CX, Wang PR, Wang DX, et al. Fluorescence kinetics study of twice laser irradiation based HpD-PDT for nonmelanoma skin cancer [J]. Lasers in surgery and medicine, 2022, 54(7): 945-954.

[53] Bossu E, Padilla-Ybarra JJ, Notter D, et al. Determination of the maximal carcinoma/normal skin ratio after HpD or m-THPC administration in hairless mice (SKH-1) by fluorescence spectroscopy [J]. Anti-cancer drugs, 2000, 11(2): 85-91.

[54] Litwin G, Barabash RD, Petukhov MI, et al. Pharmacokinetics of hematoporphyrin derivative in the normal and carcinosarcoma transplanted organism[J]. Laser surgery: advanced characterization, therapeutics, and Systems, 1989, 1066: 177-179.

[55] Kessel D. Porphyrin-lipoprotein association as a factor in porphyrin localization[J]. Cancer letters, 1986, 33 (2): 183-188.

[56] Oertel M, Schastak SI, Tannapfel A, et al. Novel bacteriochlorin for high tissue-penetration: photodynamic properties in human biliary tract cancer cells in vitro and in a mouse tumour model [J]. Journal of photochemistry and photobiology B-Biology, 2003, 71 (1-3): 1-10.

[57] Wang DX, Wang PR, Li CX, et al. Efficacy and safety of HpD-PDT for Extramammary Paget's Disease refractory to conventional therapy: A prospective, open-label and single arm pilot study [J]. Photodiagnosis and photodynamic therapy, 2021, 37: 102670.

第 三 章
纳米材料及技术与光动力治疗

纳米材料是指在三维空间中至少有一维处于纳米尺寸（1～100 nm）且具有纳米效应的材料。由于其尺寸可调、表面易修饰和比表面积大等性质使其在光动力治疗领域得到了广泛的应用。纳米材料在光动力治疗方面具有诸多优势：①有效增加光敏剂的负载量；②阻止光敏剂的突释，减少光敏剂在正常组织非特异性聚集和损伤；③表面易修饰各种官能团或靶向分子，增强病灶特异性；④肿瘤渗透性好，由于其粒径在 100 nm 内，可通过实体瘤的高通透性和滞留效应（enhanced permeability and retention effect，ERP）使负载光敏剂的纳米颗粒（nanoparticles）进入肿瘤组织内发挥疗效等[1]。目前，通过不断改进合成技术，多种功能性的纳米材料在光动力治疗肿瘤方面已有长足的发展。

第一节　纳米材料作为光敏剂运输载体

纳米材料作为药物载体由来已久，1976 年首次报道利用纳米材料作为疫苗载体后，时至今日，随着科学技术的不断进步和纳米技术的快速发展，各种各样的纳米材料作为药物载体被广泛用于临床研究，在医药领域显示出了巨大的潜能。本节重点讨论有机纳米颗粒和无机纳米颗粒作为光敏剂载体用于肿瘤光动力治疗的相关内容。

一、有机纳米颗粒光敏剂载体

可生物降解的有机纳米颗粒如脂质体、可降解高分子有机化合物、胶束和天然降解聚合物作为药物载体已被广泛使用，其中也包括负载光敏剂用于肿瘤的光动力治疗。目前用于光动力治疗的大多数光敏剂分子是疏水的，且在水中容易聚集，影响其治疗效果。脂质体是由磷脂和胆固醇组成的，具有类似生物膜的双分子层结构。通过脂质体可负载疏水性光敏剂，增强其在水中的溶解性和分散性。研究人员发现负载卟吩姆钠的脂质体对移植在小鼠颅内人神经胶质瘤要比单独使用卟吩姆钠具有更好的光动力治疗效果。除了用于科学研究外，商品化脂质体-光敏剂如维速达尔、卟啉衍生物等已经被批准用于治疗导致脉络膜新生血管化异常的黄斑变性[2]。为了提高治疗效率和减少对正常组织的副作用，研究人员设计了对外部环境如温度、光或肿瘤微环境、酶、pH等敏感的脂质体用于肿瘤的光动力治疗。然而，脂质体作为光敏剂载体还存在以下不足：①传统脂质体为了增加磷脂双分子层硬度而加入胆固醇，而胆固醇的加入会影响光敏剂的释放；②脂质体和高密度脂蛋白之间会存在磷脂交换，使脂质体发生不可逆的变性，导致光敏剂在未到达病灶部位提前释放;③传统脂质体在血液半衰期短。

胶束是指两亲性分子或共聚物溶于水,当高于其临界胶束浓度时自发形成的一种超分子化合物,其外部亲水,内部疏水。因此,疏水性光敏剂分子通过嵌入或共价交联方式结合在胶束疏水性核中,通过主动转运或被动转运方式到达病灶部位。用于胶束制备常用的聚合物有聚乙二醇-聚羧基乙酸内酯、普流罗尼类、聚乙二醇化脂质体等。利用聚乙二醇磷脂酰乙醇胺胶束负载光敏剂四苯基卟啉,能显著增加其负载量,然后修饰肿瘤靶向单克隆抗体,令小鼠肺癌的治疗效果得到很大提升[3]。

聚乳酸-羟基乙酸(poly lactic-co-glycolic acid,PLGA)共聚物是目前最常用的可降解高分子有机化合物,具有良好的生物相容性和安全性,无毒副作用。王秀丽研究团队为提高 ALA-PDT 治疗皮肤鳞癌的光敏剂前体 ALA 的生物利用度,采用 PLGA 纳米粒装载包裹 ALA,研发出 5-氨基酮戊酸聚乳酸-羟基乙酸纳米颗粒

(5-aminolevulinic acid poly lactic-co-glycolic acid nanoparticle,ALA-PLGA NP)(图3-1),通过纳米技术增强 ALA 在皮肤鳞癌组织内聚集,提高皮肤鳞癌细胞对 ALA 的吸收效率,从而提高 ALA-PDT 治疗皮肤鳞癌的疗效。与相当浓度的游离 ALA 相比,ALA-PLGA NP 介导光动力的作用对鳞癌 A431 细胞的抑制作用更强,证实 PLGA NP 运输 ALA 直接到达肿瘤细胞内的可行性。鳞癌 A431 细胞通过胞吞作用摄取大量 ALA,并转化为 PpⅨ,有效提高了光敏剂 ALA 生物利用度,增强 ALA-PDT 对皮肤鳞癌的治疗效果[4,5]。在此基础上,王秀丽研究团队进一步针对鳞癌高表达人类表皮生长因子受体(epidermal growth factor receptor,EGFR),以抗 EGFR 抗体为靶基,研发一种靶向 EGFR 的生物可降解聚合物壳聚糖/甲氧基聚乙二醇-聚乳酸纳米粒,成功治疗小鼠皮肤鳞癌,且无显著毒副作用,初步验证此类纳米材料在光动力治疗中的可行性及有效性[6]。

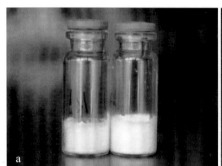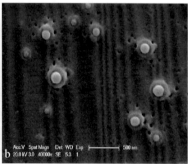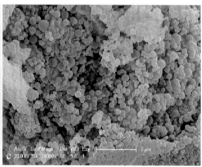

图3-1 ALA-PLGA NPs 的形貌表征

(a)冷冻干燥后得到乳白色的 ALA-PLGA NPs 冻干粉;(b)扫描电子显微镜下 ALA-PLGA NPs 尺寸和形貌,×40 000;
(c)扫描电子显微镜下,ALA-PLGA NPs 尺寸和形貌,×10 000

天然降解聚合物亦具有良好的生物相容性,易于制备和降解,常被用作光敏剂载体用于肿瘤光动力治疗。天然可降解聚合物包括多糖和蛋白质,常用的聚合物有海藻酸钠、壳聚糖、葡聚糖、透明质酸、白蛋白、铁蛋白、明胶、胶原和琼脂等。Yoon 等利用透明质酸纳米颗粒负载光敏剂二氢卟吩(chlorin e6,Ce6),同时进行肿瘤的荧光成像和光动力治疗[7]。Zhen 等利用 RGD 靶向肽修饰

铁蛋白运载光敏剂 ZnF16Pc,形成的复合物粒径小并且具有高光敏剂负载量,并通过尾静脉注射后在小鼠肿瘤部位有明显富集,光照后肿瘤的生长得到明显抑制[8]。

二、 无机纳米颗粒光敏剂载体

除了有机纳米颗粒作为光敏剂载体,有着特

殊结构和独特的物理化学性质的多种无机纳米颗粒也被用作光敏剂的载体。由于其粒径、形貌和表面化学易调控，硅基纳米颗粒已被合成并被广泛应用于医药领域。2003年，Kopelman将光敏剂负载在硅基纳米颗粒用于光动力治疗[9]。介孔硅由于其大表面积和孔体积、均一和可调孔径、表面易修饰和良好生物相容性等特性，在光动力治疗方面也得到广泛应用。Wei等将光敏剂竹甲红菌素负载在中空-介孔二氧化硅内，显示出超好的光稳定性和更高的单线态氧（singlet oxygen，$^1O_2$）产生效率[10]。

贵金属纳米颗粒如金、银和铂具有许多优良性质；局域表面等离子体共振可调和良好的生物相容性等，在生物医药领域已被广泛应用。与硅基纳米颗粒相比，光敏剂交联或负载一般发生在金属纳米颗粒表面。由于金属纳米颗粒尺寸小且具有大的比表面积，因此，具有较高光敏剂负载量。2002年，Hone等合成粒径为2～4 nm的金纳米颗粒，通过金硫键（Au-S）将光敏剂酞菁锌衍生物和巯基化聚乙二醇（polyethylene glycol，PEG）结合在金纳米颗粒表面，发现所形成的复合物水溶性好且$^1O_2$产生效率要比单独酞菁锌衍生物要高[11]。

磁性纳米颗粒具有磁共振成像、磁热疗和磁靶向药物转运等功能，在临床上具有良好的应用前景。美国食品与药品监督管理局（Food and Drug Administration，FDA）已批准聚合物包被超顺磁性四氧化三铁纳米颗粒用于体内磁共振成像。在过去的十余年，众多研究者用磁性纳米颗粒作为光敏剂载体，并利用磁共振成像引导光动力治疗。除负载有机光敏剂分子外，磁性纳米颗粒在光照下能产生$^1O_2$的无机离子或纳米结构也能结合在四氧化三铁上用于光动力治疗。Lai等设计一种以四氧化三铁为核、二氧化硅为壳层的磁性载体，再负载磷光物质铱元素，得到"三合一"的纳米颗粒，这种纳米颗粒复合物不仅能进行光动力治疗，还可以进行磷光成像和磁共振成像[12]。

综上所述，无机纳米颗粒和有机纳米颗粒作为光敏剂载体用于肿瘤光动力治疗具有显著优势，然而这些纳米颗粒要应用于临床还面临着许多亟需解决的问题：①纳米颗粒在生物体内的长期毒性，特别是无法降解的纳米颗粒；②光源穿透深度问题，传统光动力治疗利用可见光作为光源，其穿透深度有限，尽管近红外光诱导光动力治疗在上转换纳米颗粒或双光子激发方面都取得了一定进步，但开发新一代、直接用近红外激发的光敏剂仍需要大量工作；③免疫系统对光动力治疗杀死肿瘤细胞会产生怎样的免疫反应的相关研究仍有限。

第二节　纳米材料作为激活光敏剂能量转换媒介

一、光能转换纳米材料

（一）上转换发光纳米材料

上转换发光纳米材料能够将两个或者两个以上的低能量入射光子转换为一个高能量发射光子。将其与光敏剂巧妙地结合组合成新型光动力治疗体系，可充分发挥其优点，为光动力治疗过程中提高组织穿透深度提供新的思路。该治疗体系的机制是在近红外光激发下，上转换发光材料将近红外光转换为紫外或可见光并激活邻近光敏剂，被激活的光敏剂将氧分子O_2转化为$^1O_2$，进而杀死肿瘤组织中异常细胞，从而达到治疗肿瘤的目的。

该治疗体系具备以下优点：①近红外光处于生物组织透明窗[13]，可穿透深层组织激发上转换发光材料，解决传统光动力治疗中无法治疗深部肿瘤的缺点；②近红外光不会激发生物组织中的发光色团，能够有效解决传统光动力治疗中生物组织自体荧光带来的干扰问题。

2007 年，Zhang 等利用 $NaYF_4:Yb^{3+}$，Er^{3+} 上转换发光材料，在其表面修饰二氧化硅层后装载光敏剂部花青（merocyanine-540，MC-540）进行体外光动力治疗研究[14]。随后，学者们开始研究如何使光敏剂特异性作用于肿瘤细胞而不损伤正常细胞进行体内光动力治疗。Wang 等用 PEG 修饰的上转换发光材料装载光敏剂 Ce6 进行体内光动力治疗实验[15]。在 980 nm 激发光照射下上转换发光材料将近红外光转化为光敏剂 Ce6 可吸收的可见光，Ce6 被激发之后将基态氧转换成 $^1O_2$。该治疗体系对肿瘤的生长具有明显的抑制作用。Fan 等在上转换发光材料光动力治疗体系中引入生物医学成像功能，实现了诊疗一体化[16]。在此项研究中，上转换发光材料与 Gd^{3+} 结合并与介孔二氧化硅层组成了具有多孔结构的纳米载体，装载化疗药物紫杉醇和光敏剂亚甲基蓝之后实现了小鼠体内磁共振成像和肿瘤光动力治疗一体化，使得上转换发光材料在光动力治疗中的应用得到了进一步发展。

近年来，随着上转换发光材料在光动力治疗研究的逐渐深入，利用光动力治疗深部肿瘤成为可能。上转换材料不仅可以有效提高光动力治疗的组织穿透深度，还可以与生物医学成像以及其他的治疗相结合组成多功能的诊疗系统，具有重要的研究意义和临床应用价值。

（二）量子点

量子点（quantum dot，QD）是指一类由 Ⅱ-Ⅵ 族或 Ⅲ-Ⅴ 族元素组成的半导体纳米颗粒，其粒径一般为 1～10 nm。量子点具有激发光谱宽和光耐受性强等优点，将量子点作为能量媒介用于光

动力治疗体系，不仅稳定性好且可以有效提高荧光能量共振转移效率，促进光敏剂产生 $^1O_2$。2003 年，Samia 等将量子点与光敏剂硅酞菁结合应用于光动力治疗，结果表明 QDs-硅酞菁能够有效地提高 $^1O_2$ 氧生成率，增强光动力治疗效果。此后，更多的 QDs-光敏剂联合治疗体系相继出现，如 QDs-卟啉类、QDs-酞菁类、QDs-玫瑰红（rose bengal，RB）[17]。Chen 等将磺化的光敏剂铝酞菁（aluminum phthalocyanine，AlPcSs）在静电作用下与修饰了胺化二氢硫辛酸的量子点相结合制成 QDs-AlPcSs 体系。相比于游离的 AlPcSs，QDs-AlPcSs 的细胞摄取率明显升高，在光照下细胞内的能量共振转移效率达到了 84%，利用该体系进行光动力治疗能够杀死大部分肿瘤细胞[18]。

（三）双光子激发纳米材料

双光子吸收是指同时吸收两个相同频率或不同频率的低能量光子，分子从基态跃迁至更高能级激发态的现象。双光子纳米颗粒的激发波长能延伸到近红外区域，因此有较大的组织穿透深度。传统光敏剂分子在 700～1 000 nm 波段双光子吸收较弱，需要高能量激发，可能会对正常组织造成伤害。Liang 等将光敏剂负载在脂质体上，再包覆金纳米簇能够同时进行双光子光热和光动力学治疗[19]。除脂质体外，介孔硅也可以被用于双光子光动力学治疗的物质载体。双光子激发光动力治疗可增加激发光的组织穿透深度，能够被用来治疗侵袭性恶性肿瘤，然而这种技术需要用脉冲激光器作为光源，且只能在较小范围内通过集中照射来获得持续能量激发双光子物质，这可能会限制其在临床上进一步应用。

二、X 射线能转换纳米材料

光动力治疗作为一种非侵入性的治疗手段，具有广泛的应用价值。目前其常用的光源主要是

镭射光和发光二极管,这是由于现有光敏剂发挥光敏作用的混合吸收波长一般在 650～850 nm。然而,这些光敏剂的吸收波段与组织的吸收波段有重叠,致使光源的穿透深度很浅,难以到达皮肤深层病灶,阻碍了光动力治疗的临床应用。目前一种可能的解决方法是使用近红外光敏剂,但为了保证有足够的能量激发光敏剂,近红外的穿透深度也仅能达到 5 mm 左右。

近年来,为解决透射深度等问题,研究人员开始在光动力治疗领域引入穿透性更强的 X 射线。X 射线在医疗领域已有广泛的应用,将其作为光源,配合可以转换 X 射线成紫外或可见光的闪烁体材料,使诊断、造影和深部光动力治疗成为可能。因此,含有闪烁体材料的功能性纳米粒子作为光动力治疗的能量媒介,具有重要的研究意义。

闪烁体纳米粒子作为能量媒介,可通过常用的负载策略如介孔硅封装、物理负载(静电吸附或亲疏水作用)、共价键结合,以及直接表面涂覆等方式结合光敏剂。常见的闪烁体功能纳米材料有以下几种。

(一)稀土元素基纳米颗粒

这类闪烁体种类繁多,如 $BaFBr:Eu^{2+}$、$BaFBr:Mn^{2+}$、$LaF_3:Ce^{3+}$ 和 $LaF_3:Tb^{3+}$ 等。最早将 X 射线放疗和光动力治疗联合使用的报道来源于 2006 年 Chen 等的研究[20]。他们利用闪烁体纳米粒子负载光敏剂,通过吸收 X 射线能激发闪烁体发光,传递给光敏剂,产生 $^1O_2$,用以杀灭肿瘤细胞。其中,以钆(gadolinium,Gd)为基质的 X 射线能转换纳米粒子也有较多研究。如将 $GdEuC_2$ 胶束与光敏剂金丝桃素(hypericin,Hyp)相结合制备出脂质纳米颗粒结构[21]。$GdEuC_2$ 胶束在 618 nm 左右的发射峰与 Hyp 的吸收峰有良好重叠,这意味着镧系元素与光敏剂之间形成有效的能量传递,有利于提高 Hyp 的敏化效率。Xie 等报道一种镧系掺杂的纳米粒子 $SrAl_2O_4:Eu^{2+}$(SAO)可以将单一的低剂量 X 射线能(0.5Gy)转换至可见光并高效激活 MC-540 光敏剂,在体内和体外实验中均高效杀灭肿瘤细胞[22]。

(二)金属基纳米颗粒

与稀土纳米粒子相似,金属基纳米颗粒也可以作为 X 射线的转换材料。氧化锌(zinc oxide,ZnO)纳米粒子吸收 X 射线后具有很强的激发荧光,其发射出的紫外线与大多数卟啉的吸收波长匹配良好。铜-半胱胺配合物也是一类闪烁体材料,这种材料具有内在敏化特性,可以在 X 射线照射下直接生成 $^1O_2$,且产率要高于已知的 X 射线激活的光敏剂。Cu-Cy 颗粒瘤内注射后,在高剂量 X 射线照射下(5 Gy)可以产生较强的肿瘤杀伤效果。相信通过良好表面改性,金属基纳米粒子在深层光动力治疗领域会有深远影响。

针对临床 ALA-PDT 光敏剂对应的激发光源对组织穿透深度较浅,以及 ALA-PDT 对于深部、大体积肿瘤疗效不理想的问题,王秀丽研究团队联合美国德克萨斯大学阿灵顿分校物理系陈伟教授团队,以其研发的铜-半胱胺纳米粒(copper-cysteamine nanoparticles,Cu-Cy NPs)作为 X 线触发光动力治疗的能量转化材料(图 3-2),成功构建 X 线触发 Cu-Cy NPs 用于治疗皮肤鳞癌,可显著降低皮肤鳞癌瘤内微血管密度,抑制肿瘤生长[23]。

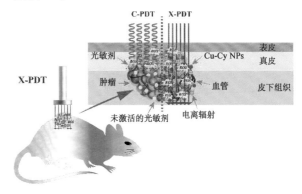

图 3-2　Cu-Cy NPs 介导 X 射线触发光动力治疗侵袭性皮肤鳞癌示意图

（三）非金属基纳米颗粒

Rossi 等将 SiC/SiOx 核/壳结构的纳米线（nanowire，NWs）与卟啉类光敏剂（H₂TPACPP）通过点击化学结合起来，制备出 X 射线诱导光动力治疗纳米系统[24]。这种 NW-H₂TPACPP 纳米系统可以产生 ¹O₂ 有效杀伤肺腺癌细胞（A549 细胞），通过 6 MV 的 X 射线（2 Gy）照射治疗 12 d，可以杀伤 75% 的肿瘤细胞。除此以外，硅纳米粒子也被发现具有在 X 射线下可提高活性氧产率的能力[25]。

（四）X 射线吸收型量子点（QDs）

量子点如 CdTe 或 CdSe/ZnS 等已被报道可作为 X 射线或 γ 射线闪烁体进行成像应用，这也使量子点作为 X 射线转换剂或是放射致敏剂应用于深层肿瘤光动力治疗成为可能。使用氨基功能化的 PEG 修饰 QDs，并连接上光卟啉，研究量子点作为能量转换媒介在 X 射线下的能量转换过程。当接入的光卟啉分子数量增加时，其能量转换过程效率可以达到 100%。

虽然 X 射线或其他辐照激活解决了光动力治疗组织透射深度问题，但仍有许多其他问题亟待解决。如何提高其能量转换效率和 ¹O₂ 产生效率、纳米粒子生物相容性和长期生物毒性等仍需进一步研究。但闪烁体材料在光动力治疗上的应用潜力毋庸置疑，其在光动力治疗领域将占有一席之地。

三、生物能转换纳米材料

生物发光（bioluminescence，BL）无需外界激发光，故同样可引入光动力治疗领域，解决外部光源深层组织穿透难的问题。生物发光是生物系统中由于酶催化作用而产生的发射光，其通常来自底物荧光素的氧化。这种荧光素广泛存在于生物体内，如细菌、藻类和昆虫等，可以归类为化学发光的一个子类别，具有独特的发光机制。

虽然有关 BL 的研究较早，但其作为光敏剂的激发光源用于光动力治疗的研究还处于起步阶段。根据机制不同，应用于光动力治疗的 BL 纳米粒子可分为两类。

（一）萤火虫生物发光调控光动力治疗

2003 年，Theodossiou 等最先开始研究 BL 在光动力治疗中的应用潜力。他们使用萤火虫荧光素系统作为光敏剂 RB 的细胞内激发光源，并使用美国国立卫生研究院（National Institutes of Health，NIH）3T3 小鼠成纤维细胞模型进行了体外实验。在此期间，通过转染使细胞株带有已修饰的萤火虫荧光素蛋白基因（Luc＋，细胞基质内表达），同时向培养基中加入荧光素和光敏剂。这套系统结合光敏剂具有 90% 的毒性比，且不必向培养基中加入三磷酸腺苷（adenosine triphosphate，ATP）来诱导调控系统，细胞内的 ATP 即足以引发 BL 产生光动力治疗效果[26]。Zhao 等通过层层自组装的方法，在碳酸钙微球表面共价结合藻朊酸盐二醛（alginate dialdehyde，ADA）和萤火虫荧光素蛋白-D-荧光素系统。加入 ATP，在 O₂ 和 Mg²⁺ 的存在下，微胶囊可以发射出可见光以激发光敏剂（RB 或竹红菌乙素），该体系不仅可以达到无外加光源情况下抑制肿瘤细胞增殖的效果，而且微胶囊外壳能够有效地减小 D-荧光素的细胞毒性[27]。

（二）海肾生物荧光调控光动力治疗

较早研究海肾荧光素酶-腔肠素 BL 系统的是 Lai 的团队[28]，他们将海肾荧光素酶与羧基化的量子点结合，在腔肠素的存在下，通过生物发光能量共振转移，量子点发射光（650 nm）可激活光敏剂替莫泊芬（Temoporfin，m-THPC）。该策略主要是由于量子点发射波长较 BL 更加丰富且可控，有利于应用更多种类的光敏剂。这种 BL/量子点纳米系统可以很好地抑制小鼠体内人类肺腺癌上皮细胞（A549细胞）的生长，但仍具有明显细胞毒性，在临床应用上存在问题。Kim等同样研究海肾荧光素酶-腔肠素BL系统作为光动力治疗激发光源的可行性，他们建立结合海肾荧光素酶和量子点的自发光系统，在细胞内激活光敏剂Ce6。同时，使用三种细胞株：大肠癌细胞（CT26）、黑色素瘤细胞（B16F10）、肺癌细胞（LLC），构建了小鼠肿瘤模型，用以研究BL/量子点对肿瘤生长的抑制作用。研究表明，BL反应和量子点之间的生物荧光共振能量转移效率在$60\%\sim65\%$，但此纳米粒子能够高度富集于细胞表面而不进入细胞基质中[29]。

虽然BL纳米系统的研究仍然处于起步阶段，仍存在诸如细胞毒性高和体内排除率低等问题，阻碍了其在临床应用上的发展，但其不失为一种解决深层光动力治疗的有效途径，相信通过进一步的研究和改进，这种基于生物能转换纳米材料将具有更大的应用价值。

第三节　纳米材料作为供氧媒介

氧气是光动力治疗的三要素之一，光敏剂通过与氧分子作用，在病灶部位生成诸如羟基自由基、$^1O_2$等具有细胞毒性的活性氧自由基，以达到诱导肿瘤细胞凋亡的效果。然而乏氧是实体肿瘤的重要特征之一，光动力治疗过程中会进一步加剧肿瘤微环境的乏氧状态，从而限制了治疗效果[30]。如何克服乏氧，仍然是一个重要的研究方向，释氧材料为该方向的发展提供了支持。目前常用的释氧材料可以分为两类。

一、自身产氧或运氧材料

这类材料种类繁多，最常用的包括过碳酸钠、过氧化钙、过氧化镁、过氧化氢以及含氟化合物等。这些材料各有特色，在生物医学领域应用广泛。例如，含氟化合物由于具有良好的O_2、CO_2吸附效果很早便作为血液替代物被加以研究[31]；此外，Pedraza等用聚二甲硅氧烷（polydimethylsiloxane，PDMS）包覆过氧化钙（calcium peroxide，CaO_2）制得PDMS-CaO_2片为工程组织中新陈代谢活跃的细胞供氧[32]；Huang等在海藻酸钠中加入CaO_2纳米粒子制成微球，体内作为微仓库原位供氧，以克服肿瘤化疗过程中的低氧诱导抗性。近年来，运氧材料也开始在光动力治疗方面加以应用[33]。Luo等制备了仿生脂质聚合物纳米粒子，负载了光敏剂吲哚菁绿（indocyanine green，ICG）和O_2，作为纳米尺度的人工红细胞，在光动力治疗阶段起到监控并供给O_2的双重功能[34]。Kolemen等制备了一种水溶性9，10-双取代蒽结构，并使其负载上O_2形成内过氧化物，再通过巯基和氨基修饰的聚乙二醇（H_2N-PEG-SH）将其接在金纳米棒表面，最终获得的材料在808 nm波长的光照射下，内过氧化物由于热裂解可以直接形成$^1O_2$以达到光动力治疗效果[35]。

二、催化产氧材料

这类材料种类也十分多样，如可以通过光催化H_2O产氧的二氧化钛（titanium dioxide，TiO_2）、WO_3等，以及具有类过氧化氢酶作用，可以催化体内过氧化氢（hydrogen peroxide，H_2O_2）产氧的含锰（Mn）氧化物、普鲁士蓝等。其中二氧化锰（manganese dioxide，MnO_2）纳米片层材料是一种研究较多的产氧材料，Fan等在

MnO_2 纳米片层上锚定装载了光敏剂的介孔硅并包覆上转换纳米粒子,获得 pH/H_2O_2 双响应的 2D 多功能纳米材料[36]。注射入小鼠体内后,MnO_2 纳米片被实体瘤内酸性 H_2O_2 还原成 Mn^{2+},被 MnO_2 纳米片淬灭的光敏剂和上转换荧光得以恢复,随之产生光动力治疗效果。且 MnO_2 与酸性 H_2O_2 发生氧化还原反应会产生大量 O_2,进一步增强了光动力治疗和放疗效果。该纳米系统实现了上转换发光成像、氧增强型光动力治疗/放疗协同治疗的多重功能,有效抑制了肿瘤组织的生长,具有很大的借鉴意义。Liu 等同样利用 MnO_2 纳米粒子与光敏剂 Ce6 相结合,通过 PEG 修饰,得到了生物相容性良好的纳米粒子 Ce6@ MnO_2 - PEG[37]。该纳米粒子中的 MnO_2 不仅能够与谷胱甘肽(glutathione,GSH)反应产生 Mn^{2+},应用于 T_1 磁共振造影,而且能够与 H_2O_2 反应产生 O_2,提高 Ce6 的 $^1O_2$ 产生率,有效增强光动力治疗能力。

释氧材料在光动力治疗方面有巨大的研究价值,特别是可自身产氧材料还没有在光动力治疗中应用的先例,其在该领域应用上的主要难点在于如何在体内控制材料释氧的时间和速度。影响材料释氧的因素很多,如温度、pH,以及缓冲剂和催化剂的存在与否等,这也为材料的设计提供了思考方向。相信释氧材料会进一步推动光动力治疗领域的发展。

第四节 纳米材料自身作为光敏剂

一、二氧化钛纳米颗粒

二氧化钛(TiO_2)是一种天然的钛氧半导体化合物。自发现 TiO_2 电极经紫外光照射会引起水的分解以来,TiO_2 在能量转换过程中的许多应用被相继开发出来,如光催化分解水中污染物、灭菌、低耗的太阳能电池、电变色元件等。

近年,TiO_2 纳米颗粒凭借其优异的光化学稳定性、低毒性、良好的生物相容性、光催化活性高等特性,被作为一种潜在的光敏剂用于光动力治疗。在能量高于 TiO_2 的禁带宽度的紫外光照射下,处于价带的电子会被激发至导带,同时产生电子空穴对。这些电子对具有强还原和氧化能力,可以与周围的水分子或者氧气产生各种活性自由基,例如羟基自由基、过氧化氢、超氧阴离子自由基等,其可以与许多生物分子进行相互作用,包括磷脂、蛋白和 DNA 等,最终达到杀死细胞的目的。1986 年,Fujishima 首次报道利用紫外光激发 TiO_2 微电极氧化杀伤人体宫颈癌症(HeLa)细胞[38],由于细胞生长于氧化钛电极表面,因此是通过破坏细胞膜来达到杀伤效果。然而,对于体内应用,TiO_2 纳米颗粒相对比 TiO_2 微电极具有体积小、比表面积大、易被活细胞吞噬等优势,所生成的电子空穴对能够快速移到大的表面上,降低电子和空穴的复合概率,从而提高光催化和光杀伤效率。随后许多研究组在体外细胞水平上对 TiO_2 作为光敏剂对多种细胞的杀伤效果进行一系列的探究,包括膀胱癌细胞、单核白血病细胞、肺腺癌细胞、结肠癌细胞、乳腺上皮癌细胞、神经胶质瘤细胞等。

然而,目前对于 TiO_2 纳米颗粒的体内动物水平的应用报道较少,且其主要通过瘤内注射或者皮下注射的方式而不是静脉注射来到达肿瘤组织,主要是考虑到 TiO_2 纳米颗粒的溶解性较差,在体内生理环境中易聚集的特点,在血液循环中易被单核巨噬细胞系统识别而排出体外，因此大大降低了纳米颗粒在肿瘤部位的富集量。另外，在治疗过程中，需首先将肿瘤处的皮肤进行手术切除，随后进行紫外光照射，主要是由于紫外光的穿透深度较浅（不到 1 mm）。Cai 等报道了单纯注射 TiO_2 纳米颗粒和单纯紫外光照射的对照组的实验结果，发现注射了 TiO_2 纳米颗粒的同时加紫外光照射后，在第 30 d 观察到肿瘤得到了明显的抑制，如果在第 13 d 进行二次治疗，肿瘤的抑制效果会愈加明显[39]。然而，需要注意的是，该技术对一定体积范围内的肿瘤会有明显抑制效果，而对于体积较大的肿瘤的治疗效果不是最佳。

二、 氧化锌（ZnO）纳米颗粒

ZnO 纳米颗粒具有低毒性和优异的光学和电学性能，已被广泛用于生物医学研究中。ZnO 具有和 TiO_2 相当的禁带宽度和类似的光催化活性。在紫外光照射下，ZnO 也能产生活性氧，如羟基自由基、过氧化氢、超氧化物等。

Li 等对比 20 nm、60 nm 和 100 nm 不同尺寸的 ZnO 纳米颗粒在紫外灯照射下所引起的光毒性，研究其与柔红霉素联用后对肝癌细胞的协同杀伤效果。结果表明，ZnO 的光毒性是尺寸依赖性的，二者联用后对细胞的杀伤效果尤为显著[40]。Hackenberg 等研究 ZnO 纳米颗粒对人头颈部鳞癌细胞的光动力治疗效果，结果表明当 ZnO 纳米颗粒浓度为 0.2 μg/mL，紫外光功率为 20 mW/cm^2，照射时间为 15 min 时，可使细胞发生晚期凋亡和坏死，进而被有效杀死[41]。

三、 富勒烯

富勒烯是单质碳的第三种同素异形体。1985 年，Robert 等首次成功制备富勒烯。它通常由 60～70 个碳原子组成，外观呈现出一种球形结构，内部为中空笼状结构，直径为 0.7～1 nm。由于 π-π 共轭效应，富勒烯可以吸收紫外光或者蓝光，并转化成持久的三重态，进而产生活性自由基，因此可以作为一种光敏剂来使用。最近几年，富勒烯可作为潜在光敏剂这一特性被广泛报道，主要基于：①富勒烯光稳定性优异，不易产生光漂白现象，通过 Type Ⅰ 和 Type Ⅱ 反应产生自由基和 $^1O_2$；②富勒烯可以保持结构完整不被破坏。然而富勒烯的主要不足在于：①其对光的吸收特性，富勒烯所吸收的光主要为紫外或者蓝光，波长较短，难以穿越生物组织，且易被生物组织中的一些内源性分子吸收或发生散射；②富勒烯在水溶液中易团聚，溶解性较差，限制了其在生物医学领域中的应用。目前这些不足可以通过表面修饰的方法予以解决，如脂质体、胶束和壳聚糖包覆等。

与其他运载光敏剂的纳米颗粒一样，富勒烯同样可以通过修饰来携带一些成像剂来赋予其多功能性。Liu 等在聚乙二醇修饰过的 C_{60} 表面偶联二乙基三胺五乙酸（diethylene triamine pentaacetic acid，DTPA）后与醋酸钆水溶液混合，制备了 C_{60}-PEG-DTPA-Gd 诊疗纳米探针。通过静脉将其注射荷瘤老鼠中，经过波长 400～500 nm 光照射后，发现该探针具备显著的光动力效果来抑制肿瘤的生长，进一步地通过磁共振成像技术可以实时监控探针在肿瘤部位的富集情况[42]。近年，功能化的富勒烯作为肿瘤细胞靶向探针相继被研究。2013 年，Liu 等制备三丙酸修饰的 C_{70} 富勒烯，并偶联可靶向癌细胞过度表达的上皮生长因子受体的适配子 R13。将该探针与 A549 细胞共孵育后，发现其与细胞表达的 EGFR 受体有显著的结合作用。进一步研究结果表明，该富勒烯可以有效在溶酶体部位富集，并且在白光照射下对肿瘤细胞有明显的杀伤效果[43]。Shi 等制备一种由氧化铁、富勒烯、PEG 和叶酸组成的纳米颗粒，发现其对人乳腺癌细胞无毒性。在经过 532 nm 光照射后，该纳米颗粒对细胞有明显的光毒性。且发现活性氧的产生量随纳米颗粒浓度的增加而上升。在体外水平上，联合光热治疗之后，光动力效果进一步得到增强。研究发现单独光动力和光热效果引起细胞凋亡分别占62%和37%，而经过联合治疗后，细胞凋亡率可达96%[44]。

四、Au$_{25}$纳米簇

Au$_{25}$纳米簇是近年新发现的一种自身可以产生光动力效果的纳米颗粒。Kawasaki等制备出了油溶性和水溶性的Au$_{25}$纳米簇，分别为Au$_{25}$(PET)$_{18}$和Au$_{25}$(Capt)$_{18}$，发现在可见光或者近红外光照射下（532 nm、650 nm和808 nm），Au$_{25}$(PET)$_{18}$和Au$_{25}$(Capt)$_{18}$均可以产生$^1O_2$。在人体血清中，Au$_{25}$(Capt)$_{18}$产生的$^1O_2$的量超过亚甲基蓝。他们同时发现纳米簇的尺寸大小与$^1O_2$的产生量相关[45]。由于Au$_{25}$(Capt)$_{18}$可以在808 nm近红外光激发下同时产生光热及光动力效果，且具备良好的组织穿透性，王秀丽研究团队率先构建808 nm近红外光激发下Au$_{25}$(Capt)$_{18}$介导的皮肤鳞状细胞癌治疗系统（图3-3），在鳞癌细胞及动物模型水平上均获得了显著抑瘤效果，同时创新性使用活性氧清除剂来抑制光动力效应，从而估算出光热和光动力效应的肿瘤细胞杀伤贡献分别为28.86%和71.14%，并在动物水平发现该治疗系统可促进CD4$^+$T细胞和CD8$^+$T细胞在肿瘤局部浸润，从而激活特异性抗瘤免疫[46]。

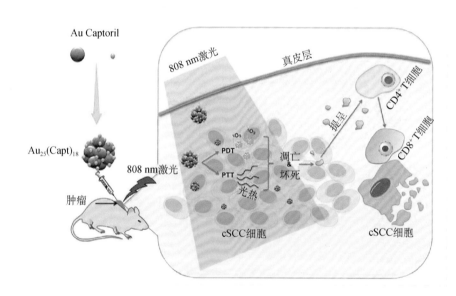

图3-3 808 nm近红外光激发下Au$_{25}$(Capt)$_{18}$介导的光热-光动力协同抗皮肤鳞状细胞癌治疗系统

由于Au$_{25}$(Capt)$_{18}$具有尺寸小、光动力光热协同效应的特点，最近几年围绕其设计的纳米体系日渐增多，Lin等将Au$_{25}$(Capt)$_{18}$负载于介孔硅包覆的上转换发光纳米颗粒中，经过808 nm近红外光照射，可以同时激发上转换发出荧光与Au$_{25}$(Capt)$_{18}$产生$^1O_2$，实现了单光源激发的纳米颗粒用于肿瘤的诊疗研究[47]。Yang等将Au$_{25}$(Capt)$_{18}$引入到金属有机框架体系中，引入四氧化三铁（ferroferric oxide，Fe$_3$O$_4$）制备得到Fe$_3$O$_4$/ZIF-8-Au$_{25}$纳米颗粒。在该体系中，Fe$_3$O$_4$起到热疗和磁共振成像的作用，而Au$_{25}$(Capt)$_{18}$在近红外光照射下不仅起到光动力治疗的效果，还可以产生热疗增强材料的光热效应，对肿瘤的杀伤效果增强。该纳米探针具有良好的生物相容性，且可通过影像学引导肿瘤联合治疗[48]。

与传统的光敏剂相比，Au$_{25}$纳米簇具有稳定性高、水溶性好、可出现三重激发态、电子激发态持续时间长、可吸收近红外光等优势，有望作为一种新型的光敏剂用于肿瘤的光动力治疗。

第五节　肿瘤微环境靶向纳米材料作为光毒性抑制剂

目前许多光敏剂被开发出来用于肿瘤光动力治疗研究,然而由于其难溶于水,容易在体内循环过程中发生非特异性激活或者受到光照后分子结构遭到破坏失去活性,因而借助纳米材料负载光敏剂可以有效提高光动力治疗效率。然而由于光敏剂在体内循环时对肿瘤缺乏选择性,因此要寻找能作为光敏剂的控制开关,特异性地使光敏剂在病灶部位起作用,大大减少光敏剂在体内对正常组织造成损伤,最大程度地只在病灶部位发挥治疗效果,达到治愈疾病的目的。

金纳米棒(gold nanorod, AuNR)是一种常见的光吸收剂,其吸收峰与大多数光敏剂的荧光发射峰有重叠区域,因此将金棒与光敏剂结合可有效淬灭光敏剂的荧光,避免光敏剂在体内循环过程中的非特异性激活。另外,金棒可以负载光敏剂,增加其在肿瘤部位的富集。受激光照射后,金棒能将光能转化为热能,可用于光热治疗(photothermal therapy, PTT),并促使光敏剂释放,重新恢复$^1O_2$产生能力,起到光动力治疗作用,最终与金棒的光热效果联合实现肿瘤的光热-光动力联合治疗[49]。

Wang 等设计了 Ce6-pHLIP-s-s-AuNRs 体系。金棒不仅起到光热治疗的作用,同时也可作为光敏剂 Ce6 的载体和淬灭剂,避免了光敏剂在体内循环过程中对正常组织造成损伤。二硫键的设计保证了在细胞内过量谷胱甘肽的还原下,光敏剂 Ce6 能够与金棒分离,在受到激光照射后产生$^1O_2$用于光动力治疗。实验结果显示,Ce6-pHLIP-ss-AuNRs 探针能增强其自身在肿瘤细胞内的富集作用。与 pH7.4 时相比,在 PDT/PTT 协同作用下,Ce6-pHLIP-ss-AuNRs 在微酸性条件下对细胞产生更大的杀伤力[49]。

Chen 等设计针对肿瘤组织的 H_2O_2 响应的纳米载体,由生物相容性好、可降解的 PLGA 包裹光敏剂亚甲蓝、过氧化氢酶、淬灭剂 BHQ-3 组成。最初光敏剂的荧光由于发生能量共振转移被 BHQ-3 淬灭,因此所构建的载体无$^1O_2$产生,而当该纳米载体在肿瘤部位富集后,H_2O_2 会渗入其中,与过氧化氢酶相互作用,产生大量氧气,且促使纳米载体解体,光敏剂与淬灭剂分离,在一定激发光照射下产生$^1O_2$,且所产生的氧气会显著提高光动力的效率。因此,该纳米载体可以避免光敏剂对正常组织的损伤,并且在肿瘤部位可以针对乏氧区实现氧气参与的高效光动力治疗[50]。

王秀丽研究团队合成一种特殊的肿瘤微环境响应性的、诊疗一体化的新型智能 H_2O_2 响应纳米探针[intelligent H_2O_2 responsive 2, 2'-azinobis(3-ethylbenzothiazoline-6-sulfonic acid)(ABTS)-loaded HRP@Gd nanoprobe, iHRANP](图 3-4),该纳米探针在 808 nm 光照下可展现出优良的光声成像效应和光热升温效能。其中 H_2O_2 可高效触发 HRP 酶活性,催化 ABTS 转化为光敏性 ABTS·+,发挥智能响应。研究证明,iHRANP 纳米探针可在黑色素瘤及皮肤鳞癌模型中成功富集。小鼠模型光声成像显示尾静脉注射 iHRANP 纳米探针溶液后,黑色素瘤肿瘤部位光声信号增强明显;皮肤鳞癌肿瘤部位光声信号无明显强化,而在鳞癌肿瘤局部瘤内注射少量 H_2O_2 溶液(20 μL)后,光声信号显著增强,因此,iHRANP 纳米探针可辅助黑色素瘤及皮肤鳞癌的无创鉴别诊断。光热治疗结果显示,在黑色素瘤中,iHRANP 纳米探针展现较好的光热升温及肿瘤杀伤效应,在皮肤鳞癌的治疗中疗效欠佳,于鳞癌肿瘤局部瘤内注射少量 H_2O_2 溶液(20 μL)后,光热升温及杀伤效应明显增强。ELISA 法定量检测小鼠肿瘤组织内 H_2O_2 含量结果显示,黑色素瘤肿瘤组织中 H_2O_2 含量明显高于皮肤鳞癌,差异有统计学意义,证实了不同类型皮肤恶性肿瘤组织中 H_2O_2 含量的差异是导致其对 iHRANP 纳米探针光声成像/光热治疗响应性不同的原因。此外,iHRANP 纳米探针还可作为一种在体无创检测 H_2O_2 含量的新方法,辅助临床疾病诊疗。光热治疗后组织染色结果显示,

iHRANP 联合光热治疗组细胞坏死、凋亡显著增多,细胞增殖明显抑制,且无明显生物毒性。因此,iHRANP 纳米探针可用于黑色素瘤及皮肤鳞癌的无创诊断及精准治疗。iHRANP 纳米探针可作为一种皮肤恶性肿瘤的无创诊断策略,依据不同类型肿瘤微环境(黑色素瘤及皮肤鳞癌)中 H_2O_2 含量的差异,辅助皮肤恶性肿瘤病患的无创鉴别诊断,并依据光声成像结果更有针对性地指导光热精准治疗,真正实现"个性化"与"诊疗一体化"相结合的临床理念[51]。

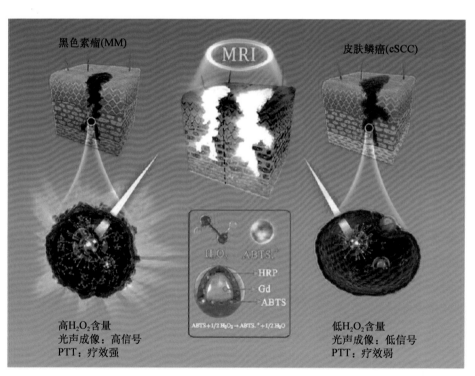

图 3-4　新型智能 H_2O_2 响应纳米探针 iHRANPs 用于黑色素瘤和皮肤鳞癌的光诊断和光治疗

综上所述,纳米材料可作为光敏剂、光敏剂运输载体、激活光敏剂的能量转换媒介、供氧媒介和光毒性抑制剂在光动力治疗领域中应用。作为光敏剂,TiO_2、ZnO、富勒烯以及 Au_{25} 纳米簇由于自身可在光激发下产生 $^1O_2$,自身可作为光敏剂使用。与传统小分子光敏剂相比,纳米材料自身作为光敏剂具有更好的光稳定性且不易发生光漂白。作为光敏剂的运输载体,纳米材料凭借尺寸小和易修饰等优点被广泛应用。与单独注射小分子光敏剂相比,利用纳米材料运载光敏剂可凭借

其在肿瘤组织内的高渗透和滞留效应,有效增加光敏剂在病灶部位的浓度,提高 PDT 治疗效果。作为激活光敏剂的能量转换媒介,纳米材料能被外部能量激活并将能量传递给邻近光敏剂。X 射线激活闪烁体纳米材料、双光子吸收纳米材料、上转换纳米材料和量子点等可将长波长的光转换为光敏剂可吸收的短波长光,以克服传统光敏剂因激发波长短导致组织穿透深度不足的问题。作为供氧媒介,纳米材料可通过自身产氧、催化产氧或者运氧克服肿瘤微环境的乏氧状态,以提高光动

力疗效。作为光毒性抑制剂，纳米材料可在正常组织中有效淬火光敏剂，利用肿瘤微环境实现光敏剂的特异性激活并发挥疗效，有效减少光敏剂对正常组织造成的光毒性。

纳米材料具有独特的物理化学性质，与光动力治疗有效结合能够解决目前有机光敏剂仍存在的水溶性、稳定性及靶向性较差，激发光源的组织穿透深度浅和潜在的光毒性等瓶颈。该领域仍存在亟待克服的难题：①如何制备工艺简单、成本低且稳定性好、可批量化生产的纳米材料；②目前仅有少量无机纳米材料通过了 FDA 认证，大多数纳米光敏剂仍缺乏全面的生物安全性评价。因此，需要通过更规范、公认的评价手段保障纳米材料的安全性和有效性以实现其临床转化；③目前，先进纳米技术联合 PDT 的研究仍有较大的提升空间，利用纳米技术建立更快速、精准、高效的 PDT 体系仍有待研究。

尽管纳米技术联合 PDT 仍存在难题，但其在光动力治疗领域中的应用价值毋庸置疑。相信通过未来各学科领域的共同努力能够使纳米材料在光动力治疗的应用中充分发挥其优势，开启纳米 PDT 实现肿瘤的高效、低毒、个性化治疗的新篇章。

（杨维涛　张兵波）

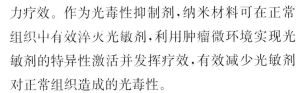

附：缩略词

高通透性和滞留	enhanced permeability and retention effect	ERP
纳米颗粒	nanoparticles	NPs
聚乳酸-羟基乙酸	poly lactic-co-glycolic acid	PLGA
人类表皮生长因子受体	epidermal growth factor receptor	EGFR
5-氨基酮戊酸聚乳酸-羟基乙酸纳米颗粒	5-aminolevulinic acid poly lactic-co-glycolic acid nanoparticle	ALA-PLGA NP
二氢卟吩	chlorin e6	Ce6
单线态氧	singlet oxygen	$^1O_2$
聚乙二醇	polyethylene glycol	PEG
美国食品与药品监督管理局	U. S. Food and Drug Administration	FDA
部花青	merocyanine-540	MC-540
量子点	quantum dots	QDs
玫瑰红	rose bengal	RB
铝酞菁	aluminum phthalocyanine	AlPcSs
钆	gadolinium	Gd
金丝桃素	hypericin	Hyp
氧化锌	zinc oxide	ZnO
铜-半胱胺纳米粒	copper-cysteamine nanoparticles	Cu-Cy NPs
纳米线	nanowire	NWs
生物发光	bioluminescence	BL

美国国立卫生研究院	U. S. National Institutes of Health	NIH
藻朊酸盐二醛	alginate dialdehyde	ADA
替莫泊芬	Temoporfin	m-THPC
聚二甲硅氧烷	polydimethylsiloxane	PDMS
过氧化钙	calcium peroxide	CaO_2
吲哚菁绿	indocyanine green	ICG
二氧化钛	titanium dioxide	TiO_2
过氧化氢	hydrogen peroxide	H_2O_2
二氧化锰	manganese dioxide	MnO_2
谷胱甘肽	glutathione	GSH
二乙基三胺五乙酸	diethylenetriaminepentaacetic acid	DTPA
四氧化三铁	ferroferric oxide	Fe_3O_4
金纳米棒	gold nanorod	AuNR
光热治疗	photothermal therapy	PTT
智能 H_2O_2 响应纳米探针	intelligent H_2O_2 responsive 2, 2'－azinobis（3－ethylbenzothiazoline－6－sulfonic acid）（ABTS)-loaded HRP@Gd nanoprobe	iHRANP

参考文献

[1] Lucky SS, Soo KC, Zhang Y. Nanoparticles in Photodynamic Therapy[J]. Chemical reviews, 2015, 115(4)：1990-2042.

[2] Zacks DN, Ezra E, Terada Y, et al. Verteporfin photodynamic therapy in the rat model of choroidal neovascularization：Angiographic and histologic characterization[J]. Investigative Ophthalmology & Visual Science, 2002, 43(7)：2384-2391.

[3] Li B, Moriyama EH, Li F, et al. Diblock Copolymer Micelles Deliver Hydrophobic Protoporphyrin IX for Photodynamic Therapy [J]. Photochemistry and Photobiology, 2007, 83(6)：1505-1512.

[4] Shi L, Wang XL, Zhao F, et al. In vitro evaluation of 5-aminolevulinic acid（ALA）loaded PLGA nanoparticles [J]. International journal of nanomedicine, 2013, 8：2669-2676.

[5] Wang XL, Shi L, Tu QF, et al. Treating cutaneous squamous cell carcinoma using 5-aminolevulinic acid polylactic-co-glycolic acid nanoparticle-mediated photodynamic therapy in a mouse model [J]. International journal of nanomedicine, 2015, 10：347-355.

[6] Keyal U, Luo Q, Bhatta AK, et al. Zinc pthalocyanine-loaded chitosan/mPEG-PLA nanoparticles-mediated photodynamic therapy for the treatment of cutaneous squamous cell carcinoma[J]. Journal of biophotonics, 2018, 11(11)：e201800114.

[7] Yoon HY, Koo H, Choi KY, et al. Tumor-targeting hyaluronic acid nanoparticles for photodynamic imaging and therapy[J]. Biomaterials, 2012, 33(15)：3980-3989.

[8] Zhen ZP, Tang W, Guo CL, et al. Ferritin nanocages to encapsulate and deliver photosensitizers for efficient photodynamic therapy against cancer[J]. ACS Nano,

2013, 7(8): 6988-6996.

[9] Yan F, Kopelman R. The Embedding of Meta-tetra (Hydroxyphenyl)-Chlorin into Silica Nanoparticle Platforms for Photodynamic Therapy and Their Singlet Oxygen Production and pH-dependent Optical Properties [J]. Photochemistry and Photobiology, 2003, 78(6): 587-591.

[10] Zhou J, Zhou L, Dong C, et al. Preparation and photodynamic properties of water-soluble hypocrellin A-silica nanospheres[J]. Materials Letters, 2008, 62 (17-18): 2910-2913.

[11] Hone DC, Walker PI, Evans-Gowing R, et al. Generation of cytotoxic singlet oxygen via phthalocyanine-stabilized gold nanoparticles: A potential delivery vehicle for photodynamic therapy[J]. Langmuir, 2002, 18(8): 2985-2987.

[12] Lai CW, Wang YH, Lai CH, et al. Iridium-Complex-Functionalized Fe_3O_4/SiO_2 Core/Shell Nanoparticles: A Facile Three-in-One System in Magnetic Resonance Imaging, Luminescence Imaging, and Photodynamic Therapy[J]. Small, 2008, 4(2): 218-224.

[13] Tromberg BJ, Shah N, Lanning R, et al. Non-invasive in vivo characterization of breast tumors using photon migration spectroscopy[J]. Neoplasia, 2000, 2(1): 26-40.

[14] Zhang P, Steelant W, Kumar M, et al. Versatile photosensitizers for photodynamic therapy at infrared excitation [J]. Journal of the American Chemical Society, 2007, 129(15): 4526-4527.

[15] Wang C, Tao HQ, Cheng L, et al. Near-infrared light induced in vivo photodynamic therapy of cancer based on upconversion nanoparticles [J]. Biomaterials, 2011, 32(26): 6145-6154.

[16] Fan WP, Shen B, Bu WB, et al. A smart upconversion-based mesoporous silica nanotheranostic system for synergetic chemo-/radio-/photodynamic therapy and simultaneous MR/UCL imaging [J]. Biomaterials, 2014, 35(32): 8992-9002.

[17] Samia AC, Chen X, Burda C. Semiconductor quantum dots for photodynamic therapy[J]. Journal of the American Chemical Society, 2003, 125(51): 15736-15737.

[18] Li L, Zhao JF, Won N, et al. Quantum dot-aluminum phthalocyanine conjugates perform photodynamic reactions to kill cancer cells via fluorescence resonance energy transfer [J]. Nanoscale research letters, 2012, 7(1): 1.

[19] Gao L, Fei JB, Zhao J, et al. Hypocrellin-loaded gold nanocages with high two-photon efficiency for photothermal/photodynamic cancer therapy in vitro [J]. Acs Nano, 2012, 6(9): 8030-8040.

[20] Chen W, Zhang J. Using Nanoparticles to Enable Simultaneous Radiation and Photodynamic Therapies for Cancer Treatment[J]. Journal of nanoscience and nanotechnology, 2006, 6(4): 1159-1166.

[21] Kaščáková S, Giuliani A, Lacerda S, et al. X-ray-induced radiophotodynamic therapy (RPDT) using lanthanide micelles: Beyond depth limitations [J]. Nano Research, 2015, 8(7): 2373-2379.

[22] Chen H, Wang GD, Chuang Y-J, et al. Nanoscintillator-mediated X-ray inducible photodynamic therapy for in vivo cancer treatment[J]. Nano letters, 2015, 15(4): 2249-2256.

[23] Shi L, Liu P, Wu J, et al. The effectiveness and safety of X-PDT for cutaneous squamous cell carcinoma and melanoma[J]. Nanomedicine (London, England), 2019, 14(15): 2027-2043.

[24] Rossi F, Bedogni E, Bigi F, et al. Porphyrin conjugated SiC/SiOx nanowires for X-ray-excited photodynamic therapy[J]. Scientific reports, 2015, 5 (1), 1-6.

[25] Gara PMD, Garabano NI, Portoles MJL, et al. ROS enhancement by silicon nanoparticles in X – ray irradiated aqueous suspensions and in glioma C6 cells [J]. Journal of Nanoparticle Research, 2012, 14(3): 1-13.

[26] Theodossiou T, Hothersall JS, Woods EA, et al. Firefly Luciferin-activated Rose Bengal in Vitro Photodynamic Therapy by Intracellular Chemiluminescence in Transgenic NIH 3T3 Cells [J]. Cancer research, 2003, 63 (8): 1818-1821.

[27] Zhao J, Fei J, Gao L, et al. Bioluminescent Microcapsules: Applications in Activating a Photosensitizer [J]. Chemistry-a European Journal, 2013, 19(14): 4548-4555.

[28] Hsu CY, Chen CW, Yu HP, et al. Bioluminescence resonance energy transfer using luciferase-immobilized quantum dots for self-illuminated photodynamic therapy [J]. Biomaterials, 2013, 34(4): 1204-1212.

[29] Kim YR, Kim S, Choi JW, et al. Bioluminescence-activated deep-tissue photodynamic therapy of cancer

[J]. Theranostics, 2015, 5(8): 805.

[30] Fingar VH, Wieman TJ, Wiehle SA, et al. The role of microvascular damage in photodynamic therapy: the effect of treatment on vessel constriction, permeability, and leukocyte adhesion [J]. Cancer Research, 1992, 52(18): 4914-4921.

[31] Smith CR, Parsons JT, Zhu J, et al. The effect of intravenous perfluorocarbon emulsions on whole-body oxygenation after severe decompression sickness[J]. Diving and Hyperbaric Medicine, 2012, 42 (1): 10-17.

[32] Pedraza E, Coronel MM, Fraker CA, et al. Preventing hypoxia-induced cell death in beta cells and islets via hydrolytically activated, oxygen-generating biomaterials[J]. Proceedings of the National Academy of Sciences, 2012, 109(11): 4245-4250.

[33] Huang CC, Chia WT, Chung MF, et al. An Implantable Depot That Can Generate Oxygen in Situ for Overcoming Hypoxia-Induced Resistance to Anticancer Drugs in Chemotherapy[J]. Journal of the American Chemical Society, 2016, 138(16): 5222-5225.

[34] Luo Z, Zheng M, Zhao P, et al. Self-Monitoring Artificial Red Cells with Sufficient Oxygen Supply for Enhanced Photodynamic Therapy [J]. Scientific reports, 2016, 6(1): 1-11.

[35] Kolemen S, Ozdemir T, Lee D, et al. Remote-Controlled Release of Singlet Oxygen by the Plasmonic Heating of Endoperoxide-Modified Gold Nanorods: Towards a Paradigm Change in Photodynamic Therapy [J]. Angewandte Chemie International Edition, 2016, 55(11): 3606-3610.

[36] Fan WP, Bu WB, Shen B, et al. Intelligent MnO_2 Nanosheets Anchored with Upconversion Nanoprobes for Concurrent pH-/H_2O_2-Responsive UCL Imaging and Oxygen-Elevated Synergetic Therapy[J]. Advanced Materials, 2015, 27(28): 4155-4161.

[37] Zhu WW, Dong ZL, Fu TT, et al. Modulation of Hypoxia in Solid Tumor Microenvironment with MnO_2 Nanoparticles to Enhance Photodynamic Therapy[J]. Advanced Functional Materials, 2016, 26 (30): 5490-5498.

[38] Fujishima A, Ohtsuki J, Yamashita T, et al. Behavior of tumor cells on photoexcited semiconductor surface [J]. Photochemistry and Photobiology, 1986, 8: 45-46.

[39] Cai R, Kubota Y, Shuin T, et al. Induction of cytotoxicity by photoexcited TiO_2 particles[J]. Cancer Research, 1992, 52(8): 2346-2348.

[40] Li JY, Guo DD, Wang XM, et al. The photodynamic effect of different size ZnO nanoparticles on cancer cell proliferation in vitro[J]. Nanoscale research letters, 2010, 5(6): 1063-1071.

[41] Hackenberg S, Scherzed A, Kessler M, et al. Zinc oxide nanoparticles induce photocatalytic cell death in human head and neck squamous cell carcinoma cell lines in vitro [J]. International journal of oncology, 2010, 37(6): 1583-1590.

[42] Liu J, Ohta S-i, Sonoda A, et al. Preparation of PEG-conjugated fullerene containing Gd^{3+} ions for photodynamic therapy [J]. Journal of Controlled Release, 2007, 117(1): 104-110.

[43] Liu QL, Xu L, Zhang XJ, et al. Enhanced Photodynamic Efficiency of an Aptamer-Guided Fullerene Photosensitizer toward Tumor Cells [J]. Chemistry-An Asian Journal, 2013, 8 (10): 2370-2376.

[44] Shi JJ, Wang L, Gao J, et al. A fullerene-based multi-functional nanoplatform for cancer theranostic applications [J]. Biomaterials, 2014, 35(22): 5771-5784.

[45] Kawasaki H, Kumar S, Li G, et al. Generation of singlet oxygen by photoexcited Au_{25} (SR)$_{18}$ clusters [J]. Chemistry of Materials, 2014, 26 (9): 2777-2788.

[46] Liu P, Yang WT, Shi L, et al. Concurrent photothermal therapy and photodynamic therapy for cutaneous squamous cell carcinoma by gold nanoclusters under a single NIR laser irradiation[J]. Journal of Materials Chemistry B, 2019, 7(44): 6924-6933.

[47] Shao JX, Xuan MJ, Si TY, et al. Biointerfacing polymeric microcapsules for in vivo near-infrared light-triggered drug release[J]. Nanoscale, 2015, 7(45): 19092-19098.

[48] Yang D, Yang GX, Gai SL, et al. Au_{25} cluster functionalized metal-organic nanostructures for magnetically targeted photodynamic/photothermal therapy triggered by single wavelength 808 nm near-infrared light [J]. Nanoscale, 2015, 7(46): 19568-19578.

[49] Wang NN, Zhao ZL, Lv YF, et al. Gold nanorod-photosensitizer conjugate with extracellular pH-driven tumor targeting ability for photothermal/photodynamic

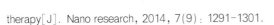

therapy[J]. Nano research, 2014, 7(9): 1291-1301.

[50] Chen HC, Tian JW, He WJ, et al. H_2O_2-activatable and O_2-evolving nanoparticles for highly efficient and selective photodynamic therapy against hypoxic tumor cells[J]. Journal of the American Chemical Society, 2015, 137(4): 1539-1547.

[51] Wang PR, Yang WT, Shen SZ, et al. Differential Diagnosis and Precision Therapy of Two Typical Malignant Cutaneous Tumors Leveraging Their Tumor Microenvironment: A Photomedicine Strategy[J]. ACS nano, 2019, 13(10): 11168-11180.

3

第 四 章
光动力治疗常用光源与设备

光是光动力治疗的三大要素之一。本章主要介绍光动力治疗中光源和波长的选择、光的传输和照光模式、照光强度的相关概念、度量和测量方法，以及光源使用和光传输的基本原则。

第一节　光与光子的基本性质

光是广谱电磁波的一部分（图 4-1），具有波粒二象性。光与其他原子相互作用及原子间能量转换，主要表现为粒子性；当光在空间传输时，主要表现为波动性。光波的波长是相邻的波峰到波峰或波谷到波谷之间的距离，单位为纳米或微米。

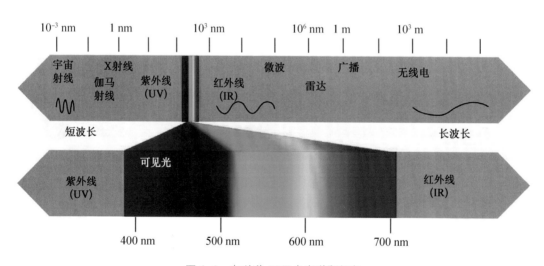

图 4-1　电磁谱、可见光光谱和颜色

皮肤科常用光源根据波长大致分为紫外光、可见光和近红外光等（表 4-1）。其中皮肤科光动力治疗使用的光源主要为以红光为主的可见光，可见光还可根据光源发光的颜色分为红、橙、黄、绿、蓝、紫（表 4-2）。所有可见光的混合就是白光。白光和上述各个颜色的单色光都可被用于光动力治疗，紫外光还可用于光动力荧光诊断（photodynamic diagnosis，PDD）的激发光源。

的。弹性散射可以改变平行入射光的方向从而影响光在组织中的分布和穿透深度。当光束照射到一个高度散射的物体时，内部光分布在一定程度上仍然取决于照射光束的形状，但也受照射物的光学特性（如散射和吸收）的强烈影响。

二、光穿透深度

组织的光吸收和散射直接影响光和光强度在组织中的分布。组织光学中的弥散理论对于组织光强度分布的近似估算可以对单色光在生物组织中的一般行为如光穿透深度做出预测。

光在组织中的有效穿透深度可定义为

$(1/\mu_{eff})$。如果将该值代入公式 $I(t)=I_0 e^{-\mu_{eff}t}$，则可推算在该深度，光强度 $I(t)$ 将减弱或衰减到初始光强度 I_0 的 $1/e$（约 37%）。通常将入射光衰减 $1/e$ 或大约三分之一的深度称为光穿透深度。

对于同一类型的组织，同一种光源和同一波长的光源，光穿透深度与光源输出功率无关。需要指出的是，所谓光穿透深度并不是通常所误解的光在组织中的极限深度，不能认为这个深度以下就没有光动力作用了。对于光动力治疗照光时组织中形成的弥散光，当其照光面尺度远远大于光穿透深度时，其有效光穿透深度取决于光的吸收系数和散射系数。

第四节 光强度的测量和功率计

在光动力疗法中，应采用正规的计量设备准确地测量受照射组织的光能流率。

常规功率计由探头和表头两部分组成：①探头，用于吸收被测入射光能量，并将其转化为电信号。探头也可以看作是一种光电传感器或功率计头。根据探头的光检测原理，常用的探头有热电偶、焦热电和光电二极管探测器。②表头，用来记录和显示探头获得的电信号。表头通常带有显示装置，使输出值可视化。

功率计是探头和表头的联合使用，须注意相互的匹配性和校正。例如，探头的一个重要参数是它的探测孔径大小或传感器有效面积。测量窄束的激光，探头孔径必须大于激光的光斑大小。反之，测量宽束的大光斑，探头孔径必须小于测量光束的光斑。测量时要注意入射光方向和阴影效应等，探头要与入射光束相垂直，并根据探头实际有效面积进行面积校正。

光动力治疗室需配备常规功率计，并根据常用的测量场景选择合适的探头。目前临床上使用的一些光动力治疗光源已配备功率计，供控制和调节光源的输出功率。多数激光器带有内置积分球、功率计和光纤插口，可方便地检测和校准光纤端口的实际光功率输出值。

作为计量工具，功率计必须在标准操作条件下，并在类似于临床测量的条件下进行校准。这些条件包括波长、功率和光束几何形状等。校准时，必须在功率计临床使用的功率范围内进行校准以确保它的线性性。由于功率计包含表头和探头，那么它们应该作为一个整体进行校准。另外，鉴于临床使用的光源、光纤和导光器件端头种类较多，不同的端头和照光模式需要联合使用合适的积分球进行被测辐照量的刻度和光能流率的校准，以保证获得准确的照光剂量。

第五节　光动力治疗常用光源

光源是光动力治疗的重要组成部分,主要作用是在一定时空范围内提供足够的光子能量,激发靶组织和细胞中的光敏剂,可控性地产生单态氧,诱发一定的生物效应。所以光源的波长或光谱必须要与光敏剂的光的吸收波带位置如吸收带/吸收峰相匹配。图4-3显示PpⅨ光吸收所对应的吸收带和吸收峰。这种匹配不仅可以提高光子被光敏剂吸收的效率和光动力效应,也有助于治疗剂量的准确检测和估算。

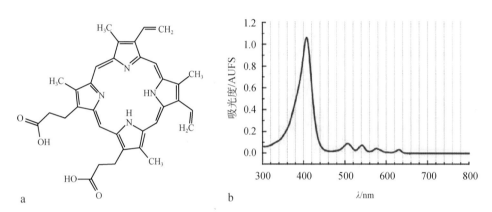

图 4-3　PpⅨ化学结构式和吸收光谱

(a)PpⅨ化学结构式;(b)PpⅨ吸收光谱

光动力治疗的光源大致可分为人造光源和自然光源。第一个应用于光化学治疗的"人造光源"诞生于60多年前。根据光线的性质还可分为单色和多色、相干和非相干、连续和脉冲等。本节仅列举一些国外获批的代表性的光源和光传输器件。

一、　传统光源

传统光源包括白炽灯、荧光灯、弧光放电灯。白炽灯含有可加热到2 500 K的钨丝,其输出取决于温度。弧光灯的光是电极经蒸发而产生的。在低气压时,汞灯通过石英外壳发出254 nm的光。高气压的汞光灯和氙光灯非常明亮,是最亮的非激光类光源。氙闪光灯是一种常见的强脉冲光源,氙灯泵浦的强度决定光的亮度。这些灯外部常被玻璃包绕,并使用循环水冷却。这些灯的频谱可由滤光片进行调制。使用电介质和吸收滤光片可以控制卤素灯的输出波长。它们的脉宽较传统的强脉冲光源更宽(通常是秒与毫秒量级之别)。荧光灯是内涂层含磷光物质的低气压汞灯。在光动力疗法中,这类光源的使用逐渐被激光和LED取代。

二、　相干光源——激光

光动力常用的激光包括半导体激光和大功率氦氖激光。半导体激光是一类波长范围在

600～8 500 nm 的单波段激光，较早用于 PDT；氦氖激光可直接照射皮肤，具有抗炎、促进组织再生、镇痛等作用，适合小面积或点状病灶。光动力疗法使用的激光器还配有冷却系统（水冷、气冷）、光传输系统、触屏控制系统、输出功率校准系统（内置积分球和功率计）和治疗参数选择智能系统等。激光设备还常配备瞄准光辅助照光定位。

（一）激光的传输

激光的强度、方向性、单色性使得光束很容易扩束或聚焦。许多激光器的高斯光束能够在谐振腔外面加以修饰，以适合多种用途。多个激光二极管阵列可放置在同一块底板上被装配在手柄中。一些二极管激光被独立封装，不用手柄，而是把一些阵列出射的激光聚集耦合进单个光纤，采用光纤传输。与光纤传输系统结合后，光纤内传输的光束变得更为平整。

半导体激光器可根据病灶部位和形状选择不同端头，如微透镜头、圆柱状弥散头、球状头等光纤。光在光纤中的聚集传输原理是全反射。如果入射光线照射在高折射率的介质与低折射率的纤芯或包层的结合面时，存在一临界角，使得光不发生透射，只发生反射，从而保持全部的光都在光纤内部传导。有些情况下也可以使用平切头光纤。芯径足够细的柔性光纤还可联合多种内镜使用。这也是光动力治疗中激光器与光纤联合应用的一个明显优势。

激光的单色性和准直性无疑便于光剂量的预测和比较。尽管相干光通过端头导光器件输出光的准直性或发散性仍可控，但由于生物组织的光散射性较强，照射光一旦进入组织就会失去原有的准直性或方向性。在使用中，要注意光束或光斑的形状和均匀性检查。特别是光纤反复使用时，要注意保持光纤端口的光洁和光纤端面的平整无损，可采用专业的光纤观察器检查光纤端面，并使用厂家推荐的材料和方法经常清洁光纤端口，以期延长光纤寿命和保持良好的导光效率。根据需要，可采用气体灭菌法对光纤进行消毒处理。

（二）激光器的安全使用

医用激光器设备上都应该有相应的安全等级的激光警示标签，不同等级代表着不同的危害程度和使用限制，使用不当会对眼睛和皮肤造成严重损伤。对于 Class 3B 和 Class 4 类的激光器，使用者和患者必须佩戴合适的防护眼镜。另外，联合光纤使用时，也要注意核对各种光纤所能承受的最大功率和能量，以免损坏光纤。

三、 非相干光源

（一）发光二极管

发光二极管（light emitting diode，LED）在皮肤科使用已成常态，主要用作光动力疗法和生物刺激效应的光源。LED 和半导体激光类似，均在两种类型的半导体之间通过电流而发光。然而，因没有反射镜，它们没有放大过程，故 LED 不能产生相干波，但能产生单色光。

LED 的另一个优势是整个照光器件可以小型化，因此可以实现便携化，甚至可穿戴化。如皮肤孤立小病灶的光贴片；微尺寸 LED 发光点阵的针状 LED 加电池驱动的器件可用于组织间照光；基于 LED 的给药照光一体化的药械联用器械已用于宫颈病灶的光动力治疗。

随着 LED 技术的发展，宽带和窄带 LED 的波长也基本能涵盖所有获批的临床使用的光敏剂吸收峰。高功率和单色性强的 LED 也已在临床广泛使用。但也需注意，与激光的波长与光敏剂某一吸收峰相匹配或吻合这一特点不同，如果 LED 的光谱与光敏剂吸收谱的吻合度相差较大，则需做有效或等效光剂量的验证和校正，并要注意光斑的形状和均匀性的检查。

（二）强脉冲光

强脉冲光(intense pulsed light，IPL)可发射毫秒量级的脉冲或闪光。对于需要传输毫秒或者更长的脉冲至大范围组织区域的应用来说，与激光相比强脉冲光也许更合适。针对特定的应用，可通过对氙灯适当滤光以调控其输出光谱(图 4-4)。新的强脉冲光设备采用局部放电技术，确保了更加均匀的能流。该灯输出的光被聚集到手柄的终端，常通过蓝宝石或石英晶体耦合到皮肤表面。石英外壳滤掉了有害的远紫外线。在手柄的末端，不同的 IPL 设备采用不同方法来冷却皮肤，如通过制冷剂冷喷、强风冷却空气和直接接触冷却等。

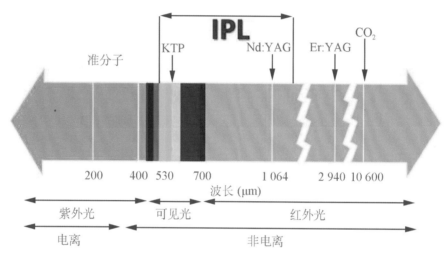

图 4-4 IPL 光谱

IPL 的主要优点在于它的用途多样性。通过变换滤光片、灯泡的类型、电流的密度，一个强脉冲光设备可产生不同的发射光谱。与激光相比，由于光束的发散性缘故，强脉冲光对眼睛更安全。尽管强脉冲光的重复率较小(0.3~2.0 Hz)，但是它们有更大的光斑，这样每个脉冲能覆盖更多的皮肤，治疗更快。需要注意的是，不同装置会辐射不同波长和光谱形状的光斑，即使是同一脉冲时间、同一滤光和同一能量密度下，最终光对组织的穿透深度及皮肤对光的吸收也不尽相同。另外，不同的公司测定能量密度的方法也不同。有些公司将有效能量密度(即基于组织光学和晶体表面的"初始"能量获得的照射在组织上的能量密度)标示出来；另一些公司则仅标示激光晶体表面的能量。所以，系统操作界面上所给出的能量密度并不一定等同于手柄末端的能量密度。目前，皮肤和美容科常用到的 IPL 的有些波段与光敏剂吸收峰吻合，也可能用作光动力治疗光源。但这类光源的有效光动力剂量仍有待确认。

四、自然光源——日光

日光是太阳发射出的电磁辐射的一部分，含红外光、可见光和紫外光。在地球表面，阳光被大气层过滤和衰减。如果没有云层遮挡，我们感到的太阳辐射就是辐射热；如果被云层遮挡或被折射，我们感到的就是弥散光。太阳光或日光本身就有很多生物作用。在使用光敏剂后，在避光期过度暴露于太阳光会激发正常皮肤组织中残留的光敏剂，而导致皮肤光毒作用。

近年，国内外的一系列临床研究试验结果表明，在光动力治疗中，广谱的日光可以是一种可用于体表光动力疗法的理想的自然光源。特别是对于头面部广泛性的日光角化病，日光光动力疗法与红蓝光常规光动力疗法具有相同的疗效，但不良反应少，特别是疼痛感较常规光动力疗法明显减轻，甚至可实现无疼痛。

第六节　光动力治疗常用照光模式

一、前端发光

此种导光和发光模式下，光辐射从 LED 面板或从连接激光的平切头或带透镜的光纤末端前向输出，获得一均匀的长方形或圆形（平行光）辐照光斑。这也是治疗浅表病灶经常采用的表面辐照模式。对光斑均匀度要求较高的治疗，需使用能均匀扩束的透镜光纤。基于［照度＝光度/距离²］的关系，当光源到被照病灶表面的距离增加时，光斑的面积增大，病灶表面的光注量将随之衰减，因此，需通过提高输出功率和/或增加照光时间进行补偿。治疗所需的单位面积的功率密度（mW/cm²）是按照实际光斑面积计算的。由于微透镜光纤不能耐受过高的功率密度，在激光和微透镜光纤联合应用时，激光器的输出功率不要超过微透镜光纤可耐受功率密度的限定值。体表光动力疗法有时则要采用 on-off 照光模式，特别是 LED 面板的大面积照光，这种模式有助于减轻照光时的疼痛感。

二、柱状弥散发光

此种导光模式下，激光器的输出光沿着光纤传输至柱状弥散端头或线性弥散端头时，或 LED 输出光沿着柱状弥散导光装置传输时，光线将从柱状光纤侧面导出，从而对柱状光纤周围组织行 360°辐照。激光器专用的柱状弥散端头有不同尺寸透光长度和外径可供选择，不仅可应用于食管、支气管和胆管等管腔内病灶的表面照光；柱状弥散发光端头还可通过穿刺针插入实体瘤进行组织

间照光。出光端头加有金属定位标记的光纤便于 X 射线下准确定位。为了确保线性透光区的均匀发光，柱状弥散光纤端头的顶端通常是不透光的，几乎没有前端发光。治疗所需的单位长度的功率密度（mW/cm²）是按照光纤的实际线性透光长度计算的。对于特殊的组织间照光需要，弥散光纤头顶端可加微透镜，制作成特殊的微透镜弥散光纤，实现侧面和前端同时发光。由于光纤与弥散端头连接处的黏合材料不能耐受过高的光通量，在激光和弥散光纤联合应用时，激光器的输出功率不要超过弥散光纤可耐受功率密度的限定值。因接触病灶，无菌消毒过的弥散光纤多为一次性使用。为了降低治疗成本，有联合使用一次性透明保护套管的情况，这时需要对光纤和套管的导光效率进行校正。LED 联合柱状弥散导光装置可用于宫颈、阴道和肛管的接触式照光。

对于较长的腔壁浅表病灶，为了确保柱状弥散光纤能居中发光，柱状弥散光纤可与柔性弥散透光气囊联合使用，适量充气后，可将食管壁扩张拉平，减少皱褶，以确保能对紧靠导管的周围组织进行均匀辐照。

三、各向同性球状发光

此种导光模式下，激光器的输出光沿着光纤传输至球状弥散端头时，光从光纤球状弥散端头导出时，出射光向四周辐射，具有各向同性点光源特点。可应用于膀胱内照光和手术空腔的 PDT 治疗。由于光纤与弥散端头连接处不能耐受过高的输出功率，在激光和球状光纤联合应用时，特别是非接触式的照光模式下，激光器的输出功率不

要超过光纤头可耐受功率密度的限定值。治疗所需的单位面积的功率密度（mW/cm^2）是按照空腔的表面积确定的。

这里需指出的是，膀胱壁和手术空腔壁的均匀照光也可通过空腔内注入光弥散介质以达到更好的空腔表面均匀照光的效果。在使用光弥散介质时，也可使用平切头光纤或弥散光纤达到类似的照光效果。

综上所述，光动力治疗作为药械联合技术，使用者必须要能够根据光敏剂选择合适的光源、根据病灶选择合适的光传输模式，并根据治疗目的选择合适的照光剂量。相对于光敏剂的选择尚有较大的局限性，光源的选择则有较大的多样性和灵活性，为临床实施和优化治疗方案提供了技术基础。照光和光剂量的优化有助于提高疗效和减少不良反应，但这种优化需要掌握光测量的基本技术，并在治疗计划和治疗过程中加以正确应用。

（黄　正　方玉宏　李伟军）

附：缩略词

光动力荧光诊断	photodynamic diagnosis	PDD
发光二极管	light emitting diode	LED
强脉冲光	intense pulsed light	IPL

参考文献

［1］谢树森.激光医学中的光辐射量[J].中国激光医学杂志,1993,2(2):108-120.

［2］Bass M. Handbook of Optics I: Fundamentals, Techniques, and Design[M]. New York: McGraw-Hill, 1995.

［3］Davis CC. Lasers and Electro-Optics: Fundamentals and Engineering [M]. Cambridge: Cambridge University Press, 1996.

［4］Brancaleon L, Moseley H. Laser and non-laser light sources for photodynamic therapy [J]. Lasers in medical science, 2002,17(3): 173-186.

［5］Mang TS. Lasers and light sources for PDT: past, present and future[J]. Photodiagnosis Photodyn Ther. 2004,1(1): 43-48.

［6］李步洪,谢树森,黄正,等.光动力学疗法剂量学的研究进展[J].生物化学与生物物理学进展,2009,39(6):676-683.

［7］黄正,詹振林,邱海霞,等.实用光动力疗法剂量学[J].中国激光医学杂志,2016,25(1):34-41,59-60.

［8］Zhu TC, Finlay JC. The role of photodynamic therapy (PDT) physics[J]. Medical Physics, 2008, 35(7): 3127-3136.

［9］Zhu TC, Bonnerup C, Colussi VC, et al. Absolute calibration of optical power for PDT: report of AAPM TG140[J]. Medical Physics, 2013, 40(8): 081501-1-13.

［10］Mallidi S, Anbil S, Lee S, et al. Photosensitizer fluorescence and singlet oxygen luminescence as dosimetric predictors of topical 5-aminolevulinic acid photodynamic therapy induced clinical erythema[J]. J. Biomedical Optics, 2014,19(2): 028001.

［11］Wang YZ, Yuan KH, Gong W, et al. Optimizing light source for photodynamic therapy of port wine stain birthmarks[J]. Photonics & Lasers in Medicine, 2015, 4(4): 374-376.

［12］Huang Z, Xu H, Meyers AD, et al. Photodynamic therapy for solid tumors—potential and technical challenges[J]. Technology in Cancer Research and Treatment, 2008, 7(4): 309-320.

［13］Vulcan TG., Zhu TC, Rodriguez CE, et al. Comparison between isotropic and nonisotropic dosimetry systems during intraperitoneal photodynamic therapy[J]. Lasers in Surgery and Medicine, 2000, 26: 292-301.

[14] Sayre RM, Dowdy JC, Gottschalk RW. Comparative effectiveness of clinicallyused light sources for cutaneous protoporphyrin IX-based photodynamic therapy[J]. Journal of cosmetic and laser therapy, 2011,13(2): 63-68.

[15] Erkiert-Polguj A, Halbina A, Polak-Pacholczyk I, et al. Light-emitting diodes in photodynamic therapy in non-melanoma skin cancers-own observations and literature review[J]. Journal of cosmetic and laser therapy, 2016,18(2): 105-110.

[16] Lerche CM, Heerfordt IM, Heydenreich J, et al. Alternatives to outdoor daylight illumination for photodynamic therapy-Use of greenhouses and artificial light sources[J]. International journal of molecular sciences, 2016,17(3): 309.

[17] Friedmann DP, Goldman MP, Fabi SG, et al. A retrospective study of multiple sequential light and laser sources to activate aminolevulinic acid in the treatment of acne vulgaris[J]. Skinmed, 2017,15(2): 105-111.

第 五 章
光动力治疗的作用机制

光动力治疗(PDT)是指利用光动力反应进行疾病诊断和治疗的一种新型药械联合技术。在临床上,PDT 通常仅指光动力治疗,而将光动力诊断(photodynamic diagnosis,PDD)称为荧光诊断(flourescence diagnosis,FD)。

PDT 三大基本要素为光敏剂、光和氧。PDT 的理论基础是光动力反应过程中,处于基态的光敏剂接受相应波长光如可见光、近红外光或紫外光照射时,会吸收光子能量,从基态变成单态激发态。处于单态激发态的光敏剂很不稳定,会迅速经过物理退激或化学退激释放能量而返回基态(图 5-1),在物理退激过程中,产生砖红色荧光,可用于疾病诊断。在化学退激过程中,单态激发态的光敏剂不直接回到基态,而是转变为相对稳定的三重激发态,处于三重激发态的光敏剂可以通过Ⅰ型和Ⅱ型光动力反应两种途径与 O_2 相互作用,产生大量活性氧(ROS)。当三重激发态光敏剂转移一个电子给 O_2,产生超氧离子($O_2^{\cdot-}$),然后继续形成过氧化氢(H_2O_2)、羟基自由基($\cdot OH$)等其他 ROS,这被称作Ⅰ型光动力反应;当三重激发态光敏剂直接把能量转移到 O_2 形成单线态氧($^1O_2$),这个过程被视为Ⅱ型光动力反应。化学退激过程中产生 ROS 能与相邻生物大分子发生一系列氧化反应,产生细胞毒性作用,使细胞结构和功能受到严重影响,导致细胞受损甚至死亡,达到光动力治疗目的[1]。

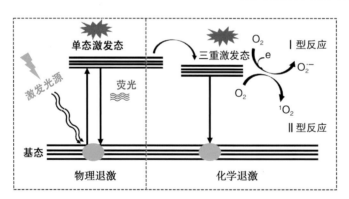

图 5-1 光敏剂的激发与退激

不同光敏剂介导的 ROS 产生机制基本相同,区别在于光敏剂富集的细胞器有所区别。由于 ALA 在国内应用最为广泛,因此本章内容主要介绍 ALA-PDT 的作用机制。

ALA 是一种天然亲水性小分子化合物,广泛存在于动物和植物线粒体中,本身不具有光敏作用,是内源性光敏物质原卟啉Ⅸ(Protoporphyrin Ⅸ,PpⅨ)的天然前体,即光敏剂 PpⅨ 的前体药物。正常情况下,内源性 ALA 是血红素合成途径的中间产物。线粒体内氨基乙酸与琥珀酰 CoA 在 ALA 合成酶催化下生成 ALA,ALA 在细胞质中经一系列反应转化成粪卟啉原Ⅲ后,回到线粒体内,在原卟啉氧化酶催化下生成 PpⅨ,PpⅨ 最终在亚铁螯合酶催化下与 Fe^{2+} 生成亚铁血红素(图 5-2)。正常情况下,血红素生物合成途径是一种限速反应,具有非常严密的负反馈机制,其中 ALA 合成酶和亚铁螯合酶是两种重要的限速酶,终产物血红素对 ALA 合成酶也具有负反馈抑制作用,抑制组织中 ALA 或 PpIX 的过度蓄积。但大量外源性 ALA 进入机体后,能被肿瘤细胞和其他增生旺盛的细胞选择性地吸收,跳过 ALA 合成酶的限速,造成细胞内 PpIX 大量聚集,由于另一个限速酶亚铁螯合酶的存在,大部分 PpIX 并不能转化为血红素,导致细胞内会聚集大量 PpIX。在一定波长光照射下,PpIX 发生光化学反应,产生大量 ROS,此过程即为 ALA-PDT。目前,广泛认可的 PDT 作用机制主要包括三方面:①PDT 过程中产生 ROS 直接杀伤靶细胞;②PDT 可以直接破坏组织微血管循环系统,造成病变组织缺氧或营养匮乏而导致靶细胞间接死亡;③PDT 作用后产生炎症反应,诱导局部免疫细胞聚集并进一步激活机体免疫反应。

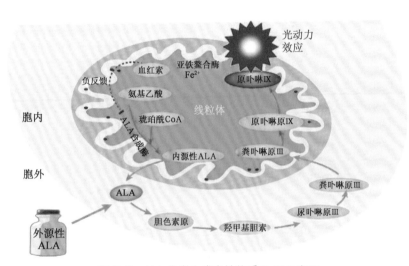

图 5-2　ALA 代谢生成光敏物质 PpIX 示意图

第一节　光动力对靶细胞直接杀伤作用

PDT 的直接杀伤作用是指 PDT 过程中产生的 ROS 和相邻生物大分子发生氧化反应,继而对靶细胞的亚细胞结构造成不可逆损伤。由于 ROS 寿命非常短暂,且扩散距离有限,因而 PDT 的细胞毒性作用仅限于光敏剂所处的很小范围,当细胞结构损伤达到不可修复的程度时,细胞就会死亡。

PDT 可通过多种途径诱导靶细胞死亡,包括细胞凋亡、坏死、自噬以及焦亡和铁死亡等[2]。靶细胞究竟发生哪种死亡类型受多种因素影响,如细胞种类和代谢特征、PDT 参数(如光敏剂浓度、孵育时间和光剂量)、光敏剂在细胞中的定位等。目前学界主流观点认为,PDT 诱导细胞死亡类型属于混合类型而不是单一类型,因此对于 PDT 引起的细胞死亡类型还需要进一步深入研究。

一、 细胞坏死

细胞坏死是细胞受到强烈理化或生物因素作用引起细胞无序变化的死亡过程,形态特征首先是膜通透性增加、细胞膨胀、染色体不规则移位,进而线粒体和核肿胀、溶酶体破坏,最后细胞膜破裂、细胞内容物外溢引起局部强烈炎症反应。坏死一般被认为是一个偶然、不受控制的细胞死亡形式,只有在病理情况下才会发生。然而,近期研究显示细胞坏死中的一个类型,即程序性细胞坏死的发生也可能受精细的信号转导通路调控[3-4]。

PDT诱导的细胞坏死依赖于多种信号转导途径,如RIP3依赖的坏死途径、钙调蛋白/钙调蛋白激酶Ⅱ通路、JNK级联通路等,且与多种因子如肿瘤坏死因子(tumor necrosis factor, TNF)、肿瘤坏死因子受体相关因子2(TNF receptor associated factor 2, TRAF 2)、溶酶体组织蛋白酶类(lysosomal cathepsins)等相关。以TNF-α作为刺激物时形成的坏死小体(necrosome)中含有Caspase-8和Fas相关死亡域蛋白(Fas-associated protein with death domain, FADD)成分,而最新研究证实PDT还可以诱导产生一种促坏死复合物(pro-necrotic complex),其中含有RIP1和RIP3,却不包含Caspase-8和FADD[5]。此外,单线态氧还可以向细胞膜引入脂氢过氧化物(LOOH),或直接引起膜的快速裂解(rapid membrane disruption)而导致细胞坏死。

王秀丽研究团队在国内率先开展ALA-PDT治疗多种皮肤恶性肿瘤,在此基础上,又创新性地将ALA-PDT成功用于尖锐湿疣及HPV相关性疾病的治疗[6-8]。2004年,王秀丽研究团队首次在《英国皮肤科杂志》(*British Journal of Dermatology*)通过组织病理和超微结构探索ALA-PDT治疗尖锐湿疣的作用机制,结果发现ALA-PDT治疗后3 h,被HPV感染的角质形成

细胞开始出现变性、坏死,治疗后5 h表皮明显变薄,大量角质形成细胞坏死,提示ALA-PDT可诱导靶细胞发生坏死[9-10]。为在动物水平研究ALA-PDT作用机制,王秀丽研究团队从美国引进免疫功能正常的SKH-1无毛小鼠,采用日光模拟器模拟日光照射的方法建立紫外线所致皮肤鳞状细胞癌(cutaneous squamous cell carcinoma, cSCC)小鼠模型,所建模型与人类过度暴露于日光紫外线而导致的cSCC有着相似的发生过程和组织学改变[11-12]。采用ALA-PDT治疗SKH-1小鼠皮肤鳞癌,并使用透射电镜观察肿瘤细胞的死亡方式,发现肿瘤细胞逐渐发生坏死和凋亡,瘤体结构消失成模糊片状[11]。在体外细胞实验中,发现ALA-PDT可在体外诱导小鼠皮肤鳞癌细胞株PECA发生坏死和凋亡,与动物实验结果一致[13]。

二、 细胞凋亡

细胞凋亡是指为维持内环境稳定,由基因控制的细胞自主程序性死亡,是多细胞生物清除病变或老化细胞的一种生理机制。细胞凋亡的典型特点是细胞变圆,胞浆浓缩,核染色质凝聚在核膜周边形成半月形高密度区,进而胞膜内陷将细胞自行分割成有膜包裹的凋亡小体,因此,细胞凋亡过程中不会引起周围细胞溶解。PDT引起细胞凋亡有3种诱导途径:线粒体途径、内质网信号通路和死亡受体通路。不同的凋亡信号传导途径并不是孤立存在的,而是紧密联系和相互作用,使得整个信号传导呈复杂的网络系统。ALA代谢PpⅨ主要富集在线粒体中,故ALA-PDT诱导的凋亡途径主要以线粒体途径为主。

线粒体途径即为细胞色素C(Cyt C)从线粒体中释放,Cyt C通过细胞凋亡激活因子1(apoptotic protease activating factor 1, Apaf-1)的多聚化与半胱氨酸蛋白酶(Caspases)-9形成凋亡小体,导致下游Caspase的级联反应引发细胞

凋亡。线粒体途径属于快速凋亡途径。1991 年 Agarwal 首次报道了 PDT 诱导 L5178Y 小鼠淋巴瘤细胞的凋亡现象[14]。2004 年，王秀丽研究团队报道 ALA-PDT 治疗尖锐湿疣 1 h 后，电镜下可观察到被 HPV 感染的角质形成细胞的线粒体结构发生改变，线粒体一端肿胀呈网拍状、嵴断裂、减少甚至消失；治疗后 3 h 电镜下可见角质形成细胞凋亡特征，如染色质异常聚集呈花环状、新月状等[9]。在动物实验中，王秀丽研究团队采用 ALA-PDT 治疗小鼠 SCC 后 3 h，肿瘤细胞内可见典型的凋亡小体，至 12 h 仍可见凋亡细胞。在随后细胞学研究中，发现 0.5 J/cm² ALA-PDT 作用后肿瘤细胞以凋亡为主，2 J/cm² ALA-PDT 主要诱导肿瘤细胞发生坏死[11]。

Inoue 等发现人类神经胶质瘤细胞经 ALA-PDT 处理后，大量细胞通过线粒体途径发生凋亡[15]。王秀丽研究团队构建 HPV 感染角质形成细胞模型，即 HPV-16E7 转染角质形成细胞（HaCaT/HPV-16E7），并研究了 ALA-PDT 对 HaCaT/HPV-16E7 凋亡途径的影响，发现随着光剂量的增加，HaCaT/E7 细胞的凋亡和坏死明显增加，小剂量以凋亡为主，大剂量以坏死为主[16]。ALA-PDT 后 HaCaT/HPV-16E7 细胞线粒体跨膜电位崩塌的细胞比例明显增加，呈一定的剂量和时间依赖性，共聚焦显微镜下可见细胞形态发生明显改变，显示线粒体跨膜电位下降的发生早于形态学改变，也早于磷脂酰丝氨酸暴露于细胞表面，提示凋亡与线粒体的结构和功能有关。ALA-PDT 后 HaCaT/HPV-16E7 细胞内 Cleaved-Caspases3 及 Cleaved-Caspases9 蛋白表达量明显上调，在该细胞模型上证明线粒体途径可能是 ALA-PDT 诱导凋亡的主要途径[17]。

内质网氧化应激也参与 PDT 诱导的细胞凋亡。定位于内质网的光敏剂活化后能直接诱发内质网应激，此时细胞内钙离子浓度增加，进而通过线粒体或钙蛋白酶触发细胞凋亡；此外，内质网应激时其折叠蛋白质功能受损，胞内未折叠蛋白堆积可以产生"未折叠蛋白反应"，进而通过活化 Caspase 通路、下调 Bcl-2 表达以及活化 MAPKs 通路等诱发凋亡。虽然 ALA 并不定位于内质网，2021 年，曾抗研究团队发现 ALA-PDT 能够通过激活 Caspase-12 引发 HR-HPV 感染的 HeLa 细胞的内质网应激，进而促进细胞凋亡[18]。

死亡受体通路也称外源性凋亡途径，通过细胞膜表面的凋亡相关受体，如肿瘤坏死因子受体-1（TNF-1）、Fas 等与相应的配体结合，激活死亡蛋白酶系统 Caspase-8/3，从而诱导细胞凋亡[3]。死亡受体通路在 PDT 诱导的细胞凋亡中并不占主导地位。

三、细胞自噬

细胞自噬是一种细胞维持稳态的机制，在自噬过程中，胞质、细胞器等细胞组分被包裹入由膜围成的液泡中，被包裹的细胞质或细胞器被运送到溶酶体进行降解和对其成分进行二次利用[3,19]。自噬的经典作用是去除损坏或多余的细胞器，包括损伤的线粒体，从而避免细胞发生非程序性凋亡。

越来越多的研究发现细胞自噬具有双面性。一方面，在低剂量 PDT 的条件下，自噬起到细胞保护作用。当 PDT 诱发自噬时，自噬可将光损伤的细胞器和蛋白质加以隔离并降解，使其无法释放促凋亡信号，从而阻止细胞凋亡。另一方面，在高剂量的 PDT 情况下，自噬过度激活会起到促细胞死亡的作用。持续损伤的蛋白质可以增加氧化应激的强度，对细胞造成损害；而细胞器受到氧化应激后促使细胞启动适应性修复程序，此时自噬无法为细胞更新提供足够原料，故而造成缺陷蛋白和细胞器聚集，进一步加强 ROS 氧化应激，此时自噬就演变为一种细胞死亡途径[20]。因此，在治疗中低剂量 PDT 需要抑制保护性自噬作用，高剂量 PDT 则需要强化自噬性死亡作用。

ROS 水平急剧增加使细胞发生氧化应激是

自噬产生的诱因[21]。另一方面,PDT后血管封闭会导致营养耗竭和缺氧,这正是诱发自噬的经典条件。王秀丽研究团队在低剂量ALA-PDT对人SCC细胞的研究中发现A431和SCL-1细胞在ALA-PDT处理后24 h时LC3-Ⅱ表达升高,提示发生了自噬。使用自噬抑制剂氯喹预处理细胞,能够加强ALA-PDT对细胞增殖的抑制作用,说明细胞自噬对低剂量ALA-PDT造成的细胞死亡有抵抗作用。由于自噬的双面性和复杂性,如何在PDT的使用过程中合理利用这一生理反应,即在低剂量PDT中避免保护性自噬,在高剂量PDT中发挥自噬性死亡的优势加强疗效,还需要将来的研究进一步阐明。

四、 细胞焦亡

细胞焦亡又称细胞炎性坏死,是一种程序性细胞死亡,表现为细胞不断胀大直至细胞膜破裂,导致细胞内容物释放进而激活强烈的炎症反应,是机体一种重要的天然免疫反应,在抗感染中发挥重要作用[22]。细胞焦亡是指由gasdermin蛋白介导的细胞程序性坏死,其特征为依赖于炎性半胱天冬酶(主要是Caspase-1,4,5,11),并伴有大量促炎症因子的释放[23]。细胞焦亡形态学特征、发生及调控机制等均不同于凋亡、坏死等其他细胞死亡方式。光镜下焦亡细胞表现为细胞肿胀膨大,并且有许多气泡状突出物。电镜下可以清楚看到在细胞质膜破裂前,焦亡细胞形成大量小泡,即焦亡小体。之后细胞膜上会形成孔隙,细胞膜破裂,内容物流出。细胞焦亡主要依靠炎症小体激活Caspase家族的部分蛋白,使其切割并激活gasdermin蛋白,活化的gasdermin蛋白转位到膜上,形成孔洞,细胞肿胀,胞质外流,最终导致细胞膜破裂。

已有报道指出PDT能激活GSDMD介导的细胞焦亡,促进抗肿瘤免疫[24-25]。PDT通过靶向PKM2/Caspase-8/Caspase-3/GSDME轴诱导人食管癌细胞焦亡[26]。王秀丽研究团队最近的研究发现,ALA-PDT 4 h后能够诱发人皮肤鳞癌细胞A431和SCL-1产生焦亡,随着ALA-PDT强度上升,细胞中NLRP3蛋白表达量上调,同时Cleaved-Caspase 1、Cleaved-GSDMD表达量上调,qPCR实验发现IL-1β和IL-18的mRNA表达量上调,进一步的信号通路研究发现JNK信号通路在ALA-PDT诱导细胞焦亡中起了重要的调控作用,使用JNK信号通路抑制剂SP600125后,Cleaved-Caspase 1、Cleaved-GSDMD表达量相比对照组下降,猜测ALA-PDT通过上调JNK信号通路促进A431和SCL-1细胞焦亡。由于细胞焦亡是一种新发现的死亡方式,PDT调控细胞焦亡的机制还研究得不多,但依据现有报道可以推断,PDT后存在细胞焦亡现象,具体作用方式仍需要进一步探讨。

五、 细胞铁死亡

铁死亡是一种铁离子依赖的,具有特定形态、生化特征的新型细胞程序性死亡方式[27]。铁死亡的主要机制是,在二价铁或酯氧合酶的作用下,催化细胞膜上高表达不饱和脂肪酸,发生脂质过氧化,从而诱导细胞死亡[28]。此外,抗氧化体系(谷胱甘肽系统)的调控核心酶GPX4降低。铁死亡主要特征包括:①细胞形态方面,铁死亡会导致细胞线粒体变小,膜密度增高,嵴减少,细胞核中形态变化不明显;②细胞成分方面,铁死亡表现为脂质过氧化增加,ROS含量升高。

PDT可以导致细胞内ROS水平升高,而ROS又是导致铁死亡发生的重要因素,因此铁死亡这个现象一经发现,就和PDT紧密联系在一起。最新的研究也表明,PDT在多种细胞中都可以导致铁死亡[29-30]。王秀丽研究团队最近的研究发现,Ce6类似物圣太卟吩(STBF)-PDT能够以时间和浓度依赖的方式下调皮脂腺细胞系XL-i-20细胞中GPX4和xCT的表达,胞内亚铁离子染色进一步确认了铁死亡的发生，进一步的信号通路研究提示 STBF-PDT 诱导的细胞铁死亡与 mTOR 信号通路有关。需要注意的是，发生铁死亡的细胞在体内有高度的免疫原性，因此，PDT 诱导的铁死亡可能是介导 PDT 后免疫反应的重要机制。

总之，PDT 对靶细胞的直接杀伤作用是由 PDT 过程中所产生的 ROS 和相邻的生物大分子发生氧化反应，选择性地破坏大量吸收光敏剂的亚细胞结构，继而对靶细胞造成不可逆损伤，最终引起细胞死亡而实现。PDT 诱导的靶细胞死亡可有多种不同形式，细胞在 PDT 后究竟是发生何种死亡类型，究竟以何种死亡方式为主，是否可以通过改变 PDT 的条件诱导对疾病治疗有利的细胞死亡方式，仍需要进一步深入研究。

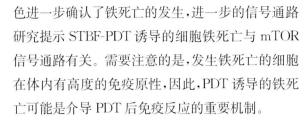

第二节 光动力治疗与血管损伤机制

1963 年，Castellani 等首次报道 PDT 可以影响组织微循环，血管内皮损伤是 PDT 血管效应的始动因素，被认为是 PDT 微循环效应的关键机制[31]。PDT 过程中导致的缺氧、产生的 ROS 瞬间可造成血管内皮细胞损伤，启动一系列级联反应，如血管收缩和通透性增加、凝血因子释放、血小板聚集、血栓形成，上述作用最终导致血管闭合，靶细胞因缺氧和营养枯竭而死亡[32]。PDT 引起内皮细胞损伤以及随后的血液流变学变化是 PDT 治疗疾病的重要作用机制之一。不同光敏剂介导的 PDT 对血管的作用各不相同。

正常情况下，血管形成在血管生成诱导物如 VEGF 和 FGF1/2，以及血管生成抑制物如血小板反应蛋白-1（thrombospondin-1，TSP-1）等共同作用下处于一种动态平衡状态，而 TSP-1 受 p53 调节，p53 的缺失就可能导致新血管形成。肿瘤血管形成在肿瘤的发生、发展、转移、转归过程中起到关键的作用，正因如此，PDT 可以通过损伤肿瘤区的血管而间接杀伤肿瘤细胞。血管损伤与 PDT 的靶向性密切相关，光敏药物可以选择性地被肿瘤组织摄取或者在其中富集，这与肿瘤血管的特点息息相关：①肿瘤血管形态常常不规则、管腔扩张，且内皮形态异常、不连续，这些异常导致肿瘤血管易受到 ROS 损伤；②一些乏血管肿瘤由于氧供不足，导致糖酵解增强，酸性物质不断积累，使光敏剂更易于在肿瘤血管内集聚；③新生肿瘤血管往往不能有效清除蓄积其中的光敏剂；④肿瘤血管内膜基质中含有更多胶原，进一步促进光敏剂集聚。这些都成为 PDT 选择性作用于肿瘤组织的基础。

1986 年，Star 等利用一种透明的小腔室直接观察大鼠植入乳腺癌和相邻正常组织的微循环在 HpD-PDT 治疗过程中的变化，结果观察到治疗起初肿瘤血管发生收缩，最终血流完全淤滞，并有出血现象，在一些较大的血管内血小板聚集形成血栓[33]。王秀丽研究团队采用局部 ALA-PDT 治疗 SKH-1 小鼠皮肤鳞癌，发现 PDT 后瘤体中血管密度有所降低[34]。有学者利用 PDT 可以瞬时破坏微循环的特点，应用 ALA-PDT 瞬时破坏正常大鼠的血脑屏障，从而使化疗药物能够顺利到达与脑相毗邻的肿瘤组织。然而，PDT 对肿瘤血管的损伤亦可产生不利的影响：血管损伤导致肿瘤组织进一步缺氧，这就限制了 PDT 进一步发挥效应；此外，缺氧环境诱导 HIF-α 的表达和活性增加，上调血管内皮生长因子、促红细胞生成素等的转录与表达，再次促进肿瘤血管形成，甚至后续引发的自噬可能使残余的肿瘤细胞抵抗 PDT

治疗,从而在一定程度上影响 PDT 的疗效[35]。

PDT 的血管损伤机制是治疗鲜红斑痣的理论基础。光敏剂血卟啉单甲醚(HMME)介导的 PDT(HMME-PDT)临床治疗鲜红斑痣疗效显著[36]。特别是随着国产新药海姆泊芬(商品名:复美达)上市,HMME-PDT 已成为治疗鲜红斑痣一线治疗方法。那么,作为应用度广、可及性高的光敏剂 ALA 是否可用于治疗鲜红斑痣呢?王秀丽研究团队前期在小鼠动物模型中发现 ALA-PDT 后瘤体中血管密度有所降低,随后又以鸡冠为动物模型,进一步比较 ALA-PDT 和 HMME-PDT 的作用。研究发现,局部外敷 ALA 后 4 h 时 PpIX 砖红色荧光强度达峰,且仅限于表皮;静脉注射 ALA 后 6 h 时 PpIX 砖红色荧光强度达峰,分布于表皮和真皮全层;而静脉注射 HMME 后砖红色荧光强度即刻达峰,且仅限于真皮浅层血管组织周围,表皮未见荧光。低剂量局部 ALA-PDT(80 J/cm^2、120 J/cm^2)干预后,鸡冠变化不明显,组织学观察表皮、真皮无明显改变;高剂量局部 ALA-PDT(160 J/cm^2、200 J/cm^2)干预后,鸡冠糜烂、渗出、结痂明显,组织病理学研究可见表皮坏死伴细胞灶性缺失,真皮明显水肿;系统 ALA-PDT 干预即刻鸡冠出现紫黑色改变,3 d 出现黑色结痂,至 14 d 仍有结痂;HMME-PDT 组鸡冠明显变白,未见明显不良反应。综上所述,HMME-PDT 适用于治疗鲜红斑痣,而局部 ALA-PDT 和系统 ALA-PDT 均不适用于鲜红斑痣的治疗。静脉注射 HMME 后,其立即被血管内皮细胞大量摄取,吸收速度远远高于表皮细胞,内皮细胞因吸收大量 HMME 而对 PDT 作用十分敏感,治疗区域内皮细胞变性坏死、毛细血管闭锁而红斑消退,而位于其上的正常表皮因光敏剂含量较低,相对不受损伤,位于其下的正常真皮深层组织因激发光波长穿透深度有限而得到保护。而静脉注射 ALA 后,ALA 需向 PpIX 转化,血管内皮细胞内需要一定时间方可蓄积足够的 PpIX,而此时,其上的表皮亦蓄积大量 PpIX,因此,系统 ALA-PDT 可以

对鸡冠真皮毛细血管产生损伤作用,但同时对非靶治疗部位亦有明显损伤。此外,早期研究证实局部应用 ALA 仅仅存在于表皮层以及皮脂腺单元[37],难以穿透基底膜进入真皮,无法对真皮内血管产生封闭作用,而血管封闭是治疗鲜红斑痣的根本目的。

PDT 血管损伤机制在其他系统疾病中应用也很广泛,如在眼科与年龄相关性黄斑变性(age-related macular degeneration,AMD)的治疗中,维替泊芬 - PDT 可以使脉络膜新生血管发生闭塞,减少甚至消除渗出及出血,从而改善视力。严格控制 PDT 对血管的作用强度还可用于治疗出血性疾病如胃肠黏膜血管病变。此外,肿瘤血管内皮细胞的损伤还与炎症反应和抗肿瘤免疫的诱导有关。

PDT 治疗肿瘤的疗效可能会受到乏氧微环境的限制,PDT 过程中 ROS 的生成需要氧分子,氧分子的快速消耗会形成乏氧微环境。实体肿瘤内部往往自然形成乏氧微环境促进肿瘤生长和转移,还可改变转移和抗化疗相关基因表达等,进一步导致肿瘤进展和治疗抵抗。如何逆转或利用肿瘤微环境特点是提高 PDT 抗肿瘤疗效亟待解决的难点。近年来,纳米医学的发展为提高 PDT 克服乏氧微环境提供了新思路。2020 年,王秀丽研究团队设计并合成具有高单态氧合成性以及高光热稳定性的仿生纳米颗粒(MnO_2-ICG@BSA),该纳米颗粒可以在低 pH 条件下与 H_2O_2 发生反应,生成氧分子和 Mn^{2+} 为 PDT 供氧,对黑色素瘤具有显著抑制效应。近期,王秀丽研究团队通过合成包裹血红蛋白(hemoglobin,Hb)和 ALA 的有机框架纳米颗粒 HbA@ZIF,并载入氧分子,形成载氧型 OHbA@ZIF 纳米颗粒。该颗粒可以稳定释放氧分子,从而缓解皮肤鳞癌瘤内乏氧的情况,增强抗肿瘤免疫效应,安全有效杀伤皮肤鳞癌细胞,抑制小鼠皮肤鳞癌增长。

综上所述,血管内皮损伤是 PDT 血管损伤效应的关键机制,PDT 作用瞬间即造成血管内皮细

胞损伤,启动一系列级联反应,造成靶血管完全闭塞,最终导致靶细胞因缺氧和营养枯竭而死亡。

血管损伤是 PDT 治疗肿瘤、鲜红斑痣的重要作用机制。

第三节　光动力治疗的免疫学机制

既往对 PDT 治疗机制的研究主要集中在对靶细胞的直接杀伤以及对病变组织脉管系统的破坏。然而,越来越多的研究显示 PDT 损伤效应涉及免疫学机制。PDT 对靶细胞的直接杀伤、血管损伤仅能达到清除原发疾病的作用,而其诱导宿主产生的适应性免疫反应是对疾病进行有效控制和防止复发的关键因素。

一、ALA-PDT 治疗尖锐湿疣免疫学机制

1997 年,王秀丽研究团队在 ALA-PDT 治疗皮肤肿瘤基础上,在国际上首创 ALA-PDT 治疗尿道尖锐湿疣,发现 ALA-PDT 治疗尿道尖锐湿疣疗效好、复发率低、不良反应小[10]。HPV 感染可诱导免疫逃逸,故尖锐湿疣患者皮损局部多存在免疫功能异常,这种现象与疾病的发生、复发和转归密切相关。2001 年,王秀丽研究团队对尖锐湿疣患者进行 ALA-PDT 治疗,发现 PDT 治疗后 1 h 真皮水肿且有较多的中性粒细胞和嗜酸性粒细胞浸润,表皮亦见少量中性粒细胞浸润;治疗后 3 h 表皮内可见大量中性粒细胞浸润,角质形成细胞间及细胞内水肿明显,提示 PDT 可诱导中性粒细胞向治疗区域浸润[9-10]。中性粒细胞在免疫系统中具有“哨兵”样作用,可最早达到治疗局部,中性粒细胞浸润存在以下 3 方面功能:①可直接吞噬、杀灭受损细胞或肿瘤细胞;②招募多种免疫细胞向肿瘤局部迁移;③分泌多种促炎因子,参与 PDT 后炎症反应。为进一步明确在 ALA-PDT

治疗尖锐湿疣的过程中参与免疫反应的细胞种类及免疫状态,王秀丽研究团队采用免疫组化方法研究尖锐湿疣患者 ALA-PDT 治疗前及治疗后 1 h、2 h、3 h、48 h 时,皮损中 CD4[+] T 细胞、CD8[+] T 细胞、CD68[+] 巨噬细胞的数量及 CD4[+]/CD8[+] 细胞数比值变化情况,结果发现 ALA-PDT 治疗后 3 h 疣体局部真皮内巨噬细胞明显增多,48 h 真皮内 CD4[+] T 细胞、CD8[+] T 细胞数量及其比值增加,表明 ALA-PDT 具有促进细胞免疫功能恢复,增强机体抗病毒免疫反应的作用,且在光动力治疗尖锐湿疣的早期阶段以 CD4[+] T 细胞所主导的 Th1 反应为主,与文献报道结果一致[39]。

由于 HPV 的种属特异性,目前国际上尚缺乏 HPV 感染动物模型,阻碍了对 ALA-PDT 治疗尖锐湿疣免疫机制的深入研究。因此,王秀丽研究团队构建了 HPV 感染角质形成细胞模型,利用 PCR 及酶切技术扩增出 CaSki 细胞中 HPV-16E7 基因并定向克隆到真核细胞表达载体 pcDNA3.1(+)中,构建真核表达质粒 pcDNA3.1(+)-HPV-16E7,再将重组质粒转染入永生化人表皮细胞 HaCaT 细胞中,经 G418 筛选出稳定表达 HPV-16E7 蛋白的细胞株,即稳定表达人乳头瘤病毒 16E7 蛋白的 HaCaT 细胞株,并将其命名为 HaCaT/HPV-16E7[17]。将 ALA-PDT 体外处理的 HaCaT/HPV-16E7 与尖锐湿疣患者的外周血单核细胞共培养,发现 PDT 后 HaCaT/HPV-16E7 对单核细胞具有明显趋化作用。本研究在细胞学水平证明 ALA-PDT 除了直接杀死 HPV 感染角质形成细胞,还能激活机体免疫反应以进

一步清除病毒感染。ALA-PDT 通过对 HPV 感染细胞的靶向杀伤作用及对细胞免疫的增强作用，不但可以清除尖锐湿疣临床病灶，还可以清除亚临床感染及潜伏感染，是相对传统治疗方法的优势所在。

二、 ALA-PDT 治疗痤疮免疫学机制

痤疮是一种累及毛囊皮脂腺单元的慢性炎症疾病，ALA-PDT 是治疗痤疮，尤其是中重度痤疮的重要手段之一[41]。王秀丽研究团队早在 2009 年即发现 ALA-PDT 可安全、有效地治疗中国患者面部重度痤疮[42]，随后开展一系列临床与基础研究，提出 3%～5% ALA 浓度，3 h 敷药时间，首次低能量，之后逐渐递增的痤疮治疗原则，被国内外多个指南推荐[43-44]。

ALA-PDT 治疗中重度痤疮的机制尚未完全阐明，目前认为可靶向痤疮的多个发病环节。如前所述，ALA-PDT 可对微生物如痤疮丙酸杆菌，对靶细胞如皮脂腺细胞和角质形成细胞进行直接和间接杀伤作用，从而抑制皮脂腺功能亢进，调节微生态平衡，改善毛囊上皮细胞异常角化。此外，ALA-PDT 对痤疮的免疫和炎症的调节效应也发挥了重要作用。炎症贯穿痤疮发病的整个过程，

以结节、囊肿为主要表现的重度痤疮，慢性炎症呈"胶着状态"，是治疗棘手的主要原因之一。王秀丽研究团队在大量临床实践中发现 ALA-PDT 治疗中重度痤疮早期出现一过性炎症放大现象，并进一步证实 ALA-PDT 后的急性炎症程度与临床疗效呈正相关，提示这种以炎症放大为表现的免疫调节作用可能是 ALA-PDT 治疗重度痤疮的关键机制之一。随后，王秀丽研究团队成功从痤疮患者皮损中分离原代皮脂腺细胞，在细胞及金黄地鼠皮脂腺斑痤疮模型水平发现 ALA-PDT 通过上调 CXCL8 的表达，募集 T 细胞、B 细胞、中性粒细胞、巨噬细胞等放大炎症反应[46]（图 5-3）。近期，王秀丽研究团队进一步发现 ALA-PDT 可能通过诱导巨噬细胞 M1 极化调节痤疮的炎症反应。巨噬细胞可根据周围组织微环境呈现不同极化状态，其中急性炎症中以 M1 型为主，而 M2 型主要介导慢性炎症[46]。T. H. Do 等发现痤疮皮损中的巨噬细胞具有 M2 型特征，提示 M2 型巨噬细胞在导致痤疮慢性炎症迁延不愈中具有重要作用[46]。王秀丽研究团队对重度痤疮患者皮损的转录组基因芯片分析，发现 ALA-PDT 治疗后 24 h 多个炎症相关基因表达上调，其中环氧化酶 2（cyclooxygenase 2，COX2）及髓系细胞触发受体 1（triggering receptor expressed on myeloid cell 1，TREM 1）上调显著，随后王秀丽研究团队

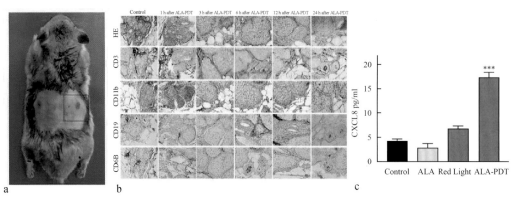

图 5-3　ALA-PDT 上调金黄地鼠皮脂腺斑模型 CXCL8 的表达，募集 T 细胞、B 细胞、中性粒细胞、巨噬细胞来放大炎症反应

（a）金黄地鼠皮脂腺斑模型；（b）ALA-PDT 后随时间推进，大量 T 细胞、B 细胞、中性粒细胞、巨噬细胞被募集；

（c）ALA-PDT 上调金黄地鼠皮脂腺斑模型 CXCL8 的表达

成功构建痤疮丙酸杆菌诱导的鼠耳痤疮样炎症模型,在细胞及动物水平证实 ALA-PDT 可靶向角质形成细胞,激活 COX2-TREM1 轴,通过 NF-κB 通路和 p38-MAPK 信号通路诱导巨噬细胞向促炎 M1 型极化,促进 IL-1β、IL-6 等促炎因子释放,抑制 IL-10 等抑炎因子分泌,从而放大炎症反应,打破重度痤疮慢性炎症持续状态,随后痤疮炎症迅速消退,患者面貌焕然一新(图 5-4,图 5-5)。

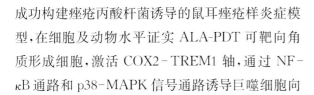

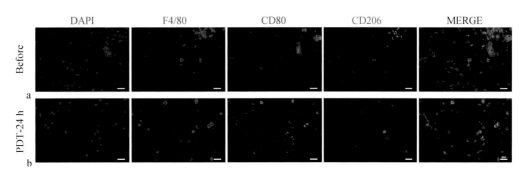

图 5-4 ALA-PDT 诱导巨噬细胞 M1 极化

(a)小鼠痤疮模型免疫荧光染色;(b)ALA-PDT 后 24 h,小鼠组织免疫荧光染色发现 CD80 和 F4/80 共同标记的 M1 巨噬细胞比例上升,CD206 和 F4/80 共同标记的 M2 巨噬细胞比例下降

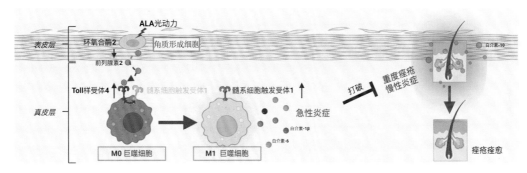

图 5-5 ALA-PDT 靶向角质形成细胞

通过 COX2-PGE2-TREM1 轴诱导巨噬细胞向促炎 M1 型极化,放大炎症反应,打破重度痤疮慢性炎症持续状态

三、 PDT 诱导抗肿瘤免疫

20 世纪 90 年代,加拿大科学家 Korbelik 等首次报道 PDT 免疫学效应并连续报道一系列研究成果。他们在研究中发现光敏素(Photofrin)介导的 PDT 能完全治愈免疫功能健全 BALB/c 小鼠的 EMT6 乳腺癌,而对于同系免疫缺陷 BALB/c 小鼠或裸鼠,Photofrin-PDT 只能使 EMT6 乳腺癌暂时消失,不能完全治愈肿瘤;将免疫功能健全 BALB/c 小鼠的骨髓或 T 淋巴细胞移植给免疫缺陷同系小鼠时,能有效延迟肿瘤的复发。研究结果强烈提示免疫反应与 PDT 疗效关系极为密切,其中功能性淋巴细胞发挥关键作用。随后,Korbelik 等在对 BALB/c 小鼠的 EMT6 乳腺癌行 PDT 治疗后即刻去除细胞毒性 T 淋巴细胞(cytotoxic lymphocyte,CTL),肿瘤治愈率显著降低。而在相同条件下去除 CD4$^+$ T 淋巴细胞或阻断 IL-2,也可降低肿瘤治愈率,但其降低程度较去除 CTL 轻。此研究结果说明 PDT 能诱导宿主激发特异性抗肿瘤免疫,且肿瘤抗原特异性 CTL 是机体抗肿瘤免疫主要效应细胞。从此,PDT 的免疫机制引起研究者的关注,并成为 PDT 领域的研究热点之一。

王秀丽研究团队于 1996 年在国内率先开展 ALA-PDT 治疗皮肤肿瘤的临床和机制研究,发现 PDT 治疗局部出现强烈的急性炎症反应[6-7]。PDT 引起的炎症反应是免疫系统针对肿瘤抗原所产生的一种特异性免疫过程。肿瘤血管的急剧变化是 PDT 诱导炎症的标记,表现为血红蛋白渗透及炎症细胞黏附,导致中性粒细胞、肥大细胞、单核/巨噬细胞等迅速大规模侵入肿瘤,消除受损的组织碎片,包括受损和死亡的细胞。在 ALA-PDT 治疗小鼠 cSCC 动物模型研究中,王秀丽研究团队发现 ALA-PDT 治疗后 3 h,肿瘤组织血管内聚集了大量中性粒细胞,并黏附于血管壁逐渐外移;3 h 后肿瘤间质中充满以中性粒细胞为主的大量炎症细胞;治疗后 6 h,透射电镜观察可见中性粒细胞吞噬细胞残骸的现象,至 ALA-PDT 治疗后 7 d,肿瘤局部可见较多树突状细胞(dendritic cell,DC)、CD4+ T 细胞、CD8+ T 细胞聚集,局部 TNF-α 分泌明显增多,研究说明 PDT 所致细胞损伤引起局部免疫反应以清除坏死细胞[11-12]。

为进一步明确 PDT 的抗肿瘤免疫作用,王秀丽研究团队在前期建立的紫外线致 SKH-1 小鼠皮肤鳞状细胞癌模型的基础上,采用胰蛋白酶消化小鼠皮肤鳞癌组织,获得小鼠 cSCC 细胞并进行体外培养,经纯化和鉴定,获得小鼠皮肤 cSCC 细胞系 XL50,并已获得国家专利。采用 ALA-PDT 在体外处理 XL50 细胞,并将 ALA-PDT 处理后的 XL50 细胞预防性接种于 SKH-1 小鼠皮下后,再于小鼠对侧皮下注射 XL50 细胞,小鼠未形成肿瘤[47](图 5-6)。研究说明,ALA-PDT 治疗效果主要依赖于肿瘤局部特异性免疫的激活,但是 ALA-PDT 后,抗肿瘤免疫如何激活,哪些细胞起到关键性作用等问题有待进一步明确。

DC 细胞是激活初始 T 淋巴细胞的专职抗原递呈细胞,是连接固有免疫和适应性免疫的桥梁。正常生理情况下,DC 处于未成熟状态,低表达MHC I / II 类分子、黏附分子和共刺激分子,但具有强大的抗原识别吞噬能力。在受到炎症因子等刺激后 DC 分化成熟,抗原递呈能力增强,将加工

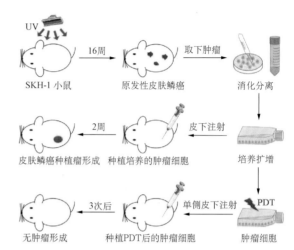

图 5-6　PDT 诱导特异性抗肿瘤免疫学效应研究(瘤苗效应)

处理过的抗原肽-复合物呈递给 T 淋巴细胞,启动宿主的抗肿瘤免疫。继在动物研究中发现 PDT 治疗后肿瘤部位 DC 数量明显增多的现象后,王秀丽研究团队用 ALA-PDT 作用后的 XL50细胞体外与 DC 共培养以致敏 DC,发现 ALA-PDT 作用后的肿瘤细胞可以促进 DC 形态成熟,树突增长变粗、胞内溶酶体增多;表型成熟,DC 表面 MHC-II、CD80、CD86 表达明显上调;功能成熟,DC 分泌的 INF-γ、IL-12 增多,刺激 T 细胞增殖能力增强。收集经 PDT 后 XL50 细胞致敏成熟的 DC,接种于 SKH-1 小鼠皮下后,再于小鼠对侧皮下注射 XL50 细胞,可预防小鼠皮肤鳞癌的发生[48]。因此,推测 PDT 介导的抗肿瘤免疫有赖于 DC 的成熟与活化,PDT 处理的肿瘤细胞激活 DC 的过程即 DC 识别 PDT 后濒死细胞释放、分泌的具有免疫原性物质,并加工递呈肿瘤相关抗原给 T 细胞,使得小鼠具有针对该肿瘤的获得性免疫记忆,刺激初始 T 细胞增殖并活化为效应 T 细胞,从而发挥攻击原发性肿瘤及其转移灶的作用(图 5-7、图 5-8)。

T 淋巴细胞在 PDT 诱导的特异性免疫应答中起到重要作用,研究显示 PDT 的长期抗肿瘤疗效依赖于其免疫效应,免疫缺陷小鼠不能产生长期的抗肿瘤效应。但是给予它们骨髓细胞或免疫功能完整的 T 细胞进行免疫重建以后,将大大增强

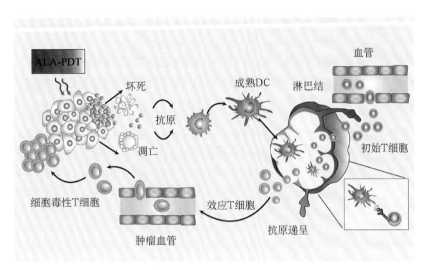

图 5-7　T 细胞在 PDT 治疗肿瘤中的关键作用

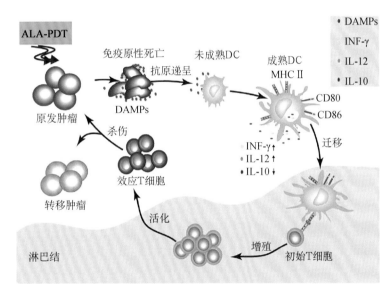

图 5-8　ALA-PDT 治疗肿瘤免疫学机制

PDT 疗效。无论是小鼠还是人类,当 CD8$^+$ T 细胞活化障碍和/或在肿瘤局部浸润减少都会降低 PDT 的疗效。PDT 治疗后,肿瘤组织内的 CD4$^+$ T 细胞和 CD8$^+$ T 细胞的密度显著增加,用抗 CD8 抗体去除小鼠体内的 CD8$^+$ T 细胞后,PDT 的抗肿瘤效应显著减弱,提示 CD8$^+$ T 细胞是 PDT 抗瘤效应的关键细胞之一。

PDT 同样可以诱导巨噬细胞向肿瘤局部浸润,研究发现在 PDT 后 2 h,可观察到巨噬细胞在肿瘤部位的浸润。巨噬细胞是机体防御病原体入侵,清除致病微生物的重要效应细胞。根据活化状态和发挥功能的不同,巨噬细胞主要可分为 M1 型和 M2 型,即经典活化的巨噬细胞和替代性活化的巨噬细胞,在免疫应答中发挥着重要的正、负调节作用。M1 型巨噬细胞可以摄取、加工处理肿瘤抗原并递呈给 T 细胞,直接或借助抗体、补体的调理作用发挥对肿瘤细胞的杀伤作用;M2 型巨噬细胞可以分泌血管生长因子、TGF-β 等,对肿瘤侵袭和转移发挥着重要的促进作用。Demidova 等选用靶向作用于巨噬细胞的光敏剂来选择性消除 M2 巨噬细胞,结果发现 PDT 治疗小鼠乳腺癌的疗效增加[49]。进一步研究发现,在不同光敏剂介导的

PDT 体外实验中,也都观察到巨噬细胞活化,具体机制可能与其活化后分泌的多种细胞因子,如白介素、肿瘤坏死因子(TNF)、趋化因子等有关。

免疫识别是免疫反应的前提,能引起机体免疫识别的细胞死亡过程必须区别于正常细胞死亡,那么,ALA-PDT 所致死亡肿瘤细胞是如何被机体识别的,哪些分子发挥关键性作用? 研究表明,在 PDT 过程中,光敏剂聚集的亚细胞结构发生氧化应激性损伤,导致细胞内分子快速表达并分泌或暴露至胞外,作为损伤细胞所发出的"内源性危险信号"而被机体感知,激活并诱导吞噬细胞到达肿瘤部位形成促炎环境。这种机体所识别的危险信号被称为损伤相关分子模式(damage-associated molecular pattern,DAMP)[50]。目前,DAMP 被定义为正常状态下存在于细胞内的一类分子,可被受损或垂死细胞暴露或分泌至胞外,这类物质一旦被暴露或分泌,就具有强烈激活免疫系统或调节机体免疫功能的特性。DAMP 大致可以分为 3 类:①暴露于细胞膜的 DAMP;②释放到细胞外的 DAMPs;③作为终末期降解产物的 DAMP。

为研究 DAMP 在 ALA-PDT 治疗肿瘤中的作用,王秀丽研究团队研究了 ALA-PDT 治疗前后小鼠皮肤鳞癌组织中钙网蛋白(calreticulin,CRT)、热休克蛋白 70(heat shock protein 70,HSP70)和高迁移率族蛋白 1(high mobility goup protein,HMGB1)3 种关键 DAMP 的表达情况,结果发现 PDT 前鳞癌组织中 HMGB1 阳性细胞极少,主要分布在肿瘤细胞细胞核中,PDT 后 1 h 开始鳞癌组织中均表达高水平的 HMGB1。PDT 治疗后 3 h,胞外开始出现 HMGB1;6 h,胞外出现大量 HMGB1;9 h,胞外 HMGB1 开始减少。PDT 治疗前及 PDT 治疗后 1 h、3 h,鳞癌组织中 CRT 未见阳性表达;PDT 后 6 h,CRT 呈强阳性表达;9 h 时,CRT 呈阳性表达;12 h,CRT 表达弱阳性。治疗前和 PDT 后 1 h,鳞癌组织中 HSP70 呈阴性表达;PDT 后 3 h 和 6 h 时,HSP70 出现弱

阳性;PDT 后 9 h 和 12 h 时,HSP70 未见阳性表达。此外,细胞学实验证明 ALA-PDT 处理后 XL50 细胞中 HMGB1、HSP70 和 CRT 表达均上调,PDT 可促进 XL50 细胞分泌 HMGB1 和 HSP70,并诱导 XL50 细胞中 CRT 和 HSP70 发生膜转位[47]。本研究证明 ALA-PDT 可诱导鳞癌细胞表达大量的 DAMP。

随后,王秀丽研究团队研究了 DAMP 在 ALA-PDT 免疫激活中的作用,收集 ALA-PDT 处理的小鼠 XL50 细胞,与小鼠骨髓来源 DC 共培养,研究 DC 细胞的成熟情况,再采用中和抗体将 HSP70、HMGB1 和 CRT 部分或全部抑制后,观察其对 DC 成熟情况的影响。结果发现 ALA-PDT 处理过的肿瘤细胞能有效促进 DC 分化成熟,使其表面特征性共刺激分子(MHC Ⅱ、CD80 和 CD86)表达增加,使 DC 具有一定的免疫活性。采用中和抗体分别或同时抑制 HMGB1、HSP70 和 CRT 后,DC 表面特征性共刺激分子 MHC Ⅱ、CD80 和 CD86 的表达水平均明显降低,说明 DAMP 分子在促进 DC 成熟过程中起到关键的作用[47]。同样,分别抑制 3 种 DAMP 分子后 DC 分泌 INF-γ 的量明显降低,同时抑制 3 种分子后 INF-γ 的分泌量降低更加明显,且 IL-12 的分泌量明显降低。结果提示 DAMP 在 PDT 后肿瘤细胞诱导 DC 功能成熟过程中起到至关重要的作用,采用抗体单独或同时阻断 HSP70、HMGB1 和 CRT,可减弱 ALA-PDT 后肿瘤细胞对 DC 的激活作用,其中同时阻断对 DC 成熟的抑制作用最为明显[47]。

为进一步探索 ALA-PDT 诱导 DAMP 的信号通路,王秀丽研究团队收集经 ALA-PDT 处理后小鼠 XL50 细胞活化的 DC,通过 Western blot 检测 DC 的 TLR2 和 TLR4 及 IκB、p-IκB 和细胞核中 NF-κB 的表达,并在 DAMP 抑制组分别加入相应的抑制剂,以明确 DC 的 TLRs-NF-κB 信号通路激活情况。研究发现,ALA-PDT 作用后的鳞癌细胞可促进 DC 表面的 TLR2、TLR4 及细胞核内的 NF-κB 表达上调。当 HSP70、HMGB1 和 CRT 分别或

同时被抑制时,PDT-DC 表面的 TLR2 的表达水平降低。当 HSP70、HMGB1 分别被抑制或 3 种分子同时被抑制时,PDT-DC 表面的 TLR4 的表达水平降低。当 HSP70、HMGB1 分别被抑制或 3 种分子同时被抑制时,DC 及细胞核内的 NF-κB 表达水平降低。

综上研究,ALA-PDT 可促进肿瘤细胞表达大量的 DAMP,作为内源性危险信号激活 DC,DC 识别、加工并递呈肿瘤相关抗原给 T 细胞,使机体具有针对该肿瘤的获得性免疫记忆。DAMP 介导 ALA-PDT 增强肿瘤免疫原性的主要分子机制是活化 DC 的 TLRs-NF-κB 信号通路。

四、PDT 诱导三级淋巴结构介导抗肿瘤免疫

三级淋巴结构(tertiary lymphoid structures,TLS)是近年来发现在肿瘤、微生物感染、移植物排斥、自身免疫性疾病等慢性炎症部位出现的非淋巴组织中的免疫细胞异位聚集,类似于淋巴结、脾和黏膜免疫系统等次级淋巴器官的异位淋巴组织。在肿瘤的发生发展过程中,如果免疫系统不能在短时间内有效清除肿瘤,则会导致慢性炎症,

其局部微环境内的特征表现为免疫细胞浸润以及 TLS 的形成,该现象的出现可能是机体产生抗肿瘤免疫的重要因素之一[51]。

TLS 是肿瘤组织内诱导产生局部抗原特异性免疫反应的中心,且已在乳腺癌、肺癌、黑色素瘤、肝癌等肿瘤组织中确认存在,甚至还出现在部分肿瘤的转移灶中,这也可能是转移部位肿瘤浸润淋巴细胞水平的关键影响因素之一。TLS 是免疫细胞高度有组织地聚集在炎症或感染区域的组织内器官,主要由 T 细胞区与 B 细胞区组成。T 细胞区位于周边,由成簇的 T 细胞、成熟的 DC 细胞及成纤维网状细胞(fibroblastic reticular cell)组成;B 细胞区位于 TLS 中心,具有滤泡样结构及生发中心功能,主要由 B 细胞组成,也包含少量 T 细胞、滤泡树突状细胞和巨噬细胞;同时,TLS 周围环绕高内皮微静脉(high endothelial venule, HEV),是淋巴细胞从血液浸润到局部组织的主要通道[51]。如图 5-9 所示,肿瘤微环境中,肿瘤组织内存在的淋巴细胞或基质细胞在慢性炎症刺激下产生 CXCL13 和 IL-7 以募集淋巴组织诱导细胞,经一系列细胞间相互作用后,通过高内皮微静脉向外周循环中募集淋巴细胞,最终促进 TLS 形成,以发挥抗肿瘤及抑制肿瘤微转移等作用。

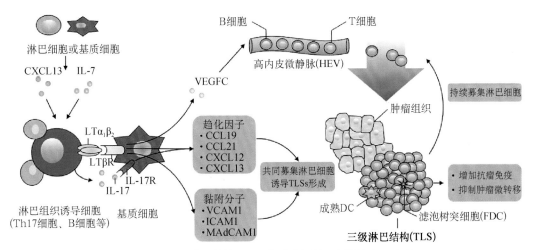

图 5-9　三级淋巴结构(TLS)的形成机制及主要效应示意图

PDT 可募集 DC 细胞、T 细胞、B 细胞、巨噬细胞等免疫细胞。王秀丽研究团队发现皮肤鳞癌

患者在接受 ALA-PDT 后 24 h 肿瘤组织样本中开始出现低成熟度的 TLS 结构。48 h 后,肿瘤组

织样本中的 TLS 的数量显著增多，TLS 结构呈现明显的 B 细胞聚团、T 细胞围绕形式，成熟度增强，说明 ALA-PDT 促进的抗肿瘤免疫不仅仅只是募集免疫细胞，募集来的免疫细胞在肿瘤组织边缘还形成 TLS 结构以发挥长久的抗肿瘤效果（图 5-10），但 ALA-PDT 促进 TLS 形成的具体机制仍需进一步探索。

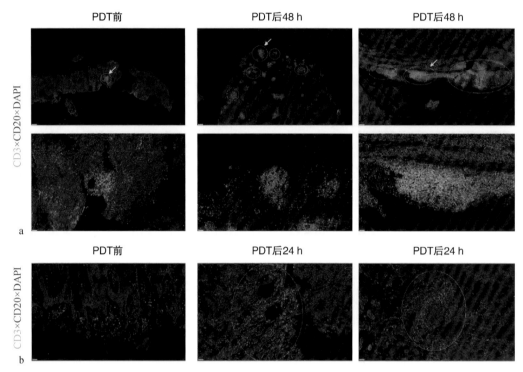

图 5-10　ALA-PDT 在皮肤鳞癌中募集 TLS 形成

（a）ALA-PDT 后 48 h 出现成熟的 TLS；（b）ALA-PDT 后 24 h TLS 开始形成

五、PDT 与抗肿瘤疫苗

　　PDT 处理过的肿瘤细胞具有较强的免疫原性，有助于恢复机体的抗肿瘤免疫。目前认为 PDT 灭活肿瘤细胞所诱导的抗肿瘤免疫较其他方式，如电离辐射、冻融裂解、紫外线照射等更强。基于这一前提，已经生产出 PDT 处理后肿瘤细胞的全细胞疫苗，并在临床前实验中取得较好的疗效，并促进 I 期临床试验的开展[52]。王秀丽研究团队在小鼠体内实验发现 ALA-PDT 作用后肿瘤细胞具有疫苗样作用，可以预防皮肤鳞癌发生（图 5-11）[47]。

　　DC 在抗肿瘤免疫中起到至关重要的作用，以肿瘤抗原体外冲击、致敏 DC 制备 DC 疫苗，不仅可以保证肿瘤抗原被有效摄取和递呈，且可提供攻击肿瘤细胞所必需的共刺激信号，激发有效的抗肿瘤免疫应答。因此，DC 肿瘤疫苗凭借其高效、低毒的特点在抗肿瘤应用中逐渐发展起来，DC 疫苗在治疗黑色素瘤、肾癌、妇科恶性肿瘤的临床试验及神经系统恶性肿瘤的动物实验及临床试验中，均取得一定疗效[53]。已有研究者以 PDT 后的肿瘤细胞体外冲击、致敏 DC，成功制备光动力 DC 疫苗。进一步的疗效观察研究显示 DC 疫苗具有良好的耐受性、安全性、特异性，在治疗乳腺癌动物实验中取得较好疗效。王秀丽研究团队在 ALA-PDT 诱导肿瘤细胞免疫原性死亡基础上制备出 ALA-PDT 的 DC 疫苗，发现可以在动物模型中明显预防皮肤鳞癌发生，其作用优于传统方法制备的 DC 疫苗，极具临床应用前景[13]。

综上所述,PDT 作用机制主要包括:直接杀伤靶细胞;破坏组织的微血管循环系统,造成病变组织的缺氧或营养匮乏而导致靶细胞死亡;产生炎症反应,诱导局部免疫细胞聚集并进一步激活机体的免疫反应(图 5-12)。PDT 对肿瘤细胞的直接杀伤、对肿瘤微循环的破坏不仅能达到清除原发肿瘤的作用,还能诱导宿主产生特异性抗肿瘤免疫,而后者是对肿瘤进行有效控制和防止复发的关键因素。研究表明,PDT 在发挥杀伤肿瘤细胞作用的同时,还对机体免疫系统具有正向促进作用。通过诱导肿瘤细胞发生免疫原性死亡,能够促进内源性危险信号的表达,增强肿瘤免疫原性;损伤肿瘤脉管系统,激发强烈炎症反应,趋化免疫细胞在肿瘤治疗部位聚集,启动抗肿瘤免疫反应。利用 PDT 促进肿瘤特异性抗原表达的机制建立有效的肿瘤疫苗,可能成为 PDT 治疗肿瘤领域的新突破。PDT 的三大机制不是独立存在的,而是紧密相连的。近年来,探索 PDT 的免疫机制成为 PDT 研究领域的热点之一,主要集中在肿瘤研究领域。相信随着 PDT 作用机制的不断明确和合理应用,PDT 将发挥更大的临床疗效,为患者带来更多福音。

（吉　杰　曾庆玉）

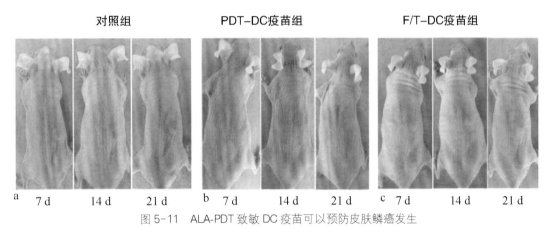

图 5-11　ALA-PDT 致敏 DC 疫苗可以预防皮肤鳞癌发生

（a）直接在小鼠右侧背部接种肿瘤细胞,可见肿瘤生长;（b）ALA-PDT 处理肿瘤细胞后致敏 DC 细胞,将 DC 细胞接种小鼠,之后再次接种肿瘤细胞,未见肿瘤生长;（c）反复冻融的肿瘤细胞致敏 DC 细胞后,将 DC 细胞接种小鼠,之后再次接种肿瘤细胞,可见肿瘤生长

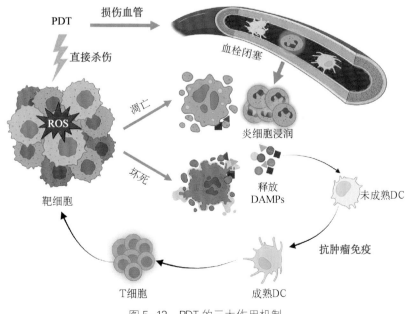

图 5-12　PDT 的三大作用机制

附：缩略词

光动力荧光诊断	photodynamic diagnosis	PDD
荧光诊断	flourescence diagnosis	FD
活性氧	reactive oxygen species	ROS
原卟啉IX	protoporphyrin IX	PpIX
肿瘤坏死因子	tumor necrosis factor	TNF
肿瘤坏死因子相关因子2	TNF receptor associated factor 2	TRAF2
Fas相关死亡结构域蛋白	Fas-associated protein with death domain	FADD
皮肤鳞状细胞癌	cutaneous squamous cell carcinoma	cSCC
细胞色素C	Cytochrome C	Cyt C
人乳头瘤病毒	human papilloma virus	HPV
丝裂原活化蛋白激酶	mitogen-activated protein kinase	MAPK
焦孔素	gasdermin	GSDM
细胞凋亡激活因子1	apoptotic protease activating factor 1	Apaf-1
血小板反应蛋白-1	thrombospondin-1	TSP-1
血卟啉单甲醚	hematoporphyrin monomethyl ethe	HMME
年龄相关性黄斑变性	age-related macular degeneration	AMD
损伤相关分子模式	damage-associated molecular pattern	DAMP
钙网蛋白	calreticulin	CRT
热休克蛋白70	heat shock protein 70	HSP70
高迁移率族蛋白1	high mobility group protein 1	HMGB1
谷胱甘肽过氧化酶4	glutathione peroxidase 4	GPX4
Toll样受体	Toll-like receptor	TLR
核因子κB	nuclear factor kappa-B	NF-κB
三级淋巴结构	tertiary lymphoid structures	TLS
高内皮微静脉	high endothelial venule	HEV
树突状细胞	dendritic cell	DC
环氧化酶-2	cyclooxygenase-2	COX-2
髓系细胞触发受体-1	triggering receptor expressed on myeloid cell-1	TREM-1

参考文献

[1] 王秀丽,王宏伟,黄正.5-氨基酮戊酸光动力疗法在皮肤科的应用[J].中华皮肤科杂志,2009(05):368-370.

[2] Miki Y, Akimoto J, Moritake K, et al. Photodynamic therapy using talaporfin sodium induces concentration-dependent programmed necroptosis in human glioblastoma T98G cells [J]. Lasers in medical science, 2015, 30(6): 1739-1745.

[3] D'Arcy MS. Cell death: a review of the major forms of apoptosis, necrosis and autophagy[J]. Cell biology international, 2019, 43(6): 582-592.

[4] Soriano J, Mora-Espi I, Alea-Reyes ME, et al. Cell death mechanisms in tumoral and non-tumoral human cell lines triggered by photodynamic treatments: apoptosis, necrosis and parthanatos [J]. Scientific reports, 2017, 7: 41340.

[5] Coupienne I, Fettweis G, Rubio N, et al. 5-ALA-PDT

induces RIP3-dependent necrosis in glioblastoma[J]. Photochemical & photobiological sciences, 2011, 10 (12): 1868-1878.

[6] 王宏伟, 王秀丽, 过明霞, 等. 5-氨基酮戊酸乳膏光动力疗法治疗皮肤癌前病变和皮肤原位癌[J]. 中华皮肤科杂志, 2006(03): 137-139.

[7] Wang XL, Wang HW, Guo MX, et al. Treatment of skin cancer and pre-cancer using topical ALA-PDT—a single hospital experience[J]. Photodiagnosis and Photodynamic Therapy, 2008, 5(2): 127-133.

[8] 张春荣, 王秀丽, 徐世正, 等. 5-氨基酮戊酸光动力疗法治疗男性尿道尖锐湿疣[G]//中国中西医结合学会. 第一届全国中西医结合男科学术会议论文汇编, 2001: 308-310.

[9] 王秀丽, 王宏伟, 张春荣. 5-氨基酮戊酸光动力疗法治疗尖锐湿疣的机理探讨[J]. 中国皮肤性病学杂志, 2001(04): 234-237.

[10] Wang XL, Wang HW, Wang HS, et al. Topical 5-aminolaevulinic acid-photodynamic therapy for the treatment of urethral condylomata acuminata[J]. The British journal of Dermatology, 2004, 151(4): 880-885.

[11] 李晶晶, 吕婷, 王宏伟, 等. 氨基酮戊酸光动力疗法治疗 SKH-1 小鼠皮肤鳞状细胞癌作用机制研究[J]. 中华皮肤科杂志, 2014, 47(03): 181-185.

[12] 吕婷, 王秀丽, 周文江, 等. 紫外线所致皮肤鳞状细胞癌小鼠模型的建立[J]. 中华皮肤科杂志, 2011(03): 174-177.

[13] Ji J, Fan Z, Zhou F, et al. Improvement of DC vaccine with ALA-PDT induced immunogenic apoptotic cells for skin squamous cell carcinoma[J]. Oncotarget, 2015, 6(19): 17135-17146.

[14] Agarwal ML, Clay ME, Harvey EJ, et al. Photodynamic therapy induces rapid cell death by apoptosis in L5178Y mouse lymphoma cells[J]. Cancer Research, 1991, 51(21): 5993-5996.

[15] Inoue H, Kajimoto Y, Shibata MA, et al. Massive apoptotic cell death of human glioma cells via a mitochondrial pathway following 5-aminolevulinic acid-mediated photodynamic therapy[J]. J Neurooncol, 2007, 83(3): 223-231.

[16] 缪飞. ALA 光动力诱导 HPV16E7 转染角质形成细胞凋亡机制研究[D]. 扬州: 扬州大学, 2011.

[17] 缪飞, 王秀丽, 王宏伟, 等. 稳定表达人乳头瘤病毒16E7 蛋白 HaCaT 细胞株的建立[J]. 中华皮肤科杂志, 2011(05): 310-313.

[18] Li Z, Teng M, Wang Y, et al. The mechanism of 5-aminolevulinic acid photodynamic therapy in promoting endoplasmic reticulum stress in the treatment of HR-HPV-infected HeLa cells[J]. Photodermatol Photoimmunol Photomed, 2021, 37(4): 348-359.

[19] Mizushima N, Komatsu M. Autophagy: renovation of cells and tissues[J]. Cell, 2011, 147(4): 728-741.

[20] Kessel D, Oleinick NL. Initiation of autophagy by photodynamic therapy[J]. Methods in enzymology, 2009, 453: 1-16.

[21] Signorelli S, Tarkowski LP, Van den Ende W, et al. Linking autophagy to abiotic and biotic stress responses[J]. Trends in Plant Science, 2019, 24(5): 413-430.

[22] Liu X, Ding S, Liu P. The roles of gasdermin D in coronavirus infection and evasion[J]. Front Microbiol, 2021, 12: 784009.

[23] Li N, Wang Y, Wang X, et al. Pathway network of pyroptosis and its potential inhibitors in acute kidney injury[J]. Pharmacol reaserch, 2022, 175: 106033.

[24] Su X, Wang WJ, Cao Q, et al. A carbonic anhydrase IX (CAIX)-anchored rhenium(I) photosensitizer evokes pyroptosis for enhanced anti-tumor immunity[J]. Angewandte Chemie, 2022, 61(8): e202115800.

[25] Lu Y, Xu F, Wang Y, et al. Cancer immunogenic cell death via photo-pyroptosis with light-sensitive Indoleamine 2,3-dioxygenase inhibitor conjugate[J]. Biomaterials, 2021, 278: 121167.

[26] Li L, Song D, Qi L, et al. Photodynamic therapy induces human esophageal carcinoma cell pyroptosis by targeting the PKM2/caspase-8/caspase-3/GSDME axis[J]. Cancer letters, 2021, 520: 143-159.

[27] Dixon SJ, Lemberg KM, Lamprecht MR, et al. Ferroptosis: an iron-dependent form of nonapoptotic cell death[J]. Cell, 2012, 149(5): 1060-1072.

[28] Kagan VE, Mao G, Qu F, et al. Oxidized arachidonic and adrenic PEs navigate cells to ferroptosis[J]. Nature chemical biology, 2017, 13(1): 81-90.

[29] Meng X, Deng J, Liu F, et al. Triggered all-active metal organic framework: ferroptosis machinery contributes to the apoptotic photodynamic antitumor therapy[J]. Nano letters, 2019, 19(11): 7866-7876.

[30] Zhu T, Shi L, Yu C, et al. Ferroptosis promotes

photodynamic therapy: supramolecular photosensitizer-inducer nanodrug for enhanced cancer treatment[J]. Theranostics, 2019, 9(11): 3293-3307.

[31] Castellani A, Pace GP, Concioli M. Photodynamic effect of haematoporphyrin on blood microcirculation [J]. The Journal of pathology and bacteriology, 1963, 86: 99-102.

[32] Yi W, Xu HT, Tian DF, et al. Photodynamic therapy mediated by 5-aminolevulinic acid suppresses gliomas growth by decreasing the microvessels[J]. Journal of Huazhong University of Science and Technology Medical Sciences, 2015, 35(2): 259-264.

[33] Star WM, Marijnissen HP, van den Berg-Blok AE, et al. Destruction of rat mammary tumor and normal tissue microcirculation by hematoporphyrin derivative photoradiation observed in vivo in sandwich observation chambers[J]. Cancer Research, 1986, 46(5): 2532-2540.

[34] Wang H, Li J, Lv T, et al. Therapeutic and immune effects of 5-aminolevulinic acid photodynamic therapy on UVB-induced squamous cell carcinomas in hairless mice[J]. Experimental Dermatology, 2013, 22(5): 362-363.

[35] Semenza GL. Hypoxia-inducible factors in physiology and medicine[J]. Cell, 2012, 148(3): 399-408.

[36] 张安利,祖冬梅,杨力,等.5-氨基酮戊酸光动力学治疗鲜红斑痣28例[J].中国美容医学,2007(04): 541-542.

[37] 陈虹霞,邹先彪,张云杰,等.光动力疗法治疗鲜红斑痣的新进展[J].中国皮肤性病学杂志,2014,28(06):631-633,639.

[38] Wen L, Hyoju R, Wang P, et al. Hydrogen-peroxide-responsive protein biomimetic nanoparticles for photothermal-photodynamic combination therapy of melanoma[J]. Lasers in surgery and medicine, 2021, 53(3): 390-399.

[39] 张云凤,缪飞,王宏伟,等.氨基酮戊酸光动力治疗尖锐湿疣局部免疫反应的研究[J].中华皮肤科杂志,2013(05):309-312.

[40] Miao F, Lv T, Zhang Y, et al. Induction of apoptosis in HPV16E7 transfected human keratinocyte by ALA-mediated photodynamic therapy [J]. Photodiagnosis and photodynamic therapy, 2016, 13: 205-210.

[41] Zaenglein AL. Acne vulgaris[J]. New England journal of medicine, 2018, 379(14): 1343-1352.

[42] 张玲琳,王秀丽,王宏伟,等.5-氨基酮戊酸光动力疗法治疗痤疮[J].中华皮肤科杂志,2009(02):78-80.

[43] Ma L, Xiang LH, Yu B, et al. Low-dose topical 5-aminolevulinic acid photodynamic therapy in the treatment of different severity of acne vulgaris[J]. Photodiagnosis and photodynamic therapy, 2013, 10(4): 583-590.

[44] Zaenglein AL, Pathy AL, Schlosser BJ, et al. Guidelines of care for the management of acne vulgaris [J]. Journal of the American Academy of Dermatology, 2016, 74(5): 945-973.

[45] Shi L, Yang J, Zhang L, et al. A prospective study of adverse reactions of ALA-PDT for acne vulgaris[J]. Photodiagnosis and photodynamic therapy, 2022, 38: 102752.

[46] Zhang L, Yang J, Liu X, et al. 5-aminolaevulinic acid photodynamic therapy amplifies intense inflammatory response in the treatment of acne vulgaris via CXCL8[J]. Experimental Dermatology, 2021, 30(7): 923-931.

[47] Wang X, Ji J, Zhang H, et al. Stimulation of dendritic cells by DAMPs in ALA-PDT treated SCC tumor cells [J]. Oncotarget, 2015, 6(42): 44688-44702.

[48] Ji J, Zhang Y, Chen WR, et al. DC vaccine generated by ALA-PDT-induced immunogenic apoptotic cells for skin squamous cell carcinoma[J]. Oncoimmunology, 2016, 5(6): e1072674.

[49] Demidova TN, Hamblin MR. Macrophage-targeted photodynamic therapy [J]. International journal of Immunopathology Pharmacology, 2004, 17(2): 117-126.

[50] Garg AD, Krysko DV, Verfaillie T, et al. A novel pathway combining calreticulin exposure and ATP secretion in immunogenic cancer cell death[J]. The EMBO journal, 2012, 31(5): 1062-1079.

[51] Sautes-Fridman C, Petitprez F, Calderaro J, et al. Tertiary lymphoid structures in the era of cancer immunotherapy[J]. Nature Reviews Cancer, 2019, 19(6): 307-325.

[52] Gollnick SO, Brackett CM. Enhancement of anti-tumor immunity by photodynamic therapy[J]. Immunologic Research, 2010, 46(1-3): 216-226.

[53] Schuler G, Schuler-Thurner B, Steinman RM. The use of dendritic cells in cancer immunotherapy[J]. Current opinion in immunology, 2003, 15(2): 138-147.

第 六 章

影响 ALA-PDT 临床疗效的主要因素

ALA-PDT 是一种由光敏剂、光和氧分子参与的药械结合治疗方法,有别于传统单纯药物治疗和物理治疗,其疗效受光敏剂药物 ALA 剂型、浓度、用药时间、照光剂量、照光方式和组织内氧含量等多种因素影响。本章将从临床疾病选择、ALA 剂型、敷药浓度、敷药时间、预处理方式、光源波长、设备、光纤、功率密度、能量密度等多方面阐述其对 ALA-PDT 临床疗效的影响。

渐拓展到治疗尖锐湿疣、痤疮等非肿瘤性皮肤病[1]。由王秀丽教授牵头制定的《氨基酮戊酸光动力疗法皮肤科临床应用指南(2021 版)》[2]中明确提出 ALA-PDT 可作为循证医学Ⅰ级、A 级推荐的皮肤病有尖锐湿疣、光线性角化病、基底细胞癌(浅表型)、鲍恩病、中重度及重度痤疮、皮肤光老化;循证医学Ⅱ级、B 级推荐的疾病有光线性唇炎和鳞状细胞癌。除上述疾病外,还可以用于鲍恩样丘疹病、寻常疣、跖疣、扁平疣、增殖性红斑、乳房外 Paget 病、乳房 Paget 病、头部脓肿性穿掘性毛囊周围炎、化脓性汗腺炎、玫瑰痤疮、皮脂溢出、真菌性肉芽肿、扁平苔藓、硬化性苔藓等疾病的治疗,具体推荐强度见表 6-1[2]。

一、选择合适疾病

ALA-PDT 从最初被用于治疗皮肤肿瘤,逐

表 6-1 ALA-PDT 用于治疗皮肤疾病推荐指数

疾病名称	推荐指数	疾病名称	推荐指数
尖锐湿疣(腔道部位和多发、直径小于 0.5 cm 皮损)	☆☆☆☆☆	乳房外 Paget 病和乳房 Paget 病	☆☆
鲍恩样丘疹病	☆☆☆	痤疮(中重度及重度)	☆☆☆☆☆
寻常疣和跖疣	☆☆	头部脓肿性穿掘性毛囊周围炎	☆☆☆
扁平疣	☆☆	化脓性汗腺炎	☆☆
光线性角化病	☆☆☆☆☆	玫瑰痤疮	☆☆☆
光线性唇炎	☆☆☆	皮脂溢出	☆☆☆
基底细胞癌(浅表型)	☆☆☆☆	真菌性肉芽肿	☆☆
鲍恩病	☆☆☆☆	扁平苔藓	☆☆
增殖性红斑	☆☆☆☆	硬化性苔藓	☆☆☆☆
鳞状细胞癌	☆☆☆	皮肤光老化	☆☆☆☆

注:此推荐指数基于目前临床经验及研究结果,仅供参考

二、 ALA 剂型、敷药浓度、敷药时间

（一）选择剂型

ALA 是一种存在于人体内的天然物质，其结构简单、分子量小，可以透皮给药，在细胞内被转化为原卟啉Ⅸ（protoporphyrin Ⅸ，PpⅨ），经一定波长的光照射，PpⅨ 发生光化学反应，从而发挥光动力效应。临床使用的 ALA 药物为散剂，需要进一步稀释配制成外用所需浓度的乳膏、溶液或凝胶。三种 ALA 剂型各有优点，合理选择才能保障最大量的 ALA 被病变组织吸收，达到最佳的 ALA-PDT 治疗效果[3]。ALA 乳膏易于涂敷固定于皮肤或黏膜上、药物透皮效率相对较高，是 ALA-PDT 治疗中最常使用剂型；溶液配制方便，适用于大面积浅表性皮肤病；ALA 热敏凝胶可紧密黏附于不规整的黏膜组织表面，适用于 ALA-PDT 治疗尿道、宫颈、阴道及肛管内病变。合理的 ALA 剂型有助于保障 ALA 有效吸收并转化为 PpⅨ，从而发挥光动力效应。

（二）选择浓度

王秀丽研究团队对尖锐湿疣和痤疮进行了 PpⅨ 荧光动力学研究，结果显示 ALA 浓度与 ALA-PDT 临床疗效成正相关。ALA-PDT 治疗大部分皮肤病通常采用 20% ALA 浓度，当 ALA 浓度达到一定阈值时，再增加 ALA 浓度并不能提高疗效，反而增加不良反应。为取得更好临床一致性疗效，需规范 ALA-PDT 治疗，对不同疾病进行最适用药浓度的研究。2006 年，王秀丽研究团队基于 ALA 在黏膜组织中吸收转化为 PpⅨ 效率高的特点，开始探索低浓度 ALA 治疗尿道尖

锐湿疣的可能性，将 60 例尿道尖锐湿疣患者分为 0.5%、1%、3%、5% 和 10% ALA 组，进行原位定量 PpⅨ 检测研究。结果显示：随着 ALA 浓度的增高，黏膜组织中 PpⅨ 的荧光强度逐渐增高，10% ALA 组 PpⅨ 荧光强度显著高于其他组，满足尿道尖锐湿疣治疗需求[4-5]，因此将临床治疗尿道尖锐湿疣的 ALA 浓度确定为 10%[6]。2009 年，王秀丽研究团队招募 15 例痤疮患者，在每例患者的右侧面颊、左侧面颊、前额的痤疮皮损上分别给予 3%、5%、10% ALA 乳膏，外敷 3 h 后进行 PpⅨ 荧光动力学研究，结果表明 3%、5%、10% ALA 封包 3 h，PpⅨ 荧光强度、疗效均无统计学差异（$P>0.05$），推荐临床采用 3% 或 5% 低浓度 ALA 治疗痤疮[7-8]。因此，综合考虑疗效和副作用的平衡，除痤疮推荐 5% ALA 外敷，其他如尖锐湿疣、光线性角化病、皮肤鳞癌等推荐使用 10%～20% ALA[2]。

ALA 在碱性环境和水溶液中极不稳定，因此每次使用时都需新鲜配制（图 6-1），保存时间不宜超过 4 h。为保证病灶部位吸收到足量预设浓度的 ALA，建议每次治疗时即配即用。具体配制方法如表 6-2 所示。

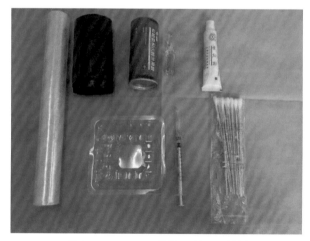

图 6-1 ALA-PDT 药物配制所需材料

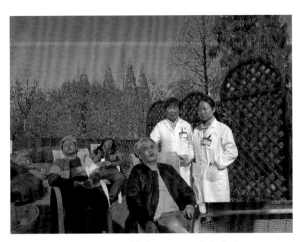

图 6-4　中国首次 DL-PDT 治疗痤疮

敷药 30 min 后在阳光下照射

此外,荧光灯、白炽灯、金属卤化物灯、氙弧灯和钠弧灯等人造光源亦可用于 ALA-PDT 治疗皮肤浅表肿瘤或病毒疣[18]。

（三）选择激光光纤

目前尿道、宫颈和肛管等腔道内疾病的光动力治疗仍需要激光光纤输送光源进行照射治疗,选择合适的光纤可确保临床疗效。光纤分为普通裸光纤、微透镜光纤、柱状弥散光纤、宫颈帽弥散光纤等(图 6-5),不同的光纤在 ALA-PDT 应用中有着各自独特的作用。普通裸光纤是不带特殊透镜的普通前端发光光纤,光纤的发射顶端为一平切面,因为成本低,使用较为广泛;微透镜光纤是一种带有微透镜阵列的光纤,具有光束准直效果,一定皮源距范围内激光发散角变小,光斑面积不随距离延长而增大,更重要的是微透镜光纤能使照射到皮损上的光斑能量均匀分布,适用于对光斑能量均匀度要求较高的治疗;柱状弥散光纤是一种带有柱状弥散端头的光纤,可将光纤中的束状激光从柱状弥散端头的侧面 360° 均匀地弥散出来,光传输效率高,适用于腔道内 ALA-PDT;宫颈帽弥散光纤是一种带有宫颈帽的柱状弥散光纤,能将光纤中的激光光束局限照射在宫颈部位、可保护宫颈外组织免受激光照射,适用于宫颈 ALA-PDT。

基于以上不同光纤的特点,在治疗皮肤体表病灶时,一般使用裸光纤和微透镜光纤,后者光斑能量分布会更加均匀;在治疗尿道、阴道、肛管内等腔道病灶时,推荐使用柱状弥散光纤,光纤前端的柱状弥散端头可以确保腔道内病灶受到均匀照射;在治疗宫颈病灶时,推荐使用带有宫颈帽的弥散光纤,保证光源均匀充分地照射到宫颈,同时保护宫颈外组织。

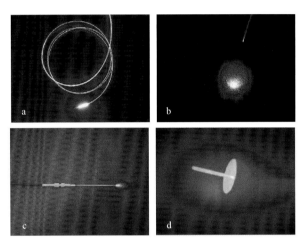

图 6-5　ALA-PDT 常用激光光纤

(a)普通裸光纤;(b)微透镜光纤;(c)柱状弥散光纤;
(d)宫颈帽弥散光纤

（四）选择照光参数

ALA-PDT 疗效与活性氧产出量在一定范围内呈正相关,活性氧产出量受照光的功率密度和能量密度影响。一般来说,能量密度、功率密度越大,疗效越显著,但红肿等不良反应也随之加重。既往研究强调功率密度对疗效的影响,随着 DL-PDT、无痛光动力（modified photodynamic therapy，M-PDT）的问世,研究显示能量密度对 ALA-PDT 的疗效影响更为重要。根据不同疾病选择合适的照光参数有助于获得临床最佳疗效。对于尖锐湿疣、光线性角化病、光老化、光线性唇炎、鲍恩样丘疹病、寻常疣、跖疣、扁平疣,推荐照光参数如下:能量密度为 $100 \sim 150$ J/cm^2,功率密度 $60 \sim 120$ mW/cm^2。对于基底细胞癌、鲍恩病、增殖性红斑、Paget 病等皮肤肿瘤,推荐照光参数:能量密度为 $100 \sim 200$ J/cm^2,功率密度为

$60\sim150$ mW/cm²。对于痤疮等毛囊皮脂腺疾病,推荐照光参数:能量密度为 $60\sim126$ J/cm²,功率密度为 $40\sim100$ mW/cm²。若首次 ALA-PDT 治疗疗效不显著,且无明显不良反应,第二次 ALA-PDT 治疗可适当增强能量密度。

ALA-PDT 照光时患者可出现不同程度的疼痛,疼痛可能导致患者移动照光部位或拉远照光距离,甚至拒绝治疗,从而影响疗效。近年来,王秀丽研究团队发现光动力治疗中患者的疼痛感受与功率密度成正相关[19-20],如果适当降低功率密度,延长照光时间保障足够的能量密度,不但可以缓解疼痛,还具有与传统 ALA-PDT 相当甚至更好的疗效。经临床试验研究发现,功率密度<50 mW/cm² 时,疼痛可显著缓解。因此,对于疼痛敏感、不耐受的患者,推荐功率密度<50 mW/cm²,能量密度同上,以求在无痛条件下获得最佳疗效[21-22]。

五、 评估治疗终点

对 ALA-PDT 治疗皮肤疾病终点评估将影响治疗结局与复发,尤其对皮肤肿瘤治疗终点评估更为关键。目前治疗终点评估的主要方法为肉眼评估和皮肤镜评估,新近无创诊断的发展应用也为治疗终点评估提供了更为细致精准的辅助判断(参见本书第二十章)。2018 年,王秀丽研究团队采用皮肤镜监测 ALA-PDT 治疗 35 例光线性角化病患者,对共 75 处皮损的临床疗效进行评估及随访复发情况。将患者随机分为皮肤镜组和肉眼组,皮肤镜组 16 例患者的 35 处皮损进行 ALA-PDT 治疗后,接受皮肤镜监测以确定治疗终点;肉眼组 19 例患者的 40 处皮损以肉眼观察评估治疗终点作为对照。皮肤镜下光线性角化病皮损分为非色素型和色素型,主要特征包括角化性鳞屑(86.6%)、红色假网状结构(81.3%)、靶型损害(69.3%)和玫瑰花瓣征(41.3%)。肉眼组治疗终点为肉眼观察皮损消失。皮肤镜组治疗终点为上述镜下特征消失。皮肤镜组发现大多数皮损经 $2\sim3$ 次 ALA-PDT 治疗后肉眼体征消失,但皮肤镜下仍存有红色假网状结构和靶型损害等特征,此类情况继续给予 $1\sim2$ 次 ALA-PDT 治疗直至镜下特征亦消退。两组均皮损完全清除后随访 1 年,定期对患者进行皮肤镜和肉眼检查,结果皮肤镜组 35 处皮损仅有 1 处复发,复发率为 2.85%,对照组 40 处病灶中有 5 处复发,复发率为 12.5%。皮肤镜可观察皮损的细微结构,用于评估 ALA-PDT 治疗终点时较肉眼观察具有优势[23]。

综上所述,ALA-PDT 临床疗效受到多种因素的影响,只有合理选择疾病、ALA 剂型、ALA 浓度、敷药时间、预处理方法、光源波长、治疗设备、光纤选择、功率密度、能量密度及治疗终点评估方式,才能获得最佳的治疗效果。通过对 ALA-PDT 治疗过程进行严格质控,制定合理的 ALA-PDT 治疗方案,才能获得更满意的临床疗效。

（石　磊　王秀丽）

附：缩略词

原卟啉IX	protoporphyrin IX	PpIX
海姆泊芬	hematoporphyrin monomethyl ether	HMME
发光二极管	light emitting diode	LED
强脉冲光	intense pulsed light	IPL

6

日光光动力	daylight photodynamic therapy	DL-PDT
传统光动力	conventional photodynamic therapy	C-PDT
改良无痛光动力	modified photodynamic therapy	M-PDT

参考文献

[1] Morton CA, Szeimies RM, Sidoroff A, et al. European guidelines for topical photodynamic therapy part 1: treatment delivery and current indications - actinic keratoses, Bowen's disease, basal cell carcinoma[J]. Journal of the European Academy of Dermatology and Venereology, 2013, 27(5): 536-544.

[2] 中华医学会皮肤性病学分会光动力治疗研究中心,中国康复医学会皮肤病康复专业委员会,中国医学装备协会皮肤病与皮肤美容分会光医学治疗装备学组.氨基酮戊酸光动力疗法皮肤科临床应用指南(2021版)[J].中华皮肤科杂志,2021,54(1):1-9.

[3] Shi L, Wang X, Zhao F, et al. In vitro evaluation of 5-aminolevulinic acid (ALA) loaded PLGA nanoparticles [J]. International journal of nanomedicine, 2013, 8: 2669-2676.

[4] 王秀丽,王宏伟,过明霞,等.光动力疗法治疗尿道尖锐湿疣的临床研究[J].中华皮肤科杂志,2006,39(12):685-688.

[5] Wang XL, Wang HW, Huang Z, et al. Study of protoporphyrin IX (Pp IX) pharmacokinetics after topical application of 5-aminolevulinic acid in urethral condylomata acuminata [J]. Photochemistry and photobiology, 2007, 83(5): 1069-1073.

[6] Liao C, Sun X, Zhang G, et al. Advanced application of holmium: YAG laser combined ALA-PDT for the treatment of refractory condylomata acuminata in anal canal[J]. Photodiagnosis and photodynamic therapy, 2020, 30: 101696.

[7] 王秀丽,王宏伟,苏丽娜,等.5-氨基酮戊酸光动力疗法治疗寻常痤疮临床应用研究[J].中华皮肤科杂志,2009,42(8):563-565.

[8] Wang HW, Lv T, Zhang LL, et al. Prospective study of topical 5-aminolevulinic acid photodynamic therapy for the treatment of moderate to severe acne vulgaris in Chinese patients[J]. Journal of cutaneous medicine and surgery, 2012, 16(5): 324-333.

[9] 中华医学会皮肤性病学分会光动力治疗研究中心.氨基酮戊酸光动力疗法临床应用专家共识[J].中华皮肤科杂志,2015,48(10):675-678.

[10] 王佩茹,张玲琳,周忠霞,等.梅花针叩刺增强氨基酮戊酸光动力治疗光线性角化病、基底细胞癌、鳞状细胞癌的研究[J].中华皮肤科杂志,2015,48(2):80-84.

[11] Chen J, Zhang Y, Wang P, et al. Plum-blossom needling promoted PpIX fluorescence intensity from 5-aminolevulinic acid in porcine skin model and patients with actinic keratosis [J]. Photodiagnosis and photodynamic therapy, 2016, 15: 182-190.

[12] Shi L, Yang Y, Zhang L, et al. Efficacy and therapeutic reactions of tri-needle-pretreatment combined with painless ALA-PDT for the treatment of moderate-to-severe acne vulgaris: a randomized controlled trial[J]. Photodiagnosis and photodynamic therapy, 2021: 102680.

[13] Zhang HY, Ji J, Tan YM, et al. Evaluation of 5-aminolevulinic acid-mediated photorejuvenation of neck skin[J]. Photodiagnosis and photodynamic therapy, 2014, 11(4): 498-509.

[14] Zhang L, Wu Y, Zhang Y, et al. Topical 5-aminolevulinic photodynamic therapy with red light vs intense pulsed light for the treatment of acne vulgaris: A spilit face, randomized, prospective study [J]. Dermato-endocrinology, 2017, 9(1): e1375634.

[15] Wiegell SR, Fabricius S, Stender IM, et al. A randomized, multicentre study of directed daylight exposure times of 1½ vs. 2½ h in daylight-mediated photodynamic therapy with methyl aminolaevulinate in patients with multiple thin actinic keratoses of the face and scalp [J]. The British journal of dermatology, 2011, 164(5): 1083-1090.

[16] Zhu L, Wang P, Zhang G, et al. Conventional versus daylight photodynamic therapy for actinic keratosis: A randomized and prospective study in China [J].

Photodiagnosis and photodynamic therapy, 2018, 24：366-371.

[17] Zhang L, Zhang Y, Liu X, et al. Conventional versus daylight photodynamic therapy for acne vulgaris: A randomized and prospective clinical study in China [J]. Photodiagnosis and photodynamic therapy, 2020, 31：101796.

[18] Kim MM, Darafsheh A. Light Sources and Dosimetry Techniques for Photodynamic Therapy[J]. Photochemistry and photobiology, 2020, 96(2)：280-294.

[19] Zheng Z, Zhang LL, Shi L, et al. What is the most relevent factor causing pain during ALA-PDT? A multicenter, open clinical pain score research trial of actinic keratosis, acne and condylomata acuminata [J]. Photodiagnosis and photodynamic therapy, 2019, 26：73-78.

[20] Wang B, Shi L, Zhang YF, et al. Gain with no pain? Pain management in dermatological photodynamic therapy[J]. The British journal of dermatology, 2017, 177(3)：656-665.

[21] Zhang Y, Zhang H, Zhang L, et al. Modified 5-aminolevulinic acid photodynamic therapy to reduce pain in the treatment of moderate to severe acne vulgaris: A prospective, randomized split-face study[J]. Journal of the American Academy of Dermatology, 2021, 84(1)：218-220.

[22] Zhang H, Shi L, Zhang Y, et al. Modified photodynamic therapy to minimize pain in the treatment of condylomata acuminata: a prospective, randomized, self-controlled study[J]. Photodiagnosis and photodynamic therapy, 2020, 32：101915.

[23] Yang X, Hu C, Wen L, et al. Dermoscopic monitoring for treatment and follow-up of actinic keratosis with 5-aminolaevulinic acid photodynamic therapy [J]. Technology in cancer research & treatment, 2018, 17(3)：153303381882009.

第 七 章
ALA-PDT 与疼痛

目前 ALA-PDT 已被广泛应用于皮肤科多种疾病的治疗，但治疗过程中和治疗后常伴有不同程度的疼痛。疼痛是其最常见的不良反应，也是 ALA-PDT 临床应用的瓶颈。这不但影响患者的治疗体验，还影响 ALA-PDT 临床疗效、技术的普及和推广。为此，王秀丽研究团队多年来不断努力、攻坚克难，通过基础及临床研究，探索改变敷药浓度和时间、照光剂量、光源选择等，最终以日光光动力和改良无痛光动力克服光动力疼痛瓶颈，在保证疗效的基础上实现患者舒适化治疗。

第一节　ALA-PDT 疼痛的产生机制

疼痛是指与组织损伤和潜在组织损伤有关的一种不愉快的感觉和情绪体验，是 PDT 治疗中最主要的不良反应。PDT 疼痛是指 PDT 治疗引起的疼痛，可分为 PDT 照光时疼痛和 PDT 治疗后疼痛，其中 PDT 照光时疼痛是影响和阻碍 PDT 治疗的主要因素。PDT 照光时疼痛主要表现为烧灼感、电击感、酸麻感和针刺感，常在照光开始的几秒钟出现，在照光结束后消失或程度减轻。

PDT 疼痛可以分为急性和慢性两个阶段。急性疼痛在治疗后几秒钟开始，通常在 1 min 内达到高峰。数小时内疼痛开始下降，并进展为慢性疼痛。PDT 慢性疼痛指的是 ALA-PDT 后持续超过 1 d 的疼痛。PDT 疼痛每个阶段的具体机制均尚不清楚，王秀丽研究团队研究并提出 PDT 疼痛机制的 4 个可能理论(见图 7-1)[1]。

一、ROS 启动 PDT 疼痛

目前普遍认为 PDT 疼痛是一种伤害感受性疼痛，最主要的疼痛机制可能在启动环节，也就是 PDT 反应产生的物质是引发疼痛的最主要因素。June Yowtak、Daniel Z Lee 和 Xiu Gao 等研究发现 ROS 可以直接激活神经末梢，使 NMDA 受体和 AMPA 受体的磷酸化增加，减少 γ-氨基丁酸（γ-aminobutyric acid，GABA）释放，启动疼痛传导，激活伤害感受神经元产生疼痛[2-4]。由于 PpⅨ的荧光强度与 PDT 疼痛程度正相关，为此王秀丽研究团队猜测 PpⅨ产生的 ROS 可启动 PDT 疼痛[1]。

二、炎性疼痛与 PDT 慢性疼痛

炎性疼痛可能是 PDT 慢性疼痛的主要类型。

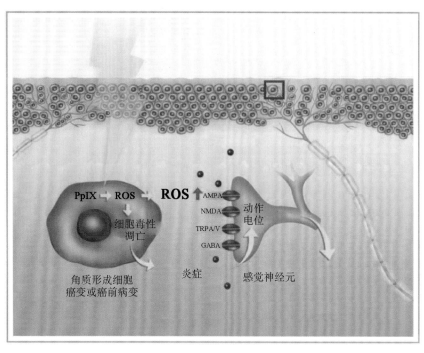

图 7-1　光动力产生疼痛机制示意图

ROS 可导致组织产生 IL-1、IL-2 和 TNF-α 诱导炎性疼痛[5-6]。研究发现非甾体抗炎药和阿片类镇痛药治疗 PDT 急性疼痛效果欠佳，而阿片类镇痛药羟考酮可显著缓解 PDT 慢性疼痛，提示抗炎药物具有治疗 PDT 慢性疼痛的潜力[7]。但炎症反应是 PDT 治疗疾病和发挥疗效的关键，阻断炎症反应是否会降低 PDT 疗效需进一步研究。

三、 TRP 介导的 PDT 慢性疼痛

瞬时受体电位（transient receptor potential，TRP）通道是非选择性阳离子通道家族，可表达于感觉神经元和角质细胞等多种细胞。TRP 家族中 TRPA1、TRPM8 和 TRPV1 成员与伤害性感受和多种疼痛刺激反应密切相关。TRPA1 和 TRPM8 分别与热痛觉和冷觉相关。TRPV1 也称辣椒素受体，是目前研究最多的 TRP 通道，可以被多种内在和外部刺激激活：①温度＞43℃；②酸；③辣椒素。PDT 可局部产生热量激活 TRPV1。

此外，ROS 可通过修饰 TRPV1 共价半胱氨酸使其敏化[8]。王秀丽研究团队等推测 TRPV1 是 PDT 慢性疼痛的关键介质[1]。

四、 表观遗传与疼痛敏感性

痛觉是一个复杂的多因素过程，其产生机制至今尚不完全清楚。临床发现 PDT 疼痛具有明显的个体差异性，同样的疼痛刺激可导致不同个体有不同感受和反应。最近一项实验研究了单卵双生子中 DNA 甲基化对疼痛敏感性的影响，发现 TRPA1 启动子甲基化增加和 TRPA1 低表达与疼痛耐受性降低相关[9]。TRPV1、TRPV3 两个 TRP 通道也发现了类似的结果。随着新一代测序技术的普及，将发现更多与疼痛敏感性相关的基因修饰。疼痛管理的最终目标是使其更加个性化，利用基因图谱预测病人的疼痛倾向，然后选择不同的疼痛管理方法。

第二节　ALA-PDT 疼痛的影响因素

　　光敏剂、光源、荧光强度、照光剂量、病灶特性是影响疼痛发生和疼痛程度的主要相关因素。

一、光敏剂

　　研究发现 ALA-PDT 较 MAL-PDT 可引起更加严重的疼痛，可能是由于 ALA 与 MAL 相比特异性较低，即使在正常细胞中也有大量的 PpIX 聚集[10-14]。

二、光源

　　光源是光动力的三大要素之一，不同的光源可直接影响光动力的疗效；不同的光源产生的光动力疼痛程度也不同，如脉冲光比连续光光动力治疗时所产生的疼痛程度轻；绿光光源比红光光源照射所产生的疼痛轻，但其临床疗效没有红光光源好。因此，在治疗中需综合考虑不同光源的治疗效果和光动力产生疼痛的副反应，从而选择合适的光源进行治疗[15-16]。

三、PpIX荧光强度和光剂量

　　ALA-PDT 产生的 ROS 在光动力疼痛中发挥着重要的作用，而 PpIX 荧光强度与光剂量和 ROS 的产生量密切相关。因此，荧光强度和光剂量均与疼痛程度成正相关，在临床中需要探索和选择适当的光动力条件，在保证疗效的同时减轻疼痛程度[15,17-18]。

四、皮损特点

　　1. 皮损部位

　　具有丰富神经末梢分布的部位疼痛程度更剧烈，如面部、会阴部较其他部位疼痛更明显，面部疼痛程度又高于会阴部，可能与面部神经更为丰富有关[19-20]。

　　2. 皮损面积

　　皮损面积越大，ALA-PDT 所产生的疼痛程度越重[21-22]。

　　3. 疾病类型

　　按各疾病单位面积光动力所产生疼痛程度从大到小排列，常见皮肤疾病类型排序为：光线性角化病＞痤疮＞尖锐湿疣[19,23-24]。

　　4. 其他

　　皮肤类型也会影响 PDT 疼痛，皮肤颜色越深、黑色素含量越多的患者 PDT 产生的疼痛程度越轻，反之越重；但光动力疼痛程度是否与患者年龄相关仍存在争议[25]。

第三节　光动力疼痛的管理方案

一、疼痛评估

临床上多采用数字评分法（numeric rating scale，NRS）进行光动力疼痛的评估，该法具有较高的信度与效度，且易于记录。患者用 0 至 10 这 11 个数字描述具体疼痛强度，数字越大，疼痛程度也越严重。0 为无痛、1～3 为轻度疼痛（疼痛不影响患者睡眠）、4～6 为中度疼痛、7～9 为重度疼痛（患者不能入睡或睡眠中痛醒）、10 为剧痛。ALA-PDT 治疗前需向患者解释 NRS 使用方法，然后在治疗过程中患者选择一个数字来代表其自觉感受的疼痛程度，最终依据疼痛评分的不同，采取最合适的疼痛管理方法。

二、疼痛管理

疼痛管理基本原则是时刻顾及患者的主观体验，尽量降低患者的疼痛，推荐"根据患者的疼痛数字评分，进行疼痛的分级管理"，即基于患者治疗中的疼痛程度与基础情况选择最合适的个体化处理措施。根据王秀丽研究团队二十余年治疗经验，对轻度疼痛患者，采用电风扇、冷风机、冷喷等降温方法即可缓解疼痛；对中度疼痛患者，采用口服止痛药、局部浸润麻醉、神经阻滞麻醉以及两步 PDT 照光法进行缓解疼痛；对重度疼痛患者，常需密切关注患者生命体征，可选择口服曲马多或吗啡、外用芬太尼贴剂，甚至全身麻醉，必要时终止当次 PDT 治疗。

（一）降温治疗

降温治疗是 PDT 疼痛管理中最常采用的方法，可显著降低 PDT 疼痛程度、缩短 PDT 后红斑持续时间、提高患者对 PDT 满意程度。降温治疗是指 PDT 治疗过程中使用电风扇、冷风机、冷喷等进行降温治疗，其缓解 PDT 所产生的轻度疼痛疗效确切，但对 PDT 所产生的中、重度疼痛的缓解有限[26]。PDT 治疗结束后可用冰袋冰敷来缓解疼痛，建议每天冰敷 2～3 次，每次 15 min 左右。降温在缓解 PDT 疼痛中的机制目前尚不清楚，可能与以下机制相关：①刺激 Adelta 有髓纤维，激活疼痛抑制通路；②提高疼痛阈值，减少 TRPV1 辣椒素受体的激活，降低其对伤害感觉的传递；③收缩血管作用；④减慢组织代谢，减轻损伤程度；⑤减少炎症因子趋化和抑制 PpⅨ 合成[27-30]。由于降温治疗可以使血管收缩和减慢组织代谢，因此在一定程度上会降低和影响 PDT 疗效。有研究显示冷空气疗法会减少 PpⅨ 光漂白，降低 PpⅨ 的利用率，显著降低 PDT 疗效。与在细胞层面发现的高温使 PpⅨ 光漂白和细胞毒性增加结果一致[29,31]。建议可适当延长 PDT 治疗时间以弥补降温对 PDT 疗效的影响。目前，在实际工作中尚未发现冷风处理可显著影响 PDT 的疗效。

（二）口服止痛药

口服止痛药的止痛效果有限。一般推荐在照光前 45 min 口服曲马多，曲马多具有成瘾性低、不良反应小等优势，对疼痛控制尚可；布洛芬也有一定的止痛效果，推荐照光前 30 min 口服布洛芬 800 mg。

7

（三）局部浸润麻醉

局部浸润麻醉常用于 PDT 疼痛管理，大多数局部浸润麻醉是通过阻断钠离子通道，从而达到止痛的效果。其中利多卡因肾上腺素给药 5 min 后起效，维持 1.5 h；布比卡因给药 4 min 后起效，维持 2~6 h；阿替卡因肾上腺素，注射速度不得超过 1 mL/min，其可降低病变组织的血循环、降低含氧量，可能影响 PDT 疗效，不适合大范围推广应用。

（四）神经阻滞

神经阻滞不会引起局部组织肿胀和影响血液循环，且止痛效果强于局部降温和静脉注射麻药。但对操作者的要求较高，具有引发血肿甚至直接损伤神经的潜在风险。联合冷空气疗法和口服镇痛药的方法效果更佳。

（五）两步法照光

第一步，使用小功率密度红光照射使大部分 PpIX 被淬灭；第二步，采用高功率密度照射，完成剩余所需光剂量[32]。但其对皮损较厚的 AK 和 BCC 则效果欠佳，可能是由于光源照射深度的局限性所致。

（六）日光光动刀

日光光动力（daylight photodynamic therapy，DL-PDT）使用日光作为光源，直接放弃了高功率密度照射，降低了活性氧的局部浓度和对神经末梢的刺激，能够减少患者的疼痛体验，该方法在国外越来越受到医患的追捧。国外建议在涂抹光敏剂和化学防晒剂后，立即暴露于日光下 2~2.5 h，可达到较好的治疗效果。但 DL-PDT 疗法受天气因素影响较大，需依据天气变化随时调整治疗方案。王秀丽研究团队在国内率先开展 DL-PDT 的临床研究，发现 DL-PDT 和传统光动力治疗（conventional PDT，C-PDT）对痤疮的总有效率相当，而 DL-PDT 治疗的患者疼痛明显较轻[33]。

（七）全身麻醉

主要包括吸入麻醉和静脉麻醉。吸入麻醉起效和苏醒恢复较快，适用于中度疼痛；静脉麻醉适用于重度疼痛、病灶广泛的患者，效果较好，但会使治疗成本和风险增加。需要麻醉医生评估患者是否适合使用，更多用于 HMME-PDT 和 HpD-PDT。

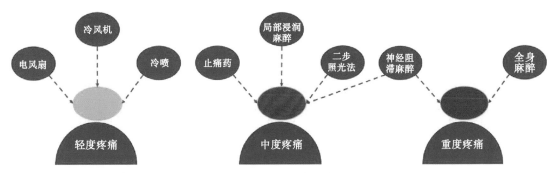

图 7-2　光动力治疗的疼痛管理示意图

第四节 改良无痛光动力治疗

考虑到 PDT 过程中的疼痛是患者担忧和拒绝进一步治疗的主要原因,王秀丽研究团队在临床上创新性地对传统 ALA-PDT 进行改良,降低 ALA 孵育时间、延长光照时间,使 PDT 治疗疼痛明显降低,并将这种改进无痛的 ALA-PDT 疗法命名为改良无痛光动力治疗(modified 5-aminolevulinic acid photodynamic therapy, M-PDT)。

2020 年,王秀丽研究团队发表在 *Photodiagnosis and Photodynamic Therapy* 杂志的一项前瞻性、随机、自身对照的尖锐湿疣研究,发现 M-PDT(20% ALA,孵育 30 min,照光 300 J/cm²)取得和 C-PDT(20% ALA,孵育 3 h,照光 100 J/cm²)一致的临床疗效,但是 M-PDT 组疼痛明显降低甚至无痛[34]。2021 年,王秀丽研究团队发表在 *Journal of the American Academy of Dermatology* 的另一项前瞻性、随机、半脸对照的痤疮研究,发现在样本量为 20 例患者的研究中,M-PDT(5% ALA,孵育 30 min,照光 150 J/cm²)取得和 C-PDT(5% ALA,孵育 90 min,照光 50 J/cm²)一致的临床疗效,但是 M-PDT 组疼痛明显降低甚至无痛(图 7-3)[35]。同时在一项前瞻性、随机、半脸对照的光线性角化病研究中,发现 M-PDT(10% ALA,孵育 30 min,照光 360 J/cm²)也取得和 C-PDT(10% ALA,孵育 3 h,照光 180 J/cm²)一致的临床疗效,但是 M-PDT 组疼痛明显降低甚至无痛。以上结果说明 M-PDT 在保证疗效的基础上解决了 PDT 治疗时疼痛问题,突破了阻碍 PDT 推广应用的瓶颈,具有重要的技术创新和临床应用前景。需要注意的是,M-PDT 治疗不同疾病所使用的治疗参数都存在差异,还需要针对不同疾病做进一步最适参数的探索。

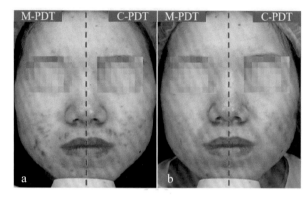

图 7-3 M-PDT 和 C-PDT 在痤疮中疗效对比图

2022 年,王秀丽研究团队在 *Lasers in surgery and medicine* 杂志发文,采用 cSCC 动物模型,对 M-PDT 和 C-PDT 的机制进行探索[36]。研究发现在 cSCC 动物模型中接受 M-PDT(8% ALA,孵育 30 min,照光 288 J/cm²)治疗的小鼠在低水平异氟烷麻醉浓度下全程保持安静,四肢未见明显抽动;接受 C-PDT(8% ALA,孵育 3 h,照光 38.4 J/cm²)的小鼠在 PDT 开始后数秒即出现明显的四肢抽动和挣扎情况。对小鼠接受 PDT 部位的组织进行免疫组化和 Western blot,发现 C-PDT 中疼痛相关蛋白 TRPV1、PAR2、Substance P 表达高于 M-PDT 小鼠组织,说明 M-PDT 对疼痛相关信号激活比 C-PDT 弱。值得注意的是,M-PDT 对小鼠肿瘤的抑制取得了比 C-PDT 更好的效果,两种光动力方法均能对肿瘤细胞增殖信号通路,如 Akt/mTOR 信号、Erk1/2、Stat3 信号产生抑制作用。但 M-PDT 的抑制效果更强,产生 ROS 机制的不同可能是导致两种方法差异的原因。M-PDT 为何能显著降低疼痛,其中一个原因可能是 M-PDT 中 ALA 孵育时间较短，细胞单位时间内产生的 ROS 不足以激活神经纤维疼痛受体。而随着长时间的照光，M-PDT 积累的 ROS 总量达到甚至超过 C-PDT 的水平，这样 M-PDT 能够取得比 C-PDT 更好的疗效，患者只感受到轻微疼痛或无疼痛。

　　疼痛是 PDT 在临床上最常见和最主要的不良反应，严重阻碍了 PDT 技术的推广和应用。特别是对疼痛耐受差的儿童和老人，常因疼痛问题导致 PDT 在临床应用中不能正常使用或提前终止治疗，严重影响临床疗效。M-PDT 解决了 C-PDT 在治疗中的疼痛难题，为 PDT 的进一步推广和应用提供了有力的保障。

（曾庆玉　王　博）

附：缩略词

N-甲基-D-天冬氨酸受体	N-methyl-D-aspartic acid receptor	NMDA 受体
α-氨基-3-羟基-5-甲基-4-异恶唑丙酸受体	α-amino-3-hydroxy-5-methyl-4-isoxazole-propionicacid receptor	AMPA 受体
γ-氨基丁酸	Gamma-aminobutyric acid	GABA
瞬时感受器电位	transient receptor potential	TRP
瞬间受体电位离子通道 A1	transient receptor potential A1	TRPA1
瞬间受体电位离子通道 M8	transient receptor potential M8	TRPM8
瞬间受体电位离子通道 V1	transient receptor potential V1	TRPV1
传统光动力	conventional PDT	C-PDT
改良无痛光动力	modified PDT	M-PDT
活性氧	reactive oxygen species	ROS
数字评分法	numeric rating scale	NRS
蛋白酶激活受体 2	protease activated receptor 2	PAR2
蛋白激酶 B	protein kinase B	PKB
哺乳动物雷帕霉素靶蛋白	mammalian target of rapamycin	mTOR
蛋白激酶 1/2	extracellular regulated protein kinases1/2	Erk1/2
信号传导及转录激活蛋白 3	signal transducer and activator of transcription3	Stat3

参考文献

[1] Wang B, Shi L, Zhang YF, et al. Gain with no pain? Pain management in dermatological photodynamic therapy[J]. The British journal of dermatology, 2017, 177(3): 656-665.

[2] Yowtak J, Lee KY, Kim HY, et al. Reactive oxygen species contribute to neuropathic pain by reducing spinal GABA release[J]. Pain, 2011, 152(4): 844-852.

[3] Lee DZ, Chung JM, Chung K, et al. Reactive oxygen species (ROS) modulate AMPA receptor phosphorylation and cell-surface localization in concert with pain-related behavior[J]. Pain, 2012, 153(9): 1905-1915.

［4］ Gao X, Kim HK, Mo Chung J, et al. Reactive oxygen species (ROS) are involved in enhancement of NMDA-receptor phosphorylation in animal models of pain［J］. Pain, 2007, 131(3)：262-271.

［5］ Westlund KN, Kochukov MY, Lu Y, et al. Impact of central and peripheral TRPV1 and ROS levels on proinflammatory mediators and nociceptive behavior［J］. Molecular Pain, 2010, 6：46.

［6］ Hackel D, Pflucke D, Neumann A, et al. The connection of monocytes and reactive oxygen species in pain［J］. PLoS One, 2013, 8(5)：e63564.

［7］ Huang N, Zeng J, Liang J, et al. A randomized, double-blind, placebo-controlled study of oral oxycodone plus acetaminophen for the treatment of pain in photodynamic therapy on port wine stains［J］. Photodiagnosis and photodynamic therapy, 2014, 11(2)：134-140.

［8］ Chuang HH, Lin S. Oxidative challenges sensitize the capsaicin receptor by covalent cysteine modification［J］. Proceedings of the National Academy of Sciences of the United States of America, 2009, 106(47)：20097-20102.

［9］ Bell JT, Loomis AK, Butcher LM, et al. Differential methylation of the TRPA1 promoter in pain sensitivity［J］. Nature communications, 2014, 5：2978.

［10］ Ko DY, Kim KH, Song KH. Comparative Study of Photodynamic Therapy with Topical Methyl Aminolevulinate versus 5-Aminolevulinic Acid for Facial Actinic Keratosis with Long-Term Follow-Up［J］. Annals of dermatology, 2014, 26(3)：321-331.

［11］ Wiegell SR, Wulf HC. Photodynamic therapy of acne vulgaris using 5-aminolevulinic acid versus methyl aminolevulinate［J］. Journal of the American Academy of Dermatology, 2006, 54(4)：647-651.

［12］ Kuijpers DI, Thissen MR, Thissen CA, et al. Similar effectiveness of methyl aminolevulinate and 5-aminolevulinate in topical photodynamic therapy for nodular basal cell carcinoma［J］. Journal of drugs in dermatology, 2006, 5(7)：642-645.

［13］ Schleyer V, Radakovic-Fijan S, Karrer S, et al. Disappointing results and low tolerability of photodynamic therapy with topical 5-aminolaevulinic acid in psoriasis：a randomized, double-blind phase I/II study［J］. Journal of the European Academy of Dermatology and Venereology, 2006, 20(7)：823-828.

［14］ Radakovic-Fijan S, Blecha-Thalhammer U, Schleyer V, et al. Topical aminolaevulinic acid-based photodynamic therapy as a treatment option for psoriasis? Results of a randomized, observer-blinded study［J］. The British journal of dermatology, 2005, 152(2)：279-283.

［15］ Babilas P, Knobler R, Hummel S, et al. Variable pulsed light is less painful than light-emitting diodes for topical photodynamic therapy of actinic keratosis：a prospective randomized controlled trial［J］. The British journal of dermatology, 2007, 157(1)：111-117.

［16］ Morton CA, Whitehurst C, Moore JV, et al. Comparison of red and green light in the treatment of Bowen's disease by photodynamic therapy［J］. The British journal of dermatology, 2000, 143(4)：767-772.

［17］ Barge J, Glanzmann T, Zellweger M, et al. Correlations between photoactivable porphyrins' fluorescence, erythema and the pain induced by PDT on normal skin using ALA-derivatives［J］. Photodiagnosis and photodynamic therapy, 2013, 10(4)：683-693.

［18］ Mandadi S, Tominaga T, Numazaki M, et al. Increased sensitivity of desensitized TRPV1 by PMA occurs through PKCepsilon-mediated phosphorylation at S800［J］. Pain, 2006, 123(1-2)：106-116.

［19］ Clark C, Bryden A, Dawe R, et al. Topical 5-aminolaevulinic acid photodynamic therapy for cutaneous lesions：outcome and comparison of light sources［J］. Photodermatol Photoimmunol Photomed, 2003, 19(3)：134-141.

［20］ Horfelt C, Funk J, Frohm-Nilsson M, et al. Topical methyl aminolaevulinate photodynamic therapy for treatment of facial acne vulgaris：results of a randomized, controlled study［J］. The British journal of dermatology, 2006, 155(3)：608-613.

［21］ Miller IM, Nielsen JS, Lophaven S, et al. Factors related to pain during routine photodynamic therapy：a descriptive study of 301 patients［J］. Journal of the European Academy of Dermatology and Venereology, 2011, 25(11)：1275-1281.

［22］ Piffaretti F, Zellweger M, Kasraee B, et al. Correlation between protoporphyrin IX fluorescence intensity, photobleaching, pain and clinical outcome of actinic keratosis treated by photodynamic therapy［J］.

Dermatology, 2013, 227(3): 214-225.

[23] Stender IM, Na R, Fogh H, et al. Photodynamic therapy with 5 - aminolaevulinic acid or placebo for recalcitrant foot and hand warts: randomised double-blind trial[J]. Lancet, 2000, 355(9208): 963-966.

[24] Radakovic-Fijan S, Blecha-Thalhammer U, Kittler H, et al. Efficacy of 3 different light doses in the treatment of actinic keratosis with 5 - aminolevulinic acid photodynamic therapy: a randomized, observer-blinded, intrapatient, comparison study[J]. Journal of the American Academy of Dermatology, 2005, 53(5): 823-827.

[25] Voets T, Droogmans G, Wissenbach U, et al. The principle of temperature-dependent gating in cold- and heat-sensitive TRP channels[J]. Nature, 2004, 430 (7001): 748-754.

[26] Stangeland KZ, Kroon S. Cold air analgesia as pain reduction during photodynamic therapy of actinic keratoses[J]. Journal of the European Academy of Dermatology and Venereology, 2012, 26 (7): 849 - 854.

[27] Yuan KH, Gao JH, Huang Z. Adverse effects associated with photodynamic therapy (PDT) of port-wine stain (PWS) birthmarks[J]. Photodiagnosis and photodynamic therapy, 2012, 9(4): 332-336.

[28] Warren CB, Karai LJ, Vidimos A, et al. Pain associated with aminolevulinic acid-photodynamic therapy of skin disease[J]. Journal of the American Academy of Dermatology, 2009, 61(6): 1033-1043.

[29] Tyrrell J, Campbell SM, Curnow A. The effect of air cooling pain relief on protoporphyrin IX photobleaching and clinical efficacy during dermatological photodynamic therapy[J]. Journal of photochemistry and photobiology, 2011, 103(1): 1-7.

[30] Corti L. Nonpharmaceutical approaches to pain management [J]. Topics in companion animal medicine, 2014, 29(1): 24-28.

[31] Juzeniene A, Juzenas P, Bronshtein I, et al. The influence of temperature on photodynamic cell killing in vitro with 5 - aminolevulinic acid [J]. Journal of photochemistry and photobiology, 2006, 84(2): 161-166.

[32] Zeitouni NC, Paquette AD, Housel JP, et al. A retrospective review of pain control by a two-step irradiance schedule during topical ALA-photodynamic therapy of non-melanoma skin cancer[J]. Lasters in surgery and medicine, 2013, 45(2): 89-94.

[33] Zhang L, Zhang Y, Liu X, et al. Conventional versus daylight photodynamic therapy for acne vulgaris: A randomized and prospective clinical study in China[J]. Photodiagnosis and photodynamic therapy, 2020, 31: 101796.

[34] Zhang H, Shi L, Zhang Y, et al. Modified photodynamic therapy to minimize pain in the treatment of condylomata acuminata: A prospective, randomized, self-controlled study[J]. Photodiagnosis and photodynamic therapy, 2020, 32: 101915.

[35] Zhang Y, Zhang H, Zhang L, et al. Modified 5 - aminolevulinic acid photodynamic therapy to reduce pain in the treatment of moderate to severe acne vulgaris: a prospective, randomized, split-face study [J]. Journal of the American Academy of Dermatology, 2021, 84(1): 218-220.

[36] Zeng Q, Zhou C, Zhang Y, et al. Modified 5 - aminolevulinic acid photodynamic therapy reduces pain and improves therapeutic effects in cutaneous squamous cell carcinoma mouse model[J]. Lasters in surgery and medicine, 2022, 54(5): 804-812.

第 八 章
光动力研究相关模型

应用细胞及动物模型是现代医学认识生命科学客观规律的实验方法和手段。随着 ALA-PDT 近年来被广泛地应用于皮肤科领域众多疾病的治疗,如皮肤光老化、皮肤肿瘤、中重度痤疮等[1],其新临床适应证的拓展、疗效评估、治疗参数的优化以及治疗不同疾病相关治疗机制的探讨,均需要借助对细胞及动物模型的研究来完成。

第一节　细胞和细胞系

一、皮肤肿瘤细胞系

(一)皮肤鳞状细胞癌

皮肤鳞状细胞癌(cutaneous squamous cell carcinoma, cSCC)主要与过度紫外线(ultraviolet,UV)照射导致 DNA 损伤相关。但其具体发生、发展机制尚未完全阐明,相关基础研究还需借助与其发生过程相似的细胞系。体外分离和培养肿瘤细胞并建立相关肿瘤细胞系是研究肿瘤的重要资源和手段,有利于促进肿瘤相关的分子细胞学机制以及药物疗效的研究。优势如下:①可免受机体内环境干扰,避免个体差异对实验结果造成的影响,有利于分析各种外界因素对肿瘤细胞的作用;②可从细胞水平观察和研究肿瘤细胞的结构及功能,还能在基因及分子水平分析癌变机制;③有利于肿瘤耐药机制的研究,便于筛选抗癌药物;④可缩短研究周期,更加经济实用。因此,建立与人 cSCC 发生相似的肿瘤细胞系是研究 cSCC 癌变机制和防治措施的重要方法。目前常见的 cSCC 细胞系汇总见表 8-1。

表 8-1　常见人及小鼠 cSCC 细胞系

细胞系	分化程度	物种	来源	细胞学特性
SCL-1	低分化	人	Boukamp P 等自一例 74 岁女性面部分化不良 cSCC 患者皮损中分离建立[2]	呈低度角化,细胞可在胶原凝胶上生长为 cSCC 瘤样结节;接种至免疫抑制的 C3H 小鼠,呈侵袭性生长;接种至 BALB/c 裸鼠体内,可形成 cSCC 样肿瘤

（续表）

细胞系	分化程度	物种	来源	细胞学特性
A431	低分化	人	Giard DJ 等自一例 85 岁女性 cSCC 患者组织中分离建立[3]	折光度高，密度大，细胞可相互重叠，但不发生明显接触抑制；在琼脂上培养可形成克隆，接种至免疫抑制小鼠体内可成瘤
Colo-16	低分化	人	Moore GE 等自一例 59 岁女性左小腿 cSCC 患者皮损中分离建立[4]	接近立方体形、成排的贴壁细胞，细胞间黏附较多，存在细胞间桥结构；核质比约 1∶1，胞质中富含脂溶性囊泡；缺失 1 条 X 染色体，同时具有 9 h+ 多态性；分泌甲状旁腺素类似物；接种至裸鼠皮下可成瘤
HSC-1	低分化	人	Aso K 等自一例 74 岁日本男性右手背溃疡性 cSCC 患者组织中分离建立，且该皮损经手术切除、化疗、放疗仍有复发[5]	具有参差的细胞核、中间丝、细长的微绒毛及桥粒状结构，细胞间桥粒及中间丝丰富，细胞间隙较大；无明显角化；细胞可有重叠，但主要为单层生长；接种至裸鼠，可出现呈侵袭性生长的 cSCC
SCC-12	中分化	人	Rheinwald JG 等自一例接受肾移植后免疫抑制治疗的 60 岁男性患者面部 cSCC 组织中分离建立[6]	单独培养即可形成集落，与 3T3 细胞共培养可加快其集落形成速率；在裸鼠成瘤实验中，常形成 1～2 个较大的、分化良好的囊肿样结构，内含囊液，病理示瘤体被一层较薄的真皮结缔组织包裹，但不呈现侵袭性生长
SCC-13	中分化	人	Rheinwald JG 等自一例 56 岁女性患者面部 cSCC 组织中分离建立，该皮损曾接受多次放疗治疗[6]	对成纤维细胞饲养层具有一定依赖性；裸鼠成瘤实验中更倾向于形成较大、中分化的囊肿样结构，表现出典型的 SCC 组织病理特征；病理示瘤体被一层较薄的真皮结缔组织包裹，但不呈现侵袭性生长
HSC-5	中高分化	人	Aso K 等自一例 74 岁日本男性右手背部溃疡性 cSCC 组织中分离建立，该皮损经手术切除、化疗、放疗后仍多次复发[7]	具有近圆形细胞核、张力丝、微绒毛、桥粒样结构等，无明显角化证据；缺乏部分上皮角化相关角蛋白；将该细胞接种至 BALB/c 裸鼠体内，未观察到瘤体长出
XL50	低分化	SKH-1 小鼠	王秀丽等自紫外线诱发的 SKH-1 小鼠 cSCC 组织内分离建立[8]	呈多角形，大小不等，胞核较大；透射电镜下观察细胞大小不一，呈异型性，核仁明显，可见多个分裂相，部分可见双核或多核瘤巨细胞；CK 表达呈强阳性，胞浆呈棕黄色颗粒，Vimentin 抗原呈阴性表达，提示其为上皮组织来源；注射至免疫抑制小鼠或 SKH-1 小鼠皮肤真皮，可形成 cSCC 种植瘤（图 8-1）

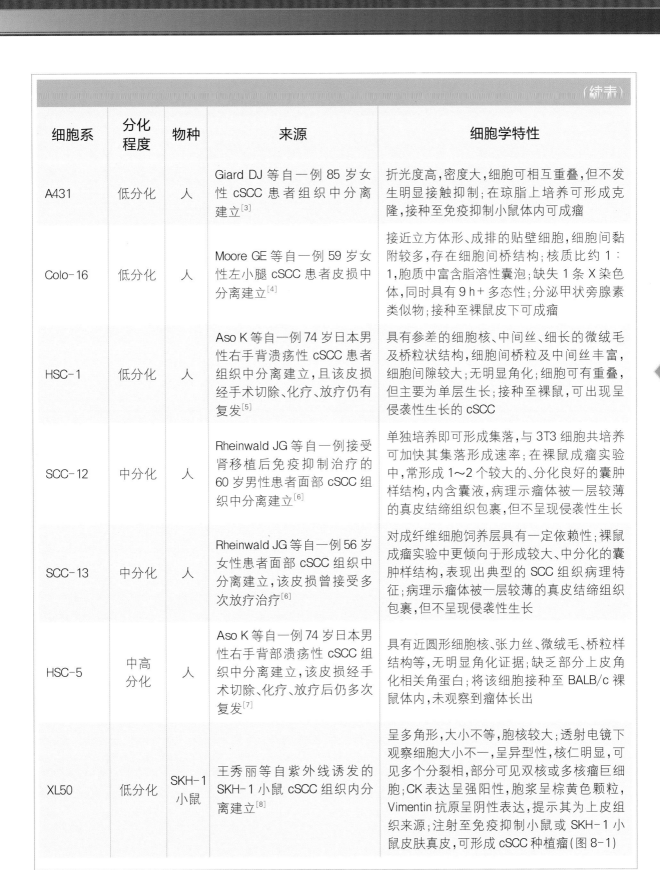

目前，关于头颈部、口腔和肺部鳞癌细胞系建立的报道较多，而关于小鼠皮肤鳞癌细胞系建立的研究较少。王秀丽研究团队的吉杰博士在前期研究工作的基础上，从免疫正常的 SKH-1 无毛小鼠原发性鳞癌组织中成功分离并建立 XL50 细胞系（图 8-1），由于这一细胞系建立于王秀丽教

授50岁时,故命名为"XL50"。该细胞系在倒置相差显微镜下主要呈多角形,大小不等、胞核较大;透射电镜下观察细胞呈异型性,大小不等,核仁明显,可见多个分裂相,部分可见双核或多核瘤巨细胞,表面有微绒毛样突起,核浆比例增大,内质网丰富。经鉴定,XL50细胞表面CK阳性稳定表达,而Vimentin呈阴性表达,提示其上皮来源。由于UV照射诱导小鼠cSCC可精确模拟人cSCC发生的过程,由此分离得到的XL50细胞系

能较好地反映皮肤鳞癌的生物特性。在此之前,尚无基于UV诱导的小鼠cSCC模型建立的小鼠cSCC细胞系的报道,因此XL50具有突破性的研究意义。另外,王秀丽研究团队还引进小鼠来源的cSCC细胞株PECA细胞(RRID:CVCL_5859),此为小鼠肺部原发性鳞癌转移至皮肤后分离建立的皮肤鳞癌细胞系,也是cSCC研究中常用的细胞系之一。

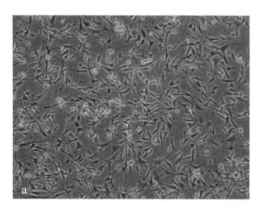 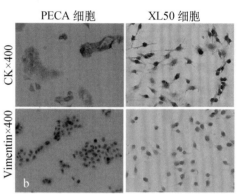

图8-1 小鼠皮肤鳞癌细胞系 XL50

(a)XL50 显微镜下细胞形态;(b)XL50 的标志物鉴定

基于以上丰富的细胞系平台,王秀丽研究团队及其他研究团队围绕PDT治疗cSCC治疗参数的确立、治疗机制的研究、疗效增强剂的探索等

开展了系统深入的探索和验证(表8-2),这些研究为PDT治疗cSCC的机制研究及临床应用提供了参考和证据。

表 8-2　应用 cSCC 细胞系开展的 PDT 相关研究

研究目的	细胞系	关键技术方法	研究结论
PDT 治疗参数优化	PECA[9]*	用 0.1～10 mmol/L ALA 处理 PECA 细胞,24 h 内连续检测 PpIX 荧光强度	ALA 浓度为 0.5 mmol/L、敷育时间为 5 h 时,PECA 细胞的 PpIX 荧光强度最高,提示此为 ALA-PDT 处理 PECA 细胞最佳参数
	PECA*,A431 & cSCC-13[10-11]	采用不同 ALA 浓度、不同光剂量处理细胞,检测细胞活力变化	细胞活力随总照光剂量增加而下降,提示 ALA 浓度及总照光剂量是影响 PDT 治疗 cSCC 疗效的关键因素

（续表）

研究目的	细胞系	关键技术方法	研究结论
探索 PDT 清除 cSCC 直接作用机制	SCL-1[12]	检测 ALA-PDT 处理后 SCL-1 细胞侵袭转移能力及 MTSS1、p63 基因通路表达变化	ALA-PDT 可能通过 MTSS1、p63 通路抑制 SCL-1 鳞癌细胞侵袭和转移
	Colo-16[13]	检测 ALA-PDT 处理后 Colo-16 细胞增殖、凋亡情况及 STATA3 通路变化	ALA-PDT 可能通过 STAT 3 通路抑制 Colo-16 鳞癌细胞增殖、促进凋亡
	PECA[14]*	ALA-PDT 处理 PECA 细胞,采用试剂盒提取培液上清中外泌体,探索其对 DC 细胞的活化作用	PECA 细胞经 ALA-PDT 处理后释放的外泌体刺激 DC 细胞成熟,进而激活抗瘤免疫
	A431,PECA[15]*	基因芯片发现小鼠 cSCC 中的 IL-1r1、IL-1β 在 ALA-PDT 后显著上调,检测 A431、PECA 及肿瘤相关成纤维细胞(cancer-associated fibroblast,CAF)经 ALA-PDT 处理前后的 IL-1β 表达及分泌变化,检测 IL-1β 相关信号通路改变	ALA-PDT 诱导的 cSCC 中 IL-1β 上调主要与 CAF 相关,ALA-PDT 激活了 CAF 中 NLRP3 炎性小体及 NFκB 信号通路,进而上调 IL-1β 表达及分泌
探索 PDT 清除 cSCC 间接作用效应	PECA[8]*	基因芯片分析发现人 cSCC 中的 CCL8 是 ALA-PDT 处理后上调最显著的细胞因子之一,检测 PECA 细胞及巨噬细胞在单独培养和共培养环境中接受 ALA-PDT 处理后的 CCL8 基因及蛋白表达变化;进一步探索 CCL8 升高对巨噬细胞极化和迁移的影响	ALA-PDT 可刺激 PECA 细胞及巨噬细胞上调 CCL8 表达,而 CCL8 进一步诱导巨噬细胞向 M1 表型极化,增强巨噬细胞迁移能力
	PECA[9, 11, 16]*	将 PECA 细胞经 ALA-PDT 处理后与 DC 细胞共培养,24 h 后再将此 DC 细胞与 T 细胞共培养;检测 PECA 细胞 DAMP 相关分子表达变化,DC 细胞表面标志物表达及细胞因子分泌变化,以及 T 细胞增殖情况,以探索各细胞成分的相关功能变化	ALA-PDT 可诱导 PECA 细胞释放 DAMP 相关分子,后者诱导 DC 细胞活化;而与活化的 DC 细胞共培养后,T 细胞增殖显著上调,提示这一过程是 ALA-PDT 抗瘤免疫诱导的重要环节
	XL50[17]*	将 XL50 与小鼠成纤维细胞株 3T3 细胞共培养,检测 3T3 的 CAF 表型,探索 ALA-PDT 处理 3T3 细胞对其 CAF 相关表型的影响	ALA-PDT 可通过抑制 cSCC 中的 CAF 活化及迁移,破坏肿瘤微环境,进而发挥抗肿瘤效应

（续表）

研究目的	细胞系	关键技术方法	研究结论
探索 cSCC 对 PDT 治疗抵抗机制	A431 & SCC-13[18]	分别采用 CAF 培养上清、TGFβ1、TGFβ1 受体抑制剂处理 cSCC 细胞，检测 cSCC 细胞形态、活力、凋亡、增殖等的变化	CAF 分泌的 TGFβ1 可能是诱导 A431 细胞对 PDT 治疗抵抗的关键机制之一
探索 PDT 联合治疗增效方案	A431[19] *	ALA-PDT 联合 PD-L1 单抗处理 A431，检测处理后 HSP70、ERp57、CRT 等 DAMP 相关分子表达变化	ALA-PDT 联合 PD-L1 单抗处理可显著增强 A431 细胞表达 DAMP，其效应显著优于单纯 ALA-PDT 治疗
	SCL-1[20] *	常山酮联合 ALA-PDT 处理 SCL-1 细胞后检测细胞活性、迁移、凋亡、ROS 产生等变化及 NRF2 通路表达改变	常山酮可能通过抑制 NRF2 通路加强 ALA-PDT 对 SCL-1 细胞的抑制作用
探索新型光敏剂	XL50[21] *	检测新型纳米材料智能 H_2O_2 响应纳米探针对 XL50 的细胞毒性、诱导凋亡效应等	基于 XL50 细胞，确证智能 H_2O_2 响应纳米探针具有细胞毒性小、靶向特异性好、诊疗一体化等优势

* ：王秀丽研究团队相关研究报道

（二）基底细胞癌

在 ALA-PDT 研究中，基底细胞癌（basal cell carcinoma，BCC）细胞系的应用相对较少。美国 Epstein Jr 等曾报道将 $Pach1^{+/-}$ 杂合子小鼠长期暴露于 UVB 后形成基底细胞癌，将瘤体分离并进行消化、培养、扩增，得到小鼠基底细胞癌 ASZ 细胞系[22]；同时向 6 周龄 $Ptch1^{+/}$，K14-CreER，$p53^{flox/flox}$ 基因小鼠腹腔内注射他莫昔芬，在小鼠 8 周龄时给予 5Gy 离子辐射，后形成基底细胞癌并体外分离得到 BSZ 细胞系[22]；向 $Ptch1^{+/}$，K14-CrePR，$p53^{flox/flox}$ 基因小鼠腹腔内注射 RU486，部分小鼠在未接受辐射处理条件下也可形成基底细胞癌，从皮损中分离得到 CSZ 细胞系[22-23]。以上 3 种细胞均表现出相似于人基底细胞癌细胞的形态及基因表达特性，但与 ASC 细胞系对比，BSZ 与 CSZ 细胞系均为 $p53$ 缺陷型。

临床应用光动力治疗浅表型 BCC 清除率高、创伤小，但仍有部分患者疗效不佳或存在复发。

围绕这一临床问题，Lucena 等采用 MAL-PDT 处理上述 ASZ、BSZ 和 CSZ 细胞，发现细胞内 PpIX 的表达量及定位与细胞对 PDT 的敏感性密切相关；MAL-PDT 治疗抵抗的肿瘤细胞普遍具有相对较低的增殖速率，并高表达 Wnt/β 通路相关蛋白 Gsk3β，且成瘤性较强[24]。Mascaraque 将 ASZ、CSZ 亲代细胞进行 10 次 MAL-PDT 处理，最终可得到对 PDT 治疗抵抗的子代细胞，其有氧糖酵解水平较亲代细胞显著升高，进而影响 ALA 孵育后的 PpIX 产量，而 PDT 联合二甲双胍可抑制这些细胞的增殖、降低其细胞存活率，其中二甲双胍可抑制细胞线粒体呼吸链，引起线粒体膜超极化，抑制细胞内糖酵解过程，显著增加细胞内 PpIX 产量，进而提升这些子代细胞对 PDT 治疗的敏感性[25]。此外，亦有部分研究探索制备了新型光敏剂，Dabrzalska 等采用一种载体为磷阴离子聚合物的亚甲基蓝光敏剂，可被 ASZ、BSZ、CSZ 细胞大量摄取，并在光源激发后产生大量 ROS，高效清除 BCC 细胞[26]。这些基于 BCC 细胞系的体外研究为临床中部分 PDT 疗效不佳及复发的 DCC 患者的治疗提供了新思路。

二、角质形成细胞系

1988 年，Boukamp P 等首次报道从一例 62 岁男性背部黑色素瘤患者皮损的外围正常皮肤中分离建立，命名为"HaCaT"（RRID：CVCL_0038），它保持了完整的表皮分化能力，稳定表达 KRT1、KRT10、套膜蛋白、丝聚蛋白等标志物，同时在体外培养过程中自发性出现永生化特性，传代超过 140 代仍具有转化表型并保持非致瘤性，移植至裸鼠身上时可形成有序的结构和分化的表皮组织[27]。近年来，亦有报道将 HaCaT 细胞用于体外构建 3D 全层皮肤模型。总体而言，HaCaT 细胞是研究表皮角质化调控及表皮生理功能的理想工具。

王秀丽研究团队曾报道外敷 ALA 后荧光主要聚集于表皮及毛囊皮脂腺单元，提示 PDT 直接作用于此部位。进一步将 PDT 处理的 HaCaT 细胞与成纤维细胞共培养，发现 HaCaT 细胞 TGFβ1 表达上调，后者可刺激成纤维细胞胶原合成[28]。在 PDT 相关研究中，HaCaT 细胞除用于探索 PDT 对表皮的直接作用外，亦常作为正常细胞用于某些肿瘤细胞的对照，或用于检测某些新型光敏剂的体外摄取转化、细胞毒性等特性研究[29-31]。

三、成纤维细胞及细胞系

（一）小鼠胚胎成纤维细胞系 3T3 细胞

1963 年，Todaro GJ 等自 Swiss 小鼠胚胎分离建立成纤维细胞系，命名为"3T3"（RRID：CVCL_0120），该细胞系形态学上与原代成纤维细胞相似，可合成分泌胶原蛋白，且在体外培养过程中自发出现永生化特性[32]，是目前皮肤衰老及创伤愈合相关基础研究中最常用的成纤维细胞系

之一。但现有的 PDT 干预皮肤衰老或创伤愈合相关基础研究相对较少，常采用原代人成纤维细胞作为研究对象。王秀丽研究团队将 3T3 细胞与小鼠鳞癌细胞系 XL50（表 8-1）按 1∶5 比例混合后接种至免疫正常的 SKH-1 小鼠皮下，发现可提升小鼠成瘤率。

（二）肿瘤相关成纤维细胞

在肿瘤微环境基质细胞中，肿瘤相关成纤维细胞（cancer-associated fibroblast，CAF）是最丰富的细胞类型，可介导细胞外基质重塑、诱导血管生成、调节肿瘤代谢，还可与肿瘤细胞和免疫细胞相互作用，促进肿瘤发生和进展，并使肿瘤细胞对多种治疗策略产生耐药性。因此，CAF 是优化抗癌治疗敏感性的潜在重要靶点。

目前，关于 CAF 在 PDT 治疗肿瘤中作用的相关研究报道较少。Gallego-Rentero M 等曾报道用 CAF 培养上清处理 A431 细胞后，A431 细胞对 PDT 治疗抵抗明显增加，而 CAF 分泌的 TGFβ1 可能在增加 A431 耐受性中发挥关键作用。TGFβ1 可能通过上调 p38MAPK 和 PI3K 通路诱导 A431 细胞 HO-1 过表达，导致血红素合成途径紊乱，进而影响 PDT 效应[18]。另一方面，王秀丽研究团队发现将 3T3 细胞与 XL50 细胞共培养后，成功诱导 CAF 表型，而 ALA-PDT 处理可逆转此 CAF 表型、抑制其迁移，提示 ALA-PDT 可改造肿瘤微环境，促进肿瘤消除[17]。这两项研究的结论看似矛盾，究其原因，可能由于二者实验设计不同，采用的细胞系及治疗方式均存在差别。前者发现 CAF 可能与 A431 抵抗 PDT 治疗相关，后者则直接采用 PDT 处理 CAF，证实 PDT 可通过逆转 CAF 表型改造肿瘤微环境，二者并不冲突。这一案例也给我们极大的提示：实验设计必须有极严谨的逻辑，充分考虑疾病各种内在条件，选用合适的模型、科学的方法、严格的对照，对于结果应谨慎地判读，尤其对不同的研究、不同的结果，应当仔细思考背后的原因。

四、人皮脂腺细胞系

（一）人皮脂腺细胞系 SZ95 细胞

1999 年，Zouboulis 等从一例 87 岁高加索女性面部皮肤组织中分离得到皮脂腺，通过猴空泡病毒 40（simian vacuolating virus 40，SV40）感染，成功建立人永生化皮脂腺细胞系，命名为"SZ95"（RRID：CVCL_9803）[33]。该细胞具有与原代皮脂腺细胞相似的形态、表型和功能特性，如呈现出上皮来源形态特点，大小不一，内含脂滴。SZ95 是目前痤疮和其他毛囊皮脂腺相关性疾病研究中应用最广泛的皮脂腺细胞。ALA-PDT 治疗皮脂腺相关性皮肤疾病的细胞水平体外研究亦主要基于此细胞系。

2006 年，Kosaka 等对 SZ95 细胞系的 ALA 摄取和 PpIX 生成特点进行了详细报道，如 SZ95 产生 PpIX 的荧光强度随 ALA 浓度升高而增强；SZ95 在聚集生长条件下产生的 PpIX 荧光强度显著高于单细胞状态，且 PpIX 荧光主要定位于细胞膜、线粒体及胞内散点状分布[34]。Liu 等报道雷帕霉素可能通过下调 mTOR-p70S6K 通路加强 ALA-PDT 作用，抑制 SZ95 细胞增殖，而 mTOR 通路激动剂 IGF-1 则对抗这一效应，进一步筛选发现，ALA-PDT 可能通过 Akt-/Erk-mTOR-p70S6K 通路抑制 SZ95 细胞增殖[35]。Tuo 等研究发现 ALA-PDT 对 SZ95 增殖及脂质合成的抑制效应呈剂量依赖性，ALA-PDT 可显著抑制 SZ95 细胞中 p70S6K、SREBP-1、PPARγ 等细胞增殖及脂质合成相关调控蛋白的表达，雷帕霉素加强其抑制作用，而 IGF-1 拮抗其效应，提示 PDT 可能通过 mTOR-SREBP-1/PPARγ、PRAS40-RagC-mTOR 通路下调 SZ95 细胞的脂质合成[36]。

这些研究一定程度上证实皮脂腺是 ALA-PDT 的重要靶点，并揭示 PDT 对皮脂腺细胞增殖、凋亡及生理功能等的调控机制，为进一步深入研究 ALA-PDT 对皮脂腺的作用机制提供了思路，也为 ALA-PDT 治疗皮脂腺相关性疾病的临床应用奠定理论基础。

（二）人皮脂腺细胞系 XL-i-20 细胞

王秀丽研究团队长期聚焦 ALA-PDT 治疗痤疮的研究，首次证明 ALA 靶向富集于毛囊皮脂腺单元[37]，找到了 ALA-PDT 治疗痤疮的作用靶点。通过随机对照临床试验，证实 ALA-PDT 治疗中重度痤疮优于口服异维 A 酸（一线治疗）[38]。但关于 ALA-PDT 作用机制的基础研究仍受制于细胞模型，常用的 SZ95 细胞系来源于欧美人群样本[33]，具有种群差异性。王秀丽研究团队许德田博士和刘佳博士于 2020 年成功从痤疮患者面部分离人原代皮脂腺细胞，并依靠过表达端粒酶逆转录酶（Tert）基因，构建首个中国痤疮患者来源的永生化皮脂腺细胞系 XL-i-20（专利公开审查中，CN202011577037.2，图 8-2），经鉴定其形态及表面标志物表达情况与原代皮脂腺细胞相似，尼罗红染色显示其内部具有丰富的脂滴，证实其具有良好的脂质代谢，提示此细胞系与在体及原代培养的皮脂腺细胞具有相似的生物学特性及功能，可作为痤疮及其他皮脂腺相关性疾病研究的工具；王秀丽研究团队仰珈仪博士研究发现，ALA-PDT 可抑制 XL-i-20 细胞增殖及脂质分泌，并通过 p38/MAPK 通路上调其 CXCL8 炎症因子表达，团队中的刘佳博士进一步开展 ALA-PDT 处理后 XL-i-20 转录组测序及脂质组研究，证实 ALA-PDT 可通过 TNF-α/SREBP-1 诱导 XL-i-20 炎症相关通路，并抑制多种脂质代谢，为 ALA-PDT 治疗痤疮的作用机制提供了新的视角，详见第十三章第一节。

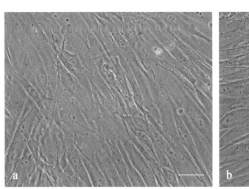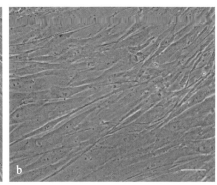

图 8-2　人皮脂腺细胞系 XL-i-20 细胞的建立

(a)原代人皮脂腺细胞；(b)人皮脂腺细胞系 XL-i-20 细胞

五、血管内皮细胞系

鲜红斑痣是一种毛细血管畸形性疾病，海姆泊芬光动力治疗对其有良好疗效（详见第十七章），但基础研究报道尚不充分。基于鲜红斑痣发病机制，可采用人脐静脉血管内皮细胞（human umbilical vein endothelial cell，HUVEC）作为研究模型，探索光动力治疗鲜红斑痣的作用机制。王秀丽研究团队在 HUVEC 培养基础上开展荧光动力学研究，优化出海姆泊芬光动力的最佳体外细胞治疗参数，证实海姆泊芬光动力处理可抑制 HUVEC 增殖、迁移等，并通过显著下调 HUVEC 的 KLF2、VEGF 表达抑制其血管生成能力。

第二节　动物模型

一、皮肤肿瘤模型

（一）皮肤鳞状细胞癌模型

cSCC 小鼠模型是被应用于该领域最多，最早的动物模型之一。其建模的方法主要包括：UV 诱导法、化学诱导法、细胞移植法、基因敲除法等（表 8-3）。UV 或化学诱导的 cSCC 动物模型系理化因素作用在小鼠皮肤上产生的自发性 cSCC 模型，其诱导发生的病理、生理学过程更贴近临床实际，但建模周期较长、瘤体大小及数目不均一、个体差异较大；而细胞移植则是异种或异体移植性 SCC 模型，其建模周期短、瘤体大小及数目可控，但无法模拟 cSCC 的自然发生及演变过程；基因敲除法则是对表皮内某个或数个基因进行条件性敲除，进而研究特定基因或相关通路在 cSCC 发生、发展中的作用。以上前三种动物模型在 PDT 治疗 cSCC 的基础研究中应用较多。

SKH-1 小鼠是美国 Charles River Laboratories 于 1986 年获得并培育的一种白化背景的无毛小鼠，该小鼠毛发性状相关基因突变或丢失，致使全身无毛或少毛，但免疫功能正常，因此作为一种模式小鼠在皮肤衰老、皮肤肿瘤、创伤愈合等领域研究中有其独特优势。2008 年，王秀丽研究团队吕婷在硕士期间从美国引进该小鼠品系,首次探索建立 UV 诱导的小鼠原发 cSCC 模型,并将 SKH-1 小鼠保种饲养于复旦大学附属上海市公共卫生中心实验动物中心,为国内皮肤科领域同行提供了相关实验动物模型。

除 SKH-1 小鼠外,C57BL/6、FVB、BALB/c nude 裸鼠等亦可用于 cSCC 小鼠建模,其建模方案及优缺点分析见表 8-3。

表 8-3 常见小鼠 cSCC 动物模型建立方案

建模方法分类	小鼠品系	建模方案	周期	建模过程特点	优势与不足
UV 诱导法	SKH-1*,ICR	采用日光紫外线模拟器照射,每周 4 次,第 1、2 周亚红斑剂量 90% MED,第 3 周为 1MED,此后每周递增 12.5% MED,第 8 周起维持光剂量不再增加[39-40]	16～24 周	照光 4 周时皮肤增厚,6～8 周时出现光老化表现,10 周后逐渐出现乳头状瘤,部分自行消退,部分继续增大,18 周以上可出现直径 5～8 mm 瘤体,表面可有角化,部分较大瘤体呈菜花样生殖,部分可有出血坏死(图 8-3)	优势:模拟人 cSCC 自然发生及演变过程 不足:建模周期较长,瘤体大小及数目不均,个体差异较大
化学诱导法	SKH-1,FVB,C57BL/6	背部剃除毛发后涂抹 100 μg/200 μL DMBA 丙醇溶液 1 次,1 周后开始涂抹 TPA,每周 3 次	20～30 周	10 周后逐渐出现乳头状瘤,部分自行消退,部分继续增大,涂抹至 20～30 周,背部可出现直径 5～8 mm 瘤体	优势:操作简单,成瘤率高 不足:建模周期长,瘤体大小及数目不均,试剂存在接触致癌性
细胞移植法	BALB/c nude	取指数生长期 A431 细胞,制备 10^6～10^7/mL 单细胞悬液,取 100 μL 皮下注射至小鼠后腿侧面	7～10 d	接种后局部小丘疹,部分逐渐长大,部分可自行消退;约 1 周后可形成直径 5～8 mm 半球状瘤体(图 8-4)	优势:建模周期短,瘤体大小数目均一 不足:受接种细胞生长状态影响大
	BALB/c nude,SKH-1*	取指数生长期 XL50,制备 $2×10^6$/mL 单细胞悬液,取 100 μL 皮下注射	7～10 d		对免疫正常小鼠成瘤率有限,余优缺点同上
基因敲除法	FVB-Rb1^{tm2Brn} Tg(KRT14-cre)8Brn Trp53^{tm1Brn}	条件性敲除 FVB 小鼠皮肤表皮细胞 p53 基因或双敲除 pRb、p53 基因[41]	12～32 周	小鼠面部、颈部、背部等处均可自发性出现丘疹,随后瘤体增大	优势:有利于 cSCC 发生及治疗相关特定基因及通路研究 不足:培养周期长,成本高

*:王秀丽研究团队国内首次建立的小鼠 cSCC 模型;MED:最小红斑量,minimal erythema dose

总体而言，cSCC 动物模型相对丰富，可以实现系统、器官、组织及细胞的多层面评估，为 PDT 效应的在体探索研究奠定了基础。与细胞研究类似，PDT 治疗 cSCC 相关动物模型研究亦可归纳为以下几类：①PDT 疗效确证；②PDT 参数优化；③PDT 治疗机制探索；④PDT 联合治疗；⑤PDT 新型光敏剂探索；⑥PDT 预防作用；⑦PDT 治疗抵抗。

2008 年，王秀丽研究团队成功建立 UV 诱导的 SKH-1 小鼠 cSCC 模型（图 8-3），相关成果于 2011 年发表[39]，在此基础上证实 ALA-PDT 对 cSCC 具有良好疗效[42]。由于既往无 ALA-PDT 应用于该模型相关研究报道，故探索建立 PDT 治疗参数是首要任务。而 PDT 治疗参数的优化在很大程度上依赖于实时在体荧光检测平台的搭建和应用，通过实时监测小鼠 cSCC 皮损内 PpⅨ 荧光强度，确定治疗的最佳药物浓度、最适敷药时间、最佳光剂量等重要参数[42]。此后团队开展大量研究，首先证明 ALA-PDT 可有效延缓 cSCC

发生；随后系统研究了 ALA-PDT 对 cSCC 的治疗机制，发现其主要包括直接杀伤效应、间接免疫及组织微环境调控效应。最初王秀丽研究团队发现 ALA-PDT 除迅速诱导小鼠 cSCC 凋亡外，还能有效诱导机体抗肿瘤免疫，阻断小鼠种植瘤的成瘤，树突状细胞的抗原递呈作用在这一抗肿瘤免疫过程中发挥关键作用；基于此，王秀丽研究团队张海艳、王晓杰硕士期间成功制备了 ALA-PDT 诱导的树突状细胞（DC）瘤苗，为侵袭和转移 cSCC 的免疫治疗提供了新思路[9, 11, 16, 44]。此外，王秀丽研究团队张海艳、吉杰、朱路得硕士期间利用 UV 诱导的 SKH-1 小鼠 cSCC 模型进行了 ALA-PDT 治疗前后的基因芯片分析，发现 ALA-PDT 可通过上调小鼠鳞癌组织中 CCL8、CXCL13、IL-1β 等多种细胞因子，大量募集中性粒细胞、巨噬细胞、T 细胞等免疫细胞浸润，促进多种免疫细胞的表型及功能成熟，改变肿瘤免疫微环境，从而清除肿瘤细胞[8, 42, 45]。

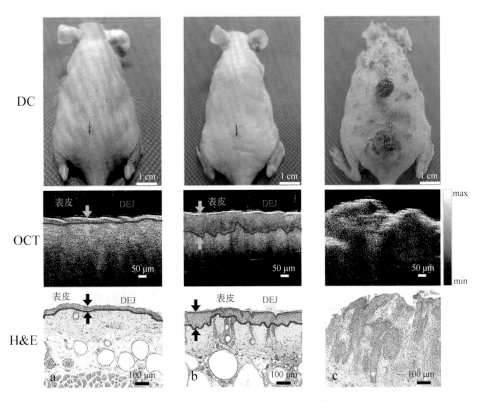

图 8-3 长期 UV 暴露诱导 SKH-1 小鼠皮肤癌前病变及 cSCC

（a）正常皮肤的光学相干断层扫描成像及组织病理；（b）癌前病变的光学相干断层扫描成像及组织病理；
（c）cSCC 的光学相干断层扫描成像及组织病理

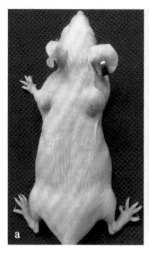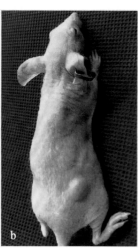

图 8-4　SKH-1 小鼠 cSCC 种植瘤模型
(a) XL50 细胞接种于小鼠右前肢背部；
(b) XL50 细胞接种于小鼠右后肢背部

为提升 ALA-PDT 疗效，王秀丽研究团队近年来提出"无痛光动力疗法"，即通过缩短敷药时间，减少单位时间内活性氧产生，减轻神经末梢刺激；延长照光时间，实现总照光剂量的足量治疗，在实现与传统 PDT 同等疗效的同时，显著减少疼痛。深入研究发现，无痛光动力主要通过 PP2A/PP5 介导的 MAPK 通路抑制 cSCC 细胞增殖[43]。

为进一步增强 ALA-PDT 治疗优势、克服 ALA-PDT 治疗深度不足，学界还对 PDT 联合其他疗法进行了大量探索，这些研究主要围绕增强 PDT 肿瘤直接杀伤效应、增强免疫学效应和促进光敏剂的吸收及 PpIX 转化等方向。王秀丽研究团队创新性开展 ALA-PDT 联合 PD-L1 治疗，发现该联合疗法可有效清除 SKH-1 种植瘤小鼠的 cSCC 瘤体，而远端非治疗区瘤体同步显著缩小，其效应优于 ALA-PDT 单独治疗组；对于 UV 诱导的 SKH-1 原发性 cSCC，该联合疗法除高效清除瘤体外，还可预防治疗 UV 再次暴露诱导的瘤体发生。进一步探索发现，该联合疗法可显著增强小鼠 cSCC 的细胞凋亡及铁死亡过程、增强其 DAMP 相关蛋白表达，提出 ALA-PDT 联合 PD-L1 单抗可通过免疫原性细胞死亡激活机体抗肿瘤免疫[19]。此外，咪喹莫特作为一种免疫佐剂，与 ALA-PDT 联用亦可显著提升肿瘤组织局部

CXCL8、TNF-α、IFN-α 等炎症因子水平，提升 ALA-PDT 对小鼠皮肤鳞癌的疗效[46]。Anand 等报道甲氨蝶呤预处理可显著提升化学诱导及种植瘤鳞癌小鼠的瘤内 PpIX 蓄积水平。骨化三醇亦有类似增效作用，可通过上调小鼠体内卟啉合成酶-粪卟啉原氧化酶和下调亚铁螯合酶，将肿瘤局部的 PpIX 蓄积量提升至 10 倍以上[47]。另一项研究表明，增加食物源性天然维生素 D_3 摄入可显著提升种植瘤小鼠和 SCC 患者的 ALA-PDT 疗效，且无不良反应和潜在风险[48-49]。既往研究中亦有 PDT 联合多种物理疗法提升光敏剂吸收效率、加大治疗深度。王秀丽研究团队报道梅花针叩刺可显著促进 ALA 在浅层真皮的扩散吸收，其作用优于 CO_2 点阵激光预处理[50]。

为开展对新型光敏剂及药物载体研究，以提升 ALA 或其他光敏剂的生物利用度、提升吸收率、加大作用深度，学界尝试利用纳米技术设计制备多种新型纳米粒，为 PDT 的临床应用提供了新的思路和转化的可能，而 cSCC 小鼠模型为这些实验提供了必需的研究平台。王秀丽研究团队的石磊在硕士期间首次采用生物可降解、无毒副作用的聚乳酸羟基乙酸纳米粒装载包裹 ALA，有效提高了光敏剂 ALA 的生物利用度[51]；石磊构建了闪烁体纳米粒介导的新型 X 线触发 PDT 系统，成功将高能量、穿透深的 X 线用于光敏剂激活，同时发挥 PDT 效应及 X 线放疗作用[52]；王秀丽研究团队的王佩茹和申抒展还设计了一种新型纳米材料，即智能 H_2O_2 响应纳米探针，有效提高 ALA 生物利用率及靶向选择性的同时，还赋予其光热效应和光声活体成像特性，都是利用 cSCC 小鼠模型，实现小鼠皮肤肿瘤的在体诊断和精准治疗一体化，为临床皮肤鳞癌患者的无创诊断和治疗提供了理论支持[21]。

鉴于 cSCC 是长期过量 UV 暴露的必然结局，学界还将 UV 诱导的 cSCC 小鼠模型应用到 ALA-PDT 预防 cSCC 的实验研究。加拿大 Liu 等给予 SKH-1 无毛小鼠每周 3 次的 UV 累积照

射,同时给予小鼠每周一次 ALA-PDT 治疗(经皮肤给药和系统给药),结果显示 ALA-PDT 可以有效预防和延缓因 UV 照射导致的 cSCC 的发生[53]。

与其他大多数抗肿瘤疗法相似,部分 cSCC 对 ALA-PDT 也存在治疗抵抗,但此类研究报道尚较少。最新研究表明,部分 cSCC 可发生代谢性重编程,其中有氧糖酵解过程增强、氧化磷酸化活动减弱,而其对 PDT 治疗反应改变,二甲双胍可显著抵抗这一过程、增强 ALA-PDT 疗效[54]。

对小鼠 cSCC 模型的研究,是为了解决临床所遇的许多难题。从临床发现问题,进行基础研究,将研究成果再用于指导临床治疗,为 ALA-PDT 进一步临床应用和技术推广提供理论支持,其思路值得探讨和借鉴。

(二)基底细胞癌模型

基底细胞癌(basal cell carcinoma,BCC)小鼠模型主要包括转基因小鼠模型和种植瘤模型。ALA-PDT 是治疗浅表型及侵袭深度<2 mm 结节型 BCC 的有效疗法,但目前相关基础研究较少,BCC 小鼠模型的应用有限。Sunar 等曾应用 K5-Gli 转基因的 BCC 小鼠模型,证实空间频域成像系统可以有效检测 ALA 孵育后肿瘤局部 PpIX 的绝对荧光强度[55]。Rollakanti 等选用 6 周龄的 $Ptch1^{+/-}$,K14-CreER,$p53^{flox/flox}$ 基因小鼠腹腔内注射他莫昔芬 100 mg,连续注射 3 d,在小鼠 8 周龄时给予 4Gy 离子辐射,一般 6~8 个月时可形成多发性 BCC,利用该模型发现骨化三醇预处理可以使得 ALA 敷育后肿瘤局部 PpIX 蓄积升高 6 倍以上,此外还可诱导 BCC 的分化、增殖和凋亡,从而增强 ALA-PDT 对 BCC 的疗效[56]。近期,Mascaraque 等将 $1.5 \times 10^6/50\ \mu L$ PBS ASZ 细胞与 50 μL Matrigel 胶混合,接种至 Foxnlnu 裸鼠皮下,7 d 后可形成体积约 30 mm³ 的种植瘤,并利用该种植瘤模型证实,二甲双胍可显著增强 ASZ 细胞对 PDT 治疗敏感性,二甲双胍与 PDT 联合治疗可显著加强肿瘤细胞凋亡和坏死、

缩小肿瘤体积[25]。

目前,PDT 治疗 BCC 相关临床研究报道较多,循证医学证据表明,ALA-PDT 治疗浅表型 BCC 及侵袭深度<2 mm 的结节型 BCC 的临床疗效与手术相当,且美容效果更佳,但实际应用中仍存在部分瓶颈和问题。如何进一步提升疗效?PDT 治疗 BCC 的具体作用机制是什么?这些问题仍有待未来深入研究。

(三)恶性黑色素瘤和无色素性黑色素瘤模型

黑色素瘤常用实验模型,包括基因工程鼠模型、同系模型、患者来源的异种移植模型、类器官黑色素瘤模型、其他新型体外黑色素瘤模型。

基因工程鼠模型:将一个或多个人类黑色素瘤驱动基因(RB、P53、BRAF V600E 等)通过基因工程植入小鼠,建立黑色素瘤基因工程鼠模型[57-59]。模拟人黑色素瘤病理特征,可用于评价治疗效果和药物作用,同时随着免疫检查点抑制剂的出现,也可用于免疫疗效评估[60-61]。Córdoba 等利用 MT-ret 融合基因的转基因小鼠进行了相关研究,结果证实 ALA-PDT 对 MT-I 小鼠黑色素瘤细胞的体外治疗有效,而对自发于该小鼠皮肤上的黑色素瘤无效[62]。

同源移植瘤模型:将鼠源 B16 细胞系接种至免疫健全的 C57BL/6 小鼠,建立同源移植瘤模型[63]。该模型简便易得,且培养周期短,长期以来一直是临床前试验的主要工具。在 B16 种植瘤模型中利用 420 nm 紫光对黑色素进行光漂白,结合 PDT 发现紫光对黑色素的漂白作用显著提高了无色素黑色素瘤对 PDT 的敏感度。研究表明,抑制黑色素生成是治疗晚期黑色素瘤的有效治疗靶点,从而提高了 PDT 的疗效[64]。Schacht 等通过系统注射和外用给药的方法,分别对荷瘤的叙利亚金色仓鼠进行 ALA-PDT,以探讨不同给药方式对肿瘤微循环作用的差异,结果显示高能量(100 J/cm²)PDT 治疗时,外用给药较系统给药对肿瘤微循环的效应更强[65]。

患者来源的异种移植模型:来源于患者黑色素瘤细胞接种于免疫不全小鼠,建立患者来源的异种移植模型,相较基因工程鼠模型可更全面模拟人黑色素瘤的临床、组织学和遗传多样性[66-67],但该模型在体内传代后,肿瘤基质相互作用导致研究复杂化,同时由于宿主小鼠免疫低下,并不适用于免疫治疗的监测。

类器官黑色素瘤模型:来源于患者黑色素瘤的类器官培养,可在形态和功能上模拟原始肿瘤[68],有效补充小鼠体内研究的不足。近来有研究将患者来源黑色素瘤与淋巴结共同制备类器官用于评估黑色素瘤的个体化免疫治疗[69]。

基于以上模型及 PDT 研究,推测 ALA-PDT 在体治疗黑色素瘤疗效不一的原因可能与以下因素有关:①在体的黑色素瘤瘤体内黑色素颗粒阻挡了 ALA-PDT 的光照;②在体的黑色素瘤浸润相对较深。近年来,光动力治疗黑色素瘤相关研究更多地聚焦于改良光敏剂,同时改变光源波长及能量,结合光热效应,对体外培养的黑色素瘤细胞和小鼠的黑色素瘤均具有较好疗效;PDT 免疫学效应亦是此类研究中热点之一。

二、 皮肤光老化模型

皮肤光老化模型的建立,主要通过长期低剂量 UV 照射。王秀丽研究团队选用荧光紫外灯(波段 275~380 nm,波峰 310~315 nm)作为光源,将短波紫外线(ultraviolet C,UVC)(<290 nm)过滤后对 6 周龄左右 SKH-1 无毛小鼠进行 5~10 周累积照射。一般首次剂量从 0.9 最小红斑量开始,每周增加 0.5~1 个红斑量,最高剂量为 3 个红斑量,每周 3 次照射,直至完成10 周累积照射(图 8-5)。除 SKH-1 小鼠外,也有采用 UV 照射 C57BL/6、BALB/c 或裸鼠诱导光老化模型[70],但这些小鼠存在需要频繁脱毛或免疫缺陷等不足。相比之下,SKH-1 小鼠无毛且免疫功能正常,是构建小鼠光老化模型的理想品

系。王秀丽研究团队吕婷硕士期间成功建立该光老化动物模型,建模成功的小鼠背部皮肤干燥伴鳞状脱屑和粗深的皱纹,皮肤呈皮革样增厚;小鼠皮肤屏障功能受损,如角质层经皮失水率显著上升、皮肤水含量显著下降等;组织病理学显示表皮轻微增厚,真皮内胶原断裂、排列疏松紊乱等。王秀丽研究团队对该光老化模型展开基因水平研究,分析 SKH-1 小鼠光老化表型诱导过程中的基因芯片测序数据,发现随着 UV 剂量积累,皮肤基因表达谱改变逐渐剧烈,个体间差异也可能增大;UV 剂量依赖的差异表达基因富集于生物大分子代谢、DNA 甲基化、细胞周期、胶原代谢及细胞外基质重塑等生物学过程,这提示细胞衰老在 UV 诱导皮肤光老化过程中可能扮演重要角色。此外,王秀丽研究团队王佩茹研究发现 n-3 多不饱和脂肪酸可通过维持皮肤炎症稳态、皮肤屏障修复等多重途径保护皮肤、缓解光老化,如通过调控磷脂酶 PLA2 酶活性、抑制 COX2 及 PGE2 表达、下调 NF-κB 及 MAPK 信号通路等,减少多种基质金属蛋白酶合成、减少炎症因子的产生,抑制 UV 诱导的皮肤胶原降解及炎症反应[71-72];外源性补充 n-3 多不饱和脂肪酸后的蛋白质组学分析,发现差异表达的蛋白质大量富集于脂肪生成和脂质代谢过程,而进一步进行脂质组学分析,发现 n-3 多不饱和脂肪酸可上调光老化皮肤中甘油三酯含量,后者是构建皮肤屏障的重要组成成分[73]。

王秀丽研究团队是国内最早将 SKH-1 光老化小鼠动物模型应用于 ALA-PDT 改善光老化机制研究的。通过小鼠在体二次谐波显微和定量胶原分析技术证实,ALA-PDT 可有效促进皮肤胶原生成,多次低剂量 ALA-PDT 治疗可显著提升光老化皮肤组织内胶原的密度和排列,从而实现皮肤年轻化[74]。进一步探索其机制,发现 PpIX 荧光主要聚集于表皮及毛囊皮脂腺单元,不能突破基底膜带,提示 ALA-PDT 的作用主要局限于表皮。值得注意的是,ALA-PDT 可诱导表皮角质形

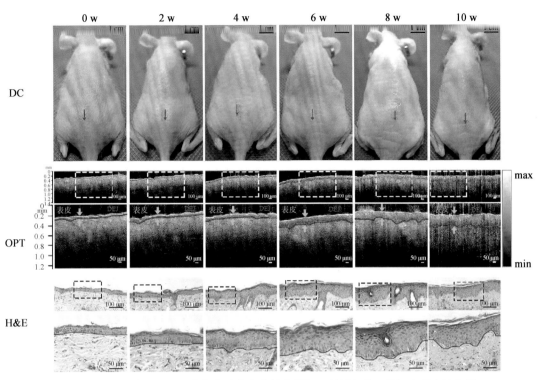

图 8-5　UV 诱导 SKH-1 小鼠皮肤光老化的光学相干断层扫描及组织病理连续监测

成纤维细胞中的 TGF-β 表达,后者进入真皮可上调成纤维细胞 TGF-β 信号通路,减少真皮胶原降解、促进胶原合成[28]。此外,王秀丽研究团队的王佩茹、杨玉玲发现淋巴管作为皮肤微环境的重要组成部分,其结构及功能退化可能参与或推动了皮肤衰老[75]。ALA-PDT 可通过重塑光老化皮肤中的淋巴管结构,增大淋巴管密度、增强其滤过收集功能,改善 SKH-1 小鼠皮肤光老化表型。

三、痤疮模型

目前公认的痤疮发病机制包括毛囊漏斗部角化过度、皮脂腺功能异常活跃、毛囊皮脂腺单元微生物定植、炎症及宿主免疫反应。围绕以上发病机制,目前已有多种实验动物被用于模拟建立痤疮模型,包括家兔、大鼠、豚鼠、叙利亚仓鼠、小鼠等。但由于动物的毛囊皮脂腺解剖特点、皮脂成分和寄生菌群等与人不同,尚不能建立一个同时具备上述 4 个病理环节的动物模型,仅能模拟其

中一部分病理过程。常见的 4 种痤疮动物模型建立方案总结见表 8-4。

大量研究表明,ALA-PDT 可有效治疗痤疮,尤其适合中重度炎性痤疮的治疗。王秀丽研究团队于国内率先开展 ALA-PDT 治疗痤疮临床及基础研究,成功建立上述兔耳痤疮模型(图 8-6)、鼠耳痤疮样炎症模型(图 8-7)和金黄地鼠皮脂腺斑模型(图 8-8),分别模拟痤疮发生过程中粉刺形成、炎症、皮脂腺肥大等病理过程,并在此基础上深入开展 ALA-PDT 治疗痤疮作用机制研究,发现 ALA-PDT 可诱导皮脂腺细胞内 ROS 水平增加,皮脂腺体积在 ALA-PDT 处理后显著缩小,提示 ALA-PDT 具有皮脂腺靶向特性[80-81];ALA-PDT 治疗后脂质代谢相关转录因子 SREBP-1 及 AMPK 通路显著下调,提示 ALA-PDT 可能通过 AMPK/SREBP-1 通路抑制皮脂腺增生及皮脂分泌[81]。

表 8-4　常见痤疮动物模型建立方案		
动物模型名称	**建模方法**	**模型特点**
兔耳痤疮模型	每日在家兔外耳道内侧皮肤涂抹人皮脂,连续 2 周	皮脂腺导管和毛囊内壁上皮增生;角化鳞屑堆积引起皮脂腺导管及毛囊扩张,形成角质嵌塞或粉刺;出现各种炎症变化,如毛囊性脓疱及单核和多形核白细胞的真皮浸润
	新西兰家兔的兔耳内侧面涂抹 2% 煤焦油,每周 5 次,共 2 周[76]	可诱导出现粉刺样皮损,且经煤焦油处理后,毛囊及皮脂腺导管上皮的明显增生、谷氨酰胺转胺酶活性明显增加,这些改变与人类粉刺皮损的病理表现类似(图 8-6)
	新西兰家兔的兔耳内侧面注射痤疮丙酸杆菌(*C. acnes*)悬液,1 周后局部涂抹 50% 油酸(溶剂为 70% 丙烯乙二醇、30% 乙醇),每日 1 次,连续 4 周[77]	可诱导产生粉刺、丘疹样皮损;一般认为化学试剂刺激诱导粉刺形成的能力强于皮脂,后者形成的粉刺相对较小,且皮损几乎不会进展
鼠耳痤疮样炎症模型	向 ICR 小鼠或 Sprague-Dawley 大鼠耳廓皮内注射 *C. acnes* 菌悬液,注射时注意深度,避免贯穿鼠耳[78]	*C. acnes* 可将小鼠体内的甘油三酯裂解为甘油和脂肪酸并加以利用,促进自身生长;其分泌的活性产物可直接刺激皮肤毛囊壁,引发炎症反应;同时激活感染部位角质形成细胞、单核-巨噬细胞等的 TLR2 受体,促进促炎因子、趋化因子等多种炎症因子的产生,诱导和激活局部免疫反应。因此,本模型可模拟毛囊受损破裂后的肉芽肿型痤疮炎症(图 8-7)。应注意 *C. acnes* 活性对建模和后续实验疗效判断的影响
金黄地鼠皮脂腺斑模型	暴露金黄地鼠背部皮脂腺斑	金黄地鼠的皮脂腺斑是雄激素依赖性器官,内含丰富的皮脂腺;皮脂腺斑通常左右对称,易于设置自身对照,采用形态学方法进行定量评价,是研究药物或治疗的抗皮脂腺增生效应的理想模型(图 8-8)
	金黄地鼠皮脂腺斑注射 *C. acnes*[79]	采用 *C. acnes* 感染金黄地鼠皮脂腺斑,可诱导局部炎症反应产生
犀牛小鼠(hr^rh^hr^rh^)痤疮模型	杰克逊实验室的犀牛小鼠(hr^rh^hr^rh^)	出生后首先长出较短鼠毛,4 周后毛发不可逆性脱落,最终成为无毛小鼠。毛发脱落后残留的皮脂腺滤泡在组织学上类似人类疾病痤疮中的黑头粉刺,因此可作为黑头粉刺的疾病模型

目前公认炎症贯穿痤疮全过程,ALA-PDT 可以通过调节局部炎症反应治疗痤疮,但确切机制不明。王秀丽研究团队张玲琳通过基因芯片检测发现 ALA-PDT 治疗后 24 h 大量炎症相关基因显著上调,这一结果在以上 3 种痤疮模型中得到验证,首次提出 ALA-PDT 可能在短期内招募

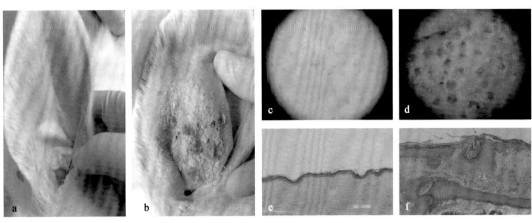

图 8-6　煤焦油诱导兔耳痤疮模型

(a)正常兔耳;(b)煤焦油刺激兔耳皮肤出现粉刺样皮损;(c)正常兔耳皮肤镜下可见正常毛囊开口;
(d)兔耳痤疮模型皮肤镜下可见较多毛囊角栓;(e)正常兔耳组织病理表现;
(f)兔耳痤疮模型组织病理学示表皮囊肿增多,真皮明显增厚,部分炎症细胞浸润

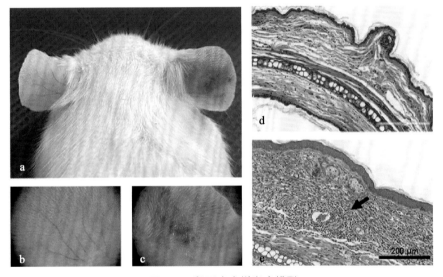

图 8-7　鼠耳痤疮样炎症模型

(a)痤疮丙酸杆菌诱导鼠耳痤疮样炎症模型,左耳为 PBS 对照组,右耳为建模组;
(b)(c)皮肤镜下对照组与建模组鼠耳皮肤;
(d)(e)组织病理学示表真皮明显增厚,真皮基质内大量炎症细胞浸润

中性粒细胞为主的急性炎症细胞,迅速放大炎症反应,打破慢性炎症"胶着状态",随后皮损内异物排出,炎症逐渐消退,从而有效治疗中重度痤疮。这为 ALA-PDT 治疗痤疮机制研究提供了新的思路。

除治疗机制的探索,痤疮动物模型还可用于治疗方案的改良及治疗参数的优化。ALA-PDT 治疗中重度痤疮常伴有严重的不良反应,如疼痛和治疗后红斑,为避免或减少这些不良反应,

Kosaka 等运用不同 ALA 浓度和敷药时间对犀牛小鼠模型进行了系列 ALA-PDT 治疗,结果提示低浓度的 ALA(2.5%～5.0%)给药和短时间的敷药(1～2 h)在实现较好疗效的同时,不良反应较传统高剂量组明显减轻[82],为临床上控制和减少 PDT 治疗痤疮过程中所出现的不良反应,提供了科学可靠的临床解决思路和依据。

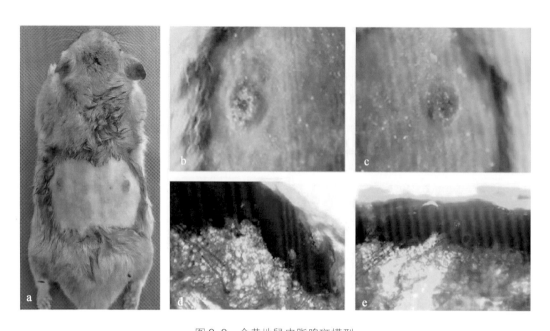

图 8-8　金黄地鼠皮脂腺斑模型

(a)金黄地鼠背部皮脂腺斑;(b)(c)外敷 10% ALA 3 h 后可见皮脂腺斑微弱砖红色荧光,(b)为空白对照侧,(c)为 10% ALA 侧;
(d)(e)荧光显微镜下可见经 ALA 外敷的皮脂腺呈砖红色荧光,(d)为空白对照侧,(e)为 10% ALA 侧

四、鲜红斑痣模型

雄鸡的鸡冠具有丰富的毛细血管网,和鲜红斑痣具有相似的组织结构,常被用作鲜红斑痣的动物模型。王秀丽研究团队以鸡冠为研究模型,通过荧光动力学研究优化出海姆泊芬光动力的最佳治疗参数,治疗后即刻真皮浅层毛细血管数目减少、血管管径变小。治疗后 1 周组织学观察可见真皮毛细血管腔内形成血栓,而治疗后 2 周可观察到血管数量明显减少(图 8-9)。进一步分子生物学研究发现,海姆泊芬光动力治疗可显著下调鸡冠中的 *Klf2*、*Vegf* 基因及相应蛋白表达,从而抑制治疗区域血管生成。

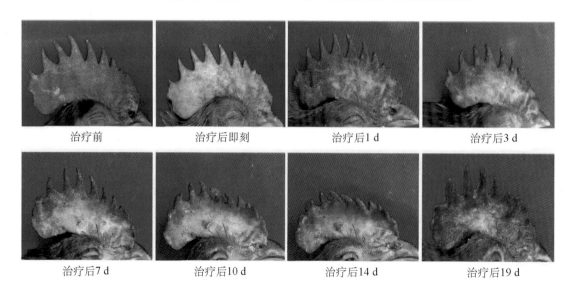

治疗前　　　　　　治疗后即刻　　　　　　治疗后1 d　　　　　　治疗后3 d

治疗后7 d　　　　　　治疗后10 d　　　　　　治疗后14 d　　　　　　治疗后19 d

图 8-9　鲜红斑痣鸡冠模型的海姆泊芬光动力治疗

五、增生性瘢痕模型

ALA-PDT 也可用于增生性瘢痕的治疗。新西兰家兔的兔耳瘢痕模型是经典的瘢痕动物模型[83]。为了观察 ALA-PDT 对兔耳增生性瘢痕的疗效并阐明其治疗机制，Wang 等选取 2.0～2.5 kg 的新西兰家兔，在其每侧耳内侧分别取 4 处切口，大小 1 cm²，手术当天切口用无菌纱布覆盖，经过 3 周的自然愈合切口处会形成高出正常皮面 2 mm 的增生性瘢痕；通过对兔耳瘢痕治疗前后组织病理学分析以及 RT-PCR 研究，证实 ALA-PDT 可以有效抑制增生性瘢痕的形成，具体机制可能与 ALA-PDT 提升增生性瘢痕局部基质金属蛋白酶/金属蛋白酶组织抑制剂的比例，从而加速皮损内成纤维细胞的老化以及胶原和细胞外基质的降解相关[84]。近年来，有较多改良光敏剂介导的 PDT 治疗增生性瘢痕报道，如 Yu 等报道新型纳米材料近红外 IR-808 负载纳米醇质体，其作用深度直达真皮，能够有效增强 PDT 效应，诱导增生性瘢痕相关成纤维细胞凋亡及胶原纤维重塑，改善增生性瘢痕外观[85]；Chen 等设计研发了一种新型透皮吸收纳米材料 HA/ES-ALA，具有协同渗透、靶向聚集和跨膜递送的特点，可将光敏材料本身高效富集至增生性瘢痕相关成纤维细胞内部，显著提升 ALA 利用率，增强 PDT 疗效[86]。

六、银屑病模型

Demerjian 等运用胶带法在小鼠背部局部皮肤上反复进行浅表剥离（每天 2 次，共 5 d），成功在小鼠背部造成皮肤过度增生的类银屑病的皮损表现[87]；在 BALB/c 小鼠背部脱毛后连续 5 d 局部涂抹 5% 咪喹莫特乳膏，也可诱导银屑病表型。此外，某些转基因小鼠也可出现银屑病样皮损，如 K14-VEGF 转基因小鼠。Yi 等报道一种咪喹莫特诱导小鼠银屑病样模型的皮损评估方法，该方法从临床银屑病严重程度评分改良而成，具体为：将皮损的红斑、鳞屑、皮肤厚度分别按严重程度进行 0～4 分评分，0 分：无；1 分：轻微；2 分：中等；3 分：显著；4 分：非常显著。最终皮损得分 = 红斑评分 + 鳞屑评分 + 厚度评分[88]。

基于动物模型研究，既往曾有观点认为外用 ALA-PDT 可以安全有效地治疗大面积的银屑病皮损[89]，并发现 ALA-PDT 可能是通过促进皮损中 Soc1/3、抑制 JAK1/2 从而减轻小鼠银屑病样病变[88]。Chen 等报道通过腹腔注射 ALA 进行系统 ALA-PDT，可显著降低皮损内 IL-17、INF-γ 表达，有效改善 K14-VEGF 转基因小鼠银屑病样表型、减轻皮损内中性粒细胞、树突状细胞和 T 淋巴细胞浸润[90]。但是银屑病皮损常常过度增生，因此，ALA 能否有效吸收成为疗效的关键所在。为改变传统 ALA 水溶液吸收不良的问题，在银屑病的动物模型上结合新兴材料以提高 ALA 吸收率、增强疗效成为一种具有较好前景的解决途径。Wang 等构建了新型脂溶性细胞纳米囊泡材料，使得药物材料在病变部位蓄积，在近红外光照射下发挥光动力/光热协同效应，从而调节局部免疫状态，减少失衡的炎症因子释放，缓解银屑病症状[91]。Yi 等报道以壳聚糖/透明质酸为载体，构建甲氨蝶呤—ALA 纳米粒，实现银屑病的化学光动力治疗，可有效改善咪喹莫特诱导银屑病小鼠的皮肤表现，并下调 TNF-α、IL-17 等关键促炎因子，同时具有较好的安全性[92]。

此外，王秀丽研究团队前期临床研究表明，伍德灯荧光诊断银屑病皮损中可检测到砖红色荧光，提示荧光诊断技术在银屑病诊断及疾病进展评估中具有潜在应用价值[93]。

综上所述，通过 ALA-PDT 治疗皮肤病相关细胞及动物模型的研究，有效地优化各种疾病 PDT 治疗的参数，提高 PDT 的疗效，为进一步阐明 ALA-PDT 对不同皮肤疾病的治疗机制提供便利和可能。相信随着现代医学技术的不断提高，更多相关的细胞和动物模型会被进一步开发,将有助于 ALA-PDT 技术在皮肤科领域的优化、规范、推广和应用。

（曹　智　刘　佳　张国龙）

附：缩略词

皮肤鳞状细胞癌	cutaneous squamous cell carcinoma	cSCC
紫外线	ultraviolet	UV
肿瘤相关成纤维细胞	cancer-associated fibroblast	CAF
基底细胞癌	basal cell carcinoma	BCC
树突状细胞	dendritic cell	DC
痤疮丙酸杆菌	Cutibaterium acnes	*C. acnes*

参考文献

[1] Shi L, Wang H, Chen K, et al. Chinese guidelines on the clinical application of 5-aminolevulinic acid-based photodynamic therapy in dermatology (2021 edition) [J]. Photodiagnosis and Photodynamic Therapy, 2021, 35: 102340.

[2] Boukamp P, Tilgen W, Dzarlieva RT, et al. Phenotypic and genotypic characteristics of a cell line from a squamous cell carcinoma of human skin[J]. Journal of the National Cancer Institute, 1982, 68(3): 415-427.

[3] Giard DJ, Aaronson SA, Todaro GJ, et al. In vitro cultivation of human tumors: establishment of cell lines derived from a series of solid tumors[J]. Journal of the National Cancer Institute, 1973, 51(5): 1417-1423.

[4] Moore GE, Merrick SB, Woods LK, et al. A human squamous cell carcinoma cell line [J]. Cancer Research, 1975, 35(10): 2684-2688.

[5] Kondo S, Aso K. Establishment of a cell line of human skin squamous cell carcinoma in vitro[J]. The British Journal of Dermatology, 1981, 105(2): 125-132.

[6] Rheinwald JG, Beckett MA. Tumorigenic keratinocyte lines requiring anchorage and fibroblast support cultured from human squamous cell carcinomas[J]. Cancer Research, 1981, 41(5): 1657-1663.

[7] Hozumi Y, Kondo S, Shimoura T, et al. Human squamous cell carcinoma from skin: establishment and characterization of a new cell line (HSC-5) [J]. Journal of Dermatology, 1990, 17(3): 143-148.

[8] Ji J, Wang P, Zhou Q, et al. CCL8 enhances sensitivity of cutaneous squamous cell carcinoma to photodynamic therapy by recruiting M1 macrophages [J]. Photodiagnosis and Photodynamic Therapy, 2019, 26: 235-243.

[9] Wang X, Ji J, Zhang H, et al. Stimulation of dendritic cells by DAMPs in ALA-PDT treated SCC tumor cells [J]. Oncotarget, 2015, 6(42): 44688-44702.

[10] Novak B, Heesen L, Schary N, et al. The influence of different illumination parameters on protoporphyrin IX induced cell death in squamous cell carcinoma cells [J]. Photodiagnosis and Photodynamic Therapy, 2018, 21: 385-392.

[11] Ji J, Fan Z, Zhou F, et al. Improvement of DC vaccine with ALA-PDT induced immunogenic apoptotic cells for skin squamous cell carcinoma[J]. Oncotarget, 2015, 6(19): 17135-17146.

[12] Ye T, Chen T, Jiang B, et al. 5-aminolevulinic acid photodynamic therapy inhibits invasion and metastasis of SCL-1 cells probably via MTSS1 and p63 gene related pathways [J]. Photodiagnosis and Photodynamic Therapy, 2020, 32: 102039.

[13] Qiao L, Mei Z, Yang Z, et al. ALA-PDT inhibits proliferation and promotes apoptosis of SCC cells through STAT 3 signal pathway[J]. Photodiagnosis and Photodynamic Therapy, 2016, 14: 66-73.

[14] Zhao Z, Zhang H, Zeng Q, et al. Exosomes from 5-aminolevulinic acid photodynamic therapy-treated

squamous carcinoma cells promote dendritic cell maturation［J］. Photodiagnosis and Photodynamic Therapy, 2020, 30：101746.

［15］Nie S, Wang X, Wang H. NLRP3 inflammasome mediated interleukin – 1β production in cancer-associated fibroblast contributes to ALA-PDT for cutaneous squamous cell carcinoma［J］. Cancer Management and Research, 2019, 11：10257-10267.

［16］Zhang H, Wang P, Wang X, et al. Antitumor effects of DC vaccine with ALA-PDT-induced immunogenic apoptotic cells for skin squamous cell carcinoma in mice［J］. Technology in Cancer Research & Treatment, 2018, 17：1-10.

［17］Li S, Wang P, Zhang G, et al. The effect of ALA-PDT on reversing the activation of cancer-associated fibroblasts in cutaneous squamous cell carcinoma［J］. Photodiagnosis and Photodynamic Therapy, 2019, 27：234-240.

［18］Gallego-Rentero M, Gutiérrez-Pérez M, Fernández-Guarino M, et al. TGFβ1 secreted by cancer-associated fibroblasts as an inductor of resistance to photodynamic therapy in squamous cell carcinoma cells ［J］. Cancers (Basel), 2021, 13(22)：1-12.

［19］Zeng Q, Yang J, Ji J, et al. PD – L1 blockade potentiates the antitumor effects of ALA-PDT and optimizes the tumor microenvironment in cutaneous squamous cell carcinoma ［J］. Oncoimmunology, 2022, 11(1)：2061396.

［20］Lv T, Huang J, Wu M, et al. Halofuginone enhances the anti-tumor effect of ALA-PDT by suppressing NRF2 signaling in cSCC ［J］. Photodiagnosis and Photodynamic Therapy, 2022, 37：102572.

［21］Wang P, Yang W, Shen S, et al. Differential diagnosis and precision therapy of two typical malignant cutaneous tumors leveraging their tumor microenvironment：a photomedicine strategy［J］. ACS Nano, 2019, 13(10)：11168-11180.

［22］So PL, Langston AW, Daniallinia N, et al. Long-term establishment, characterization and manipulation of cell lines from mouse basal cell carcinoma tumors［J］. Experimantal Dermatology, 2006, 15(9)：742-750.

［23］Aszterbaum M, Epstein J, Oro A, et al. Ultraviolet and ionizing radiation enhance the growth of BCCs and trichoblastomas in patched heterozygous knockout mice ［J］. Nature Medicine, 1999, 5(11)：1285-1291.

［24］Gracia-Cazaña T, Mascaraque M, Lucena SR, et al. Biomarkers of basal cell carcinoma resistance to methyl-aminolevulinate photodynamic therapy ［J］. PLoS One, 2019, 14(4)：e0215537.

［25］Mascaraque M, Delgado-Wicke P, Nuevo-Tapioles C, et al. Metformin as an adjuvant to photodynamic therapy in resistant basal cell carcinoma cells［J］. Cancers (Basel), 2020, 12(3)：15.

［26］Dabrzalska M, Janaszewska A, Zablocka M, et al. Complexing methylene blue with phosphorus dendrimers to increase photodynamic activity ［J］. Molecules, 2017, 22(3)：110.

［27］Boukamp P, Petrussevska RT, Breitkreutz D, et al. Normal keratinization in a spontaneously immortalized aneuploid human keratinocyte cell line［J］. Journal of Cell Biology, 1988, 106(3)：761-771.

［28］Wang P, Han J, Wei M, et al. Remodeling of dermal collagen in photoaged skin using low-dose 5 – aminolevulinic acid photodynamic therapy occurs via the transforming growth factor-β pathway［J］. Journal of Biophotonics, 2018, 11(6)：e201700357.

［29］Suciu M, Porav S, Radu T, et al. Photodynamic effect of light emitting diodes on E. coli and human skin cells induced by a graphene-based ternary composite［J］. Journal of Photochemistry and Photobiology B：Biology, 2021, 223：112298.

［30］Zhao M, Leggett E, Bourke S, et al. Theranostic near-infrared-active conjugated polymer nanoparticles［J］. ACS Nano, 2021, 15(5)：8790-8802.

［31］Nowak-Perlak M, Bromke MA, Ziółkowski P, et al. The comparison of the efficiency of emodin and aloe-emodin in photodynamic therapy ［J］. International Journal of Molecular Sciences, 2022, 23(11)：121.

［32］Todaro GJ, Green H. Quantitative studies of the growth of mouse embryo cells in culture and their development into established lines［J］. Journal of Cell Biology, 1963, 17(2)：299-313.

［33］Zouboulis CC, Seltmann H, Neitzel H, et al. Establishment and characterization of an immortalized human sebaceous gland cell line (SZ95)［J］. Journal of Investigative Dermatology, 1999, 113(6)：1011-1020.

［34］Kosaka S, Kawana S, Zouboulis CC, et al. Targeting of sebocytes by aminolevulinic acid-dependent photosensitization［J］. Photochemistry and Photobiology, 2006, 82(2)：453-457.

[35] Liu W, Wang Q, Tuo J, et al. ALA-PDT suppressed the cell growth by Akt-/Erk-mTOR-p70 s6k pathway in human SZ95 sebocytes in vitro[J]. Photodiagnosis and Photodynamic Therapy, 2018, 24: 1-6.

[36] Tuo J, Wang Q, Zouboulis CC, et al. ALA-PDT suppressing the cell growth and reducing the lipogenesis in human SZ95 sebocytes by mTOR signaling pathway in vitro [J]. Photodiagnosis and Photodynamic Therapy, 2017, 18: 295-301.

[37] Ding HL, Wang XL, Wang HW, et al. Successful treatment of refractory facial acne using repeat short-cycle ALA-PDT: case study[J]. Photodiagnosis and Photodynamic Therapy, 2011, 8(4): 343-346.

[38] 张玲琳,王秀丽,王宏伟,等.5-氨基酮戊酸光动力疗法治疗痤疮[J].中华皮肤科杂志,2009,42(2): 78-80.

[39] 吕婷,王秀丽,周文江,等.紫外线所致皮肤鳞状细胞癌小鼠模型的建立[J].中华皮肤科杂志,2011(03): 174-177.

[40] Liu T, Xia QM, Lv YS, et al. ErZhiFormula prevents UV-induced skin photoaging by Nrf2/HO－1/NQO1 signaling: an in vitro and in vivo studies[J]. Journal of Ethnopharmacology, 2023, 309: 115935.

[41] Martínez-Cruz AB, Santos M, Lara MF, et al. Spontaneous squamous cell carcinoma induced by the somatic inactivation of retinoblastoma and Trp53 tumor suppressors [J]. Cancer Research, 2008, 68 (3): 683-692.

[42] Wang H, Li J, Lv T, et al. Therapeutic and immune effects of 5-aminolevulinic acid photodynamic therapy on UVB-induced squamous cell carcinomas in hairless mice[J]. Experimantal Dermatology, 2013, 22(5): 362-363.

[43] Liu J, Yan G, Chen Q, et al. Modified 5－aminolevulinic acid photodynamic therapy (M-PDT) inhibits cutaneous squamous cell carcinoma cell proliferation via targeting PP2A/PP5-mediated MAPK signaling pathway [J]. International Journal of Biochemistry & Cell Biology, 2021, 137: 106036.

[44] Ji J, Zhang Y, Chen WR, et al. DC vaccine generated by ALA-PDT-induced immunogenic apoptotic cells for skin squamous cell carcinoma[J]. Oncoimmunology, 2016, 5(6): e1072674.

[45] Zhu L, Zhang G, Wang P, et al. The effect of C-X-C motif chemokine ligand 13 in cutaneous squamous cell carcinoma treated with aminolevulinic acid-photodynamic therapy [J]. Photodiagnosis and Photodynamic Therapy, 2019, 26: 389-394.

[46] Bhatta AK, Wang P, Keyal U, et al. Therapeutic effect of Imiquimod enhanced ALA-PDT on cutaneous squamous cell carcinoma [J]. Photodiagnosis and Photodynamic Therapy, 2018, 23: 273-280.

[47] Anand S, Honari G, Hasan T, et al. Low-dose methotrexate enhances aminolevulinate-based photodynamic therapy in skin carcinoma cells in vitro and in vivo[J]. Clinical Cancer Research, 2009, 15 (10): 3333-3343.

[48] Anand S, Wilson C, Hasan T, et al. Vitamin D$_3$ enhances the apoptotic response of epithelial tumors to aminolevulinate-based photodynamic therapy [J]. Cancer Research, 2011, 71(18): 6040-6050.

[49] Anand S, Rollakanti KR, Horst RL, et al. Combination of oral vitamin D$_3$ with photodynamic therapy enhances tumor cell death in a murine model of cutaneous squamous cell carcinoma [J]. Photochemistry and Photobiology, 2014, 90(5): 1126-1135.

[50] Chen J, Zhang Y, Wang P, et al. Plum-blossom needling promoted PpIX fluorescence intensity from 5－aminolevulinic acid in porcine skin model and patients with actnic keratosis [J]. Photodiagnosis and Photodynamic Therapy, 2016, 15: 182-190.

[51] Wang X, Shi L, Tu Q, et al. Treating cutaneous squamous cell carcinoma using 5－aminolevulinic acid polylactic-co-glycolic acid nanoparticle-mediated photodynamic therapy in a mouse model [J]. International Journal of Nanomedicine, 2015, 10: 347-355.

[52] Shi L, Liu P, Wu J, et al. The effectiveness and safety of X-PDT for cutaneous squamous cell carcinoma and melanoma[J]. Nanomedicine (Lond), 2019, 14 (15): 2027-2043.

[53] Liu Y, Viau G, Bissonnette R. Multiple large-surface photodynamic therapy sessions with topical or systemic aminolevulinic acid and blue light in UV-exposed hairless mice [J]. Journal of Cutaneous Medicine and Surgery, 2004, 8(2): 131-139.

[54] Mascaraque-Checa M, Gallego-Rentero M, Nicolás-Morala J, et al. Metformin overcomes metabolic reprogramming-induced resistance of skin squamous cell carcinoma to photodynamic therapy[J]. Molecular

Metabolism, 2022, 60：101496.

[55] Sunar U, Rohrbach DJ, Morgan J, et al. Quantification of PpIX concentration in basal cell carcinoma and squamous cell carcinoma models using spatial frequency domain imaging [J]. Biomedical Optics Express, 2013, 4(4)：531-537.

[56] Rollakanti K, Anand S, Maytin EV. Topical calcitriol prior to photodynamic therapy enhances treatment efficacy in non-melanoma skin cancer mouse models [J]. Proceedings of SPIE the International Society for Optical Engineering, 2015, 9308：93080q.

[57] Marsh Durban V, Deuker MM, Bosenberg MW, et al. Differential AKT dependency displayed by mouse models of BRAFV600E-initiated melanoma[J]. Journal of Clinical Investigation, 2013, 123(12)：5104-5118.

[58] Bonet C, Luciani F, Ottavi JF, et al. Deciphering the role of oncogenic MITFE318K in senescence delay and melanoma progression[J]. Journal of the National Cancer Institute, 2017, 109(8)：114.

[59] SR Florell, F Clayton, H Rahman, et al. Characterization of amelanotic melanomas from genetically-engineered mouse models[J]. Journal of Investigative Dermatology, 2019, 139(5)：S139.

[60] Pérez-Guijarro E, Yang HH, Araya RE, et al. Multimodel preclinical platform predicts clinical response of melanoma to immunotherapy[J]. Nature Medicine, 2020, 26(5)：781-791.

[61] Galvani E, Mundra PA, Valpione S, et al. Stroma remodeling and reduced cell division define durable response to PD-1 blockade in melanoma[J]. Nature Communications, 2020, 11(1)：853.

[62] Córdoba F, Braathen LR, Weissenberger J, et al. 5-aminolaevulinic acid photodynamic therapy in a transgenic mouse model of skin melanoma [J]. Experimantal Dermatology, 2005, 14(6)：429-437.

[63] Meeth K, Wang JX, Micevic G, et al. The YUMM lines: a series of congenic mouse melanoma cell lines with defined genetic alterations[J]. Pigment Cell & Melanoma Research, 2016, 29(5)：590-597.

[64] Ma LW, Nielsen KP, Iani V, et al. A new method for photodynamic therapy of melanotic melanoma—effects of depigmentation with violet light photodynamic therapy [J]. Journal of Environmental Pathology Toxicology and Oncology, 2007, 26(3)：165-172.

[65] Schacht V, Szeimies RM, Abels C. Photodynamic therapy with 5 - aminolevulinic acid induces distinct microcirculatory effects following systemic or topical application [J]. Photochemical & Photobiological Sciences, 2006, 5(5)：452-458.

[66] Sanmamed MF, Chester C, Melero I, et al. Defining the optimal murine models to investigate immune checkpoint blockers and their combination with other immunotherapies[J]. Annals of Oncology, 2016, 27 (7)：1190-1198.

[67] Tasdogan A, Faubert B, Ramesh V, et al. Metabolic heterogeneity confers differences in melanoma metastatic potential[J]. Nature, 2020, 577(7788)：115-120.

[68] Tuveson D, Clevers H. Cancer modeling meets human organoid technology[J]. Science, 2019, 364(6444)：952-955.

[69] Votanopoulos KI, Forsythe S, Sivakumar H, et al. Model of patient-specific immune-enhanced organoids for immunotherapy screening: feasibility study [J]. Annals of Surgical Oncology, 2020, 27(6)：1956-1967.

[70] Wang M, Yang X, Chang L, et al. Low-level PDT treatment modulated photoaging mediated by UVA irradiation through regulating Bach2 [J]. Photodiagnosis and Photodynamic Therapy, 2020, 29：101606.

[71] 徐雨婷,王佩茹,韩佳彤,等. n-3多不饱和脂肪酸对SKH-1小鼠皮肤急性光损伤模型的保护作用研究[J].中华皮肤科杂志,2018,51(8):586-591.

[72] 王佩茹,薛欢,王秀丽.n-3多不饱和脂肪酸在皮肤光老化中的作用[J].中国皮肤性病学杂志,35(7):721-726.

[73] Wang P, Yan G, Xue H, et al. Proteomics and lipidomics reveal the protective mechanism of dietary n-3 PUFA supplementation for photoaging[J]. Food & Function, 2021, 12(17)：7883-7896.

[74] Lv T, Huang ZF, Wang HW, et al. Evaluation of collagen alteration after topical photodynamic therapy (PDT) using second harmonic generation (SHG) microscopy—in vivo study in a mouse model[J]. Photodiagnosis and Photodynamic Therapy, 2012, 9(2)：164-169.

[75] Gur-Cohen S, Yang H, Baksh SC, et al. Stem cell-driven lymphatic remodeling coordinates tissue regeneration [J]. Science, 2019, 366 (6470)：

1218-1225.

[76] De Young L, Ballaron S, Epstein W. Transglutaminase activity in human and rabbit ear comedogenesis: a histochemical study [J]. Journal of Investigative Dermatology, 1984, 82(3): 275-279.

[77] Kwon TR, Choi EJ, Oh CT, et al. Targeting of sebaceous glands to treat acne by micro-insulated needles with radio frequency in a rabbit ear model[J]. Lasers in Surgery and Medicine, 2017, 49 (4): 395-401.

[78] De Young LM, Young JM, Ballaron SJ, et al. Intradermal injection of Propionibacterium acnes: a model of inflammation relevant to acne[J]. Journal of Investigative Dermatology, 1984, 83(5): 394-398.

[79] 王丹,骆丹,闵伟,等.5-氨基酮戊酸光动力疗法对痤疮丙酸杆菌感染金黄地鼠皮脂腺斑影响的研究[J]. 临床皮肤科杂志,2010,39(7):417-419.

[80] Zhang L, Yang J, Liu X, et al. 5-Aminolaevulinic acid photodynamic therapy amplifies intense inflammatory response in the treatment of acne vulgaris via CXCL8 [J]. Experimantal Dermatology, 2021, 30(7): 923-931.

[81] Yang J, Shi L, Xu D, et al. 5-Aminolaevulinic acid photodynamic therapy suppresses lipid secretion of primary sebocytes through AMPK/SREBP-1 pathway [J]. Photodiagnosis and Photodynamic Therapy, 2021, 36: 102537.

[82] Kosaka S, Miyoshi N, Akilov OE, et al. Targeting of sebaceous glands by δ-aminolevulinic acid-based photodynamic therapy: An in vivo study[J]. Lasers in Surgery and Medicine, 2011, 43(5): 376-381.

[83] Kloeters O, Tandara A, Mustoe TA. Hypertrophic scar model in the rabbit ear: a reproducible model for studying scar tissue behavior with new observations on silicone gel sheeting for scar reduction [J]. Wound Repair and Regeneration, 2007, 15(Suppl 1): 40-45.

[84] Wang Q, Dong Y, Geng S, et al. Photodynamic therapy inhibits the formation of hypertrophic scars in rabbit ears by regulating metalloproteinases and tissue inhibitor of metalloproteinase-1 [J]. Clinical and Experimantal Dermatology, 2014, 39(2): 196-201.

[85] Yu Z, Meng X, Zhang S, et al. IR-808 loaded nanoethosomes for aggregation-enhanced synergistic transdermal photodynamic/photothermal treatment of hypertrophic scars[J]. Biomaterials Science, 2021, 10(1): 158-166.

[86] Chen Y, Zhang Z, Xin Y, et al. Synergistic transdermal delivery of nanoethosomes embedded in hyaluronic acid nanogels for enhancing photodynamic therapy[J]. Nanoscale, 2020, 12 (28): 15435-15442.

[87] Demerjian M, Man MQ, Choi EH, et al. Topical treatment with thiazolidinediones, activators of peroxisome proliferator-activated receptor-gamma, normalizes epidermal homeostasis in a murine hyperproliferative disease model [J]. Experimantal Dermatology, 2006, 15(3): 154-160.

[88] Yi F, Zheng X, Fang F, et al. ALA-PDT alleviates the psoriasis by inhibiting JAK signalling pathway [J]. Experimantal Dermatology, 2019, 28 (11): 1227-1236.

[89] Fang YP, Huang YB, Wu PC, et al. Topical delivery of 5-aminolevulinic acid-encapsulated ethosomes in a hyperproliferative skin animal model using the CLSM technique to evaluate the penetration behavior [J]. European Journal of Pharmaceutics and Biopharmaceutics, 2009, 73(3): 391-398.

[90] Chen T, Zhang LW, Fu LX, et al. Systemic ALA-PDT effectively blocks the development of psoriasis-like lesions and alleviates leucocyte infiltration in the K14-VEGF transgenic mouse[J]. Clinical and Experimental Dermatology, 2017, 42(8): 849-856.

[91] Wang H, Su D, Huang R, et al. Cellular nanovesicles with bioorthogonal targeting enhance photodynamic/photothermal therapy in psoriasis [J]. Acta Biomaterialia, 2021, 134: 674-685.

[92] Wang Y, Fu S, Lu Y, et al. Chitosan/hyaluronan nanogels co-delivering methotrexate and 5-aminolevulinic acid: A combined chemo-photodynamic therapy for psoriasis [J]. Carbohydrate Polymers, 2022, 277: 118819.

[93] Wang B, Xu YT, Zhang L, et al. Protoporphyrin IX fluorescence as potential indicator of psoriasis severity and progression[J]. Photodiagnosis and Photodynamic Therapy, 2017, 19: 304-307.

临床篇

第 九 章
ALA-PDT 治疗非黑素瘤皮肤癌

第一节　ALA-PDT 治疗光线性角化病

一、光线性角化病概述

光线性角化病（actinic keratosis，AK），又名日光性角化病，好发于曝光部位，多见于老年人、浅肤色人群和长期日光暴露者。目前认为AK 是一种癌前病变，可进展为皮肤鳞状细胞癌（cutaneous squamous cell carcinoma，cSCC）。AK是一种老年性皮肤病，随着社会人口老龄化，AK患病率逐年增加。2013 年，王秀丽研究团队在上海某社区针对老年皮肤肿瘤开展一项流行病学研究，这是目前国内少有的关于老年皮肤癌前病变和皮肤癌流行病学研究，研究发现在某社区2 038 例 60 岁以上人群中，AK 患病率为3.08%，且发病率随年龄增长而升高[1]。2015年，北京和西安两家医院 5 年统计显示，159 万皮肤科门诊患者中 AK 构成比占 0.52%，平均年龄为（69.8±11.8）岁，其中50%为多发皮损；同时横断面研究共筛查 72 437 例患者，AK 确诊率为 1.05%[2]。

（一）临床表现

AK 好发于日光暴露部位，如面颊、颞部、颈部、手背和前臂等部位。皮损可为单发或多发，临床上后者更为常见，表现为大小不等红色或红褐色斑片、斑块，皮损表面粗糙，可伴黏着性鳞屑，严重时可出现糜烂、溃疡和皮角等。皮损区域可间有色斑、毛细血管扩张及皮肤萎缩等光老化表现。多数患者无自觉症状，偶有轻微疼痛和瘙痒，早期AK 皮损难以引起患者重视。AK 患者多伴有不同程度皮肤光老化，多发性 AK 皮肤光老化程度往往更为严重，AK 皮损进展为 cSCC 风险更高。多发性 AK 皮损间光老化皮肤中常常出现肉眼不可见的亚临床损害，通常将这些成片受累的区域，称为区域性癌化（field cancerization）（图 9-1）[4]，因此，对 AK 的治疗要考虑整个受累区域。AK临床分级常采用 Olsen 分级，根据皮损厚度及角化程度分为 3 级。

根据临床形态，AK 可分为角化过度型、色素型、萎缩型、皮角型及光线性唇炎型[7]。其中光线性唇炎（actinic cheilitis，AC）是特殊类型 AK，表现为口唇脱皮、裂隙、溃疡和/或局灶性角化过度，其中 95%的患者皮损发生于下唇，进展为 cSCC的概率为 10%～30%，高于其他部位皮损。国外报道大约 95%的口唇 cSCC 由 AC 进展而来，因此对 AC 的治疗需要更加积极。

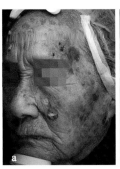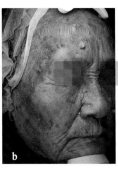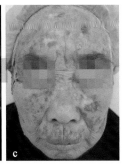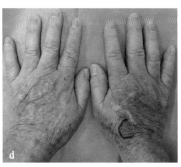

图 9-1　AK 伴区域性癌化的临床表现

（a）（b）面部多发性光线性角化病，呈区域性癌化表现，出现角化性丘疹；（c）（d）患者的面部及手部同时出现区域性癌化

表 9-1　AK 的 Olsen 临床分级[5-6]

分级	临床表现
Ⅰ级	轻度，浅红色至灰色斑片少量鳞屑，可轻易触及，但不易观察到
Ⅱ级	中度，红斑伴较明显鳞屑，可轻易触及并可观察到
Ⅲ级	重度，厚鳞屑，明显角化过度，容易观察到显著角化，和早期 cSCC 难以鉴别
AK 区域性癌变（field change/ field cancerization）	多发 AK 皮损融合成片（大于数厘米）

　　AK 多数通过患者病史、皮损表现和特征即可做出初步诊断，组织病理是确诊的金标准，尤其在怀疑 AK 恶变倾向或诊断有疑问时需进行组织活检。AK 病理特征为表皮异形角质形成细胞呈谱系改变，出现角化过度、角化不全，从基底层排列轻度紊乱到表皮全层细胞不典型，呈原位鳞癌组织学改变，可伴有不同程度的淋巴细胞浸润，有时呈致密苔藓样浸润。组织病理为有创性检查，且制片过程和读片报告耗时较长。近年来，无创诊断技术发展迅速，可实时检查和报告，已在临床上广泛应用。用于 AK 较为成熟的无创诊断手段有皮肤镜和皮肤在体反射式共聚焦显微镜（reflectance confocal microscopy，RCM），可用于 AK 的筛查、诊断、确定活检部位及治疗后随访。王秀丽研究团队发现皮肤镜可用于光动力治疗前的皮损定位及治疗后疗效观察及随访，更精准地指导治疗[9]。皮肤镜下表现与皮损严重程度和分级有关，典型表现为Ⅰ级：红色假网状模式；Ⅱ级：

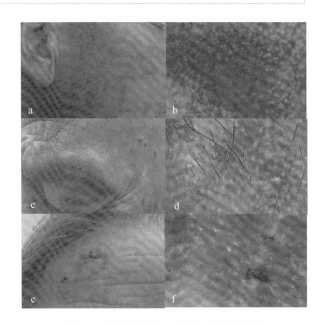

图 9-2　不同级别 AK 临床及皮肤镜表现

　　（a）（b）临床Ⅰ级，可触及皮损，皮肤镜下红色假网状结构为特征，表面可有散在的白色鳞屑，毛囊周围可见点状或线状血管呈网状分布；（c）（d）临床Ⅱ级，肉眼可看到皮损，皮肤镜中等厚度，呈草莓状模式，红色背景上可见黄白色、角化、扩张的毛囊开口，毛囊口周围白晕，可见点状及不规则线状血管；（e）（f）临床Ⅲ级，肉眼可见皮损明显增厚，皮肤镜下可见明显角化过度，皮肤镜下呈黄白色无结构区，扩大的毛囊开口内充满角栓，表面覆有黄白色鳞屑

白晕、可见点状及不规则线状血管；Ⅲ级：明显角化过度，皮肤镜下呈黄白色无结构区，明显毛囊角栓。当皮肤镜观察到明显角化出现黄白色无结构区，甚至糜烂、毛囊周围粗大血管、放射状发夹样血管和线状不规则血管时，提示 cSCC 可能，需尽快进行组织病理检查[10]。RCM 中 AK 最具特征性的表现为表皮棘细胞层排列紊乱，失去正常的蜂窝状结构，可见异形角质形成细胞，表现为细胞和核大小形态各异、边缘较高折光的靶形细胞。RCM 检测较为浅表，对于肥厚型 AK 皮损检测深度有限。

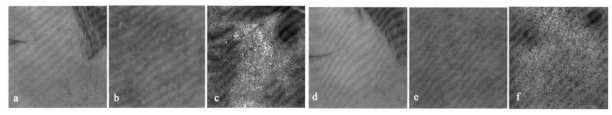

图 9-3　光动力治疗 AK 前后的皮肤镜及 RCM 表现

(a)左颞部 AK 治疗前；(b)毛囊周围黄晕，大量玫瑰花瓣征，少许白色鳞屑；(c)基底细胞排列紊乱，见异常靶型细胞及噬色素颗粒；(d)2 次 ALA-PDT 治疗后；(e)毛囊周围少量黄晕，未见玫瑰花瓣征，少许不规则血管；(f)表皮细胞排列较整齐，未见明显异常靶型细胞及噬色素颗粒

（二）发病机制与转归

AK 发病最重要的危险因素是长期紫外线暴露，紫外线可引起细胞基因突变、皮肤慢性炎症、免疫抑制等，最终导致角质形成细胞异常增殖。皮肤白皙的人群(Fitzpatrick Ⅰ型和Ⅱ型皮肤)更易患 AK，Ⅲ型和Ⅳ型皮肤 AK 的发病率相似[11-12]。免疫抑制人群如器官移植或长期服用细胞毒性药物患者更易患 AK，且更易进展为 cSCC[8]。每处 AK 皮损 1 年时间进展为 cSCC 的概率为 0.60%，4 年后上升为 2.57%。60% cSCC 患者曾有 AK 病史[13]，多发 AK 恶变率远高于单发者，且恶变率随年龄而增加[14]。

（三）诊治原则及理念

AK 是慢性进展性疾病，有潜在恶变风险，同时可能伴发其他非黑素瘤型皮肤肿瘤，国内外指南均推荐一旦发现 AK 皮损均应纳入 AK 管理及治疗[15]。王秀丽研究团队最初将 ALA-PDT 用于 AK 单皮损治疗，经长期临床应用与观察，发现 AK 以多发皮损为主，多发性皮损边界不清，整个光暴露部位都存在不同程度的光老化现象。这些光老化皮肤是进一步发展为 AK 甚至皮肤肿瘤的"土壤"，仅对 AK 单个皮损治疗显得远远不够，考虑到 ALA-PDT 具有"面清除"作用，可去除 AK 皮损并逆转周围皮肤光老化，使患者"旧貌换新颜"。为此，王秀丽研究团队借鉴 ALA-PDT 对尖锐湿疣及其周围亚临床感染、潜伏感染具有"面清除"作用和经验，开展全脸 ALA-PDT 治疗 AK 的深入研究，于 2017 年启动"全脸(面部)ALA-PDT 治疗 AK 随机单盲多中心前瞻性研究"。国外学者亦注意到此现象，提出 PDT 治疗 AK 的"区域性面治疗(field-directed PDT)"。2021 年，王秀丽教授牵头制定了《中国光线性角化病临床诊疗专家共识(2021)》，提出"AK 区域性面治疗和终身随访理念"。共识同时提出，对于高风险的 AK，如多发皮损、复发皮损、高龄、合并免疫抑制、既往肿瘤病史、口唇等特殊皮损部位和肥厚型损害等特殊表现者，需要高度重视并积极治疗。

目前 AK 的常用局部治疗，包括外用药物咪喹莫特、5-氟尿嘧啶、双氯芬酸和维 A 酸类等；物理治疗包括冷冻、激光、电干燥、刮除术和局部手术切除。系统治疗以口服维 A 酸类药物为主(表 9-2)。由于多发性 AK 存在区域性癌化，因此除了针对已有皮损进行治疗，对整个光老化显著的区域进行区域性面治疗非常重要，有利于减少 AK 的新发和再发。物理治疗仅针对已有皮损进行治疗；光动力治疗和局部外用药物治疗可直接去除皮损，亦可用于区域性面治疗。系统治疗适用于多发性 AK 区域癌变或高危患者的区域性面治疗。

表 9-2　光线性角化病的常用治疗方法

治疗方法	治疗方案	优势	不足
光动力治疗	10%～20% ALA 浓度 传统红光 PDT：敷药时间 3～6 h，LED 红光：100～150 J/cm² 日光-PDT：敷药时间 0.5 h，日光 2 h（夏季治疗时间需要视情况缩减） 改良无痛 PDT：孵育 0.5 h，能量密度 150 J/cm²	微创，美容效果好，可进行区域性面治疗，可减少复发及再发，可重复治疗	有红斑、水肿、瘙痒、烧灼感、色素沉着等不良反应；传统红光治疗疼痛明显
冷冻	喷射或棉签液氮接触治疗，冷冻时间为 5～10 s，终点反应为皮损发白变硬可双手指捏起 冷冻剥脱术为喷法冷冻 5～10 s 进行区域化治疗	局部皮损效果好，费用低	有疼痛、红斑、水疱以及感染，色素减退、瘢痕等不良反应；治疗终点可控性较差
外科手术	刮除术或常规手术切除	直接清除皮损，对角化过度型及临床可疑 cSCC 癌变皮损以及其他治疗抵抗的 AK 皮损更具优势	有感染和瘢痕形成的风险
激光	CO₂ 激光等剥脱性激光清除	直接清除皮损，对肥厚型及角化过度型皮损更好	有感染、色素减退及瘢痕形成的风险
外用药物	5-氟尿嘧啶：1%、2%、5% 5-氟尿嘧啶推荐用于头部、背部及前臂 AK 的治疗。对于免疫能力强的患者，建议使用 0.5% 5-氟尿嘧啶；对于免疫功能低下的患者，建议使用 5% 5-氟尿嘧啶。5% 5-氟尿嘧啶使用方法为每日 2 次，连续使用不超过 4 周	使用方便，可用于区域性面治疗	疗程较长，需连续使用。有红斑、水疱、糜烂、溃疡、结痂，烧灼感、瘙痒、疼痛以及光敏和色素沉着等不良反应
	咪喹莫特：5%咪喹莫特，每周 3 次，连续使用 4 周，最多不能超过 16 周，每次使用面积<25 cm²；2.5%和 3.75%咪喹莫特，每日 1 次，连续使用 2 周，停用 2 周，再使用 2 周，总疗程共 6 周，每次使用面积<200 cm²	使用方便，可用于区域性面治疗	疗程较长，需连续使用。有发热、红斑、结痂、糜烂/溃疡、瘙痒、疼痛和色素减退等不良反应
	维 A 酸类：0.1%及 0.3%阿达帕林、0.1%及 0.05%维 A 酸、0.1%异维 A 酸，每晚一次外用	多用于预防性治疗 AK	疗效一般，皮肤刺激性反应大，需联合治疗
	双氯芬酸：含 3%双氯芬酸的 2.5%透明质酸凝胶，每天 2 次，至少使用 60～90 d	使用方便	疗效一般，有刺激性
系统药物	阿维 A 使用剂量为 20～25 mg/d，连续使用超过 3 周	多发性 AK 区域癌变、高危患者或免疫抑制患者可有效减少 AK 的数目	肝功能异常、血脂升高、皮肤黏膜干燥、红斑、脱发、致畸等不良反应

要预防 AK 还需要做好长期的防晒，在多个国外 AK 指南中都指出，除物理防晒外，推荐使用防晒剂预防 AK 的发生，建议外用防晒系数（sun-protection factor，SPF）＞15 的广谱防晒霜[16-17]。每日在面、颈和耳部外用高效 UVB/UVA 遮光剂（SPF30，PA＋＋＋；使用剂量 2 mg/cm²）可抑制光诱导的皮肤肿瘤病变形成，有效减少免疫功能正常或受抑制患者的新发 AK，降低 AK 进展为cSCC 的风险[18-21]。

PDT 治疗被《中国光线性角化病临床诊疗专家共识（2021）》[15]、《氨基酮戊酸光动力疗法皮肤科临床应用指南（2021）》[22]和《欧洲局部光动力疗法（2019）应用指南》[23]等推荐为 AK 治疗的首选方法，尤其适用于头面部、多发性或大面积 AK皮损。ALA-PDT 治疗 AK 可有效清除 AK 皮损，同时能有效逆转皮肤光老化，兼顾美容效果。此外，PDT 治疗光线性唇炎的疗效及美容效果优于其他方法。

二、ALA-PDT

非黑素瘤皮肤癌是 PDT 最早开始应用的治疗领域。1996 年，王秀丽等将 ALA-PDT 应用于鲍恩病、浅表 BCC 的治疗。之后，王秀丽研究团队将其应用于 AK、增殖性红斑和鲍恩样丘疹病等皮肤癌前病变的治疗[24-27]。2000 年，Levulan（ALA 商品制剂）由美国 FDA 正式批准用于 AK的治疗，是国际上第一个 ALA-PDT 治疗适应证。2001 年，Metvix（ALA-甲基酯）在欧盟获得批准应用于 AK 的临床治疗，2003 年，Metvix 在世界范围内推广和临床应用，包括欧盟国家、澳大利亚、新西兰、巴西等 30 多个国家。Mate 分析显示，在非手术干预措施中，PDT 治疗 AK 的远期疗效（＞12 个月）好，是 AK 最佳治疗方案[28]，使AK 成为 ALA-PDT 在皮肤科应用最早、范围最广的适应证。

（一）作用机制

1. 直接杀伤机制

ALA 是一种天然的亲水性小分子化合物，是血红素合成途径的前提物。大量外源性 ALA 经皮吸收后，这些前体能被肿瘤细胞及其他增生旺盛的细胞选择性地吸收，聚集速度比在正常细胞中高 10 倍，异常细胞经过一系列酶促反应在线粒体内聚集过量的具有强光敏性物质原卟啉 IX（PpIX），后者在一定波长的光照射下，发生化学反应，产生 $^1O_2$ 等氧自由基，氧自由基具有亲电性，能高效氧化生物分子，如不饱和脂肪酸、蛋白质、核酸等，引起细胞膜、线粒体和核酸损伤，使异形角质细胞发生坏死、凋亡、焦亡和自噬等，从而起到治疗 AK 的目的[29]。

2. 免疫调节机制

PDT 除了直接清除病变的异形细胞外，更重要的是产生局部炎症反应，释放细胞因子及趋化因子，诱导中性粒细胞、T 细胞、DC 细胞、B 细胞等免疫细胞聚集，进一步激活机体的免疫反应[29]。PDT 可诱导病变细胞免疫原性死亡，促进内源性危险信号的表达，增强肿瘤免疫原性和特异性抗瘤免疫，进一步控制 AK 复发和再发[30]。

（二）治疗参数

1. ALA 敷药浓度与时间

1997 年，Jeffes 等就对 AK 治疗中的 ALA 有效浓度进行探索，发现在单次治疗 8 周后，不同 ALA 浓度（10%，20%，30%）对 AK 皮损清除率的差异无统计学意义[31]。王秀丽研究团队进行回顾性研究同样发现，10% 和 20% ALA 乳膏疗效及不良反应均无明显差异。对于 ALA 敷药时间的探究，多项研究对 ALA 不同敷药时间后组织中 PpIX 进行检测。2000 年，Ormrod 等发现PpIX 富集在 11 h 时达峰，半衰期为 30 h[33]。2010年，Warren 等动态观察 2 h，发现 PpIX 的富集与时间呈线性相关，且 100% 的皮损在 2 h 时 PpIX的富集显著高于敷药前[34]。FDA 推荐的 ALA

敷药时间为 14～18 h,但敷药时间延长可使 ALA-PDT 不良反应增加,大量研究证实 3 h 敷药时间对 AK 有同样疗效。2007 年,临床报道发现不同敷药时间,如 1 h、2 h、3 h,AK 清除率的差异无统计学意义[35]。2009 年,Braathen 等同样提出 1 h 与 3 h 敷药时间,AK 清除率在浅表型及中等肥厚型 AK 皮损中均无统计学差异。Melanie Palm 等认为 PpⅨ富集浓度与疗效并非存在绝对相关性,推荐 AK 的 PDT 敷药时间为 1 h,在治疗较厚或较大皮损时,延长敷药时间为 3 h[37]。对于 ALA-PDT 治疗反应存在的个体差异,部分学者提出治疗参数个体化能更有效地兼顾清除率和不良反应[38]。2005 年,Radankovic 等采用 70 J/cm²、100 J/cm²、140 J/cm² 不同照光剂量,1 次红光 PDT 治疗。1 月后清除率分别为 89%、92%、81%;3 月后清除率分别为 81%、77%、69%,差异均无统计学意义[39]。基于目前的循证学证据及王秀丽研究团队前期研究结果,我国光动力指南推荐采用 10%～20% ALA 浓度,传统红光 PDT 治疗采取 3～6 h 敷药时间,100～150 J/cm² 光照剂量为宜。日光-PDT(DL-PDT)敷药时间为 0.5 h,日照时间为 2 h[22]。近年来,为克服 PDT 治疗过程中的疼痛,王秀丽研究团队探索改良无痛 PDT(M-PDT),通过缩短 ALA 的敷药时间以缓解 PDT 治疗过程中的疼痛。2020 年,Mordon 等采用面罩式 LED 红光 PDT,同样采取 0.5 h 敷药时间,与传统红光 PDT 敷药 3 h 治疗对比。结果显示经过 1～2 次治疗,对Ⅰ～Ⅱ级 AK 疗效相当,3 个月有效率分别为 79.3% 和 80.7%[40]。

2. ALA 剂型

在 AK 治疗中,ALA 可配制成乳液、凝胶或乳膏,乳膏的药物吸收效率最好。ALA 甲酯 MAL 的出现可克服 ALA 作为亲水性小分子物质在皮肤渗透性上的不足,MAL-PDT 在欧美应用广泛。近年,ALA 的凝胶(BF-200 ALA,biofrontera bioscience gmbH,Leverkusen,Germany,浓度为 7.8%)和 ALA 贴片剂型(大小为 2 cm×2 cm,内含 8 mg ALA)也应用于临床。研究表明其治疗 AK 有效率与传统方法差异无统计学意义。贴片敷贴使用方便、无需避光,可配合家用便携光源或日光光动力使用。

3. 治疗光源

ALA 可用多种光源激发,包括 IPL(400～1 200 nm)、红光(630～635 nm)、蓝光(405～420 nm)、脉冲染料激光(585 nm 或 595 nm)和日光等。在治疗皮肤肿瘤中,目前多采用穿透深度最佳的红光作为激发光源,AK 治疗以 LED 红光为主。日光 PDT 近乎无痛,较传统红光 PDT 术后所产生的红肿等急性不良反应轻。2019 年,王秀丽研究团队经过摸索,建立改良红光光动力方案,明显改善疼痛且疗效不减。

4. 治疗前预处理

PDT 的三大要素为光敏剂、光和氧。ALA 渗透是否足够深、分布是否均匀以及光源辐射深度都与 PDT 的临床疗效密切相关。AK 在 PDT 治疗前需要对皮损进行预处理,包括梅花针、微针、刮匙刮除痂皮及 CO₂ 点阵激光等。预处理可促进光敏剂的吸收与转化,尤其对于肥厚型 AK、角化过度型 AK 和Ⅱ～Ⅲ级 AK。王秀丽研究团队采用梅花针预处理皮损后,再进行 ALA-PDT 治疗 AK。单次治疗有效率高于未处理组,明显缩短疗程[41]。此外,王秀丽研究团队通过动物模型及临床研究,对比梅花针和 CO₂ 点阵激光预处理的疗效,发现梅花针组 ALA 渗透及转化更强,从而避免 CO₂ 点阵激光引起组织碳化阻碍 ALA 吸收,而且梅花针预处理方法更便于基层医院开展[42]。需要注意的是皮肤较薄的部位预处理要适度,以免引起皮肤溃疡和瘢痕[43]。

5. 区域性面治疗

既往 ALA-PDT 治疗 AK 时只针对单个皮损局部进行治疗。治疗时,将新鲜配制的 10% ALA 均匀敷于患者皮损及周围 0.5～1 cm 处,而非皮损区不做 PDT 治疗。1953 年,"区域性癌化"概念被提出,且逐渐被人们所重视。"区域性癌

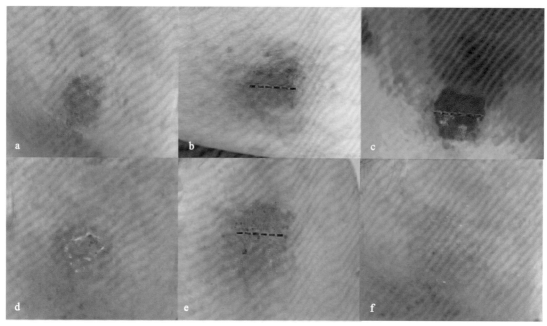

图 9-4　PDT 治疗 AK 梅花针与 CO_2 点阵激光预处理

(a)治疗前；(b)第 1 次治疗预处理，上半部分为梅花针叩刺至点状出血，下半部分为 CO_2 点阵激光预处理
(Deep 模式，剂量 17.5 mJ/cm^2，密度 5%)；(c)10% ALA 外敷 3 h 后荧光照片；
(d)第 1 次 PDT 治疗后 2 周；(e)第 2 次治疗前预处理；(f)第 2 次 PDT 治疗后 2 周

化"指的是肿瘤周围临床表现正常的皮肤包含已基因突变的肿瘤亚临床表现，该区域可能会渐渐发展为肿瘤。老年人头面部 AK 伴随区域性癌化，皮损有进行性恶化趋势，仅进行局部治疗的患者在非皮损区出现新发 AK 概率较高，常需重复治疗，增加了患者的痛苦。这与以往治疗尖锐湿疣类同，尖锐湿疣的治疗存在较高的复发率，主要是由于尖锐湿疣患者的疣体周围存在亚临床感染、潜伏感染。2006 年，王秀丽研究团队进行一项对比 ALA-PDT 与 CO_2 激光治疗外生殖器尖锐湿疣疗效的研究，结果显示 ALA-PDT 可靶向选择性作用于疣体及其周围亚临床感染、潜伏感染，对其具有"面清除"作用，相比传统 CO_2 激光创伤性的"点清除"作用具有更大优势。"面清除"治愈率高、复发率低[44-45]。这是第一次提出 PDT 的"面清除"概念，对皮损周围亚临床病灶有积极的治疗和预防作用。这个概念也被用于 AK"区域性癌化"的"区域性面治疗"，PDT 区域性面治疗是减少 AK 复发和新发的重要手段。既往研究发现 PDT 在治疗多发性 AK 的疗效优于冷冻疗

法和 5-氟尿嘧啶[46]。2005 年，在一项多中心评估 MAL-PDT 治疗 81 例器官移植受者的非黑素瘤皮肤癌(non-melanoma skin cancer，NMSC)研究中，发现在治疗后 1 年，治疗区域中的新病变较非治疗区域减少，这表明 MAL-PDT 是治疗区域性癌变的有效疗法[44]。2007 年，PDT 治疗非黑素瘤皮肤癌国际共识中也指出 PDT 治疗 AK 区域性癌变具有较高的清除率[47]。2008 年，Wennberg 等正式提出进行重复的 PDT 区域性面治疗可有效预防移植受者出现新的 AK[48]。对于免疫功能正常的患者，一项随机安慰剂对照试验表明，ALA-PDT 治疗区域性癌变 NMSC，同样可显著延迟新病灶出现时间和降低新病灶总数量，尤其是 AK 皮损[49]。PDT 治疗治愈率高、起效快及美容效果好，在 AK 区域性面治疗中具有显著优势。

(三) 临床疗效

1. 蓝光-PDT

蓝光是 2000 年美国 FDA 批准 ALA-PDT 治疗 AK 所用光源。美国多中心Ⅳ期临床研究表

明,头面部AK经20%ALA蓝光PDT单次治疗后1个月,皮损消退率为76%;治疗1～2次后12个月随访,皮损消退率保持在78%[50]。对于上肢部位的AK,经20%ALA蓝光PDT治疗1～2次后2个月随访,皮损消退率为69%[51]。

2. 红光-PDT

红光是目前中国和国际上最常用的ALA-PDT治疗光源。2002年,德国Szeimies教授将193例多发性AK皮损随机分为两组,分别进行MAL-PDT和冷冻单次治疗,治愈率分别为69%

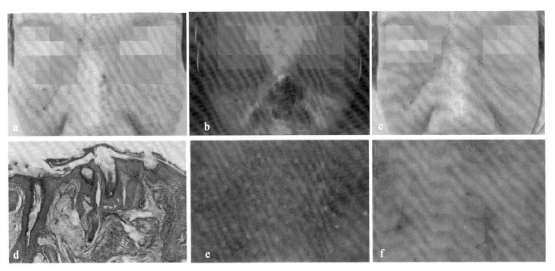

图9-5　红光ALA-PDT治疗鼻部AK,经3次治疗后AK皮损消退

(a)治疗前;(b)ALA敷药后见鼻背红色荧光;(c)3次红光ALA-PDT治疗后;
(d)组织病理示表皮角化过度,基底层非典型细胞呈芽状增生,伸向真皮上部,真皮呈明显的弹力纤维变性;
(e)治疗前皮肤镜见毛囊周围黄晕,大量玫瑰花瓣征;(f)3次红光ALA-PDT治疗后皮肤镜未见玫瑰花瓣征,散在不规则血管

和75%,但MAL-PDT的美容效果明显优于冷冻治疗[52]。王秀丽研究团队采用ALA-PDT治疗31例AK患者,经2～6次治疗均获痊愈;随访3～6个月,复发3例,复发率为14%,复发者再次ALA-PDT治疗后获痊愈;所有患者均获得非常好的美容效果,无瘢痕形成及其他不良反应[53]。此外,该团队还将ALA-PDT用于鼻部、眼睑等特殊部位AK的治疗,均显示ALA-PDT安全有效,对特殊部位组织无损毁性破坏。ALA-PDT对角化过度型及肥厚型AK皮损效果不理想,四肢皮损治疗效果不如头面部好[54-56]。多中心研究对121例1 343个四肢皮损观察发现,1次治疗的有效率为78%,与冷冻治疗对照组差异无统计学意义,但也有研究报道其治愈率仅为45%[31,57]。新英格兰杂志发表的荷兰一项多中心前瞻性随机对照研究显示,对于多发性I～III级AK进行区域性面治疗,红光MAL-PDT单次治疗3个月皮损消退率为76%,5%氟尿嘧啶为90.6%,5%咪喹莫

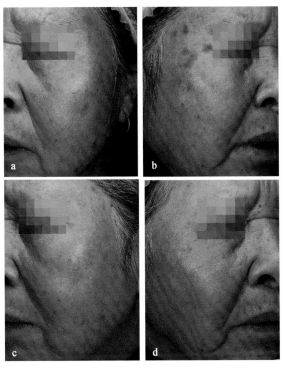

图9-6　面部多发AK伴光老化,行全面部ALA-PDT治疗(20%ALA,3 h,红光照射,2周1次,共3次)

(a)(b)治疗前;(c)(d)3次ALA-PDT治疗后

特乳膏为 75.8%,0.015% IM 为 67.3%[58]。

3. 改良无痛 PDT

以往 PDT 治疗常出现不同程度疼痛,患者难以坚持治疗,严重阻碍 PDT 的推广应用。为克服 PDT 治疗过程中这一瓶颈问题,王秀丽研究团队攻坚克难、不断探索改良无痛 PDT(M-PDT),通过动物实验和临床研究以及设备改良,摸索出最佳敷药时间及照光剂量,克服了 PDT 治疗过程中疼痛难题。一项前瞻性半脸对照研究,纳入区域性癌化严重伴增生性皮损的 AK 受试者,通过缩短敷药时间,增加照射能量密度,采用 10% ALA-PDT 治疗Ⅰ~Ⅲ级 AK,每 2 周治疗 1 次。传统红光 PDT 治疗 3 次后 1 个月总皮损完全消退率

为 89.0%,而 M-PDT 为 91.6%,两者疗效相当,其中Ⅰ级 AK 达到 100%,而Ⅲ级 AK 改良无痛 PDT 的疗效较传统红光 PDT(conventional PDT,cPDT)有更好的趋势,分别为 86.5% 和 72.0%(图 9-7)[59]。Mordon 等对 47 例患者进行一项随机对照多中心自身对照临床研究,面部一侧区域行 MAL 外敷 3 h 后采用 LED 红光(12.3 mW/cm²,37 J/cm²)照射,另一侧 MAL 外敷 0.5 h,采用面罩低剂量 LED 红光照射 2.5 h(1.3 mW/cm²,12 J/cm²),结果显示两侧的Ⅰ~Ⅱ级 AK 清除率相似,1 次治疗 3 个月时有效率分别为 79.3%、80.7%;未消退皮损经 2 次治疗,6 个月时有效率分别为 94.2%、94.9%[60]。

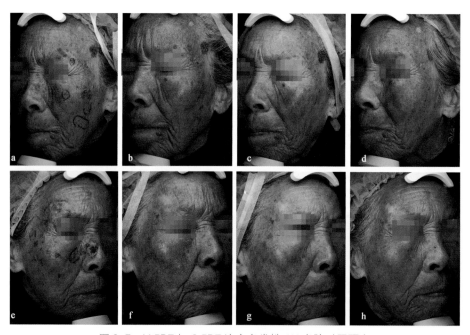

图 9-7　M-PDT 与 C-PDT 治疗多发性 AK 半脸对照研究

上排为 cPDT 治疗,下排为 M-PDT,2 组疗效相当,M-PDT 治疗中疼痛明显减轻。(a)(e)治疗前;
(b)(f)3 次 ALA-PDT 治疗后 1 个月;(c)(g)3 次 ALA-PDT 治疗后 3 个月;(d)(h)3 次 ALA-PDT 治疗后 8 个月

4. 日光光动力

2007 年,Batchelor 报道 1 例 90 岁男性头皮泛发 AK 患者,采用 DL-PDT 治疗,10 周后皮损完全清除,随访 11 个月未见复发皮损[61]。一项总结分析 17 项已发表的 DL-PDT 研究,包括 8 项随机研究、4 项前瞻性队列研究、1 个病例系列报道、1 个病例以及 3 项回顾性研究,采用 DL-PDT 治疗总计 559 例患者,结果显示,AK 的

完全清除率为 46.0%~89.2%[62]。DL-PDT 治疗 AK 与传统光动力疗法同样高效安全,且疼痛远少于 cPDT。2008 年,Wiegell 等研究发现 DL-PDT 治疗 AK 皮损清除率优于 cPDT,分别为 79% 和 71.1%,差异无统计学意义[63];2014 年,Rubel 等随机入组 100 例面部及头皮 AK 患者,DL-PDT 有效率低于 cPDT,分别为 89.2% 和 92.8%,差异无统计学意义[64];欧洲多中心随机

Ⅲ期临床研究显示,DL-PDT 治疗后 3 个月 AK 皮损清除率为 70%,cPDT 为 74%,二者差异无统计学意义。该研究进一步证实无论天气如何,不论晴天或阴天,日光作为 PDT 治疗光源是安全且有效的,同时具有更高的耐受性和患者满意度[65-67]。DL-PDT 在光敏剂使用局部持续产生小剂量 PpⅨ,减少了对正常皮肤的刺激,患者疼痛减轻,依从性也得到提高。2015 年,Togsver-Bo 等治疗 16 例免疫抑制的 AK 患者,同样发现

3 个月后 DL-PDT 与 cPDT 的疗效差异无统计学意义(皮损清除率分别为 46% 及 50%)[68]。2018 年,王秀丽研究团队的一项前瞻性随机对照研究采用 10% ALA-PDT 治疗Ⅰ～Ⅲ级 AK,每 2 周治疗 1 次。cPDT 治疗 3 次后,1 个月随访皮损完全消退率为 96.8%,DL-PDT 为 95.5%,其中Ⅰ～Ⅱ级 AK 达到 100%,Ⅲ级 AK 的 DL-PDT 疗效略低于 cPDT,分别为 82.1% 和 88.9%(图 9-8)[69]。

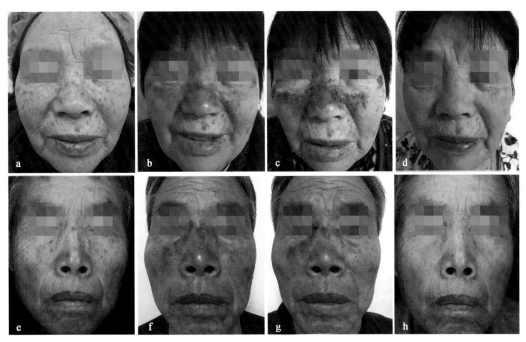

图 9-8　DL-PDT 与 C-PDT 治疗随机对照研究

上排为 C-PDT 治疗,(a)治疗前;(b)治疗后第 1 d;(c)治疗后第 5 d;(d)3 次治疗后 6 个月。下排为 DL-PDT 治疗,(e)治疗前;(f)治疗后第 1 d;(g)治疗后第 5 d;(h)3 次治疗后 6 个月。两组疗效相当,治疗中疼痛及术后红肿程度 DL-PDT 明显减轻

5. ALA 贴片 PDT

在一项临床研究中确定 ALA 贴片在固定光剂量(37 J/cm)和波长(≈630 nm)单次 PDT 中最佳使用时间为 4 h,贴片 PDT 治疗(Patch-PDT)后 2 个月的 AK 皮损清除率可达 86%[70]。两项随机Ⅲ期临床研究,比较 Patch-PDT 与安慰剂 PDT 或冷冻治疗的临床疗效和安全性,共纳入 449 例 AK 患者,在单次 Patch-PDT 治疗后 3 个月,Patch-PDT 被证明优于安慰剂 PDT 和冷冻治疗,总皮损清除率分别为 82%、19%、77%[71]。在 Patch-PDT 治疗 12 个月的非劣性研究中,Patch-

PDT 仍优于冷冻治疗,总皮损清除率分别为 79% 和 63%,且复发率更低,Patch-PDT 复发率为 11%,冷冻手术复发率为 18%[72]。

6. 强脉冲光-PDT

IPL-PDT 的脉冲光比 cPDT 连续红光照射引起的疼痛较轻,因此具有更好的耐受性,而且临床疗效与 cPDT 相当[73]。2002 年,Ruiz Rodriguez 等评估 ALA-PDT 和 IPL 联合用于治疗面部 AK,进行 2 次 IPL-ALA-PDT,每次治疗间隔 1 个月,随访 3 个月时,87% 的 AK 消失[74]。2017 年,Kohl 等进行一项前瞻性随机对照研究评估 IPL-MAL-PDT

与安慰剂 IPL 治疗手背 AK 的疗效,在随访 10 周时,IPL-MAL-PDT 治疗后单手完全 AK 清除率为 54.5%,安慰剂 IPL 为 3.0%,而 AK 皮损的完全清除率分别为 69% 和 15%,两种治疗方式均显著改善手背的光老化皮肤,并可促进胶原新生[75]。对于 PDT 中 IPL 治疗参数的选择,有研究比较 ALA-PDT 治疗 AK 和光老化皮肤的各种 IPL 光剂量,证明较高光剂量具有更好的 AK 治疗效果[76]。

表 9-3　PDT 治疗 AK 临床研究

类型	作者	病例数,治疗区域	治疗方案					疗效
			分组	光敏剂,敷药时间	光源	治疗参数	治疗及随访时间	
蓝光-PDT	Brian Jiang, et al.[51] 2019	269,上肢	ALA-PDT 组和安慰剂-PDT 组	20% ALA,3 h	蓝光,(417 ± 5) nm	10 mW/cm²,10 J/cm²	1～2 次 PDT,间隔 8 周;随访 12 周	蓝光-PDT 可有效清除上肢 AK(12 周平均 AK 皮损清除率为 69%)
	Tschen, et al.[50] 2006	101,面部及头皮	ALA-PDT	20% ALA, 14～18 h	蓝光,(417±4) nm	10 mW/cm²,10 J/cm²	1～2 次 PDT,间隔 8 周;随访 1 年	蓝光-PDT 治疗头面部 AK 安全有效(4 个月皮损清除率 86.2%,1 年为 78.3%),其 1 年以上的组织病理学复发率为 19%
红光-PDT	Zhang, et al.[32] 2020	59,面部	10% ALA 组与 20% ALA 组	10% 或 20% ALA,3 h	红光,(630 ± 5) nm	100 J/cm²	3 次 PDT,间隔 1 月;随访 1 年	10% ALA-PDT 与 20% ALA-PDT 治疗 AK 的疗效无明显区别
	Jansen, et al.[58] 2019	624,头皮	5% 氟尿嘧啶,5% 咪喹莫特乳膏,MAL-PDT,0.015%IM	MAL,3 h	红光,(635 ± 18) nm	75 J/cm²	1～2 次 PDT,间隔 12 周;随访 15 个月	3 个月 AK 皮损清除率为 5% 氟尿嘧啶 > MAL-PDT > 5% 咪喹莫特乳膏>0.015% IM
	Holzer, et al.[77] 2017	28,面部及头皮	ALA-PDT 组和 35% TCA 组	20% ALA,4 h	金属卤化物灯,600～740 nm	75 mW/cm²,75 J/cm²	1～4 次 PDT,间隔 1 个月;随访 1 年	ALA-PDT 治疗广泛的区域性癌化及多发 AK 比 TCA 具有更好的临床效果
	Cai, et al.[78] 2013	42,面部	ALA-PDT	20% ALA,5 h	红光,630 nm	100 mW/cm²,180 J/cm²	1～3 次 PDT,间隔 2 周;随访 6 个月	1 个月后的 AK 皮损完全清除率为 85.71%,且具有美容效果
	Szeimies, et al.[79] 2010	122,面部及头皮	BF-200 ALA-PDT 组和安慰剂-PDT 组	ALA,安慰剂,3 h	ALA 组:(630 ± 20) nm;安慰剂组:580～1 400 nm	ALA 组:37 J/cm²;安慰剂组:170 J/cm²	1～2 次 PDT,间隔 12 周;随访 12 周	AK 患者皮损完全清除率:BF-200 ALA-PDT 为 64%,对照组为 11%;AK 病灶完全清除率:BF-200 ALA-PDT 为 81%,对照组为 22%

（续表）

类型	作者	病例数,治疗区域	治疗方案					疗效
			分组	光敏剂,敷药时间	光源	治疗参数	治疗及随访时间	
红光-PDT	Kaufmann, et al.[57] 2008	121,四肢	MAL-PDT 组与冷冻组	MAL,3 h	红光,630 nm	37 J/cm²	1 次 PDT,随访24 周	MAL-PDT 治疗非面部/头皮 AK 的疗效较冷冻疗法差(分别为78%、88%)。MAL-PDT 具有更好的美容效果并更受患者喜爱
	Szeimies, et al.[52] 2002	193,面部及头皮	MAL-PDT 组与冷冻组	MAL,3 h	红光,570～670 nm	70～200 mW/cm²,75 J/cm²	1～2 次 PDT,间隔 1 周,随访 3 个月	MAL-PDT 与冷冻疗法疗效相似(分别为69%和75%),MAL-PDT 具有更好的美容效果和患者满意度
日光-PDT	Dirschka, et al.[80] 2019	52,面部及头皮	BF-200ALA 组与 MAL 组	BF-200ALA:7.8%,MAL:16%,30 min	日光	敷药照射 2 h	1 次 PDT,随访1 年	BF-200 ALA DL-PDT 疗效不劣于MAL DL-PDT,1 年后复发率显著降低(分别为 19.9%、31.6%)
	Zhu, et al.[8] 2018	55,面部	DL-PDT 组和 C-PDT 组	10% ALA;DL-PDT组:30 min,C-PDT组:3 h	日光;红光,630 nm	日光:2 h;红光:100 J/cm²	1～3 次 PDT,间隔每 2 周;随访 1 个月	与 C-PDT 相比,DL-PDT 在中国AK 患者中疗效显著、耐受性更好、几乎无痛(DL-PDT 及 C-PDT1 个月的皮损清除率分别为 95.5%、96.8%)

（续表）

类型	作者	病例数,治疗区域	治疗方案					疗效
			分组	光敏剂,敷药时间	光源	治疗参数	治疗及随访时间	
日光-PDT	Lacour, et al.[65] 2015	107, 面部及头皮	DL-PDT 组与 C-PDT 组	MAL:DL-PDT组:0.5 h;红光-PDT组:3 h	日光2 h;红光630 nm	红光:37 J/cm²	1次 PDT,随访12周	MAL 的 DL-PDT 是轻中度 AK 有效的治疗方法(DL-PDT 和 C-PDT12 周的总病变完全缓解率分别为70%、74%),具有更好的耐受性和更高的满意度
	Rubel, et al.[64] 2014	100, 面部及头皮	半脸对照:DL-PDT 侧,红光-PDT 侧	MAL:DL-PDT 侧:0.5 h,红光-PDT 侧:3 h	日光2 h;红光630 nm	红光未提及	1次 PDT,随访24周	DL-PDT 治疗轻度 AK 的疗效与红光-PDT 相当(皮损清除率分别为89.2%、92.8%),耐受性更好,几乎无痛且患者更方便
Patch-PDT	Bai-Habelski, et al.[81] 2022	20, 手部及手臂	Patch-PDT	ALA,4 h±10 min	红光,(630±5) nm	37 J/cm²	2次 PDT,间隔1~2周,随访12周	Patch-PDT 是治疗手部及手臂轻中度 AK 的有效方法,78% 的 AK 皮损完全清除
	Szeimies, et al.[72] 2010	316, 头面部	Patch-PDT 组,安慰剂-PDT 组,冷冻组	ALA,4 h	红光,(630±3) nm	37 J/cm²	1次 PDT,随访1年	单次 Patch-PDT 治疗轻中度 AK 优于安慰剂和冷冻手术,1 年后的复发率低于冷冻手术

（续表）

类型	作者	病例数, 治疗区域	治疗方案					疗效
			分组	光敏剂, 敷药时间	光源	治疗参数	治疗及随访时间	
Patch-PDT	Hauschild, et al.[70] 2009	449, 头部	Patch-PDT 组, 安慰剂-PDT 组, 冷冻组	ALA, 4 h	红光, (630 ± 3) nm	37 J/cm²,	1 次 PDT, 随访 12 周	单次 Patch-PDT 治疗轻中度 AK 优于安慰剂和冷冻手术, 并且皮损无需预处理
	Hauschild, et al.[70] 2009	149, 头面部	Patch-PDT 不同敷药时间 0.5 h/1 h/2 h/4 h	ALA, 0.5 h/1 h/2 h/4 h	红光, (630 ± 3) nm	37 J/cm²,	1 次 PDT, 随访 8 周	4 h 贴剂的 Patch-PDT 治疗, 86% 的 AK 皮损 (74% 的患者) 完全清除
IPL-PDT	Abrouk, et al[82]. 2022	214 (88 例 AK 患者), 面部	不同光源 (PDL, PDL+蓝光, IPL, IPL+蓝光) + PDT	20% ALA, 2 h	PDL, PDL + 蓝光, IPL, IPL + 蓝光	6~12 J/cm²	1 次 PDT, 治疗 1 个月后随访	不同光源的 PDT 治疗 AK, 1 个月后的皮损消除率: IPL 为 70.8%, IPL + 蓝光为 84.4%, PDL 为 70.5%, PDL + 蓝光为 69.3%
	Köhl, et al.[75] 2017	37, 手背	MAL-IPL-PDT 组和安慰剂-IPL-PDT 组	MAL, 3 h	IPL	16.2 J/cm²	3 次 PDT 治疗, 间隔 6 周, 末次治疗后 10 周随访	在随访 10 周时, MAL-IPL-PDT 治疗后每只手完全 AK 清除率为 54.5%, 安慰剂 IPL 为 3.0%, AK 皮损完全清除率分别为 69% 和 15%
	Ruiz Rodriguez, et al[74]. 2002	17, 面部	IPL-PDT	20% ALA, 4 h	IPL	40 J/cm²	2 次 PDT, 间隔 1 个月, 治疗后 1 个月及 3 个月随访	治疗后 3 个月的 AK 皮损清除率 87%, 没有色素改变或瘢痕形成

注: IM: (Ingenol mebutate) 巨大戟醇甲基丁烯酸酯, 由于致肿瘤风险, 目前已经退市; TCA: (trichloroacetic acid) 三氯乙酸

（四）推荐方案

ALA-PDT 治疗 AK 光敏剂可采用 10%～20% ALA 乳膏、凝胶或溶液，避光封包 3～6 h。光源一般选择穿透较深的红光，波长 630～635 nm，常用 LED 光源，推荐功率密度 60～120 mW/cm²，能量密度 100～150 J/cm²。M-PDT 的敷药时间为 0.5 h，推荐功率密度 40 mW/cm²，能量密度 200～300 J/cm²。如果采取 DL-PDT，需先在曝光部位（包含皮损）涂抹防晒系数 SPF 20～30 的化学防晒霜，皮损部位及疑似部位外敷光敏剂避光 30 min，日光照射 2 h（除雨天外均可）。两种方式均为每 1～2 周治疗 1 次，如果治疗后皮损未完全消退，可重复治疗直至皮损完全消退，有条件可采用皮肤镜和 RCM 监测治疗终点及随访。

ALA-PDT 不良反应主要包括疼痛和治疗后急性期不良反应，包括红斑、水肿、渗出以及瘙痒、烧灼感、疼痛等；恢复期不良反应包括皮肤干燥、结痂和色素沉着等。治疗过程中的疼痛是最常见的不良反应，可根据疼痛级别采取局部皮肤降温、控制照光功率密度、止痛剂和麻醉剂等方案[22]。DL-PDT 疼痛程度明显低于 C-PDT，但需要强调 DL-PDT 治疗亦应该在医生监测下进行[69]。

表 9-4 ALA-PDT 治疗 AK 的推荐方案

治疗方案	预处理方法	ALA 配制		光源	敷药时间	照光剂量	
		ALA 剂型	ALA 浓度			功率密度	能量密度
C-PDT	梅花针、微针、点阵激光、胶布反复粘贴、刮匙刮除	乳膏、凝胶或溶液	10%～20%	红光	3～6 h	60～120 mW/cm²	100～150 J/cm²
M-PDT	同上	同上	同上	同上	0.5 h	40 mW/cm²	200～300 J/cm²
DL-PDT	同上	同上	同上	同上	0.5 h	2 h	除雨天外均可

ALA-PDT 依然处于不断被认识和开拓的过程中，随着纳米材料、贴片给药方式等的发展和完善，以及治疗参数个体化的不断优化，ALA-PDT 在 AK 的临床应用以及免疫抑制等特殊患者的 cSCC 治疗与预防中发挥越来越重要的作用。随着 M-PDT 的发展，未来实现真正无痛治疗指日可待。在未来精准医疗的浪潮下，多种多样的新型器械联合疗法以及新型光敏剂的涌现，为 AK 个体化治疗及家庭治疗提供了更多的选择和可能。

（王佩茹　李建丹　王宏伟）

第二节　ALA-PDT 治疗鲍恩病

一、鲍恩病概述

鲍恩病（Bowen's disease，BD）又名皮肤原位鳞状细胞癌。BD 因长期存在于表皮内，一直被误认为是一种癌前病变，现已确认其本质为表皮内真性癌变，故又被称为表皮内鳞癌。BD 与长期接触砷剂或慢性日光损害有关，也可能与病毒感染、免疫抑制以及慢性皮肤疾病有关[83-84]。

（一）临床表现

BD 多见于 60 岁以上的老年人，女性略多。皮损好发于头颈部，其次为四肢，其他部位均可累及。少见于甲周、手掌、外阴、生殖器、肛周、嘴唇、乳头、黏膜等部位。皮损一般为单发，少数为多发，个别可泛发。一般无自觉症状，部分较大的皮损可伴有瘙痒。典型皮损表现为淡红色或暗红色境界清楚的非浸润性斑片，表面有少许鳞屑或痂，逐渐增大为大小不一的扁平或隆起性斑块，形状呈圆形、多环形、匍匐形或不规则形，覆以棕色或灰褐色痂，不易剥离，若强行剥离，则露出红色颗粒状或肉芽状湿润面，或有少量出血。触诊皮损边缘及底部较硬，边界鲜明，或呈线状隆起，表面扁平、不规则高起或呈粗糙结节感，底部无或少有浸润。如有多个损害，可疏散分布或密集分布而相互融合，愈合后可有萎缩性瘢痕和色素沉着。病程缓慢，自数年至数十年不等。

若皮损出现糜烂、溃疡或短期内迅速增大，应注意进展为侵袭性 cSCC 的可能。据统计，3%～5% 的皮损可能进展为 cSCC，一旦发生约有 20% 的概率出现远处转移[83-85]；BD 患者在确定诊断后的 1 年内发生侵袭性 cSCC 的风险比一般人群高出 16 倍[85]。

（二）组织病理

BD 的组织病理表现为角化过度、角化不全、棘层肥厚、表皮突增宽。表皮全层可见不典型角质形成细胞和角化不良细胞，细胞排列紊乱，前者核深染、大小不一、有丝状分裂象；后者细胞大而圆，胞浆均一红染，核固缩或完全消失。表皮真皮界限清楚，基底膜完整；真皮浅层血管周围中等密度以淋巴细胞为主的炎症浸润。

二、治疗方法

手术切除仍是当前 BD 的首选治疗方法。对于发病部位特殊、病变范围较大的患者，手术治疗困难，且手术会破坏和影响其组织结构和功能，可选用其他治疗方法。其他治疗方法包括药物、冷冻、电灼、激光、放疗等，上述方法均存在临床疗效不确定、创伤性大、复发率高等问题。

三、ALA-PDT

1990 年，Kennedy 等最早开始采用 ALA-PDT 治疗皮肤肿瘤的临床研究，纳入包括 80 例基底细胞癌（basal cell carcinoma，BCC）、6 例原位鳞癌或早期侵袭性 cSCC、2 例高出皮肤 10 mm 的 cSCC、10 例 AK 和 4 例乳腺癌皮肤转移患者，均采用 20% ALA 乳液封包 3～6 h，≥600 nm 的红光照射，功率密度 150～300 mW/cm²，能量密度 15～150 J/cm²，最终 BCC 和 AK 在单次治疗后完全缓解率为 90%，原位鳞癌或早期侵袭性 cSCC 全部得到完全缓解，且美容效果好，患者接受度高[86]。

1996 年，徐世正教授和王秀丽教授在国内率先在临床采用 ALA-PDT 治疗皮肤肿瘤。1999 年，王秀丽教授在《中国激光医学杂志》发表《5-氨基酮戊酸光动力学疗法治疗 Bowen 病》的研究论文，该论文显示经过最多 4 次的 ALA-PDT 治疗后，5 例 BD 皮损完全消退，局部恢复正常皮纹，这是国内第一篇有关 ALA-PDT 治疗皮肤肿瘤的临床报道，也正是这些良好的疗效坚定了王秀丽教授带领团队聚焦 PDT 治疗皮肤肿瘤临床与基础研究的坚定信念。历时 20 余年的发展，国内多家医院相继应用 ALA-PDT 治疗 BD，积累了丰富的临床经验。2015 年，王秀丽教授牵头中华医学会皮肤性病学分会光动力治疗研究中心制定首版《氨基酮戊酸光动力疗法临床应用专家共识》，提出 ALA-PDT 主要用于不能耐受手术，或因特殊部位手术切除后影响美观和功能等原因不愿接受手术，并愿意承担保守治疗相应风险的 BD 患者，循证医学证据Ⅰ级[87]；2021 年在 2015 年首版《氨基酮戊酸光动力疗法临床应用专家共识》的基础上，王秀丽教授再次牵头制定《氨基酮戊酸光动力疗法皮肤科临床应用指南（2021 年版）》并在国际光动力权威英文杂志上发表，推荐将 ALA-PDT 作为直径小于 2 cm BD 皮损的优选治疗方法，推荐等级 A，证据级别Ⅰ级[22,88]。

2014 年，《英国皮肤科医师协会原位鳞状细胞癌/BD 病治疗指南》指出 PDT 比冷冻疗法和 5-氟尿嘧啶更有效，美容性能更优越，且更适用于较大的皮损（直径 3 cm）、小腿或其他特殊部位 BD 的治疗[83]。2016 年，美国《光动力疗法：临床共识指南》推荐 ALA 孵育 4 h，红光照射，能量密度≥100 J/cm²，共需 2~3 次治疗；或 ALA 的酯类衍生物甲基氨基酮戊酸（methyl aminolevulinate，MAL）孵育 3 h，红光照射，能量密度 70~100 J/cm²[88]。2019 年，《欧洲皮肤病学论坛关于局部光动力治疗

指南》推荐 16% MAL 孵育 3 h，570~670 nm 红光照射，能量密度 75 J/cm² 或窄波 630 nm 红光照射，能量密度 37 J/cm²，共 2 次，间隔 7 d，3 个月后评估，若有残留可再次治疗[23]。这些指南和共识都将 PDT 一致推荐为 BD 的一线治疗方法，推荐等级 A，证据级别Ⅰ级[23,83,89]。

（一）治疗机制

ALA-PDT 治疗 BD 的机制主要包括以下三方面：①ALA-PDT 过程中产生的 ROS 直接杀伤肿瘤细胞；②ALA-PDT 可以直接破坏组织中的微血管循环系统，造成肿瘤组织的缺氧或营养匮乏而导致肿瘤细胞间接死亡；③ALA-PDT 作用后产生急性炎症反应，诱导局部免疫细胞聚集，并进一步激活机体的抗肿瘤免疫反应，最终达到有效治疗的目的。

（二）临床应用

王秀丽研究团队自 1996 年开始将 ALA-PDT 应用于 BD 的治疗，开展多项临床研究，并陆续在国内外杂志中报道相关研究成果[24,26-27,41,90]。团队首先尝试使用 ALA-PDT 用于面积较大（3.2 cm×3.0 cm 至 4.5 cm×3.0 cm）BD 的治疗，采用 20% ALA 乳膏避光封包 3 h，632.8 nm He-Ne 激光照射 8~15 min，能量密度 60~100 J/cm²，治疗间隔 10~14 d；结果 1 例患者经 1 次治疗获完全缓解，余 4 例患者经 4 次治疗后皮损也均完全缓解，随访 1 年以上，所有皮损均未见复发[26]，为 ALA-PDT 治疗大面积 BD 提供了新思路。Morton 等研究 ALA-PDT 对面积较大 BD 皮损（直径>2 cm）或多发性 BD（皮损≥3 个，直径≤2 cm）的疗效，治疗采用 20% 的 ALA 乳膏，避光封包 4 h，630 nm 红光照射，能量密度 125 J/cm²，功率密度 20~86 mW/cm²；结果发现 40 个较大的单个 BD 皮损经过 1~3 次治疗后，35 个皮损消退，皮损清除率为 88%，其中 4 个皮损在 12 个月内复发，复发率为 11%，总有效率为

78%；10 个多发性 BD 患者的 45 个 BD 皮损中，11 个皮损经 1~9 次 ALA-PDT 治疗后完全消退，皮损清除率为 98%，其中 4 个皮损在 12 个月内复发，复发率 9%，总有效率为 89%[91]，提示 ALA-PDT 可以有效治疗 BD，但直径＞2 cm 皮损的复发风险有所增加。

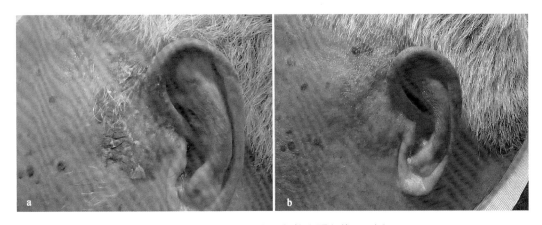

图 9-9　ALA-PDT 治疗面部较大面积的 BD 皮损

(a)左耳前、耳廓及耳后境界清楚的鳞屑性红斑，大小约 4 cm×5 cm，曾多次冷冻治疗，效果欠佳，组织病理提示 BD；
(b)ALA-PDT 治疗 5 个疗程后皮损完全消失，随访 2 年，无瘢痕和复发，美容效果佳

王秀丽研究团队还针对特殊解剖部位，如鼻梁、鼻尖、鼻翼、耳部、眼周等不适合手术切除治疗的 BD 采用同样参数进行 ALA-PDT 治疗，其中一项研究结果显示 9 例患者经过 1~4 次治疗后，皆获得完全缓解，并有良好的美容效果[27]。对于 1 例多发 BD 的患者，皮损位于左手拇指腹侧（2.5 cm×2 cm）和右手掌缘（1 cm×1.5 cm），临床及病理均符合 BD。患者曾因右膝、右肩 BD 行手术切除治疗，分别留有 6.5 cm×5.5 cm 和 11 cm 瘢痕。此次 2 处皮损经 3 次 ALA-PDT 治疗后获得痊愈，无瘢痕形成和影响手关节功能活动，表明 ALA-PDT 治疗多发性 BD 的安全有效和无创性[92]。此外，团队还对 8 例既往采取药物、激光、冷冻、手术治疗均失败的 BD 患者进行 ALA-PDT 治疗，其中 1 例皮损发生在肛周的患者，经 4 次治疗后只取得部分缓解，最终选择手术治疗；另 7 例患者经过 4~8 次 ALA-PDT 治疗后都获得完全缓解，经过 8~32 个月随访，仅有 1 例在治疗后 4 个月复发，经再次 ALA-PDT 治疗后达完全缓解[24]。因此，ALA-PDT 对于其他方法治疗失败的患者或对于复发病例仍然有效，同时联合手术也是一种可行的选择。

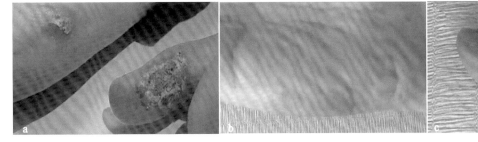

图 9-10　ALA-PDT 治疗多发性 BD 皮损

(a)左手拇指腹侧(2.5 cm×2 cm)和右手掌缘(1 cm×1.5 cm)，境界清楚性红色斑块，表面覆淡黄色痂及少许黏液性渗出，组织病理提示 BD；
(b)(c)ALA-PDT 治疗 3 个疗程后皮损完全消失，随访 3 年，无瘢痕和复发，关节功能无损伤

王秀丽研究团队还报道了 1 例系统性红斑狼疮（systemic lupus erythematosus，SLE）合并糖

尿病的女性 BD 患者使用局部 ALA-PDT 治疗成功的案例。采用 20% ALA 乳膏,孵育 3 h 后 630 nm 红光照射,能量密度 100 J/cm²,功率密度 100 mW/cm²,每月 1 次,共 4 次治疗,皮损获完全缓解且未发现全身光敏现象[93]。1993 年,曾有 1 例病情稳定的 SLE 患者,由于喉部复发性 HPV 感染接受 HPD-PDT 治疗,之后患者面部、手部等暴光部位出现红斑、水肿、水疱,实验室指标提示 SLE 活动[94]。故临床将患有卟啉症、SLE 等光敏性疾病作为 PDT 治疗的禁忌证。而王秀丽研究团队大胆而成功的尝试启示,充分发挥 ALA 作为 PpIX 前体化合物,本身不具备光

敏性,其分子量小,适用于局部透皮给药的特点,在严格注意规范操作和非治疗区域的保护,以及做好 PDT 治疗后光防护的前提下,局部 ALA-PDT 可能作为伴有 SLE 等光敏性疾病皮肤肿瘤患者的一种可替代治疗方法。对于皮肤肿瘤易感的遗传性皮肤病,如疣状表皮发育不良的患者,王秀丽研究团队充分利用 PDT 的独特优势,将 10% ALA 孵育多发性 AK 和 BD 病灶 4 h,630 nm 红光照射 20 min 或 40 min,功率密度 90 mW/cm²,2 周一次,共 8 次治疗,所有部位的 AK 和 BD 病灶全部清除,美容效果佳,没有影响任何部位的功能[95]。

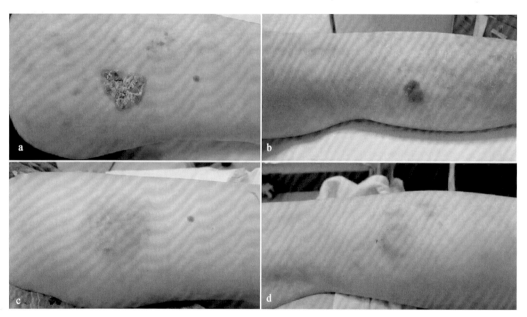

图 9-11　ALA-PDT 治疗 SLE 患者的 BD 皮损

(a)(b)左大腿屈侧和左小腿后侧单发红色不规则斑块,境界清楚,表面覆盖黄色痂或鳞屑,
大小分别为 3.5 cm×2.6 cm 和 2.1 cm×1.8 cm,组织病理证实为 BD;
(c)(d)经 4 次 ALA-PDT 治疗后皮损消退,未出现光敏现象或全身症状,随访 2 个月未见复发

考虑到部分患者经 3 次 ALA-PDT 治疗后仍无缓解的主要原因是光敏剂吸收深度的限制[90],王秀丽研究团队进一步开展梅花针叩刺联合 ALA-PDT 治疗 BD 的研究,分为 ALA-PDT 联合梅花针组、单纯 ALA-PDT 组,每组治疗 3 例患者,ALA-PDT 联合梅花针组在常规去痂皮等预处理基础上,采用梅花针垂直均匀叩刺至皮损点状出血,结果显示梅花针预处理可有效提高

ALA-PDT 治疗 BD 的疗效[41]。在此基础上又进行前瞻性对照研究,43 个 BD 病灶被随机分配到 2 组,对照组使用 10% ALA 乳膏避光封包 3 h,发光二极管(λ=633±10 nm)照射,能量密度 100～200 J/cm²,功率密度 20～86 mW/cm²;试验组在 ALA 孵育之前加用梅花针预处理。最终两组患者达到完全缓解分别需要(3.4±0.7)个疗程和 (2.9±0.8)个疗程,说明梅花针叩刺可以通过增

强 ALA 渗透来提高 ALA-PDT 治疗 BD 的疗效[91]。此外,丰剑秋等采用皮肤磨削术联合 ALA-PDT 治疗 BD 的临床疗效观察,19 例患者随机分为 ALA-PDT 组 9 例和皮肤磨削术联合 ALA-PDT 组 10 例,使用 20% 的 ALA 溶液,避光封包 5 h 后给予 635 nm 的 He-Ne 激光照射,照射时间 8～15 min,功率密度 100 mW/cm²,每周治疗 1 次,3 次为 1 个疗程;皮肤磨削术联合 ALA-PDT 组在 ALA-PDT 前,先行肿瘤皮损的表皮磨削。结果显示皮肤磨削术联合 ALA-PDT 组,8 例患者皮损完全缓解,2 例患者皮损面积明显缩小 50%;对照组中 5 例完全缓解,3 例部分缓解,1 例无效[97]。近期,王秀丽研究团队对 122 个 BD 皮损接受 ALA-PDT 治疗后的长期疗效进行了回顾性分析,结果显示在中位随访时间为 36 个月的前提下,皮损总清除率为 89.3%,总复发率为 4.1%,表明 ALA-PDT 在大多数 BD 患者治疗中表现出长期有效。

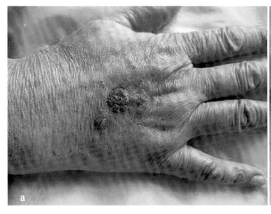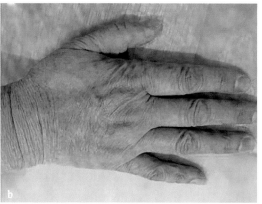

图 9-12　梅花针叩刺联合 ALA-PDT 治疗 BD 皮损

(a)右手背红色斑块,上覆黄色或血性鳞屑、痂,大小约 3.5 cm×2 cm,组织病理提示 BD;
(b)梅花针叩刺强化预处理后行 ALA-PDT 治疗,3 个疗程后随访 1 年,局部未见任何复发痕迹

国外一项Ⅲ期临床研究中,40 例 BD 患者被随机分为 2 组,一组使用 5-FU 霜剂,持续涂抹 4 周治疗;另一组在外敷 ALA 乳膏后 4 h,630 nm 红光照射,能量密度 100 J/cm²,2 组中未完全消失皮损在 6 周后重复上述治疗。结果显示治疗后随访 12 个月,5-FU 组皮损总清除率为 48%,ALA-PDT 组皮损清除率为 82%,后者的临床疗效明显优于前者;不良反应方面,5-FU 组有 7 处皮损出现严重的湿疹样反应,其中包括 2 处糜烂、3 处溃疡;而 ALA-PDT 组没有出现此类反应[98];一项 ALA-PDT 治疗 95 例 BD 患者的满意度调查问卷显示,大部分患者(90%)认为治疗效果极好,不良反应轻微,满意度高;其主要不良反应为烧灼感(21%)和结痂(14%)[99]。2020 年,一项关于 PDT 治疗 BD 疗效随机对照试验的 Meta 分析显示,与冷冻疗法、外用 5-FU 相比,PDT 具有更好的疗效、更少的复发和更佳的美容效果;另外,还有包括点阵 CO₂ 激光在内的一些联合治疗方式可有效提高 PDT 治疗 BD 的疗效[100]。

结合国内外指南,推荐 PDT 可作为不能耐受手术的 BD 患者的一线治疗方案,特别是特殊部位 BD 的优选方案[22,87];联合使用刮匙、梅花针、微针、CO₂ 激光等强化预处理可以提高 ALA-PDT 的治疗效果。需要强调的是,对于大的(直径>2 cm)BD 皮损,ALA-PDT 治疗前应采用无创检查等进行全面临床评估,必要时多点活检排除侵袭性 cSCC;若为侵袭性 cSCC 或已发生转移,则建议手术治疗和联合其他必要的辅助治疗[22,87]。

（三）推荐方案

根据《氨基酮戊酸光动力疗法皮肤科临床应用指南（2021 年版）》，ALA-PDT 治疗 BD 方案推荐如下[22,87-88]（表 9-5）。

表 9-5 ALA-PDT 治疗 BD 的推荐方案

配制 ALA		敷药时间	照光剂量	
剂型	浓度		能量密度	功率密度
溶液/乳膏	10%～20%	3～6 h	100～200 J/cm²	60～150 mW/cm²

（1）强化预处理：聚维酮碘和生理盐水对病灶及周围 5 cm 的区域进行清洁和消毒，之后根据皮损特点选择使用刮匙、梅花针、CO_2 激光、点阵激光、微针、火针等方法提高 ALA 的透皮吸收效率。

（2）ALA 孵育范围：病灶及其周围 1 cm。

（3）间隔：每 2 周治疗 1 次。

（4）疗效判断：2 次治疗结束后两周内皮损无任何改善，建议选择其他方法；若皮损有改善但未完全消退，可重复治疗。

（5）注意事项：治疗前需做好预处理，推荐使用梅花针；缓解疼痛推荐应用局部麻醉和冷风机；治疗结束后每半年随访 1 次，建议持续终身随访。

四、其他 PDT 治疗

除 ALA 联合红光的方法外，国外常用于 BD 治疗的光敏剂还有 MAL 和 ALA 纳米乳凝胶（BF-200 ALA），或 ALA 联合蓝光。近 5 年的回顾性研究情况如表 9-6 所示[101-109]，总体清除率在 52%～100%[106]，与 ALA 联合红光的治疗效果相当。

表 9-6 PDT 治疗 BD 的回顾性研究

作者	发表年，国家	皮损数	光敏剂	参数	治疗次数，间隔	随访时间	最终清除率	疗效影响因素
Jose A	2021，美国	12	BF-200ALA	3 h，红光，37 J/cm²，10 min	2～4，10 d	4 w	100%	/
Nour	2020，美国	68	20% ALA	1～16.5 h，蓝光，10 J/cm²	1～4，1～8 m	≥33.4 m	67.6%	皮损大小（d≥2 cm），位置，光敏剂孵育时间
Clara	2019，西班牙	21	16%MAL	3 h，630 nm，75 J/cm²，10 min	3，4 w	12 m	100%	未发现
Sergio	2019，西班牙	191	MAL/BF-200ALA	3 h，635 nm，37 J/cm²，8 min	2，0.5 w	52 w	55.15%/84.75%	/
Miguel	2019，西班牙	537	MAL	3 h，630 nm，37 J/cm²，10 min	2，1 w	3～136 m	71.5%（无复发生存率）	位置（上肢），皮损大小，（S>300 mm，d≥21 mm）

（续表）

作者	发表年,国家	皮损数	光敏剂	参数	治疗次数,间隔	随访时间	最终清除率	疗效影响因素
Zaar	2017,瑞典	423	MAL	630 nm,37 J/cm²	1~2, /	0.2~151 m	63.4%	PDT 治疗次数（1 次）,皮损大小（$d \geqslant 20$ mm）
Tamara	2017,西班牙	68	MAL	3 h, 630 nm,37 J/cm²	1~3, /	(35.96±23.46) m（平均随访时间）	77.9%	位置（鼻部）,局部麻醉剂的使用,疼痛评分较高
Maud	2017,荷兰	241	ALA/MAL	630 nm	2, 1 w	0~87 m	22.3%（总复发率）	/
Hmbly	2017,爱尔兰	82	MAL	630 nm, 37 J/cm²；570 ~ 730 nm, 50 J/cm²	2, 1 w	$\geqslant$2y	10.98%（总复发率）	未发现

根据文献报道,ALA 和 MAL 在治疗 BD 的临床疗效上无明显差异;部分学者通过使用 ALA 纳米乳剂、延长封包时间、增加治疗次数、提高能量密度和延长照光时间等方法,可在一定程度上提高临床疗效;总能量密度 ALA$\geqslant$100 J/cm²,MAL$\geqslant$75 J/cm²,治疗次数$\geqslant$2 次。随访时间尽可能延长至 5 年以上。

综上所述,BD 虽然为原位鳞状细胞癌,但有发展为侵袭性 cSCC 并转移的风险,故应积极治疗。ALA-PDT 治疗 BD 推荐等级 A,证据级别 I,尤其适用于不能耐受手术、特殊部位、多发和复发性 BD 的治疗。ALA-PDT 治疗 BD 疗效肯定,且美容效果显著,患者满意度高;为进一步保证和提高临床疗效,推荐联合梅花针、CO_2 激光等进行强化预处理。

（方　姗　张国龙　王宏伟）

第三节　ALA-PDT 治疗红斑增生病

一、红斑增生病概述

红斑增生病（erythroplasia of Queyrat,EQ）又称增殖性红斑,是一种发生于黏膜上皮的原位癌。EQ 发病原因不明,通常与局部慢性刺激、HPV 感染等因素相关,主要见于龟头、包皮,可转化为侵袭性鳞状细胞癌,约占所有阴茎恶性肿瘤的 10%。

（一）临床表现

EQ 多发生于包皮过长或有包茎的中老年男性,好发部位为龟头、包皮、冠状沟、尿道口,也可发生在其他部位如口腔黏膜、女阴和肛门。EQ 多为单发皮损,少数也可多发。临床常表现为单个境界清楚、圆形或不规则的鲜红或淡红斑,有的稍隆起,质软而边缘较硬,表面可见发亮、不易剥除的灰白色鳞屑,部分皮损或呈天鹅绒样的斑块;若出现硬结、乳头瘤状增生或糜烂、破溃、结痂、出血,往往提示发展为侵袭性鳞状细胞癌。与鲍恩病相比,EQ较易进展为鳞癌,发生侵袭性生长倾向较高,有 $10\%\sim33\%$ 的患者发展成侵袭性鳞状细胞癌,大约 20% 的患者可发生转移[110],而由鲍恩病进展为侵袭性鳞状细胞癌的患者中,约有 3% 为皮肤型, 10% 为生殖器型[111]。

（二）组织病理

EQ的组织病理基本特点与鲍恩病相似。即表皮全层呈现非典型性细胞学表现,见有丝分裂象,真皮浅层血管周围以淋巴细胞为主的中等致密炎症细胞浸润,可有浆细胞及组织细胞。和鲍恩病不同的是,EQ多见于龟头黏膜,故表皮角化不明显,真皮浅层血管成分多,血管内皮细胞增生。

二、 治疗方法

目前,对于EQ尚无明确的治疗方案或临床指南参考,治疗方法仅见于个例报道及样本量较小的临床试验。EQ的治疗方法包括药物治疗、物理治疗和手术治疗,但是这些传统治疗方法往往会造成原有组织结构的破坏以及器官功能的丧失,从而损害患者身心健康。

（一）药物治疗

咪喹莫特、5-氟尿嘧啶(5-Fluorouracil,5-FU)是临床上治疗EQ最常见的外用药物,但治疗疗程长,有局部刺激性,临床疗效不确定,且容易复发,多需联合其他治疗方法以期取得更好的疗效。咪喹莫特是Toll样受体-7的激动剂,具有免疫调节的作用,可以抗病毒及抗肿瘤,常见的不良反应为外用药局部的红肿、糜烂、疼痛等。Deen团队通过Meta分析发现,在32例EQ患者中有17例(53%)完全缓解,3例部分缓解(8%),12例治疗无效(38%),在完全缓解和部分缓解患者中各有1例复发[112]。5-FU为抗嘧啶药,具有抑制DNA合成的作用,适用于皮肤癌前病变的治疗,常见的不良反应与咪喹莫特类似。Patrascoiu团队采用局部外用5-FU软膏治疗8例龟头EQ患者,达到完全缓解5例,部分缓解2例,无效1例。随访平均34月,5例治愈患者未见复发,有效率为 62.5% [113]。

（二）物理治疗

当EQ皮损面积较小时,可采取激光、冷冻等物理治疗方法。激光治疗EQ具有操作简便,能快速清除皮损的优点,但同时存在对EQ产生激惹,使其癌变并增加其转移的风险。van Bezooijen等采用 CO_2 激光及 $Nd:YAG$ 激光治疗19例EQ患者,随访32月后大约有 26% 的患者复发[114]。临床上在使用激光治疗EQ时,需警惕激惹癌变等风险。

（三）手术治疗

EQ的手术治疗方法包括单纯病灶切除术、阴茎部分切除术、阴茎全切术、Mohs手术。单一皮损较小者可采用单纯病灶切除术,而皮损累及尿道或已具有侵袭性皮损可实行阴茎部分或全部切除术。手术治疗虽然可以完整切除病变,但会造成生殖器的解剖结构及器官功能丧失,给患者带来较大心理创伤。Mohs手术不仅可完整切除病变,还能最大限度地保留正常组织,降低复发率,是治疗EQ的有效方法,但操作复杂,开展条件受限。

三、 ALA-PDT

ALA-PDT具有靶向性破坏肿瘤细胞、保留正常组织结构和功能、耐受性好、可重复治疗等优势,适合特殊部位、大面积和多病灶损害患者,是治疗EQ较理想的方法。

（一）治疗机制

PDT 治疗 EQ 的主要机制与鲍恩病类似，ALA 被肿瘤细胞选择性吸收并在线粒体内转化为 Pp Ⅸ，Pp Ⅸ在特定波长光源激发下产生大量单线态氧、自由基等，选择性杀伤肿瘤细胞，破坏肿瘤组织，还能有效诱导机体局部抗瘤免疫，降低疾病的复发率。

（二）临床应用

1999 年，Stables 等基于 EQ 对 Pp Ⅸ有较高的富集性，首次应用 ALA-PDT 对 EQ 进行尝试性治疗，4 例 EQ 患者给予 20%的 ALA 避光封包 3 h，630 nm 红光（能量密度 100 J/cm²）或 400～700 nm 白光（能量密度 125 J/cm²）进行照射，疗程 1～2 次。结果显示 2 例皮损局限的患者获得临床治愈，1 例患者随访 36 个月未复发，1 例在 18 个月后发生小范围的复发，另 2 例皮损面积较大的患者经过治疗皮损显著缩小[110]。此后，陆续有应用 ALA-PDT 治疗 EQ 的临床研究报道。Paoli 等先后观察 2 例 ALA-PDT 治疗龟头部位 EQ 患者的疗效，选择光源为 600～730 nm，能量密度 40～65 J/cm²，功率密度 40～65 mW/cm²，结果均获得临床完全缓解，随访 35 个月和 40 个月未见复发[115]。王秀丽研究团队对 7 例 EQ 患者进行 ALA-PDT 疗效观察和分析，采用 20% ALA 乳膏或 10%的 ALA 溶液避光封包 3～5 h，635 nm LED 红光照射，功率密度 60 mW/cm²，能量密度为 80～100 J/cm²，治疗间隔 2 周，共治疗 2～7 次。除 1 例皮损累及 90%龟头的患者未获临床完全缓解，其余 6 例患者的皮损均获得临床完全缓解，有效率为 85.7%，且 PDT 治疗后龟头和冠状沟组织外观正常，无瘢痕形成，随访 1 年未见复发[90]。2019 年，刘汉军团队对 8 例 EQ 患者开展 ALA-PDT 治疗，采用 20% ALA 溶液，封包 3～4 h，之后采用 633 nm 红光照射 20～25 min，功率密度为 100 mW/cm²，治疗间隔 1 周，共 3～6 次，完全缓解 7 例，部分缓解 1 例[116]。有综述分析指出，ALA-PDT 治疗 EQ 的临床疗效与皮损的大小、敷药时间、照光剂量、治疗次数以及医生的经验有关[117]，因此，合适的 PDT 方案是确保 ALA-PDT 有效治疗 EQ 的前提。与手术相比，ALA-PDT 单次治疗不够彻底，常需多次治疗；与外用药物及物理治疗方法相比，ALA-PDT 治疗费用较高。2021 年，王秀丽教授牵头制定的《Chinese guidelines on the clinical application of 5-aminolevulinic acid-based photodynamic therapy in dermatology》，建议在其他治疗方法疗效不佳或实施困难的情况下，尝试采用 ALA-PDT 治疗，但需高度警惕其进展为侵袭性 cSCC 的风险[88]。

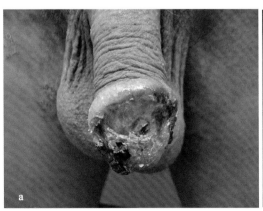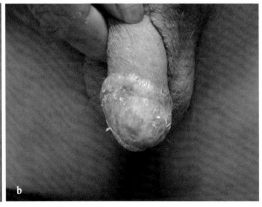

图 9-13　ALA-PDT 治疗 EQ

（a）36 岁男性红斑增生病患者 ALA-PDT 治疗前临床表现，龟头处浸润性红色斑块，其上可见鳞屑、糜烂面、血痂；
（b）ALA-PDT 治疗 3 次后皮损清除

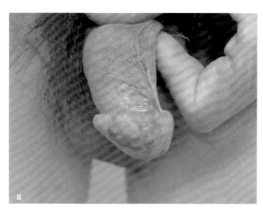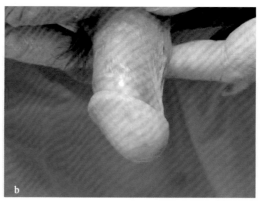

图 9-14 ALA-PDT 治疗 EQ

(a)63 岁男性红斑增生病患者 ALA-PDT 治疗前临床表现,龟头包皮冠状沟处境界清晰的浸润性红色斑块,边缘稍隆起,
其上可见少量鳞屑、局部色素沉着;(b)ALA-PDT 治疗 14 次后皮损清除,随访半年无复发

除应用 ALA-PDT 治疗 EQ,国外陆续出现更多有关 MAL-PDT 治疗 EQ 的临床研究报道。2012 年,Park 等采用 MAL-PDT 治疗 1 例 50 岁的 EQ 患者,治疗过程中皮损面积缩小,但在第 10 次 PDT 治疗后,皮损面积继续扩大并出现结节,之后采用 5% 咪喹莫特联合冷冻治疗,4 个月后皮损进展为侵袭性鳞状细胞癌,遂行阴茎部分切除术,术后 12 个月随访未见复发[118]。随后陆续有数个有关 MAL-PDT 治疗 EQ 的个案报道或临床观察研究,其中 Fai Dario 等采用 MAL-PDT 治疗 23 例 EQ 患者,共治疗 2 次,19 例患者获得临床完全缓解,平均随访 18 个月未见复发[118];Maranda 等回顾 10 项 PDT 治疗 EQ 的研究,共

67 例患者,结果显示 MAL-PDT 对 EQ 的总有效率约为 62.5%,而 ALA-PDT 对 EQ 的总有效率为 58.3%[120]。Feldmeyer 观察到 2 例 EQ 患者的皮损在治疗后只能达到部分缓解,经过 20～45 个月的随访发现患者皮损竟都达到临床完全缓解,这提示 MAL-PDT 可能具有治疗后续效应[121]。而 Massimo 等报道 MAL-PDT 治疗一位 60 岁 EQ 患者,共进行 5 次治疗,间隔 2 周,治疗结束后 3 个月达到完全缓解,随访 6 年后未见复发[122]。MAL-PDT 的不良反应同 ALA-PDT 相类似,包括治疗时出现疼痛、不适、烧灼感,治疗后出现水肿、局部过度色素沉着等[120-123]。

(赵子君　王秀丽)

第四节　ALA-PDT 治疗基底细胞癌

一、基底细胞癌概述

基底细胞癌(basal cell carcinoma, BCC)是最常见的皮肤恶性肿瘤,占所有非黑素瘤皮肤癌的 75%～80%。目前认为 BCC 细胞起源于毛囊,其发病与 Hedgehog 信号通路有关,存在 PTCH1、

SMO 等基因突变[124]。BCC 生长缓慢,有间质依赖性,因此大多数 BCC 是局部侵袭性生长并破坏组织结构,极少发生转移,转移率仅为 0.002 8%～0.55%[125]。男女发病率约为 2∶1,其发病与多种危险因素有关,如长期间歇性日光暴露、浅肤色、免疫抑制、有肿瘤家族史、老年人等。

（一）临床表现

BCC 在临床上分为 4 型：①结节型 BCC：是最常见的 BCC 亚型，表现为蜡样光泽结节，表面树枝状毛细血管扩张，病灶增大后出现溃疡；②浅表型 BCC：好发于青年男性非曝光部位，表现为一至数个红斑或脱屑性斑片，轻度浸润，卷曲状边缘和黑素沉积，向周围延伸缓慢增大；③硬斑病样 BCC：不常见，表现为扁平甚至硬化凹陷、边界不清，呈粉色或白色，类似于瘢痕或硬斑病的斑块；④纤维上皮瘤型 BCC：又称 Pinkus 纤维上皮瘤，是一种罕见亚型，表现为肤色或粉红色斑块或带蒂的丘疹、结节，表面光滑，类似纤维瘤，多见于腰背部。此外，还包括 3 种与 BCC 相关的综合征：痣样基底细胞癌综合征（又称 Gorlin 综合征）、线状单侧基底细胞痣、Bazex 综合征。

（二）组织病理

BCC 所有亚型的共同病理特征以基底样细胞为主、周边细胞呈栅栏样排列、肿瘤团块与周围基质常有裂隙。此外，有不同程度的细胞异形和有丝分裂活性。根据组织学特点，BCC 分为浅表型 BCC、结节型 BCC、纤维上皮瘤型 BCC、硬斑病样 BCC、微小结节型 BCC、浸润型 BCC、分化型 BCC。多数 BCC 是未分化的，而部分基底细胞癌出现向皮肤附属器分化征象。当向毛囊分化时被称为角化性 BCC，向皮脂腺分化时被称为囊性 BCC，向汗腺分化时被称为腺样 BCC，向棘细胞方向分化时被称为基底鳞癌。组织学分型是预测临床复发风险的因素之一，其中浅表型 BCC、结节型 BCC 和非侵袭生长模式 BCC，如角化性 BCC、囊性 BCC、纤维上皮瘤型 BCC 被认为是低复发风险的组织学分型[126]。

二、临床常用治疗方法

BCC 治疗方法多样，首先要结合患者个体和肿瘤因素进行复发风险评估。肿瘤因素的评估包括瘤体大小（长径大于或小于 2 cm）、部位（面部 H 区复发风险）、临床边界（清晰或模糊）、原发性或复发性 BCC、组织学分型、具有侵袭性组织学特征，如神经周围和/或血管周围受累[127]。依据复发风险评估结果，将 BCC 分为低危型和高危型。临床上大多数 BCC 属于低危型，而局部晚期 BCC 和转移性 BCC 被纳入高危型，两种分型在治疗方法的选择上存在较大差异。低危型 BCC 治疗后复发风险低，常见方法包括刮除和电干燥法、标准切除术，推荐切除 2～5 mm 边缘或联合皮瓣转移/游离皮片修复等。局部非手术疗法包括液氮冷冻、CO_2 激光治疗以及 ALA-PDT、外涂咪喹莫特乳膏或 5％ 5-氟尿嘧啶乳膏。而高危型 BCC 局部治疗首选 Mohs 显微手术，其次是标准切除术，推荐切除 5～15 mm 边缘[128]。标准切除术对原发性 BCC 治愈率为 90％～93％，对于复发性 BCC 仅为 80.1％；Mohs 显微手术对于原发性 BCC 的 5 年治愈率能达到 99％，对于复发肿瘤的治愈率也在 95％ 以上[129]。但 Mohs 显微外科手术存在费用昂贵、相对费时费力、对手术及病理专业知识要求高等因素，较难在基层医院推广应用。

虽然局部晚期 BCC 发病率仅为 0.001％，转移性 BCC 发病率为 0.002 8％～0.55％，但这些高危型 BCC 仅依赖局部治疗是不够的，还需要联合系统治疗。目前 Hedgehog 通路蛋白 Smoothened 特异性抑制剂，包括 Vismodegib、Sonidegib 已被美国食品药品监督管理局、欧洲药品管理局批准用于治疗后或放疗后复发、不适合手术治疗或放疗的局部晚期 BCC，其中 Vismodegib 可用于治疗转移性 BCC。一项全球安全性研究证实，中位随访 17.9 个月发现 Vismodegib 治疗局部晚期 BCC 有效率为 68.5％，转移性 BCC 有效率为 36.9％[130]。前瞻性随机双盲试验发现连续 12 个月接受 Sonidegib 治疗，按剂量 200 mg 口服，每日 1 次，治疗局部晚期 BCC 有效率为 57.6％，转移性 BCC 有效率为 7.7％[131]。但大多数患者接受 Vismodegib 和

Sonidegib 治疗期间都出现了肌肉痉挛、味觉改变、脱发、乏力和体重减轻等不良事件,甚至 30% 患者因无法耐受而选择中断治疗。2021 年 7 月,磷酸索立德吉胶囊被正式批准国内上市,这是中国首个批准用于治疗局部晚期 BCC 靶向药物。由于该药在我国临床应用时间尚短,磷酸索立德吉远期疗效和潜在的不良反应还有待探究。

此外,由于有 BCC 病史患者再发 BCC 风险明显增加,3 年累计危险度在 33%～77% 不等。手术治疗与其他局部治疗都可能由于肿瘤细胞残留存在复发风险,充分扩大切除则会引起瘢痕增生和功能畸形风险。放射疗法治疗周期长,且未来罹患皮肤肿瘤的风险增高,仅适合 60 岁以上无法耐受手术或不适合手术的 BCC 患者。尤其对于一些特殊个体或特殊部位 BCC,传统治疗具有很大局限性,很难达到预期疗效。

三、 ALA-PDT 治疗

1990 年,Kennedy 最先创导 ALA-PDT 治疗皮肤浅表型 BCC[86]。1999 年,徐世正、王秀丽等首次在国内开展 ALA-PDT 治疗 11 例 BCC 患者,包括背部浅表型 2 例,面部结节型 9 例,经 2～6 次 ALA-PDT 治疗后所有病例达到完全缓解[25]。虽然治疗区域遗留暂时性色素沉着或色素减退斑,但无瘢痕形成,治疗结束后,所有病例血、尿常规及肝功能结果均正常,也证实了 ALA-PDT 治疗方法的高效性和安全性。以此为基石,为后续国内 ALA-PDT 治疗非黑素瘤皮肤癌奠定了重要基础。2008 年,王秀丽研究团队总结从 1996 年开始研究 ALA-PDT 治疗 76 例非黑素瘤皮肤癌和癌前病变,包括 BCC、SCC、鲍恩病、乳房及乳房外 Paget 病、AK 和 EQ[90]。其中有 1 例女性患者左颞部放疗后复发 2 年的浅表型 BCC,皮损为 3 cm×5 cm 暗褐色鳞屑性斑块,2 次 ALA-PDT 后皮损基本消退。因此,王秀丽研究团队提出 ALA-PDT 适用于浅表型 BCC,尤其是大、多

发病灶。方方等针对术前误诊为色素痣进行原位切除的 20 例 BCC,分别采用 ALA-PDT 与二期手术扩大切除治疗进行对照研究,发现两者在术后复发率上的差异无统计学意义,但是 ALA-PDT 治疗创伤更小、患者美容满意度更高[132]。目前,国内外 BCC 诊疗指南推荐 ALA-PDT 用于治疗浅表型 BCC 以及侵袭较浅(厚度<2 mm)的结节型 BCC,对于浅表型 BCC 的治愈率可达 87% 以上,结节型 BCC 治愈率达 53%,尤其在头面部 BCC 治愈率更高,并可反复多次使用[23]。ALA-PDT 联合其他疗法通过优势互补能显著提高 BCC 治愈率,同时降低远期复发率,其突出优势在于选择性杀伤肿瘤细胞,创伤小且具有较好的美容效果,适用于年老体弱以及特殊解剖部位的治疗。鲁元刚等报道了 8 例眼周 BCC 通过手术切除可见皮损后联合 3 次 ALA-PDT 治疗,采用 10% ALA 乳膏孵育手术创面,635 nm 半导体激光照射 15 min,功率密度 177 mW/cm^2,平均随访 2.5 年未见复发,同时保留了良好的眼睑功能[133]。同样,赵爽等对于面颈多发性 BCC 采用皮肤镜标记肿瘤切缘,直接切除缝合后行 ALA-PDT 治疗达到治愈[134]。

(一) 作用机制

目前针对 ALA-PDT 治疗皮肤 BCC 的作用机制研究较少,现有研究认为 ALA-PDT 所产生的 ROS 和相邻的生物大分子发生氧化反应,选择性地破坏大量吸收光敏剂的亚细胞结构,从而实现直接杀伤靶细胞的作用。

(二) 临床应用

1. ALA 浓度和剂型选择

对于皮肤恶性肿瘤 BCC,应该积极治疗,常规推荐 20% ALA 浓度。虽然近年来有文献提出采用 10% ALA 治疗 BCC,但 ALA 浓度的变化首先是基于药物剂型的改良。在 ALA 常规配制中,比如与灭菌注射用水、基质乳膏或凝胶形成混

合物后ALA稳定性较差,短时间内容易降解,所以往往需要提高配制浓度来保证临床疗效。经讨光敏剂技术的优化,有研究将活性成分ALA与新型纳米乳剂BF-200结合研发出10% ALA纳米乳(BF-200 ALA)凝胶,让ALA在24个月内保持稳定,并于2017年被欧洲药品管理局批准治疗浅表型、结节型BCC,但目前该药在国内尚无应用[135]。一项Ⅲ期临床试验(EudraCT No. 2013-003241-42)将BF-200 ALA-PDT与MAL-PDT用于治疗281例非侵袭性BCC患者,发现接受BF-200 ALA-PDT治疗组治愈率达93.4%,而MAL-PDT组为91.8%,两种方法在临床疗效上的差异无统计学意义($P<0.0001$),但BF-200 ALA-PDT组随访1年后复发率较低[135]。

2. 光源选择

多种光源可用于局部ALA-PDT治疗,包括经过滤氙弧和金属卤化物灯、LED、半导体激光等。虽然PpⅨ最大吸收峰值在410 nm,但为了提高组织穿透性,大多PDT光源选择波长630 nm左右的红光。日光也是PDT治疗易获取的光源之一,病灶处通过光敏剂孵育0.5 h,周围正常皮肤涂抹防晒霜后,在日光下暴露2 h来实现DL-PDT治疗目的。虽然DL-PDT有助于减轻患者的治疗疼痛度,但其治疗BCC相关经验有限,而

且单一日光MAL-PDT治疗浅表型BCC后1年内病灶复发率较高,约为21%[136]。

3. 皮损预处理

对皮损做预处理能显著增加ALA透皮效率,解决治疗光源穿透深度有限等不足。2015年,王秀丽研究团队提出运用中医特色梅花针叩刺预处理能增强ALA-PDT治疗BCC临床疗效[41]。经过多年临床经验和文献总结,将ALA-PDT治疗BCC预处理方式归纳如下。

(1)微创透皮方法预处理:采用石蜡油清洁BCC表面污垢、痂皮,进一步使用梅花针、微针、刮勺等叩刺或刮除皮损表面以增加ALA渗透性,适合浅表型BCC、结节型BCC(厚度≤3 mm)治疗前预处理。

(2)激光预处理:局部浸润麻醉后,采用CO_2激光、铒激光或钬激光烧灼汽化BCC瘤体,适合浅表型BCC、结节型BCC(厚度≤5 mm)治疗前预处理。

(3)手术预处理:治疗前辅助皮肤镜、皮肤B超标记BCC瘤体大小和深度,经局部浸润麻醉或全身麻醉后,沿定位标记线切除肿瘤,止血后旷置手术创面,为后续ALA-PDT开放治疗通道。该方法适合较厚的低危型BCC、部分局部晚期BCC减瘤处理。

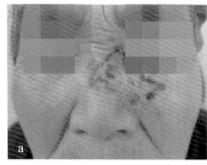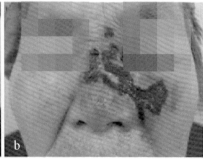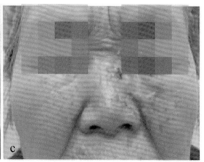

图9-15　PDT治疗前刮勺联合CO_2激光预处理左鼻背及内眦BCC

(a)治疗前;(b)局部浸润麻醉下刮勺刮除联合CO_2激光预处理BCC病灶;(c)4次ALA-PDT治疗后1月

4. 临床疗效

对于皮损厚度<2 mm的浅表型BCC,经1～2次ALA-PDT治疗,治愈率高达81%～100%,

随访12～24个月,复发率为6%～18%,病灶治疗处未见皮肤萎缩和色素沉着者[137]。由于结节型BCC组织吸收ALA不充分且不均匀,使其临

床疗效不如 ALA-PDT 治疗浅表型 BCC 疗效好。为了提高 PDT 治疗在结节型 BCC 中的临床疗效,开展一项为期 10 年的临床组织学随访研究,研究发现采用刮匙预处理,使用促渗剂二甲亚砜可增加 ALA 吸收,治疗 60 例结节型 BCC 病灶(厚度<3.5 mm),1 次 ALA-PDT 后原发性 BCC 治愈率为 63%,2 次 ALA-PDT 治愈率为 90%[138]。前瞻性临床研究随访 25 个月后发现,与手术切除相比,手术切除距切除边缘 3 mm,纳入 40 例 46 处病灶治疗;ALA-PDT 疗法纳入 32 例患者 48 处病灶,二者在浅表型和结节型 BCC 治愈率差异无统计学意义($P = 0.64$),12 个月后 ALA-PDT 疗法具有良好的美容外观[139]。基于此,国内外指南一致认为 ALA-PDT 用于浅表型 BCC、结节型 BCC 治疗(厚度<2 mm)推荐等级 A,循证医学证据级别 I。

虽然 ALA-PDT 具有选择性杀伤肿瘤细胞,微创兼顾美容等众多优越性,但治疗中产生的疼痛是 ALA-PDT 最常见的不良反应,也是患者无法耐受多次治疗的重要原因之一。常见缓解疼痛的措施有局部麻醉、口服止痛药,但对 ALA-PDT 治疗疼痛的改善并不理想。有研究提出 DL-PDT 具有和传统光动力治疗相似的临床疗效,且疼痛轻微,但容易受季节、地区、天气等因素影响,在临床应用中缺乏稳定性。在 DL-PDT 基础上,王秀丽研究团队提出 M-PDT 疗法,通过缩短前期 ALA 孵育时间、延长照光时间模式来缓慢、连续产生一系列 PpIX,避免快速和大量 PpIX 聚集所产生的炎症风暴,从而降低患者的治疗疼痛感[140]。基于此,通过刮除联合 M-PDT 疗法成功治疗 1 例 75 岁男性面部 H 区病灶>55 个多发性 BCC 患者,皮肤镜检查发现刮除能清除大部分病灶,局部残留蓝黑色色素,经过 3 次 PDT 治疗后,病灶完全消失,未见明显瘢痕形成。PDT 过程中,患者 VAS 疼痛评分仅 1~2 分,主观舒适度良好[141]。有研究报道 1 例 91 岁头皮局部晚期 BCC 患者(侵袭至帽状腱膜)在 M-PDT 联合钬激光、喜泊分-PDT 疗法后,随访 1 年未见复发且治疗区域有毛发再生[142]。该联合治疗避免了高龄患者扩大切除、皮瓣/皮片移植修复导致的麻醉和损容风险。患有着色性干皮病合并面部 BCC 的 5 岁患儿经过 CO_2 激光、梅花针预处理,M-PDT 治疗 2 次,随访 1 年未见复发[143]。M-PDT 疗法联合手术切除、CO_2 激光等疗法在特殊人群、局部晚期 BCC 治疗中具有一定优越性,大量临床病例也证实了其安全、高效、微创等优势。

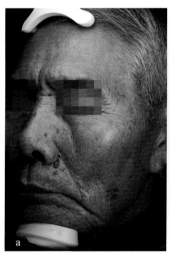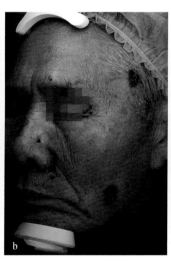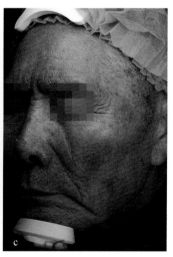

图 9-16　刮除联合 M-PDT 治疗面部多发性 BCC
(a)治疗前;(b)刮匙刮除后;(c)3 次 M-PDT 治疗后

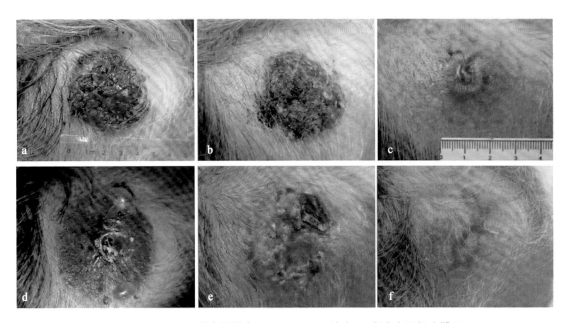

图 9-17 ALA-PDT 联合钬激光及 Hiporfin-PDT 治疗 91 岁头皮局部晚期 BCC

(a)治疗前；(b)2 次 ALA-PDT＋1 次钬激光治疗 2 周后；(c)6 次 ALA-PDT＋3 次钬激光治疗后外生性瘤体基本消退；
(d)Hiporfin-PDT 治疗 4 天后局部出现红斑及水疱；(e)Hiporfin-PDT 治疗 1.5 个月后可见瘢痕形成及黑痂；
(f)末次治疗后随访 6 个月，未见肿瘤复发

（三）适用范围

目前 ALA-PDT 主要适应证为浅表型 BCC、结节型 BCC（厚度＜2 mm）。在《基底细胞癌诊断和治疗欧洲共识(2019)》《欧洲皮肤病学论坛光动力疗法指南(2019)》和《中国皮肤基底细胞癌诊疗专家共识(2021)》中，一致认为 PDT 治疗基底细胞癌推荐等级 A，循证医学证据级别Ⅰ。次要适应证为较厚的低危型 BCC、局部晚期 BCC 及部分转移性 BCC 减瘤处理，对于这些类型 BCC 要联合激光、手术、Smoothened 抑制剂等治疗方法。

（四）治疗步骤

(1) 治疗前宣教，签署知情同意书。嘱患者取舒适体位，做好皮损预处理。

(2) 将调配好的 ALA 均匀敷于患者皮损及周围皮肤，局部避光封包后嘱患者休息，等待治疗。

(3) 伍德灯观察敷药区域 ALA 吸收情况，光功率计测定光源功率密度。

(4) 治疗时选择合适光源及剂量，光斑覆盖敷药区域，观察患者不适反应并给予对症处理。

（五）注意事项

1. 治疗前

给予皮损预处理，如果 BCC 瘤体在预处理过程中出现明显渗血甚至出血，建议暂停有创操作，使用含有氯化钠溶液的厚层纱布持续压迫 10～20 min。

2. 治疗中

(1) 加强患者眼睛等特殊部位防护，照光治疗时要避免对周边正常皮肤进行不必要的照射，可用黑布做好遮盖保护。

(2) 注意观察患者有无疼痛、皮温高等难以耐受的不适症状，并给予对症处理。

3. 治疗后

嘱患者避免日光暴晒，必要时外涂抗生素药膏保护创面，确定下次复诊日期。

（六）不良反应及处理

在 ALA-PDT 治疗过程中以及治疗后可能会出现不同程度的不良反应，治疗前需要做好宣教和与患者沟通工作，并给予及时处理。

1. 局部皮肤红肿、渗出

治疗后尽早予以局部冷敷,如果治疗区域渗出较多,建议氯化钠溶液或复方黄柏涂剂局部湿敷,每天 2 次。

2. 局部皮肤色素沉着

色素沉着在治疗后较为常见,嘱患者治疗区域避免日晒;大多数皮肤色素沉着能自行消退。

3. 疼痛

PDT 治疗多伴有不同程度的疼痛,M-PDT 能显著降低患者治疗时所产生的疼痛,但因疼痛存在个体差异,如果患者在 PDT 治疗过程中出现明显疼痛和不适,可予电风扇、冷风机等降温处理,或提前口服镇痛药,或局部小范围做浸润麻醉处理。

表 9-7 ALA-PDT 治疗 BCC 推荐方案

预处理方法	ALA-PDT 方案	ALA 配制		敷药时间	照光剂量	
		ALA 剂型	ALA 浓度		能量密度	功率密度
梅花针、微针、刮匀、激光、手术	C-PDT	乳膏或溶液	10%～20%	3～6 h	100～200 J/cm^2	60～150 mW/cm^2
	M-PDT	乳膏或溶液	10%～20%	0.5～1 h	200 J/cm^2	28 mW/cm^2

(1) 间隔:每 2 周治疗 1 次。
(2) 次数:直至皮损完全消除。
(3) 疗效判断:临床联合无创诊断技术,如皮肤镜、反射式共聚焦显微镜、皮肤超声等观察皮损转归。

(七)推荐方案

虽然外科手术是 BCC 治疗首选,但 BCC 多发生于头面部,特别是多发病灶或受累面积广泛,手术治疗常受到限制。对于头面特殊解剖部位、缺乏手术适应证或年老体弱 BCC 患者可选择 ALA-PDT 治疗,ALA-PDT 是一种安全有效的方法,值得临床推广应用。

(廖彩荷 王秀丽)

第五节 ALA-PDT 治疗皮肤鳞状细胞癌

一、皮肤鳞状细胞癌概述

皮肤鳞状细胞癌(cutaneous squamous cell carcinoma,cSCC)是起源于表皮或附属器角质形成细胞的恶性肿瘤,癌细胞有不同程度的角化,可由光线性角化病(AK)和鲍恩病(BD)进一步发展而来[144]。

(一)流行病学

在欧美高加索人群中,cSCC 的发病率在非黑素瘤皮肤癌中位居第二,仅次于基底细胞癌(BCC)。在美国、澳大利亚和英国,BCC 与 cSCC 之比为 4 : 1,在挪威为 6 : 1。2013 年至 2015 年间,在英国,62.7% 的 cSCC 患者为男性,中位年龄 80 岁,平均每年的发病率增长 5%[145-146]。美国流行病学统计数据显示,1976—1984 年和 2000—2010 年之间 cSCC 发病率增长 263%,其中女性和 40 岁以下人群发病率的增长幅度较大[147]。国内有关皮肤肿瘤的统计数据较少,缺少大样本流行病学统计。2006 年,高天文团队对门诊 1 905 例皮肤癌进行回顾性研究,发现在皮肤癌中 cSCC 发病率位居首位,占 29.4%,且每年以 2.6% 的增幅上升[148]。2011 年,王秀丽研究团队在上海某社区对 60 岁以上 2 038 例老年人进行皮肤肿瘤流行病学调查,经病理明确诊断的皮肤恶性肿瘤 76 例,其中 AK 63 例(3.07%)、cSCC 3 例(0.15%)、BCC 9 例(0.44%)、BD 1 例(0.05%),上述皮肤恶性肿瘤患病率随年龄增长而增加,高峰年龄为 75 岁以上;所有皮肤恶性肿瘤发生部位频率最高为头面颈部,总计 62 例,占总病例数 67.39%,长期紫外线暴露发生皮肤恶性肿瘤的概率较高($P < 0.05$)[1]。

(二) 发病机制

cSCC 发病机制仍未明确,但大量研究提示与紫外线照射、HPV 感染、化学刺激以及免疫抑制等因素相关。研究发现紫外线照射可引起角质形成细胞内位于染色体 17p13.1 上的抑癌基因 *p53* 突变。*p53* 与 cSCC 显著相关,其发病机制主要为 *p53* 基因突变或 *p53* 信号通路改变引起的 *p53* 功能损伤,而失去抑癌作用,表现为促进细胞增殖,进一步引起遗传不稳定,最终引起 cSCC 的发生[149]。此外,还有多个研究发现紫外线照射也可导致 *CDKN2A* 和 *Ras* 基因的突变,从而引起 cSCC 的发生[150-151]。2021 年,王秀丽研究团队张国龙博士对人 cSCC 和正常光老化皮肤进行单细胞测序分析,结果发现 *FABP5* 基因、*S100* 基因家族以及 *SPRR* 基因家族在 cSCC 中显著上调,敲除 *FABP5* 基因或 *S100A9* 可显著抑制 cSCC 的进展;对小鼠紫外线诱导 cSCC 模型进行 Bulk 测序,结果发现 Rorα 是曝光部位所致的皮肤光老化发展为 AK,再进一步进展为侵袭性 cSCC 的一个关键转录因子,生理状态下 Rorα 可下调 *S100A9* 和 *Sprr2f* 在 cSCC 细胞中的表达,进而

抑制 cSCC 的发生。以上研究成果为深入研究紫外线诱导 cSCC 的分子机制提供思路,有望为今后 cSCC 的临床防治提供可靠靶点[152-153]。

(三) 临床表现

大多数 cSCC 好发于头面颈部及四肢暴露部位,也可继发于烧伤、外伤性瘢痕、慢性溃疡、瘘管及慢性放射性皮炎的皮损基础之上。cSCC 最早表现为浸润性丘疹、硬斑,之后可发展为结节、斑块或疣状损害,质地坚实,增大迅速,表面呈菜花状增生,或中央破溃形成溃疡。肿瘤基底部有浸润,触之有坚实感。肿瘤周围组织往往充血,边缘呈污秽暗黄红色,可有不同程度的瘙痒或微痛,但多数无明显自觉症状。之后肿瘤进一步增大并演变形成溃疡,呈火山口样,有宽而高起的边缘,外翻如菜花状,溃疡底面高低不平,易出血,上覆污灰色痂,有腥臭的脓性分泌物和坏死组织。发展较快者可向深层组织浸润,基底硬而活动度很小。发展至晚期 cSCC 后,肿瘤长径大于 2 cm,可沿淋巴管转移,故局部淋巴结常肿大,转移淋巴结质硬,几乎无触痛,但通过血行转移者少见。如肿瘤侵及深部组织,尤其是骨膜及骨质时,则有剧痛。晚期常有全身症状,如发热、消瘦、恶病质等。软组织处的肿瘤自觉症状常轻微,若生长在活动部位,如口唇或生殖器,往往表现为小溃疡,反复出现不易治愈。

(四) 组织病理

组织病理学检查是 cSCC 确诊的金标准。cSCC 的组织病理表现为表皮肿瘤细胞呈团块或条索状侵袭性生长,突破基底膜侵入真皮,并可侵犯皮肤附属器、血管和神经,其中有大小不等的已分化鳞状细胞和非典型鳞状细胞。已分化鳞状细胞胞体较大,呈多边形或不规则形,胞质丰富,有细胞间桥,胞核大小及染色深浅不相同,并见巨核、多核和有丝分裂象。分化程度较高的鳞状细胞向角化方向分化,越近角化中心时越倾向成熟

角化,中心部位可完全角化,可见角珠和角化不良细胞。非典型鳞状细胞即未分化或低分化鳞状细胞,胞体较小,无细胞间桥,呈梭形,胞质很少,核深染,有较多不典型有丝分裂象。非典型鳞状细胞越多,其异形细胞也越多,恶性程度也越高。反之,则恶性程度较低。临床常用 Broders 病理分级系统对 cSCC 进行分级,按低分化肿瘤细胞的百分率分为四级:低分化细胞占 25% 以下者为 Ⅰ 级,瘤组织不超过汗腺水平,有较多角珠,真皮内有明显的炎性反应;低分化细胞占 25%～50% 者为 Ⅱ 级,癌细胞团界限不清,有少数角珠,角珠中心多角化不全,周围炎症反应较轻;低分化细胞占 50%～75% 者为 Ⅲ 级,大部分没有角化,无角珠,周围炎症反应不显著;低分化细胞占 75% 以上者为 Ⅳ 级,核分裂象多,无细胞间桥,几乎看不到角化情况。

(五)风险评估

总结近年来循证医学的证据,风险因素主要有临床特征,包括肿瘤长径、发病部位、神经受累情况;病理学特征,包括肿瘤厚度、浸润深度、分化程度、组织学亚型以及是否有血管、淋巴管及神经浸润,患者有无免疫抑制状态、有无放射治疗史等。根据这些因素可将 cSCC 分为极高危型、高危型和低危型,具体如表 9-8 所示[154]。根据风险等级评估,可以选择不同治疗方案,以及是否进行前哨淋巴结探查,并确认随访方式。对于局灶性低危型 cSCC 患者,一般 1 年随访 1 次,随访 5 年。对于局灶性高危型和极高危型 cSCC 患者,可在治疗后前 2 年每 3～6 个月随访 1 次,第 3～5 年每 6 个月随访 1 次,此后每 6～12 个月随访 1 次,并终生随访。

表 9-8 cSCC 风险等级评估

风险等级	临床特征		病理性特征
	皮损特征	高危因素	
极高危型[a]	皮损直径≥4 cm(任何部位)		组织学低分化,促结缔组织增生型,肿瘤浸润深度≥6 mm 或超过皮下脂肪,真皮深部或直径≥0.1 mm 的神经鞘内肿瘤细胞,有血管或淋巴管受累
高危型[b]	直径 2 cm～<4 cm 原发皮损位于躯干和四肢,或头、颈、手、足、胫前、肛门生殖器(任何大小),边界不清	复发性肿瘤;有免疫抑制状态、局部放射治疗史或慢性炎症病史、肿瘤快速生长、神经受累症状	高风险组织学亚型(棘层松解型、腺鳞癌、肉瘤样分化型、梭形细胞型);有神经周围浸润
低危型	直径<2 cm 原发皮损位于躯干或四肢,边界清楚	原发性肿瘤;无免疫抑制状态、局部放射治疗史或慢性炎症病史、肿瘤快速生长、神经受累症状	高分化或中分化肿瘤,非高风险组织学亚型;肿瘤厚度≤6 mm 且浸润未超过皮下脂肪层,无神经周围浸润;无血管或淋巴管浸润

注:a. 具备上述任一极高危型临床或病理学特征即为极高危型 cSCC,具备危险特征越多,复发的风险越高;
　　b. 具备上述任一高危型临床或病理学特征即为高危型 cSCC,具备危险特征越多,复发或转移的风险越高

二、治疗方法

cSCC 的治疗应根据患者的年龄、身体状况、发生部位、深度、大小以及美容要求预期进行个体化治疗选择和施治。治疗方法主要包括手术、激光、冷冻、放化疗、局部药物治疗等。随着科学技术发展，PDT 治疗以及生物制剂也可应用于早期 cSCC 及晚期 cSCC 姑息治疗等。据统计，2％～5％的 cSCC 在手术切除后发生淋巴结和远隔部位转移，而转移 cSCC 对化疗不敏感，致死率高达40％，给人类健康带来巨大威胁[155]。

（一）手术切除

手术切除是 cSCC 的标准治疗方法，可采用单纯病灶切除术或者 Mohs 手术。但皮肤恶性肿瘤常好发于头面部、外阴等特殊解剖部位，手术往往会造成原有组织结构的破坏以及功能丧失，易遗留瘢痕并造成心理创伤。2005 年，Igal Leibovitch 等对 1993—2002 年 1 263 例接受 Mohs 手术的 cSCC 患者进行统计，发现 96.5％肿瘤发生于头颈部，在随访 5 年内，3.9％术后复发[154]。尽管 Mohs 手术复发率更低，但其操作复杂、开展受限，手术治疗需考虑到肿瘤进展程度、患者个人意愿以及身体条件等，因此，在国内临床实际应用中有一定的局限性。

（二）物理治疗

物理治疗方法有激光、冷冻等，操作简便，适用于较为浅表的早期 cSCC 或联合治疗。常用的激光有 Nd：YAG 激光、CO_2 点阵激光等。1998年，Humphrey 团队对 17 例 BCC 患者及 13 例原位 cSCC 患者进行脉冲 CO_2 激光治疗，原位 cSCC 平均肿瘤厚度明显大于 BCC，在接受 3 次激光治疗分组中，9 例 BCC 患者肿瘤全部清除，而原位 cSCC 患者在接受 3 次激光治疗 7 例中仍有 3 例有残留肿瘤组织[157]。提示激光及冷冻不宜单独治疗过度角化及肥厚的恶性肿瘤。

（三）药物治疗

药物治疗有外用药物及分子靶向药物治疗。常用于 cSCC 的外用药物治疗有 5-FU、咪喹莫特等。咪喹莫特是一种免疫调节剂，可局部激活抗瘤免疫，常见的不良反应有红肿、糜烂、疼痛等。Ketty Peris 等采用 5％咪喹莫特治疗 10 例患者，包括 5 处 BD 皮损和 7 处 cSCC 皮损，共治疗 8～16 周。其中 cSCC 临床治愈率为 71.4％，在平均31 个月随访期后无复发[158]。

近年来，随着分子靶向药物的兴起，免疫检查点阻断等靶向治疗成为治疗皮肤恶性肿瘤的利器，目前已有的相关临床药物包括抗程序性死亡受体-1（programmed cell death protein 1，PD-1）的人单克隆抗体及其配体（programmed cell death-ligand 1， PD-L1）、血管内皮生长因子受体（vascular endothelial growth factor receptor，VEGFR）单抗等。2018 年，新英格兰杂志发表PD-1 单抗一期、二期临床试验研究结果提示，PD-1 单抗的临床应答率在晚期 cSCC 患者中为47％～50％，而不良事件发生率为 15％[159]。靶向药物临床应答率偏低，价格昂贵，仅限于局部晚期和转移 cSCC 姑息治疗及联合治疗。

（四）放疗/化疗

对于因局部晚期疾病、并发症多而不适合手术或拒绝手术的患者，或在不可能进行根治性手术、局部解剖结构特殊的情况下，也可以考虑将放疗或化疗作为姑息治疗手段，也可作为辅助治疗。以铂金为基础的化疗在过去被用作标准的治疗方法，但敏感度较低，已逐渐被 PD-1 等靶向药物所取代。现代放疗是一种多功能的治疗方式，根据肿瘤特点，可以作为一种外照射技术或通过近距离直接照射来进行治疗，不良反应有急性放射性皮炎和慢性的脱色、毛细血管扩张。Stratigos 等采用西妥昔单抗联合放疗治疗 5 例 cSCC 患者，治疗两个月后，5 例患者中有 4 例临床部分缓解[160]。因此,放疗辅助其他治疗方法可获得临床受益,但操作复杂,仪器昂贵,开展受限。

三、ALA-PDT

(一)发展概况

1990 年,Kennedy 首次应用 ALA-PDT 治疗浅表性 cSCC 和癌前期病变。欧美国家主要将 PDT 用于非黑素瘤皮肤癌(NMSC)的治疗,其临床疗效已有大量循证医学证据支持。2007 年,《欧洲光动力治疗 NMSC 指南》推荐 PDT 用于治疗 AK、BD 以及浅表型和结节型 BCC,其临床疗效及美容效果优于现有的标准疗法,也是预防 NMSC 复发的一种有效手段[161]。1996 年,国内徐世正、王秀丽教授应用 ALA-PDT 治疗 BD、BCC 和 cSCC 获得良好的临床疗效[25-26]。随后国内学者不断将 ALA-PDT 应用于 AK、EQ、乳房 Paget 病和乳房外 Paget 病等治疗,取得满意疗效[24,88]。目前,PDT 已被欧洲和中国光动力治疗指南一致推荐用于 AK 和 BD 的一线治疗方法[162]。基于中国 ALA-PDT 在中国皮肤科领域 20 余年的应用经验及成果,由王秀丽、顾恒教授牵头制定 2015 版《氨基酮戊酸光动力疗法临床应用专家共识》[89],2021 年,由王秀丽、顾恒教授再次牵头制定《光动力疗法皮肤科临床应用指南(2021 版)》,该指南的英文版成功发表于国际 PDT 著名期刊 *Photodiagnosis and Photodynamic Therapy* 上,彰显了我国 ALA-PDT 在皮肤科领域的应用成就和学术地位。

(二)治疗机制

ALA-PDT 治疗肿瘤的主要机制为 ALA 被肿瘤细胞选择性吸收并在线粒体内转化为内源性光敏性物质原卟啉 IX(protoporphrin,Pp IX),Pp IX 在特定波长光源激发下产生大量活性氧(ROS),如单线态氧、自由基等,选择性杀伤肿瘤细胞,破坏肿瘤组织的脉管系统,并有效诱导机体局部抗瘤免疫[163]。PDT 诱导肿瘤细胞凋亡、焦亡、自噬以及铁死亡等各种直接损伤的机制将在本书其他章节叙述。

2007 年,王秀丽研究团队从国外引进免疫正常无毛小鼠 SKH-1 小鼠,成功建立紫外线诱导 cSCC 小鼠模型,在 SKH-1 小鼠模型上进行大量基础性研究,为临床应用带来指导性理论依据[164]。2013 年,王秀丽研究团队发现 ALA-PDT 可诱导局部抗瘤免疫,而其中 DC 细胞、CD8+ T 细胞、B 细胞和巨噬细胞均在 ALA-PDT 诱导宿主产生特异性抗瘤免疫中起到重要作用[163,165]。DC 细胞在抗瘤免疫中起到抗原提呈的重要作用,DC 疫苗靶向免疫治疗已被用于实体瘤的治疗。2015 年,王秀丽研究团队发现 ALA-PDT 处理后的 cSCC 细胞裂解物以及产生的损伤相关分子模式(DAMP),如 HSP70、HMGB1 等,可诱导 DC 细胞成熟并大量分泌 IL-12、IFN-γ,增加其抗原呈递能力。将上述诱导成熟的 DC 细胞注射至鳞癌小鼠中,发现可显著发挥瘤苗作用抑制 cSCC 的增殖,同时观察到瘤体局部 CD4+ T 细胞、CD8+ T 细胞浸润增多[166]。基于上述研究,2018 年王秀丽研究团队将 ALA-PDT 处理后的 cSCC 细胞诱导成熟的 DC 细胞预防性注射于 SKH-1 小鼠皮下,再于小鼠对侧皮下注射 cSCC 细胞,小鼠不能形成肿瘤,且脾脏内 CD4+ T 细胞和 CD8+ T 细胞均增加,提示光动力疗法诱导产生的 DC 瘤苗可有效预防 cSCC 产生[167]。

三级淋巴结构(tertitary lymphoid structure,TLS)是肿瘤组织内诱导产生局部抗原特异性免疫反应的中心,由 DC 细胞、T 细胞、B 细胞、巨噬细胞等免疫细胞形成,该现象的出现可能是机体产生抗肿瘤免疫的重要因素之一。王秀丽研究团队发现 cSCC 患者在接受 ALA-PDT 后 48 h,肿瘤组织样本中 TLS 的数量显著增多,说明 ALA-PDT 促进的抗肿瘤免疫可能是通过 TLS 介导的,但具体机制仍需进一步探索。以上研究均证实了 ALA-PDT 介导的抗瘤免疫在治疗 cSCC 中重要的作用，然而其具体机制呕待深入研究。为了进一步揭示 ALA-PDT 治疗 cSCC 的潜在分子机制，深入探究 ALA-PDT 诱导抗瘤免疫信号通路，王秀丽研究团队进行了转录组分析 PDT 前后 LncRNA、mRNA 基因的差异表达，以期找到 cSCC 潜在治疗机制并加以验证。结果表明 PDT 后 6 h 有 828 个基因发生了差异表达。基因集富集分析发现 ALA-PDT 治疗 cSCC 的通路主要与免疫调节、NF-κB 信号通路、TLR 信号通路、PI3K-Akt 信号通路、TNF 信号通路、MAPK 信号通路相关。基于前期研究结果，PDT 除了直接激活 DC 细胞，其抗瘤免疫作用的发挥也依赖肿瘤微环境（tumor microenvironment，TME）中大量免疫细胞的募集和激活，而趋化因子在募集免疫细胞的过程中发挥着至关重要的作用。研究发现 ALA-PDT 后 cSCC 组织 TME 中单核细胞趋化蛋白 2（monocyte chemoattractant protein-2，MCP-2/CCL8）高表达，进一步研究发现 PDT 可诱导巨噬细胞向 M1 型转化，并高表达 CCL8，进而趋化 DC 细胞有效发挥抑制 cSCC 的进展[168]；王秀丽研究团队在基因芯片筛查中发现 PDT 后趋化因子 CXCL13 在 cSCC 中高表达，众所周知 CXCL13 能结合特异性受体 CXCR5，在体内趋化 B 细胞、滤泡辅助性 T 细胞（Tfh）、DC 和 M1 型巨噬细胞，诱导宿主产生抗瘤免疫，进一步研究发现 ALA-PDT 后 TME 中的肿瘤相关成纤维细胞（cancer associated fibroblast，CAF）可显著增加趋化因子 CXCL13 的分泌，进而可趋化大量 B 细胞至 cSCC 局部，最终增强抗瘤免疫[169]。此外，王秀丽研究团队发现 cSCC 中的 CAF 处于活化状态，其同 cSCC 细胞共培养后可增加后者迁移能力，两者细胞混合后，种植瘤的生长速度显著高于单纯 cSCC 细胞种植的瘤体，而经 ALA-PDT 治疗后，CAF 迁移能力被抑制，混合种植瘤生长速度下降，表明 ALA-PDT 对 cSCC 中的 CAF 活化有抑制作用[170]。外泌体是一种双层脂膜结构的囊泡，里面包含了 DNA 片段、mRNA、蛋白质、脂质等信息，可

以介导肿瘤细胞和基质细胞之间信号分子的双向转移，在 TME 的细胞之间的信息交流中扮演重要角色。团队发现 ALA-PDT 后 cSCC 细胞可分泌大量外泌体至 TME 中被 DC 接收，诱导 DC 细胞成熟并产生抗瘤免疫[171]。此外，2023 年，王秀丽研究团队还发现 ALA-PDT 可以以剂量依赖的方式，分别通过 ROS 介导激活 c-Jun 氨基末端激酶（JNK）信号通路和 Akt/哺乳动物雷帕霉素（Akt/mTOR）信号通路，从而触发 cSCC 细胞的焦亡和自噬，发挥其抗瘤作用[172-173]。

综上所述，ALA-PDT 治疗 cSCC 后可通过 DAMP 激活 DC 细胞，建立瘤苗作用，进一步激活 CD8+ T 细胞并产生有效的抗瘤免疫反应；同时 ALA-PDT 后募集大量免疫细胞，在 cSCC 肿瘤组织中形成 TLS，发挥抗瘤免疫作用；ALA-PDT 后 TME 中的细胞分泌的趋化因子、外泌体等可有效趋化大量免疫细胞，激活 DC 细胞，达到抗瘤免疫的作用。这种抗瘤免疫反应不仅可以有效杀伤肿瘤细胞，而且可以预防肿瘤复发。但遗憾的是，迄今为止其具体诱导机制仍不十分明确，今后还将不断深入探索，以期发现有效增强 PDT 疗效更加可靠的增敏靶点。

（三）临床应用

PDT 治疗皮肤癌的临床参数主要有光敏剂、光源，以及联合治疗模式。且 PDT 具有以下优势：①选择性杀伤肿瘤细胞，靶向性强，抑制"区域癌化"；②不破坏正常组织结构，可用于人体各个部位，在保留组织结构功能的同时，美容效果好；③几乎无毒副作用，可重复治疗，也适合于任何年龄，尤其适合老年患者，有较好耐受性；④应用灵活，既可以单独使用，也可以联合激光、手术、冷冻治疗以及外用咪喹莫特等；⑤适合大面积和多病灶皮损患者，是外科手术和放疗有禁忌证患者的可行选择。基于光敏剂吸收和光源照射深度有限，PDT 也存在一定的不足，主要包括治疗深度有限以及治疗过程中的疼痛。

1. 光敏剂选择

常用于 cSCC 治疗的光敏剂有外用光敏剂 ALA、甲基 ALA(methyl aminolevulinate,MAL)以及新型 BF-200 ALA 光敏剂,系统性光敏剂有血卟啉注射液(hematoporphyrine,HpD)。ALA 和 MAL 属于二代光敏剂,MAL 是 ALA 甲基化的产物,在欧美临床常见,其固定浓度为 16.8% 的乳膏剂型。两者的孵育时间通常在 3~6 h,以期增加光敏剂的渗透,达到更好的疗效。HpD 是一种静脉注射用光敏剂,近年来,由于 HpD 良好的组织吸收性,治疗深度较外用光敏剂深,因此,HpD-PDT 被尝试用于 cSCC 治疗,但遗憾的是目前临床上没有标准应用方案可以推荐(详见第十章第二节)。

关于应用 ALA-PDT 或 MAL-PDT 治疗侵袭性 cSCC 仅限个案报道,缺乏足够的临床数据,疗效尚不确切。在患者不能或不适合手术的前提下,PDT 是一种可选择的治疗手段,同时建议在治疗后进行必要的病理评估和长期随访。一项随机对照研究显示,MAL-PDT 对 BD 和早期 cSCC 的治愈率在 54%~74%[174],大多数临床效果欠佳病例的病理都显示为深在型 cSCC,说明肿瘤深度是影响局部 PDT 治疗侵袭性 cSCC 的主要因素。对于皮损厚度小于 3 mm 的非黑素瘤皮肤癌可以酌情考虑应用 PDT 治疗[175]。王秀丽研究团队对 6 例下唇早期 cSCC 患者,采用 20% ALA 孵育 3 h,630 nm 红光照射,照光剂量 100 J/cm²,50 mW/cm²,经过 2~7 次 ALA-PDT 治疗后,患者皮损清除,局部解剖结构未受到破坏,随访 10 个月,有 1 例复发,随访 20 个月有 1 例复发,余患者随访 24 个月均未复发[176]。Fargnoli 对 1 例下唇微侵袭性 cSCC 患者,采用 16.8% MAL 孵育 3 h,635 nm 红光照射,照光剂量 37 J/cm²。经过两次 MAL-PDT 后,患者获得缓解,随访 24 个月没有复发[177]。Li 等报道 1 例 cSCC 患者经过每周 1 次、连续 7 次 MAL-PDT 治疗,累积照光剂量共计 791 J/cm²,深度达 5.5 cm 的 cSCC 患者最终治

愈[171]。那么,ALA 和 MAL 的临床疗效是否有差异?既往有临床研究对比 ALA 与 MAL 的临床疗效及副作用,结果表明两种外用光敏剂对 NMSC 的临床疗效相当,副作用也相仿[178]。而 Meta 分析则发现,在治疗 BD 上,ALA-PDT 较 MAL-PDT 临床缓解率更高[179]。基于文献报道及前期研究,肿瘤深度也许不是影响临床疗效的绝对因素,大量研究表明在 PDT 治疗 cSCC 后局部会产生有效抗瘤免疫,且在联合应用如咪喹莫特等免疫佐剂后临床疗效更佳,因此,临床上对于 PDT 产生的抗瘤免疫作用不容忽视[175,180-181]。局部 PDT 为无法进行手术的低风险性的浅表型 cSCC 提供了一种无创、耐受良好、安全有效的治疗方法。近些年,学者们对 ALA-PDT 治疗 cSCC 的机制,尤其是抗瘤免疫方面进行了更加深入的探索和研究,以期发现潜在的增敏靶点,达到有效治疗侵袭性 cSCC 的目的。

BF-200 ALA 是一种含 7.8% ALA 的纳米乳液凝胶剂型的外用光敏剂,已被美国食品药品监督管理局(food and drug administration,FDA)批准用于临床,商品名为 Ameluz®。其优势在于纳米乳液凝胶剂型提高了 ALA 的稳定性,提高了表皮的渗透性,在治疗上安全性高,患者耐受性更好[182]。光敏剂孵育后的 PpIX 荧光强度是检测光敏剂渗透性的方法,Lutz Schmitz 团队对比 20% ALA 乳膏与 BF-200 ALA 的渗透性,结果表明在受试者眼睑处皮肤孵育 3 h 后 BF-200 ALA 处 PpIX 荧光强度较 20% ALA 乳膏处更强,局部 PpIX 浓度为 20% ALA 乳膏的 3 倍,充分表明 BF-200 ALA 新剂型虽然浓度较传统 ALA 低,但其渗透性更高,具有更加广阔的应用前景[183]。

2. 光源选择

目前临床上 PDT 治疗 NMSC 的光源波长有两种,根据其对 PpIX 的吸收峰所决定,分别为最高吸收峰蓝光 410 nm 附近和次级吸收峰红光 630 nm 附近。临床上常用的蓝光光源对皮肤的穿透性在 1~2 mm[184],而红光具有良好的组织穿透性,在皮

肤的穿透深度为 2～5 mm,可作用于真皮内的成纤维细胞和皮肤附属器[185]。欧美国家广泛使用 20% ALA 溶液(Levulan Kerastick®),FDA 推荐使用波长为 400～450 nm、能量密度为 10 J/cm² 的蓝光光源[186]。基于红光的穿透性更高,目前国内外多采用红光进行 ALA-PDT 和 MAL-PDT 临床治疗,且红蓝光在临床治疗时参数也不尽相同。因为 PpIX 对蓝光吸收好,所以临床上蓝光 PDT 通常照光剂量较红光保守,较常应用的能量密度范围为 1.8～48 J/cm²,功率密度为 10～40 mW/cm²[187]。红光 PDT 在 NMSC 的临床应用中较为广泛,我国光动力治疗指南对于 NMSC 推荐的红光照光剂量为能量密度 100～200 J/cm²,功率密度 60～150 mW/cm²[88]。临床研究表明红蓝光在治疗 AK、BCC 时临床疗效及副作用无明显差别,但应用红光治疗时患者自觉更加疼痛[188-189]。具体应用时,应根据光敏剂及皮损的不同,选择合适的光源。照射前,应清除病变表面坏死组织及分泌物,并在伍德灯下观察瘤体荧光范围。照射光斑应覆盖整个瘤体以及荧光范围,并超出肿瘤边缘;若瘤体组织较大或肿瘤范围较广可采用多点分区照射。对瘤体突出较明显者,PDT 照射时间应根据肿瘤大小、激光器功率而定。治疗时,应注意对肿瘤周围正常组织进行保护。照射后肿瘤组织可发生变性、坏死,待坏死组织脱落后,若仍有肿瘤组织残存,可重复行 PDT。

3. 联合治疗

PDT 是一种安全有效和简便的治疗选择,既可以单独治疗,也可以作为侵袭性 cSCC 手术前的减瘤治疗,或 CO₂ 激光及手术后的加强治疗,因此,PDT 联合治疗 cSCC 的策略与方案值得探索和优化。2007 年,欧洲光动力指南中指出循证医学证据尚不支持 PDT 用于治疗 cSCC[161](证据等级 4,等级 C)。对于这种具有转移风险的疾病,手术干预仍是第一选择,Mohs 手术对于早期 cSCC 在 5 年后治愈率为 97.4%[156]。由于 PDT 对深在性、侵袭性 cSCC 的临床疗效不确定,临床上较少单独采用

或不推荐采用 PDT 治疗 cSCC。也有学者在采用 PDT 治疗 cSCC 前预处理或联合药物、物理、外科手术治疗,以提高 PDT 的临床疗效。

PDT 治疗前的预处理十分重要,除了去除肿瘤表面痂皮,可加以磨削充分暴露皮损,增加光敏剂渗透深度。国外 Haedersdal 等采用 CO₂ 点阵激光预处理方法,可促进光敏剂渗透[190]。但该方法会在激光周围产生碳化带,阻碍光敏剂渗透,为进一步提高光敏剂渗透效率,王秀丽研究团队创新性采用祖国传统医学的梅花针叩刺以增加光敏剂渗透深度,无碳化带,较 CO₂ 点阵激光促渗效果更佳且更经济简便实用[42]。此外,也有学者采用微针进行 ALA-PDT 治疗皮肤癌预处理[191]。

ALA-PDT 联合药物治疗中,常使用的药物是咪喹莫特。2018 年,王秀丽研究团队对 1 例 96 岁高龄 cSCC 患者采用梅花针叩刺辅助 ALA-PDT 联合咪喹莫特的姑息治疗,经过 9 次 PDT 和 3 个月的咪喹莫特治疗后,皮损达到完全缓解,随访 18 个月未见复发[180](图 9-18)。随后又开展 ALA-PDT 联合咪喹莫特小鼠体内试验,发现联合治疗后 cSCC 中 CD8⁺ T 细胞浸润更多,肿瘤细胞凋亡增加。结果表明局部使用咪喹莫特可以引发局部免疫反应,并为 PDT 提供增强的抗瘤免疫微环境,以获得比单一使用咪喹莫特或 PDT 治疗方案更好的临床疗效。进一步临床应用 ALA-PDT 联合咪喹莫特治疗 2 例头皮和下唇 cSCC 患者,分别在 3 次和 6 次治疗后完全缓解[181]。基于以上研究基础,王秀丽研究团队启动单中心临床研究,纳入 33 例无法接受手术治疗的 cSCC 病人,采用梅花针预处理后进行 ALA-PDT 联合咪喹莫特综合治疗,5 例患者完全缓解,24 例患者部分缓解且提高了生活质量,4 例患者失访[192]。2021 年《Chinese guidelines on the clinical application of 5 - aminolevulinic acid-based photodynamic therapy in dermatology (2021 edition)》将 cSCC 循证医学等级提高至 Ⅱ 级,临床推荐等级为 B[88]。此外,学者们还尝试将部分

已成功联合 PDT 应用于 AK 的药物用于治疗 cSCC,并进行了一系列基础研究。Sanjay Anand 团队发现 5-氟尿嘧啶(5-FU)联合 ALA-PDT 可有效促进 PpIX 富集,并诱导 cSCC 细胞死亡[193]。甲氨蝶呤(methotrexate,MTX)在早期被发现同

细胞内粪卟啉原氧化酶(coproporphyrinogen oxidase,CPO)升高相关,可促进 PpIX 的富集。体外实验研究发现 MTX 可通过上调 CPO 富集 cSCC 细胞内 PpIX,从而增强 ALA-PDT 诱导的 cSCC 细胞杀伤[194]。

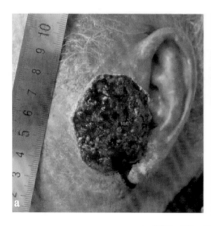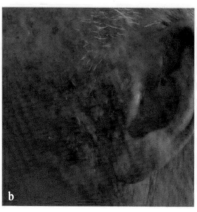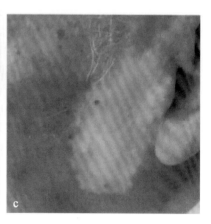

图 9-18　ALA-PDT 联合咪喹莫特治疗面部巨大 cSCC 高龄患者
(a)治疗前;(b)9 次 ALA-PDT 联合梅花针预处理后瘤体消退;(c)外用咪喹莫特 3 个月后随访 18 个月无复发,局部发生白癜风样色素减退斑

除外咪喹莫特、5-FU 等传统药物,PD-1 单抗作为近年来的新型分子靶向药物,在临床上逐步开始应用。但 PD-1 单抗治疗 cSCC 的临床应答率偏低,PDT 可调动局部抗瘤免疫,推测其同 PD-L1 单抗可产生相互促进的结果,为晚期 cSCC 患者的姑息治疗提供思路。2022 年,王秀丽研究团队发现 cSCC 可表达 PD-L1,而 PD-L1 联合 ALA-PDT 可诱导 cSCC 细胞凋亡及铁死亡,且在肿瘤间质中招募淋巴细胞浸润形成三级淋巴结构,增强抗瘤免疫提高 ALA-PDT 临床疗效[195]。基于此,相关临床试验亟待进一步开展,为 PD-1 单抗联合 ALA-PDT 治疗 cSCC 提供可靠的循证医学证据。

针对瘤体较大、浸润较深在的 cSCC 皮损,可在皮肤 B 超定位下切除主要瘤体,旷置创面后再进行 PDT 靶向清除残余肿瘤组织和细胞,增加对 cSCC 的疗效。布文博等采用手术联合 PDT 治疗 1 例 90 岁高龄面部巨大 cSCC 女性患者,手术切除肉眼可见外生性瘤体,随后通过 PDT 缩小肿瘤范围,最后再行根治性手术,术后随访 6 个月,未

见复发[196]。王秀丽研究团队对 2 例下唇高分化 cSCC 患者,手术切除肉眼可见瘤体,旷置后应用 PDT 选择性破坏残余肿瘤组织,以达到在更小的创伤下尽可能保留正常组织和功能的目的,3 次 PDT 后患者皮损完全清除,仅遗留轻度瘢痕[197](图 9-19)。Wang 等对 1 例下唇 cSCC 患者进行局部外科刮除术后联合 ALA-PDT 进行治疗,5 次 PDT 后患者皮损清除,遗留轻度瘢痕,美容性好,随访 1 年无复发[198]。陈璋等对 68 例分别采用单纯外科手术或外科手术联合 PDT 治疗的皮肤肿瘤患者进行回顾性分析,结果显示外科手术联合 ALA-PDT 的临床效果确切且预后良好[199]。此外,王秀丽研究团队采用 CO_2 激光联合 ALA-PDT 治疗继发于脂溢性角化病的 1 例位于头皮约 6 cm×5 cm 大小的高分化 cSCC 患者,CO_2 激光消融肉眼可见瘤体后联合 3 次 ALA-PDT 治疗,达到临床完全缓解,随访 1 年未见复发[200](图 9-21)。综上所述,对于特殊部位、特殊人群的 cSCC,可以先采用手术减瘤或 CO_2 激光消融,然后联合 ALA-PDT 治疗,可扬长避短,取得更好的临床疗效。

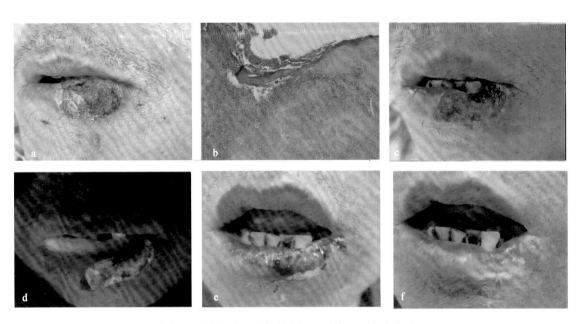

图 9-19　手术旷置联合 ALA-PDT 治疗下唇高分化 cSCC

(a)治疗前;(b)病理活检诊断为高分化 cSCC;(c)术后旷置;(d)第一次 ALA-PDT 治疗前可见下唇局部砖红色荧光;
(e)3 次 ALA-PDT 后;(f)共行 8 次 ALA-PDT,治疗后随访 2 个月,遗留轻度瘢痕,保留重要解剖结构,未复发

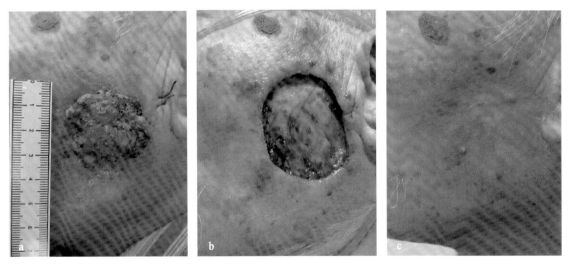

图 9-20　手术旷置联合 ALA-PDT 治疗面部 cSCC

(a)治疗前;(b)手术后旷置;(c)术后行 6 次 ALA-PDT,1 个月后随访临床完全缓解

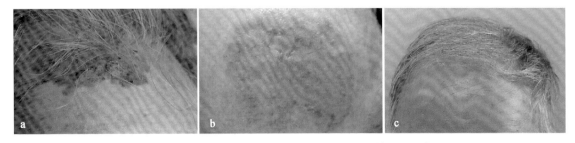

图 9-21　激光联合 ALA-PDT 治疗继发于巨大脂溢性角化病的 cSCC

(a)治疗前;(b)激光治疗后 2 周,去除肉眼可见皮损;(c)激光术后行 3 次 ALA-PDT,1 年后随访无复发

4. 改良无痛 PDT

疼痛是传统 PDT 治疗过程或治疗后最常见的不良反应,局部麻醉或止痛药的镇痛效果不佳。ALA 和 MAL 是两种最常使用的外用光敏剂,两者在推荐的治疗参数下疼痛程度相当[178]。多项证据表明,疼痛的轻重与 PpIX 蓄积及产生的自由基数量有关,通过调整光敏剂孵育时间、光源功率密度等治疗参数可使患者的疼痛感减轻。当光源的功率密度不超过 60 mW/cm²,能量密度不超过 50 J/cm² 时,患者的 PDT 疼痛感显著降低[202-203]。Cottrell 等使用波长为 633 nm 的光源在 10~40 mW/cm² 的功率密度下进行照射时患者疼痛不明显且 PDT 有效,一旦 90% 的 PpIX 被淬灭,此后再使用 150 mW/cm² 的较高的功率密度进行第 2 次照射以保证疗效,同时患者疼痛感较轻[204]。王秀丽研究团队通过调整和优化 PDT 的治疗参数,显著提升了患者治疗的舒适性,具体调整如下:更短的 ALA 敷药时间以减少 PpIX 富集,同时降低光源的功率密度而适当增加照射时长,使得总的能量密度较传统 PDT 治疗增加,从而保证临床疗效[141]。然而,考虑到 PDT 治疗 cSCC 的局限性,需要进行更多的基础研究及临床研究,以期改善 PDT 疼痛的同时保证临床疗效,

进一步提高患者的耐受性。

5. 适用范围

(1)推荐用于早期、微灶浸润型 cSCC 治疗。

(2)适用于发病部位特殊、多发或传统治疗困难的高分化 cSCC,循证医学证据Ⅱ级,推荐等级 B 级。

(3)其他治疗方法不宜实施或无效的晚期 cSCC 的姑息性治疗,以提高患者生活质量。

6. 治疗步骤

(1)治疗前用消毒剂及纱布局部做清洁、消毒处理。

(2)如痂皮较多、皮损较厚、损害较深的肿瘤组织,推荐采用以下预处理方式:如去除痂皮、梅花针叩刺、滚轮微针等,有助于光敏剂的渗透。

(3)根据需要配置相应浓度的 ALA 乳膏,均匀涂抹于治疗区域及周边一定范围的皮肤,小心避开眼睑、角膜和眼角,涂药期间注意避光。

(4)进行照光前,轻轻将 ALA 洗净,患者及医生佩戴好防护眼镜。

(5)选用合适光源和治疗参数,进行 PDT 治疗,并对治疗中疼痛等不适对症处理。

(6)治疗后可适当予局部冷敷,减轻症状。

7. 推荐方案

表 9-9　ALA-PDT 治疗 cSCC 推荐方案

预处理方法	推荐联合方案	ALA 配制			照光剂量	
		ALA 剂型	ALA 浓度	敷药时间	功率密度	能量密度
清除表面坏死组织分泌物、梅花针叩刺	手术、激光、咪喹莫特、PD-1 单抗	乳膏	20%	3~6 h	60~150 mW/cm²	100~200 J/cm²

(1)间隔:2 周 1 次。

(2)次数:至皮损完全消除。

(3)疗效判断:临床观察皮损,如 2 次治疗后 2 周皮损未见明显改善,则推荐选择其他治疗方案;如皮损有改善但未完全消除则推荐再次重复治疗。

(4)终点判断:临床治愈或最多 6 次治疗(皮损消退<50%)。

(5)注意:即使临床治愈,也最好建议患者根据风险评估等级进行定期随访,并倡导终身随访。处于免疫抑制状态的患者随访时间还要缩短,一旦出现可疑皮损,应及时进行病理活检。

综上所述,随着我国人口老龄化加剧和预期寿命增长,cSCC 患者人数增加。目前临床应用 PDT 治疗 cSCC 已取得进步,但仅限原位 cSCC 以及早期浅表性 cSCC 的替代治疗。随着新型光敏剂的开发、纳米材料及技术在 PDT 治疗方面应用、PDT 技术不断改良和优化以及更好的联合治疗方案,PDT 将在治疗 cSCC 临床上实现突破并发挥更大的作用。

(赵子君　张国龙　王宏伟)

第六节　ALA-PDT 治疗乳房外 Paget 病

一、乳房外 Paget 病概述

乳房外 Paget 病(extramammary Paget disease, EMPD)又称乳房外湿疹样癌,是一种较为少见的皮肤恶性肿瘤,全球每年患病率为 1～24/10 万人,在亚洲人群中发病率偏高,年患病率高出全球平均 4 倍,5 年生存率为 72%～87%[205-207]。该病男性发病居多,男性∶女性约 3.5∶1[208]。侵袭性 EMPD 易发生淋巴结转移或远处转移,死亡率高,转移后 5 年生存率仅 7%。EMPD 确切的发病机制尚不清楚,对于大多数原发性 EMPD,多被认为是源于多能角质形成细胞干细胞原位恶性转化或大汗腺导管癌转移至大汗腺表皮所致,而继发性 EMPD 与皮下或远隔的肿瘤有关,如子宫颈、结直肠或泌尿系统的肿瘤[206,209]。

(一)临床表现

好发于中老年男性,常发生于顶泌汗腺丰富区域,65% 的 EMPD 好发于外阴[210],多见于阴囊、阴茎及大小阴唇、阴道、肛周、腹股沟和腋窝等处,临床表现为界限清楚、大小不一的红色斑片或浸润性斑块,表面上附痂屑,中央潮红,有糜烂或渗出,边缘呈淡褐色,稍隆起;损害可进一步发展并出现溃疡、出血、结节和硬化等。早期患者皮损无明显特异性,多呈湿疹样损害,可无自觉症状或伴有不同程度的瘙痒、疼痛或烧灼感。皮损发展缓慢,逐渐扩大,常有半年至十余年病程,期间常被长期误诊为湿疹、股癣等非肿瘤性皮肤病,误诊率较高,导致肿瘤长期存在并不断进展。

(二)发病机制

原发性 EMPD 的起源目前尚无定论,既往推测 Paget 细胞可能来源于顶泌汗腺开口部细胞或来源于表皮内向顶泌汗腺分化的多潜能细胞;或认为 Paget 细胞可能来源于汗腺导管上皮向表皮蔓延,表皮及附属器的病变为多灶性起源,真皮内浸润来自表皮而非导管及腺体结构;另外,也有推测认为可能涉及表皮内角化细胞或 Toker 细胞来源。

(三)组织病理

EMPD 组织病理表现为表皮角化过度或角化不全,常有棘层肥厚,其浸润肿瘤细胞数量不等,表皮内见典型 Paget 细胞,胞体较大且圆,胞质丰富,淡染或嗜酸性,核大呈圆形或稍不规则,偶见核分裂象,细胞常聚集在表皮中央和下部呈小簇状分布;不典型的 Paget 细胞表现为空泡样结构,受累汗腺可部分或完全被 Paget 细胞取代,基底细胞有时被癌巢挤压在基底膜带和 Paget 细胞之间呈扁平带状,即所谓 Paget 样现象。Paget 细胞亦可侵犯表皮附属器,特别是毛囊或外泌汗腺导管的上皮,甚至突破真表皮交界面和皮肤附属器基底膜而向真皮浸润生长,发展为侵袭性EMPD。侵袭性EMPD细胞核深染,多呈不规则状,核分裂较多见。EMPD的常用的免疫组化标记为细胞角蛋白(CK)7＋、CK20＋/－、癌胚抗原(CEA)＋、上皮膜抗原(EMA)＋和巨大囊肿病液体蛋白(GCDFP)－15＋/－。进行原发性和继发性EMPD鉴别最常用为CK7和CK20,其中CK7是EMPD敏感性标志物,CK20提示胃肠道和尿路肿瘤来源,CK7＋和CK20－为原发性EMPD,CK7＋和CK20＋提示为继发性EMPD,需进一步行可能原发灶的全面筛查[211]。

二、治疗方法

目前尚未建立明确、统一、国际公认的疾病分期,根据疾病特性提出 TNM 分期系统,以进一步指导临床治疗和预后评估。Murad 等基于对文献的系统综述,从 1990 年 1 月至 2019 年 9 月的 483份文献 23 493 例病例中提取符合入选标准的数据,提出最新 EMPD 循证医学临床实践指南,主要集中推荐 EMPD 的诊断、筛查、原发性 EMPD治疗和随访管理意见[206,211];EMPD 治疗的主要目标是完全切除,手术切缘清晰,保留功能和维持美观;所有的治疗决定都应基于临床表现、病史和患者意愿个体化处理。

EMPD 首选手术治疗,而单纯广泛局部切除的复发率高达 37.0％,目前优先选择切缘控制手术,如 Mohs 显微手术较传统手术或扩大切除更具优势[206,211]。继发性 EMPD 应对原发病做相应处理。此外,也有采用电干燥法、刮除术、激光、局部外用 5％的咪喹莫特乳膏、放射治疗、局部化疗等方法用来治疗 EMPD,但上述疗法总体疗效差、复发率高、不良反应重,不作为 EMPD 的首选治疗方案[212-213]。虽然手术尤其是 Mohs 显微技术仍是目前治疗 EMPD 的首选方法,然而由于皮损面积大、皮损多发且境界不清等特点,导致手术难度高、破坏性大、术后易复发,同时由于肿瘤的发生部位、肿瘤面积、患病年龄及共病等因素,部分患者可能不适合手术或拒绝手术。因此 EMPD的临床治疗方案亟待优化和提升。

三、ALA-PDT

1999 年,Henta 等首先将 ALA-PDT 应用于EMPD 的治疗,报道 1 例无法采取手术的 74 岁女性外阴 EMPD 患者,有淋巴结和肺转移,先应用依托苷(VP16)100 mg 和 5 000 cGy 电子束照射治疗,使肿瘤减少 60％。之后采用 ALA-PDT 治疗残留肿瘤组织,达到几乎完全缓解[214]。目前,多篇国内外 EMPD 治疗综述推荐 ALA-PDT 用于 EMPD 的替代或姑息治疗[215-216]。此外,PDD也是一种简单实用的无创诊断方法,可显示EMPD 肿瘤边缘及潜在的迁移灶,从而降低复发率。ALA-PDT 联合其他疗法通过优势互补能显著提高 EMPD 治愈率,同时降低远期复发率,其突出优势在于选择性杀伤肿瘤细胞,创伤性小,且具有较好的美容效果,适用于年老体弱以及特殊解剖部位的治疗。

(一) 治疗机制

治疗机制主要包括 ALA-PDT 过程中产生的ROS 直接杀伤肿瘤细胞;直接破坏组织中的微血管循环系统;诱导局部免疫细胞聚集,激活机体的抗肿瘤免疫反应。

(二) 临床应用

1. ALA 配制

选用灭菌注射用水或单纯基质乳膏将 ALA配成 10％～20％浓度,由于配制后的 ALA 稳定性差,建议现用现配,保存时间不超过 4 h。

2. 光源选择

推荐波长 630 nm 左右的红光,常用光源包括LED 光源、半导体激光。

3. 皮损预处理

皮损预处理能显著增加 ALA 吸收率,解决光源穿透深度有限等不足。经过多年临床经验和文献总结,将 ALA-PDT 治疗 EMPD 前预处理方式归纳如下。

微创透皮方法预处理:采用石蜡油清洁肿瘤表面污垢、痂皮,进一步使用梅花针、微针、刮勺刮除增加 ALA 渗透性,适合厚度≤4 mm 的皮损治疗前预处理。

激光预处理:局部浸润麻醉后,采用 CO_2 激光、铒激光或钬激光烧灼汽化增厚的皮损,适合厚度大于 4 mm 的皮损治疗前预处理。

手术预处理:治疗前行皮肤 B 超标记 EMPD 皮损大小和深度,经局部浸润麻醉或全身麻醉后,沿定位标记线切除肿瘤,止血后旷置手术创面,为后续 ALA-PDT 开放治疗通道。该方法适合 EMPD 结节、硬化的皮损及部分局部晚期 EMPD 患者的减瘤处理。

4. 临床疗效

2002 年,徐世正、王秀丽等报道采用 ALA-PDT 治疗 2 例 MPD 和 8 例 EMPD,结果显示单纯 ALA-PDT 虽然不能完全治愈,但可以改善和缩小肿瘤[27](图 9-22、图 9-23)。胡红华等对 5 例 EMPD 患者行 PDT 治疗,3 例患者 PDT 治疗 1 次后转为手术治疗,术后恢复良好,未见复发;1 例患者接受 2 次 PDT 治疗后皮损面积明显减少;1 例患者治疗 3 次后渗出明显减少,皮损面积减少不明显,后又进行 12 次 PDT 治疗,红斑面积明显减少[217]。S. Shieh 等对 5 例男性 EMPD 患者共 16 个病灶进行 ALA-PDT 治疗。大部分病灶既往曾采用激光消融或切除术治疗后复发,每 2 周接受 20% ALA 敷药 18~24 h,给予红光照射(37 J/cm²),共 12 次治疗,治疗 6 个月时,完全缓解率 50%,治疗后组织结构和功能保护良好[218]。Rosanna 等对 32 例外阴 EMPD 患者行 MLA-PDT,其中 16 例患者的病变累及会阴和肛周,经过 3 次治疗,3 例患者皮损完全消退,25 例患者部分消退,4 例患者皮损无变化。有 18 例患者复发,其中 16 例进行进一步的 PDT 治疗[219]。王秀丽研究团队对 1 例巨大型继发性外阴 EMPD 给予 ALA-PDT 治疗,使用 10% ALA 敷药后红光照射(100 J/cm²),间隔 2 周,经 3 个疗程 PDT 治疗后得到临床缓解,不良反应主要为轻微烧灼感。ALA-PDT 虽未能彻底治愈继发性 EMPD,但可显著改善症状,保留器官功能,提高患者生存质量[220](图 9-24)。PDT 具有选择性好、消除隐性病灶、创伤小及保护组织器官功能等优势,在治疗早期肿瘤及复发病灶的同时,能够作为姑息手段提高晚期肿瘤患者生存质量。

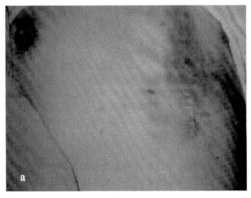
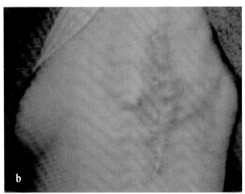

图 9-22　ALA-PDT 治疗 MPD

(a)28 岁女性乳房 Paget 病乳房切除术后 1 年复发性 MPD,PDT 治疗前的临床表现;
(b)1 次 ALA-PDT 治疗 4 个月后,皮损消失无复发

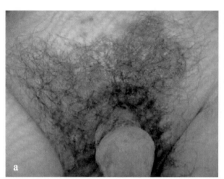
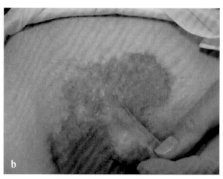

图 9-23　ALA-PDT 治疗 EMPD

(a)66 岁 EMPD 男性患者治疗前的临床表现；(b)经 3 次 ALA-PDT 治疗后皮损面积减小

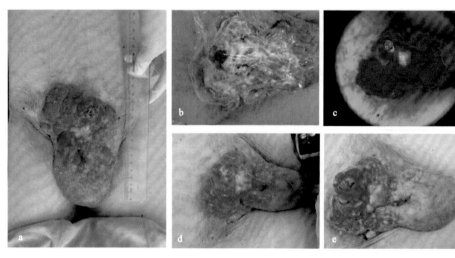

图 9-24　ALA-PDT 治疗 EMPD

(a)78 岁 EMPD 男性患者治疗前的临床表现；(b)患者阴茎阴囊皮损处用 10% ALA 敷药；(c)敷药 3 h 后呈砖红色荧光；
(d)1 次 ALA-PDT 治疗后的临床表现；(e)2 次 ALA-PDT 治疗后皮疹较前改善

（三）推荐方案

ALA-PDT 正越来越多地应用于 EMPD 的治疗，结合文献报道的研究数据及临床经验，推荐以下治疗方案。

表 9-10　ALA-PDT 与手术序贯治疗 EMPD 的推荐方案

主要预处理	配制 ALA		敷药时间	照光剂量	
	ALA 剂型	ALA 浓度		功率密度	能量密度
梅花针、点阵激光、钬激光	乳膏	20%	3～6 h	80～150 mW/cm²	100～200 J/cm²

（1）间隔：每 2 周治疗 1 次，每次治疗前进行疗效评价。

（2）次数：建议治疗 3 次以上，直至治疗终点。

（3）疗效判断：与其他疾病有所不同，除根据记录的皮损面积变化外，尤其需要通过甚高频超声显示的皮损深度进行疗效评估。①完全缓解(CR)：皮损消失，皮肤超声检查显示结构正常。②部分缓解(PR)：皮损面积总和缩小≥50% 或皮损深度减少≥50%。③病变稳定(SD)：皮损面积总和有缩小或皮损深度有缩小但未达 PR 或有增加但未达 PD。④病变进展(PD)：皮损面积总和或皮损深度增加≥20% 或出现新病灶。

（4）终点判断：疗效到达 CR 可停止治疗；出现 PD 时需考虑联合其他治疗。

（5）注意事项：治疗前需做好预处理，推荐梅花针；对于疼痛等不良反应，处理方法为局部麻醉，必要时给予系统止痛药物；治疗结束后长期随访，持续终生。

四、 联合治疗

对于一些浸润较深的侵袭性损害，由于光敏剂渗透性有限，单用 ALA-PDT 治疗难以取得预期疗效。ALA-PDT 可联合其他治疗手段治疗 EMPD。

（一）联合手术

2013 年，王秀丽研究团队采用 ALA-PDT 联合手术治疗与单纯手术治疗 13 例 EMPD 患者进行临床疗效对比，单纯手术组的复发率为 25%，ALA-PDT 联合手术治疗组复发率为 9.1%，PDT 联合手术治疗 EMPD，在临床疗效和复发率方面都优于单纯手术治疗。手术切除肿瘤组织后联合 PDT，可提高临床疗效、降低肿瘤复发率；手术前先行 PDT 治疗，可清除肿瘤周围小损害，缩小肿瘤面积，使患者肿瘤周边范围更加清晰，光动力荧光诊断（PDD）还可指导手术切缘，有利于手术中完全切除肿瘤组织，提高手术成功率。PDT 联合手术治疗是目前临床治疗 EMPD 值得推荐的治疗方法[221]。

近年来，以 Mohs 显微描记手术为基础的联合治疗，如术前光动力治疗定位、荧光标记、多部位活检或辅以放化疗，被证实可改善功能后遗症发生率及伤口愈合。2014 年，Yang 等对于 38 例 EMPD 患者使用 ALA-PDT 联合手术或单纯 PDT 治疗，病变位于阴囊和阴茎。31 例患者行手术切除病灶后行 ALA-PDT（PDT + 手术组）；7 例患者因手术难度大或患者拒绝手术而行 ALA-PDT，未行手术切除（单纯 PDT 组）。每个肿瘤病灶用 120 J/cm² 的 635 nm 激光照射 15 min，术后共行辅助 ALA-PDT 3 次，发现联合组治疗后 6 个月无复发；另一组 6 个月内复发 1 例。所有患者均能完成治疗方案，结构保留良好，无中重度不良反应[222]。

（二）联合激光

光敏剂的组织穿透和积累不充分是 ALA-PDT 疗效欠佳的主要原因，联合剥脱性激光去除增生性肿瘤组织有利于解决这一难点，提高临床疗效。王秀丽研究团队使用钬激光联合 ALA-PDT 成功治疗 1 例深度 2.5 mm 的复发侵袭性会阴部 EMPD 患者，采用 0.5~2.5 J 钬激光预处理后，再外用 20% ALA 敷药 4 h，100 J/cm² 红光照射，患者共接受 9 次 ALA-PDT 和 4 次钬激光治疗，皮损完全清除，皮肤超声检查显示先前的低回声病灶完全消失[223]（图 9-25）。

（三）联合外用药物

咪喹莫特是 Toll 样受体-7 的激活剂，具有免疫调节的作用，可以抗病毒及抗肿瘤，已作为单一药物治疗 EMPD，但疗效有限[224]。然而，咪喹莫特与 ALA-PDT 有协同免疫作用，Wang Jing 等对 2 例皮损广泛分布于阴部及腹股沟区的复发性 EMPD 患者，使用 6 次 ALA-PDT 治疗，联合局部外用咪喹莫特，经过 6 个周期的治疗后，患者达到完全缓解，随访 24、36 个月无临床复发[225]。Bauman 等对 1 例继发性阴囊 EMPD 患者，采用 ALA-PDT 和 5% 咪喹莫特软膏联合治疗，起始时每周 5 次外用咪喹莫特，逐渐减少使用次数，持续 6 个月。6 个月后停用咪喹莫特，后每 3 月进行一次 ALA-PDT 治疗，随访 5 年无复发[226]。

综上所述，由于 EMPD 患者多数肿瘤组织深、范围广，单纯 PDT 治疗 EMPD 临床疗效有限，ALA-PDT 联合手术或其他疗法可提高临床疗效，降低肿瘤复发率。

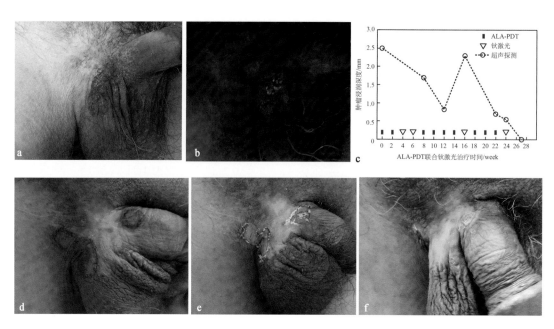

图 9-25　ALA-PDT 联合钬激光治疗复发的 EMPD

(a)71 岁男性患者阴茎根部红斑手术切除后阴囊和阴茎根部再发红斑；(b)20% ALA 敷药 3 h 后皮损呈砖红色荧光；
(c)超声探测皮疹深度变化指导治疗；(d)9 次 ALA-PDT＋3 次钬激光治疗后红圈处超声下提示仍有残余皮损；
(e)9 次 ALA-PDT＋4 次钬激光治疗后即刻表现；(f)9 次 ALA-PDT＋4 次钬激光治疗后 3 周，病灶消失，可见瘢痕及色素减退改变

（王迪歆　王宏伟）

附：缩略词

非黑素瘤皮肤癌	non-melanoma skin cancer	NMSC
皮肤鳞状细胞癌	cutaneous squamous cell carcinoma	cSCC
光线性角化病	actinic keratosis	AK
光线性唇炎	actinic cheilitis	AC
鲍恩病	Bowen's disease	BD
增殖性红斑	erythroplasia of Queyrat	EQ
基底细胞癌	basal cell carcinoma	BCC
乳房外 Paget 病	extramammary Paget's disease	EMPD
程序性死亡蛋白-1	programmed death-1	PD-1
程序性死亡-配体 1	programmed cell death-ligand 1	PD-L1
血管内皮生长因子受体	vascular endothelial growth factor receptor	VEGFR
原卟啉Ⅸ	protoporphrin Ⅸ	PpⅨ
损伤相关分子模式	damage associated molecular pattern	DAMP
三级淋巴结构	tertitary lymphoid structures	TLS
肿瘤微环境	tumor microenvironment	TME
肿瘤相关成纤维细胞	cancer associated fibroblasts	CAF
甲基 ALA	methyl aminolevulinate	MAL

血卟啉注射液	hematoporphyrine	HpD
5-氟尿嘧啶	5-fluorouracil	5-FU
甲氨蝶呤	methotrexate	MTX
系统性红斑狼疮	systemic lupus erythematosus	SLE
粪卟啉原氧化酶	coproporphyrinogen oxidase	CPO
区域性癌化	field change/field cancerization	/
反射式共聚焦显微镜	reflectance confocal microscopy	RCM
防晒系数	sunprotection factor	SPF
日光-PDT	daylight photodynamic therapy	DL-PDT
改良无痛 PDT	modified photodynamic therapy	M-PDT
传统光动力疗法	conventional photodynamic therapy	C-PDT
巨大戟醇甲基丁烯酸酯	ingenol mebutate	IM
三氯乙酸	trichloroacetic acid	TCA

参考文献

[1] 涂庆峰,吕婷,赖永贤,等.上海市某社区老年人皮肤肿瘤流行病学研究[J].老年医学与保健,2013,19(3):142-145,148.

[2] Zhao Y, Li C, Wen C, et al. The prevalence of actinic keratosis in patients visiting dermatologists in two hospitals in China [J]. The British journal of dermatology, 2016, 174(5): 1005-1010.

[3] de Oliveira E, da Motta V, Pantoja P, et al. Actinic keratosis-review for clinical practice [J]. International journal of dermatology, 2019, 58 (4): 400-407.

[4] Vatve M, Ortonne JP, Birch-Machin MA, et al. Management of field change in actinic keratosis [J]. The British journal of dermatology, 2007, 157 (Suppl 2): 21-24.

[5] Olsen E, Abernethy M, Kulp-Shorten C, et al. A double-blind, vehicle-controlled study evaluating masoprocol cream in the treatment of actinic keratoses on the head and neck [J]. Journal of the American Academy of Dermatology, 1991, 24: 738-743.

[6] de Berker D, McGregor J, Mohd Mustapa M, et al. British Association of Dermatologists' guidelines for the care of patients with actinic keratosis 2017 [J]. The British journal of dermatology, 2017, 176(1): 20-43.

[7] Reinehr C, Bakos R. Actinic keratoses: review of clinical, dermoscopic, and therapeutic aspects [J]. Anais brasileiros de dermatologia, 2019, 94 (6): 637-657.

[8] Lopes M, Silva Júnior F, Lima K, et al. Clinico-pathological profile and management of 161 cases of actinic cheilitis [J]. Anais brasileiros de dermatologia, 2015, 90(4): 505-512.

[9] Yang XQ, Hu C, Wen L, et al. Dermoscopic monitoring for treatment and follow-up of actinic keratosis with 5 - aminolaevulinic acid photodynamic therapy [J]. Technology in Cancer Research & Treatment, 2018, 17: 150.

[10] 胡婵,杨晓芹,柳小婧,等.不同级别日光性角化病及皮肤鳞癌的皮肤镜下特征分析[J].老年医学与保健,2018,24(5): 511-514,530.

[11] Fargnoli M, Altomare G, Benati E, et al. Prevalence and risk factors of actinic keratosis in patients attending Italian dermatology clinics [J]. European journal of dermatology, 2017, 27(6): 599-608.

[12] Chetty P, Choi F, Mitchell T. Primary care review of actinic keratosis and its therapeutic options: a global

perspective[J]. Dermatology therapy, 2015, 5(1): 19-35.

[13] Criscione V, Weinstock M, Naylor M, et al. Actinic keratoses: natural history and risk of malignant transformation in the Veterans Affairs Topical Tretinoin Chemoprevention Trial[J]. Cancer, 2009, 115(11): 2523-2530.

[14] Dodson J, DeSpain J, Hewett J, et al. Malignant potential of actinic keratoses and the controversy over treatment: a patient-oriented perspective [J]. Archives of dermatology, 1991, 127(7): 1029-1031.

[15] 中国康复医学会皮肤病康复专业委员会,中华医学会皮肤性病学分会光动力治疗研究中心,中国医学装备协会皮肤病与皮肤美容分会光医学治疗装备学组.中国光线性角化病临床诊疗专家共识(2021)[J].中华皮肤科杂志,2021,54(12):121.

[16] Glanz K, Saraiya M, Wechsler H, et al. Guidelines for school programs to prevent skin cancer[J]. Morbidity and mortality weekly report recommendations and reports, 2002, 51(RR-4): 1-18.

[17] Eisen DB, Asgari MM, Bennett DD, et al. Guidelines of care for the management of actinic keratosis[J]. Journal of the American Academy of Dermatology, 2021, 85(4): e209-e233.

[18] Thompson SC, Jolley D, Marks R. Reduction of Solar Keratoses by Regular Sunscreen Use[J]. The New England journal of medicine, 1993, 329(16): 1147-1151.

[19] Naylor MF, Boyd A, Smith DW, et al. High sun protection factor sunscreens in the suppression of actinic neoplasia[J]. Archives of Dermatology, 1995, 131(2): 170-175.

[20] Ulrich C, Jurgensen JS, Degen A, et al. Prevention of non-melanoma skin cancer in organ transplant patients by regular use of a sunscreen: a 24 months, prospective, case-control study[J]. The British journal of dermatology, 2009, 161: 78-84.

[21] Kunimoto K, Furukawa F, Uede M, et al. The continued use of sunscreen prevents the development of actinic keratosis in aged Japanese subjects[J]. Experimental dermatology, 2016, 25(Suppl 3): 34-40.

[22] 中华医学会皮肤性病学分会光动力治疗研究中心,中国康复医学会皮肤病康复专业委员会,中国医学装备协会皮肤病与皮肤美容分会光医学治疗装备学

组.氨基酮戊酸光动力疗法皮肤科临床应用指南(2021版)[J].中华皮肤科杂志,2021,54(01):1-9.

[23] Morton CA, Szeimies RM, Basset-Seguin N, et al. European Dermatology Forum guidelines on topical photodynamic therapy 2019 Part 1: treatment delivery and established indications-actinic keratoses, Bowen's disease and basal cell carcinomas[J]. Journal of the European Academy of Dermatology and Venereology, 2019, 33(12): 2225-2238.

[24] 王宏伟,王秀丽,过明霞,等.5-氨基酮戊酸乳膏光动力疗法治疗皮肤癌前病变和皮肤原位癌[J].中华皮肤科杂志,2006,39(3):137-139.

[25] 徐世正,王秀丽,张春荣,等.δ-氨基酮戊酸光动力疗法治疗皮肤基底细胞癌和鳞状细胞癌[J].中华皮肤科杂志,1999,32(3):185-186.

[26] 王秀丽,徐世正,张春荣,等.5-氨基酮戊酸光动力学疗法治疗 Bowen 病[J].中国激光医学杂志,1999(1):9-11.

[27] 徐世正,王秀丽,徐威,等.δ-氨基酮戊酸光动力治疗皮肤癌的评估[J].中华医学杂志(英文版),2002,115(8):1141-1145.

[28] Steeb T, Wessely A, Petzold A, et al. Evaluation of long-term clearance rates of interventions for actinic keratosis: a systematic review and network meta-analysis[J]. JAMA dermatology, 2021, 157(9): 1066-1077.

[29] Wachowska M, Muchowicz A, Demkow U. Immunological aspects of antitumor photodynamic therapy outcome[J]. Central-European journal of immunology, 2015, 40(4): 481-485.

[30] Ji J, Zhang Y, Chen WR, et al. DC vaccine generated by ALA-PDT-induced immunogenic apoptotic cells for skin squamous cell carcinoma[J]. Oncoimmunology, 2016, 5(6): e1072674.

[31] Jeffes EW, McCullough JL, Weinstein GD, et al. Photodynamic therapy of actinic keratosis with topical 5-aminolevulinic acid: a pilot dose-ranging study[J]. Arch Dermatol, 1997, 133(6): 727-732.

[32] Zhang G, Cao Z, Wang P, et al. Comparison of efficacy, adverse effects and costs between 20% ALA-PDT and 10% ALA-PDT for the treatment of actinic keratosis in Chinese patients [J]. Photodiagnosis and photodynamic therapy, 2020, 31: 101605.

[33] Ormrod D, Jarvis B. Topical aminolevulinic acid HCl

photodynamic therapy[J]. American journal of clinical dermatology, 2000, 1(2): 133 – 139; discussion 140-131.

[34] Warren CB, Lohser S, Wene LC, et al. Noninvasive fluorescence monitoring of protoporphyrin IX production and clinical outcomes in actinic keratoses following short-contact application of 5 – aminolevulinate[J]. Journal of biomedical optics, 2010, 15(5): 051607.

[35] Touma D, Yaar M, Whitehead S, et al. A trial of short incubation, broad-area photodynamic therapy for facial actinic keratoses and diffuse photodamage[J]. Archives of dermatology, 2004, 140(1): 33-40.

[36] Braathen LR, Paredes BE, Saksela O, et al. Short incubation with methyl aminolevulinate for photodynamic therapy of actinic keratoses[J]. Journal of the European Academy of Dermatology and Venereology, 2009, 23(5): 550-555.

[37] Nissen CV, Heerfordt IM, Wiegell SR, et al. Increased protoporphyrin IX accumulation does not improve the effect of photodynamic therapy for actinic keratosis: a randomized controlled trial[J]. The British journal of dermatology, 2017, 176(5): 1241-1246.

[38] Tyrrell JS, Campbell SM, Curnow A. The relationship between protoporphyrin IX photobleaching during real-time dermatological methyl-aminolevulinate photodynamic therapy (MAL-PDT) and subsequent clinical outcome[J]. Lasers in surgery and medicine, 2010, 42(7): 613-619.

[39] Radakovic-Fijan S, Blecha-Thalhammer U, Kittler H, et al. Efficacy of 3 different light doses in the treatment of actinic keratosis with 5-aminolevulinic acid photodynamic therapy: a randomized, observer-blinded, intrapatient, comparison study[J]. Journal of the American Academy of Dermatology, 2005, 53(5): 823-827.

[40] Mordon S. Painless and efficient ALA-PDT and MAL-PDT of actinic keratosis can be achieved by drastically reducing the drug-light interval[J]. Dermatologic Therapy, 2020, 33(3): 12.

[41] 王佩茹,张玲琳,周忠霞,等.梅花针叩刺增强氨基酮戊酸光动力治疗光线性角化病、基底细胞癌、鳞状细胞癌的研究[J].中华皮肤科杂志,2015,48(2):80-84.

[42] Chen J, Zhang Y, Wang P, et al. Plum-blossom needling promoted PpIX fluorescence intensity from 5-aminolevulinic acid in porcine skin model and patients with actnic keratosis[J]. Photodiagnosis and

photodynamic therapy, 2016, 15: 182-190.

[43] Shi L, Zhou C, Li C, et al. Ulceration occurring after ALA-PDT combined with plum-blossom needle percussion for the treatment of pretibial Bowen's disease: a case report[J]. Photodiagnosis and photodynamic therapy, 2020, 32: 101958.

[44] Wennberg A, Schmook T, Keohane SJPPP. A multicentre study of photodynamic therapy with methyl aminolaevulinate (MAL-PDT) in immunocompromised organ transplant recipients with non-melanoma skin cancer[J]. Photodermatology, photoimmunology & photomedicine, 2005, 21(4): 218.

[45] 王宏伟,王秀丽,过明霞,等.5-氨基酮戊酸光动力疗法与 CO₂ 激光治疗尖锐湿疣疗效观察[J].临床皮肤科杂志,2006,35:674-675.

[46] Morton CA. Methyl aminolevulinate: actinic keratoses and Bowen's disease[J]. Dermatologic Clinics, 2007, 25(1): 81-87.

[47] Braathen LR, Szeimies RM, Basset-Seguin N, et al. Guidelines on the use of photodynamic therapy for nonmelanoma skin cancer: an international consensus[J]. Journal of the American Academy of Dermatology, 2007, 56(1): 125-143.

[48] Wennberg AM, Stenquist B, Stockfleth E, et al. Photodynamic therapy with methyl aminolevulinate for prevention of new skin lesions in transplant recipients: a randomized study[J]. Transplantation, 2008, 86(3): 423-429.

[49] Apalla Z, Sotiriou E, Chovarda E, et al. Skin cancer: preventive photodynamic therapy in patients with face and scalp cancerization: a randomized placebo-controlled study[J]. The British journal of dermatology, 2010, 162(1): 171-175.

[50] Tschen EH, Wong DS, Pariser DM, et al. Photodynamic therapy using aminolaevulinic acid for patients with nonhyperkeratotic actinic keratoses of the face and scalp: phase IV multicentre clinical trial with 12-month follow up[J]. The British journal of dermatology, 2006, 155(6): 1262-1269.

[51] Brian Jiang SI, Kempers S, Rich P, et al. A Randomized, vehicle-controlled phase 3 study of aminolevulinic acid photodynamic therapy for the treatment of actinic keratoses on the upper extremities[J]. Dermatologic surgery, 2019, 45(7): 890-897.

[52] Szeimies RM, Karrer S, Radakovic-Fijan S, et al. Photodynamic therapy using topical methyl 5 - aminolevulinate compared with cryotherapy for actinic keratosis: a prospective, randomized study [J]. Journal of the American Academy of Dermatology, 2002, 47(2): 258-262.

[53] Wang XL, Wang HW, Guo MX, et al. Treatment of skin cancer and pre-cancer using topical ALA-PDT—A single hospital experience [J]. Photodiagnosis and Photodynamic Therapy, 2008, 5(2): 127-133.

[54] Toledo-Alberola F, Belinchon-Romero I, Guijarro-Llorca J, et al. Photodynamic therapy as a response to the challenge of treating actinic keratosis in the eyelid area[J]. Actas dermosifiliograficas, 2012, 103(10): 938-939.

[55] 韩佳彤,王佩茹,王秀丽.5-氨基酮戊酸光动力疗法治疗鼻部日光性角化病疗效评价[J].中国眼耳鼻喉科杂志,2018,18(3):175-177.

[56] Zhang YF, Zhang GL, Yang DG, et al. Egg membrane may protect eyes from ALA photodynamic therapy for eyelid actinic keratosis: two case reports [J]. Photodiagnosis and Photodynamic Therapy, 2016, 15: 156-158.

[57] Kaufmann R, Spelman L, Weightman W, et al. Multicentre intraindividual randomized trial of topical methyl aminolaevulinate-photodynamic therapy vs. cryotherapy for multiple actinic keratoses on the extremities[J]. The British journal of dermatology, 2008, 158(5): 994-999.

[58] Jansen M, Kessels J, Nelemans P, et al. Randomized trial of four treatment approaches for actinic keratosis [J]. The New England journal of medicine, 2019, 380 (10): 935-946.

[59] Li J, Zhang Y, Zhang G, et al. Modified painless photodynamic therapy for facial multiple actinic keratosis in China: a prospective split-face control study[J]. Lasers in surgery and medicine, 2023, 55 (10): 871-879.

[60] Mordon S, Vignion-Dewalle AS, Abi-Rached H, et al. The conventional protocol vs. a protocol including illumination with a fabric-based biophotonic device (the Phosistos protocol) in photodynamic therapy for actinic keratosis: a randomized, controlled, noninferiority clinical study[J]. The British journal of dermatology, 2020, 182(1): 76-84.

[61] Batchelor RJ, Stables GI, Stringer MR. Successful treatment of scalp actinic keratoses with photodynamic therapy using ambient light[J]. The British journal of dermatology, 2007, 156(4): 779-781.

[62] Fitzmaurice S, Eisen DB. Daylight photodynamic therapy: what is known and what is yet to be determined[J]. Dermatologic Surgery, 2016, 42(3): 286-295.

[63] Wiegell SR, Haedersdal M, Philipsen PA, et al. Continuous activation of Pp IX by daylight is as effective as and less painful than conventional photodynamic therapy for actinic keratoses: a randomized, controlled, single-blinded study[J]. The British journal of dermatology, 2008, 158(4): 740-746.

[64] Rubel DM, Spelman L, Murrell DF, et al. Daylight photodynamic therapy with methyl aminolevulinate cream as a convenient, similarly effective, nearly painless alternative to conventional photodynamic therapy in actinic keratosis treatment: a randomized controlled trial[J]. The British journal of dermatology, 2014, 171(5): 1164-1171.

[65] Lacour JP, Ulrich C, Gilaberte Y, et al. Daylight photodynamic therapy with methyl aminolevulinate cream is effective and nearly painless in treating actinic keratoses: a randomised, investigator-blinded, controlled, phase III study throughout Europe [J]. Journal of the European Academy of Dermatology and Venereology, 2015, 29(12): 2342-2348.

[66] Wiegell SR, Fabricius S, Stender IM, et al. A randomized, multicentre study of directed daylight exposure times of 1 (1/2) vs. 2 (1/2) h in daylight-mediated photodynamic therapy with methyl aminolaevulinate in patients with multiple thin actinic keratoses of the face and scalp[J]. The British journal of dermatology, 2011, 164(5): 1083-1090.

[67] Wiegell SR, Heydenreich J, Fabricius S, et al. Continuous ultra-low-intensity artificial daylight is not as effective as red LED light in photodynamic therapy of multiple actinic keratoses [J]. Photodermatol Photoimmunol Photomed, 2011, 27(6): 280-285.

[68] Togsverd-Bo K, Lei U, Erlendsson AM, et al. Combination of ablative fractional laser and daylight-mediated photodynamic therapy for actinic keratosis in organ transplant recipients—a

randomized controlled trial[J]. The British journal of dermatology, 2016, 172(2): 407-474.

[69] Zhu L, Wang P, Zhang G, et al. Conventional versus daylight photodynamic therapy for actinic keratosis: a randomized and prospective study in China [J]. Photodiagnosis photodynamic therapy, 2018, 24: 366-371.

[70] Hauschild A, Popp G, Stockfleth E, et al. Effective photodynamic therapy of actinic keratoses on the head and face with a novel, self-adhesive 5-aminolaevulinic acid patch[J]. Experimental dermatology, 2009, 18 (2): 116-121.

[71] Hauschild A, Stockfleth E, Popp G, et al. Optimization of photodynamic therapy with a novel self-adhesive 5-aminolaevulinic acid patch: results of two randomized controlled phase III studies [J]. The British journal of dermatology, 2009, 160(5): 1066-1074.

[72] Szeimies RM, Stockfleth E, Popp G, et al. Long-term follow-up of photodynamic therapy with a self-adhesive 5-aminolaevulinic acid patch: 12 months data[J]. The British journal of dermatology, 2010, 162(2): 410-414.

[73] Babilas P, Knobler R, Hummel S, et al. Variable pulsed light is less painful than light-emitting diodes for topical photodynamic therapy of actinic keratosis: a prospective randomized controlled trial[J]. The British journal of dermatology, 2007, 157(1): 111-117.

[74] Ruiz-Rodriguez R, Sanz-Sanchez T, Cordoba S. Photodynamic photorejuvenation [J]. Dermatologic Surgery, 2002, 28(8): 742-744.

[75] Kohl E, Popp C, Zeman F, et al. Photodynamic therapy using intense pulsed light for treating actinic keratoses and photoaged skin of the dorsal hands: a randomized placebo-controlled study [J]. The British journal of dermatology, 2017, 176(2): 352-362.

[76] Haddad A, Santos IDDO, Gragnani A, et al. The effect of increasing fluence on the treatment of actinic keratosis and photodamage by photodynamic therapy with 5-aminolevulinic acid and intense pulsed light[J]. Photomedicine and Laser Surgery, 2011, 29 (6): 427-432.

[77] Holzer G, Pinkowicz A, Radakovic S, et al. Randomized controlled trial comparing 35% trichloroacetic acid peel and 5-aminolaevulinic acid photodynamic therapy for treating multiple actinic keratosis [J]. The British journal of dermatology, 2017, 176(5): 1155-1161.

[78] Cai H, Wang YX, Sun P, et al. Photodynamic therapy for facial actinic keratosis: a clinical and histological study in Chinese patients[J]. Photodiagnosis and photodynamic therapy, 2013, 10(3): 260-265.

[79] Szeimies RM, Radny P, Sebastian M, et al. Photodynamic therapy with BF-200 ALA for the treatment of actinic keratosis: results of a prospective, randomized, double-blind, placebo-controlled phase III study[J]. The British journal of dermatology, 2010, 163(2): 386-394.

[80] Dirschka T, Ekanayake-Bohlig S, Dominicus R, et al. A randomized, intraindividual, non-inferiority, phase III study comparing daylight photodynamic therapy with BF-200 ALA gel and MAL cream for the treatment of actinic keratosis [J]. Journal of the European Academy of Dermatology and Venereology, 2019, 33 (2): 288-297.

[81] Bai-Habelski JC, Ko A, Ortland C, et al. 5-ALA loaded self-adhesive patch-PDT is effective and safe in the treatment of actinic keratoses on hands and arms [J]. Experimental dermatology, 2022, 31(9): 1385-1391.

[82] Abrouk M, Gianatasio C, Li YM, et al. Prospective study of intense pulsed light versus pulsed dye laser with or without blue light in the activation of PDT for the treatment of actinic keratosis and photodamage[J]. Lasers in Surgery and Medicine, 2022, 54(1): 66-73.

[83] Morton CA, Birnie AJ, Eedy DJ. British Association of Dermatologists' guidelines for the management of squamous cell carcinoma in situ (Bowen's disease) 2014[J]. The British journal of dermatology, 2014, 170(2): 245-260.

[84] Neagu TP, Tiglis M, Botezatu D, et al. Clinical, histological and therapeutic features of Bowen's disease[J]. Romanian journal of morphology and embryology, 2017, 58(1): 33-40.

[85] Tokez S, Wakkee M, Louwman M, et al. Assessment of cutaneous squamous cell carcinoma (cSCC) In situ incidence and the risk of developing invasive cSCC in patients with prior cSCC In situ vs the General Population in the Netherlands, 1989-2017[J]. JAMA

dermatology, 2020, 156(9)：973-981.

[86] Kennedy JC, Pottier RH, Pross DC. Photodynamic therapy with endogenous protoporphyrin Ⅸ：basic principles and present clinical experience[J]. Journal of photochemistry and photobiology-B, 1990, 6(1-2)：143-148.

[87] 中华医学会皮肤性病学分会光动力治疗研究中心. 氨基酮戊酸光动力疗法临床应用专家共识[J]. 中华皮肤科杂志, 2015, 48(10)：675-678.

[88] Shi L, Wang H, Chen K, et al. Chinese guidelines on the clinical application of 5-aminolevulinic acid-based photodynamic therapy in dermatology (2021 edition) [J]. Photodiagnosis and photodynamic therapy, 2021, 35：102340.

[89] Ozog DM, Rkein AM, Fabi SG, et al. Photodynamic therapy：a clinical consensus guide[J]. Dermatologic surgery, 2016, 42(7)：804-827.

[90] Wang XL, Wang HW, Guo MX, et al. Treatment of skin cancer and pre-cancer using topical ALA-PDT—a single hospital experience [J]. Photodiagnosis and photodynamic therapy, 2008, 5(2)：127-133.

[91] Morton CA, Whitehurst C, McColl JH, et al. Photodynamic therapy for large or multiple patches of Bowen disease and basal cell carcinoma[J]. Archives of dermatology, 2001, 137(3)：319-324.

[92] Wu MF, Lv T, Wang HW. Successful treatment for multiple Bowen's disease using photodynamic therapy：a case report [J]. Photodiagnosis and photodynamic therapy, 2020, 30：101783.

[93] Lv T, Zhang JC, Miao F, et al. Aminoleveulinate photodynamic therapy (ALA-PDT) for Bowen's disease in a SLE patient：case report and literature review[J]. Photodiagnosis and photodynamic therapy, 2017, 18：20-23.

[94] Abramson AL, Alvi A, Mullooly VM. Clinical exacerbation of systemic lupus erythematosus after photodynamic therapy of laryngotracheal papillomatosis [J]. Lasers in surgery and medicine, 1993, 13(6)：677-679.

[95] Zhao Z, Wu Y, Zhou Z, et al. ALA-PDT successfully treated multiple cSCC in situ and AK in a patient with Epidermodysplasia verruciformis [J]. Photodiagnosis and photodynamic therapy, 2021, 35：102395.

[96] Wu Y, Wang P, Zhang L, et al. Enhancement of photodynamic therapy for Bowen's disease using plum-blossom needling to augment drug delivery [J]. Dermatologic surgery, 2018, 44(12)：1516-1524.

[97] 羊剑秋. 皮肤磨削术联合光动力疗法治疗鲍恩病疗效观察[J]. 临床皮肤科杂志, 2014, 43(12)：743-745.

[98] Salim A, Leman JA, McColl JH, et al. Randomized comparison of photodynamic therapy with topical 5-fluorouracil in Bowen's disease [J]. The British journal of dermatology, 2003, 148(3)：539-543.

[99] Hu A, Moore C, Yu E, et al. Evaluation of patient-perceived satisfaction with photodynamic therapy for Bowen disease[J]. Journal of otolaryngology head & neck surgery, 2010, 39(6)：688-696.

[100] Zhong S, Zhang R, Mei X, et al. Efficacy of photodynamic therapy for the treatment of Bowen's disease：an updated systematic review and meta-analysis of randomized controlled trials [J]. Photodiagnosis and photodynamic therapy, 2020, 32：102037.

[101] Cervantes JA, Zeitouni NC. Photodynamic therapy utilizing 10% ALA nano-emulsion gel and red-light for the treatment of squamous cell carcinoma in-situ on the trunk and extremities：pilot study and literature update [J]. Photodiagnosis and photodynamic therapy, 2021, 35：102358.

[102] Kibbi N, Zhang Y, Leffell DJ, et al. Photodynamic therapy for cutaneous squamous cell carcinoma in situ：Impact of anatomic location, tumor diameter, and incubation time on effectiveness[J]. Journal of the American Academy of Dermatology, 2020, 82(5)：1124-1130.

[103] Gomez C, Cobos M, Alberdi E. Methyl aminolevulinate-based photodynamic therapy of Bowen's disease：observational study of 21 lesions [J]. Photodiagnosis and photodynamic therapy, 2019, 26：295-299.

[104] Alique-Garcia S, Alique D, Company-Quiroga J, et al. Treatment of Bowen's disease with photodynamic therapy：observational study in 171 patients with 5-aminolaevulinic acid (BF-200 ALA) and methyl aminolaevulinate (MAL) [J]. Photodiagnosis and photodynamic therapy, 2019, 28：192-194.

[105] Aguilar-Bernier M, Rodriguez-Baron D, Rivas-Ruiz F, et al. Long-term efficacy of photodynamic therapy with methyl aminolevulinate in treating Bowen's

disease in clinical practice: a retrospective cohort study (2006—2017) [J]. Photodermatol Photoimmunol Photomed, 2019, 35(4): 208-213.

[106] Zaar O, Fougelberg J, Hermansson A, et al. Effectiveness of photodynamic therapy in Bowen's disease: a retrospective observational study in 423 lesions [J]. Journal of the European Academy of Dermatology and Venereology, 2017, 31(8): 1289-1294.

[107] Gracia-Cazaña T, Mascaraque M, Salazar N, et al. Photodynamic therapy: influence of clinical and procedure variables on treatment response in basal cell carcinoma and Bowen disease[J]. Acta dermato venereological, 2018, 98(1): 116-118.

[108] Jansen MH, Appelen D, Nelemans PJ, et al. Bowen's disease: long-term results of treatment with 5 - Fluorouracil cream, photodynamic therapy or surgical excision[J]. Acta dermato venereological, 2018, 98(1): 114-115.

[109] Hambly R, Mansoor N, Quinlan C, et al. Topical photodynamic therapy for primary Bowen disease and basal cell carcinoma: optimizing patient selection [J]. The British journal of dermatology, 2017, 177 (3): 55-57.

[110] Stables GI, Stringer MR, Robinson DJ, et al. Erythroplasia of Queyrat treated by topical aminolaevulinic acid photodynamic therapy[J]. The British journal of dermatology, 1999, 140(3): 514-517.

[111] 冯广东,王焱,方方.增殖性红斑的治疗现状及进展 [J].国际皮肤性病学杂志, 2015, 41 (05): 294-297.

[112] Deen K, Burdon-Jones D. Imiquimod in the treatment of penile intraepithelial neoplasia: an update [J]. Australasian journal of dermatology, 2017, 58(2): 86-92.

[113] Patrascoiu ST, Gingu C, Dick A, et al. C76 Erythroplasia of Queyrat, an unrecognized and undertreated disease [J]. European Urology Supplements, 2013, 12(4): 1184.

[114] van Bezooijen BP, Horenblas S, Meinhardt W, et al. Laser therapy for carcinoma in situ of the penis[J]. The Journal of urology, 2001, 166(5): 1670-1671.

[115] Paoli J, Ternesten Bratel A, Lowhagen GB, et al. Penile intraepithelial neoplasia: results of photodynamic therapy [J]. Acta dermato Venereological, 2006, 86(5): 418-421.

[116] 刘汉军,张筱华,齐伟.5-氨基酮戊酸光动力治疗增殖性红斑8例的临床观察[J].临床医学研究与实践,2019,4(16):157-158.

[117] Kaprin AD, Ivanova-Radkevich VI, Urlova AN, et al. Successes of photodynamic therapy in treatment of erythroplasia of Queyrat[J]. Biomedical Photonics, 2020, 9(1): 34-41.

[118] Park JY, Kim SJ, Kim YC. Erythroplasia of Queyrat refractory to photodynamic therapy[J]. Clinical and experimental dermatology, 2012, 37(7): 795-797.

[119] Fai D, Romano I, Cassano N, et al. Methyl-aminolevulinate photodynamic therapy for the treatment of erythroplasia of Queyrat in 23 patients [J]. The Journal of dermatological treatment, 2012, 23(5): 330-332.

[120] Maranda EL, Nguyen AH, Lim VM, et al. Erythroplasia of Queyrat treated by laser and light modalities: a systematic review [J]. Lasers in medical science, 2016, 31(9): 1971-1976.

[121] Feldmeyer L, Krausz-Enderlin V, Tondury B, et al. Methylaminolaevulinic acid photodynamic therapy in the treatment of erythroplasia of Queyrat [J]. Dermatology, 2011, 223(1): 52-56.

[122] Iafrate M, Mancini M, Prayer Galetti T, et al. Efficacy of topical photodynamic therapy in the treatment of Erythroplasia of Queyrat[J]. Dermatol Reports, 2020, 12(1): 8566.

[123] Skroza N, La Viola G, Pampena R, et al. Erythroplasia of Queyrat treated with methyl aminolevulinate-photodynamic therapy [J]. Giornale italiano di dermatologia e venereologia, 2020, 155 (1): 103-106.

[124] Peris K, Fargnoli MC, Garbe C, et al. Diagnosis and treatment of basal cell carcinoma: European consensus-based interdisciplinary guidelines [J]. European journal of cancer, 2019, 118: 10-34.

[125] Work G, Invited R, Kim JYS, et al. Guidelines of care for the management of basal cell carcinoma[J]. Journal of the American Academy of Dermatology, 2018, 78(3): 540-559.

[126] Bartos V, Pokorny D, Zacharova O, et al. Recurrent basal cell carcinoma: a clinicopathological study and evaluation of histomorphological findings in primary

and recurrent lesions[J]. Acta dermatovenerologica Alpina, Pannonica, et Adriatica, 2011, 20（2）: 67-75.

[127] Bichakjian CK, Olencki T, Aasi SZ, et al. Basal cell skin cancer, version 1.2016, NCCN clinical practice guidelines in oncology[J]. Journal of the National Comprehensive Cancer Network, 2016, 14(5): 574-597.

[128] Nahhas AF, Scarbrough CA, Trotter S. A review of the global guidelines on surgical margins for nonmelanoma skin cancers[J]. The Journal of clinical and aesthetic dermatology, 2017, 10(4): 37-46.

[129] Sin CW, Barua A, Cook A. Recurrence rates of periocular basal cell carcinoma following Mohs micrographic surgery: a retrospective study[J]. International journal of dermatology, 2016, 55(9): 1044-1047.

[130] Basset-Seguin N, Hauschild A, Kunstfeld R, et al. Vismodegib in patients with advanced basal cell carcinoma: primary analysis of STEVIE, an international, open-label trial[J]. European journal of cancer, 2017, 86: 334-348.

[131] Migden MR, Guminski A, Gutzmer R, et al. Treatment with two different doses of sonidegib in patients with locally advanced or metastatic basal cell carcinoma (BOLT): a multicentre, randomised, double-blind phase 2 trial[J]. The Lancet Oncology, 2015, 16(6): 716-728.

[132] Bu W, Zhang M, Zhang Q, et al. Preliminary results of comparative study for subsequent photodynamic therapy versus secondary excision after primary excision for treating basal cell carcinoma[J]. Photodiagnosis and photodynamic therapy, 2017, 17: 134-137.

[133] Li X, Tan L, Kou H, et al. Ocular preservation through limited tumor excision combined with ALA-PDT in patients with periocular basal cell carcinoma [J]. Photodiagnosis and photodynamic therapy, 2019, 27: 291-294.

[134] Cao D, Zhu W, Kuang Y, et al. A safe and effective treatment: surgery combined with photodynamic therapy for multiple basal cell carcinomas[J]. Photodiagnosis and photodynamic therapy, 2019, 28: 133-135.

[135] Morton CA, Dominicus R, Radny P, et al. A randomized, multinational, noninferiority, phase III trial to evaluate the safety and efficacy of BF-200 aminolaevulinic acid gel vs. methyl aminolaevulinate cream in the treatment of nonaggressive basal cell carcinoma with photodynamic therapy[J]. The British journal of dermatology, 179(2): 309-319.

[136] Wiegell SR, Skodt V, Wulf HC. Daylight-mediated photodynamic therapy of basal cell carcinomas—an explorative study[J]. Journal of the European Academy of Dermatology and Venereology, 2014, 28 (2): 169-175.

[137] Wolf P, Rieger E, Kerl H. Topical photodynamic therapy with endogenous porphyrins after application of 5-aminolevulinic acid. An alternative treatment modality for solar keratoses, superficial squamous cell carcinomas, and basal cell carcinomas?[J]. Journal of the American Academy of Dermatology, 1993, 28 (1): 17-21.

[138] Christensen E, Mork C, Skogvoll E. High and sustained efficacy after two sessions of topical 5-aminolaevulinic acid photodynamic therapy for basal cell carcinoma: a prospective, clinical and histological 10-year follow-up study[J]. The British journal of dermatology, 2012, 166 (6): 1342-1348.

[139] Cosgarea R, Susan M, Crisan M, et al. Photodynamic therapy using topical 5-aminolaevulinic acid vs. surgery for basal cell carcinoma[J]. Journal of the European Academy of Dermatology & Venereology, 2013, 27(8): 980-984.

[140] Zhang Y, Zhang H, Zhang L, et al. Modified 5-aminolevulinic acid photodynamic therapy to reduce pain in the treatment of moderate to severe acne vulgaris: a prospective, randomized, split-face study [J]. Journal of the American Academy of Dermatology, 2021, 84(1): 218-220.

[141] Liao C, Zhang G, Wang P, et al. Combination curettage and modified ALA-PDT for multiple basal cell carcinomas of the face and head [J]. Photodiagnosis and photodynamic therapy, 2021, 35: 102393.

[142] Liao C, Shi L, Wang D, et al. Bimodal photodynamic therapy for treatment of a 91-year-old patient with locally advanced cutaneous basal cell carcinoma and postoperative scar management[J]. Photodiagnosis and photodynamic therapy, 2021, 36: 102553.

［143］Zheng J, Liu W, Zhou Z, et al. Successful treatment of non-melanoma skin cancer in three patients with Xeroderma Pigmentosum by modified ALA-PDT［J］. Photodiagnosis and photodynamic therapy, 2023, 43: 103694.

［144］Kallini JR, Hamed N, Khachemoune A. Squamous cell carcinoma of the skin: epidemiology, classification, management, and novel trends［J］. International journal of dermatology, 2015, 54（2）: 130-140.

［145］Venables ZC, Autier P, Nijsten T, et al. Nationwide incidence of metastatic cutaneous squamous cell carcinoma in England［J］. JAMA dermatology, 2019, 155（3）: 298-306.

［146］Stratigos AJ, Garbe C, Dessinioti C, et al. European interdisciplinary guideline on invasive squamous cell carcinoma of the skin: part 1. epidemiology, diagnostics and prevention［J］. European journal of cancer, 2020, 128: 60-82.

［147］Muzic JG, Schmitt AR, Wright AC, et al. Incidence and trends of basal cell carcinoma and cutaneous squamous cell carcinoma: a population-based study in Olmsted County, Minnesota, 2000 to 2010［J］. Mayo Clinic proceedings, 2017, 92（6）: 890-898.

［148］高天文,孙东杰,李春英,等.中国西部两医院 1 905 例皮肤恶性肿瘤回顾分析［J］.北京大学学报（医学版）,2004,36（5）:469-472.

［149］de Gruijl FR, Rebel H. Early events in UV carcinogenesis—DNA damage, target cells and mutant p53 foci［J］. Photochem Photobiol, 2008, 84（2）: 382-387.

［150］Que SKT, Zwald FO, Schmults CD. Cutaneous squamous cell carcinoma: incidence, risk factors, diagnosis, and staging［J］. Journal of the American Academy of Dermatology, 2018, 78（2）: 237-247.

［151］Brown VL, Harwood CA, Crook T, et al. p16INK4a and p14ARF tumor suppressor genes are commonly inactivated in cutaneous squamous cell carcinoma［J］. The Journal of investigative dermatology, 2004, 122（5）: 1284-1292.

［152］Yan G, Li L, Zhu S, et al. Single-cell transcriptomic analysis reveals the critical molecular pattern of UV-induced cutaneous squamous cell carcinoma［J］. Cell death & disease, 2021, 13（1）: 23.

［153］Zhang G, Yan G, Fu Z, et al. Loss of retinoic acid receptor-related receptor alpha（Rorα）promotes the progression of UV-induced cSCC［J］. Cell death & disease, 2021, 12（3）: 247.

［154］中华医学会皮肤性病学分会皮肤肿瘤研究中心,中国医师协会皮肤科医师分会皮肤肿瘤学组.皮肤鳞状细胞癌诊疗专家共识［J］.中华皮肤科杂志,2021,54（8）:653-664.

［155］Work G, Invited R, Kim JYS, et al. Guidelines of care for the management of cutaneous squamous cell carcinoma［J］. Journal of the American Academy of Dermatology, 2018, 78（3）: 560-578.

［156］Leibovitch I, Huilgol SC, Selva D, et al. Cutaneous squamous cell carcinoma treated with Mohs micrographic surgery in Australia I. Experience over 10 years［J］. Journal of the American Academy of Dermatology, 2005, 53（2）: 253-260.

［157］Humphreys TR, Malhotra R, Scharf MJ, et al. Treatment of superficial basal cell carcinoma and squamous cell carcinoma in situ with a high-energy pulsed carbon dioxide laser［J］. Archives of dermatology, 1998, 134（10）: 1247-1252.

［158］Peris K, Micantonio T, Fargnoli MC, et al. Imiquimod 5% cream in the treatment of Bowen's disease and invasive squamous cell carcinoma［J］. Journal of the American Academy of Dermatology, 2006, 55（2）: 324-327.

［159］Migden MR, Rischin D, Schmults CD, et al. PD-1 blockade with cemiplimab in advanced cutaneous squamous-cell carcinoma［J］. The New England journal of medicine, 2018, 379（4）: 341-351.

［160］Preneau S, Rio E, Brocard A, et al. Efficacy of cetuximab in the treatment of squamous cell carcinoma［J］. The Journal of dermatological treatment, 2014, 25（5）: 424-427.

［161］Braathen LR, Szeimies RM, Basset-Seguin N, et al. Guidelines on the use of photodynamic therapy for nonmelanoma skin cancer: an international consensus. International Society for Photodynamic Therapy in Dermatology, 2005［J］. Journal of the American Academy of Dermatology, 2007, 56（1）: 125-143.

［162］Morton CA, Szeimies RM, Sidoroff A, et al. European guidelines for topical photodynamic therapy part 1: treatment delivery and current indications - actinic keratoses, Bowen's disease, basal cell carcinoma[J]. Journal of the European Academy of Dermatology and Venereology, 2013, 27(5): 536-544.

[163] Reginato E, Wolf P, Hamblin MR. Immune response after photodynamic therapy increases anti-cancer and anti-bacterial effects [J]. World journal of immunology, 2014, 4(1): 1-11.

[164] 吕婷,王秀丽,周文江,等.紫外线所致皮肤鳞状细胞癌小鼠模型的建立[J].中华皮肤科杂志,2011 (03):174-177.

[165] Wang H, Li J, Lv T, et al. Therapeutic and immune effects of 5-aminolevulinic acid photodynamic therapy on UVB-induced squamous cell carcinomas in hairless mice[J]. Experimental dermatology, 2013, 22(5): 362-363.

[166] Ji J, Fan Z, Zhou F, et al. Improvement of DC vaccine with ALA-PDT induced immunogenic apoptotic cells for skin squamous cell carcinoma[J]. Oncotarget, 2015, 6(19): 17135-17146.

[167] Zhang H, Wang P, Wang X, et al. Antitumor effects of DC vaccine with ALA-PDT-induced immunogenic apoptotic cells for skin squamous cell carcinoma in mice [J]. Technology in cancer research & treatment, 2018, 17: 1-10.

[168] Ji J, Wang P, Zhou Q, et al. CCL8 enhances sensitivity of cutaneous squamous cell carcinoma to photodynamic therapy by recruiting M1 macrophages [J]. Photodiagnosis and photodynamic therapy, 2019, 26: 235-243.

[169] Zhu L, Zhang G, Wang P, et al. The effect of C-X-C motif chemokine ligand 13 in cutaneous squamous cell carcinoma treated with aminolevulinic acid-photodynamic therapy [J]. Photodiagnosis and photodynamic therapy, 2019, 26: 389-394.

[170] Li S, Wang P, Zhang G, et al. The effect of ALA-PDT on reversing the activation of cancer-associated fibroblasts in cutaneous squamous cell carcinoma[J]. Photodiagnosis and photodynamic therapy, 2019, 27: 234-240.

[171] Zhao Z, Zhang H, Zeng Q, et al. Exosomes from 5-aminolevulinic acid photodynamic therapy-treated squamous carcinoma cells promote dendritic cell maturation[J]. Photodiagnosis and photodynamic therapy, 2020, 30: 101746.

[172] Chen D, Wang B, Zhao Z, et al. Modified 5-aminolevulinic acid photodynamic therapy induces cutaneous squamous cell carcinoma cell pyroptosis via the JNK signaling pathway [J]. Biochimica et biophysica acta. Molecular cell research, 2024, 1871 (1): 119603.

[173] Zeng Q, Liu J, Yan Y, et al. Modified 5-aminolevulinic acid photodynamic therapy suppresses cutaneous squamous cell carcinoma through blocking Akt/mTOR-mediated autophagic flux [J]. Front Pharmacol, 2023, 14: 1114678.

[174] Copper MP, Triesscheijn M, Tan IB, et al. Photodynamic therapy in the treatment of multiple primary tumours in the head and neck, located to the oral cavity and oropharynx [J]. Clinical otolaryngology, 2007, 32(3): 185-189.

[175] Li Q, Gao T, Long HA, et al. Clearance of a thick invasive squamous cell carcinoma after multiple treatments with topical photodynamic therapy [J]. Photomedicine and laser surgery, 2010, 28(5): 703-706.

[176] Wang P, Zhang G, Zhang L, et al. 5-Aminolevulinic acid photodynamic therapy for early-stage lip squamous cell carcinoma [J]. Photodiagnosis and photodynamic therapy, 2021, 35: 102321.

[177] Fargnoli MC, Kostaki D, Piccioni A, et al. Photodynamic therapy for the treatment of microinvasive squamous cell carcinoma of the lower lip: a case report [J]. Giornale italiano di dermatologia e venereologia, 2015, 150(3): 331-335.

[178] Tarstedt M, Gillstedt M, Wennberg Larko AM, et al. Aminolevulinic acid and methyl aminolevulinate equally effective in topical photodynamic therapy for non-melanoma skin cancers [J]. Journal of the European Academy of Dermatology and Venereology, 2016, 30(3): 420-423.

[179] Yongpisarn T, Rigo R, Minkis K. Durable clearance rate of photodynamic therapy for Bowen disease and cutaneous squamous cell carcinoma: a systematic review and Meta-analysis[J]. Dermatologic surgery, 2022, 48(4): 395-400.

[180] Wang P, Zhang L, Zhang G, et al. Successful treatment of giant invasive cutaneous squamous cell carcinoma by plum-blossom needle assisted photodynamic therapy sequential with imiquimod:

case experience ［ J ］. Photodiagnosis and photodynamic therapy, 2018, 21. 300 305.

［181］ Bhatta AK, Wang P, Keyal U, et al. Therapeutic effect of Imiquimod enhanced ALA-PDT on cutaneous squamous cell carcinoma ［J］. Photodiagnosis and photodynamic therapy, 2018, 23: 273-280.

［182］ Ulrich M, Reinhold U, Dominicus R, et al. Red light photodynamic therapy with BF - 200 ALA showed superior efficacy in the treatment of actinic keratosis on the extremities, trunk, and neck in a vehicle-controlled phase Ⅲ study ［ J ］. Journal of the American Academy of Dermatology, 2021, 85 (6): 1510-1519.

［183］ Schmitz L, Novak B, Hoeh AK, et al. Epidermal penetration and protoporphyrin Ⅸ formation of two different 5-aminolevulinic acid formulations in ex vivo human skin［J］. Photodiagnosis and photodynamic therapy, 2016, 14: 40-46.

［184］ Morton CA, Brown SB, Collins S, et al. Guidelines for topical photodynamic therapy: report of a workshop of the British Photodermatology Group［J］. The British journal of dermatology, 2002, 146 (4): 552-567.

［185］ Barolet D. Light-emitting diodes (LEDs) in dermatology［J］. Seminars in cutaneous medicine and surgery, 2008, 27(4): 227-238.

［186］ Peter K Lee, Andrew K. Current methods for photodynamic therapy in the US: Comparison of MAL/PDT and ALA/PDT ［ J ］. Journal of drugs in dermatology, 2013, 12(8): 925-930.

［187］ Sakamoto FH, Torezan L, Anderson RR. Photodynamic therapy for acne vulgaris: a critical review from basics to clinical practice: part Ⅱ. understanding parameters for acne treatment with photodynamic therapy［J］. Journal of the American Academy of Dermatology, 2010, 63(2): 195-211.

［188］ Maytin EV, Kaw U, Ilyas M, et al. Blue light versus red light for photodynamic therapy of basal cell carcinoma in patients with Gorlin syndrome: a bilaterally controlled comparison study ［ J ］. Photodiagnosis and photodynamic therapy, 2018, 22: 7-13.

［189］ Gholam P, Bosselmann I, Enk A, et al. Impact of red versus blue light on tolerability and efficacy of PDT: a randomized controlled trial［J］. Journal der Deutschen

Dermatologischen Gesellschaft, 2018, 16 (6): 711-717.

［190］ Haedersdal M, Sakamoto FH, Farinelli WA, et al. Fractional CO (2) laser-assisted drug delivery［J］. Lasers in surgery and medicine, 2010, 42(2): 113-122.

［191］ Zhi D, Yang T, O'Hagan J, et al. Photothermal therapy［J］. Journal of controlled release, 2020, 325: 52-71.

［192］ Zhang GL, Keyal U, Shi L, et al. Photodynamic therapy as an alternative treatment in patients with invasive cutaneous SCC where surgery is not feasible: Single center experience ［ J ］. Photodiagnosis and photodynamic therapy, 2020, 32: 101980.

［193］ Anand S, Rollakanti KR, Brankov N, et al. Fluorouracil enhances photodynamic therapy of squamous cell carcinoma via a p53 - independent mechanism that increases protoporphyrin Ⅸ levels and tumor cell death［J］. Molecular cancer therapeutics, 2017, 16(6): 1092-1101.

［194］ Yang DF, Lee JW, Chen HM, et al. Methotrexate enhances 5 - aminolevulinic acid-mediated photodynamic therapy-induced killing of human SCC4 cells by upregulation of coproporphyrinogen oxidase ［J］. Journal of the Formosan Medical Association, 2014, 113(2): 88-93.

［195］ Zeng Q, Yang J, Ji J, et al. PD-L1 blockade potentiates the antitumor effects of ALA-PDT and optimizes the tumor microenvironment in cutaneous squamous cell carcinoma ［ J ］. Oncoimmunology, 2022, 11(1): 2061396.

［196］ Bu W, Wang Y, Chen X, et al. Novel strategy in giant cutaneous squamous cell carcinoma treatment: the case experience with a combination of photodynamic therapy and surgery ［ J ］. Photodiagnosis and photodynamic therapy, 2017, 19: 116-118.

［197］ Yan J, Wang P, Li L, et al. Surgery sequential with 5-Aminolevulinic acid photodynamic therapy for lip squamous cell carcinoma: two cases reports［J］. Photodiagnosis and photodynamic therapy, 2020, 32: 102043.

［198］ Wang Y, Yang Y, Yang Y, et al. Surgery combined with topical photodynamic therapy for the treatment of squamous cell carcinoma of the lip [J]. Photodiagnosis and photodynamic therapy, 2016, 14: 170-172.

[199] 陈璋,何平,龙剑.外科手术联合5-氨基酮戊酸光动力疗法治疗皮肤肿瘤的效果及预后分析[J].深圳中西医结合杂志,2021,31(14):126-127.

[200] Fang S, Zhou Z, Wu Y, et al. Photodynamic therapy combined with carbon dioxide laser for successful treatment of cutaneous squamous cell carcinoma within a long-standing and huge seborrheic keratosis [J]. Photodiagnosis and photodynamic therapy, 2021, 36: 102536.

[201] Moloney FJ, Collins P. Randomized, double-blind, prospective study to compare topical 5 - aminolaevulinic acid methylester with topical 5 - aminolaevulinic acid photodynamic therapy for extensive scalp actinic keratosis [J]. The British journal of dermatology, 2007, 157(1): 87-91.

[202] Ang JM, Riaz IB, Kamal MU, et al. Photodynamic therapy and pain: a systematic review [J]. Photodiagnosis and photodynamic therapy, 2017, 19: 308-344.

[203] Wang B, Shi L, Zhang YF, et al. Gain with no pain? Pain management in dermatological photodynamic therapy [J]. The British journal of dermatology, 2017, 177(3): 656-665.

[204] Cottrell WJ, Paquette AD, Keymel KR, et al. Irradiance-dependent photobleaching and pain in delta-aminolevulinic acid-photodynamic therapy of superficial basal cell carcinomas[J]. Clinical cancer research, 2008, 14(14): 4475-4483.

[205] Lam C, Funaro D. Extramammary Paget's disease: summary of current knowledge [J]. Dermatologic clinics, 2010, 28(4): 807-826.

[206] Weng S, Zhu N, Li D, et al. Clinical characteristics, treatment, and prognostic factors of patients with primary extramammary Paget's disease (EMPD): a retrospective analysis of 44 patients from a single center and an analysis of data from the surveillance, epidemiology, and end results (SEER) database[J]. Frontiers in oncology, 2020, 10: 1114.

[207] Siesling S, Elferink MAG, van Dijck JAAM, et al. Epidemiology and treatment of extramammary Paget disease in the Netherlands[J]. European journal of surgical oncology, 2007, 33(8): 951-955.

[208] Ishizuki S, Nakamura Y. Extramammary Paget's disease: diagnosis, pathogenesis, and treatment with focus on recent developments [J]. Current oncology, 2021, 28(4): 2969-2986.

[209] McCarter MD, Quan SHQ, Busam K, et al. Long-term outcome of perianal Paget's disease[J]. Diseases of the colon and rectum, 2003, 46(5): 612-616.

[210] 郭亮侬,刘小青,李航,等.乳房外 Paget 病 75 例临床病理特点分析[J].中华医学杂志,2015,95(22): 1751-1754.

[211] Pierie JPEN, Choudry U, Muzikansky A, et al. Prognosis and management of extramammary Paget's disease and the association with secondary malignancies [J]. Journal of the American College of Surgeons, 2003, 196(1): 45-50.

[212] Cohen PR, Schulze KE, Tschen JA, et al. Treatment of extramammary Paget disease with topical imiquimod cream: case report and literature review [J]. Southern medical journal, 2006, 99(4): 396-402.

[213] Miller RL, Gerster JF, Owens ML, et al. Imiquimod applied topically: a novel immune response modifier and new class of drug[J]. International journal of immunopharmacology, 1999, 21(1): 1-14.

[214] Henta T, Itoh Y, Kobayashi M, et al. Photodynamic therapy for inoperable vulval Paget's disease using delta-aminolaevulinic acid: successful management of a large skin lesion [J]. The British Journal of Dermatology, 1999, 141(2): 347-349.

[215] Morris CR, Hurst EA. Extramammary Paget disease: a review of the literature-part I: history, epidemiology, pathogenesis, presentation, histopathology, and diagnostic work-up[J]. Dermatologic Surgery: Official Publication For American Society For Dermatologic Surgery, 2020, 46(2): 151-158.

[216] Shim PJ, Zeitouni NC. Photodynamic therapy for extramammary Paget's disease: a systematic review of the literature [J]. Photodiagnosis and Photodynamic Therapy, 2020, 31: 101911.

[217] 胡红华,程浩.乳房外 Paget 病 19 例临床与随访分析[J].中国皮肤性病学杂志,2011,25(8):4.

[218] Shieh S, Dee AS, Cheney RT, et al. Photodynamic therapy for the treatment of extramammary Paget's disease[J]. The British Journal of Dermatology, 2002, 146(6): 1000-1005.

[219] Fontanelli R, Papadia A, Martinelli F, et al. Photodynamic therapy with M-ALA as non-surgical treatment option in patients with primary extramammary Paget's disease [J]. Gynecologic oncology, 2013, 130(1): 90-94.

[220] Shen S, Zhang G, Wang P, et al. ALA-PDT as palliative care in a patient with secondary perineum EMPD [J]. Photodiagnosis and Photodynamic Therapy, 2018, 22: 166-168.

[221] Wang H-w, Lv T, Zhang L-l, et al. A prospective pilot study to evaluate combined topical photodynamic therapy and surgery for extramammary paget's disease [J]. Lasers In Surgery and Medicine, 2013, 45 (5): 296-301.

[222] Gao Y, Zhang XC, Wang WS, et al. Efficacy and safety of topical ALA-PDT in the treatment of EMPD [J]. Photodiagnosis and photodynamic therapy, 2015, 12(1): 92-97.

[223] Li C, Guo I, Wang P, et al. ALA-PDT combined with holmium laser therapy of postoperative recurrent extramammary Paget's disease [J]. Photodiagnosis and Photodynamic Therapy, 2019, 27: 92-94.

[224] Dogan A, Hilal Z, Krentel H, et al. Paget's Disease of the vulva treated with imiquimod: case report and systematic review of the literature [J]. Gynecol Obstet Invest, 2017, 82(1): 1-7.

[225] Jing W, Juan X, Li X, et al. Complete remission of two patients with recurrent and wide spread extramammary Paget disease obtained from 5 - aminolevulinic acid-based photodynamic therapy and imiquimod combination treatment[J]. Photodiagnosis and Photodynamic Therapy, 2014, 11(3): 434-440.

[226] Bauman TM, Rosman IS, Sheinbein DM. Extramammary Paget's disease of the scrotum with complete response to imiquimod and photodynamic therapy [J]. BMJ case reports, 2018. doi: 10.1136/bcr-2017-221696.

第 十 章
HpD-PDT 治疗非黑素瘤皮肤癌

血卟啉注射液(hematoporphyrin injection)是临床常用的静脉注射用光敏剂类药物,其主要成分血卟啉衍生物(hematoporphyrin derivatives,HpD)可用于定位诊断和治疗口腔、膀胱、支气管、肺、消化道等部位的表浅癌症及白斑等癌前病变,亦可用于治疗鲜红斑痣。血卟啉光动力治疗(HpD-PDT)为非侵入性治疗,方法简单实用,可重复治疗。1981 年,中国学者第一次成功分离得到 HpD,同年成功治疗一例基底细胞癌。历经四十余年临床应用,HpD-PDT 在非黑素瘤皮肤癌的治疗中发挥重要的作用。

第一节　HpD-PDT 治疗乳房外 Paget 病

一、乳房外 Paget 病概述

乳房外 Paget 病(extramammary paget disease,EMPD)又称乳房外湿疹样癌,是一种较为少见的皮肤恶性肿瘤,全球每年患病率为 1 ~ 24/10 万人。EMPD 在亚洲人群中发病率偏高,年患病率高出全球平均约 4 倍,5 年生存率为 72% ~ 87%[1-3]。可发生于阴囊、阴茎、大小阴唇、阴道、肛周、腹股沟和腋窝等处,皮损多呈湿疹样斑片,晚期出现溃疡、出血、结节和硬化等表现[1]。

二、治疗方法

目前 EMPD 仍首选手术治疗,Mohs 显微技术较传统手术或扩大切除更具有优势,但复发率仍高达 30% ~ 60%[2,6]。由于 EMPD 皮损往往面积大、皮损多发且境界不清,可导致手术难度高、破坏性大和术后易复发。考虑 EMPD 的发生部位特殊、皮损面积大、患病年龄高及可能存在诸多基础疾病等原因,部分患者不适宜手术。此外,也有选择电干燥法和刮除术、激光手术、局部外用 5% 咪喹莫特乳膏、放射治疗和局部化疗等方法用来治疗 EMPD,但疗效差、复发率高,不作为 EMPD 首选治疗[7-8]。因此,EMPD 的临床治疗方案亟待优化和提升。

三、HpD-PDT

近年来,由于光动力治疗(PDT)肿瘤靶向性好,其对 EMPD 的治疗逐渐受到重视。临床上用于 EMPD 治疗的光敏剂有 5-氨基酮戊酸(ALA)、ALA 甲基酯衍生物(MAL)和血卟啉衍生物 HpD 和卟吩姆钠[1-2]。王秀丽研究团队应用 ALA-PDT 治疗 EMPD,取得满意的临床疗效并保护了周围正常组织器官的结构与功能;并且通过 ALA-PDT 联合手术、联合钬激光等技术提高疗效，并将了继手术、放疗和化疗之后一种安全有效的全新治疗手段[3]。但 ALA-PDT 局部治疗 EMPD 存在渗透深度不足、单次治疗疗效欠佳和转移灶治疗困难的问题。静脉用系统性光敏剂光动力治疗 EMPD 可以克服上述不足，具有更好的组织渗透性和更优的临床疗效。1976 年，第一代系统性光敏剂 HpD-PDT 用于治疗皮肤癌、肺癌、头颈部癌、乳腺癌和胃肠道癌[4]。2002 年，Shieh 等首次通过 HpD-PDT 治疗 EMPD 并取得满意疗效[5]。2010 年 Joseph 等用 HpD-PDT 治疗 9 例 EMPD 患者，完全缓解率 78%，最长随访 68 个月未见复发[6]。

（一）治疗机制

在 HpD-PDT 治疗中，HpD 靶向肿瘤细胞主要通过脂质通路，结合血浆低密度脂蛋白（low density lipoprotein，LDL）和白蛋白，到达肿瘤细胞形成较高浓度分布，在血浆中，HpD 主要与高密度脂蛋白（highdensity lipoprotein，HDL）结合，这与较长时间的血浆药物蓄积相关。正常小鼠静脉注射经同位素 3H 标记的血卟啉注射液样品溶液 1 h 后，各组织中放射性含量达到高峰，组织分布顺序为肺＞肝＞肾＞血＞胃＞肠＞脾＞心＞肌肉＞胸腺＞脑＞骨，肿瘤中的含量为以上 12 种组织中的第 8～9 位；到 72 h，肿瘤组织的含量上升到第 5 位。注射本品 5 h 后，总排泄量占注射量的 73.29%，第 11 天为 91%。HpD 在肿瘤组织内的分布也是不均匀的，动物实验证实：在肿瘤组织中，如肿瘤细胞不密集，体积大，胞浆量多，DNA 和 RNA 含量丰富，周围血管多、血供好，则 HpD 的含量就多。王秀丽研究团队通过对 HpD-PDT 治疗的皮肤恶性肿瘤患者进行荧光诊断，评价皮损、皮损边缘及远端药物富集程度的研究发现，HpD 静脉注射后 24 h 即可检测到明显荧光增强，清晰显示病灶；48 h 荧光强度进一步增强，进行光动力治疗后荧光淬灭，72 h 皮损部位荧光强度再次增强达峰值，提示 HpD 再次于肿瘤内富集，光动力治疗后荧光下降，1 周时荧光强度明显降低，并于 4 周左右下降至接近基础值。

（二）临床疗效与参数选择

1. 光源选择及照光参数

HpD-PDT 治疗中常用的光源包括激光和 LED 等。目前尚无比较各类光源治疗 EMPD 的研究，使用较多的光源为红光 LED 和半导体激光器；在联合治疗中可使用 CO_2 激光或钬激光等治疗。2022 年，王秀丽研究团队对 11 例 EMPD 患者给予 HpD-PDT，采用输出功率 1 000～2 000 mW 的 630 nm 红光半导体激光，治疗功率密度 80～150 mW/cm^2，能量密度 150～200 J/cm^2。一次 HpD 注射后 48 h 和 72 h 分别红光照射的治疗模式，无严重不良反应；对一次治疗未能完全清除皮损的 EMPD 患者，采用联合钬激光和 ALA-PDT 治疗的方式有效清除皮损[7]。钬激光治疗通过调节输出能量来控制钬激光器的工作深度，在汽化、组织精准切割和凝固等方面的效果优于传统的外科治疗，且操作便捷，可同时使用皮肤超声检查监测病灶侵袭深度，从而决定钬激光参数、引导钬激光治疗（能量 0.5～0.9 J，速率 10 Hz，光纤直径 550 μm）[3]。

2. HpD-PDT 治疗 EMPD 的临床疗效

王秀丽研究团队首次开展 HpD-PDT 治疗 EMPD 的单臂、前瞻性研究，对 11 例 EMPD 患者给予 HpD-PDT 治疗，患者平均年龄 73.4 岁，平均病程 5.9 年。第 1 个月完全缓解率（CR）和部分缓解率（PR）分别为 90.1%（10/11）和 9.1%（1/11）。在 1 年随访时，81.8%（9/11）的受试者达到 CR，而 2 年随访时复发率为 36.4%（4/11）。主要的不良反应包括疼痛、泌尿道感染、瘢痕形成、光敏反应和尿潴留，无肝功能受损，局部组织结构无明显改变[7]。

目前业界对 EMPD 治疗方式包括手术、激光、光动力治疗和放疗的选择尚未达成共识，缺乏多中心、大样本、随机对照研究,不同研究的 CR 率存在不同。但总体来说,目前的治疗方法复发率相对较高。EMPD 的标准治疗仍然是手术切除,通常需要大面积广泛切除和术后重建,导致解剖和功能障碍。与传统手术相比,HpD-PDT 具有良好的功能及组织结构保留效果。对于具有复杂解剖结构部位的病灶、高龄或不能接受手术的 EMPD 患者,HpD-PDT 可作为手术治疗的替代方案或二线治疗。Shieh 等对 3 例 EMPD 患者进行 HpD-PDT 治疗后形成瘢痕,但严重程度比既往手术瘢痕轻[5]。王秀丽研究团队经验提示,对于浸润程度深的难治性 EMPD 患者,亦可考虑手术治疗与 HpD-PDT 联合治疗(图 10-1～图 10-4)。

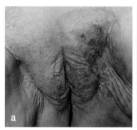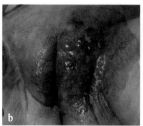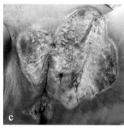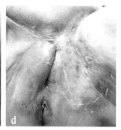

图 10-1 HpD-PDT 治疗 EMPD

(a)治疗前可见外阴广泛不规则片状红斑,累及尿道口及肛周;(b)治疗后即刻可见局部红斑、肿胀伴水疱、渗出;
(c)治疗后 4 周创面干燥,基底部可见新生肉芽组织;(d)治疗后 12 周可见瘢痕修复,结构功能完好

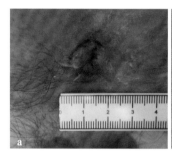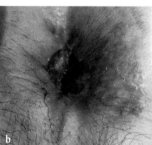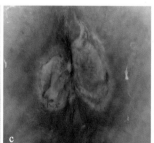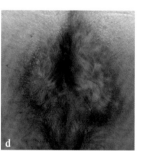

图 10-2 HpD-PDT 治疗 EMPD

(a)治疗前可见肛门两侧连续性浸润性红斑,累及肛门,大小约 3 cm×3 cm;(b)治疗后即刻可见局部红斑、肿胀伴坏死;
(c)治疗后 4 周创面表面可见黄苔;(d)治疗后 48 周可见瘢痕修复,轻度瘢痕挛缩,结构功能完好

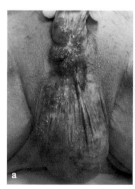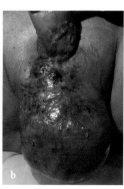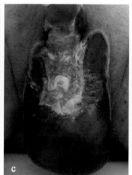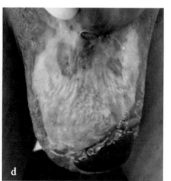

图 10-3 HpD-PDT 治疗 EMPD

(a)治疗前可见阴囊及阴茎腹侧不规则浸润性红斑,阴茎根部红斑基础上见约 3 cm×2.5 cm 结节;
(b)治疗后即刻可见局部红斑、肿胀伴水疱、渗出明显;(c)治疗后 4 周创面结痂,局部基底可见新生肉芽组织;
(d)治疗后 20 周可见瘢痕修复,轻度瘢痕挛缩,结构功能完好

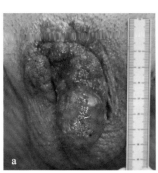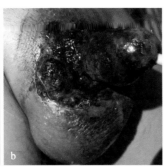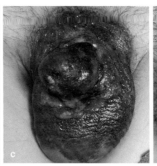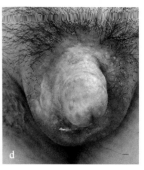

图 10-4　HpD-PDT 治疗 EMPD

(a)治疗前可见阴囊及阴茎不规则浸润性红斑糜烂,累及龟头及尿道口;阴茎根部见数枚 1～3 cm 结节,部分融合;
(b)治疗后可见局部红斑、肿胀伴渗出、坏死;(c)治疗后 4 周,创面结痂;(d)治疗后 24 周,可见瘢痕修复,结构功能完好

光动力治疗 EMPD 具有可靠的有效性和安全性,具有良好的应用前景。目前尚无 HpD-PDT 和手术治疗 EMPD 患者的大样本、多中心、对照研究,HpD-PDT 治疗 EMPD 的疗效探索和比较分析还需要更深入、更大样本量的研究。

（三）适用范围

HpD-PDT 可适用于治疗多种类型 EMPD,尤其是具有复杂解剖结构部位的病灶、高龄、不能接受手术,或是既往手术治疗后复发或其他治疗手段无效的 EMPD 患者;且需排除有过敏体质、瘢痕体质或患有过敏性疾病,包括皮肤光过敏症、卟啉症等,且目前处于妊娠期、哺乳期或在治疗期间有生育计划者[8]。

（四）治疗步骤

1. 皮试

完善相关检查,排除禁忌证后,予血卟啉注射液皮试,抽取 0.5 mL HpD 加入 250 mL 生理盐水,上下颠倒充分混匀。关闭治疗室所有灯具,有荧光指示的开关上需贴避光条。取 0.1 mL 皮试液皮试,立即避光;对侧行生理盐水对照,记录时间,20 min 后观察,皮试阴性后方可进行药物注射。

2. 药物配制和静脉滴注

根据体重计算用药剂量(3～5 mg/kg),用生理盐水配制成 HpD 注射溶液 250 mL。缓慢滴注光敏剂,在 1～1.5 h 滴注完毕。滴注完成后,用生理盐水冲洗通道,保证药物完全进入血管内,全程避免强光直射。

3. 确定治疗区域

伍德灯下观察荧光强度及皮损范围;旁开 1～2 cm 标记照光范围;仅暴露拟照射皮损区域,其余部位遮光保护,腔道口等特殊部位应重点保护。

4. 照光

静脉输注后 48 h 和 72 h 开始采用红光治疗仪进行照光,照光的波长为 630 nm,功率密度为 80～150 mW/cm²,能量密度为 150～200 J/cm²,根据皮损大小逐个光斑进行照光。

5. 疼痛管理

根据患者情况决定是否全麻下治疗;非全麻治疗时,照光前 6～8 h 予芬太尼透皮贴外用。照光前即刻,皮内注射利多卡因/阿替卡因局部麻醉;照光期间,需询问患者皮损部位感受并做相关记录,疼痛数字评分法记录治疗过程中疼痛最高分,治疗中可予适当冷风干预。或可在麻醉医师评估后选择静脉全麻光动力治疗或使用镇痛泵。

（五）注意事项

1. 给药时

避免局部药液外渗,一旦发生,必须立即停止输注并局部冷敷。外渗局部必须完全避光,直至局部肿胀等渗出反应完全消失。

2. 术后护理

（1）术后即刻予湿敷及创面护理：先用生理盐水或硼酸溶液清洗创面表面渗出、坏死、痂皮，予乳酸依沙吖啶溶液湿敷 20 min，后外用抗生素软膏，最后以凡士林油纱布、纱布敷料覆盖；如有水疱、大疱，可行抽疱处理。

（2）密切观察患者体温、尿量情况，及时、多次行血常规、创面培养检查；如治疗区涉及肛门及尿道时，可预防性使用系统抗生素；发生感染时，应遵循早用药、广覆盖、剂量足、降阶梯的抗生素治疗原则，根据病原学检查、药敏试验结果及时调整用药。另外，应控制患者慢性疾病，如糖尿病、高血压等基础疾病。

（3）非全麻治疗时，及时冷敷，并根据疼痛程度继续给予芬太尼透皮贴外用、口服非甾体类抗炎药等镇痛治疗；静脉全麻光动力治疗后可使用镇痛泵继续镇痛治疗。

3. 治疗后避光程序

避免强光照射为 HpD-PDT 治疗后首要护理原则，用药后避光程序：①给药当天，患者全天在避光病房，窗帘紧闭，最高可接受的光强度为 100 Lux；②给药后 7 d 内，全天在避光病房，窗帘紧闭。最亮程度在灯泡功率低于 40 W，面积至少在 18 m² ；③给药后 7～30 d，患者全天在室内。最亮程度在灯泡功率低于 40 W，面积至少在 18 m² ；④给药后 30～90 d，患者可早晚在户外活动，仅限于早上太阳出来前和晚上太阳下山后，而且活动时间应循序渐进，从 30 min 开始，每天可增加 20 min，避免在阳光直射时间进行户外活动。户外行动需戴连面罩帽子，戴墨镜，穿过手长袖；⑤给药 3 个月后，如果患者未见皮肤色素沉着，患者可逐渐恢复户外活动；如果患者见明显的色素沉着，参照上一条建议直至皮肤恢复；一般情况下，患者 3 个月内不接受眼底检查；⑥给药后 6 月内需关注接触光线后皮肤的变化，接触光线需遵循循序渐进、保护眼睛的原则，若出现光敏反应给予对症治疗。

光照强度参考：一般情况，夏日阳光下为 100 000 Lux；阴天室外为 10 000 Lux；室内日光灯为 100 Lux；距 60 W 台灯 60 cm 桌面为 300 Lux；电视台演播室为 1 000 Lux；黄昏室内为 10 Lux；夜间路灯为 0.1 Lux；烛光（20 cm 远处）为 10～15 Lux。

（六）不良反应及处理

由于光敏剂 HpD 为系统性静脉应用，在体内代谢时间较长，治疗中及治疗后可引起疼痛、皮肤溃疡及感染、瘢痕形成、光敏反应及光毒性反应等不良反应，较局部外用 ALA 光动力不良反应更明显。为保证临床疗效和提高患者治疗依从性，妥善处理不良反应至关重要。（详见本书第十九章第二节）

（七）推荐治疗方案

HpD-PDT 正越来越多地应用于 EMPD 的治疗，王秀丽研究团队回顾总结多篇文献，结合本课题组的研究数据及临床经验，推荐以下 HpD-PDT 治疗方案（表 10-1）。

表 10-1　HpD-PDT 治疗 EMPD 的推荐方案

预处理	配制光敏剂		用药时间	光源	照光剂量	
	HpD 剂型	HpD 剂量			功率密度	能量密度
暴露皮损，保护周围正常皮肤	溶液	3～5 mg/kg	药物注射后 48 h、72 h 照光治疗	630 nm 半导体激光	80～100 mW/cm²	150～200 J/cm²

随访：术后 1 周内每日随访，1 周后每周随访，1 个月后每月随访。

（八）预后判断及随访

治疗后创面愈合一般需 1～3 个月，故治疗后 1 个月、3 个月应分别对患者进行评估，包括拍摄大体照片、皮肤镜、皮肤超声、皮肤在体反射式共聚焦显微镜（in vivo reflectance confocal microscopy，RCM）等无创检测评估疗效；随后根据病变类型及其特点进行不同间隔的评估，评估内容主要为是否需要重复 HpD-PDT 或其他联合治疗，临床可疑治疗效果不佳或复发的病例可考虑活检，患者需终身随访。

HpD-PDT 为 EMPD 的治疗提供了新的治疗方向，为 EMPD 患者带来新的希望，但其治疗方案、光源选择仍有待进一步完善。此外，HpD-PDT 与其他方法联合治疗是否可以更有效地治疗 EMPD 有待进一步探索。

第二节　HpD-PDT 治疗其他非黑素瘤皮肤癌

在常见的非黑素瘤皮肤癌（non-melanoma skin cancer，NMSC），基底细胞癌（BCC）约占其中 75%，皮肤鳞状细胞癌（cSCC）约占 20%[9]。NMSC 的传统治疗方法有手术切除、冷冻疗法和局部化疗等治疗方法。ALA-PDT 成功地应用于 NMSC；HpD-PDT 为基底细胞癌和鳞状细胞癌患者提供了又一种有效的 PDT 治疗选择。

一、基底细胞癌

BCC 是最常见的皮肤癌，也是高加索人种最常见的癌症。BCC 是生长缓慢、具有局部侵袭性的恶性皮肤肿瘤，一般不危及患者生命。BCC 不断上升的发病率和患病率，给全球医疗系统带来相当大的负担。此外，BCC 进一步发展为其他与紫外线辐射（ultraviolet ray，UVR）相关的皮肤癌的风险很高。BCC 治疗的主要目标是完全切除或破坏 BCC 肿瘤组织，以达到临床治愈和降低复发风险。治疗方式分为手术和非手术治疗。一般来说，手术治疗作为高危和低风险 BCC 亚型的一线治疗，而非手术治疗通常用于低风险 BCC 亚型[10]。根据《皮肤基底细胞癌诊疗专家共识》，参照美国国家综合癌症网络指南的复发风险分层，将 BCC 分为高危型和低危型。有任何一项高危因素的患者都将被归类为高危型，光动力疗法可作为二线治疗[11]。直到目前为止，无论是否联合复杂的伤口闭合技术和冷冻疗法，手术切除是治疗弥漫性 BCC 患者的主要方法。但反复手术会导致外观损毁。ALA-PDT 对于浅表小结节型 BCC 的疗效已被证实，对深度小于 2 mm 的结节型 BCC 有显著疗效，且对健康皮肤无明显损伤。ALA-PDT 的主要局限性是较难治疗更大更厚的病变，因为肿瘤厚度已被证明可以预测治疗效果。

2006 年，Madan 等对 2 例痣样基底细胞癌综合征（nevoid basal cell carcinoma syndrome，nBCC）患者使用卟吩姆钠（porfimer sodium）PDT 治疗，静脉给予 1 mg/kg 卟吩姆钠，48 h 后进行照光，使用 Diomed 630 nm PDT 半导体激光，功率密度 373 mW/cm^2。治疗后随访 1 个月，1 例患者的皮损厚度减少 86%，另 1 例患者皮损厚度减少 88.5%，临床疗效明显，皮肤外观保留良好[12]。局部进展期基底细胞癌（locally advanced basal cell carcinoma，laBCC）是一种少见的皮肤恶性肿瘤，其特点是直接扩散和广泛的组织破坏。laBCC 的治疗仍然是一个挑战，特别是对老年患者来说。2021 年，王秀丽研究团队通过局部

ALA-PDT 联合 HpD-PDT 治疗 1 例 91 岁女性头部 laBCC 患者,病史 10 年。患者伴有 20 年 2 型糖尿病和高血压病史并长期未得到很好的控制,故患者拒绝手术,寻求新的安全治疗方法。检查示患者头部右侧颞部 5 cm×4 cm×1.5 cm 瘤体,表面伴溃疡和厚痂;组织病理证实为 BCC;皮肤超声显示低回声区累及 galea 腱膜,肿瘤厚度 8.3~15.0 mm;CT 检查未发现远处转移。根据 2019 年欧洲基底细胞癌共识,诊断为 laBCC。给予局部 ALA-PDT,每隔 2 周治疗,共 6 次,通过超声评估病灶缩小后,静脉给予 5 mg/kg 的 HpD,2 d 后 630 nm 二极管激光照射治疗,能量密度为 100 J/cm²,功率密度为 33 mW/cm²,1.5 月随访时皮损改善。随后使用局部注射糖皮质激素抑制瘢痕增生,980 nm 半导体激光和 595 nm 脉冲燃料激光封闭毛细血管以减少血管生成[13](图 9-15)。

二、 皮肤鳞状细胞癌

cSCC 的主要治疗方法仍然是通过手术切除或 Mohs 显微手术。PDT 为 cSCC 提供一种已被证明能取得优异美容效果的替代疗法。目前,美国 FDA 批准 ALA-PDT 仅限于治疗 AK,而在欧盟和世界其他地方,PDT 已可用于治疗原位 BCC 和 cSCC[14]。根据中国《氨基酮戊酸光动力疗法皮肤科临床应用指南(2021 版)》ALA-PDT 治疗 cSCC 的循证医学证据分级为 Ⅱ 级,临床推荐等级为 B 级。但由于其穿透深度有限,对于一些较厚的皮损而言,HpD-PDT 更具优势。

由于 HpD 良好的组织吸收性,HpD-PDT 被尝试用于 cSCC 的治疗,但遗憾的是目前临床上没有标准推荐方案。王秀丽研究团队研究发现注射 5 mg/kg HpD,24 h 后肿瘤组织荧光开始增强,48~72 h 达峰,72 h 后荧光开始衰减,因此推荐分别在注射后 48 h、72 h 进行两次照射治疗,以获得更好的疗效[16]。1988 年,Pennington 等用 HpD-PDT 治疗 cSCC,系统采用 5 mg/kg HpD,

分别在第 3 d、第 5 d 照光,630 nm 光源,照光剂量为 30 J/cm²,32 例 cSCC 患者中,初次缓解率为 81%,但在 6 个月后的随访中降低至 50% 以下[17]。2004 年,Harvey Lui 等报道使用 HpD-PDT 治疗 34 个原位 SCC 病灶,给予静脉输注 HpD 14 mg/m²,1~3 h 后分别给予能量密度为 60 J/cm²、120 J/cm²、180 J/cm² 的红光照射,波长 688 nm 左右,功率密度为(200 ± 40)mW/cm²。6 个月时随访,接受不同照光的患者临床完全缓解率(CCR)分别为 78%、88% 和 98%。在第 24 个月时,观察到完全缓解率分别为 51%、79% 和 95%[18]。Wang Yu 等应用局部 ALA-PDT 和静脉 HpD-PDT 联合治疗 16 例头面部 cSCC 患者,并与 10 例单独使用 HpD-PDT 治疗的 cSCC 患者和 14 例使用 CO₂ 激光消融联合 ALA-PDT 治疗的 cSCC 患者进行了比较,发现联合 PDT 治疗 2 个月的完全缓解率为 100%,6 个月~6 年随访的完全缓解率为 97.6%;而单次 HpD-PDT 和 ALA-PDT 治疗的完全缓解率分别为 92.9% 和 95.1%。ALA-PDT 联合 HpD-PDT 治疗皮肤癌的完全缓解率高,同时降低 HpD 的剂量,并缩短患者的光敏期,使其从中受益[19]。HpD-PDT 应用后的治疗策略是保护皮肤创面不受继发感染,可先用 3% 硼酸冲洗,然后外用抗生素软膏治疗,最后用湿性敷料帮助创面愈合[19]。王秀丽研究团队使用 HpD-PDT 治疗 1 例 93 岁不能接受手术的 cSCC 患者,病灶位于右侧颞部区域。静脉给予 5 mg/kg 的 HpD,使用伍德灯检测照光范围,在 HpD 给药后 48 h 和 72 h 分别通过 630 nm 半导体激光器照射 200 J/m²,并在治疗后 1 d~8 周内进行随访,临床获得缓解,随访 6 周时再次活检提示无复发,仅外观方面有轻度瘢痕(图 10-5)。

综上所述,PDT 对一些 NMSC 具有较好的治疗效果,具有可重复性、无创性、高选择性以及副作用少等诸多优点,为临床治疗特别是除手术治疗之外提供一个新的选择。在治疗 EMPD 方面,HpD-PDT 适用范围大,尤其适合高龄患者或

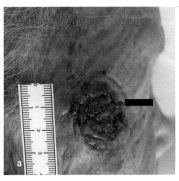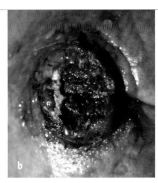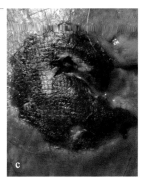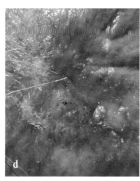

图 10-5　HpD-PDT 治疗 cSCC

(a)治疗前可见右眼角约 3 cm×2.6 cm 暗红色肿块,超声提示最厚处达 5~7 mm;(b)治疗后可见局部红斑、肿胀伴渗出、坏死;
(c)治疗后 4 周创面结痂;(d)治疗后 8 周可见瘢痕修复,结构功能完好

不宜采用手术治疗的患者,HpD-PDT 治疗次数较少,治愈后复发较少。如遇到复发的情况,也可以再次进行 PDT 治疗。HpD-PDT 治疗 BCC、cSCC 等其他 NMSC 研究较少,对于优化治疗方案,尤其是对光源、光敏剂、照光剂量等参数的合理选择,有待进一步研究。临床上已有研究证明 HpD-PDT 对 NMSC 有确切疗效,特别是在传统疗法如不宜使用药物治疗、手术治疗或治疗无效时可选择 HpD-PDT。对于 HpD-PDT 在 EMPD、BCC 和 cSCC 等治疗上的临床疗效,我们还需要大量的临床研究来做理论基础,以及长期的临床实践来寻求最优化的个体化治疗方案,这

对光敏剂和光源的选择、优化,以及治疗方法的设计都提出了新的要求。

虽然部分病例的临床疗效令人鼓舞,但目前仍没有针对个体的 HpD-PDT 治疗参数的共识,如敷药浓度、敷药时间、照光剂量、治疗周期等,需要临床工作者进一步研究和积累。基于既往文献,上述临床治疗参数可为临床工作者提供一定参考,实际治疗参数需根据患者的个体情况而定。HpD-PDT 可避免破坏正常组织、器官的结构和功能,可达到良好的外观,同时耐受性良好,相信 HpD-PDT 将逐步成为 NMSC 的重要治疗方法之一。

(李春晓　王迪歆)

附：缩略词

血卟啉衍生物	hematoporphyrin derivatives	HpD
血卟啉光动力治疗	hematoporphyrin derivatives photodynamic therapy	HpD-PDT
乳房外 Paget 病	extramammary Paget's disease	EMPD
低密度脂蛋白	low density lipoprotein	LDL
高密度脂蛋白	high density lipoprotein	HDL
非黑素瘤皮肤癌	non-melanoma skin cancer	NMSC
基底细胞癌	basal cell carcinoma	BCC
皮肤鳞状细胞癌	cutaneous squamous cell carcinoma	cSCC
局部进展期基底细胞癌	locally advanced basal cell carcinoma	laBCC

参考文献

[1] Shim PJ, Zeitouni NC. Photodynamic therapy for extramammary Paget's disease: a systematic review of the literature[J]. Photodiagnosis and photodynamic therapy, 2020, 31: 101911.

[2] Gao Y, Zhang X-C, Wang W-S, et al. Efficacy and safety of topical ALA-PDT in the treatment of EMPD [J]. Photodiagnosis and photodynamic therapy, 2015, 12(1): 92-97.

[3] Li C, Guo L, Wang P, et al. ALA-PDT combined with holmium laser therapy of postoperative recurrent extramammary Paget's disease [J]. Photodiagnosis and photodynamic therapy, 2019, 27: 92-94.

[4] van Hillegersberg R, Kort WJ, Wilson JH. Current status of photodynamic therapy in oncology [J]. Drugs, 1994, 48(4): 510-527.

[5] Shieh S, Dee AS, Cheney RT, et al. Photodynamic therapy for the treatment of extramammary Paget's disease[J]. The British journal of dermatology, 2002, 146(6): 1000-1005.

[6] Housel JP, Izikson L, Zeitouni NC. Noninvasive extramammary Paget's disease treated with photodynamic therapy: case series from the Roswell Park Cancer Institute [J]. Dermatologic surgery, 2010, 36(11): 1718-1724.

[7] Wang D, Wang P, Li C, et al. Efficacy and safety of HpD-PDT for Extramammary Paget's Disease refractory to conventional therapy: a prospective, open-label and single arm pilot study[J]. Photodiagnosis and photodynamic therapy, 2021, 37: 102670.

[8] 卢忠. 皮肤激光医学与美容[M]. 上海:复旦大学出版社,2008.

[9] Friedman R, Rigel D, Nossa R, et al. Basal cell and squamous cell carcinoma of the skin[J]. American Cancer Society, 1995: 330-341.

[10] Burns T, Breathnach SM, Cox N, et al. Rook's textbook of dermatology[M]. New York: John Wiley & Sons, 2008.

[11] 中华医学会皮肤性病学分会皮肤肿瘤研究中心,中国医师协会皮肤科医师分会皮肤肿瘤学组. 皮肤基底细胞癌诊疗专家共识(2021)[J].中华皮肤科杂志, 2021,54(9):757-764.

[12] Madan V, Loncaster JA, Allan D, et al. Nodular basal cell carcinoma in Gorlin's syndrome treated with systemic photodynamic therapy and interstitial optical fiber diffuser laser [J]. Journal of the American Academy of Dermatology, 2006, 55 (Suppl 5): 86-89.

[13] Liao C, Shi L, Wang D, et al. Bimodal photodynamic therapy for treatment of a 91-year-old patient with locally advanced cutaneous basal cell carcinoma and postoperative scar management [J]. Photodiagnosis and photodynamic therapy, 2021, 36: 102553.

[14] Cohen DK, Lee PK. Photodynamic therapy for non-melanoma skin cancers[J]. Cancers (Basel), 2016, 8(10): 90.

[15] Shi L, Wang H, Chen K, et al. Chinese guidelines on the clinical application of 5-aminolevulinic acid-based photodynamic therapy in dermatology (2021 edition)[J]. Photodiagnosis and photodynamic therapy, 2021, 35: 102340.

[16] Li C, Wang P, Wang D, et al. Fluorescence kinetics study of twice laser irradiation based HpD-PDT for nonmelanoma skin cancer [J]. Lasers in surgery and medicine, 2022, 54(7): 945-954.

[17] Pennington DG, Waner M, Knox A. Photodynamic therapy for multiple skin cancers[J]. Plastic and reconstructive surgery, 1988, 82(6): 1067-1071.

[18] Lui H, Hobbs L, Tope WD, et al. Photodynamic therapy of multiple nonmelanoma skin cancers with verteporfin and red light-emitting diodes: two-year results evaluating tumor response and cosmetic outcomes[J]. Archives of dermatology, 2004, 140 (1): 26-32.

[19] Wang Y, Lin Y, Zhang H-g, et al. A photodynamic therapy combined with topical 5-aminolevulinic acid and systemic hematoporphyrin derivative is more efficient but less phototoxic for cancer[J]. Journal of cancer research and clinical oncology, 2016, 142(4): 813-821.

[20] Wang D, Li C, Zhou Z, et al. Photodynamic therapy of intravenous injection combined with intratumoral administration of photosensitizer in squamous cell carcinoma [J]. Photodiagnosis and photodynamic therapy, 2022, 38: 102857.

第十一章
光动力治疗皮肤黑色素瘤

一、 皮肤黑色素瘤概述

皮肤黑色素瘤是黑色素细胞来源的恶性肿瘤，其病因至今尚未完全清楚，一般认为多与种族、遗传、创伤、刺激、日光和免疫等有关，早期可表现为正常皮肤上出现黑色损害，或原有的黑色素细胞痣近期内扩大、色素加深。随着病情进展、病灶增大，损害呈斑块或结节状，也可呈蕈状或菜花状，表面易破溃、出血。若出现其他部位转移，死亡率高，对人类健康危害极大。近年来，皮肤黑色素瘤发病率逐年上升，随着诊断技术的提高，对早期皮肤黑色素瘤的诊出率也越来越高。针对不同时期的黑色素瘤，如何提高治疗效果、改善患者的预后是目前临床医生所面临的难题。

（一）原发性皮肤黑色素瘤的分型

从组织学上来分，皮肤黑色素瘤的常见病理类型有浅表扩散型黑色素瘤、结节性黑色素瘤、恶性雀斑样黑色素瘤、肢端雀斑样黑色素瘤，少见的类型有促结缔组织增生性黑色素瘤、起源于蓝痣的黑色素瘤、起源于巨大先天性痣的黑色素瘤、儿童黑色素瘤、痣样黑色素瘤、持续性黑色素瘤等。

1. 浅表扩散型黑色素瘤

浅表扩散型黑色素瘤（superficial spreading melanoma，SSM）是浅色皮肤人群中最常见的黑色素瘤类型，见于年轻患者，好发于背部和女性的下肢。位于间歇性接受日光照射部位的皮肤，属于低级别慢性日光损伤型黑色素瘤。肿瘤先水平生长，后进入垂直生长期，预后相对较好。

2. 结节性黑色素瘤

结节性黑色素瘤（nodular melanoma，NM）常表现为快速生长的色素性结节，偶尔为无色素性结节性黑色素瘤，可伴出血或溃疡形成，常位于接受间歇性日光照射的部位。约占15％，可发生在任何部位和任何年龄，但大于60岁的老年人和男性更多见。呈半球形，有的像血性水疱。该类型恶性度高，生长迅速，诊断时一般浸润皮肤厚度较深，预后较差。

3. 恶性雀斑样黑色素瘤

恶性雀斑样黑色素瘤（lentigo maligna melanoma，LMM）属于高级别慢性日光损伤型黑色素瘤，表现为非典型性黑色素瘤细胞沿真皮表皮交界处呈线状或巢状增生，下延至毛囊壁和汗腺导管，并伴有严重的日光性损伤，同时有真皮内非典型性黑色素细胞浸润。较前两种类型少见，约占10％。通常发生于中老年人的面部等常暴露于日光下的部位。该类型并不是由痣发展而来的，往往经多年暴晒后发病，早期表现为深色不规则的皮肤斑疹（恶性雀斑样痣），可被误认为"老年斑"或"灼伤斑"。

4. 肢端雀斑样黑色素瘤

肢端雀斑样黑色素瘤（acral lentiginous melanoma，ALM）白种人发病率低，约占5％，与黏膜黑色素瘤共同属于非日光损伤性黑色素瘤，与紫外线关系不大。该类型在亚洲人群和非洲人群中最为多见。它好发于手掌、足跟、手指、足趾、甲床，由于发病部位特殊且隐匿，容易被忽视。

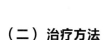

（二）治疗方法

1. 手术切除

患者一旦确诊为皮肤黑色素瘤，最常见的治疗方法是进行手术切除。如果临床怀疑黑色素瘤时，理想的情况是先进行活检切除。美国皮肤病学会的原发黑色素瘤指南提倡对厚度＜2 mm 的黑色素瘤切除 1 cm 边缘[1]。

2. 化学治疗

对已转移的患者可采用化疗或者联合化疗。常用的药物包括达卡巴嗪（Dacarbazine，DTIC）、替莫唑胺（Temozolomide）、顺铂/卡铂、福莫司汀、长春碱和紫杉醇等。联合化疗方案，如 CVD（顺铂＋长春碱＋DTIC）或 BOLD（博来霉素＋长春新碱＋福莫司汀＋DTIC）。

3. 靶向治疗

目前黑色素瘤的靶向治疗及其研究大多数集中于 MAPK 通路及 PI3K-AKT 信号通路上，用于治疗携带有 *BRAF V600* 突变基因的患者。主要包括：丝氨酸/苏氨酸蛋白激酶 BRAF 抑制剂，如维莫非尼；双靶联合应用 BRAF 抑制剂及促分裂原活化蛋白激酶激酶 MEK 抑制剂，如达拉非尼＋曲美替尼。COMBI-AD 首先在Ⅲ期临床研究中证实该双靶辅助治疗Ⅲ期黑色素瘤优于安慰剂组，也是黑色素瘤患者中随访时间最长的Ⅲ期双靶联合辅助治疗研究。该研究还揭示此方案的预测因子：肿瘤突变负荷（tumor mutation burden，TMB）可作为安慰剂组 PRF 的独立预后因素，而在治疗组中其并非独立预后因素，但似乎高 TMB 患者的靶向治疗获益较少，特别是在 IFNγ 信号表达较低时；*IFNγ* 基因表达特征预示着无复发生存期（recurrence free survival，RFS）的延长，而基线水平的 MAPK 通路的基因变异程度并不影响治疗效果或临床预后[1]。在脑转移患者中，该方案亦有明显效果，且安全可控，但其中位缓解持续时间较短[1]。2022 年版中国临床肿瘤学会（Chinese Society of Clinical Oncology，

CSCO）黑色素瘤指南推荐达拉非尼、曲美替尼双靶联合治疗可用于Ⅲ期黑色素瘤患者的辅助治疗，Ⅰ级推荐。对于 *KIT* 突变的患者，目前国内获批的药物有酪氨酸激酶抑制剂伊马替尼、第二代酪氨酸激酶抑制剂尼罗替尼。然而，我国黑色素瘤携带 *BRAF* 突变的患者比例显著低于高加索人群，因此靶向治疗对我国黑色素瘤的晚期治疗整体疗效有限。

4. 免疫治疗

免疫治疗是用自身肿瘤制成的疫苗来刺激患者的免疫效应细胞。黑色素瘤是一种典型的免疫原性的肿瘤，可输注免疫系统效应因子来治疗，如细胞因子 IL-2、IFN-α 等。近年来，免疫检查点抑制剂已逐步应用于临床，主要用于晚期黑色素瘤患者，以抗 PD-1、PD-L1 和 CTLA-4 等药物应用最多，研究最广和最深入。目前应用最广泛的免疫抑制剂，包括 PD-1 单抗例如帕博利珠单抗、纳武单抗，CTLA-4 单抗如伊匹单抗，单一或联合使用都能给很多黑色素瘤患者带来持久的效益。在一项多中心研究分析中发现抗 PD-1 药物帕博利珠单抗能够使得黑色素瘤患者的 2 年存活率达到 53.6%，而联用 PD-1 及 CTLA-4 单抗则能够使患者 2 年的生存率达到 63.8%[2]。但是联合应用的不良反应较大，临床上需谨慎使用。上述临床试验主要针对慢性日光损伤型黑色素瘤的晚期治疗，而针对我国最常见的黑色素瘤类型——肢端型黑色素瘤的晚期治疗，临床效果则显著下降。因此，黑色素瘤的免疫治疗仍需进一步探索。

皮肤黑色素瘤的恶性程度高，易发生转移，预后比较差。对于早期无转移的皮肤黑色素瘤，首选手术治疗，成功率高。目前，手术、化疗、靶向治疗和免疫治疗是皮肤黑色素瘤的主要治疗方法[3]，但这些方法还不足以彻底和理想地治愈所有皮肤黑色素瘤，亟需开拓新型治疗方法。

二、 PDT 与皮肤黑色素瘤

在皮肤科领域，光动力治疗（photodynamic

therapy，PDT)主要应用于非黑素性皮肤肿瘤，具有创伤小、适用性好、可重复治疗且保护组织完整性等优势，在皮肤科得到广泛应用，但在皮肤黑色素瘤治疗方面还处于探索阶段。

（一）PDT 治疗黑色素瘤的研究概况

PDT 治疗皮肤黑色素瘤尚未能在临床广泛应用，目前只局限于细胞、动物和临床研究的相关报道。

在细胞实验中，Lang 等用 ALA-PDT 体外治疗比较 HaCaT 细胞、成纤维细胞和黑色素瘤细胞(Bro，SKMel-23，SKMel-28)细胞内和培养上清中的卟啉及其代谢产物量[4]。当外源性 ALA(1 mmol/L)与细胞培养 16~36 h 后，所有黑色素瘤细胞均可最大限度地诱导卟啉产生，证实黑色素瘤细胞比正常皮肤组织细胞产生更多量的原卟啉和粪卟啉，并认为转移性黑色素瘤比原发性黑色素瘤能聚集卟啉达到一个更高的水平。陆军军医大学鲁元刚研究团队对人黑色素瘤 A375 细胞采用 ALA-PDT 处理，结果显示，与对照组相比，ALA-PDT 处理组 A375 细胞迁移和侵袭能力有不同程度的降低，而上皮间质转化相关分子 E-cadherin 表达量显著增加，表明 ALA-PDT 不但可以抑制黑色素瘤的迁移和侵袭能力，而且可以抑制黑色素瘤的上皮间充质转化[5]。Hadis Tahmasebi 等体外研究 5-氟尿嘧啶(5-FU)与人黑色素瘤细胞(MeL-Rm 细胞系)共孵育后进行 ALA-PDT，结果 5-FU 可显著增强 ALA-PDT 对人黑色素瘤细胞的杀伤作用[6]。

在动物水平上，Haddad 等通过系统给药的方式评价 ALA-PDT 对黑色素瘤的作用，应用种植瘤小鼠模型验证光动力治疗可明显延长小鼠的生存期($P<0.05$)；同时在细胞层面，黑色素瘤细胞在接受光动力治疗后，其活力比未经过光动力治疗黑色素瘤细胞的活力及用光处理的正常脾组织细胞的活力明显下降($P<0.001$)[7]，提示 ALA 是治疗黑色素瘤的有效光敏剂。Pahernik 等将无

色素性黑色素瘤细胞株 A-Mel-3 接种于叙利亚金仓鼠背部，局部外敷 ALA 后研究卟啉分布以及组织穿透力，结果表明在肿瘤组织内 ALA 诱导产生的卟啉的荧光分布具有肿瘤选择性[8]。第三军医大学西南医院郝飞研究团队采用 10% 5-ALA 外敷、Ce6 腹腔内给药或 5-ALA 外敷联合 Ce6 腹腔内注射处理黑色素瘤小鼠，并进行半导体激光(波长 652 nm)照射，结果表明应用 Ce6 和 5-ALA 产生的 PDT 效应能有效杀伤黑色素瘤[9]。

黑色素瘤细胞产生的黑色素在一定程度上影响了光源的穿透性，不利于光动力效应的实施，理论上对光动力治疗抵抗。目前，关于 PDT 治疗皮肤黑色素瘤的疗效仍存在争议和不确定性，部分学者认为黑色素瘤细胞系接种到动物体内后形成的动物模型对 PDT 敏感，故皮肤黑色素瘤适合光动力治疗；另一部分学者认为黑色素瘤患者对 PDT 的敏感性差、不适合光动力治疗。von Felbert 等分析 ALA-PDT 对黑色素瘤细胞系和黑色素瘤动物模型的影响，为了尽可能接近临床，实验使用皮肤黑色素瘤转基因模型 MT-Ret 小鼠，最佳的 5-ALA 剂量以及照光的功率密度和能量密度是根据体外 MT-Ret 转基因小鼠黑色素瘤以及小鼠黑色素瘤细胞系(Mel25)测定结果决定。结果发现 ALA-PDT 只造成小鼠肿瘤部位轻微的出血和纤维化，并没有显著延缓肿瘤生长[10]。这些结果表明，即使体外 MT-Ret 黑色素瘤细胞对 ALA-PDT 敏感，但恶性的 MT-Ret 黑色素瘤在体内对 PDT 有抗性。1988 年，Nelson 等首次研究证实 PDT 对黑色素瘤的疗效，用无胸腺裸鼠比较血卟啉衍生物(光敏剂Ⅱ)对黑色素性和无色素性黑色素瘤的效果，该研究表明 PDT 对无色素性黑色素瘤有效，但对黑色素性黑色素瘤无效。故作者认为 PDT 治疗黑色素瘤无效的原因是黑色素的存在，黑色素与光敏剂竞争光子或者在能量转化的过程中从激发三重态的光敏剂到黑色素取代细胞内的单态氧；黑色素存在时，稳定的蛋白复合物具有宽的吸收光谱，在相同的组织

中导致无效光毒性反应[11]。该研究过去 10 年后,Busetti 等提出黑素小体用波峰 1 064 nm 的脉冲激光预照射处理,苯并卟啉衍生物单酸环 A(维替泊芬,BPD-MA)作为光敏剂,观察 PDT 对 B16 色素型黑色素瘤细胞的效果,结果发现 PDT 对黑色素瘤细胞的治疗作用会增强[12]。

为了增强 PDT 在黑色素瘤中的疗效,应从增加光敏剂的生物利用度、光的穿透深度、肿瘤对光的吸收转化入手。近年来,纳米颗粒在皮肤肿瘤中的应用受到了广泛关注,由于纳米颗粒生物相容性好,使其可以更容易地透过血管、胶原、蛋白质、弹性纤维和糖胺聚糖组成的致密肿瘤间质空间、细胞膜等各种生物屏障,显著提升其作为载体所承载药物的生物利用度[13]。因此,联合纳米颗粒及光动力治疗具有很广泛的应用前景。有越来越多的纳米颗粒被应用于光动力治疗中,例如有机硅纳米颗粒、聚 N-苯基甘氨酸、金纳米颗粒、二代聚酰胺树状大分子(PAMAM-G2)等。目前纳米颗粒联合光动力治疗对黑色素瘤的作用尚局限于探索何种纳米颗粒更适宜的阶段,并且多为细胞实验及动物实验,尚未应用于临床。此外,亦有纳米颗粒联合光动力治疗、免疫疗法治疗黑色素瘤的相关探索。西安交通大学张镇西研究团队构建了一种肿瘤微环境/光多重响应的脂质纳米药物控制系统(MRPL-SC),在细胞和裸鼠移植瘤模型证明 MRPL-SC 介导的 PDT 和 NK 免疫疗法协同抗黑色素瘤作用,开发了一种新的纳米药物用于程序化释放抗肿瘤药物,更好地整合 PDT 和免疫治疗,阐明了一种黑色素瘤治疗的新模式[14]。

(二)PDT 治疗黑色素瘤的机制研究

PDT 对皮肤黑色素瘤的作用机制目前仍处于研究阶段,主要涉及黑色素瘤细胞凋亡、自噬、增殖及生存等信号通路。

1. PDT 诱导黑色素瘤细胞凋亡

目前一般认为细胞的凋亡途径包含半胱氨酸蛋白酶(caspases)激活、细胞色素 C 依赖性线粒体途径等[15]。胱天蛋白酶级联的活化通过死亡受体激活(外在途径)或通过线粒体外膜透化作用(内在途径)发生,目前已确定这些途径的活化是通过 PDT 激活的。有研究报道 PDT 可与不同的光敏剂(包括金丝桃素)利用线粒体介导的胱天蛋白酶激活细胞凋亡途径[16-17]。一些光敏剂主要在线粒体内发挥作用,而线粒体在细胞凋亡中起着重要作用,Barge J 等研究新型光敏剂硅酞菁在人黑色素瘤中的光杀伤作用,认为硅酞菁胆固醇衍生物能增加线粒体的通透性,产生类似半胱天冬酶底物的物质,可抑制半胱天冬酶活性,导致细胞凋亡[18]。

2. PDT 诱导黑色素瘤细胞自噬

细胞自噬作用是普遍存在于大部分真核细胞中的一种降解和再循环利用机制,受细胞内一些基因和信号机制的严格调控。有报道提出 PDT 诱导的氧化应激反应可引起黑色素瘤细胞发生自噬作用[19]。自噬,即为细胞内营养物质的丢失与细胞器的破坏,PDT 可在细胞的多个位置诱导发生自噬,虽然这方面与黑色素瘤细胞有关的报道不多,但是有关其他肿瘤细胞报道显示,清除 ROS 损伤的细胞器所需的溶酶体系统受到 PDT 的破坏,就可诱导自噬[7]。线粒体中 PDT 诱导的抗细胞凋亡蛋白 Bcl-2 丢失可能导致自噬的发生[20]。

3. 黑色素瘤细胞增殖和生存通路对 PDT 的影响

细胞的增殖作用是细胞癌变的主要原因之一,而 Ras/Raf/MEK/ERK 信号转导通路是一种调控细胞生长、分化和增殖最重要的通路。有研究指出 Ras/Raf/MEK/ERK 信号通路是调控黑色素瘤细胞生长分化和增殖最重要的通路,黑色素瘤患者的 ERK 通路有 90% 高表达状态[21]。BRAF 中最常见的突变位 p. V600E 会导致肿瘤细胞内 ERK 信号过度活化。Tong Zhimin 等通过检测 PDT 治疗后 LFS087(PDT 抵抗)及 GM38A(PDT 敏感)2 种细胞系中的 ERK1/2 发现,持续的 ERK1/2 激活可保护肿瘤细胞免受 PDT 杀伤[22]。核因子对细胞的增殖、转移和存活都起着重要的调控作用，也成为了 PDT 阻止异常细胞增殖的重要作用靶点。PDT 引起的氧化应激主要是通过 ROS 活化 NF-κB 并抑制 I-κB 产生的[23]，而 NF-κB 对细胞增殖、转移起着重要的调控作用，因此抑制 NF-κB 活化可能成为 PDT 阻止肿瘤细胞增殖的重要作用靶点。

三、光热治疗与皮肤黑色素瘤

光热治疗（photothermal therapy，PTT）是将具有较高光热转换效率的材料注射入人体内部使得材料靶向性聚集于肿瘤组织附近，在外部光源的照射下将光能转化为热能来杀死癌细胞的一种治疗方法。皮肤黑色素瘤本身具有黑色素颗粒，可以有效吸收光子进行光热转换，而周围正常组织则无此能力。因而，理论上 PTT 对黑色素瘤具有精确治疗的效果，能很大程度地保护正常组织，对黑色素瘤治疗具有高精度、肿瘤特异性、正常组织不良反应少，适用于门诊治疗的优点。王秀丽研究团队研究发现 PTT 主要通过直接作用于黑色素瘤细胞，通过光热效应靶向杀伤黑色素瘤细胞，消融病灶，激发、释放大量肿瘤相关抗原，充分激活机体免疫功能，从而发挥治疗效应；动物实验、转录组测序研究证实光热治疗兼具"消融"和"免疫激活"效应。当激光照射在组织表面后，治疗组织按照温度划分成 5 个区域：①蒸发炭化区域（＞105℃）；②细胞毒区域（46℃～100℃）；③热休克区域（41℃～43℃）；④低热区域（39℃～41℃）；⑤光生物区域（与机体体温基本一致）。上述 5 个区域有着不同的免疫激活机制，如蒸发炭化区域温度＞105℃，引起肿瘤组织炭化、蒸发，一次性清除大量肿瘤细胞，消除肿瘤细胞相关的免疫抑制（图 11-1）；光生物区域具有光生物调节效应，能通过细胞及其器官吸收光能量，引发光化学和光物理学方面的各种反应促进抗肿瘤免疫；其余 3 个光热梯度区域是发挥抗肿瘤细胞免疫作用的主要区域。通过促进肿瘤细胞 HSP70、HSP90

等 DAMPs 表达，诱导 DC 细胞成熟，提高 DC 细胞抗原摄取及吞噬能力，促进成熟活化的 DC 细胞迁移至引流淋巴结激活 T 细胞，最终发挥抗肿瘤细胞免疫[24-25]。可见，在 PTT 治疗过程中肿瘤组织内产生一个光热梯度，光热梯度通过影响肿瘤细胞 HSP 的表达，从而对细胞免疫起调控凋亡或坏死的作用，或通过治疗后释放出的肿瘤特异性抗原触发免疫反应，起到抑制肿瘤的作用。

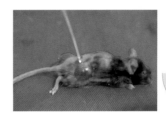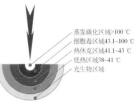

蒸发碳化区域＞100 ℃
细胞毒区域43.1~100 ℃
热休克区域41.1~43 ℃
低热区域38~41 ℃
光生物区域

图 11-1　光热治疗小鼠黑色素瘤产生光热梯度抑制肿瘤生长

同济大学医学院张兵波教授研究团队采用酶蛋白介导模拟仿生合成一种具有超灵敏 H_2O_2 响应性的 iHRANPs 分子探针，在 808 nm 激光照射下，该探针可展现出优异的光声成像效应和光热转换效能。王秀丽研究团队与张兵波教授团队合作，利用 iHRANPs 的特点，在皮肤鳞癌和黑色素瘤小鼠两种代表性肿瘤模型上进行对比研究。研究结果显示在尾静脉注射 iHRANPs 后，黑色素瘤肿瘤组织光声信号较强，鳞癌光声信号较弱，而 2 种模型的磁共振成像信号均有加强，且并无显著差异。这表明黑色素瘤中 H_2O_2 含量较鳞癌高，经过体内和体外的定量检测，也证实了两种肿瘤之间 H_2O_2 的差异。因此，利用光声成像信号成功验证了 iHRANPs 纳米探针在不同类型皮肤肿瘤的响应性差异，即对二者进行初步鉴别。后续光热治疗实验再次证实上述结论，在尾静脉注射相同浓度、相同剂量的 iHRANPs 后辅以 808 nm 光照，黑色素瘤小鼠抑瘤作用较鳞癌小鼠更为显著，而在鳞癌肿瘤组织经局部注射少量 H_2O_2 后，其光热抑瘤效应明显增强，因此，可利用 iHRANPs 纳米探针介导的光热抗肿瘤效应成功实现黑色素瘤与皮肤鳞癌的精准治疗，并全程利用 iHRANPs 进行 MR 成像引导，在动物研究层面初步实现了无创、精准治疗及诊疗一体化的临床理念，也为进一步推动智慧医疗临床转化奠定基础（图 11-2）。

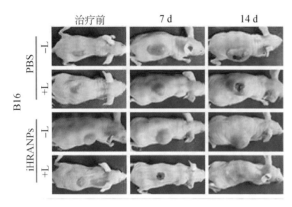

图 11-2 iHRANPs 纳米探针介导的 PTT 治疗小鼠黑色素瘤前后对比

此外，王秀丽研究团队还利用基因芯片研究 PTT 治疗后的小鼠黑色素瘤的基因表达和免疫细胞组成，共鉴定出 256 个差异表达基因，其中 215 个基因下调，41 个基因上调。基因功能注释显示大部分差异表达基因参与了免疫反应和炎症反应。免疫细胞成分分析显示，PTT 治疗后，许多免疫细胞比例发生变化，主要为 M2 型巨噬细胞、树突状细胞（DC）、自然杀伤（natural killer cell，NK）细胞和调节性 T 细胞（regulartory T cell，Treg 细胞）比例升高（图 11-3）。其中，M2 型巨噬细胞在 PTT 治疗后明显减少，呈现 M1 型极化趋势，有助于增强抗肿瘤免疫。PTT 处理后活化的 DCs 和 NK 细胞增多亦有助于抗肿瘤特异性免疫和固有免疫的增强。Treg 细胞被认为是具有 CTLA-4 的促肿瘤免疫细胞，PTT 处理后，Treg 细胞出现大量扩增，它可能是机体避免强烈免疫反应的一种保护机制。因此，可进一步将 PTT 与抗 CTLA-4 等检查点抑制剂联合使用，有望进一步提高 PTT 治疗黑色素瘤的疗效[27]。

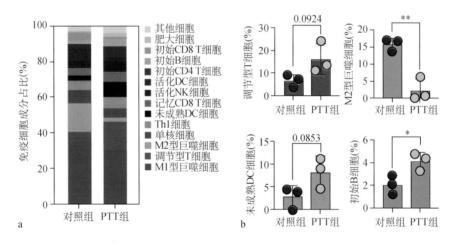

图 11-3　基于基因表达矩阵分析 PTT 治疗前后免疫细胞成分变化

依靠黑色素瘤自身的黑素颗粒吸收光子产生热效应尚不能达到临床治愈黑色素瘤的效果，外源性给予热敏材料富集于黑色素瘤组织内，进一步强化 PTT 效应，有望增强临床黑色素瘤 PTT 治疗效果。王秀丽研究团队成功研发、构建生物相容性好、光热转化效率高的普鲁士蓝纳米粒子介导 PTT 治疗黑色素瘤，通过体外细胞实验证明其对黑色素瘤细胞系具有浓度依赖型的增殖抑制作用；通过动物实验证明普鲁士蓝纳米粒子具备良好的光热转换效能，照光后瘤体周围温度在 10 min 内可升高至 62.9 ℃，治疗后黑色素瘤瘤体较对照组明显减小甚或消退。此外，该研究还通过 HE 染色初步证实普鲁士蓝纳米粒子对小鼠脏器无明显毒副作用[28]。以上结果表明普鲁士蓝纳米粒子介导 PTT 治疗有望为黑色素瘤的治疗开辟一条新途径。

除单独应用外,PTT 还可与 PDT 联合应用于黑色素瘤的治疗。王秀丽研究团队发现通过仿生纳米颗粒介导 PTT 联合 PDT 治疗黑色素瘤可成功抑制肿瘤生长。该研究将吲哚菁绿装入牛血清白蛋白-二氧化锰络合物中,合成仿生纳米颗粒 MnO_2-ICG@BSA。细胞和动物实验证明该纳米颗粒在近红外光处吸收良好,具备高效且稳定的光热转换性,还能够改善肿瘤局部缺氧环境来增强 PDT 效果,进而对黑色素瘤细胞系增殖及小鼠黑色素瘤均起到明显抑制作用[29]。以上结果表明 MnO_2-ICG@BSA 纳米颗粒介导 PTT 联合 PDT 在黑色素瘤的治疗方面有良好的应用前景(图 11-4)。

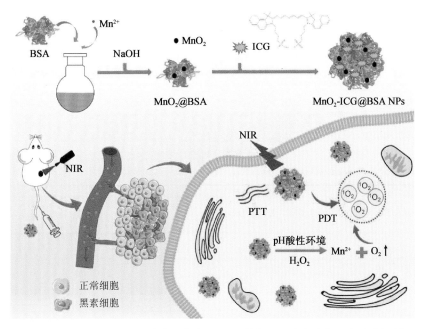

图 11-4　MnO_2-ICG@BSA 纳米颗粒介导 PTT 联合 PDT 治疗小鼠黑色素瘤机制图

目前虽然 PDT、PTT 治疗皮肤黑色素瘤还处于研究阶段,其现有疗效还不足以转入临床应用,但诸多针对皮肤黑色素瘤的新型光敏剂、光热转化剂、光源设备正处于研发阶段,有望提高 PDT、PTT 治疗皮肤黑色素瘤的疗效,进而将上述研发成果逐步发展为皮肤黑色素瘤的治疗或辅助治疗手段[30]。

(高嘉雯　石　磊)

附：缩略词

浅表扩散型黑色素瘤	superficial spreading melanoma	SSM
结节型黑色素瘤	nodular melanoma	NM
恶性雀斑样黑色素瘤	lentigo maligna melanoma	LMM
肢端雀斑样黑色素瘤	acral lentiginous melanoma	ALM
达卡巴嗪	Dacarbazine	DTIC
光热治疗	photothermal therapy	PTT

参考文献

[1] Johnson TM. Guidelines of care for the management of primary cutaneous melanoma [J]. Journal of the American Academy of Dermatology, 2013, 69 (6): 1049-1050.

[2] Hodi FS, Chesney J, Pavlick AC, et al. Combined nivolumab and ipilimumab versus ipilimumab alone in patients with advanced melanoma: 2-year overall survival outcomes in a multicentre, randomised, controlled, phase 2 trial [J]. The Lancet Oncology, 2016, 17(11): 1558-1568.

[3] Luke JJ, Schwartz GK. Chemotherapy in the management of advanced cutaneous malignant melanoma [J]. Clinics in dermatology, 2013, 31 (3): 290-297.

[4] Lang K, Bolsen K, Stahl W, et al. The 5 - aminolevulinic acid-induced porphyrin biosynthesis in benign and malignant cells of the skin [J]. Journal of photochemistry and photobiology B-Biology, 2001, 65 (1): 29-34.

[5] 董立文, 李欣颖, 沈潇潇, 等. 光动力疗法抑制黑色素瘤的迁移、侵袭和上皮间质转化 [J]. 免疫学杂志, 2020, 36(06): 516-520.

[6] Tahmasebi H, Khoshgard K, Sazgarnia A, et al. Enhancing the efficiency of 5 - aminolevulinic acid-mediated photodynamic therapy using 5-fluorouracil on human melanoma cells [J]. Photodiagnosis and photodynamic therapy, 2016, 13: 297-302.

[7] Haddad R, Kaplan O, Greenberg R, et al. Photodynamic therapy of murine colon cancer and melanoma using systemic aminolevulinic acid as a photosensitizer [J]. International journal of surgical investigation, 2000, 2(3): 171-178.

[8] Pahernik S, Langer S, Botzlar A, et al. Tissue distribution and penetration of 5 - ALA induced fluorescence in an amelanotic melanoma after topical application [J]. Anticancer research, 2001, 21 (1A): 59-63.

[9] 邓军, 龙朝钦, 郝飞. 二氢卟吩 e6 和 5-氨基酮戊酸对恶性黑素瘤裸鼠移植瘤的 PDT 疗效观察 [J]. 第三军医大学学报, 2006, (16): 1675-1678.

[10] Cordoba F, Braathen LR, Weissenberger J, et al. 5-aminolaevulinic acid photodynamic therapy in a transgenic mouse model of skin melanoma [J]. Experimental dermatology, 2005, 14(6): 429-437.

[11] Nelson JS, McCullough JL, Berns MW. Photodynamic therapy of human malignant melanoma xenografts in athymic nude mice [J]. Journal of the National Cancer Institute, 1988, 80(1): 56-60.

[12] Busetti A, Soncin M, Reddi E, et al. Photothermal sensitization of amelanotic melanoma cells by Ni (II)-octabutoxy-naphthalocyanine [J]. Journal of photochemistry and photobiology B-Biology, 1999, 53 (1-3): 103-109.

[13] Borgheti-Cardoso LN, Viegas JSR, Silvestrini AVP, et al. Nanotechnology approaches in the current therapy of skin cancer [J]. Advanced drug delivery reviews, 2020, 153: 109-136.

[14] 刘慧芳, 雷栋钦, 秦奋, 等. 基于 Ce6 & MMP-2 抑制剂的多级控释脂质纳米复合体用于光动力-免疫协同治疗黑色素瘤 [J]. 中国激光, 2022: 1-25.

[15] Danial NN, Korsmeyer SJ. Cell death: critical control points [J]. Cell, 2004, 116(2): 205-219.

[16] Agostinis P, Buytaert E, Breyssens H, et al. Regulatory pathways in photodynamic therapy induced apoptosis [J]. Photochemical & photobiological sciences: official journal of the European Photochemistry Association and the European Society for Photobiology, 2004, 3(8): 721-729.

[17] Oleinick NL, Morris RL, Belichenko I. The role of apoptosis in response to photodynamic therapy: what, where, why, and how [J]. Photochemical & photobiological sciences: official journal of the European Photochemistry Association and the European Society for Photobiology, 2002, 1(1): 1-21.

[18] Barge J, Decreau R, Julliard M, et al. Killing efficacy of a new silicon phthalocyanine in human melanoma cells treated with photodynamic therapy by early activation of mitochondrion-mediated apoptosis [J]. Experimental dermatology, 2004, 13(1): 33-44.

[19] Davids LM, Kleemann B, Cooper S, et al. Melanomas display increased cytoprotection to hypericin-mediated cytotoxicity through the induction of autophagy [J]. Cell biology international, 2009, 33(10): 1065-1072.

[20] Pattingre S, Tassa A, Qu X, et al. Bcl - 2 antiapoptotic proteins inhibit Beclin 1 - dependent autophagy [J]. Cell, 2005, 122(6): 927-939.

[21] Cohen C, Zavala-Pompa A, Sequeira JH, et al. Mitogen-activated protein kinase activation is an early event in melanoma progression [J]. Clinical cancer

research: an official journal of the American Association for Cancer Research, 2002, 8(12): 3728-3733.

[22] Tong Z, Singh G, Rainbow AJ. Sustained activation of the extracellular signal-regulated kinase pathway protects cells from photofrin-mediated photodynamic therapy[J]. Cancer research, 2002, 62(19): 5528-5535.

[23] Mercurio F, Manning AM. NF-kappaB as a primary regulator of the stress response[J]. Oncogene, 1999, 18(45): 6163-6171.

[24] Luo M, Shi L, Zhang F, et al. Laser immunotherapy for cutaneous squamous cell carcinoma with optimal thermal effects to enhance tumour immunogenicity[J]. International journal of hyperthermia: the official journal of European Society for Hyperthermic Oncology, North American Hyperthermia Group, 2018, 34(8): 1337-1350.

[25] Zhou F, Li X, Naylor MF, et al. InCVAX—a novel strategy for treatment of late-stage, metastatic cancers through photoimmunotherapy induced tumor-specific immunity[J]. Cancer letters, 2015, 359(2):
169-177.

[26] Wang Peiru, Yang Weitao, Shen Shuzhan, et al. Differential diagnosis and precision therapy of two typical malignant cutaneous tumors leveraging their tumor microenvironment: a photomedicine strategy. [J]. ACS Nano, 2019, 13: 11168-11180.

[27] Yan G, Shi L, Zhang F, et al. Transcriptomic analysis of mechanism of melanoma cell death induced by photothermal therapy [J]. Journal of biophotonics, 2021, 14(8): e202100034.

[28] 李蒙, 石磊, 王秀丽, 等. 普鲁士蓝纳米粒子光热治疗皮肤黑色素瘤的实验观察[J]. 中国皮肤性病学杂志, 2017, 31(9).

[29] Wen L, Hyoju R, Wang P, et al. Hydrogen-peroxide-responsive protein biomimetic nanoparticles for photothermal-photodynamic combination therapy of melanoma[J]. Lasers in surgery and medicine, 2021, 53(3): 390-399.

[30] Davids LM, Kleemann B. Combating melanoma: the use of photodynamic therapy as a novel, adjuvant therapeutic tool[J]. Cancer treatment reviews, 2011, 37(6): 465-475.

第十二章
ALA-PDT 治疗 HPV 相关性疾病

2008 年，王秀丽率先提出人乳头瘤病毒（human papilloma virus，HPV）相关性疾病概念[1]。HPV 相关性疾病是指由 HPV 感染引起的一组疾病，包括寻常疣、扁平疣、尖锐湿疣、鲍恩样丘疹病、阴道鳞状上皮内病变、宫颈鳞状上皮内病变等。早期发现和积极地治疗 HPV 相关性疾病，有助于彻底清除 HPV 感染，预防 HPV 相关性肿瘤发生；将预防与筛查宫颈癌等腔道内肿瘤的关口前移至对皮肤 HPV 感染性疾病的防治。

第一节　ALA-PDT 治疗尖锐湿疣

一、尖锐湿疣概述

尖锐湿疣（condyloma acuminata）又称生殖器疣或性病疣，是由 HPV 感染外生殖器及肛周皮肤黏膜所致增生损害的皮肤病。HPV 是一种双链环状 DNA 病毒，目前已确定有 200 余种亚型。我国临床常见的 HPV 亚型有 HPV-6、HPV-11、HPV-16、HPV-52、HPV-58、HPV-18、HPV-33 等[2-3]。依据有无致癌性，HPV 亚型可分为低危型和高危型。低危型包括 HPV-6、HPV-11 等，高危型包括 HPV-16、HPV-18、HPV-52、HPV-58、HPV-33 等[4]。

高危型 HPV 易与宿主细胞 DNA 整合后诱导宫颈上皮细胞发生鳞状上皮内病变，进而发生宫颈癌等[5-6]。以往认为尖锐湿疣主要由低危型 HPV 感染所致，2009 年王秀丽研究团队对上海地区女性外阴尖锐湿疣患者的宫颈 HPV 感染及分型进行了研究，发现 22.2％尖锐湿疣患者既存

在低危型 HPV 感染，又合并高危型 HPV 感染；85.6％外阴尖锐湿疣患者可合并宫颈 HPV 感染，且外阴和宫颈 HPV 感染型别一致性高达 95.8％；高危型 HPV 感染的尖锐湿疣患者发生生殖器鳞状上皮内病变、鳞状细胞癌和宫颈癌的风险显著增加[7]。

（一）临床表现

尖锐湿疣好发于男性龟头、冠状沟、包皮内板和包皮系带，以及女性外阴等外生殖器部位。部分可累及女性阴道、宫颈和两性的尿道、肛管等腔道部位。皮损表现为红色、肤色及褐色丘疹，呈乳头瘤样、鸡冠或菜花样，部分呈角化性丘疹或斑块。皮损逐渐增多增大，可有破溃、渗出、出血或感染，通常无明显自觉症状，偶有异物感、轻微痒感或性交疼痛。根据好发部位，尖锐湿疣可分为外生殖器尖锐湿疣和腔道内尖锐湿疣，如尿道尖锐湿疣、阴道尖锐湿疣、宫颈尖锐湿疣及肛管尖锐湿疣（图 12-1）。2008 年，王秀丽研究团队发现合

并糖尿病的男性尖锐湿疣患者具有其独特的临床表现，疣体呈"花环"状环绕阴茎包皮（图 12-2），且常伴有包皮过长、浸渍、裂纹、包茎和念珠菌性龟头炎[8]。

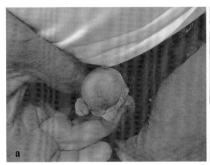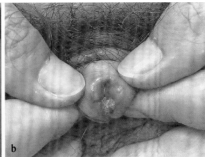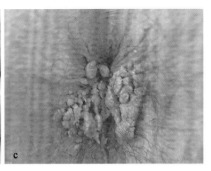

图 12-1　尖锐湿疣临床表现

(a)冠状沟尖锐湿疣；(b)尿道口尖锐湿疣；(c)肛周尖锐湿疣

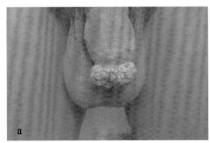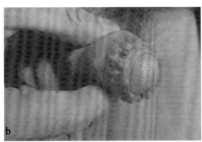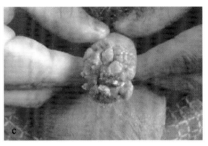

图 12-2　合并糖尿病的男性外生殖器尖锐湿疣特殊临床表现

(a)病程 5 个月，疣体围绕包皮外生性生长，可见包茎和念珠菌性龟头炎；(b)病程 1 个月，疣体呈"花环"状环绕包皮环，可见包茎；
(c)病程 5 个月，大量疣体外生性生长覆盖阴茎包皮，伴包皮浸渍、裂隙、出血及念珠菌性龟头炎

（二）组织病理

主要表现为表皮角化过度伴角化不全，棘层肥厚，表皮呈乳头瘤样增生。在颗粒层和棘层中上部可见大量空泡化细胞，细胞胞体较大，核圆形深染。真皮乳头血管扩张，浅层血管周围炎症细胞浸润。

二、治疗方法

（一）药物治疗

尖锐湿疣药物治疗以外用药物为主，以去除疣体、消除疣体周围的亚临床感染为主要目的，主要适用于体表肉眼可见的较小疣体[9]。临床常用的外用药物包括 0.5％鬼臼毒素酊、5％咪喹莫特乳膏、80％～90％三氯醋酸溶液等，这一类药物通常治愈率较低、复发率高，需要反复多次治疗，治疗部位容易出现红肿、糜烂、继发感染等局部刺激反应（表 12-1）。腔道内尖锐湿疣位置特殊，病灶隐蔽，外用药物难以触及（表 12-1）。2013 年，王秀丽研究团队还发现一对患有尖锐湿疣的夫妻外用咪喹莫特乳膏后致白癜风样的色素脱失及扁平苔藓的发生，其中妻子外用 5％咪喹莫特乳膏 6 周后外阴原皮损处出现白癜风样的色素脱失，停用咪喹莫特并外涂 0.1％他克莫司软膏，4 个月后色素恢复正常；其丈夫外用 5％咪喹莫特乳膏 3 个月后局部处出现扁平苔藓皮损，经 5 次 ALA-PDT 治疗后皮损消退（图 12-3）[10]。

表 12-1　尖锐湿疣主要的传统治疗方法

治疗方法	治疗方案	优势	劣势
0.5%鬼臼毒素酊	清洁疣体后将酊剂外涂于疣体及其周围，每日外用2次，连续3 d，停药4 d，7 d为一疗程	可居家治疗	局部刺激，易产生红肿、糜烂、继发感染
5%咪喹莫特乳膏	清洁疣体后将乳膏外涂于疣体及其周围，隔日1次晚间用药，晨起清洗，1周3次，疗程可至16周	可居家治疗，可激活抗病毒免疫减少复发	局部刺激，可继发白癜风
80%~90%三氯醋酸溶液	用棉签或竹棍涂于疣体上，注意保护周围正常的皮肤和黏膜，每次治疗间隔1~2周	操作简单、成本低廉	局部刺激，治愈率低，复发率高
CO_2 激光、电灼、微波、手术	局部麻醉后，烧灼、切割去除可见疣体，每次治疗间隔1~2周	起效快、治愈率较高	局部创伤大，易遗留瘢痕，复发率高
温热治疗	主要通过808 nm等红外产热光源照射疣体及周围，使疣体组织内温度升高，发挥热损伤及免疫效应	不良反应小	治愈率相对较低
液氮冷冻	局部麻醉后采用液氮治疗仪或棉签将液氮置于疣体及其周围反复冻融，直到疣体周围出现苍白色水肿带，每次治疗间隔1~2周	操作简单、成本低廉	治愈率低，局部疼痛、组织水肿、坏死，复发率高

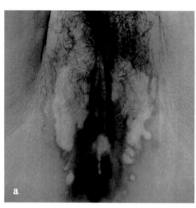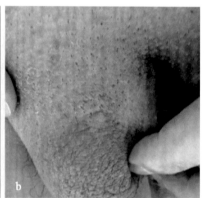

图 12-3　一对患有尖锐湿疣的夫妇经5%咪喹莫特乳膏局部治疗后不良反应
(a)外阴白癜风样色素脱失(妻子)；(b)外生殖器扁平苔藓皮损(丈夫)

（二）非药物治疗

尖锐湿疣的非药物治疗方法主要包括 CO_2 激光、液氮冷冻、电灼、微波、温热治疗、手术等，其中 CO_2 激光治疗是国内以往传统治疗的首选方法。CO_2 激光操作方便，可直接去除可见疣体，但创伤较大，易造成皮肤组织溃疡、瘢痕、腔道的狭窄和粘连等严重不良反应(图12-4)，且复发率较高。液氮冷冻治疗治愈率低，且局部水肿、坏死等反应较大。温热治疗是一种相对新型的物理治疗方法，主要通过激活机体抗病毒免疫效应发挥作用，不良反应小，但治愈率低。具体见表12-1。

12

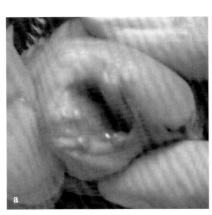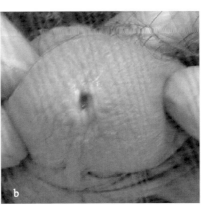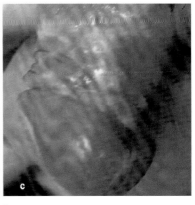

图 12-4 传统物理方法治疗尖锐湿疣不良反应

(a)尿道口手术切开治疗后疣体复发；(b)CO_2 激光治疗导致尿道口粘连、狭窄；(c)CO_2 激光、冷冻治疗后阴茎、包皮瘢痕形成

三、ALA-PDT

(一)ALA-PDT 的创新性应用与发展

1997 年，王秀丽教授创新性地将 ALA-PDT 用于治疗尿道内尖锐湿疣，并开展一系列临床与基础研究。2000 年，王秀丽研究团队首次系统性报道 ALA-PDT 治疗尿道尖锐湿疣安全性和有效性，对 18 例尿道尖锐湿疣患者进行 ALA-PDT 治疗，经 4 次治疗后，所有患者皮损完全消退，治愈率达到 100%，无瘢痕、尿道粘连和狭窄等不良反应[11]。随后，王秀丽研究团队进一步扩大临床治疗样本量，对 164 例尿道尖锐湿疣患者进行 ALA-PDT 治疗，研究其疗效、安全性和作用机制，结果发现治愈率高达 95%，复发率仅为 5%。其安全性好，未见瘢痕、尿道粘连和狭窄等不良反应，在国际上首次揭示 ALA-PDT 治疗尖锐湿疣两大机制：①直接导致 HPV 感染角质形成细胞出现凋亡、坏死；②诱导中性粒细胞、淋巴细胞等免疫细胞发挥免疫效应。上述研究成果 2004 年发表在 *British Journal of Dermatology*，得到国际同行的高度认可，被引用 361 次，奠定了中国学者在该领域的学术影响力[12]。

2006 年，王秀丽研究团队对比 ALA-PDT 与 CO_2 激光治疗外生殖器尖锐湿疣的疗效，结果显示 ALA-PDT 可靶向选择性作用于疣体及其周围亚临床感染、潜伏感染，对尖锐湿疣具有"面清除"作用，治愈率高、复发率低、创伤小、不遗留瘢痕，保存局部组织器官的原有结构和功能(图 12-5)，相比传统 CO_2 激光的创伤性的"点清除"作用具有极大优势[13]。这是第一次提出 PDT 具有"面清除"作用，可清除和预防皮损周围亚临床感染、潜伏感染。这个概念也被用于 AK"区域性癌变"的"区域性面治疗"。

2007 年，由朱学骏教授牵头、王秀丽教授制定具体临床研究方案的 ALA-PDT 治疗小体积尖锐湿疣的Ⅲ期临床研究，在北京大学第一医院、中国医学科学院北京协和医院、中国医学科学院皮肤病研究所、复旦大学附属华山医院和上海市皮肤病医院五个中心展开，共入组 453 例尖锐湿疣患者，分为 ALA-PDT 试验组和 CO_2 激光对照组，最多治疗 3 次，随访 12 周。结果显示在末次治疗后 1 周，ALA-PDT 组和 CO_2 激光组疣体清除率相当，但 ALA-PDT 组治疗后复发率为 10.77%，显著低于 CO_2 激光组的 33.33%($P < 0.000 1$)，试验组局部不良反应发生率为 7.67%，主要表现为轻微糜烂；明显低于对照组不良反应的发生率(53.57%)，其主要表现为溃疡、疼痛、瘢痕($P < 0.000 1$)。表明相较于 CO_2 激光，ALA-PDT 治疗尖锐湿疣复发率低，安全性及耐受性好，特别适用于小体积尖锐湿疣的治疗[14-15]。

在对另一 HPV 相关性疾病——鲍恩样丘疹

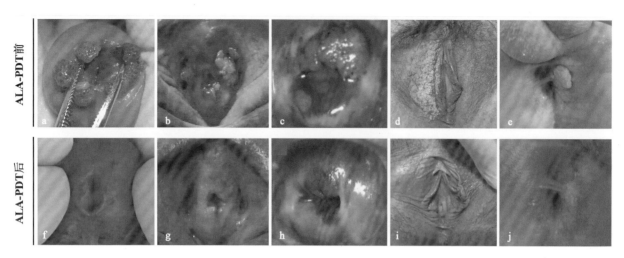

ALA-PDT前
ALA-PDT后

图 12-5　ALA-PDT 治疗难治性尖锐湿疣

ALA-PDT 高效清除皮损,不良反应少,安全性高,复发率低,不遗留瘢痕,完整保护器官结构和功能,促进患者身体及心理康复,解决临床治疗难题。
(a)(f)男性尿道口尖锐湿疣 ALA-PDT 治疗前后;(b)(g)女性尿道口尖锐湿疣 ALA-PDT 治疗前后;
(c)(h)女性宫颈尖锐湿疣 ALA-PDT 治疗前后;(d)(i)女性外阴尖锐湿疣 ALA-PDT 治疗前后;
(e)(j)婴幼儿肛周尖锐湿疣 ALA-PDT 治疗前后

病研究中,王秀丽研究团队在 2005 年对 18 例女性鲍恩样丘疹病外阴皮损及宫颈进行 HPV DNA 检测,发现外阴皮损中 77.8% 的患者合并有高危型 HPV-16 和 HPV-18 感染,宫颈 HPV 与外阴皮损感染 HPV 型别一致,提示女性鲍恩样丘疹病患者的宫颈也存在较高危型 HPV-16 和 HPV-18 感染率[16]。2006 年,王秀丽研究团队又对 38 例鲍恩样丘疹病患者采用 ALA-PDT 治疗,并与 CO_2 激光治疗组进行对比,结果显示 ALA-PDT 治疗与 CO_2 激光治疗疗效和复发率相当,提示 ALA-PDT 是治疗鲍恩样丘疹病的新手段、新选择[17]。

基于王秀丽研究团队长期对 HPV 感染所致疾病的治疗经验和研究成果[18-19],2008 年,王秀丽率先在《中华皮肤科杂志》发表《关注某些 HPV 相关性皮肤病的诊断与治疗》,文中首次提出 HPV 相关性疾病的概念[1],并开展 ALA-PDT 临床与基础系列研究。2015 年,王秀丽教授牵头制定中国首版《氨基酮戊酸光动力疗法临床应用专家共识》[20],正式提出 ALA-PDT 可作为腔道尖锐湿疣一线治疗方法。ALA-PDT 治疗尖锐湿疣研究成果收录于 2019 年《欧洲光动力治疗指南》、2014 年中国《尖锐湿疣诊疗指南》和 2021 年《中国尖锐湿疣临床诊疗指南(2021 完整版)》[9,21]。2021 年王秀丽再次牵头制定《氨基酮戊酸光动力疗法皮肤科临床应用指南(2021 版)》[22],将 ALA-PDT 治疗尖锐湿疣推荐等级提升为 A 级,循证医学证据 I 级,并在 *Photodiagnosis and Photodynamic Therapy* 上发表[23]。

（二）治疗机制

HPV 感染的角质形成细胞增生和代谢活跃,在 ALA-PDT 治疗尖锐湿疣时,HPV 感染的角质形成细胞可吸收大量 ALA,在角质形成细胞内合成并转化为原卟啉 IX（protoporphyrin IX,PpIX）,PpIX 在特定波长光源的照射下,可发生光动力反应产生单态氧等活性氧,靶向性杀伤 HPV 感染角质形成细胞[24]。2001 年,王秀丽研究团队对 15 例尖锐湿疣患者行 ALA-PDT 治疗,发现 ALA-PDT 直接作用的角质形成细胞,1 h 内迅速趋化中性粒细胞至病变组织,诱导角质形成细胞凋亡、坏死(图 12-6),进而清除尖锐湿疣病灶、亚临床感染和潜伏感染,对毗邻正常细胞则几乎无损伤,提示应用 ALA-PDT 治疗尖锐湿疣时中性粒细胞在 HPV 感染角质形成细胞死亡及活化抗病毒免疫效应中发挥重要作用[25]。2011 年,王秀丽研究团队成功建立稳定表达 HPV-16E7 蛋白的角质形成细胞（HPV-16-E7-HaCaT），发现 ALA-PDT 可诱发线粒体膜电位崩溃，激活凋亡级联反应，最终通过半胱氨酸蛋白酶-3 活化物诱导 HPV-16-E7-HaCaT 细胞凋亡，证实线粒体途径细胞凋亡在 ALA-PDT 直接杀伤 HPV 感染上皮细胞中发挥关键作用[26-27]。2013 年，王秀丽研究团队在临床患者组织病理研究中证实 ALA-PDT 治疗尖锐湿疣的过程中可调动局部特异性免疫反应，早期阶段以 CD4+ T 细胞所主导的

Th1 反应为主，同时 CD8+ T 细胞活化后的细胞毒反应也对 HPV 感染的细胞起着杀伤作用，在清除 HPV 感染过程中发挥作用[28]。至此，团队通过系列研究证实 ALA-PDT 治疗尖锐湿疣的机制主要通过靶向选择性作用于尖锐湿疣 HPV 感染角质形成细胞，通过细胞凋亡、坏死，并且有效增强中性粒细胞为主的先天性免疫以及 T 淋巴细胞为主的获得性免疫，进一步清除 HPV。ALA-PDT 在清除尖锐湿疣疣体、亚临床病灶及 HPV 潜伏感染上具有理论支持。

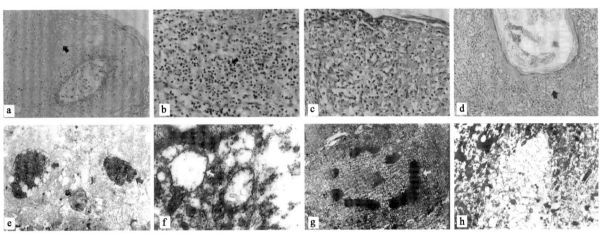

图 12-6　ALA-PDT 治疗尖锐湿疣

HE 染色及电子显微镜研究发现 ALA-PDT 治疗尖锐湿疣可见大量中性粒细胞快速趋化至疣体及真皮组织，角质形成细胞逐渐出现坏死和凋亡。（a）（e）治疗前；（b）（f）治疗后 1 h；（c）（g）治疗后 3 h；（d）（h）治疗后 5 h

（三）临床应用与参数优化

　　自 1997 年王秀丽教授采用 ALA-PDT 治疗尿道尖锐湿疣获得成功后，其应用逐渐拓展到其他部位的尖锐湿疣，从最初的病例系列报道到后期随机对照试验、多中心临床研究、Meta 分析研究，循证医学级别不断提高，均证明 ALA-PDT 治疗尖锐湿疣安全有效、治愈率高、复发率低。为进一步临床推广和普及 ALA-PDT，规范 ALA-PDT 应用，王秀丽研究团队对 ALA-PDT 治疗尖锐湿疣的治疗参数、操作步骤进行优化以确保临床疗效一致性，进一步降低其不良反应。目前，ALA-PDT 已成为治疗尖锐湿疣 Ⅰ 级循证医学证据、A 级推荐等级的一线疗法[21-22]。

1. ALA-PDT 治疗腔道内尖锐湿疣

　　1997 年，王秀丽教授对 18 例男性尿道尖锐湿疣患者采用 10% ALA 溶液湿敷 3 h 后，配合特制的激光探头插入尿道病变部位给予波长 632.8 nm 氦氖激光照射，能量密度为 100 J/cm²，2 次治疗间隔为 7～10 d，治疗结束后，每 2 周随访 1 次。完全缓解为肉眼或尿道镜检查皮损全部消退，恢复正常黏膜；部分缓解为皮损缩小 50% 以上；无反应为皮损缩小不足 50% 或皮损无明显变化。18 例男性尿道尖锐湿疣患者皮损均达到了完全缓解，较小的皮损（直径≤3 mm）经 1～2 次治疗后达到完全缓解；较大的皮损（直径＞3 mm）经 3～4 次治疗后完全缓解。为防止亚临床病灶复发，所有病例在皮损消退后再巩固治疗 2～3

次。患者在敷药过程中无任何不适,仅在照光时出现局部轻度灼热感,偶有轻微刺痛感。治疗后24~48 h内出现轻度水肿,水肿可自行消退。除1例患者治疗后出现短暂一过性排尿不畅外,其余病例治疗后无特殊不适。在治疗过程中及治疗后均无尿道黏膜溃疡或感染出现。全部患者治疗前后血、尿常规及肝功能检查结果均在正常范围。治疗后随访13个月,2例具有糖尿病或淋巴瘤合并症的患者皮损在停止治疗4周左右复发,其余16例均未复发。对复发病例重新行 ALA-PDT 治疗,再次达到完全缓解,每周随访,连续8周未见复发[11]。2003年,王秀丽研究团队总结 ALA-PDT 治疗101例尿道尖锐湿疣,其中男性67例、女性34例,经过1~6次 ALA-PDT 治疗后皆完全缓解,均无感、溃疡和尿道狭窄[29]。2004年,王秀丽研究团队对164例尿道尖锐湿疣患者,其中男性108例、女性56例,完成1~4次 ALA-PDT 治疗,结果显示治愈率高达95%,随访24个月,复发率仅为5%[12]。男性尿道深部尖锐湿疣治疗困难、容易复发,2022年,王秀丽研究团队对16例难治性复发性男性尿道尖锐湿疣患者给予 ALA-PDT 治疗,使用温敏凝胶配制20% ALA,敷药3 h,采用630 nm 柱状光纤由尿道深部向尿道口分段式照射,功率密度100 mW/cm²,能量密度120 J/cm²。经3~6次 ALA-PDT 治疗后皮损全部清除,随访6个月无复发,提示 ALA-PDT 治疗难治性复发性男性尿道尖锐湿疣治愈率高、复发率低,相关研究成果发表于 *Journal of the American Academy of Dermatology*[30]。

由于宫颈尖锐湿疣采用传统 CO_2 激光治疗时有宫颈大出血风险,2008年王秀丽研究团队启动 ALA-PDT 治疗宫颈尖锐湿疣的疗效和安全性前瞻性研究,对照组为 CO_2 激光治疗。45例宫颈尖锐湿疣患者采用 ALA-PDT 治疗,35例宫颈尖锐湿疣患者采用 CO_2 激光治疗。ALA-PDT 组采用10% ALA 温敏凝胶敷于宫颈表面4 h,红光照射能量密度为80~100 J/cm²,每2周治疗1次,

治疗1~4次后判断临床疗效,随访3个月。结果 ALA-PDT 组完全缓解率为97.8%(44/45);复发3例,复发率6.8%(3/44)。CO_2 激光对照组完全缓解率为100%(35/35),复发率31.4%(11/35)。2组间完全缓解率,差异无统计学意义($P>0.05$),ALA-PDT 复发率显著低于 CO_2 激光组($P<0.05$)。ALA-PDT 组几乎所有患者在红光照射期间出现轻度下腹部坠胀感,但未发现出血、瘢痕形成等不良反应。CO_2 激光对照组不良反应主要表现为出血、浅溃疡和瘢痕。研究结果提示 ALA-PDT 治疗宫颈尖锐湿疣疗效好、副作用小、复发率低,可作为治疗宫颈尖锐湿疣的治疗选择之一[31]。2011年,王秀丽研究团队又对21例宫颈上皮内瘤样病变Ⅰ级患者进行 ALA-PDT 治疗,患者经过3次 ALA-PDT 治疗随访12个月后 HPV 转阴率为90.5%,明显高于23例空白对照组患者的43.5%($P<0.005$),提示 ALA-PDT 可以有效清除宫颈上皮细胞中的 HPV DNA,且具有安全、有效、无明显副作用等优势,为早期干预和预防宫颈癌的发生提供了重要手段[32]。2021年《氨基酮戊酸光动力疗法皮肤科临床应用指南》及2022年《氨基酮戊酸光动力疗法在女性下生殖道疾病的临床应用专家共识》推荐 ALA-PDT 可作为宫颈尖锐湿疣的一线首选治疗方法[22,33]。

基于腔道尖锐湿疣解剖部位的特殊性,为寻求腔道尖锐湿疣治疗的最佳治疗参数,2005年王秀丽教授在德国慕尼黑大学完成 ALA-PDT 治疗尿道尖锐湿疣的 PpⅨ体内荧光动力学研究,确定最适 ALA 浓度和最佳敷药时间[24]。研究将60例尿道尖锐湿疣患者分为0.5%、1%、3%、5%和10% ALA 五组,分别在敷药1 h、3 h、5 h、7 h 时取材,进行原位 PpⅨ定量检测。结果显示经不同浓度和时间的 ALA 湿敷后,皮损局部表皮内均有不同程度 PpⅨ砖红色荧光,且生发层(基底细胞层及棘细胞层下部)荧光最强,而真皮几乎见不到荧光,说明 ALA 吸收转化仅在表皮,这是 ALA-PDT 不造成皮肤黏膜溃疡、瘢痕及尿道狭

窄的理论依据。PpⅨ荧光强度与敷药时间成正相关,在敷药 3 h 时荧光已经明显;在 5 h 时荧光到达最高峰;7 h 时荧光出现下降,为 3 h 时的水平(图 12-7、图 12-8)。随着 ALA 浓度的增高,其组织中 PpⅨ的荧光强度逐渐增高,经统计学分析,5%和 10% ALA 组 PpⅨ荧光强度显著高于其他组($P<0.05$)。因此,确定 ALA-PDT 治疗尿道尖锐湿疣的最佳 ALA 浓度为 5%或 10%,最佳敷药时间为 3~5 h。

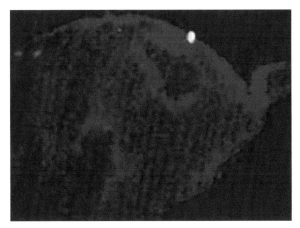

图 12-7　5% ALA 湿敷 3 h 后尖锐湿疣损害内 PpⅨ荧光显色(×200)

　　表皮全层呈现 PpⅨ砖红色荧光,表皮生发层的荧光强度明显高于棘细胞上层

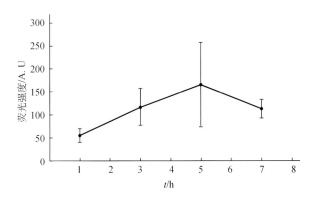

图 12-8　10% ALA 敷育时间与表皮荧光强度之间的关系

2. ALA-PDT 治疗外生殖器尖锐湿疣

　　既往 CO_2 激光治疗是治疗外生殖器尖锐湿疣的一线方案,可快速清除疣体、痊愈率高,被临床广泛应用。选择 CO_2 激光与 ALA-PDT 进行对照研究,是决定 ALA-PDT 能否成为一线治疗

方案的关键。2006 年王秀丽研究团队采用临床随机对照研究,评估 ALA-PDT 与 CO_2 激光 2 种方法在外生殖器尖锐湿疣的临床疗效。研究分两组,各 30 例患者。结果 ALA-PDT 组患者痊愈率为 63.3%(19/30),复发率为 15.8%(3/19);CO_2 激光组痊愈率为 100.0%(30/30),复发率为 60.0%(18/30),显示 CO_2 激光组痊愈率高于 ALA-PDT 组,特别是一次性去除疣体效率高于 ALA-PDT 组,但 ALA-PDT 组在降低疣体复发方面明显优于 CO_2 激光组。ALA-PDT 治疗外生殖器尖锐湿疣安全有效、复发率低,不同于 CO_2 激光仅对肉眼可见疣体的“点清除”作用,ALA-PDT 可同时作用于肉眼可见疣体、亚临床病灶及潜伏感染,发挥“面清除”作用[13]。ALA-PDT 不但可清除外生殖器尖锐湿疣疣体,且对正常组织结构无破坏,有益于患者身心健康,如图 12-9 和图 12-10 所示。2018 年,曾抗研究团队对 20 例潜伏或亚临床 HPV 感染患者进行 ALA-PDT 治疗,将至少连续 2 次检测 HPV 病毒载量增加的患者定义为 HPV 活动性感染者,在检测 HPV 阳性部位外敷 20% ALA 溶液,敷药时间 3 h 后进行 ALA-PDT,照光剂量为 100 J/cm^2,每周治疗 1 次,最多治疗 3 次;同时监测 HPV 型别及病毒载量变化以反映 HPV 感染状态。结果显示 HPV 病毒活动性感染者经 3 次治疗后,可明显降低病毒载量($P<0.001$),1 次治疗后潜伏或亚临床皮损患者的 HPV DNA 检测阴性率为 80%(12/15)。表明 ALA-PDT 可有效清除潜伏 HPV 感染及亚临床皮损,并指出检测 HPV DNA 及病毒载量可用于指导 ALA-PDT 临床治疗[34]。

　　王秀丽教授直接指导和参与的我国一项 ALA-PDT 治疗小体积尿道尖锐湿疣的多中心、随机、开放、对照临床研究,入组患者单个疣体最大直径不超过 0.5 cm,分为 ALA-PDT 试验组和 CO_2 激光对照组,最多治疗 3 次,随访 12 周。治疗采用 20% ALA 溶液外敷,敷药时间 3 h,照光剂量为 100~150 J/cm^2,末次治疗后第 1 周进行

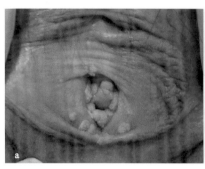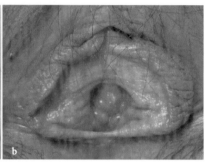

图 12-9　女性外阴尖锐湿疣 3 次 ALA-PDT 治疗后获痊愈
(a)治疗前；(b)治疗后

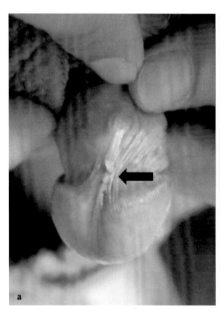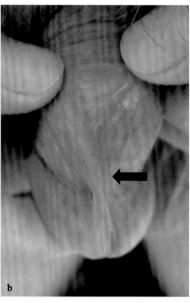

图 12-10　阴茎系带尖锐湿疣 ALA-PDT 治疗前后
(a)治疗前；(b)治疗后疣体消失，包皮系带无损伤

疗效评价，第 4、8 和 12 周观察复发率。治疗前及末次治疗后 1 周进行实验室检查，并观察不良反应。5 个中心共入组尖锐湿疣患者 453 例，其中442 例完成全部随访(试验组 331 例，对照组111 例)。在末次治疗后 1 周，2 组尿道口部位的疣体清除率分别为 99.43% 和 100%($P>0.05$)；试验组总复发率(10.77%)较对照组(33.33%)显著降低($P<0.0001$)，其中试验组和对照组的男性尿道口部位的疣体复发率分别为 10.53% 和36.36%，差异亦有统计学意义($P<0.0001$)。试验组及对照组均未发生系统不良反应，试验组的局部不良反应发生率为 7.67%，主要为轻微糜烂；对照组的局部不良反应发生率 53.57%，主要为溃疡、

疼痛，其中留有瘢痕 14 例。试验组不良反应发生率明显低于对照组，差异有统计学意义($P<0.0001$)。ALA-PDT 治疗尿道尖锐湿疣与 CO_2 激光临床疗效相当，但 ALA-PDT 复发率更低，安全性和耐受性更好，不会造成尿道狭窄及瘢痕形成。大样本、多中心研究进一步确证 ALA-PDT 治疗尖锐湿疣的有效性和安全性，在复发率方面明显优于单用 CO_2 激光。目前 ALA-PDT 治疗尖锐湿疣的循证医学依据提升至证据等级I级、推荐等级 A 级，相关研究发表于 *Journal of the American Academy of Dermatology* 等专业学术期刊[14-15]。

3. ALA-PDT 治疗亚临床病灶及 HPV 潜伏感染

HPV 相关性疾病的高复发率与 HPV 亚临

床病灶和潜伏感染有关，2008年王秀丽研究团队创新性地把光动力荧光诊断（photodynamic diagnosis，PDD）应用于 HPV 相关性疾病，这是一项截至目前较少的有关 PDD 的详尽研究。研究将 20% ALA 乳膏外敷于 30 例尖锐湿疣患者皮损及周围 2 cm 区域，2 h 后进行荧光检测；同时对典型疣体、亚临床皮损、皮损周围 0.5 cm 和 2 cm 处分别进行醋酸白试验、组织病理检查及 HPV DNA 检测，结果显示除尖锐湿疣疣体、亚临床皮损处均出现 PpIX 砖红色荧光以外，部分皮损周围 0.5～2 cm 处也出现 PpIX 荧光，与皮损具有相同型别的 HPV DNA；同时部分醋酸白试验阴性者皮损周围同样出现 PpIX 荧光，表明 ALA-PDD 在 HPV 潜伏感染的定位诊断中明显优于醋酸白试验和组织病理诊断，具有较高的临床应用价值（图 12-11、图 12-12）。但黏膜部位、炎症浸润和组织糜烂部位易产生非特异性荧光，临床诊断中应注意区别[35]。基于研究，建议 PDD 诊断

HPV 相关性疾病时 ALA 敷药范围应扩大到皮损边缘 2 cm，ALA-PDT 治疗时，ALA 敷药面积建议至少扩大至皮损边缘 1 cm，以彻底清除 HPV 亚临床感染和潜伏感染，有效降低其复发率[36]。此外，王秀丽研究团队在国内率先搭建尿道镜下 PDD 诊断系统，准确定位腔道内，如尿道深部尖锐湿疣疣体位置，从而有助于彻底解决由于尿道深部尖锐湿疣治疗难以企及所致残留疣体，而导致外生殖器尖锐湿疣频繁复发的临床难题[24]。

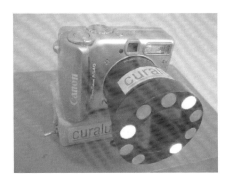

图 12-11　用于 PDD 的荧光相机

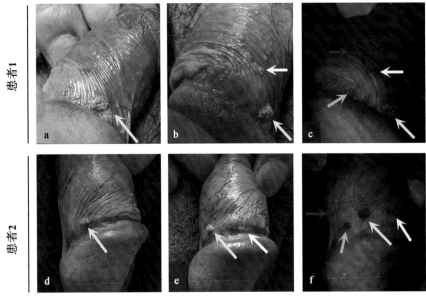

图 12-12　尖锐湿疣疣体、亚临床病灶及潜伏感染 PDD 示砖红色荧光
（a）（d）肉眼观察；（b）（e）醋酸白试验；（c）（f）PDD

4. 改良无痛光动力治疗尖锐湿疣

ALA-PDT 治疗尖锐湿疣过程中，大部分患者会感到剧烈疼痛，表现为灼痛和刺痛，严重影响患者的治疗体验。部分患者难以承受 ALA-PDT

过程的疼痛，导致对治疗产生恐惧感，甚至中断或拒绝再次治疗，极大限制 ALA-PDT 的临床应用。为克服 ALA-PDT 临床应用瓶颈，王秀丽研究团队基于 20 余年的临床应用经验及基础研究成果，

于 2017 年开始探索"改良无痛 ALA-PDT 关键技术",提出 ALA-PDT 疼痛主要与照光功率密度成正相关,而疗效主要与能量密度成正相关,即可通过降低照光功率密度和延长照光时间以降低疼痛,同时不影响临床疗效[37]。

2018 年,王秀丽研究团队启动一项改良无痛 ALA-PDT 治疗尖锐湿疣的前瞻性、随机、自身对照研究,招募 18～65 岁尖锐湿疣患者 20 例,将皮损随机分为改良无痛 ALA-PDT 组和传统 ALA-PDT 组,2 组皮损均外敷 20% ALA 乳膏。改良无痛 ALA-PDT 组皮损敷药 30 min 后,采用波长为 630 nm 的 LED 红光照射,照射能量密度为 300 J/cm²;传统 ALA-PDT 组皮损在 20% ALA 乳膏敷药 3 h 后,擦去 ALA 乳膏再开始红光照光,照射能量密度为 100 J/cm²。如果皮损未完全清除,则再次治疗。每周治疗 1 次,最多治疗 3 次。结果显示改良无痛 ALA-PDT 组皮损清除率为 98.17%,传统 ALA-PDT 组皮损清除率为 98.20%,二者无明显差异($P > 0.05$);复发率分别为 11.11% 和 10.53%,二者无明显差异($P > 0.05$)。重要的是改良无痛 ALA-PDT 组治疗过程中,疼痛平均分为 0.3±0.47(范围 0～1),几乎是无痛的,明显低于传统 ALA-PDT 组的疼痛平均分(3.6±0.94,范围 3～6,$P < 0.05$)。表明改良无痛 ALA-PDT 治疗尖锐湿疣与传统 ALA-PDT 疗效相近,治疗中几乎无痛,成功克服了 ALA-PDT 治疗尖锐湿疣的疼痛难题[38]。

5. ALA-PDT 联合其他疗法治疗尖锐湿疣

对于复杂性、难治性尖锐湿疣,建议采用 ALA-PDT 与其他物理疗法联合应用。2002 年,王秀丽研究团队对 86 例经激光或微波凝固治疗后多次复发的难治性尖锐湿疣患者进行 ALA-PDT 联合微波治疗,微波治疗后 1 周行 4 次 ALA-PDT 治疗,PDT 治疗间隔 7～10 d,治疗后所有病例均治愈,随访 12 个月,仅有 27 例复发,复发率仅为 31.4%,平均复发周期由 27.63 d 延长至 38.29 d。复发患者再次给予 1～2 次联合治疗后治愈,且随访 12 个月未再复发,提示 ALA-PDT 与微波联合治疗尖锐湿疣可显著降低复发率[39]。2014 年,黄进华研究团队采用 CO₂ 激光联合 ALA-PDT 治疗 119 例外生殖器尖锐湿疣患者,直径大于 2 mm 疣体先用 CO₂ 激光治疗后再进行 ALA-PDT 治疗,20% ALA 敷育 3～5 h,能量密度 100～150 J/cm²,治疗后观察 14 d,若有疣体残留,重复 ALA-PDT 治疗直至疣体完全清除。结果一半患者仅需 1 次 ALA-PDT 便可完全清除,另外一半患者经 2～6 次 ALA-PDT 治疗后完全清除,随访 6 个月复发率仅为 7.1%[40]。2020 年,王秀丽研究团队对 17 例肛管尖锐湿疣患者(皮损数≥10 个)进行钬激光联合 ALA-PDT 治疗,以 CO₂ 激光联合 ALA-PDT 治疗 20 例患者作为对照组,对二者在疣体清除率、复发率以及安全性方面进行评估。结果显示钬激光联合 ALA-PDT 更适合用于腔道内尖锐湿疣治疗,钬激光可快速清除腔道内疣体,提高肛管尖锐湿疣的治愈率,显著降低复发率,未见严重感染和排便障碍等明显不良反应(图 12-13)[41]。

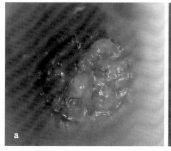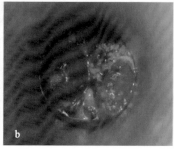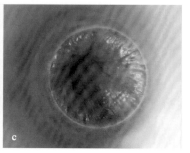

图 12-13 钬激光联合 ALA-PDT 治疗肛管尖锐湿疣

(a)治疗前肛管黏膜皱襞疣状损害;(b)钬激光治疗后情况,表面无出血;(c)2 次治疗后疣体完全清除

（四）推荐方案

1. 腔道内尖锐湿疣

腔道内尖锐湿疣主要包括尿道、肛管、阴道和宫颈尖锐湿疣，ALA-PDT 可作为腔道内尖锐湿疣的一线治疗方法，其中可作为尿道和宫颈尖锐湿疣的首选疗法。

推荐方案：①有条件可采用尿道镜、阴道镜、肛门镜等腔镜协助诊断，对病灶进行定位（图 12-14a）。②将 10%～20% ALA 溶液或凝胶通过特制的尿道黏膜敷药器（图 12-14b，王秀丽研究团队发明）或棉签敷于病灶表面及其周边 1 cm 范围内。若皮损位于后尿道，建议采用特定导管直接注入 20% ALA 溶液。给药封包腔道口，避光 3 h。③敷药结束后，采用光纤传输红光照射。推荐半导体激光，能量密度范围 100～150 J/cm^2，功率密度范围 60～100 mW/cm^2，重点照射疣体部位。④治疗后 1 周复诊，病灶未完全消退则可重复治疗；若 3 次治疗后皮疹消退＜50%，建议联合或换用其他治疗方法（表 12-2、表 12-3）。

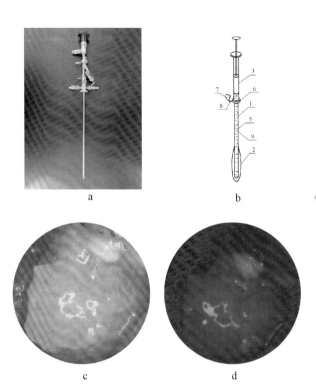

图 12-14　腔道尖锐湿疣辅助诊断及给药工具
(a) 尿道尖锐湿疣 ALA-PDT 治疗所需的尿道镜；
(b) 王秀丽研究团队创新发明可控给药尿道黏膜敷药器（ZL201120194325.X）用于 ALA 尿道内给药；
(c) 尿道镜下见尿道外口与舟状窝之间疣体；
(d) 蓝光下疣体表面可见特异性红色荧光

表 12-2　ALA-PDT 治疗腔道尖锐湿疣推荐方案

预处理方法	ALA 配制		敷药时间	照光剂量	
	ALA 剂型	ALA 浓度		能量密度	功率密度
清洁、消毒	溶液或凝胶	10%～20%	3 h	100～150 J/cm^2	60～100 mW/cm^2

表 12-3　ALA-PDT 治疗腔道尖锐湿疣光纤选择

部位	光纤
尿道尖锐湿疣	推荐 630 nm 左右半导体激光器和柱状弥散光纤
子宫颈尖锐湿疣	推荐 630 nm 左右半导体激光器和裸光纤、微透镜光纤，有条件的医院可采用带有宫颈帽的光纤
肛管尖锐湿疣	推荐特制用于腔道的 LED 光源或 630 nm 左右半导体激光器和柱状弥散光纤

治疗要点：①尿道尖锐湿疣：a. 治疗前进行宣教，避免因心理紧张出现排尿困难，对于老年女性患者还要特别注意观察治疗后有无急性尿潴留；b. 敷药前嘱患者少饮水，排空尿液；c. 推荐 630～

635 nm 半导体激光器和柱状弥散光纤；d. 治疗后多饮水，定期排尿，预防尿道感染。②宫颈尖锐湿疣：a. 治疗前需要清除宫颈表面黏液；b. 有条件的医院照光时可用带有宫颈帽的光纤。③肛管和阴道尖锐湿疣：a. 由于腔道内皱襞较多，易致 ALA 敷药和光源照射不充分，推荐先予其他物理方法快速清除肉眼可见疣体后再予 ALA-PDT 治疗；b. 肛管尖锐湿疣治疗后注意保持大便通畅，预防肛裂；c. 观察有无出血或痔疮加重。

2. 外生殖器及肛周尖锐湿疣

特殊部位，如阴茎冠状沟、小阴唇内侧等，皮损呈地毯状分布、表面呈粉红色，或多发较小的疣体，可直接给予 ALA-PDT 以清除疣体、亚临床病灶和潜伏感染的细胞。非特殊部位、损害数目不多、直径＞0.5 cm 或角化增厚的疣体，推荐先予其他物理方法以快速清除肉眼可见疣体，之后再给予 ALA-PDT 治疗。

传统 ALA-PDT 推荐方案：①治疗前可采用强化预处理方案，如清洁病灶后，对角化增厚疣体可采用 CO_2 激光等物理方式去除表层疣体；②将 10%～20% ALA 乳膏、凝胶或溶液外敷于病变表面及其周边至少 1 cm 范围，避光封包 3～6 h；③敷药结束后擦去药物，采用红光照射。推荐半导体激光或 LED 光源，能量密度范围 100～150 J/cm²，功率密度范围 60～100 mW/cm²；④治疗后 1 周复诊，疣体未完全清除者可重复治疗；若 3 次治疗后，皮损消退＜50%，建议联合或更换其他治疗方法（表 12-4）。

表 12-4　ALA-PDT 治疗外生殖器和肛周尖锐湿疣的推荐方案

预处理方法	ALA 配制		敷药时间	照光剂量	
	ALA 剂型	ALA 浓度		能量密度	功率密度
CO_2 激光去除较大疣体或表面过度角化	溶液或凝胶、乳膏	10%～20%	3～6 h (C-PDT)；30 min (M-PDT)	100～150 J/cm² (C-PDT)；150～300 J/cm² (M-PDT)	60～100 mW/cm² (C-PDT)；40～60 mW/cm² (M-PDT)

改良无痛 ALA-PDT 推荐方案：①将 10%～20% ALA 乳膏、凝胶或溶液外敷于病变表面及其周边至少 1 cm 范围内，避光封包 30 min；②保留 ALA 乳膏、凝胶或溶液于疣体表面，采用红光照射。推荐半导体激光或 LED 光源，能量密度范围 150～300 J/cm²，功率密度范围 40～60 mW/cm²；③其余治疗方案同传统 ALA-PDT。

3. 治疗疗程和随访

ALA-PDT 治疗后，应定期随访。每次治疗后 1 周，下一次治疗前做常规评估，建议拍摄照片作为客观的评估依据；根据疗效与不良反应确定后续治疗方案。若出现红肿等较为明显的不良反应，可推迟至上次治疗后 2 周，待不良反应减轻后再进行下一次治疗。对于初发病例，一般 3～4 次为一个疗程；对于复发和顽固性的病例，一般 4～6 次为一个疗程，必要时可以再增加疗程。若 3 次治疗后皮损体积消退小于 50%，建议 ALA-PDT 联合治疗或改用其他治疗方法。治愈后的最初 3 个月，应嘱患者至少每 2 周复诊 1 次，特殊情况应及时就诊；3 个月后，1 月随访 1 次，直至 6 个月。

综上所述，自 1997 年王秀丽研究团队创新性采用 ALA-PDT 治疗尿道尖锐湿疣，解决了尿道尖锐湿疣治疗的临床难题，并将 ALA-PDT 应用于治疗外生殖器及各腔道尖锐湿疣。目前 ALA-PDT 治疗尖锐湿疣已在全国范围内推广应用，成为国内三甲医院皮肤科重点学科考核标准之一；ALA-PDT 是继冷冻、激光、紫外线等治疗后，又一项载入皮肤科治疗学的新技术，丰富了皮肤科治疗学，并编入皮肤科各专业书籍和本科医学生使用统编教材。

（刘　沛　石　磊　王秀丽）

第二节　ALA-PDT 治疗鲍恩样丘疹病

一、鲍恩样丘疹病概述

鲍恩样丘疹病（bowenoid papulosis，BP）是一种 HPV 感染性的癌前期病变，其发病率近年来呈逐年上升趋势。典型临床表现为发生于患者外生殖器部位或肛周的多发色素性扁平丘疹，组织病理呈低度恶性原位癌表现。1970 年，Lioyd 首先报道此病[42]，1978 年，Wade 等正式将此病命名为鲍恩样丘疹病[43]。

（一）临床表现

BP 好发于 21～30 岁性活跃人群，皮损为多个或单个丘疹，呈肤色、肉色、红褐色或黑色，直径为 2～10 mm，呈圆形、椭圆形或不规则形，境界清楚，丘疹表面可光亮呈天鹅绒样外观，或轻度角化呈疣状。好发于腹股沟、外生殖器及肛周的皮肤黏膜。一般无自觉症状，部分患者有瘙痒或烧灼感，病程慢性，少数可转变为浸润性癌。王秀丽研究团队自 1997 年开始关注和研究 BP，2004 年对 60 例 BP 患者的临床及病理表现进行了详细分析研究。60 例 BP 中有 36 例为男性，皮损主要发生

于龟头、冠状沟、包皮内侧、阴茎体、阴囊及肛周，以冠状沟及包皮内侧占绝大多数，为 75%（27/36）。24 例为女性，皮损主要发生于大阴唇、小阴唇、阴道口、会阴部及肛周，以大、小阴唇之间及会阴部占大多数，为 87.5%（21/24）。60 例 BP 患者均有性接触史，皮损未见其他部位出现。大多数皮损为扁平状丘疹，极少数病例为半球状丘疹或轻度乳头瘤样改变。皮损表面呈磨砂玻璃样或天鹅绒样外观，颜色以黑褐色多见，也有呈皮色、红褐色、褐色及黑色。单个皮损大小一般在 2～12 mm，女性皮损较男性皮损大。皮损可形成融合，男性病例皮损多沿冠状沟排列或融合成条带状；女性皮损多在大、小阴唇之间及会阴部融合成不规则大小斑片状[44]。2008 年，王秀丽在 *Acta Dermato-Venereologica* 发表一项前瞻性研究，报道一组特殊男性包皮尖锐湿疣患者与糖尿病高度相关，其临床表现为患者包皮过长，沿包皮前端出现环状花冠样疣体，伴有念珠菌性龟头炎。这种特殊临床体征高度预测患者合并糖尿病，在诊断和治疗中有别于常见的尖锐湿疣患者，被称为"Xiuli 征"（图 12-15）[8]。同样，"Xiuli 征"在 BP 患者中也被发现并证实，具有重要的临床诊疗价值（图 12-15）[45]。

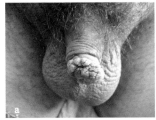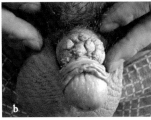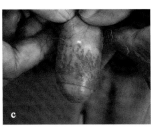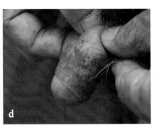

图 12-15　糖尿病患者患尖锐湿疣或者鲍恩样丘疹病，皮损在过长的包皮前端呈环状分布并伴有念珠菌性龟头炎，称为"Xiuli 征"。

(a)(b).糖尿病患者过长的包皮前端尖锐湿疣疣体呈环状花冠样；(c)(d).糖尿病患者过长的包皮前端 BP 皮损呈圆形深棕色扁平丘疹环状密集分布

（二）组织病理

由于BP与尖锐湿疣、鲍恩病（BD）、扁平苔藓及脂溢性角化病等角化、疣状病变在外观上容易混淆，因此，组织病理学的检查显得尤为重要。以往对BP的重视程度和研究不多，普遍认为BP和尖锐湿疣病理相似，实际上二者有明显差异，BP组织病理特征为表皮角化过度，角化不全，棘层肥厚，表皮突延长、增宽，部分呈乳头瘤样增生。表皮全层或中下层细胞排列紊乱和不典型，多数出现核分裂象及角化不良细胞。部分棘细胞中上层有空泡化细胞，基底细胞层完整。真皮浅层不同程度炎症细胞浸润，主要为淋巴细胞，部分伴有组织细胞，极少见浆细胞浸润。表皮及真皮浅层多有黑素颗粒和/或噬黑素细胞，真皮浅层血管扩张。王秀丽研究团队在长期BP研究与病例积累中发现患者的临床表现与组织病理存在相关性，并提出BP的病理分型，将其分为三型[44]。由于当时是首次提出BP病理分型，无法引用文献支持，故在描述中归纳为3种结构现象。第1种组织病理特征表现为表皮角质形成细胞胞浆少，核相对较大、染色深、排列异常紧密，犹如细胞核被挤压在一起。基底细胞层特别是表皮突下方角质形成细胞排列类似日光性角化病中的芽蕾状，这些病例一般有轻度棘层肥厚，表皮突增生，但不形成乳头瘤样。只有少数病例表皮突明显延伸，形成乳头瘤样增生。第3种组织病理具有棘层肥厚、表皮突增宽的特征，一般不形成乳头瘤样增生。由大的非典型性角质形成细胞组成，细胞胞体大、胞浆丰富、细胞核染色质增多或形成多核，呈BD组织结构。第2种介于第1种和第3种之间或具有两者特点。对60例BP患者组织病理与临床表现观察，发现第1种结构有44例患者，特别是有表皮突下方角质形成细胞呈芽蕾状排列者，临床皮损一般较小，病程时间较短。可能与病程早期、细胞增生活跃有关；第2种结构有4例患者，棘层肥厚较第1种明显，表皮突下方角质形成细胞呈芽蕾状排列者少见。临床皮损呈典型性皮

损，损害较大；第3种结构有12例患者，临床上多见于多数呈融合性或斑块状损害，以女性多见。多数有CO_2激光或其他方法治疗复发病史。也特别提及BP组织病理4个值得关注的特征：①在表皮角质层中有一种特殊的结构，它与一般的角质形成细胞核残留所形成的角化不全细胞不同，其体积明显较大，核呈圆形或椭圆形，嗜碱性，光镜下呈均质状。而一般角化不全残留的细胞核呈扁平状或短线条状，与皮肤表面平行。②34例表皮内出现不规则裂隙，起初我们认为是制片过程所致，但通过认真观察与之同等条件下所做的其他组织切片，并未出现类似裂隙，故可排除制片过程所致的组织撕脱，可能是由于组织成分变化影响所致。这种现象多见于细胞胞体较小，排列紧密的组织形态中。③病理上，一般出现角化不全细胞的下方，颗粒层减少或消失，而BP的颗粒层不但未见减少或消失，反而增生。但也与常见的颗粒层增生不同，BP颗粒层增生细胞排列紧密，挤压为扁平状，沿皮肤表面水平排列（图12-16）。④一般取材于生殖器、外阴部及会阴部皮损，或多或少有一些浆细胞浸润，BP无浆细胞浸润。2006年，王秀丽研究团队举办首次光动力治疗国家级继续教育学习班时，德国慕尼黑大学妇产科专家Hillemanns教授应邀来沪授课，内容涉及ALA-PDT治疗女性外阴上皮内病变以及组织病理分型。这时，我们才发现妇科的女性外阴上皮内病变就是皮肤科所指女性外阴BP，其组织病理早有明确的分型，且与我们2004年所描述的BP分型是一致的[44]。

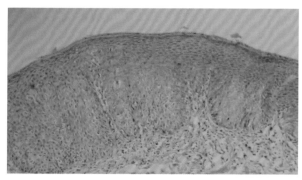

图12-16　BP病理表现

角化不全、棘层肥厚、表皮细胞排列紊乱，有多数核分裂象及角化不良细胞

（三）BP 与 HPV

根据 HPV 致癌能力，临床上将 HPV 分为低危型和高危型两大类。低危型 HPV 以 HPV-6、HPV-11 为主，主要引起良性瘤或疣；高危型 HPV 以 HPV-16、HPV-18 为主，与外生殖器及女性生殖道癌前病变、浸润性宫颈癌密切相关[46]。尖锐湿疣和 BP 的发生都与 HPV 感染有关，均可通过性接触传播，二者的临床皮损表现及皮损发生部位十分相似，易产生临床误诊；如遇到尖锐湿疣和 BP 先后发生或二者皮损并存时，更易产生误判。

1985 年，Gross 等[47]发现 BP 患者皮损有 HPV 的抗原结构及 HPV-6 的相关基因序列，提示 BP 可能与 HPV 感染有关；目前已确认 BP 发生、发展与 HPV 感染密切相关。最新研究证实在宫颈癌中 HPV-16 是最普遍的高危 HPV 类型，其次是 HPV-18，两者共同占 70%[46]。王秀丽研究团队在 2006 年采用实时荧光 PCR 技术检测 18 例女性 BP 患者，结果显示外阴皮损中 77.8% 患者合并有高危型 HPV-16 和 HPV-18 感染；宫颈 HPV 的感染情况与外阴皮损基本一致，表明女性 BP 发生主要与 HPV-16 感染密切相关，同时提示女性 BP 皮损和宫颈的高危 HPV 感染是同一源头[16]。2008 年，王秀丽研究团队探讨 HPV-16、HPV-18 在 45 例 BP 患者，包括男性和女性患者中的感染情况。结果显示多数 BP 皮损中存在高危型 HPV 感染，尤其 HPV-16，再次证明高危型 HPV 感染与 BP 的发生、发展密切相关[48]。王秀丽教授特别强调：高危型 HPV 在外阴持续存在，可增加宫颈高危型 HPV 感染的可能，进而增加宫颈癌发生的潜在风险。因此，需要提高对 BP 的关注和重视，做好长期随访女性患者和男性患者伴侣的高危型 HPV 感染和复发情况。由于 BP 主要是 HPV-16、HPV-18 等高危型 HPV 感染，组织病理学表现为表皮全层细胞不典型性的皮肤原位癌。有些患者因发病部位而选择在妇产科、泌尿外科和肿瘤科进行诊治，治疗方式往往参照外阴皮肤原位癌采取局部皮损切除或外阴整体切除，导致外阴组织缺损和整体缺失，造成患者身心损伤和终身遗憾。王秀丽教授由此提出新的理念，对宫颈癌等 HPV 相关肿瘤的防治关口应该前移，注重皮肤 HPV 相关性疾病的早发现、早治疗，减少 HPV 进一步感染腔道的概率，重视对外阴皮肤黏膜 HPV 感染患者的治疗、随访，严守女性生殖道 HPV 感染第一道关口，减少宫颈癌发生。这一创新的理念不论是在应对宫颈癌预防和治疗方面，还是在人力、物力与财力都将有益于国家和人民健康。

（四）BP 与上皮内病变

由于肛门和生殖器区域是皮肤科、妇科、泌尿外科和病理科共同关注的疾病部位，学科间存在对疾病认识和命名的差异。自 1978 年以来，皮肤科一直以 BP 临床丘疹表现加上病理呈 BD 样病理改变为特征的临床＋病理的命名。妇产科和泌尿外科也曾将 BP 归为外阴上皮内瘤变（vulvar intraepithelial neoplasia，VIN）和阴茎上皮内瘤变（pinial intraepithelial neoplasia，PIN）范畴。外阴上皮内病变在不同国家和不同文献上说法不一致[49-50]。外阴上皮内瘤变概念包括一系列具有异型性特征的外阴皮损，包括 BP。1986 年，国际外阴及阴道疾病研究学会（International Society for the Study of Vulvovaginal Disease，ISSVD）根据妇科、皮肤科、病理学及其他学科讨论，制定"上皮内瘤变"3 级系统，由 VIN1（轻度非典型性）、VIN2（中度非典型性）和 VIN3（重度非典型性，原位癌）组成，广泛用于 HPV 相关增生性疾病的病理诊断[51]。王秀丽研究团队在 2005 年采用捕获杂交法及 PCR 技术证实大部分 VIN1 标本存在 HPV-16 感染，HPV 癌基因的整合多发生于 VIN3 的皮损，进一步证实高危型 HPV 癌基因在人基因组中的整合与 VIN 的发生及其向外阴鳞状细胞癌的发展密切相关[6]。2013 年，由美国病理学会（College of American Pathologists，CAP）和美国阴道镜及宫颈病理学会（American Society for Colposcopy and Cervical Pathology，ASCCP）建议取消原有 3 级命名,采用二级命名法:高级别鳞状上皮内病变（high grade squamous intraepithelial lesion，HSIL）（即以前的 VIN2 和 VIN3）和低级别鳞状上皮内病变（low grade squamous intraepithelial lesion，LSIL）（即以前的 VIN1）。这一命名法强调了 LSIL 的低恶性潜能与 HSIL 的高恶性潜能之间的差异。建议在二级分类后,再结合皮损的临床描述,用于肛门下生殖器 HPV 感染的组织病理学诊断,分别包括外生殖器疣和癌前病变[52]。2015 年,在 2014 版 WHO 女性生殖器官肿瘤分类基础上发布关于外阴鳞状上皮内病变术语的最新版本[53],包含:①外阴 LSIL,即扁平的尖锐湿疣或 HPV 感染;②外阴 HSIL;③ VIN 分化型（differentiated vulvar intraepithelial neoplasia，dVIN）。dVIN 与 LAST 均以"病变"取代了"瘤变";明确 dVIN 存在,并指出 LSIL 不是癌前病变,而是尖锐湿疣或 HPV 感染,以避免过度治疗。由于 BP 与高危 HPV 相关,尤其是 HPV-16,组织学上被认为是一种 HSIL,所以在其他学科多会选择进行手术切除。然而,除依靠组织病理学外,还需紧密结合疾病的临床表现,疾病的发生、发展与转归,进行综合评判,选择最有利于患者的治疗方法。

二、治疗方法

BP 是一种 HPV 相关性疾病,一小部分患者皮损有自发消退倾向,部分患者的皮损可持续多年,也有少数 BP 尤其是多年未经治疗患者,或高龄患者,或免疫系统抑制的患者有进展成为 BD 或侵袭性皮肤鳞状细胞癌（cutaneous squamous cell carcinoma，cSCC）的可能[53-54]。尽管 BP 组织学特征与 BD 高度类似,但当这些丘疹发生在年轻人身上时,在临床上还多呈良性病程。王秀丽研究团队发现 BP 的发生、发展与 HPV 感染密切相关,尤其与 HPV-16 感染关系密切[16]。高危

型 HPV 在外阴持续存在,增加了宫颈 HPV 感染的可能,进而增加了宫颈癌发生的潜在风险[55],因此需要提高对 BP 的认识,重视并积极治疗 BP,长期做好对女性患者的随访和男性患者伴侣的追踪和排查。由于 BP 皮损是离散分布的多中心病变,给治疗带来挑战。目前,对 BP 的最佳治疗方法尚未达成共识,与治疗生殖器疣相同,既往临床主要采用激光、冷冻,外用药物包括 5-氟尿嘧啶、鬼臼毒素、干扰素、咪喹莫特等治疗,临床医师往往根据自己的临床经验选择治疗方式。由于 HPV 感染多存在亚临床皮损和潜伏感染,实际病变部位往往大于临床所见 BP 损害范围,以往的传统 CO_2 激光、冷冻等治疗方法虽能快速清除肉眼可见皮损,取得即刻临床疗效。但由于没有针对 HPV 亚临床皮损和潜伏感染进行治疗,部分皮损多发、皮损面积大、病程长的患者往往容易复发,如反复激光治疗,易使外阴或外生殖器正常结构遭到破坏和遗留瘢痕(图 12-17a),给患者的身心健康带来很大影响。考虑治疗的安全性和对组织的创伤性以及复发率等因素,临床可采用个体化联合疗法,如 CO_2 激光联合 5％咪喹莫特乳膏、ALA-PDT 联合 5％咪喹莫特乳膏等,联合疗法对组织创伤性较小,一般不形成溃疡及瘢痕,可很好地保留外阴结构与功能,有利于患者生活质量及心理健康。王秀丽研究团队在临床中发现 CO_2 激光疗效肯定,有效率达 82.8％,但治疗时患者有一定痛苦,创面愈合慢,治疗后三个月内复发率高达 62.1％[56]。国外有研究证实 CO_2 激光后经 10 年随访复发率高达 79％,导致复发率高的主要原因可能是创面周围 HPV 感染的上皮细胞扩增再次产生新皮损[57]。直到 40 余年前,外阴局部皮损切除术或外阴全切还是治疗女性 BP 常用方法,但手术切除常造成外阴结构损伤和功能影响(图 12-17b)。2007 年,王秀丽研究团队探讨不同治疗方式对 BP 临床疗效和复发的影响,回顾性研究共纳入 39 例 BP 患者。第一组 15 例,单纯外用 5％咪喹莫特乳膏,每周 3 次,疗程 8 周;第二组

12

12 例,应用 CO_2 激光治疗;第三组 12 例,CO_2 激光联合 5% 咪喹莫特乳膏治疗。治疗后随访 3 个月,结果显示:第一组单纯外用 5% 咪喹莫特乳膏,有 33.33%(5/15)的患者获得痊愈,无 1 例复发,不良反应主要表现为红斑、水肿、糜烂和疼痛,无系统不良反应;第二组 CO_2 激光治疗后,12 例全部痊愈,但有 66.66%(8/12)患者复发;第三组

CO_2 激光联合 5% 咪喹莫特乳膏治疗,有 12 例患者痊愈,仅 25%(3/12)患者复发。研究发现 5% 咪喹莫特乳膏对皮损较小者临床疗效好、复发率低,但也存在局部外用药物耐受性差,会产生红斑、水肿、糜烂和疼痛等不良反应。对于肥厚性和/或伴有轻度疣状损害者,CO_2 激光治疗后联合 5% 咪喹莫特乳膏可降低复发率[58]。

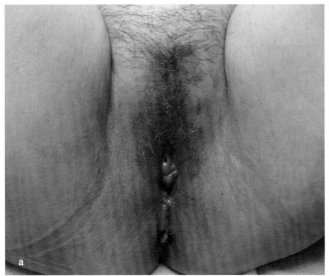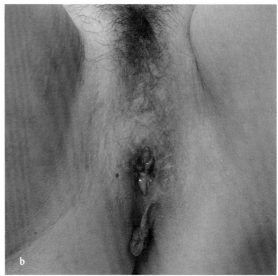

图 12-17　手术部分或全部切除造成外阴结构损伤和功能影响

三、ALA-PDT

1997 年,王秀丽教授创新性地将 ALA-PDT 用于尖锐湿疣治疗,可同时作用于肉眼可见疣体、亚临床病灶及潜伏感染,发挥"面清除"作用,证明其安全性和有效性。ALA-PDT 亦可用于治疗 BP。

(一)治疗机制

ALA 是人体内产生血红蛋白的前体,是一种常用的局部外用的光敏剂。ALA 局部用药后,ALA 易被增生旺盛的组织选择性吸收并转变为 PpⅨ,经相应波长的红光光源照射产生单态氧和自由基,从而导致 HPV 感染细胞发生坏死和凋亡,还可以通过介导周围组织产生强烈局部炎症和细胞反应,激活宿主免疫从而清除 HPV[24]。

(二)临床疗效

1998 年,Martin-Hirsch 等采用 20% ALA 局部封包 4 h,然后以 100 J/cm^2 红光光源照射治疗 8 例高级别 VIN 患者,单次 ALA-PDT 的治疗结果显示 37% VIN 皮损消退[59]。2001 年,Fehr 等采用激光、手术及 ALA-PDT 三种治疗方法治疗 VIN3 皮损进行对比研究,对 15 例 VIN3 的患者局部应用 10% 的 ALA 凝胶 2~3 h 后,以波长 635 nm 的激光照射,能量为 120 J/cm^2,治疗 1~4 次。30 例患者给予激光治疗,27 例手术切除的患者作为对照。ALA-PDT 治疗结束后 8 周,73%(11/15)患者皮损完全清除,外阴组织结构完好,无溃疡或瘢痕形成。治疗后 12 个月,对无病生存率的分析显示,PDT 治疗的患者与传统治疗方式治疗的患者之间无统计学显著差异($P <$ 0.67),提示 ALA-PDT 与激光、手术相比具有同

等疗效,同时具有愈合时间短、保留正常外阴外观的优点[60]。之后 Fehr 等再次报道 22 例 VIN2/3 皮损患者,采用 10% ALA 溶液外敷 2~4 h 后,进行 80~100 J/cm² 635 nm 激光照射,治疗 1~4 次,结果示 ALA-PDT 治疗后 57% 的皮损在不同疗程中完全消退,其中 ALA-PDT 对病理表现为色素型 VIN 和角化过度型 VIN 疗效较差[61]。Yang 应用 ALA-PDT 治疗 2 例阴茎 BP 患者,采用 20% ALA 避光封包 6 h 或 12 h 后,给予波长 (634±20) nm 的红光照射,功率密度为 90 mW/cm²,照射 25 min 后间隔 90 min 再给予同样能量的红光再次照射 25 min。2 例 BP 均在 1 次 ALA-PDT 后痊愈,随访均未见复发[62]。

2006 年,Hillemanns、王秀丽等评估 CO_2 激光、ALA-PDT、手术三种治疗方法治疗 VIN3 皮损的临床疗效。ALA-PDT 组采用 20% ALA 凝胶避光封包 2~4 h 后,给予波长为 635 nm 氩离子染料激光,能量密度 100 J/cm²,功率密度 150 mW/cm² 进行照射,经平均 53.7 周的随访,CO_2 激光、ALA-PDT、手术复发率分别为 40.4%、48.1%、41.7%,其差别无统计学意义,但 ALA-PDT 副作用远远小于 CO_2 激光和手术治疗[18](图 12-18)。Paoli 等采用 PDT 治疗 10 例 40 岁以上的男性阴茎 PIN3 级的患者,7 例患者有效,在 2~8 次治疗后皮损清除。其中 4 例经平均 35 个月的随访期未见复发,3 例治疗后复发,3 例无效。所有皮损均未发展为侵袭性阴茎癌,尽管缺乏前瞻性随机对照试验,但 PDT 可为 PIN 的治疗提供新的选择[63]。

2007 年,王秀丽研究团队在开展 HPV 相关性疾病的研究中发现 ALA-PDT 和咪喹莫特具有相同的适应证和免疫调节途径,均为以诱导活化树突状细胞及增加 CD4⁺ T 细胞和 CD8⁺ T 细胞为特征的皮肤免疫反应,于是设计临床研究探讨咪喹莫特联合 ALA-PDT 治疗 BP 的可行性。研究纳入 27 例 BP 患者。一组 15 例患者,采用咪喹莫特联合 ALA-PDT 治疗,外用 5% 咪喹莫特乳

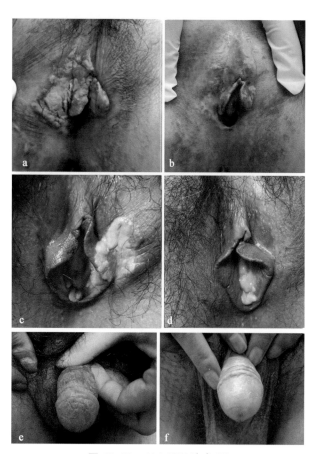

图 12-18　ALA-PDT 治疗 BP
(a)(c)(e)治疗前;
(b)(d)(f)治疗后,痊愈后不遗留瘢痕,不影响结构和功能

膏,每周 3 次,同时采用 ALA-PDT 每周 1 次,共 4 次;另一组 12 例患者,采用 CO_2 激光治疗作为对照。结果发现在联合治疗组中,60%(9/15)的患者在随访期间显示完全缓解,只有一例复发(11.1%),局部副作用包括轻度红斑、水肿、糜烂、灼热和/或刺痛感,但未发现全身副作用。CO_2 激光组中 83.3%(10/12)患者完全缓解,然而,6 例患者(60.0%)复发,局部出现轻度至中度水肿、糜烂、溃疡、延迟愈合、持续疼痛和瘢痕,表明局部应用咪喹莫特乳膏和 ALA-PDT 治疗 BP,安全有效,复发率低,副作用少,这也是在国际上首次提出将咪喹莫特与 ALA-PDT 联合治疗 BP 的研究[64]。Welbourn 等采用 ALA-PDT 治疗 15 例肛周 VIN3 级的患者,予 ALA 乳膏封包后,采用 630 nm LED 光源照射,能量密度 37.5 J/cm²,经过 1~4 次治疗,平均随访 19 个月后,最终 10 例患者中有 6 例

完全缓解[65]。曾抗课题组回顾分析 200 例 BP 患者临床治疗，分为 ALA-PDT 组 100 例；对照组 100 例，包括射频烧灼、微波消融和手术切除 3 种治疗方法。评估 2 组患者皮损清除率、复发率和患者满意度的差异。ALA-PDT 组采用 20% ALA 封包 4 h，635 nm 半导体激光光纤，功率密度 80 mW/cm²，总能量密度 80 J/cm²，每周 1 次。结果显示 ALA-PDT 组 89 例多发性皮损患者 ALA-PDT 疗程为(5.53±0.60)次，11 例单发皮损 ALA-PDT 疗程为(3.63±0.67)次，所有患者皮损全部清除，随访 1 年无复发，患者满意度高。而对照组中有 20 例患者在 1 年后出现复发[66]。

（三）荧光诊断

　　Akoel 等用 PDD 检测 107 例 VIN 的患者，局部外用 3% ALA，3～6 h 后用波长 380～440 nm，功率 20 mW 氙灯照射，通过滤光镜得到 630～670 nm 荧光，将荧光皮损与组织病理做比较，在外阴 VIN1 级中 PDD 灵敏性、特异性、阳性及阴性预测值分别为 85.7%、81.2%、80.0% 及 86.6%，在外阴 VIN2 级中结果分别为 93.3%、93.7%、93.3% 及 93.7%，在外阴 VIN3 级以及外阴非侵袭性鳞癌中分别为 96.3%、94.7%、96.3% 及 94.7%。PDD 作为一种无创检查，在 VIN 及外阴非侵袭性鳞癌诊断中具有一定诊断价值[67]。2008 年王秀丽研究团队将 20% ALA 乳膏应用于 5 例临床诊断为 BP 的皮损及其周围 2 cm 区域，2 h 后进行荧光光动力诊断，同时对患者皮损、亚临床皮损、皮损周围 0.5 cm 和 2 cm 处分别进行醋酸白试验，取材进行组织病理检查及基因芯片技术检测 HPV DNA。结果显示 BP 皮损处出现 PpIX 砖红色荧光(图 12-19)；3 例患者亚临床皮损也呈现砖红色荧光，3 例皮损周围 0.5 cm 和 1 例 2 cm 处 HPV 潜伏感染部位也出现 PpIX 荧光，表明 ALA-PDD 对 BP 皮损和亚临床皮损诊断及 HPV 感染的定位诊断中有一定的应用价值[35]。

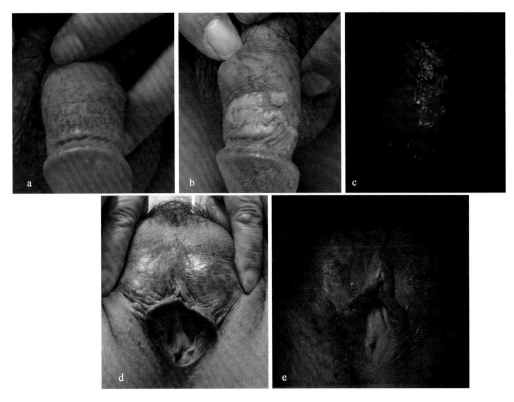

图 12-19　BP 皮损的 PDD 检测
(a)男性阴茎鲍恩样丘疹病皮损；(b)醋酸白试验；(c)ALA 荧光诊断对比；(d)女性外阴鲍恩样丘疹病皮损；
(e)皮损及亚临床皮损处均出现砖红色荧光

（四）推荐方案

2010 年王秀丽研究团队[56]总结 135 例 BP 的治疗经验,比较 CO_2 激光、ALA-PDT、5％咪喹莫特外用、5％咪喹莫特外用与 ALA-PDT 联合治疗四种疗法对 BP 的临床疗效和不良反应,发现 ALA-PDT 联合 5％咪喹莫特乳膏可以显著提高治愈率,降低复发率。部分联合治疗的患者中发现使用过咪喹莫特乳膏后的皮损内产生的 PpIX 荧光明显增强,说明咪喹莫特乳膏对皮肤的刺激性使光敏剂的吸收转化效率得到提高,这可能也是联合疗法优于单用 ALA-PDT 或者咪喹莫特治疗的原因之一。推荐对于皮损少的 BP 患者可选用 CO_2 激光或直接外用咪喹莫特乳膏治疗,而对于皮损较多、播散分布的 BP 患者,更适合 ALA-PDT 与咪喹莫特联合治疗。

表 12-5　ALA-PDT 治疗 BP 推荐方案

预处理方法	推荐联合方案	ALA 配制			敷药时间	照光剂量	
		ALA 剂型	PDT 类型	ALA 浓度		能量密度	功率密度
表面清洁,激光或刮匀去除表面瘤体,增加药物渗透性	5％咪喹莫特乳膏联合 ALA-PDT	乳膏或凝胶	C-PDT	10％～20％	3～6 h	100～150 J/cm²	60～100 mW/cm²
			M-PDT	10％～20％	0.5～1 h 不清洗	300～400 J/cm²	60～100 mW/cm²

联合方案:5％咪喹莫特乳膏外用并轻揉数次,每周 3 次,临睡前用药,涂药膏后 6～10 h 用清水或中性肥皂将药物洗掉,同时注意不良反应发生情况,咪喹莫特乳膏可引起局部皮肤出现轻中度红斑、瘙痒、水肿、灼热,属于正常的治疗反应。如有疼痛和糜烂,可暂停 2～3 d。一般连用 2 周后,序贯采用 ALA-PDT 治疗。

治疗间隔:每 1～2 周治疗 1 次,每次治疗前进行疗效评价。由于肛门外生殖器部位 BP 的持续存在可能会增加 cSCC 形成的风险,因此当效果不佳或治疗中皮损继续扩大时,需要进行病理检查,警惕恶变风险。

不良反应:ALA-PDT 治疗中有程度不等的烧灼感或疼痛,多可以耐受,如症状难以忍受,可给予对症止痛处理。治疗后出现红斑、水肿和轻度糜烂,一般无须处理,可自行缓解;如联合外用 5％咪喹莫特乳膏者,主要不良反应为局部用药部位出现皮肤轻中度红斑、瘙痒、水肿、灼热、疼痛和糜烂,多数出现于用药一周后,严重者可短暂停药或延长用药间隔。

（吕　婷　王宏伟）

第三节　ALA-PDT 治疗宫颈 HPV 相关性疾病

一、宫颈 HPV 相关性疾病概述

（一）HPV 病毒

1949 年,Strauss 首先在电镜下观察到 HPV 颗粒。HPV 颗粒呈 20 面体对称的球形,直径为 45～55 nm[68]。HPV 由衣壳蛋白(L1)和次要衣壳蛋白(L2)以及无包膜呈现小型双链环状的 DNA 构成。HPV 属双链闭环的小 DNA 病毒,包含约 8 000 个碱基对,其中包括 8 个早期开放阅读框架(E1—E8)、2 个晚期阅读框架和 1 个非编码长控区[70]。根据基因序列品构的不同,HPV 有近 130 种基因型[69]。在早期开放阅读码框架中,E6 和 E7 基因对细胞生长刺激最为重要,E6、E7 编码的 E6、E7 蛋白引起宫颈上皮细胞永生化。依据生物学特征以及致癌潜力,HPV 可以被分为低危型及高危型。

(二)宫颈 HPV 感染

宫颈 HPV 感染是妇女常见的一种性传播疾病,与性行为因素有关,其感染率的高低主要取决于人群的年龄和性行为习惯。人类是 HPV 的唯一宿主,HPV 具有高度的宿主特异亲和力。大多数女性体内的免疫系统可以自行清除进入体内的 HPV,只有少数免疫功能比较弱的女性才会出现 HPV 持续感染。低危型 HPV(low risk-human papilloma virus,LR-HPV)感染主要与尖锐湿疣等性传播疾病发生相关。高危型 HPV(high risk-human papilloma virus,HR-HPV)的持续感染,是宫颈癌发生的关键因素。王秀丽研究团队对 194 例上海地区女性外阴尖锐湿疣患者皮损和宫颈脱落细胞进行 HPV 基因型别研究,发现女性尖锐湿疣患者外阴皮损 HPV 检出率为 100%,其中低危型 HPV 有 144 例,占 74.2%,高危型 HPV 有 50 例,占 25.8%。低危型中 136 例为单一型别感染,占 94.4%,均为 HPV-6 或 HPV-11;高危型中 43 例为低危与高危型 HPV 混合感染。194 例患者中有 166 例(85.6%)合并宫颈 HPV 感染,其中低危型感染者 119 例,感染率为 61.4%;高危型感染 46 例,感染率为 23.7%。外阴和宫颈皮损 HPV 型别的一致性达到 95.8%(159/166),低危型 HPV 感染率从高到低依次为 HPV-11＞HPV-6＞HPV-53;高危型感染率从高到低依次为 HPV-16＞HPV-18＞HPV-52＞HPV-31＞HPV-45＞HPV-58。大量医学统计资料表明,虽然有大比例的人群感染 HPV,约 90% 的 HPV 感染为一过性,只有少部分患者存

在长期持续性 HR-HPV 感染,可导致 HPV DNA 与人体 DNA 整合,最终发生癌前病变或癌。同一型别 HR-HPV 感染 6～12 个月,即可称为"持续性感染"。持续性 HR-HPV 感染是宫颈癌的病因之一,需要 8～12 年时间,可能会发展成为宫颈癌[70-71]。2018 年的数据显示在全世界妇女中,每年的宫颈癌新发病例数约为 570 000 例,其中 311 000 例死于宫颈癌[70,72]。因此,合理治疗 HR-HPV 持续感染可阻止宫颈鳞状上皮内病变的发生、发展,是防治宫颈癌的有效措施。

(三)宫颈鳞状上皮内病变

宫颈上皮内瘤变(cervical intraepithelial neoplasia,CIN)是对宫颈病变不典型增生和原位癌进行的病理诊断。根据异形细胞在鳞状上皮内所占上 1/3、中下 2/3 和全层的范围不同,将 CIN 分成 CIN1(轻度)、CIN2(中度)和 CIN3(重度或原位癌)共 3 级。2012 年,美国病理学会(CAP)和 ASCCP 对生殖道鳞状上皮病变制定新的统一术语:与 HPV 感染相关的鳞状上皮病变,均推荐采用鳞状上皮内病变(squamous intraepithelial lesion,SIL),可分为低级别鳞状上皮内病变(low-grade squamous intraepithelial lesion,LSIL)和高级别鳞状上皮内病变(high-grade squamous intraepithelial lesion,HSIL)。在二级分类命名后,可根据合适的上皮内瘤变(IN)的亚分类对 SIL 进一步分级。LSIL 包括 CIN1 和 p16 阴性的 CIN2,主要是 CIN1;而 HSIL 则包括 p16 阳性的 CIN2 和 CIN3。LSIL 多预示 HPV 感染,HR-HPV 的阳性率为 83%[73]。LSIL 病变中 HPV 病毒常以游离形式存在,被感染 HPV 病毒的宿主细胞未发生恶变,又容易被识别,是清除 HPV 病毒的最佳阶段。HSIL 病变中 HPV 病毒 DNA 整合进宿主 DNA,且随着病变程度加重,整合比例增高,免疫系统难以识别与清除,宿主细胞被诱导发展为宫颈癌前病变或宫颈癌。宫颈癌的发生、发展是一个由量变到质变的连续衍变过程,

12

即从早期的 LSIL 到早期浸润癌,继而发展为浸润癌。因此,通过早期筛查和干预 LSIL 可有效预防宫颈癌的发生[74]。本文主要介绍 ALA-PDT 治疗 LSIL,主要是 CIN1。

(四)宫颈 LSIL 处理原则

根据最新美国阴道镜与宫颈病理学会《基于风险的宫颈癌筛查异常管理指南》[75]《中国子宫颈癌筛查及异常管理相关问题专家共识》[76],HR-HPV 持续性感染 1 年者,需进行阴道镜检查,明确是否为细胞或组织病变。对组织病理学确诊的 CIN1 进行管理,其最主要目的是及时发现有可能进展为宫颈浸润癌的 HSIL,并予以治疗。CIN1 的处理取决于其诊断前的细胞学、HPV 感染状态和患者年龄等。CIN1 多为 HR-HPV 一过性感染所致,60% 病变可自然清除,30% 病变持续存在,约 10% 的病变 2 年内进展为 HSIL。若细胞学为 HSIL 的 CIN1,1 年内发生 CIN3 风险为 3.9%,需要更积极处理,必要时应行诊断性锥切术来明确诊断。年龄<25 岁女性感染 HPV 较常见,CIN1 多为 HR-HPV 一过性感染所致,CIN1 的自然清除率>80%,推荐随访。因此,对于持续存在 1 年以上或细胞学表现为 HSIL 而病理诊断为 LSIL 病变可积极治疗。

二、 物理及手术治疗

物理治疗包括微波疗法、CO_2 激光、冷冻疗法、电凝疗法等。手术治疗包括高频电刀宫颈环形电切(LEEP)及冷刀锥切(CKC)。综合治疗包括中西药联合、物理治疗+药物联合、手术治疗+药物联合。但药物治疗疗效欠佳,物理及手术治疗会导致邻近组织器官的损伤、出血、感染、宫颈管狭窄与粘连、宫颈功能受损、宫颈子宫内膜异位症、治疗后易复发等。

三、 ALA-PDT

王秀丽教授在 2003 年德国慕尼黑大学攻读博士期间,跟随导师 Hillemanns 教授主要从事 5-氨基酮戊酸己酯(hexyl aminolevulinate,HAL)光动力治疗 CIN、阴道上皮内瘤变(vaginal intraepithelial neoplasia,VaIN)及 VIN 的临床及基础研究。2005 年,王秀丽教授将相关治疗经验和温敏凝胶制剂技术带回中国。2006 年,王秀丽教授举办皮肤科领域第一期光动力治疗国家级继续医学教育学习班,内容涉及皮肤科、妇科及泌尿外科等多个学科,特别是王秀丽教授及 Hillemanns 教授将 HAL-PDT 治疗 CIN、VaIN 及 VIN 的经验进行介绍和推广。之后,王秀丽教授与妇科专家进行长期、深度的学术交流与临床合作,将 ALA-PDT 推向妇科领域,为 2022 年妇科《氨基酮戊酸光动力疗法在女性下生殖道疾病的临床应用专家共识》的制定奠定了基础。

(一)治疗机制

目前关于 ALA-PDT 治疗 HR-HPV 感染或宫颈 LSIL 产生细胞凋亡与坏死机制,同本章第一节 ALA-PDT 治疗机制。王秀丽研究团队与 Hillemanns 教授研究发现由于宫颈黏膜和尿道黏膜一样可以非特异性地选择吸收 ALA,但 ALA 转化为 PpIX 主要定位于宫颈黏膜表皮全层,而真皮层几乎没有。因此保证了 ALA-PDT 治疗宫颈 HPV 感染的有效性和安全性[77]。研究发现具有免疫监视作用的自然杀伤细胞(NK 细胞)和朗格汉斯巨细胞在高危型 HPV 感染后活性降低、数目明显减少,而 PDT 后 NK 细胞的活性明显增强,证明 PDT 参与了机体抗病毒免疫反应[78]。此外,ALA-PDT 还可通过半胱氨酸蛋白酶(cysteinyl aspartate specific proteinase,Caspase)依赖性细胞凋亡途径、内质网应激和自噬的激活促进 HR-HPV 感染的宫颈癌细胞 HeLa 和 SiHa 死亡,从而达到清除 HR-HPV 的目的[79]。同时,ALA-PDT 通过 Ca^{2+}-CamKKβ-AMPK 通路诱导 HeLa 自噬,从而促进 HeLa 细胞死亡,提示 Ca^{2+}-CamKKβ-AMPK 通路和自噬可能是 ALA-PDT 治疗 HR-HPV 感染杀伤作用的靶点[80]。

(二)临床疗效

多项临床研究显示 ALA-PDT 对宫颈 HPV 感染具有很好的治疗效果。1998 年,Pahernik 和 Hillemanns 团队采用 3% ALA 溶液外敷在 CIN 患者宫颈表面,可见高强度的卟啉荧光,并在 3～4 h 达到高峰[81]。之后多个团队采用不同浓度的 ALA-PDT 治疗 CIN,结果均显示 ALA-PDT 组与安慰剂治疗组之间疗效差异无统计学意义[82-83]。Bodner 采用 ALA-PDT 成功治疗 CIN2,其结果与冷刀锥切术相当,但不会导致严重的宫颈间质破坏[84]。为了进一步提高疗效,2003 年 Hillemanns 及王秀丽教授等采用温敏凝胶溶解 ALA,证实采用 10% ALA 温敏凝胶局部外敷 4～6 h 后,CIN 局部产生的卟啉量可提高至少 2 倍[85]。温敏凝胶在 4℃时为液体,在 >31℃ 时具有黏性,可提高 ALA 在宫颈损害表面的附着力。随后,ALA 温敏凝胶被广泛用于宫颈及其他特殊部位的 ALA-PDT 治疗。2011 年,王秀丽研究团队对 44 例病程 1 年以上 CIN1 合并 HR-HPV 感染患者给予 10% ALA 温敏凝胶外敷 4 h 后,CIN1 皮损中 PpIX 砖红色荧光分布于表皮全层,而真皮几乎见不到砖红色荧光,二者之间形成明显境界带(图 12-20)。采用 635 nm 半导体激光作为光源,将特制的柱状弥散激光光纤伸入宫颈管的前端,使红光照射覆盖宫颈管和宫颈表面的病变部位,半导体激光照射总能量密度为 80～100 J/cm^2,每 2 周治疗 1 次,共 3 次[32]。经过 3 次 ALA-PDT 治疗后,6、12 个月随访,HR-HPV 的转阴率达到 81% 和 90.5%,CIN 逆转率为 85.7%。2012 年,王秀丽研究团队将 75 例病程 >1 年的宫颈 HR-HPV 感染患者随机分为 ALA-

PDT 治疗组和对照组。治疗组予 10% ALA 温敏凝胶外敷 3 h 后行 635 nm 的红光照射,每 2 周治疗 1 次,共 3 次;对照组不进行任何治疗,直接进行随访。在治疗结束后第 3 个月时,有 72 例宫颈 HR-HPV 转阴,占 67.05%;第 9 个月时又增加 2 例转阴。对照组在第 3 个月和第 9 个月分别有 8 例(自然转阴率为 2.86%)和 5 例转阴,治疗组总转阴率(72.50%)明显高于对照组(37.41%)[86]。多项研究表明 ALA-PDT 治疗 HSIL/CIN2,治疗后 3～12 个月的组织学缓解率达 90% 以上,其中完全缓解率为 77.8%～91%,12～37 个月的复发率为 3.7%～13.9%[87-88]。有报道 ALA-PDT 对宫颈环形电切术/冷刀锥切术后切缘阳性或复发患者可能有一定的治疗效果[89-90]。

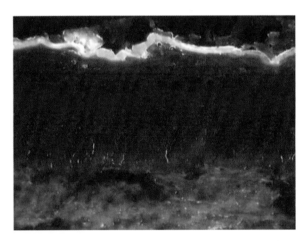

图 12-20 CIN1 皮损外敷 ALA 后 PpIX 荧光情况

CIN1 皮损中 PpIX 砖红色荧光分布于表皮全层,而真皮几乎见不到砖红色荧光,二者之间形成明显境界带

ALA-PDT 亦被用于阴道 LSIL 病变(图 12-21)。王秀丽研究团队回顾性分析 ALA-PDT 联合 1 次 CO_2 激光与仅采用 CO_2 激光治疗阴道 LSIL/VaIN 疗效,发现治疗后 1 个月,CO_2 激光组完全缓解率为 66.67%(10/15),HR-HPV 缓解率为 33.33%(5/15);ALA-PDT 联合 CO_2 激光组缓解率为 86.67%(13/15),HR-HPV 缓解率为 93.33%(14/15)。但在 CO_2 激光组中,1 例患者在治疗期间出现严重出血,12 例患者出现不同程度的组织粘连和阴道瘢痕狭窄,更为严重的

是 1 例患者在反复 CO_2 激光治疗后出现阴道"死角",而出现"死角"后难以再对该部位复发的皮损进行治疗。而 ALA-PDT 联合 1 次 CO_2 激光组中未观察到严重的不良事件或全身副作用[91]。目前,ALA-PDT 被广泛用于治疗宫颈及阴道 HPV 相关性疾病。

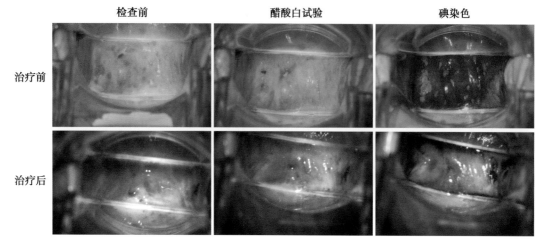

图 12-21　ALA-PDT 治疗阴道 LSIL 后局部醋酸白试验无明显异常,碘染色均匀

（三）推荐方案

按照 2022 年《氨基酮戊酸光动力疗法在女性下生殖道疾病的临床应用专家共识》[33] 推荐如下。

1. 适应证

（1）组织学 LSIL/CIN1；

（2）组织学 HSIL/CIN2,且至少满足阴道镜检查宫颈鳞柱交界完全可见和病变上缘可见。

2. 禁忌证

细胞学、组织学检查有不典型腺细胞（AGC）、原位腺癌（AIS）或怀疑有恶性病变者；不能排除恶性病变可能者。

3. 推荐治疗方案

预处理方法	推荐联合方案	ALA 配制		敷药时间	推荐光源	照光剂量	
		ALA 剂型	ALA 浓度			能量密度	功率密度
用 0.1% 新洁尔灭清洗外阴生殖器区域,清除子宫颈和子宫颈管的表面黏液	可联合激光	温敏凝胶	10%～20%	3～5 h	推荐采用带有宫颈帽的光纤	60～150 J/cm²	40～120 mW/cm²

表 12-6　ALA-PDT 治疗宫颈 HPV 相关性疾病的推荐方案[23, 33]

（四）注意事项

ALA-PDT 治疗宫颈 HPV 相关性疾病时可伴随腹部疼痛,数小时内可自行消失,疼痛可导致孕妇宫缩的产生,从而导致早产的可能性；治疗后患者可出现阴道分泌物增多,3～5 d 可自行消失,无需特殊处理。皮肤科医生进行 ALA-PDT 治疗宫颈 HPV 相关性疾病前需联合妇科医生全面评估,严格按照适应证及禁忌证执行。需要强调,由于 HSIL 具有进展为浸润性癌症的风险,因此,HSIL 暂不主张应用 ALA-PDT 治疗。

四、其他 PDT 治疗

目前用于治疗宫颈鳞状上皮内病变的 PDT 临床研究的光敏剂较为局限，主要为 ALA。此外，还可以应用光敏剂 Photofrin 静脉注射后 48～60 h 照光，剂量为 2 mg/kg，波长为 630 nm，能量密度 100 J/cm² 进行治疗[92]。

此外，HAL 亦被用于宫颈 HPV 相关性疾病的治疗。将 10 mL 10 mmol/L HAL 温敏凝胶局部应用于 CIN1、CIN2 及 CIN3 的宫颈表面 3～5 h，采用 633 nm 半导体激光照射宫颈管外管和宫颈管进行 PDT 治疗，分别于 3 个月及 6 个月后随访。6 个月随访时，24 例患者中 15 例患者 CIN 完全缓解（15/24 = 63%）及 HPV 清除。CIN1、CIN2 和 CIN3 的缓解率分别为 71%、50% 和 71%[93]。

ALA-PDT 治疗宫颈 HPV 相关性疾病，其优越性不仅表现为可以同时清除 CIN1 和 HR-HPV 感染，而且与传统疗法相比，其具有操作简单、无组织破坏、无明显副作用等诸多优势，这将对降低女性宫颈癌发生率有着极其重要的意义，值得广泛推广。

（张海艳　王秀丽）

第四节　ALA-PDT 治疗皮肤疣

一、皮肤疣概述

皮肤疣是由 HPV 感染引起的一种常见的良性增生性皮肤病，可发生于任何年龄。根据发病部位和临床表现可分为寻常疣、跖疣和扁平疣。

（一）临床表现

1. 寻常疣

好发于掌指和头面等部位，发生于甲周或甲下的寻常疣亦称为甲周疣或甲下疣。寻常疣多由 HPV-1、HPV-2、HPV-4、HPV-27、HPV-57 型感染引起，皮损表现为孤立、质硬、灰黄或污褐色、表面角化粗糙的丘疹。初起为针尖大小，以后可逐渐增大至黄豆大，数目可逐渐增多至数个或数十个。一般无自觉症状，偶有压痛。

2. 跖疣

发生在足跖、足趾底部的皮肤疣。其发生可能与外伤、摩擦、足部多汗相关，多由 HPV-2、HPV-27、HPV-57 型感染引起。皮损呈圆形、质硬、境界清楚，周围绕以稍高增厚的角质环、灰黄或污灰色的丘疹，可孤立存在或融合成斑块，也可在胼胝基础上发生；有时在一较大跖疣四周散在针尖大小的卫星灶。跖疣可出现不同程度挤压痛。

3. 扁平疣

好发于青少年的颜面、手背等皮肤暴露部位。多由 HPV-3、HPV-10 型感染引起。皮损表现为淡褐色或正常皮色、高出皮肤表面的粟粒至绿豆大小的扁平丘疹，可融合成片，或出现皮疹沿抓痕分布排列成条状的同形反应。一般无自觉症状，偶有微痒。

（二）组织病理

表皮角化过度、角化不全，棘层肥厚或乳头瘤样增生；乳头状隆起嵴上覆角质层呈叠瓦状角化不全，其核大、深染，角质层内常可见陈旧出血。颗粒层及棘细胞上层可见多处空泡化细胞及多数嗜碱性粗大透明颗粒。真皮浅层毛细血管扩张，周围少许炎症细胞浸润。不同皮肤疣还具有一些各自的病理特征。寻常疣损害呈乳头瘤样增生，疣周围两侧表皮突延伸向内弯曲呈"抱球状"；跖疣皮损陷入真皮，角质层更厚；扁平疣角质层呈网篮状，角化过度与角化不全交替出现，棘细胞上层及颗粒层内可见多数空泡化细胞。

二、 治疗方法

皮肤疣治疗通常以局部治疗为主，根据治疗机制分为局部破坏性治疗、局部细胞毒疗法和局部免疫调节治疗。局部破坏性治疗包括冷冻疗法、三氯乙酸（TCA）、水杨酸、电灼疗法、激光治疗、外科手术切除等；局部细胞毒疗法包括局部外用氟尿嘧啶、0.5%鬼臼毒素、斑蝥素、博来霉素等；局部免疫调节治疗如5%咪喹莫特。上述治疗方法多存在疼痛，局部红肿、糜烂、感染及瘢痕形成等不良反应，治愈率低，复发率高。

三、 PDT 治疗

1975 年，Morison 采用原黄素光动力治疗5 例皮肤疣患者[94]，采用 1%原黄素水溶液外涂后局部照射日光型卤素灯 20 min，连续治疗 4 周；若疣体仍存在可重复治疗，最多治疗 3 个月。结果显示 3 例患者治疗后皮损消退。1979 年，Stahl采用亚甲蓝光动力治疗 65 例手足皮肤疣患者，采用水杨酸联合杂酚油外涂作为对照[95]，PDT 组患者采用 1%亚甲蓝溶液外敷 0.5 h，并采用波长500～600 nm 的水银蒸汽灯照射，功率密度30 mW/cm²，每周治疗 1 次，持续 8 周。对照组每日采用含 16%水杨酸和 24%杂酚油溶液外敷皮损处过夜，持续 8 周。结果显示治疗后 8 周光动力组 5 例患者治愈（8%），对照组 8 例患者治愈（15%）。1997 年，王秀丽研究团队首创 ALA-PDT 治疗尿道尖锐湿疣，随后又将 ALA-PDT 拓展应用于皮肤疣治疗。

（一）治疗机制

皮肤疣与尖锐湿疣同属 HPV 感染性皮肤疾病，与 ALA-PDT 治疗尖锐湿疣机制相同。

（二）临床疗效

皮肤疣皮损多呈乳头瘤样增生，表面存在高度角化过度，直接影响 ALA-PDT 疗效，故治疗前预处理尤为重要。

1. 寻常疣

1995 年，Ammann 尝试采用 ALA-PDT 治疗6 例手部难治性寻常疣[96]。上述患者都经传统治疗失败且病程长达 2～10 年，采用 20% ALA 乳膏外敷 5～6 h，可见光光源照射 30 min，1 次治疗后随访 2 个月，所有患者治疗区域均出现急性皮肤炎症反应，其中有 5 例患者的皮损没有变化，1 例皮损完全清除。2000 年，Stender 采用 ALA-PDT 治疗 45 例手足部寻常疣患者[97]，共计232 处皮损。随机接受 ALA-PDT 或安慰剂-PDT治疗，其中 117 处皮损接受 ALA-PDT 治疗，115 处皮损接受安慰剂-PDT 治疗，分别给予 20% ALA乳膏和安慰剂乳膏封包 4 h，采用 590～700 nm 红光照射，能量密度 70 J/cm²，2 周 1 次，共治疗 3～6 次。结果显示第 14 周时，ALA-PDT 组疣体面积减少 98%，安慰剂-PDT 组减少 52%；第 18 周时，ALA-PDT 组疣体面积减少 100%，安慰剂-PDT 组减少 71%；ALA-PDT 组主要不良反应为疼痛，与安慰剂-PDT 组相比，疼痛更加明显。王秀丽研究团队采用电刀、刮勺联合 ALA-PDT 治疗 1 例甲周和甲下疣患者[98]。治疗中先采用电刀去除分离的趾甲，露出甲下疣体，然后采用刮勺去除表面皮损，采用 20% ALA 乳膏，避光孵育 3 h，635 nm 二极管激光照射 20 min，功率密度 100 mW/cm²，2 次ALA-PDT 治疗后皮损完全消退，且随访 2 年，甲周疣未复发，趾甲板正常（图 12-22）。

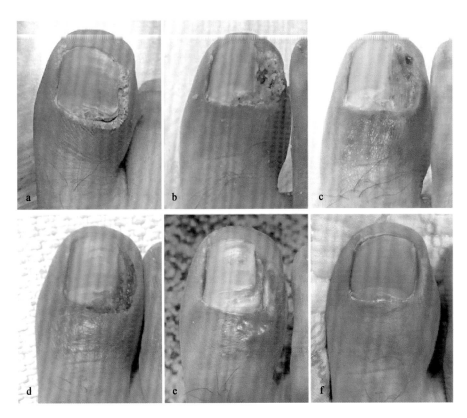

图 12-22　ALA-PDT 联合刮勺治疗甲周和甲下疣临床图片

(a)右足第一趾甲缘增厚角化,甲下灰黄丘疹,甲床部分分离;(b)去除分离的甲板后可见甲下增厚角化的疣体;
(c)刮勺去除表面疣体及增生组织;(d)第一次 ALA-PDT 后,局部暗红色痂皮,甲周组织略红肿;
(e)第二次 ALA-PDT 后,疣体清除,趾甲逐渐生长;(f)随访 2 年,甲周疣未复发,趾甲板正常

2. 跖疣

2001 年,Fabbrocini 采用 ALA-PDT 治疗 67 例难治性跖疣患者[99]。上述患者既往应用传统疗法治疗无效,共计 121 处皮损。随机选择 64 处皮损使用 ALA-PDT 治疗,剩余 57 处皮损使用安慰剂-PDT 治疗。两组分别给予 20% ALA 乳膏和安慰剂乳膏敷育 5 h,采用 400~700 nm 可见光照射,能量密度为 50 J/cm²。每 2 周治疗 1 次,共计 3 次,随访 22 个月。结果显示治疗后 2 个月 ALA-PDT 组治愈率为 75%,安慰剂-PDT 组治愈率为 22.8%。ALA-PDT 治疗跖疣不遗留瘢痕,临床案例如图 12-23 所示。

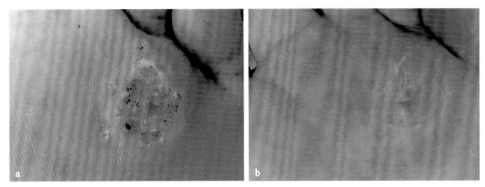

图 12-23　ALA-PDT 治疗跖疣

(a)治疗前;(b)治疗后,疣体基本清除

3．扁平疣

2003 年，Mizuki 报道 ALA-PDT 治疗 1 例面部多发性扁平疣患者[100]。该患者病程 2 年，既往冷冻及二硝基氯苯等治疗无效。采用 20% ALA 乳膏孵育 6 h，金属卤素灯（波峰为 630 nm 和 700 nm）照射 20 min，能量密度为 120 J/cm²。2 次 ALA-PDT 治疗后 5 个月，皮损完全清除，未见复发。2010 年，Lu 采用 ALA-PDT 治疗 18 例面部多发性扁平疣患者[101]。所有病例既往都采用传统疗法治疗无效，病程迁延 1~6 年。治疗中采用 10% ALA 孵育 4 h，635 nm 红光照射，能量密度 120 J/cm²，每 15 d 治疗 1 次，共治疗 2~3 次。结果 1 例无效退出，17 例患者经过 2 次治疗后痊愈，其中仅 1 例在 6 个月后复发。2014 年，Li 采用半脸对照研究观察 ALA-PDT 治疗面部多发性扁平疣的疗效[102]。研究共纳入 55 例患者，分别采用 5%、10% 和 20% 的 ALA 乳膏孵育 4 h 后，采用 633 nm 红光照射，能量密度 113 J/cm²，每 2 周治疗 1 次，共治疗 3 次。结果显示 5% ALA 组的皮损完全清除率略小于其他两组，但三组间的皮损平均清除率差异无统计学意义。主要不良反应为局部色素沉着（61%），且 20% ALA 组的不良反应发生率明显高于其他两组。该研究表明与 5% ALA-PDT 及 20% ALA-PDT 相比，10% ALA-PDT 的临床有效率最佳，12 周皮损清除率为 33.3%，且临床耐受性好。ALA-PDT 治疗扁平疣有效率相对较高，美容效果好，临床案例如图 12-24 所示。

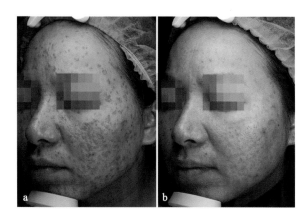

图 12-24　ALA-PDT 治疗扁平疣
(a)ALA-PDT 治疗前，面部多发性扁平疣；
(b)ALA-PDT 治疗后，疣体清除，美容效果良好

（三）推荐方案

ALA-PDT 治疗皮肤疣有效。皮损呈乳头瘤样增生伴角化过度，光敏剂渗透深度有限，治疗前需采用角质松解剂、刮除等方法预处理以增加药物吸收。ALA-PDT 单次治疗不够彻底，常需多次治疗。与外用药物及其他传统物理治疗方法相比，ALA-PDT 费用较高。所以，建议传统治疗方法疗效不佳、特殊部位实施困难或需要保护局部组织结构和功能者，采用预处理后进行 ALA-PDT 治疗。

1．寻常疣

ALA-PDT 治疗难治性寻常疣推荐以下治疗方案（见表 12-7），根据临床情况可适当调整。

表 12-7　ALA-PDT 治疗难治性寻常疣推荐方案

主要预处理	ALA 配制		敷药时间	照光剂量		治疗间隔
	ALA 剂型	ALA 浓度		能量密度	功率密度	
采用角质松解剂、刮除等方法尽量去除增生的角质	溶液/乳膏	10%~20%	3~6 h	60~150 J/cm²	60~100 mW/cm²	1~2 周

2．跖疣

同寻常疣。

3．扁平疣

ALA-PDT 治疗扁平疣推荐以下治疗方案（表 12-8），根据临床情况可适当调整。

表 12-8　ALA-PDT 治疗扁平疣的推荐方案

主要预处理	ALA 配制		敷药时间	照光剂量		治疗间隔
	ALA 剂型	ALA 浓度		能量密度	功率密度	
胶布粘贴	溶液/乳膏	10%～20%	3～6 h	60～150 J/cm²	60～100 mW/cm²	1～2 周

（四）优化方案

1. 促进 ALA 透皮吸收

皮肤疣表面角化过度,阻碍 ALA 透皮吸收,限制 ALA-PDT 治疗皮肤疣的疗效。如何增加 ALA 的透皮吸收能力是 ALA-PDT 治疗皮肤疣成功与否的关键。研究者们尝试多种方法以提高 ALA 透皮吸收效率,如刮除术、电动磨削术、超声波、离子电渗疗法、微晶磨皮、激光消融、火针、水杨酸药物封包等[98,103-104]。YOO 用二氧化碳激光结合氨基酮戊酸甲酯光动力疗法治疗 12 例难治性甲周疣患者[105],共计 40 处皮损,结果显示 90% 疣体得到清除,随访半年无复发,比既往研究中单独采用 ALA-PDT 治疗周期更短。

2. 光源优化探索

光源的选择直接影响治疗效果,410 nm 的蓝光是 PpIX 的最大吸收波长,但是对组织的穿透能力弱,临床多采用 630 nm 红光作为 ALA-PDT 激发光源治疗皮肤疣。1999 年,Stender 采用 ALA 作为光敏剂,用不同波长的激发光源治疗手部和足部难治性寻常疣。结果表明白光作为激发光源的治愈率显著高于单纯红光、蓝光及单独冷冻治疗[106]。

3. 联合治疗方案

ALA-PDT 治疗皮肤疣需多次治疗,可考虑联合治疗方案以提高疗效、缩短疗程,如联合水杨酸封包、光热疗法、咪喹莫特、手术等方法。2018 年,王秀丽研究团队采用局部光热疗法联合咪喹莫特治疗 36 例难治性皮肤疣患者[107],对照组采用单纯咪喹莫特外涂治疗。结果显示光热联合咪喹莫特组 22 例达到完全缓解,完全缓解率(61.1%)显著高于对照组(32.4%)。2019 年,莫星帆采用手术联合 ALA-PDT 治疗难治性跖疣[108],治疗后 6 个月随访清除率 100%,无明显不良反应。2019 年,赵爽团队采用浅刮除联合 ALA-PDT 治疗 23 例顽固性甲周疣患者[109],共计 61 处皮损,结果表明 3 次治疗后 3 个月时,96% 患者皮损清除率超过 50%。

综上所述,ALA-PDT 可有效治疗寻常疣、扁平疣和跖疣等皮肤疣,已在临床广泛应用。

（闫　佳　石　磊）

附：缩略词

人乳头瘤病毒	human papilloma virus	HPV
原卟啉IX	protoporphyrin IX	PpIX
光动力荧光诊断	photodynamic diagnosis	PDD
鲍恩样丘疹病	bowenoid papulosis	BP

鲍恩病	Bowen's disease	BD
低危型 HPV	low risk-human papilloma virus	LR-HPV
高危型 HPV	high risk-human papilloma virus	HR-HPV
外阴上皮内瘤变	vulvar intraepithelial neoplasm	VIN
阴茎上皮内瘤变	pinial intraepithelial neoplasm	PIN
阴道上皮内瘤变	vaginal intraepithelial neoplasia	VaIN
国际外阴及阴道疾病研究学会	International Society for the Study of Vulvovaginal Disease	ISSVD
美国病理学会	College of American Pathologists	CAP
美国阴道镜及宫颈病理学会	American Society for Colposcopy and Cervical Pathology	ASCCP
分化型外阴上皮内瘤变	differentiated vulvar intraepithelial neoplasia	dVIN
宫颈鳞状上皮内瘤变	cervical intraepithelial neoplasia	CIN
鳞状上皮内病变	squamous intraepithelial lesion	SIL
高级别鳞状上皮内病变	high grade squamous intraepithelial lesion	HSIL
低级别鳞状上皮内病变	low grade squamous intraepithelial lesion	LSIL
皮肤鳞状细胞癌	cutaneous squamous cell carcinoma	cSCC
5-氨基酮戊酸己酯	hexyl-aminolevulinate	h-ALA
半胱氨酸蛋白酶	cysteine protease	Caspase

参考文献

[1] 王秀丽,王宏伟,乐嘉豫.关注某些 HPV 相关性皮肤病的诊断与治疗[J].中华皮肤科杂志,2008,41(5):279-281.

[2] 张靖,高波,康赟,等.中国女性宫颈人乳头瘤病毒感染型别分布区域性特征的 Meta 分析[J].中华微生物学和免疫学杂志,2014,34(12):913-920.

[3] 赵宇倩,赵方辉,胡尚英,等.中国女性人群宫颈人乳头瘤病毒感染及型别分布的多中心横断面研究[J].中华流行病学杂志,2015,36(12):1351-1356.

[4] 中华预防医学会疫苗与免疫分会.子宫颈癌等人乳头瘤病毒相关疾病免疫预防专家共识[J].中华预防医学杂志,2019:761-803.

[5] Hillemanns P, Wang X. Integration of HPV-16 and HPV-18 DNA in vulvar intraepithelial neoplasia[J]. Gynecologic oncology, 2006, 100(2):276.

[6] 王秀丽,廖康煌,Hillemanns P.外阴鳞状上皮内瘤变

皮损中人乳头瘤病毒 16、18 癌基因整合性研究[J].中华皮肤科杂志,2005,38:615-618.

[7] 王秀丽,王宏伟,杨连娟,等.上海地区女性外阴尖锐湿疣患者宫颈 HPV 感染及分型研究[J].中华皮肤科杂志,2009:739-741.

[8] Wang XL, Wang HW, Hillemanns P, et al. Distinctive features of foreskin condylomata acuminata associated with diabetes mellitus[J]. Acta dermato-venereologica, 2008, 88(6):578-583.

[9] 中华医学会皮肤性病学分会,中国医师协会皮肤科医师分会,中国康复医学会皮肤性病委员会.中国尖锐湿疣临床诊疗指南(2021 完整版).中国皮肤性病学杂志,2021,35(4):359-374.

[10] Wang HW, Miao F, Shi L, et al. Imiquimod-induced localized vitiligo in wife and lichen planus in husband[J]. Chinese medical journal, 2013, 126(13):2593.

[11] 王秀丽,徐世正,张春荣,等.δ-氨基酮戊酸光动力疗

法治疗男性尿道尖锐湿疣[J].中国皮肤性病学杂志，2000：34-35.

[12] Wang XL, Wang HW, Wang HS, et al. Topical 5-aminolaevulinic acid-photodynamic therapy for the treatment of urethral condylomata acuminata[J]. The British journal of dermatology, 2004, 151(4)：880-885.

[13] 王宏伟,王秀丽,过明霞,等.5-氨基酮戊酸光动力疗法与 CO_2 激光治疗尖锐湿疣疗效观察[J].临床皮肤科杂志,2006,35(10)：674-675.

[14] Tu P, Zhang H, Zheng H, et al. 5-Aminolevulinic photodynamic therapy versus carbon dioxide laser therapy for small genital warts：a multicenter, randomized, open-label trial[J]. Journal of the American Academy of Dermatology, 2021, 84(3)：779-781.

[15] 涂平,郑和义,顾恒,等.外用盐酸氨基酮戊酸光动力疗法治疗尖锐湿疣多中心随机对照研究[J].中华皮肤科杂志,2007,40(2)：67-70.

[16] 王宏伟,王秀丽,吴磊.女性鲍恩样丘疹病患者外阴皮损及宫颈 HPV 感染情况[J].中华皮肤科杂志,2006,39(11)：655.

[17] 王秀丽,王宏伟,过明霞,等.ALA 光动力治疗鲍温样丘疹病临床研究[J].中国皮肤性病学杂志,2005,19(4)：209-210.

[18] Hillemanns P, Wang X, Staehle S, et al. Evaluation of different treatment modalities for vulvar intraepithelial neoplasia (VIN)：CO(2) laser vaporization, photodynamic therapy, excision and vulvectomy[J]. Gynecologic oncology, 2006, 100(2)：271-275.

[19] 王宏伟,王秀丽,过明霞,等.5-氨基酮戊酸乳膏光动力疗法治疗皮肤癌前病变和皮肤原位癌[J].中华皮肤科杂志,2006,39(3)：137-139.

[20] 中华医学会皮肤性病学分会光动力治疗研究中心.氨基酮戊酸光动力疗法临床应用专家共识[J].中华皮肤科杂志,2015,48(10)：675-678.

[21] Morton CA, Szeimies RM, Basset-Séguin N, et al. European Dermatology Forum guidelines on topical photodynamic therapy 2019 Part 2：emerging indications-field cancerization, photorejurenation and inflammatory/infective dermatoses[J]. Journal of the European Academy of Dermatology & Venereology, 2020, 34(1)：17-29.

[22] 中华医学会皮肤性病学分会光动力治疗研究中心,中国康复医学会皮肤病康复专业委员会,中国医学

装备协会皮肤病与皮肤美容分会光医学治疗装备学组.氨基酮戊酸光动力疗法皮肤科临床应用指南(2021 版)[J].中华皮肤科杂志,2021,1：1-9.

[23] Shi L, Wang H, Chen K, et al. Chinese guidelines on the clinical application of 5-aminolevulinic acid-based photodynamic therapy in dermatology (2021 edition)[J]. Photodiagnosis and photodynamic therapy, 2021, 35：102340.

[24] Wang XL, Wang HW, Huang Z, et al. Study of protoporphyrin Ⅸ (PpⅨ) pharmacokinetics after topical application of 5-aminolevulinic acid in urethral condylomata acuminata[J]. Photochemistry and photobiology, 2007, 83(5)：1069-1073.

[25] 王秀丽,徐世正,张春荣,等.δ-氨基酮戊酸光动力疗法治疗尖锐湿疣的机理探讨[J].中国皮肤性病学杂志,2001,15(4)：234-237.

[26] 缪飞,王秀丽,王宏伟,等.稳定表达人乳头瘤病毒 16E7 蛋白 HaCaT 细胞株的建立[J].中华皮肤科杂志,2011,044(5)：310-313.

[27] Miao F, Lv T, Zhang Y, et al. Induction of apoptosis in HPV-16 E7 transfected human keratinocyte by ALA-mediated photodynamic therapy[J]. Photodiagnosis and photodynamic therapy, 2016, 13：205-210.

[28] 张云凤,缪飞,王宏伟,等.氨基酮戊酸光动力治疗尖锐湿疣局部免疫反应的研究[J].中华皮肤科杂志,2013,46(5)：309-312.

[29] 王秀丽,王宏伟,丁扬峰,等.δ-氨基酮戊酸光动力疗法治疗 101 例尿道尖锐湿疣临床疗效观察[J].临床皮肤科杂志,2003,32(8)：479.

[30] Zhou Z, Yang Y, Zhang L, et al. Topical 5-aminolevulinic acid photodynamic therapy with novel approach successfully treated refractory deep male urethral condyloma acuminata：a retrospective case series[J]. Journal of the American Academy of Dermatology, 2023, 88(5)：1166-1169.

[31] 王秀丽,缪飞,张玲琳,等.5-氨基酮戊酸光动力疗法治疗宫颈尖锐湿疣临床研究[J].中华皮肤科杂志,2010,43(10)：694-697.

[32] 王秀丽,姚红霞,缪飞,等.5-氨基酮戊酸光动力疗法治疗宫颈上皮内瘤样病变Ⅰ级[J].中华临床医师杂志(电子版),2011,5(16)：4751-4755.

[33] 邱丽华,李静然,陈飞,等.氨基酮戊酸光动力疗法在女性下生殖道疾病的临床应用专家共识[J].中国妇产科临床杂志,2022,23(4)：446-448.

[34] Hu Z, Li J, Liu H, et al. Treatment of latent or subclinical Genital HPV Infection with 5-aminolevulinic acid-based photodynamic therapy[J]. Photodiagnosis and photodynamic therapy, 2018, 23: 362-364.

[35] Wang HW, Wang XL, Zhang LL, et al. Aminolevulinic acid (ALA)-assisted photodynamic diagnosis of subclinical and latent HPV infection of external genital region[J]. Photodiagnosis and photodynamic therapy, 2008, 5(4): 251-255.

[36] 王秀丽,王宏伟,张玲琳,等.5-氨基酮戊酸光动力在尖锐湿疣诊断中的应用[J].中华皮肤科杂志,2008,41(5):5.

[37] Wang B, Shi L, Zhang YF, et al. Gain with no pain? Pain management in dermatological photodynamic therapy[J]. The British journal of dermatology, 2017, 177(3): 656-665.

[38] Zhang H, Shi L, Zhang Y, et al. Modified photodynamic therapy to minimize pain in the treatment of condylomata acuminata: a prospective, randomized, self-controlled study[J]. Photodiagnosis and photodynamic therapy, 2020, 32: 101915.

[39] 王秀丽,徐世正,张春荣.ALA光动力疗法联合微波治疗复发性尖锐湿疣疗效观察[J].中国麻风皮肤病杂志,2002:20-21.

[40] Huang J, Zeng Q, Zuo C, et al. The combination of CO_2 laser vaporation and photodynamic therapy in treatment of condylomata acuminata [J]. Photodiagnosis and photodynamic therapy, 2014, 11(2): 130-133.

[41] Liao C, Sun X, Zhang G, et al. Advanced application of holmium: YAG laser combined ALA-PDT for the treatment of refractory condylomata acuminata in anal canal[J]. Photodiagnosis and photodynamic therapy, 2020, 30: 101696.

[42] Lloyd KM. Multicentric pigmented Bowen's disease of the groin[J]. Archives of dermatology, 1970, 101(1): 48-51.

[43] Wade TR, Kopf AW, Ackerman AB. Bowenoid papulosis of the penis[J]. Cancer, 1978, 42(4): 1890-1903.

[44] 王宏伟,王秀丽,章楚光,等.60例鲍恩样丘疹病分析[J].中华皮肤科杂志,2004,37(6):368-368.

[45] Huang J, Wang B, Shi L, et al. Clinical features of bowenoid papulosis of prepuce associated with diabetes mellitus [J]. Photodiagnosis and

photodynamic therapy, 2023, 42: 103536.

[46] Munoz-Bello JO, Carrillo-Garcia A, Lizano M. Epidemiology and molecular biology of HPV variants in cervical cancer: the state of the art in Mexico[J]. International journal of molecular sciences, 2022, 23(15): 1-10.

[47] Gross G, Hagedorn M, Ikenberg H, et al. Bowenoid papulosis presence of human papillomavirus (HPV) structural antigens and of HPV 16-related DNA sequences[J]. Archives of dermatology, 1985, 121(7): 858-863.

[48] 王宏伟,王秀丽,章楚光.鲍恩样丘疹病皮损中HPV16、18的检测[J].中国麻风皮肤病杂志,2008,24(3):181-182.

[49] Rombaldi RL, Serafini EP, Villa LL, et al. Infection with human papillomaviruses of sexual partners of women having cervical intraepithelial neoplasia [J]. Brazilian journal of medical and biological research, 2006, 39(2): 177-187.

[50] Porter WM, Francis N, Hawkins D, et al. Penile intraepithelial neoplasia: clinical spectrum and treatment of 35 cases [J]. The British journal of dermatology, 2002, 147(6): 1159-1165.

[51] Wilkinson E, Kneale B, Lynch P. Report of the ISSVD terminology committee [J]. The Journal of reproductive medicine, 1986, 31: 973-974.

[52] Darragh TM, Colgan TJ, Thomas Cox J, et al. The lower anogenital squamous terminology standardization project for HPV-associated lesions: background and consensus recommendations from the College of American Pathologists and the American Society for Colposcopy and Cervical Pathology[J]. International journal of gynecological pathology: official journal of the International Society of Gynecological Pathologists, 2013, 32(1): 76-115.

[53] Bornstein J, Bogliatto F, Haefner HK, et al. The 2015 International Society for the Study of Vulvovaginal Disease (ISSVD) terminology of vulvar squamous intraepithelial lesions[J]. Journal of lower genital tract disease, 2016, 20(1): 11-14.

[54] Lopez-Revilla R, Pineda MA, Ortiz-Valdez J, et al. Human papillomavirus type 16 variants in cervical intraepithelial neoplasia and invasive carcinoma in San Luis Potosi City, Mexico[J]. Infectious agents and cancer, 2009, 4: 3.

12

[55] Darwich L, Canadas MP, Sirera G, et al. Human papillomavirus genotype distribution and human papillomavirus 16 and human papillomavirus 18 genomic integration in invasive and in situ cervical carcinoma in human immunodeficiency virus-infected women [J]. International journal of gynecological cancer: official journal of the International Gynecological Cancer Society, 2011, 21 (8): 1486-1490.

[56] 吕婷,王宏伟,王秀丽,等.鲍温样丘疹病四种疗法回顾性分析[J].中国皮肤性病学杂志,2010,24(2): 126-128.

[57] Rodolakis A, Diakomanolis E, Vlachos G, et al. Vulvar intraepithelial neoplasia (VIN)—diagnostic and therapeutic challenges [J]. European journal of gynaecological oncology, 2003, 24(3): 317-322.

[58] 王宏伟,王秀丽,过明霞,等.咪喹莫特乳膏治疗鲍恩样丘疹病疗效观察[J].中华皮肤科杂志,2007,40 (2):80-82.

[59] Martin-Hirsch PL, Whitehurst C, Buckley CH, et al. Photodynamic treatment for lower genital tract intraepithelial neoplasia [J]. Lancet (London, England), 1998, 351(9113): 1403.

[60] Fehr MK, Hornung R, Schwarz VA, et al. Photodynamic therapy of vulvar intraepithelial neoplasia III using topically applied 5-aminolevulinic acid[J]. Gynecologic oncology, 2001, 80(1): 62-66.

[61] Fehr MK, Hornung R, Degen A, et al. Photodynamic therapy of vulvar and vaginal condyloma and intraepithelial neoplasia using topically applied 5 - aminolevulinic acid [J]. Lasers in surgery and medicine, 2002, 30(4): 273-279.

[62] Yang CH, Lee JC, Chen CH, et al. Photodynamic therapy for bowenoid papulosis using a novel incoherent light-emitting diode device[J]. The British journal of dermatology, 2003, 149(6): 1297-1299.

[63] Paoli J, Ternesten Bratel A, Lowhagen GB, et al. Penile intraepithelial neoplasia: results of photodynamic therapy [J]. Acta dermato-venereologica, 2006, 86(5): 418-421.

[64] Wang XL, Wang HW, Guo MX, et al. Combination of immunotherapy and photodynamic therapy in the treatment of Bowenoid papulosis[J]. Photodiagnosis and photodynamic therapy, 2007, 4(2): 88-93.

[65] Welbourn H, Duthie G, Powell J, et al. Can photodynamic therapy be the preferred treatment option for anal intraepithelial neoplasia? Initial results of a pilot study [J]. Photodiagnosis and photodynamic therapy, 2014, 11(1): 20-21.

[66] Che Q, Li J, Wang J, et al. Therapeutic evaluation of 5-aminolevulinic acid-mediated photodynamic therapy in Bowenoid papulosis [J]. Photodiagnosis and photodynamic therapy, 2020, 29: 101635.

[67] Akoel KM, Welfel J, Gottwald L, et al. Photodynamic diagnosis of vulvar precancerous conditions and invasive cancers using 5 - aminolevulinic acid [J]. Ginekologia polska, 2003, 74(9): 662-665.

[68] zur Hausen H. Papillomavirus infections—a major cause of human cancers[J]. Biochim Biophys Acta, 1996, 1288(2): 55-78.

[69] Crawford L. A study of human papilloma virus DNA [J]. Journal of molecular biology, 1965, 13(2): 362-372.

[70] Forman D, de Martel C, Lacey C, et al. Global burden of human papillomavirus and related diseases [J]. Vaccine, 2012, 30(Suppl 5): 12-23.

[71] Dalstein V, Riethmuller D, Prétet J, et al. Persistence and load of high-risk HPV are predictors for development of high-grade cervical lesions: a longitudinal French cohort study [J]. International journal of cancer, 2003, 106(3): 396-403.

[72] Ferlay J, Shin H, Bray F, et al. Estimates of worldwide burden of cancer in 2008: GLOBOCAN 2008 [J]. International journal of cancer, 2010, 127(12): 2893-2917.

[73] 魏丽惠,赵昀,赵丹华,等.中国子宫颈癌筛查及异常管理相关问题专家共识(一)[J].中国妇产科临床杂志, 2017,18(2):190-192.

[74] Renshaw AA, Young NA, Birdsong GG, et al. Comparison of performance of conventional and ThinPrep gynecologic preparations in the College of American Pathologists gynecologic cytology program [J]. Archives of pathology & laboratory medicine, 2004, 128(1): 17-22.

[75] Egemen D, Cheung LC, Chen X, et al. Risk estimates supporting the 2019 ASCCP risk-based management consensus guidelines[J]. Journal of lower genital tract disease, 2020, 24(2): 132-143.

[76] 中国优生科学协会阴道镜和宫颈病理学分会专家委员会.中国子宫颈癌筛查及异常管理相关问题专家共

识(二)[J]. 中国妇产科临床杂志, 2017, 18(3): 286-288.

[77] Øvestad I, Gudlaugsson E, Skaland I, et al. Local immune response in the microenvironment of CIN2-3 with and without spontaneous regression[J]. Modern pathology: an official journal of the United States and Canadian Academy of Pathology, 2010, 23(9): 1231-1240.

[78] Kriska T, Korytowski W, Girotti A. Role of mitochondrial cardiolipin peroxidation in apoptotic photokilling of 5-aminolevulinate-treated tumor cells [J]. Arch Biochem Biophys, 2005, 433(2): 435-446.

[79] Wang J, Wang Q, Chen P, et al. Podophyllotoxin-combined 5-aminolevulinic acid photodynamic therapy significantly promotes HR-HPV-infected cell death[J]. Photodermatology, photoimmunology & photomedicine, 2022, 38(4): 343-353.

[80] Li Z, Teng M, Wang Y, et al. The mechanism of 5-aminolevulinic acid photodynamic therapy in promoting endoplasmic reticulum stress in the treatment of HR-HPV-infected HeLa cells [J]. Photodermatology, photoimmunology & photomedicine, 2021, 37(4): 348-359.

[81] Pahernik SA, Botzlar A, Hillemanns P, et al. Pharmacokinetics and selectivity of aminolevulinic acid-induced porphyrin synthesis in patients with cervical intra-epithelial neoplasia [J]. International journal of cancer, 1998, 78(3): 310-314.

[82] Hillemanns P, Korell M, Schmitt-Sody M, et al. Photodynamic therapy in women with cervical intraepithelial neoplasia using topically applied 5-aminolevulinic acid[J]. International journal of cancer, 1999, 81(1): 34-38.

[83] Barnett AA, Haller JC, Cairnduff F, et al. A randomised, double-blind, placebo-controlled trial of photodynamic therapy using 5-aminolaevulinic acid for the treatment of cervical intraepithelial neoplasia[J]. International journal of cancer, 2003, 103(6): 829-832.

[84] Bodner K, Bodner-Adler B, Wierrani F, et al. Cold-knife conization versus photodynamic therapy with topical 5-aminolevulinic acid (5-ALA) in cervical intraepithelial neoplasia (CIN) II with associated human papillomavirus infection: a comparison of preliminary results[J]. Anticancer research, 2003, 23

(2): 1785-1788.

[85] Andikyan V, Kronschnabl M, Hillemanns M, et al. Fluorescence diagnosis with 5-ALA thermogel of cervical intraepithelial neoplasia [J]. Gynakol Geburtshilfliche Rundsch, 2004, 44(1): 31-37.

[86] 缪飞, 王秀丽, 王宏伟, 等. 5-氨基酮戊酸光动力治疗宫颈高危型 HPV 感染[J]. 中国皮肤性病学杂志, 2012, 26(1): 3.

[87] Wu A, Li Q, Ling J, et al. Effectiveness of photodynamic therapy in women of reproductive age with cervical high-grade squamous intraepithelial lesions (HSIL/CIN2) [J]. Photodiagnosis and photodynamic therapy, 2021, 36: 102517.

[88] Ma L, Gao X, Geng L, et al. Efficacy and safety of photodynamic therapy mediated by 5-aminolevulinic acid for the treatment of cervical intraepithelial neoplasia 2: a single-center, prospective, cohort study[J]. Photodiagnosis and photodynamic therapy, 2021, 36: 102472.

[89] Niu J, Cheng M, Hong Z, et al. The effect of 5-aminolaevulinic acid photodynamic therapy versus CO(2) laser in the treatment of cervical low-grade squamous intraepithelial lesions with high-risk HPV infection: a non-randomized, controlled pilot study[J]. Photodiagnosis and photodynamic therapy, 2021, 36: 102548.

[90] Cai H, Ma T, Che Y, et al. Loop electrosurgical excision procedure followed by 5-aminolevulinic acid photodynamic therapy for cervical intraepithelial neoplasia, a report of six cases[J]. Photodiagnosis and photodynamic therapy, 2020, 29: 101650.

[91] Yao H, Zhang H, Pu X, et al. Photodynamic therapy combined with carbon dioxide laser for low-grade vaginal intraepithelial neoplasia: a retrospective analysis [J]. Photodiagnosis and photodynamic therapy, 2020, 30: 101731.

[92] Yamaguchi S, Tsuda H, Takemori M, et al. Photodynamic therapy for cervical intraepithelial neoplasia[J]. Oncology, 2005, 69(2): 110-116.

[93] Soergel P, Wang X, Stepp H, et al. Photodynamic therapy of cervical intraepithelial neoplasia with hexaminolevulinate [J]. Lasers in surgery and medicine, 2008, 40(9): 611-615.

[94] Morison WL. Anti-viral treatment of warts[J]. The British journal of dermatology, 1975, 92(1): 97-99.

［95］Stahl D, Veien NK, Wulf HC. Photodynamic inactivation of virus warts: a controlled clinical trial [J]. Clinical and experimental dermatology, 1979, 4 (1): 81-85.

［96］Ammann R, Hunziker T, Braathen LR. Topical photodynamic therapy in verrucae: a pilot study[J]. Dermatology (Basel, Switzerland), 1995, 191 (4): 346-347.

［97］Stender IM, Na R, Fogh H, et al. Photodynamic therapy with 5 - aminolaevulinic acid or placebo for recalcitrant foot and hand warts: randomised double-blind trial[J]. Lancet (London, England), 2000, 355 (9208): 963-966.

［98］Wu MF, Lv T, Miao F, et al. Periungual and subungual warts successfully treated with combination of electric shaving, curettage, and photodynamic therapy [J]. Photodermatology, photoimmunology & photomedicine, 2021, 37(1): 82-84.

［99］Fabbrocini G, Di Costanzo MP, Riccardo AM, et al. Photodynamic therapy with topical delta-aminolaevulinic acid for the treatment of plantar warts [J]. Journal of photochemistry and photobiology B-Biology, 2001, 61(1): 30-34.

［100］Mizuki D, Kaneko T, Hanada K. Successful treatment of topical photodynamic therapy using 5-aminolevulinic acid for plane warts [J]. The British journal of dermatology, 2003, 149(5): 1087-1088.

［101］Lu YG, Wu JJ, He Y, et al. Efficacy of topical aminolevulinic acid photodynamic therapy for the treatment of verruca planae[J]. Photomedicine and laser surgery, 2010, 28(4): 561-563.

［102］Li Q, Jiao B, Zhou F, et al. Comparative study of photodynamic therapy with 5%, 10% and 20% aminolevulinic acid in the treatment of generalized recalcitrant facial verruca plana: a randomized clinical trial[J]. Journal of the European Academy of Dermatology and Venereology, 2014, 28 (12):

1821-1826.

［103］Morrow DI, Garland MJ, McCarron PA, et al. Innovative drug delivery strategies for topical photodynamic therapy using porphyrin precursors [J]. Journal of environmental pathology, toxicology and oncology: official organ of the International Society for Environmental Toxicology and Cancer, 2007, 26(2): 105-116.

［104］Donnelly RF, McCarron PA, Morrow DI, et al. Photosensitiser delivery for photodynamic therapy part 1: topical carrier platforms[J]. Expert opinion on drug delivery, 2008, 5(7): 757-766.

［105］Yoo KH, Kim BJ, Kim MN. Enhanced efficacy of photodynamic therapy with methyl 5 - aminolevulinic acid in recalcitrant periungual warts after ablative carbon dioxide fractional laser: a pilot study [J]. Dermatologic surgery: official publication for American Society for Dermatologic Surgery, 2009, 35(12): 1927-1932.

［106］Stender IM, Lock-Andersen J, Wulf HC. Recalcitrant hand and foot warts successfully treated with photodynamic therapy with topical 5-aminolaevulinic acid: a pilot study [J]. Clinical and experimental dermatology, 1999, 24(3): 154-159.

［107］Shi L, Luo M, Zhang F, et al. Photothermal therapy enhanced the effectiveness of imiquimod against refractory cutaneous warts through boosting immune responses[J]. Journal of biophotonics, 2019, 12 (2): e201800149.

［108］莫星帆, 陆蓉, 李晶晶, 等. 手术联合光动力治疗难治性跖疣的临床效果[J]. 中华医学美学美容杂志, 2019, 25(4):326-329.

［109］Wu L, Chen W, Su J, et al. Efficacy of the combination of superficial shaving with photodynamic therapy for recalcitrant periungual warts [J]. Photodiagnosis and photodynamic therapy, 2019, 27: 340-344.

第十三章
ALA-PDT 治疗毛囊皮脂腺疾病

第一节　ALA-PDT 治疗痤疮

一、痤疮概述

痤疮(acne vulgaris)是累及毛囊皮脂腺的慢性炎症性皮肤病,是全球第八大高发疾病,且多累及青少年,高峰患病年龄为 16~20 岁。痤疮反复发作的慢性过程,以及中重度痤疮造成的面部瘢痕和色沉,易导致患者产生自卑、焦虑、抑郁等不良情绪,可造成严重的身体、社会、心理、精神和经济负担[1-2]。

痤疮的发病机制复杂,遗传背景下激素诱导的皮脂腺过度分泌脂质、毛囊皮脂腺导管角化异常、痤疮丙酸杆菌等毛囊微生物增殖及炎症和免疫反应是与之相关的四个关键因素。四大因素相互关联,皮脂腺功能异常和脂质大量分泌是痤疮发病的前提[3]。在遗传背景下,环境、饮食等可诱导雄激素水平升高以及胰岛素样生长因子(insulin-like growth factor 1,IGF-1)等升高,诱发皮脂增加和皮脂成分改变[4-5],后者可改变毛囊及周围的微生态,刺激毛囊中痤疮丙酸杆菌的生长,抑制革兰阳性菌群的共生。毛囊微生物和/或异常脂质激活天然免疫,并不断相互作用,导致脂质稳态改变,进一步调节获得性免疫,从而参与痤疮的发生、发展[6]。其中,炎症与免疫反应参与痤疮的全过程[7]。早期微生态和脂质改变诱导白介

素-1α(Interleukin-1α,IL-1α)介导炎症发生,并导致毛囊皮脂腺导管异常角化从而形成微粉刺。Toll 样受体(toll-like receptor,TLR)的活化及其他炎症递质释放进一步介导炎症反应,激活天然免疫,微粉刺进一步发展成为粉刺;而毛囊口堵塞进一步加重痤疮丙酸杆菌增殖以及皮脂排出异常[8],而二者作用产生的游离脂肪酸进一步刺激毛囊,趋化中性粒细胞等炎症细胞加重炎症,随后 T 淋巴细胞浸润,获得性免疫被激活。随着炎症的不断迁延,毛囊壁断裂,皮脂、微生物、角蛋白进入真皮,形成异物样炎症反应[3]。

(一)临床表现

痤疮皮损好发于前额及面颊、前胸部和肩背部。初发损害为毛囊一致的圆锥形丘疹,顶端呈黄白色,由毛囊内皮脂和脱落的角化上皮细胞构成,为白头粉刺,若顶端氧化则形成黑头粉刺,是痤疮的早期损害。粉刺可进一步形成炎性丘疹,顶端可有米粒至绿豆大小的脓疱,炎症继续发展,则形成大小不等的红色结节或囊肿。皮损一般无自觉症状,炎症明显时可伴有疼痛[9]。

痤疮根据皮损性质可分为 3 度 4 级,即轻度(Ⅰ级):仅有粉刺;中度(Ⅱ级):炎性丘疹;中度(Ⅲ级):脓疱;重度(Ⅳ级):结节、囊肿[3]。

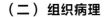

（二）组织病理

痤疮早期微粉刺的组织病理学表现为毛囊漏斗部扩张，内含角化上皮，毛囊开口狭小。闭合性粉刺可见紧密的囊性结构，囊腔内见角质碎屑、毛发和细菌。开放性粉刺可见宽大的毛囊开口，皮脂腺萎缩或消失。随着毛囊导管的不断扩张，毛囊漏斗部破裂，囊腔内容物进入真皮，引起中性粒细胞、淋巴细胞、单核-巨噬细胞浸润的炎症反应，发展为异物肉芽肿样反应，以及瘢痕形成[10]。

二、治疗方法

针对痤疮 4 个主要发病机制，痤疮的治疗原则包括角质剥脱、溶解粉刺、抑制皮脂分泌、抗菌、抗炎。具体包括药物治疗、物理化学治疗和光动力治疗等，应根据痤疮的分级选用相应的治疗措施。

（一）药物治疗

痤疮的药物治疗，分为外用药物治疗和系统药物治疗。外用药物治疗是痤疮的基础治疗，包括外用维 A 酸类药物、抗菌药物如过氧化苯甲酰和抗生素等。痤疮的系统药物治疗包括口服四环素类抗菌药物，如多西环素、米诺环素等，以及口服异维 A 酸药物。然而，口服异维 A 酸起效慢、疗程长，除了对肝功能、血脂的影响，还存在致畸和致骨骼早期闭合的风险，因此其广泛应用受到限制，尤其是对于育龄期女性和青少年[11]。系统应用抗生素常存在胃肠道反应，影响骨骼、牙齿发育，光敏性和抗生素耐药等问题均制约了其临床应用[12]。

（二）物理化学治疗

随着医学技术的发展，各种光电疗法和化学焕肤术逐渐应用于痤疮的治疗，其中以红、蓝光应用最为广泛。20 世纪 90 年代起，人们开始尝试应用红、蓝光治疗痤疮。Meffert 等研究发现蓝光照射，累积剂量 325 J/cm² 可明显改善痤疮的临床症状[13]；而 Papageorgiou 等随后发现小剂量多频次照射更为有效[14]。但由于技术限制，既往红蓝光治疗仪器体积一般较为庞大，且操作复杂，在痤疮治疗中的应用率不高。王秀丽研究团队从 2006 年起采用红、蓝光治疗轻、中度痤疮，并取得满意的临床疗效。为了推动其临床应用，让更多的患者得到好的治疗，团队积极申报并于 2013 年以"红、蓝光治疗痤疮"获得上海市新技术准入；并申请获批红、蓝光治疗收费标准。目前，红、蓝光治疗仪多采用 LED 光源，可发射波长 415 nm 的超高纯度蓝光和波长 633 nm 的红光，具有抗菌、抗炎、修复作用，在临床上已广泛应用于治疗轻中度痤疮，可有效缓解炎症，改善疾病预后。2021 年，王秀丽研究团队结合多年治疗经验，开展一项前瞻性随机对照研究，发现红光和蓝光在轻度至中度寻常痤疮中具有相似的疗效，但与蓝光相比，红光治疗后，不良反应如色素沉着等更加轻微[15]，为红、蓝光治疗轻中度痤疮的临床应用提供了有力依据，并通过对比两种光源的疗效和不良反应，推荐红光作为轻中度痤疮物理治疗的首选光源。红、蓝光治疗一般采取每周 2～3 次，每次 10～20 min，持续 6～8 周可有效缓解皮损炎症。随着家用红、蓝光仪的出现，患者依从性逐渐提高[16-17]，红、蓝光将步入家庭治疗。但对于重度痤疮患者，单纯红、蓝光的疗效欠佳。

三、ALA-PDT

ALA-PDT 作为一种新型的药械结合的光医学疗法，历经新适应证的不断探索和治疗参数的优化，已成功应用于Ⅲ～Ⅳ级中重度痤疮患者的治疗。

1990 年，研究发现在小鼠腹腔内注射 ALA 后，卟啉会富集在皮脂腺中[18]。2000 年，Hongcharu 等尝试应用 ALA-PDT 治疗背部痤疮，发现 ALA-PDT 能够造成皮脂腺的急性损伤进而导致其体积缩小，且在多次 PDT 治疗的 20

周后或单次治疗的 10 周后,均取得不错的临床疗效[19]。ItohY 等应用 20% ALA 封包 4 h 后,用波长 600~700 nm 卤素灯照射(17 mW/cm²,13 J/cm²)成功治疗 10 例面部痤疮患者,其疗效可持续 6 个月[20]。遗憾的是,之后近十年鲜有 PDT 治疗痤疮的研究报道。

2009 年,王秀丽研究团队发现并报道外用 10% ALA 乳膏后应用 633 nm LED 光源照射(100 mW/cm²,50~60 J/cm²)治疗面部重度痤疮安全有效,短期疗效优于口服异维 A 酸[21];团队进一步针对丘疹、脓疱、囊肿不同皮损分别进行 PpⅨ荧光检测,发现随着皮损严重程度的增加,荧光强度也越强[22]。因此提出 ALA-PDT 更适用于以炎性丘疹、脓疱和囊肿为主要表现的中重度痤疮的治疗。基于以往研究,外用 ALA 转化为 PpⅨ只聚集在表皮,真皮无明显 PpⅨ聚集,ALA-PDT 如何实现治疗中重度痤疮患者呢?之前学者们都是推测 ALA 可能通过皮脂腺导管进入毛囊皮脂腺单元,但缺乏实际证据。王秀丽研究团队通过荧光动力学研究,在痤疮患者组织中首次证实外用 ALA 通过皮脂腺导管使 PpⅨ富集于皮脂腺单元,为 ALA-PDT 治疗中重度痤疮找到作用靶组织,确立 PDT 治疗依据[23]。

随后针对临床所面临的用药浓度和时间等治疗参数问题,王秀丽研究团队通过一系列基础研究和临床应用,不断优化治疗参数[24],推荐"3%~5% ALA 浓度,3 h 敷药时间,首次低能量,之后逐渐递增(30~70 J/cm²)"作为 ALA-PDT 治疗痤疮的最佳治疗参数,并在后续的临床应用中得到验证。这为 ALA-PDT 治疗中重度痤疮提供了坚实的理论依据。2013 年,在王秀丽研究团队前期的研究基础上,国内多家医院共同完成的中国大样本、多中心临床研究也证实 5% 低浓度 ALA-PDT 对于中重度痤疮的理想疗效[25]。在此之后,王秀丽研究团队连续多年坚持举办国家级继续教育班,在全国会议进行推广和宣传光动力治疗,并且成立中华医学会皮肤性病学分会

光动力治疗研究中心、中国康复医学会皮肤光动力治疗康复技术专项培训基地等培训中心,培养了一批又一批光动力专业人才,将光动力治疗中重度痤疮相关技术传授和推广于全国各地。2014 年 12 月,王秀丽、顾恒、郑和义教授执笔,牵头制订首版《氨基酮戊酸光动力疗法临床应用专家共识》,推荐"首次短时间、低能量,之后逐渐递增"的痤疮 PDT 治疗原则,并推荐 5% 低浓度、1~3 h 封包的治疗参数[26]。与此同时,王秀丽研究团队的研究成果也得到国际同行的认可,2016 年美国皮肤病学会(AAD)发表的最新痤疮治疗指南提到,在痤疮的光医学治疗中,光动力疗法循证医学证据最充足,这一结论源于 4 篇颇具价值的临床研究文献的支持,其中 2 篇文献来自中国皮肤科光动力研究团队的成果。在之后的几年中,王秀丽研究团队继续积极探索,进一步优化 ALA-PDT 治疗中重度痤疮的应用参数。2021 年新版《氨基酮戊酸光动力疗法皮肤科临床应用指南》推荐 5% ALA 凝胶或溶液,避光封包 1~1.5 h,采用 LED 光源红光对皮损处进行整体照射,推荐能量密度 60~126 J/cm²,功率密度 40~100 mW/cm²[27](图 13-1、图 13-2)。2022 年,王秀丽研究团队进一步总结归纳,牵头制定了《中国氨基酮戊酸光动力疗法治疗寻常痤疮临床应用指南》英文版,进一步规范更新其治疗机制和参数,并将其分享至国际同行[28]。

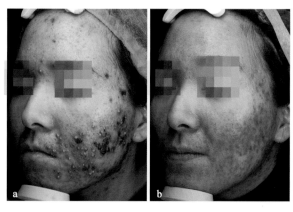

图 13-1　ALA-PDT 治疗重度痤疮(丘疹脓疱)
(a)ALA-PDT 治疗前;(b)3 次 ALA-PDT 治疗后丘疹脓疱完全消退

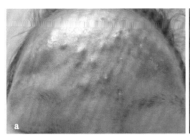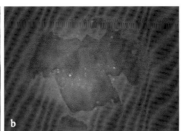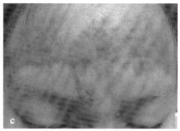

图 13-2　ALA-PDT 治疗重度痤疮(囊肿)

(a)ALA-PDT 治疗前；(b)ALA 孵育 1.5 h 后荧光检测；(c)3 次 ALA-PDT 治疗后 3 周,囊肿完全消退

综上所述,ALA-PDT 治疗痤疮具有良好的应用前景,但仍需进一步明确其治疗机制和优化治疗参数,以期不断提高疗效。

(一)治疗机制

王秀丽研究团队针对痤疮发病机制构建了痤疮丙酸杆菌、表皮葡萄球菌等体外和动物模型。为了进行更加深入的基础研究,团队构建了来源于中国痤疮患者的人永生化皮脂腺细胞(XL-i-20),为临床和基础研究提供痤疮患者皮脂腺细胞研究模型。虽然 ALA-PDT 治疗痤疮的机制尚未完全明确,但研究证明 ALA-PDT 治疗痤疮的机制与目前认为的痤疮四大发病机制均相关。

1. 直接破坏皮脂腺,减少皮脂分泌

王秀丽研究团队发现 ALA-PDT 治疗痤疮,ALA 通过毛囊口进入毛囊皮脂腺单元,选择性地富集于皮脂腺(图 13-3),光动力效应产生大量 ROS 使皮脂腺破坏、萎缩,进而减少皮脂的分泌,这是首次发现外用光敏剂 ALA 能被皮脂腺靶向吸

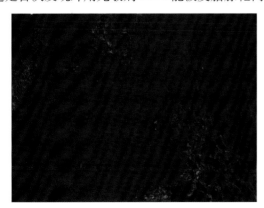

图 13-3　ALA 孵育 3 h 后 PpIX 荧光富集于毛囊皮脂腺处

收的直接证据[23]。Hongcharu 等对背部痤疮进行 ALA-PDT 治疗,发现治疗后的皮脂腺及周围有中性粒细胞浸润,40% 皮脂腺被破坏、萎缩,3 周后被破坏的皮脂腺可达 55%,皮脂分泌明显减少[23]。

ALA-PDT 能够抑制皮脂分泌,此过程可能通过诱导皮脂腺细胞凋亡所实现。王秀丽研究团队发现 ALA-PDT 激活 AMPK(AMP-activated protein kinase)通路,下调皮脂腺细胞中 SREBP-1 的表达,抑制皮脂分泌[29]。Jeong 等研究发现 ALA-PDT 可诱导皮脂腺细胞凋亡,但凋亡细胞的数目并不与 ALA 浓度成正比[30]。ALA 转化为 PpIX 主要在线粒体中进行,因此 ALA-PDT 诱导的细胞凋亡主要与线粒体依赖的凋亡机制相关,主要包括线粒体膜去极化、细胞色素 C 的释放、Caspase 3 和 Caspase-9 的活化等。ALA-PDT 可以通过抑制 Akt-/Erk-mTOR-p70 s6k 信号通路诱导皮脂腺细胞凋亡和 mTOR-SREBP-1/PPAR γ 信号通路抑制皮脂生成[31, 32]。

2. 增加毛囊皮脂腺单元微生物多样性

痤疮的致病微生物主要为痤疮丙酸杆菌、表皮葡萄球菌等革兰阳性菌。痤疮丙酸杆菌自身可产生卟啉,在伍德灯视野下,可以观察到针尖大砖红色点状荧光主要分布于鼻部、前额等部位[33]。以前认为痤疮丙酸杆菌在诱导痤疮慢性炎症中起关键作用,然而这种观点正受到越来越多的挑战。越来越多的证据表明,痤疮患者毛囊中的痤疮丙酸杆菌数量并没有比非痤疮患者多[34]。而皮肤微生物多样性的丧失以及先天免疫的激活可能是痤疮慢性炎症持续存在的主要原因[35-36]。王秀丽

研究团队早年研究发现 ALA-PDT 能抑制浮游表皮葡萄球菌及其生物膜的活性[37-38]，新近研究证实 ALA-PDT 能增加痤疮患者毛囊和皮肤表面的微生物多样性。Tao 等对 11 例重度痤疮患者的毛囊皮脂腺单元微生物进行了基因组测序，发现痤疮丙酸杆菌、表皮葡萄球菌以及荧光假单胞菌为主要微生物。5％ ALA-PDT 治疗 3 个疗程后，痤疮丙酸杆菌的相对丰度降低，荧光假单胞菌增多，而参与能量代谢和 DNA 复制的功能基因减少[39]。Yang 等还发现 ALA-PDT 增加了痤疮表皮微生物组的多样性[40]。因此，ALA-PDT 在抑制痤疮丙酸杆菌等病原微生物的同时增加毛囊和表皮的微生物的多样性，改善毛囊皮脂腺单元的微环境。

3. 改善毛囊上皮细胞异常角化

目前研究认为多种病原体作用于表皮和毛囊上皮，可激活 TLR2、IL-1α 等细胞因子的分泌，进而导致角质形成细胞的增殖和毛囊上皮的异常角化，最终形成粉刺[8]。角质形成细胞可有效吸收 ALA 并转化成 PpⅨ[41]，体外研究提示 ALA-PDT 可改善角质形成细胞的异常角化[42]，可能与 ROS 下调蛋白激酶 C（protein kinase C，PKC）下游的成纤维细胞生长因子受体 2b（fibroblast growth factor receptor 2b，FGFR 2b）信号通路相关，从而减少了 IL-1α 的表达，最终抑制角质形成细胞的增殖和分化[43]。Fabbrocini 等发现 ALA-PDT 可以治疗粉刺，有效率可达 79％[44]，而 Orringer 等报道仅 7％的患者粉刺得到改善[45]，王秀丽研究团队在痤疮治疗过程中也发现 ALA-PDT 对粉刺的疗效欠佳，因此对于 ALA-PDT 是否可有效改善毛囊上皮角化目前仍存在一定争议。

4. 免疫调节

研究发现 ALA-PDT 对正常皮肤和痤疮都有免疫调节作用。王秀丽研究团队在长期临床工作中发现 ALA-PDT 治疗重度痤疮时有一过性炎症放大现象，表现为治疗区域红斑、水肿、脓疱等强烈的急性炎症反应，且这种急性炎症的反应程度与 PDT 临床疗效成正相关[46]。经过进一步探索，团队发现 ALA-PDT 可以通过 p38 途径在体内外上调 CXCL8 的表达，通过募集 T 细胞、B 细胞、中性粒细胞和巨噬细胞来放大炎症反应[47]。上述研究表明，ALA-PDT 早期可诱导角质形成细胞、皮脂腺细胞等产生细胞因子，后者又可募集大量炎症细胞如中性粒细胞、T 淋巴细胞、树突状细胞以及单核细胞等，导致短时间内炎症放大。这种以炎症放大为表现的免疫调节作用是 ALA-PDT 治疗重度痤疮的关键机制之一。临床上，在 ALA-PDT 治疗 24 h 后，痤疮的急性炎症反应逐渐消退。研究发现 ALA-PDT 治疗后 2 周，TLR2、TLR4 的表达分别下降 50％和 30％[30]。国内研究者马英等发现，痤疮丙酸杆菌诱导角质形成细胞上调 TLR2、TLR4、IL-1α、IL-8 以及 TNF-α，这一过程可被 ALA-PDT 逆转[48]。王丹等发现 ALA-PDT 能够通过下调核因子 kappaB（nuclear factor-kappa B，NF-κB）改善痤疮丙酸杆菌感染金黄地鼠皮脂腺斑所产生的炎症反应，并且发现信号转导子及转录激活子 3（signal transducer and activator of transcription 3，STAT 3）发生了上调[49]。STAT 3 的上调与细胞因子 IL-10 等密切相关，后者可抑制 NF-κB 通路发挥炎症抑制作用，推测 ALA-PDT 可能诱导 IL-10 的分泌，随后在 Byun 等的研究中得到进一步证实[50]。研究发现光动力疗法在体外 HaCaT 细胞以及小鼠体内可抑制痤疮丙酸杆菌诱导的诱导型一氧化氮合酶（iNOS）、NO 和炎症因子的上调，还可降低 p38 蛋白、c-Jun 氨基末端激酶（c-Jun N-terminal kinase，JNK）、细胞外调节蛋白激酶（extracellular regulated protein kinases，ERK）的磷酸化，以及抑制性 NF-κB 激酶（inhibitor of nuclear factor kappa-B kinase，IKK）α/β 和 NF-κB p65 蛋白的磷酸化，从而抑制 NF-κB 和 p38 丝裂原活化蛋白激酶（mitogen-activated protein kinase，MAPK）信号通路，缓解炎症反应[48]。

综上，ALA-PDT 在治疗早期通过 p38 等途径在体内外上调 CXCL8 等趋化因子的表达，募集 T 细胞、B 细胞、中性粒细胞和巨噬细胞等，并促进角质形成细胞、皮脂腺细胞来放大炎症反应，打破慢性炎症持续状态。在治疗后期，则通过抑制 NF-κB 和 MAPK 信号通路，下调 TLR 的表达，从而最终控制炎症。然而，ALA-PDT 在治疗痤疮中的免疫调节作用较为复杂，具体机制仍不明确，需进一步深入探索。

5. 促进细胞外基质重塑

ALA-PDT 可以通过重塑患者皮肤的细胞外基质发挥治疗作用。临床上可观察到，ALA-PDT 治疗后患者皮肤较治疗前更显细腻、光滑，治疗区域胶原纤维和弹力纤维数量增多、排列致密[23, 51]。前期的研究证实，痤疮丙酸杆菌可诱导角质形成细胞和皮脂腺细胞分别表达基质金属蛋白酶（matrix metalloprotein，MMP）- 9 以及 MMP-2，后两者可促进细胞外基质的降解，进而使毛囊皮脂腺单元崩解、加速痤疮丙酸杆菌感染、促进炎症。Osiecka 等发现 PDT 后痤疮患者局部皮损内的 MMP-2、MMP-9 几乎不表达[52]。王秀丽研究团队发现低剂量 ALA-PDT 可刺激角质形成细胞释放 TGF-β1，激活真皮成纤维细胞中的 TGF-β 通路，重塑真皮中的胶原蛋白[53]，进一步提示细胞外基质重塑在 ALA-PDT 治疗痤疮中的重要性（图 13-4）。

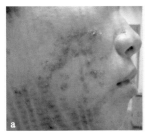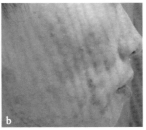

图 13-4　ALA-PDT 治疗重度痤疮伴痤疮瘢痕的患者
(a)ALA-PDT 治疗前；
(b)ALA-PDT 治疗后患者皮肤较治疗前细腻光滑，瘢痕有所减轻

综上所述，目前 ALA-PDT 治疗中重度痤疮机制为可通过直接破坏皮脂腺、减少皮脂分泌、增加毛囊皮脂腺单元微生物多样性、改善皮肤微生态以及免疫调节作用；另外，ALA-PDT 还能通过某种方式改善毛囊上皮细胞异常角化，具体机制仍需进一步研究。免疫调节作用是 ALA-PDT 治疗中重度痤疮的关键机制之一，在 PDT 早期表现为放大炎症反应，打破痤疮慢性炎症状态；在 PDT 后期可通过免疫调节，抑制相关信号通路控制炎症。而 ALA-PDT 促进细胞外基质重塑的作用也可使痤疮患者获得额外的美容收益。

（二）临床应用

ALA-PDT 治疗中重度痤疮疗效肯定，但各医院应用所产生的临床疗效存在差异，且治疗时患者常常出现疼痛，部分患者甚至因疼痛剧烈而选择放弃治疗。除此之外，ALA-PDT 后治疗部位所出现的"反应性痤疮"，也在一定程度上困扰着临床医生。以上这些问题，均与治疗参数息息相关，均成为 PDT 治疗中重度痤疮的瓶颈。基于此，王秀丽研究团队开展了一系列基础研究，优化参数，并提出适合中国人的 ALA-PDT 推荐方案。

1. 光敏剂

ALA 是我国目前唯一临床准入的外用光敏剂，常用剂型为乳膏、霜剂和热敏凝胶。乳膏、霜剂是易于涂抹的半固体外用制剂，具有保护、水合及润滑作用，因其药物透皮吸收好、配制方便等特点，在临床上较为常用。因此，ALA-PDT 治疗体表病灶时，多推荐优先使用乳膏或霜剂。

在欧美国家，ALA 多采用 10%～20% 的浓度用于痤疮的治疗；王秀丽研究团队的早期前瞻性研究发现 3%、5%、10% 的 ALA 浓度治疗痤疮患者面部皮损，在临床疗效上的差异没有统计学意义[54]。综合考虑经济因素和不良反应等因素，推荐临床上应用低浓度 ALA 治疗痤疮。

当前对于口服光敏剂进行 PDT 治疗痤疮仍存在争议。虽然有口服 ALA(10 mg/kg)后进行光动力治疗的报道，且皮损清除率可达 92%[55]。但由于口服光敏剂具有一定的风险，且局部分布难以控制，因此当前较少应用。

目前，临床推荐 5% 低浓度 ALA 治疗中重度痤疮，推荐外用乳膏或凝胶作为使用剂型。

2. 选择光源

目前研究报道的 PDT 治疗痤疮的光源多种多样，主要分为激光光源和非激光光源。临床上往往根据不同的治疗目的选择不同光源进行 PDT 治疗，如 500～1 200 nm 强脉冲光（IPL）、630～635 nm 红光、405～420 nm 蓝光以及 585 nm 或 595 nm 脉冲染料激光（PDL）等。LED 是一种单色性好、光谱窄，无需过滤可直接发出有色可见光的新型发光技术，经过几十年的改良，目前已相当成熟，同时是冷光源，能量稳定，适宜用作光源治疗。且痤疮皮损往往多发，常累及整个面部、胸背部，而 LED 可制成大光斑，因此较为适合用于痤疮的治疗。

此外，光源的波长和光照剂量也是影响 PDT 临床疗效的关键因素。ALA-PDT 所配套的光的波长需要与 PpⅨ吸收光谱相匹配，即在 410 nm、505 nm、540 nm、580 nm 和 630 nm 附近。虽然 Soret 带上的 410 nm 的光比波长较长的 Q 谱带光强 15～30 倍，但由于皮脂腺的位置较深，距离皮肤表面 0.5～1 mm，因此在考虑光照剂量的同时必须考虑光源的照射深度。仅对于痤疮的治疗来讲，目前在国际上没有共识，仅有个别研究通过皮肤活检来探究光动力对皮脂腺的损伤情况，所使用光的波长和能量分别是 550～700 nm，15 J/cm² 以及 600～700 nm，13 J/cm²，但只有前者被证实能够抑制皮脂分泌。因此，Sakamoto 等认为 PDT 作用在不同光源和能量下被认为是两个层次：在低能量照射时，细菌的生长、炎症以及毛囊角化过度可能得到改善；只有在较高能量时，皮脂腺才可能被破坏以及皮脂分泌功能会受到影响[56]，但仍需更多的临床试验证实。以下将逐个介绍主要用于痤疮治疗的光源。

（1）红光

LED 红光一般在 630～635 nm，位于痤疮丙

酸杆菌卟啉吸收光谱的 Q 带，对 PpⅨ有一定的光活化作用，较蓝光弱。但红光穿透能力较强，穿透深度可达到 6 mm 以上，因此可有效诱导 PDT 反应的发生，有效消除毛囊皮脂腺的炎症，减少瘢痕形成，促进组织修复，是目前临床 PDT 治疗痤疮应用最广泛的光源，因此也称为传统 PDT（conventional PDT, C-PDT）。研究报道 5% ALA-PDT 联合红光治疗痤疮，在完成 3 次治疗后及随访时有效率为 85.71%～95.23%[57]。我国"ALA-PDT 治疗专家共识"提出红光 ALA-PDT 照射推荐剂量为 60～126 J/cm²，40～100 mW/cm²，每 1～2 周治疗 1 次，共计治疗次数不超过 6 次[27]。

（2）蓝光

蓝光波长较短，LED 窄谱蓝光可发出较为稳定的 410 nm 左右波长蓝光，与痤疮丙酸杆菌内生性卟啉的吸收峰值 Soret 带 415 nm 较一致，卟啉（粪卟啉Ⅲ和原卟啉Ⅸ）吸收蓝光后，释放单态氧和活性氧自由基，发挥光动力效应，诱导细菌死亡，同时保护其他皮肤组织不受损伤。临床上，蓝光由于其穿透深度有限，仅限于治疗轻中度痤疮。Terrell 等应用 20% ALA 联合蓝光成功治疗中度痤疮一例[58]，Taub 等应用蓝光 PDT 治疗多例痤疮，有效率达 90% 以上，其中半数患者皮损好转率超过 75%[59]。蓝光 PDT 与蓝光本身相比治疗效果更佳，但因其穿透深度问题，仍没有达到满意疗效[60]，有关蓝光 PDT 治疗中重度痤疮的研究相对较少。蓝光并不被推荐作为 ALA-PDT 的首选治疗光源。

（3）强脉冲光

IPL 的光谱范围是 400～1 200 nm，通过其选择性光热及光化学作用，使血液凝固、血管破坏，不仅能够减少炎症遗留的红斑及色素沉着，而且可以促进局部胶原组织的修复，亦可通过减少痤疮皮损周围的中性粒细胞，清除痤疮炎症[61-62]。研究表明，在 IPL-PDT 治疗 12 周后，炎性皮损清除率可达 87.7%～89.5%，远高于单纯 IPL 组的 66.8%～74.0%，且都可以有效

减弱局部皮脂的分泌,而对于非炎性皮疹来说,两者的清除率则相近,IPL-PDT 为 38%,单纯 IPL 为 44%[63-66]。王秀丽研究团队对 C-PDT 与 IPL-PDT 的临床疗效与不良反应进行比较,治疗剂量在 12~15 J/cm²,结果显示 2 种光源的 ALA-PDT 均能有效地治疗中重度痤疮[67],综合考虑 IPL 治疗时不良反应轻微,且具有减轻红斑及色素沉着、促进组织修复、耐受性好等优势,

提示 IPL 也可以作为 ALA-PDT 的治疗光源(图 13-5)。对于不能耐受 C-PDT 治疗时疼痛或对预后有更高要求的患者,IPL-PDT 无疑是一种不错的选择。王秀丽研究团队最新的研究成果发现 IPL-PDT 可有效治疗轻中度痤疮且减少复发[68],这一发现为光动力疗法治疗痤疮提供了新的思路,即除了可应用于中重度痤疮外,还可应用于轻中度痤疮。

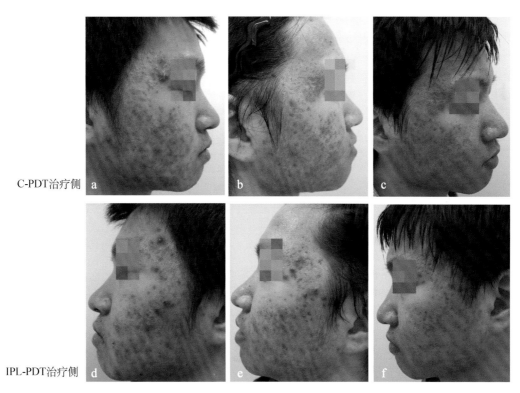

C-PDT治疗侧 a b c

IPL-PDT治疗侧 d e f

图 13-5 IPL-PDT 与 C-PDT 治疗重度痤疮的比较
(a)(d)治疗前;(b)(e)治疗后 2 周,结节数目明显减少;
(c)(f)治疗后 2 个月,无明显结节囊肿,遗留炎性红斑

(4)脉冲染料激光

PDL 的常用波长为 595 nm,多用于血管性疾病的治疗。一项纳入 19 例痤疮患者的临床研究报道 PDL-PDT 的皮损清除率可达 77%[69]。Orringer 等通过半脸对照试验比较 PDL-PDT 与对照组的面部皮损清除情况,发现 PDL-PDT 组炎性皮损如脓疱较对照组显著减少,且炎症后红斑显著减轻[45]。另一项临床试验进行长脉宽 PDL-PDT 和单纯 PDL 的半脸对照研究,结果发现 PDL-PDT 侧的炎性皮损清除率达到 70%以

上,而单纯 PDL 侧为 67%,非炎性皮损则均为 30%,但患者对 PDL-PDT 侧的满意度更佳[70]。治疗中 PDL 的能量多为 7.0~7.5 J/cm²。目前 PDL-PDT 治疗中重度痤疮的研究报道仍相对较少,部分研究的设计缺乏合理性,因此 PDL-PDT 的最终疗效仍需更多临床试验的验证。

(5)日光

痤疮多发生于暴露部位,就发病部位而言,非常适合采用日光光动力治疗(DL-PDT)。Kwon 等采用 ALA 的新型改良光敏剂——1.5% 3-丁

烯基作为光敏剂,隔日于清晨在痤疮患者面部进行涂抹后以日光作为光源进行 PDT 治疗,疗程为 12 周。结果显示 DL-PDT 治疗的炎性皮损和非炎性皮损清除率分别为 58.0% 和 34.1%,组织学检查发现 IL-8、IL-1β、MMP-9 和 NF-κB 在治疗后均有不同程度的下降,提示 DL-PDT 能够减轻痤疮炎症,清除痤疮皮损[71]。王秀丽研究团队也对比了 2 种光源 ALA-PDT 的治疗,发现 DL-PDT 临床疗效与红光光动力疗效相当,6 周 DL-

PDT 显效率为 85%,红光 PDT 为 92.3%,且疼痛轻微,但也有严重色素沉着的病例[72](图 13-6);新近其他研究结果也得到了类似的结论[73]。DL-PDT 操作简便易行,且临床疗效好,不良反应相对轻微,具有一定的应用前景。但此方法受天气和季节的限制,治疗时间并不能被较好地规划和掌控。同时,DL-PDT 需患者持续应用,长期治疗的不良反应情况仍不明确,需大样本临床研究观察。

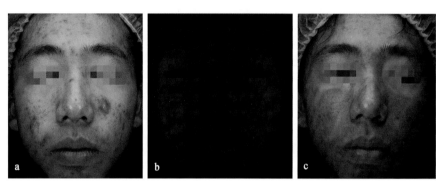

图 13-6　DL-PDT 治疗重度痤疮患者(囊肿明显)

(a)ALA-PDT 治疗前;(b)ALA 孵育 30 min 后囊肿处可见砖红色荧光;(c)2 次 ALA-PDT 治疗后 2 周,左侧面部遗留暂时性色素沉着

3. 参数优化

（1）改良无痛 ALA-PDT（modified painless ALA-PDT，M-PDT）

优化治疗参数,减轻疼痛等不良反应是 ALA-PDT 治疗中重度痤疮优化的首要目的。王秀丽研究团队设计一项改良无痛光动力的半脸对照研究,采用 2 种不同的敷药和红光照光方式治疗中重度痤疮患者,一侧面部外敷 5% ALA 乳膏 0.5 h 后,不擦除药物直接照光 150 J/cm²;另一侧外敷 5% ALA 乳膏 1.5 h 后,擦除药物再照光 50 J/cm²,结果 2 组疗效差异无统计学意义,而 0.5 h 敷药组患者几乎无疼痛,不良反应轻微,未观察到严重色素沉着[74],提示光敏剂短时间外敷,延长照光时间可确保疗效不减,并有效减轻疼痛等不良反应(图 7-3)。基于此,王秀丽研究团队提出了改良无痛 ALA-PDT 疗法(M-PDT)。该方案采用 5% ALA 乳膏避光孵育 0.5 h,照光时保留光敏剂

于皮损表面,功率密度 40 mW/cm²,能量密度 150 J/cm²。团队将 M-PDT 与 0.5 mg/(kg·d)口服异维 A 酸比较,发现二者疗效相当,进一步肯定了 M-PDT 的疗效[75]。因此,M-PDT 疗效佳,疼痛等不良反应轻微,为首选推荐方案。

（2）照光方式改良

Wu 等比较两步法照光(即红光从 40 mW/cm² 照射 5 min 到 80 mW/cm² 照射 15 min)及三步法照光(即红光从 40 mW/cm² 照射 5 min 到 80 mW/cm² 照射 12.5 min,再到 40 mW/cm² 照射 5 min)治疗寻常痤疮,结果显示两组疗效相当,但三步法照光患者视觉模拟疼痛评分更低[76],照光方式的改良为 PDT 治疗提供了新的思路。

综上所述,由于位于 PpIX 最大吸收波段范围内的蓝光波长较短,被强烈散射,很难到达病变组织。波长 630 nm 左右、能量稳定的红光可以透达更深的皮肤,目前为临床 ALA-PDT 治疗中重度痤

疮的推荐光源。强脉冲光具有不良反应轻微的优势，患者耐受性更佳，但其价格昂贵，可作为一种替代光源。DL-PDT虽然简便易行，疗效肯定，但可能带来严重的色素沉着，影响临床应用，治疗参数仍需进一步探讨。应用M-PDT治疗时，缩短敷药时间、延长照光时间能够在确保疗效的同时减轻不良反应，是非常有前景的ALA-PDT改良方法。

4. 联合应用

临床上，单独使用ALA-PDT治疗中重度痤疮可具有较好的疗效。个别研究报道了ALA-PDT联合米诺环素或异维A酸。研究表明，口服米诺环素联合ALA-PDT治疗中重度痤疮的疗效优于单独口服米诺环素治疗[77-78]，但尚缺乏两者联合治疗与单独使用ALA-PDT的高质量随机对照研究。ALA-PDT后可出现一过性急性炎症反应，口服米诺环素有助于缩短急性炎症反应的时间和减轻急性炎症反应的程度，但因米诺环素具有光敏性，与ALA-PDT联合应用时应谨慎。一项由70名中重度痤疮患者参与的随机对照试验结果发现，ALA-PDT联合口服异维A酸比单独使用ALA-PDT具有更好的疗效和更低的复发率[79]。然而，异维A酸具有调节角质形成细胞增殖和分化的作用，在联合光动力治疗时，可能导致光动力治疗中、治疗后以及恢复期的不良反应加重，需慎重使用。

（三）适用范围

（1）ALA-PDT推荐用于中重度痤疮及重度痤疮治疗。

（2）尤其适用于其他治疗方法效果不佳、不能耐受系统抗生素和维A酸类药物者，循证医学证据分级Ⅰ级。

（3）不愿意口服或外用药物治疗者或特殊职业不适合采用药物治疗者。

（四）治疗步骤

（1）洁面：PDT治疗前用清洁剂和水彻底清洗治疗区域皮肤。

（2）预处理：在ALA-PDT治疗前，应对粉刺进行挑治处理[80]；对于较大的囊肿推荐采用如梅花针叩刺、滚轮微针、点阵激光、手术切开等方式进行预处理，保持毛囊皮脂腺单元通畅，有助于药物的吸收、光的穿透以及PDT后囊肿内容物的排出；对于多次治疗的患者，应在每次治疗前去除皮损表面的痂皮，避免其阻挡光敏剂的渗透。

（3）药物配置：根据需要配置相应浓度的ALA凝胶或溶液，均匀涂抹于治疗区域，小心避开眼睑、角膜和眼角，避光保持1～1.5 h；进行照光前，轻轻将ALA洗净。M-PDT见前文。

（4）照光：ALA-PDT治疗，选用合适光源和适合的参数；治疗时患者及操作者均应佩戴相应的防护眼镜。

（五）注意事项

（1）PDT治疗前注意宣教，签署知情同意书。告知患者ALA-PDT治疗痤疮的机制、治疗步骤、可能出现的主要不良反应，如疼痛、红肿、渗出、结痂、色素沉着、脱屑、干燥等。

（2）ALA-PDT与其他治疗方法一样可能在治疗后出现反应性痤疮，主要出现在首次治疗后1～2 d，表现为新皮损增多，出现大量脓疱和原皮损加重，一般局部外用金霉素眼膏保护即可，不需要特殊处理；炎症反应1～2周会自行消退，消退后容易遗留暂时性色素沉着；再次治疗时适当缩短敷药时间和/或降低照光剂量，随着治疗的继续，反应性痤疮程度逐渐减轻。

（3）PDT治疗后加强保湿、防晒，有利于减少不良反应和促进皮肤屏障修复。

（4）定期随访：一般情况下，PDT治疗后疗效可以持续数月，且复发时程度明显低于治疗前，对于个别复发程度严重者可以重复PDT治疗。

（5）虽然ALA-PDT对Ⅱ级痤疮的炎性皮疹也有疗效，但考虑到治疗成本及不良反应，目前并不优先推荐该疗法用于治疗Ⅱ级痤疮。

（六）推荐方案

		表 13-1 ALA-PDT 治疗中重度痤疮的推荐方案		
推荐	ALA 浓度和敷药时间	光源	参数	治疗周期
M-PDT	3%～5% ALA 乳膏；封包 30 min	LED 红光（630～635 nm）	40～60 mW/cm²；150 J/cm²	每 1～2 周治疗 1 次
C-PDT	3%～5% ALA 乳膏；封包 1～1.5 h	LED 红光（630～635 nm）	40～100 mW/cm²；60～126 J/cm²	每 1～2 周治疗 1 次
IPL-PDT	3%～5% ALA 乳膏；封包 0.5～1 h	IPL（400～1 200 nm）	15～17 J/cm²	每 2～3 周治疗 1 次
DL-PDT	3%～5% ALA 乳膏；封包 0.5 h	日光	日光照射 1 h	每 1～2 周治疗 1 次

ALA-PDT 作为治疗中重度痤疮的方法之一，具有起效快、安全高效清除皮损、降低皮损复发或痤疮炎症程度、无系统不良反应等优势。随着 PDT 疗法的不断优化，有望成为中重度痤疮的一线物理治疗方法。但限于费用相对较高、治疗时疼痛以及色素沉着等，ALA-PDT 在临床推广与应用中仍受到一定程度的限制。光敏剂的改良和新型光敏剂的研发以及治疗参数的继续优化，仍是今后 PDT 治疗痤疮研究和应用的重点，以期取得临床更大、更满意的疗效。

（吴　赟　柳小婧　张玲琳）

第二节　ALA-PDT 治疗化脓性汗腺炎

一、化脓性汗腺炎概述

化脓性汗腺炎（hidradenitis suppurativa，HS），又称反常性痤疮（acne inversa，AI），是一种慢性、炎症性、复发性、消耗性的毛囊性皮肤病，常在青春期后发病，表现为顶泌汗腺区域疼痛性、深在性、炎症性皮损，最常见的部位是腋下、腹股沟和肛周[81]。疾病严重影响患者的生活质量，50%左右的 HS 患者因此产生中度或重度的抑郁和焦虑[82]。

（一）流行病学

HS 一般在青春期发病，20 岁～40 岁是发病高峰[83]。HS 的患病率为 0.4%～1%，存在一定的种族和性别差异[84-85]。在美国，非洲裔的 HS 患病率较白人高，其他人种介于两者之间[86]；一项高加索人口研究显示 HS 男女比例为 1∶3，而亚洲多以男性为主[87]。我国尚缺乏 HS 流行病学数据。

（二）病因与发病机制

HS 的病因和发病机制尚不完全清楚，现认为 HS 是由基因易感体质和环境因素共同致病[84, 88]。30%～40% HS 患者有家族史,部分家族性 HS 患者存在 γ-分泌酶不同亚单位基因突变,而其他基因的突变也提示了 HS 的遗传异质性[89-91]。危险因素可能包括激素水平、尼古丁、缺氧应激、间擦部位的机械力以及微生态失调等[92-95]。组织学上发现,HS 存在毛囊结构缺陷[96]和角化功能异常[97],这可能引发毛囊堵塞、囊肿形成和随后的破裂,进而引发以 IL-1β、IL-17 和 TNF 水平升高为特征的急性炎症反应。毛囊破裂后,毛囊隆突部位释放干细胞,随后这些干细胞增殖并形成上皮条索,从而可能促进窦道形成。有学者提出 HS 是一种自身炎症性角化病的亚型[98],在一些 HS 患者中发现编码 γ-分泌酶的基因中的杂合功能缺失突变,包括 *NCSTN*、*PSENEN* 和 *PSEN1*,这种基因改变通过异常 Notch 信号导致角化过度、毛囊分化失调和囊肿形成。此外,Psen1-/Psen2-、Psen1-、Ncstn + / - 和 Notch1-/Notch2- 小鼠具有人类 HS 的共同表型,表明异常角化在 HS 发病中的作用。在 HS 样本中已证实 IL-1β、IL-36、Caspase-1 和 NLRP3 的上调以及 Th17/Treg 细胞轴的失调,这表明自身炎症是该疾病病理生理学中的关键事件。HS 还可能并发其他自身炎症性疾病,如炎症性肠病和坏疽性脓皮病,再次强调自身炎症在 HS 发病中的重要性。TNF-α 抑制剂、IL-1 受体拮抗剂、抗 IL-23 单抗和抗 IL-17A 单抗等生物制剂对中度至重度 HS 有效,表明 HS 与异常角化和自身炎症密切相关。

（三）临床表现

典型的 HS 皮损为疼痛性双头粉刺、炎性丘疹、结节和脓肿,主要发生于人体顶泌汗腺部位,如腋窝、腹股沟、阴囊、阴阜、肛周、乳房下、臀部、腹部皱褶部位也常常受累。HS 起始为毛囊角化过度、毛囊口阻塞,导致毛囊内容物潴留,继而引发深部毛囊及毛囊周围炎,形成反复发作的脓肿、窦道、瘘管及瘢痕,常有明显的疼痛,严重影响患者生活质量。

临床上主要根据病史、皮损表现和发病部位明确诊断,家族史仅作为次要标准[99]。B 超有助于发现深在的脓肿、窦道和瘘管,提高诊断的准确性[100]。除了 HS,毛囊口阻塞也是聚合性痤疮和头部脓肿性穿凿性毛囊周围炎的病理过程,因此,Kligman 和 Plewig 将三者统一描述为"毛囊闭锁三联征"(follicular occlusion triad,FOT)[101]。根据 HS 严重程度多采用 Hurley 分级[102]：Ⅰ期：单发或多发的脓肿,无窦道及瘢痕；Ⅱ期：多发性脓肿,有窦道和瘢痕形成；Ⅲ期：融合的窦道、脓肿和瘢痕形成,伴有炎症和慢性溢脓。由于 Hurley 分级是非定量的,不利于临床研究；Sartorius 分级[103]对结节、脓肿进行计数评分,以及国际 HS 严重程度评分系统(International Hidradenitis Suppurativa Severity Score System,IHS4)可以动态评估 HS 的严重程度[84, 104]。

二、治疗

HS 的治疗包括抗生素、生物制剂、激光疗法、手术治疗、PDT 治疗等。根据病情,上述方法可以单独使用或联合治疗。

（一）抗生素

1. 外用药物

1%克林霉素溶液或乳膏被推荐作为一线治疗方案用于 Hurley Ⅰ期和 Ⅱ期的 HS 患者,每日 2 次,连用 3 个月[105-106]。

2. 口服药物

（1）四环素：作为一线治疗方案[107],用于治疗 Hurley Ⅰ期和Ⅱ期 HS 患者,四环素 500 mg,每日 2 次,连用 4 个月。

（2）克林霉素联合利福平：推荐作为 Hurley Ⅱ期的一线治疗方案[108],克林霉素 300 mg,每日 2 次,联合利福平 600 mg,每日 1 次,或分 2 次,每次 300 mg,持续 10 周。

（二）糖皮质激素

1. 皮损内注射

糖皮质激素可以单独使用，也可作为系统治疗的辅助治疗，用于急性炎性皮损和顽固的结节、窦道[109]；超声引导下皮损内注射糖皮质激素，用药精准、疗效更好，特别是对于脓肿和单纯性窦道[110]。

2. 口服治疗

糖皮质激素具有抗炎、抗增生作用，有利于HS 急性炎症和水肿的治疗[111]。

（三）氨苯砜

氨苯砜（Dapsone，DDS）的抗炎作用可能与抑制趋化因子信号转导从而抑制中性粒细胞的招募有关。虽然 DDS 是多个 HS 指南推荐的治疗方法，但目前支持 DDS 使用的证据质量较弱[112]。当其他一线或二线治疗失败时，DDS 可以用于治疗Hurley I 期~II 期的 HS 患者，50~200 mg/d，疗程1~48 个月，38% 的患者能看到一定程度的改善。DDS 对 Hurley III 期 HS 临床疗效欠佳[113]。

（四）异维 A 酸

异维 A 酸治疗 HS 的主要机制可能是改善导管角化过度，从而改善受累的毛囊皮脂腺单位闭锁状态，然而临床疗效往往令人失望。因此，多个指南均不推荐异维 A 酸用于 HS 的治疗或仅推荐用于伴有聚合性痤疮的患者[114-115]。

（五）生物制剂

近年来，随着 HS 是一种自身炎症性皮肤病的理念逐渐被接受，针对参与 HS 疾病发展的特定细胞因子的靶向生物制剂被越来越多用于 HS的治疗。

1. TNF-α 抑制剂

如阿达木单抗、英夫利昔单抗可以中和免疫细胞产生的 TNF-α，用于治疗严重的 HS。美国食品与药品监督管理局和欧洲药品管理局均批准

阿达木单抗治疗 HS，对原发皮损、疼痛、生活质量指数和劳动能力均有积极改善作用。用于治疗对口服抗生素不耐受的 Hurley II 期或 III 期 HS患者，阿达木单抗起始剂量 160 mg，皮下注射，2周后 80 mg，4 周后 40 mg，以后每月注射 1 次。如果 16 周后临床效果不理想，改用其他方法。只在阿达木单抗应用失败后，才推荐英夫利昔单抗用于 Hurley II 期或 III 期 HS 的治疗[116]。

2. IL-17 抑制剂

目前，多种 IL-17 抑制剂被用于 HS 的探索性治疗，包括抗 IL-17A 单抗（司库奇尤单抗，依奇珠单抗）和 IL-17 受体拮抗剂（IL-17RA，布达罗单抗）。一项新的文献综述评价了 IL-17 抑制剂在 HS 患者中的治疗效果[117]，共纳入 16 项研究，共 128 例 HS 患者，包括司库奇尤单抗（$n = 105$），布达罗单抗（$n = 22$）和依奇珠单抗（$n = 1$）。基于每项纳入研究的疗效标准，根据是否得到阳性反应/改善，患者被分为有反应者或无反应者。对于司库奇尤单抗，57.1%（60/105）的患者在平均 16.2 周的反应期有反应，42.9%（45/105）的患者无反应；对于布罗达单抗，100.0%（22/22）的患者在 4.4 周内有反应；接受依奇珠单抗的 1 例患者在 10 周内就对治疗有反应。IL-17抑制剂可能是约 2/3 的 HS 患者的有效治疗靶点，可用于其他治疗方式疗效不佳的 HS 患者。此外，近年来，IL-23 抑制剂（如古塞奇尤单抗、瑞莎珠单抗），IL-1 抑制剂（如阿那白滞素、贝迈奇单抗），IL-36 抑制剂，小分子药物如 JAK 抑制剂（乌帕替尼等）等均有相关报道对 HS 有一定疗效。

（六）手术治疗

HS 是一种多病灶、复发性疾病。对于轻症患者，应首先使用局部或系统治疗，对治疗无反应的皮损可采用外科治疗，移除瘢痕和引流脓肿。手术类型根据疾病的分期来决定，多数医生主张采用广泛根治手术用于治疗严重的 HS（Hurley

Ⅲ期)[118-119]，但需要大样本的 RCT 研究来支持了术治疗的证据等级[120]。

（七）CO₂ 激光

Hazen 等采用 CO₂ 激光和袋形缝合术治疗 61 例 HS 患者的 185 处炎性和脓性肿块，绝大多数患者采用局麻，治疗过程和术后患者舒适度好，创面愈合良好。在 1～19 年的随访期中，治疗区仅 2 处复发[121]。Madan 等采用 CO₂ 激光切割治疗 9 例 HS 患者，切除脓肿、窦道和肉芽组织，仅留下健康的皮下脂肪。7 例完全缓解，其主要并发症为腋部瘢痕挛缩[122]。CO₂ 激光治疗满意度高，可用于治疗顽固性 HS。

其他治疗方法，包括强脉冲光、液氮冷冻、环孢素 A、葡萄糖酸锌口服、肉毒素注射、γ-球蛋白肌内注射，在 Hurley Ⅰ期和Ⅱ期均有改善皮损的报道，但临床疗效有限，均为个案报道，很难评判真实疗效。

三、PDT 治疗

由于 PDT 的选择性细胞毒性作用和免疫调节作用，PDT 被应用于治疗多种顽固性皮肤疾病，其中包括 HS 的治疗。

（一）临床应用

1. ALA-PDT（MAL-PDT）治疗 HS

2004 年，Gold M 等应用蓝光 ALA-PDT 治疗 4 例顽固性 HS 患者，给予 20% ALA 短时间孵育（15～30 min）后照射蓝光，平均照射时间为 18 min。治疗间隔 1～2 周，共接受 3～4 次治疗。随访 3 个月，75%～100% 的皮损显著清除。3 例患者随访 3 年无复发[123]。2005 年，Strauss 等应用 ALA-PDT 治疗 4 例顽固性 HS，给予 20% ALA 封包孵育 4 h，3 例应用 LED 红光（633 nm）、1 例应用宽谱光源（570～670 nm）照射。1 例完成 3 次治疗，病情好转；2 例完成 2 次治疗，

病情恶化；1 例因严重的烧灼感和刺痛感没有完成治疗。因此，Strauss 认为 PDT 不能治疗 HS，同时质疑 Gold M 蓝光 ALA-PDT 所取得的 75%～100% 的皮损清除率[124]。2006 年，Rivard 和 Ozog 报道应用蓝光 ALA-PDT 治疗 2 例 HS，虽然经多次治疗后皮损改善，作者仍认为 ALA-PDT 并没有"治愈"患者[125]。Schweiger 报道应用蓝光或 IPL 光源 ALA-PDT 治疗 12 例 HS，每周 1 次，共 4 次。9 例完成治疗，随访 8 周。3 例皮损完全清除，其他患者症状改善[126]。王秀丽研究团队 2016 年报道红光 ALA-PDT 治疗 3 例 Hurley Ⅲ期的 HS 患者，疗效欠佳，这与国外多数报道一致，认为 ALA-PDT 能够用于治疗 Hurley Ⅰ期和Ⅱ期 HS，但用于 Hurley Ⅲ期疗效不理想，可能与 Hurley Ⅲ期瘢痕形成、组织纤维化阻碍 ALA/MAL 的吸收和光的穿透有关，因此单用 ALA-PDT 治疗 HS 的疗效需要进一步研究[127]。

2. 手术联合 ALA-PDT

布文博等应用手术联合 ALA-PDT 治疗 7 例 HS 患者，其中 2 例 Hurley Ⅰ期患者行单纯手术切开引流，2 例 Hurley Ⅱ期患者和 3 例 Hurley Ⅲ期患者行手术切开引流后清除坏死组织，术后立即应用 20% ALA 溶液孵育 3 h，635 nm LED 光照射 20 min（80 mW/cm²）。Ⅰ期患者接受 2 次 ALA-PDT 治疗，Ⅱ期和Ⅲ期患者接受 4 次 ALA-PDT 治疗，治疗间隔 7～10 d，随访 6～12 个月，皮损完全消退无复发[128]。王秀丽研究团队临床上尝试应用手术联合 ALA-PDT 治疗 HS，对于囊肿、窦道、瘢痕，采取手术切除、清创，压迫止血后进行红光 ALA-PDT 治疗，每 2 周一次，同样取得较满意疗效（图 13-7）。

3. 皮损内 PDT

Valladares-Narganes 应用皮损内 PDT（intralesional photodynamic therapy，I-PDT）治疗 27 例长期存在瘘管的 HS 患者，将 1% ALA 溶液灌注于瘘管内，孵育 3 h 后，采用 630 nm 激

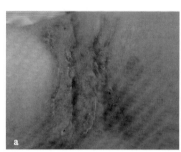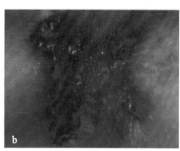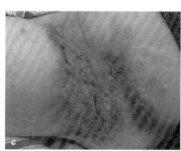

图 13-7　ALA-PDT 治疗化脓性汗腺炎 Hurley Ⅱ 期患者(大量脓肿)

(a)手术治疗前;(b)手术后外敷 ALA 4 h 后荧光检测;(c)手术联合 ALA-PDT 治疗后

光弥散光纤进行 I-PDT 治疗,治疗后 1 月、3 月、6 月随访。I-PDT 对单个或者孤立的瘘管效果好,单次有效;对于多发的、融合的、深在的瘘管,则需要多次治疗,治疗过程存在轻中度疼痛(VAS<6分)。随访 6 月,10 例患者(37%)皮损完全消退,11 例患者(41%)有效,5 例患者(19%)好转。研究认为 I-PDT 治疗 HS 有效,疗效持久,可以到达不同深度,由于选择性好,低能量即能达到满意疗效,且耐受性好,与手术相比创伤小[129];该团队在后续更多样本的研究中进一步肯定 I-PDT 的疗效及安全性,而且发现 ALA 可以提高组织对光的吸收,从而使得 I-PDT 获得良好的疗效,所需光的能量更低,孵育时间更短[130-131]。Garcias-Ladaria J 对 42 例 HS 患者的 117 个结节和瘘管损害进行 I-PDT 回顾性研究。在局部或全身麻醉下,将 2% ALA 凝胶或 1% ALA 溶液灌注入皮损内,2 h 后,用 630 nm 半导体激光器的直径 0.4 mm 弥散光纤进行病灶内照射(1.4 W,能量密度 168 J/cm²)。结果显示,治疗后 3 个月,26 个皮损(22.2%)消退,73 个皮损(62.4%)有所改善,18 个皮损(15.4%)无变化。主要不良反应为皮肤烧灼感(53/117,45.3%)和脓肿形成(8/117,6.8%)。研究认为 I-PDT 可较好地解决光敏剂深度和光源照射深度问题,对于多发性结节性皮损疗效较好;对于合并瘘管/窦道的 Ⅲ 期 HS 患者,I-PDT 是否能达到理想疗效值得商榷[132]。I-PDT 对不同类型/分级 HS 的确切疗效还需进一步的随机对照研究。

4. 亚甲蓝 PDT

Fadel 等应用亚甲蓝光动力(methylene blue photodynamic therapy,MB-PDT)治疗 11 例 HS 患者,光敏剂采用 MB(free MB,FMB)和 MB 的脂质体(methylene blue niosomal,NMB),进行单盲随机半侧对照研究。孵育 30 min,应用 IPL(630～1 200 nm,脉宽 20 nm,能量密度 25 J/cm²)进行照射,每月 2 次,进行多次治疗。结果显示,NMB-PDT 较 FMB-PDT 临床疗效更好,皮损分别减少 77.3% 和 44.1%,两者均不良反应轻微,未观察到疼痛和色沉。随访发现缓解期较长,NMB 组 6 个月未见复发病例,FMB 组在 3 个月时有 2 例臀部皮损复发,6 个月时 1 例腋下皮损复发[133]。考虑到 IPL 的穿透深度和 MB 的光敏特性,此研究疗效需进一步确认。Agut-Busquet 等回顾分析 7 例 HS 经 MB 皮损内注射光动力治疗(MB-I-PDT),超声引导下将 1% MB 溶液注射到皮损中,15 min 后 635 nm LED 光照射(37 J/cm²),治疗间隔为 15 d。其中 2 例接受 1 次治疗,5 例接受 2 次治疗,治疗后 1 月随访时,6 例患者疗效良好;6 月随访时 5 例患者治疗区皮损持续缓解[134]。Gamissans M 等采取同样的方法对 41 例 HS 进行回顾性横断面研究,结果显示 58.5% 的皮损(24/41)最大直径缩小≥75%,而 22% 的皮损(9/41)最大直径缩小 50%～75%,19.5% 的皮损(8/41)最大直径缩小<50%,复发率为 12.5%[135]。

（二）推荐方案

由于 HS 皮损深在，以结节、脓肿为主，易形成窦道和瘢痕。外用光敏剂渗透性差，以及光的穿透深度有限，限制了 ALA-PDT（MAL-PDT）作用的发挥，导致疗效不肯定。根据我们的临床经验以及对文献的查阅，认为 ALA-PDT 可以用于 Hurley Ⅰ期和Ⅱ期 HS 患者的治疗，特别是常规药物治疗失败，或不愿采取手术治疗的患者；但对于 Hurley Ⅲ期患者，由于瘢痕形成、组织纤维化阻碍了光敏剂的吸收和光的穿透，不推荐单独外用 ALA-PDT 治疗；为了提高疗效，解决光敏药物的渗透以及光的穿透等限制因素，可以采用 ALA-I-PDT 治疗或者手术联合治疗。由于国内 MB 未被推荐用于光动力临床治疗，所以仍然建议使用 ALA。国外部分学者采用 1% ALA 溶液得到一定的临床效果，王秀丽研究团队基于前期对尖锐湿疣、痤疮等 ALA-PpⅨ 的荧光动力学研究及临床治疗经验总结，认为 1% ALA 溶液浓度偏低，仍需要进一步探索 I-PDT 治疗 HS 的最适药物浓度。由于 HS 病因不明，发病机制不清，机体处于高炎症反应状态，仅局部治疗难以获得满意疗效，故团队正在探索 ALA-PDT 联合生物制剂以及多学科联合治疗。

（柳小婧　张玲琳）

第三节　ALA-PDT 治疗玫瑰痤疮

一、玫瑰痤疮概述

（一）玫瑰痤疮

玫瑰痤疮是一种好发于面中部，主要累及面部血管、神经及毛囊皮脂腺单位的慢性复发性炎症性疾病[136]。进入 19 世纪后，随着插画水平的提高，皮肤科医生同画家得以对大量皮肤疾病的特点进行形象而精准的记录，对玫瑰痤疮的认识也随之取得飞速的进展[137]。1812 年，英文教科书中首次提出 Rosacea 的命名并沿用至今。

（二）流行病学

据不同研究报道，玫瑰痤疮在不同人群中的流行情况从不到 1% 至 22% 不等[138]。2019 年，谢红付教授团队开展的一项 10 095 例长沙市社区居民调查，结果显示，该地区的玫瑰痤疮患病率为 3.48%[139]。玫瑰痤疮的女性患病率高于男性；尽管玫瑰痤疮可能发生于任何年龄，但通常在 30 岁至 50 岁之间发病[138, 140]。

（三）诱因及发病机制

玫瑰痤疮病因目前仍未被阐明，多种因素可诱发或加重玫瑰痤疮，包括情绪压力、辛辣食物、热饮、高温环境、饮酒、光暴露及更年期等。目前关于玫瑰痤疮的发病机制仍未完全明确，遗传因素、神经血管调节功能异常、微生态紊乱、皮肤天然免疫功能异常及皮肤屏障功能异常等可能参与发病[136, 141]。

1. 遗传因素

北欧人群的发病率较高，表明玫瑰痤疮可能有遗传因素。目前研究发现，玫瑰痤疮患者有多种基因的表达增加，这些基因同时作用于天然免疫系统和获得性免疫系统。

2. 神经血管调节功能异常

在玫瑰痤疮中，瞬时受体电位阳离子通道家族（transient receptor potential family of cation channels）中的 4 种香草素受体和一种锚蛋白受体处于激活状态。虽然这些受体的信号通路还不完全清楚，但这些受体可被热和炎症等刺激激活，从而可能导致玫瑰痤疮的症状发生，如潮红和灼热。

3. 微生态紊乱

毛囊蠕形螨和表皮葡萄球菌可能通过刺激TLR2参与玫瑰痤疮的病理生理过程；幽门螺杆菌对玫瑰痤疮症状的作用尚不清楚，但幽门螺杆菌血清阳性在玫瑰痤疮人群中的高流行率，包括这种细菌毒力菌株的高流行率表明其可能参与发病；Oleronius 芽孢杆菌的暴露可能通过导致 MMP-9、TNF 和 IL-8 的产生而促进玫瑰痤疮的病理生理过程。

4. 天然免疫失调

玫瑰痤疮患者存在抗菌肽 cathelicidin 和激肽释放酶 5（kallikrein 5，KLK5）的表达增加。KLK5是一种丝氨酸蛋白酶，负责将 cathelicidin 切割成其活性形式；此外，玫瑰痤疮患者中 TLR2 水平及基质金属蛋白酶水平均升高。TLR2 的上调可促进角质形成细胞表达 KLK5。

5. 皮肤屏障功能异常

玫瑰痤疮患者的皮肤经皮失水增加，表皮水分减少。这些变化可能与玫瑰痤疮中丝氨酸蛋白酶水平升高有关，可通过治疗逆转。

（四）组织病理

玫瑰痤疮的皮肤活检结果通常是非特异性的，因此很少通过组织病理学表现来进行玫瑰痤疮的诊断。但是在临床诊断不确切，以及在必须排除其他诊断的情况下，可以进行病理活检。在红斑毛细血管扩张型玫瑰痤疮中，典型的组织学表现包括浅表血管扩张和血管周围少量淋巴细胞，偶见浆细胞。在丘疹脓疱型玫瑰痤疮中，丘疹性皮损通常表现为在真皮浅层和中层含有明显的血管周围和毛囊周围炎性浸润，由淋巴细胞、中性粒细胞和浆细胞组成。而脓疱性皮损通常有中性粒细胞的聚集，不仅仅像痤疮一样聚集在毛囊及周围，而是扩展到毛囊之外。鼻赘型玫瑰痤疮的组织病理学检查显示皮脂腺增生、毛囊口堵塞、毛细血管扩张、真皮明显增厚和纤维化、真皮大量黏蛋白沉积[141]。

（五）诊断及分类

玫瑰痤疮好发于面中部隆突部位，如颧部、颊部、眉间、颏部及鼻部等，部分可累及眼和眼周部位，少数可发生于面部以外。主要表现为阵发性潮红、持续性红斑、丘疹/脓疱、毛细血管扩张、皮肤增生肥大等，还可伴随皮肤敏感症状，如灼热及刺痛、皮肤水肿、皮肤干燥，以及眼部症状，如异物感、光敏、瘙痒等不适。

2002 年，美国国家玫瑰痤疮协会专家委员会（National Rosacea Society Expert Committee，NRSEC）提出了国际首个玫瑰痤疮诊断标准及分型（表 13-2），并于 2004 年更新了基于亚型的玫瑰痤疮严重程度分级，为疾病的认识和后续的研究奠定了基础[142-143]。

表 13-2　基于亚型的玫瑰痤疮分型及特征	
分型	**临床特征**
红斑毛细血管扩张型（ETR）	面部潮红和面中部持续性红斑，伴或不伴毛细血管扩张
丘疹脓疱型（PPR）	面中部持续性红斑的基础上伴有一过性丘疹或脓疱，或两者兼而有之
鼻赘型（PHR）	皮肤增厚，表面存在不规则结节、肥大。可发生在鼻子、下巴、额头、脸颊或耳朵处
眼型（OCR）	眼内异物感、灼热或刺痛、干燥、瘙痒、眼部光敏、视力模糊、巩膜或眼其他部位毛细血管扩张，或眼眶周围水肿
变异型：肉芽肿型（GR）	非炎性，质地坚硬，棕色、黄色或红色皮肤丘疹，或大小一致的结节

随着研究的进展，研究者发现基于亚型的分类方法有许多局限性，需要一种更以治疗患者疾病为中心的分类方法。近年来，基于表型的分型方法逐渐取代基于亚型的分类方法。2017 年，全球玫瑰痤疮共识（Global Rosacea Consensus，ROSCO）[144]建议玫瑰痤疮的诊断、分类和管理从亚型过渡到表型，这与 NRS 更新后的做法一致[140]。新的表型方法主要根据患者的临床特征进行诊断和治疗，而不是归类于之前特定的亚型，更有利于玫瑰痤疮的针对性治疗。ROSCO 的表型和诊断标准为至少需要 1 个诊断表型或 2 个主要表型才能诊断玫瑰痤疮（表 13-3）。

表 13-3　ROSCO 玫瑰痤疮的表型分类

* 诊断表型（diagnostic）	† 主要表型（major）	次要表型（secondary）
固定的、特征性的面部中心性红斑，这种红斑可能会周期性加剧	潮红/阵发性红斑、炎症性丘疹和脓疱、毛细血管扩张	灼热感、刺痛感、水肿、干燥
鼻赘型改变	眼部症状：眼睑边缘毛细血管扩张；睑缘炎；角膜炎/结膜炎/角膜巩膜炎	

注：× 这些特征本身就可作为玫瑰痤疮的诊断；†2 个或 2 个以上的主要特征可能被认为是诊断性的

我国也于 2021 年更新了玫瑰痤疮的诊疗指南[136]，与 ROSCO 一致，新的指南倾向于以玫瑰痤疮的皮损表现来进行诊断和治疗。其中提到，面颊部和鼻部/口周 2 个部位中只要有 1 个满足诊断标准，即可诊断玫瑰痤疮，诊断过程中需排除其他诱因引起的阵发性潮红或持续性红斑（表 13-4）。

表 13-4　2021 版中国玫瑰痤疮诊断标准

皮损部位	必要性表现	选择性表现
面颊部[a] 口周/鼻部[b]	伴有阵发性潮红的、可能周期性加重的持续性红斑； 可能周期性加重的持续性红斑	①阵发性潮红；②毛细血管扩张；③丘疹和脓疱；④增生肥大改变；⑤眼部症状（睑缘毛细血管扩张、睑缘炎、角膜炎、结膜炎、角膜巩膜炎）

注：a 面颊部满足必要性表现就可诊断玫瑰痤疮，无论是否有选择性表现；b 口周/鼻部在满足必要性条件的基础上需合并至少 1 种选择性表现才可诊断玫瑰痤疮。2 个部位中只要 1 个满足诊断标准，即可诊断玫瑰痤疮，诊断过程中需要排除其他诱因引起的阵发性潮红或持续性红斑，包括外用药物（如糖皮质激素、维 A 酸类等）、系统药物（如烟酸、异维 A 酸等）、局部化学治疗或光电治疗、月经期或围绝经期症状和系统疾病（如类癌综合征、系统性肥大细胞增生症、一些腺体的髓样癌等）

症状，减少或减轻复发，提高患者的生活质量。

二、治疗方法

虽然目前尚无治愈玫瑰痤疮的方法，但可以通过一系列的局部和系统疗法、光电设备，以及适当的皮肤护理和生活方式管理来减轻或控制玫瑰痤疮的症状。

目前玫瑰痤疮的治疗目的是缓解或消除临床

（一）疾病管理与患者教育

玫瑰痤疮是一种慢性反复发作的疾病，对于只有阵发性潮红反复发作者，一般不需要药物治疗，只需科学护肤，改善生活方式，减少刺激因素就可有效控制症状。患者教育能让部分患者减少反复发作的频率。此外，皮肤护理在玫瑰痤疮的防治中非常重要。

（二）局部治疗

1. 修复和维持皮肤屏障功能

使用含烟酰胺、透明质酸、Ca^{2+} 等对皮肤屏障具有修复作用的功效性护肤品，可缓解干燥、刺痛、灼热等敏感症状，减轻阵发性潮红等临床表现，各种表型的玫瑰痤疮患者均可使用。

2. 外用药物治疗

（1）抗微生物类外用制剂

包括甲硝唑、克林霉素或红霉素、伊维菌素。外用抗微生物制剂可以通过杀灭毛囊蠕形螨、调节中性粒细胞活性、抑制促炎细胞因子等产生抗炎及抗菌功效。

（2）壬二酸

可抑制中性粒细胞的 ROS 释放，以及通过抑制 KLK5 下调 LL-37 发挥治疗作用。

（3）过氧化苯甲酰

具有抑制毛囊蠕形螨在内的微生物的功效。

（4）外用缩血管药物

0.5% 酒石酸溴莫尼定凝胶：作用机制主要与扩大的浅表血管选择性 $α_2$ 肾上腺素能收缩以及其抗炎特性（减少水肿、肥大细胞和中性粒细胞浸润）有关；1% 盐酸羟甲唑啉乳膏：可以收缩有平滑肌包围的较大的浅表血管，还能抑制中性粒细胞的吞噬作用，以及减少促炎细胞因子的释放，起到抗炎作用。

（5）水杨酸

具有广泛的抗炎、抗微生物的功效，低浓度水杨酸可以调理角质。

3. 眼部局部用药

人工泪液、环孢素滴眼液、阿奇霉素滴眼液、四环素滴眼液。

（三）系统治疗

1. 抗微生物制剂

抗生素是玫瑰痤疮丘疹脓疱的一线系统治疗药物，主要包括多西环素、米诺环素、大环内酯类抗生素如克拉霉素或阿奇霉素。主要通过抗炎、抗微生物、抑制基质金属蛋白酶等机制来发挥治疗作用。

2. 异维 A 酸

主要用于增生肥大型玫瑰痤疮，也可用于丘疹脓疱型，可诱导皮脂腺细胞凋亡、细胞周期停滞，抑制 TLR2 的表达。

3. 羟氯喹

通过抑制免疫细胞功能和减少促炎细胞因子的分泌，发挥免疫调节剂的作用，还具有抑制肥大细胞浸润、抑制血管生成和保护细胞免受 UVB 暴露的作用。

4. β-肾上腺素受体抑制剂

如卡维地洛，主要通过阻断 $β_2$-肾上腺素受体导致血管收缩来减少玫瑰痤疮的红斑。

5. 抗焦虑类药物

精神压力、焦虑或抑郁可能是玫瑰痤疮面部潮红及红斑的发病因素之一，未来抗焦虑类药物可能成为控制这类症状的重要手段。

（四）手术疗法

对于单纯以毛细血管扩张或赘生物损害为主的玫瑰痤疮，需酌情选用手术疗法，包括划痕及切割术、切削术及切除术。

（五）注射疗法

A 型肉毒毒素是一种神经毒性蛋白，可通过抑制神经末梢释放乙酰胆碱、神经肽，减轻玫瑰痤疮的红斑、阵发性潮红等症状。

（六）物理治疗

包括强脉冲光、脉冲染料激光、CO_2 激光或铒激光、1 064 nm ND：YAG 激光、可见光、射频、PDT 疗法。推荐在丘疹脓疱型或红斑毛细血管扩张型玫瑰痤疮的炎症控制稳定后，选择使用强脉冲光、脉冲染料激光或 1 064 nm Nd：YAG 激光治疗毛细血管扩张和持久性红斑；在肥大增生性皮损处使用 CO_2 激光或铒激光磨削；射频治疗可用于非肿胀型玫瑰痤疮的红斑治疗。伴有明显肿胀、灼热时，可选用 LED 黄光缓解症状。

三、ALA-PDT

（一）治疗机制

虽然 PDT 治疗玫瑰痤疮的确切机制尚不清楚，但一些研究结果表明，PDT 治疗可能是通过影响蠕形螨及其伴生菌、免疫调节等作用来治疗玫瑰痤疮[145-146]。此外，卟啉在毛囊皮脂腺单位聚集更多，因此毛囊皮脂腺被认为是 PDT 治疗玫瑰痤疮的重要靶结构。

1. 杀伤蠕形螨及其伴生菌

微生物刺激，包括毛囊蠕形螨、Oleronius 芽孢杆菌、表皮葡萄球菌等被推测与玫瑰痤疮的病理生理有关[147]。毛囊蠕形螨本身可作为病原相关分子模式，并且其释放的甲壳素可能通过 TLR-2 途径促进角质形成细胞的炎症反应[148]。除了毛囊蠕形螨之外，另外一些微生物刺激如表皮葡萄球菌、Oleronius 芽孢杆菌可能也与玫瑰痤疮的加重有关[147]。ALA-PDT 可能通过破坏蠕形螨及其伴生菌从而改善玫瑰痤疮的炎症。既往研究证实，PDT 具有广泛的抑制细菌、病毒、真菌等感染的作用[149]。研究发现，PDT 对蠕形螨感染同样具有抑制作用，可能通过调节局部免疫、调控毛囊皮脂腺单位的功能以及通过卟啉激活直接杀伤蠕形螨[146]。但目前 ALA-PDT 对蠕形螨的确切作用仍需进一步研究。此外，PDT 对表皮葡萄球菌的抗菌作用也可能参与治疗玫瑰痤疮[150]。

2. 免疫调节

皮肤天然免疫功能异常被认为与玫瑰痤疮的病理生理机制密切相关，Th1、Th17 细胞介导的获得性免疫反应也可能影响玫瑰痤疮的发病[147]。PDT 具有广泛的免疫调节作用，亚致死性的 PDT 水平可以调节免疫细胞的功能，包括细胞信号转导、细胞因子的类型和分泌水平，以及免疫细胞表面分子的表达等[145]。此外，PDT 可选择性杀伤活化的 T 细胞[151]，以及促进成纤维细胞产生基质金属蛋白酶 MMP-1 和 MMP-3[152]。Fan 等认为

PDT 后 3 d 内出现的强烈刺激性反应似乎能够治疗炎症性皮肤病，这可能是通过刺激急性炎症治疗慢性炎症[153]。上述因素可以部分解释 PDT 对玫瑰痤疮患者的免疫调节作用。但针对玫瑰痤疮特异的治疗机制仍未阐明，未来需要更多的探索研究。

（二）临床应用

PDT 不但可以杀伤肿瘤细胞和增生旺盛的组织，还具有抗炎、免疫调节作用，能够改善炎症性皮肤病[145]。国外学者曾探索性地使用 PDT 来治疗玫瑰痤疮。2005 年，Nybaek 使用 MAL-PDT 治疗 4 例玫瑰痤疮患者，发现 3 例完全缓解，其中 1 例在 9 个月的随访中没有复发；另外 2 例缓解持续 3 个月[154]。2006 年，Katz 等报道 1 例 45 岁女性患者，以面部红斑、丘疹、脓疱和严重潮红为主诉，未曾接受标准的药物治疗，经 6 次 ALA-PDT 治疗，每次间隔 2 周，第 2 次治疗后症状开始改善，第 6 次治疗后症状显著改善，治疗结束 1 个月后，患者皮损仍持续改善，未见复发[155]。2007 年，Bryid 等采用 MAL 孵育 3 h，红光照射，剂量为 37 J/cm² 的方案治疗 17 例玫瑰痤疮患者。患者接受 1～4 次 MAL-PDT 治疗，其中 10 例改善显著，4 例有改善，3 例疗效较差，疗效的持续时间从大约 3 个月到最长 2 年[156]。2011 年，Baglieri 等使用 ALA-PDT 治疗 1 例 50 岁面部难治性肉芽肿型玫瑰痤疮患者，治疗 6 次，ALA 浓度为 20%，孵育 3 h，每隔 2 周治疗 1 次，光源为钨灯，光谱发射范围为 400～700 nm，峰值为 630 nm，总光剂量为 40 J/cm²。在第 3 次治疗后症状有明显改善，在第 6 次治疗后疗效评估为"良好"[157]。

近年来，国内学者通过多项临床研究观察 PDT 对玫瑰痤疮的临床疗效和安全性，发现 PDT 可作为玫瑰痤疮的一种颇具潜力的疗法。已有研究表明，在中国人群中使用 ALA-PDT 可改善玫瑰痤疮的炎症性皮损[153, 158]。Fan 等纳入毛细血

管扩张型或丘疹脓疱型玫瑰痤疮患者共 20 例,用 5%浓度的 ALA 封包皮损 2 h,用 100 mW/cm²、80~90 J/cm²、LED 红光[(635±15) nm]照射,治疗间隔 10 d,一共治疗 4 次。在随访期间,所有患者的客观症状均较基线有明显的改善。主观症状,包括潮红、瘙痒、刺痛、灼热等消失,在末次治疗 24 周后未见复发。该研究显示 ALA-PDT 是治疗红斑性血管扩张型或丘疹脓疱型玫瑰痤疮的一种安全有效的方法,能有效控制炎症,减轻主观症状[153]。Sun 等对 7 例红斑性毛细血管扩张型及 10 例丘疹脓疱型玫瑰痤疮患者进行 ALA-PDT 治疗,间隔 7~10 d,治疗 3 次后,总有效率为 64.71%;7 例红斑性毛细血管扩张型总有效率为 57.14%;10 例丘疹脓疱型总有效率为 70%[158]。王秀丽研究团队对比改良 ALA-PDT 与口服米诺环素对玫瑰痤疮的疗效与安全性,将 44 例玫瑰痤疮患者随机分为 2 组。在完成全部研究的患者中,21 例接受口服米诺环素 100 mg qd,共 8 周的治疗,20 例接受间隔 1~2 周,共 3~5 次的改良 ALA-PDT 治疗,即采用 5% ALA,避光孵育 30 min,而后用 630 nm LED 红

光照射病灶,功率密度为 30 mW/cm²,持续 1 h,总能量密度为 108 J/cm²。结果分析表明,ALA-PDT 组中 16 例(80%)有效,米诺环素组中 17 例(81%)有效,丘疹脓疱的清除率分别达到 85%和 89%。ALA-PDT 组皮损减少率不亚于米诺环素组。另外,ALA-PDT 与米诺环素在改善病灶计数和 RosaQoL 评分方面具有相当的效果;复发率方面,在治疗结束后 12 周,ALA-PDT 组复发 1 例(5%),米诺环素组复发 5 例(25%),ALA-PDT 组复发率更低,提示 ALA-PDT 可能更有利于治疗复发倾向;不良反应方面,ALA-PDT 组主要表现为皮肤红肿等急性炎症反应,可能与治疗中的热和 ROS 急剧增多有关,需要 7~14 d 消退(图 13-8)[159]。此外,2016 年 Friedmann 等对不同光源的 ALA-PDT 治疗玫瑰痤疮进行探索,在 30 例玫瑰痤疮患者中采用 20%浓度的 ALA 孵育 1 h,使用蓝光、红光、强脉冲光及染料激光 4 种光源进行 4 种不同组合作为治疗光源。患者接受 1~6 次 PDT 治疗,平均疗程为(1.3±0.9)次。所有患者均得到轻至中度改善,各组之间的疗效没有统计学差异[160]。

表 13-5 PDT 治疗玫瑰痤疮的相关研究

光敏剂	例数	分型	治疗结果	参考文献
MAL	4	ETR/PPR	3 例完全缓解,其中 1 例在 9 个月的随访中没有复发,另外 2 例缓解持续了 3 个月	[154]
	17	未分型	大多数接受治疗的患者可以停止或显著减少其他治疗,持续时间从大约 3 个月到最长 2 年	[156]
ALA	20	ETR/PPR	所有患者的客观症状均较基线有明显的改善。末次治疗后 24 周内未见复发	[153]
	17	ETR/PPR	3 次治疗总有效率(≥改善 50%)为 64.71%。7 例 ET 总有效率为 57.14%;10 例 PP 总有效率为 70%	[158]
	1	ETR/PPR	共 6 次治疗,第 2 次治疗后症状改善明显,第 6 次治疗后被认为是改善"显著"。未见复发	[155]
	1	GR	共 6 次治疗,第 3 次治疗后症状明显改善,第 6 次治疗后被评估为"良好"	[157]
	20	ET/PP	ALA-PDT 组有 16 例(80%)治疗有效,丘疹脓疱的清除率为 85%	[159]

(续表)

光敏剂	例数	分型	治疗结果	参考文献
ALA	30	ETR/PPR/PHR	平均疗程为(1.3±0.9)次。所有患者的玫瑰痤疮平均改善程度为 1.7 分(轻至中度改善),各组之间差异无统计学意义	[160]

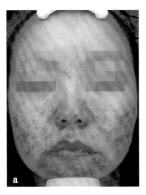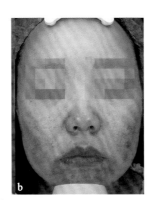

图 13-8　ALA-PDT 治疗玫瑰痤疮患者

(a)ALA-PDT 治疗前;(b)ALA-PDT 治疗后,丘疹脓疱明显消退

(三) 推荐方案

由于缺少具有说服力的临床研究,因而上述各种临床研究参数仅可作为参考。

(四) 不良反应

玫瑰痤疮易被各种物理和环境影响而触发或加重。王秀丽研究团队在使用 ALA-PDT 治疗 AK 合并玫瑰痤疮的患者时,发现治疗 AK 的 ALA-PDT 参数引起皮肤出现过度的炎症反应,推测可能是由皮肤屏障破坏、血管功能障碍和蠕形螨的死亡而引发[161]。常规 ALA-PDT 剂量可能激发明显炎症反应,易加重玫瑰痤疮潮红等症状。因此,PDT 治疗玫瑰痤疮时,选择恰当的参数至关重要,尽可能减轻炎症反应。

ALA-PDT 为玫瑰痤疮的治疗提供了一种可选择的无创的治疗手段,但其临床治疗参数还有待进一步优化和验证。总而言之,未来还需进一步明确 ALA-PDT 在玫瑰痤疮治疗中的最佳参数。

(曹雅晶　柳小婧)

第四节　ALA-PDT 治疗脱发

一、 脱发概述

脱发(alopecia)是皮肤科最常见的损容性疾病之一,根据是否发生毛囊永久性损伤,目前临床上将脱发分为两大类,即非瘢痕性脱发和瘢痕性脱发。非瘢痕性脱发包括雄激素性秃发(androgenetic alopecia,AGA)、斑秃、休止期脱发、拔毛癖等;瘢痕性脱发包括淋巴细胞性(如红斑狼疮相关性瘢痕性脱发、毛发扁平苔藓等)、中性粒细胞性(如秃发性毛囊炎)、混合型和非特异性(如 Brocq 假性斑秃)[162-163]。其中,AGA 和斑秃是最常见的脱发类型,也是 ALA-PDT 治疗脱发相关研究的聚焦领域,此外已有 ALA-PDT 治疗秃发性毛囊炎的报道。

AGA 是一种雄激素依赖性的、以进行性毛囊微小化为特征的模式性脱发,男女均可患病。本病具有遗传倾向,此外饮食失衡、熬夜等因素可能诱发或加重该病。研究表明,AGA 患者的患处头皮雄激素受体密度和(或)Ⅱ型 5-α 还原酶活性异常增加,导致局部雄激素效应异常增强,抑制毛囊干细胞活化及分裂分化,进而使毛囊的生长期缩短、休止期延长,生长期/休止期毛发比值降低,同时毛囊呈进行性缩小直至萎缩消失。临床表现为额顶部和前额发际线的后移和顶部毛发进行性稀疏、变细,此外可伴有头皮油脂分泌旺盛。其病理表现为毛囊总数正常,但毳毛数目和比例增加,休止期毛囊可轻度增加,患处无明显炎症浸润。

斑秃是一种 T 淋巴细胞参与的器官特异性自身免疫性疾病,本病可发生于任何年龄,以青壮年多见,男、女发病率相同。其确切病因及发病机制尚未完全明确,但现有证据表明遗传及免疫因素与发病密切相关[164]。研究表明,正常生长期毛囊球部具有免疫赦免性,但斑秃患者毛囊可表达人类白细胞抗原(HLA-A、HLA-B、HLA-C、HLA-DR),细胞毒性 T 淋巴细胞继而攻击毛发基质细胞,造成毛发基质损害和脱发,但正常毛囊结构不受破坏,故无瘢痕性脱发或组织缺损。临床最常表现为直径数目不等、边界清晰的圆形或椭圆形秃发区域,可累及任何有毛发的部位,严重者可发生全秃(头发全部脱失)、普秃(头发连同眉毛、睫毛、腋毛及阴毛等全部脱失)。其病理表现为生长期毛囊周围大量 $CD4^+$ T 细胞、$CD8^+$ T 细胞浸润,部分可侵入毛囊壁,并有毛发基质细胞变性;退行期和休止期终毛数目增加,在毛发已脱落的毛囊中可有新的毳毛形成;晚期毛囊、毛球及其真皮乳头均缩小,位置上移;周围基质明显缩小,周围结缔组织血管变性,管腔内可有血栓形成。

秃发性毛囊炎是一种毛囊破坏性的、留有永久性脱发的毛囊炎,男女均可发生,可累及任何有毛发的部位,头顶和枕部头皮是最常见的受累区域。其发病原因不明,有学者认为可能与金黄色葡萄球菌感染及头皮局部免疫异常有关。临床主要表现为毛囊性丘疹、脓疱,毛囊周围红斑和角化过度,以及"簇状发"(数个毛囊从同一个毛囊开口伸出)。晚期出现不规则小片状瘢痕性脱发,可融合成大片。其病理表现为毛囊漏斗部扩张,大量

中性粒细胞在毛囊内和周围浸润,随疾病发展可在毛囊和汗腺及周围出现淋巴细胞为主的肉芽肿,晚期为附属器周围纤维化。瘢痕区遗留被破坏的残余毛囊。

脱发虽不会直接危害生命,但损害容貌,尤其是瘢痕性脱发,严重影响美观,甚或影响患者的社会功能,且常反复发作、迁延难愈,相关治疗往往起效慢、疗程长,给患者带来了极大的精神痛苦和心理负担[165]。当今社会,大众的健康意识和求美意愿日益强烈,故脱发问题越来越引起人们的重视,相关人群治疗需求日益增高,因此,脱发的治疗已成为近年来国内外广泛关注的研究热点。

二、治疗

(一) AGA 的治疗

AGA 应当强调早期治疗,治疗越早,疗效越好。治疗方法主要包括系统用药、外用药物、物理治疗、毛发移植等,一般推荐联合疗法。

目前美国食品与药品监督管理局(FDA)已批准口服非那雄胺及局部外用 2% 或 5% 米诺地尔用于 AGA 的治疗。非那雄胺作为一种 5-α 还原酶抑制剂,可减少头皮局部双氢睾酮的产生,减轻雄激素对毛囊的抑制作用,促进毛发生长。对于女性 AGA 患者,还可口服螺内酯和环丙孕酮,前者可在靶细胞内与睾酮、双氢睾酮等的雄激素受体竞争性结合,发挥抗雄激素作用;后者是 17-羟孕酮类衍生物,具有性激素拮抗作用[166]。此外,有报道表明某些中药制剂对 AGA 可能有效,但常需联合其他外用或口服药物。米诺地尔是一种钾通道阻滞剂,临床中发现可其刺激毛囊上皮细胞分化增殖,同时改善头皮局部血供,促进毛囊生长,但确切机制尚不明确。随着毛发移植技术不断改进,毛囊切取移植技术、毛囊抽取移植技术等植发手术日趋成熟和标准化,但仍注意植发前后均需口服或外用药物以维持秃发区原有毛发生长。

除上述治疗外，近年来研究表明，光生物调节治疗、富血小板血浆（platelet-rich plasma，PRP）注射治疗等新兴疗法对 AGA 亦具有一定疗效。光生物调节治疗主要为头皮部位长期低剂量红光照射，而 PRP 中富含大量生长因子，前者的光调效应及后者提供的生长因子可促进毛囊干细胞活化，促进毛发再生。但这些新兴疗法尚缺乏高质量循证医学证据，仍需更多探索。

（二）斑秃的治疗

现有治疗方法包括系统口服药物治疗、外用药物局部治疗、接触致敏、物理治疗、生物制剂等，但这些疗法无法预防或彻底治愈斑秃，其疗效常存在个体差异，并与疾病所处阶段密切相关，复发率高。临床常根据实际情况给予联合和个体化治疗[167-168]。

斑秃的系统药物治疗包括糖皮质激素、环孢素、甲巯咪唑、复方甘草酸苷及其他中药制剂等。口服或静脉予糖皮质激素一般用于对常规治疗无效的全秃、普秃或进展迅速的斑秃；环孢素对于 20 岁以上全秃患者，以及家族中无特应性体质史及斑秃史、有甲凹点、脱发区瘙痒的斑秃患者疗效较好，可作为成人的斑秃单一治疗药物；甲巯咪唑可适用于 13～18 岁的严重斑秃患者；复方甘草酸苷为一种双向的免疫调节剂，有抗炎、调节免疫、抗变态反应、类固醇样作用，对斑秃也有一定的临床疗效。

斑秃的局部外用药物包括糖皮质激素、米诺地尔、蒽林、接触性致敏物等。外涂或皮损内注射糖皮质激素可发挥抗炎作用；蒽林有抗炎和免疫抑制作用，对局限性斑秃有较好疗效；而接触致敏疗法可通过应用接触性致敏物诱发人工接触性皮炎，后者可使局部毛发再生。

斑秃的物理治疗包括 308 准分子（激）光、窄谱中波紫外线、光生物调节治疗等，此外，近年来亦有富血小板血浆注射、新型生物制剂（如 JAK 抑制剂、度普利尤单抗）等成功治疗斑秃的相关报道。

（三）秃发性毛囊炎的治疗

秃发性毛囊炎的治疗较为棘手，其治疗目的主要为阻止早期毛囊性丘疹和脓疱，以及不可逆性脱发的进展。临床中，对于局限性皮损可外用抗生素及糖皮质激素，而广泛性损害则需系统应用抗生素及糖皮质激素，此外，可联合应用维 A 酸类、氨苯砜、锌和/或外用他克莫司等。近年来，部分证据表明 ALA-PDT 可能对秃发性毛囊炎有一定疗效，但由于秃发性毛囊炎发病率较低，相关临床研究报道及病例数较少，故循证医学证据尚不充分。

三、ALA-PDT

（一）治疗机制

1. 毛囊皮脂腺单元是 ALA-PDT 的主要治疗靶点

ALA-PDT 安全有效、可重复治疗且无明显副作用，在皮肤科已被广泛应用于痤疮、皮肤肿瘤等疾病的治疗。王秀丽研究团队在前期研究中采用多种荧光诊断技术成功捕捉到毛囊皮脂腺单元的砖红色荧光图像，首次确认此荧光来自组织吸收 ALA 后代谢产物 PpⅨ，证实 ALA 可被毛囊皮脂腺单元选择性吸收，提示 ALA-PDT 可靶向作用于毛囊皮脂腺单元[23]。

2. ALA-PDT 激活毛囊干细胞及其子代细胞

Carrasco 等动物实验表明，低水平 ROS 可促进细胞增殖，而经 PDT 治疗后，小鼠皮肤毛囊内增殖细胞数目显著增多，进而促进毛发生长[169]。Jin 等进一步研究发现，低剂量 ROS 可通过激活毛囊干细胞的 PI3K/AKT/GSK-3β 信号通路，减少 β-catenin 降解，同时可上调毛囊干细胞短暂扩增的祖细胞内 Wnt 蛋白的表达和分泌，进而上调 Wnt/β-catenin 信号通路，促进毛囊干细胞及祖细胞活化，推动毛囊进入生长期[170]。

3. ALA-PDT 抑制皮脂腺增生及皮脂分泌

王秀丽研究团队发现经 ALA-PDT 治疗后患者皮脂分泌减少，组织病理显示 ALA-PDT 后肥大的皮脂腺明显缩小[23]，证实 ALA-PDT 可抑制皮脂腺增生并减少皮脂分泌，这为 ALA-PDT 改善 AGA 患者头皮油脂分泌增多的临床症状提供了理论依据。

4. ALA-PDT 具有抗感染和免疫调节效应

秃发性毛囊炎的发生可能与金黄色葡萄球菌感染及头皮局部免疫异常有关，而 ALA-PDT 具有良好的抗感染和免疫调节效应，增强局部免疫反应，这可能是 ALA-PDT 治疗秃发性毛囊炎的理论基础，但具体机制仍有待未来深入探索[171-172]。

5. ALA-PDT 调节皮肤微环境

大量研究表明 ALA-PDT 对皮肤角质形成细胞、成纤维细胞、免疫细胞、皮脂腺细胞、毛囊干细胞、淋巴管内皮细胞、血管内皮细胞等具有调节作用，能够促进慢性炎症清除、延缓皮肤衰老，提示 ALA-PDT 可调节皮肤微环境成分，促进皮肤稳态，这也可能为毛发提供良好的微环境条件，促进毛发生长。

（二）临床应用

目前 ALA-PDT 治疗 AGA 的有效性尚不明确。王秀丽研究团队前期以 C57BL/6 小鼠为动物模型初步探索 ALA-PDT 对毛发生长的作用，小鼠背部脱毛后以高剂量（15 J/cm²）、中剂量（10 J/cm²）、低剂量（5 J/cm²）三种照光剂量进行 ALA-PDT 治疗，发现 ALA-PDT 组的毛发密度、长度较对照组明显增加；不同照光剂量组间的毛发密度、长度无明显差异，其中高、中剂量 ALA-PDT 组在治疗后局部出现糜烂、破溃、结痂，而低剂量组无明显不良反应，从动物水平上初步证实 ALA-PDT 对毛发生长有促进作用，且以低剂量 ALA-PDT 为宜。

2017 年，王秀丽研究团队首次开展低剂量 ALA-PDT 治疗 AGA 有效性及安全性自身半头对照临床研究，研究纳入 6 例 Hamilton Ⅲ～Ⅴ期 AGA 患者，采用 5% ALA 避光封包 3 h，光源采用 LED 红光（630±5 nm），输出功率为 90 mW/cm²，

照光剂量为 60 J/cm²，每 2 周治疗 1 次，连续治疗 6 次。结束治疗后 3 个月随访结果提示，患者 ALA-PDT 治疗侧毛发密度较对照单纯红光侧无显著增多[173]。该研究中 ALA-PDT 治疗 AGA 较对照组未显示出更优的疗效，这可能与纳入人数较少、随访时间较短有关，但该研究仍为临床 ALA-PDT 治疗 AGA 做了开创性的探索，提供了可行的研究思路。随访发现 ALA-PDT 治疗后毛发密度较对照侧下降，随后毛发密度自行恢复至基线水平，猜测 ALA-PDT 可能诱导类似于米诺地尔应用初期的静止期脱发，ALA-PDT 可能在一定程度上影响毛发生长周期，结合既往的研究基础和文献复习，可以推测，若进一步优化治疗参数、扩大样本量、延长观察周期，我们可能观察到更可靠的结果，ALA-PDT 治疗 AGA 的前景值得期待（图 13-9）。

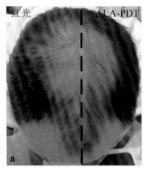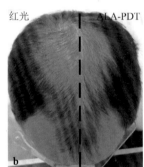

图 13-9　对比 ALA-PDT 与单纯红光治疗 AGA 疗效
(a)治疗前基线照片，左侧为 ALA-PDT 治疗侧，右侧为单纯红光治疗侧；
(b)治疗 6 次后 3 个月随访照片，患者 ALA-PDT 治疗侧毛发密度较对照单纯红光侧无显著增多

目前已有研究者尝试 PDT 治疗斑秃，但其疗效尚存在争议，相关报道总结见表 13-6。但这些研究招募的受试者多为传统治疗抵抗者，提示其治疗难度较大，且大多研究未对治疗参数进行优化探索，随访时间尚不充分，故其疗效尚不能定论。若能进一步优化 ALA-PDT 的治疗参数、缩短 PDT 治疗周期、增加 PDT 的治疗次数、增加随访次数，可能为 PDT 治疗斑秃的有效性探讨提供更好的循证医学依据。这仍有待于今后的进一步探索。

表 13-6　PDT 治疗斑秃的相关研究

作者，年份	病例数	治疗方案					疗效
		光敏剂，敷药时间	光源	光剂量	治疗频率	预处理	
Bissonnette, et al., 2000[174]	6	5%，10%，20% ALA，3 h	600~700 nm	起始剂量 10 J/cm²，每 2 周增加 5 J/cm²	2 周 1 次，共 20 次	无	未见明显毛发生长
Fernández-Guarino, et al., 2008[175]	6	MLA，3 h	630 nm	37 J/cm²，7.5 min	4 周 1 次，共 4 ~ 12 次	无	1 例胡须斑秃患者经治疗后完全恢复；2 例患者脱发区域出现少量细短毛发，面积＜10%
Yoo KH, et al., 2010[176]	8	MAL，3 h	630 nm	37 J/cm²，7.5 min	4 周 1 次，共 3 次	微针	未见明显毛发生长
Giorgio CM, et al., 2020[177]	41	10% ALA，2 h	630 nm	37 J/cm²，8 min	3 周 1 次，共 6 次	微针	单纯 ALA-PDT 组：2/15 毛发完全长出，5/15 毛发恢复面积≥50%，1/15 毛发恢复面积＜50%；微针联合 ALA-PDT 组：3/17 毛发完全长出，7/17 毛发恢复面积≥50%，6/17 毛发恢复面积＜50%
Linares-González L, et al., 2020[178]	1	ALA，3 h	630 nm	37 J/cm²，7.5 min	4 周 1 次，共 6 次	无	毛发完全长出

现有报道表明 PDT 治疗可改善秃发性毛囊炎患者的疼痛、红斑、囊肿、脓疱等症状，其瘢痕性脱发也得到控制，实现长期缓解；其治疗安全性良好，不良反应以可逆性的红斑、色素沉着及烧灼感、轻微疼痛为主。但也有少数患者改善不明显，甚至病情加重。目前相关报道的病例数仍较少，以病例个案报道为主（表 13-7），未来仍需更大样本量的随机对照临床研究证实其有效性及安全性。

表 13-7　PDT 治疗秃发性毛囊炎的相关研究

作者，年份	病例数	治疗方案				疗效
		光敏剂，敷药时间	光源	光剂量	治疗频率	
Castaño-Suárez E, et al., 2012[179]	1	MAL，3 h	630 nm	37 J/cm²，7.5 min	每轮 2 周 1 次，共 2 次；每 8 周重复 1 轮，共 3 轮	明显好转；随访 1 年病情稳定

(续表)

作者，年份	病例数	治疗方案				疗效
		光敏剂，敷药时间	光源	光剂量	治疗频率	
Miguel-Gomez L, et al., 2015[180]	10	MAL，3 h	630 nm	37 J/cm²	4 周 1 次，共 4 次	9 例有不同程度好转，其中 1 例随访 3 年病情稳定
Burillo-Martinez S, et al., 2016[181]	3	MAL，3 h	630 nm	37 J/cm²	每轮 2 周 1 次，共 2 次，每 4～6 周重复 1 轮，共 3～8 轮	2 例治疗后轻微改善，但随后复发；1 例患者治疗后加重；3 例均未实现病情稳定
Collier NJ, et al., 2018[182]	1	卟吩姆钠 1 mg/kg	630 nm	100～140 J/cm²	4 个月 1 次，共 4 次	明显好转；随访 20 个月病情稳定
Lin XF, et al., 2020[183]	1	5% ALA，3 h	633 nm ± 3 nm	80 J/cm²，20 min	2 周 1 次，共 4 次	明显好转；随访 1 年病情稳定
Yang L, et al., 2021[184]	13	10% ALA，3 h	633 nm	100 mW/cm²，30 min	10～14 d 1 次，共 3 次	第 1 次治疗后，7 例明显好转，6 例轻微改善；经 3 次治疗后，4 例皮损消退，7 例显著改善；随访 1 年，9 例病情稳定，4 例复发
Le Calvé C, et al., 2021[185]	4	MAL，30 min	635 nm	12～37 J/cm²，2.5 h	1～4 周 1 次，共 3 次	4 例均有好转，但 1 例在脱发中央区域轻微进展；4 例患者随访 4 个月～2 年病情稳定

基于以上证据，王秀丽研究团队还设计了光动力促进生发方法、制剂和组件，并申请专利（专利号：ZL201710046464.X），这为未来 PDT 促进生发的临床探索及应用建立了一套完备的技术体系。

（三）推荐方案

由于缺少具有说服力的临床研究，上述各种临床研究参数仅可作为参考，此处不再进行概括。

（四）不良反应和并发症

ALA-PDT 治疗脱发所用的照光剂量和光敏剂浓度均相对较低，因此所产生的不良反应较轻，治疗中可出现轻度灼热，治疗后以红斑、色素沉着为主，红斑常在治疗后即刻发生，一般 5 d 即可消退，色素沉着在停止治疗后 3 个月内可完全消退，提示 ALA-PDT 治疗脱发的安全性和耐受性较好。

综上所述，ALA-PDT 为脱发的治疗提供了一种可选择的、安全无创的治疗手段，但其临床治疗参数有待进一步优化和验证，长期疗效也有待进一步的临床研究证实。

（曹　智　柳小婧）

附：缩略词

胰岛素样生长因子	insulin-like growth factor	IGF
白介素-1α	interleukin-1α	IL-1α
Toll 样受体	toll-like receptor	TLR
AMP 激活的蛋白激酶	AMP-activated protein kinase	AMPK
细胞外调节蛋白激酶	extracellular regulated protein kinase	Erk
哺乳动物雷帕霉素靶蛋白	mammalian target of rapamycin	mTOR
固醇调节元件结合蛋白	sterol-regulatory element binding protein	SREBP
过氧化物酶体增殖物激活受体	peroxisome proliferator-activated receptor	PPAR
蛋白激酶 C	protein kinase C	PKC
成纤维细胞生长因子受体-2b	fibroblast growth factor receptor-2b	FGFR2b
核因子 kappa B	nuclear factor-kappa B	NF-κb
信号转导与转录生长因子 3	signal transducer and activator of transcription 3	STAT 3
c-Jun 氨基末端激酶	c-Jun N-terminal kinase	JNK
细胞外调节蛋白激酶	extracellular regulated protein kinase	ERK
NF-kappaB 抑制因子激酶	inhibitor of nuclear factor kappa-B kinase	IKK
丝裂原活化蛋白激酶	mitogen-activated protein kinase	MAPK
基质金属蛋白酶	matrix metalloprotein	MMP
日光光动力治疗	daylight photodynamic therapy	DL-PDT
化脓性汗腺炎	hidradenitis suppurativa	HS
反向性痤疮	acne inversa	AI
毛囊闭锁三联征	follicular occlusion triad	FOT
国际化脓性汗腺炎严重程度评分系统	International Hidradenitis Suppurativa Severity Score System	IHS
皮损内光动力治疗	intralesional photodynamic therapy	I-PDT
亚甲蓝光动力治疗	methylene blue photodynamic therapy	MB-PDT
亚甲蓝脂质体	methylene blue niosomal	NMB
肿瘤坏死因子	tumor necrosis factor	TNF
激肽释放酶 5	kallikrein 5	KLK5
活性氧	reactive oxygen species	ROS
中波紫外线	ultraviolet B	UVB
红斑毛细血管扩张型玫瑰痤疮	erythema telangiectasia rosacea	ETR
丘疹脓疱型玫瑰痤疮	papulopustular rosacea	PPR
肥大增生型玫瑰痤疮	phymatous rosacea	PHR
肉芽肿型玫瑰痤疮	glandular rosacea	GR
眼型玫瑰痤疮	ocular rosacea	OCR
国际玫瑰痤疮协会	National Rosacea Society	NRS
雄激素性秃发	androgenetic alopecia	AGA
富血小板血浆	platelet-rich plasma	PRP

13

参考文献

[1] Zaenglein AL. Acne Vulgaris[J]. The New England journal of medicine, 2018, 379(14): 1343-1352.

[2] Layton AM, Thiboutot D, Tan J. Reviewing the global burden of acne: how could we improve care to reduce the burden[J]. The British journal of dermatology, 2021, 184(2): 219-225.

[3] 鞠强.中国痤疮治疗指南(2019 修订版)[J].临床皮肤科杂志,2019,48(9):583-588.

[4] Common JEA, Barker JN, van Steensel MAM. What does acne genetics teach us about disease pathogenesis[J]. The British journal of dermatology, 2019, 181(4): 665-676.

[5] Mirdamadi Y, Thielitz A, Wiede A, et al. Insulin and insulin-like growth factor-1 can modulate the phosphoinositide-3-kinase/Akt/FoxO1 pathway in SZ95 sebocytes in vitro[J]. Molecular and cellular endocrinology, 2015, 415: 32-44.

[6] Clayton RW, Göbel K, Niessen CM, et al. Homeostasis of the sebaceous gland and mechanisms of acne pathogenesis [J]. The British journal of dermatology, 2019, 181(4): 677-690.

[7] Zouboulis CC. Endocrinology and immunology of acne: two sides of the same coin [J]. Experimental dermatology, 2020, 29(9): 840-859.

[8] Selway JL, Kurczab T, Kealey T, et al. Toll-like receptor 2 activation and comedogenesis: implications for the pathogenesis of acne[J]. BMC dermatology, 2013, 13: 10.

[9] 赵辨.中国临床皮肤病学[M].南京:江苏科学技术出版社,2010.

[10] Bolognia JL, Schaffer JV, Cerroni L.皮肤病学[M].朱学骏,王宝玺,孙建方,等,主译.4 版.北京:北京大学医学出版社,2020.

[11] DiGiovanna JJ, Langman CB, Tschen EH, et al. Effect of a single course of isotretinoin therapy on bone mineral density in adolescent patients with severe, recalcitrant, nodular acne[J]. J Am Acad Dermatol, 2004, 51(5): 709-717.

[12] Garner SE, Eady A, Bennett C, et al. Minocycline for acne vulgaris: efficacy and safety [J]. Cochrane Database Syst Rev, 2012, 1(8): Cd002086.

[13] Meffert H, Gaunitz K, Gutewort T, et al. Therapy of acne with visible light: decreased irradiation time by using a blue-light high-energy lamp [J]. Dermatologische Monatschrift, 1990, 176 (10): 597-603.

[14] Papageorgiou P, Katsambas A, Chu A. Phototherapy with blue (415 nm) and red (660 nm) light in the treatment of acne vulgaris[J]. The British journal of dermatology, 2000, 142(5): 973-978.

[15] Li J, Li J, Zhang L, et al. Comparison of red light and blue light therapies for mild-to-moderate acne vulgaris: a randomized controlled clinical study [J]. Photodermatol Photoimmunol Photomed, 2022, 38 (5): 459-464.

[16] Lee SY, You CE, Park MY. Blue and red light combination LED phototherapy for acne vulgaris in patients with skin phototype IV[J]. Lasers in surgery and medicine, 2007, 39(2): 180-188.

[17] Kwon HH, Lee JB, Yoon JY, et al. The clinical and histological effect of home-use, combination blue-red LED phototherapy for mild-to-moderate acne vulgaris in Korean patients: a double-blind, randomized controlled trial[J]. The British journal of dermatology, 2013, 168(5): 1088-1094.

[18] Divaris DX, Kennedy JC, Pottier RH. Phototoxic damage to sebaceous glands and hair follicles of mice after systemic administration of 5-aminolevulinic acid correlates with localized protoporphyrin IX fluorescence[J]. The American journal of pathology, 1990, 136(4): 891-897.

[19] Hongcharu W, Taylor CR, Chang Y, et al. Topical ALA-photodynamic therapy for the treatment of acne vulgaris[J]. The Journal of investigative dermatology, 2000, 115(2): 183-192.

[20] Itoh Y, Ninomiya Y, Tajima S, et al. Photodynamic therapy of acne vulgaris with topical delta-aminolaevulinic acid and incoherent light in Japanese patients[J]. The British journal of dermatology, 2001, 144(3): 575-579.

[21] 张玲琳,王秀丽,王宏伟,等.5-氨基酮戊酸光动力疗法治疗痤疮[J].中华皮肤科杂志,2009,42(2): 78-80.

[22] 王秀丽,王宏伟,Stepp,等.5-氨基酮戊酸光动力疗法治疗寻常痤疮临床应用研究[J].中华皮肤科杂志, 2009,42(8):563-565.

[23] Ding HL, Wang XL, Wang HW, et al. Successful treatment of refractory facial acne using repeat short-cycle ALA-PDT: case study[J]. Photodiagnosis and

photodynamic therapy, 2011, 8(4)：343-346.

[24] Wang HW, Lv T, Zhang LL, et al. Prospective study of topical 5-aminolevulinic acid photodynamic therapy for the treatment of moderate to severe acne vulgaris in Chinese patients[J]. Journal of cutaneous medicine and surgery, 2012, 16(5)：324-333.

[25] Ma L, Xiang LH, Yu B, et al. Low-dose topical 5-aminolevulinic acid photodynamic therapy in the treatment of different severity of acne vulgaris[J]. Photodiagnosis and photodynamic therapy, 2013, 10(4)：583-590.

[26] 中华医学会皮肤性病学分会光动力治疗研究中心.氨基酮戊酸光动力疗法临床应用专家共识[J].中华皮肤科杂志,2015,48(10):675-678.

[27] 中华医学会皮肤性病学分会光动力治疗研究中心,中国康复医学会皮肤病康复专业委员会,中国医学装备协会皮肤病与皮肤美容分会光医学治疗装备学组.氨基酮戊酸光动力疗法皮肤科临床应用指南(2021版)[J].中华皮肤科杂志,2021,54(01):1-9.

[28] Wang P, Wang B, Zhang L, et al. Clinical practice guidelines for 5-Aminolevulinic acid photodynamic therapy for acne vulgaris in China[J]. Photodiagnosis and photodynamic therapy, 2023, 41：103261.

[29] Yang J, Shi L, Xu D, et al. 5-Aminolaevulinic acid photodynamic therapy suppresses lipid secretion of primary sebocytes through AMPK/SREBP-1 pathway[J]. Photodiagnosis and photodynamic therapy, 2021, 36：102537.

[30] Jeong E, Hong JW, Min JA, et al. Topical ALA-photodynamic therapy for acne can induce apoptosis of sebocytes and down-regulate their TLR-2 and TLR-4 expression[J]. Annals of dermatology, 2011, 23(1)：23-32.

[31] Tuo J, Wang Q, Liu Y, et al. ALA-PDT suppressing the cell growth and reducing the lipogenesis in human SZ95 sebocytes by mTOR signaling pathway in vitro[J]. Photodiagnosis and photodynamic therapy, 2017, 1(8)：295-301.

[32] Tuo J, Wang Q, Zouboulis CC, et al. ALA-PDT suppressing the cell growth and reducing the lipogenesis in human SZ95 sebocytes by mTOR signaling pathway in vitro[J]. Photodiagnosis and photodynamic therapy, 2017, 18：295-301.

[33] Shu M, Kuo S, Wang Y, et al. Porphyrin metabolisms in human skin commensal Propionibacterium acnes bacteria：potential application to monitor human radiation risk[J]. Current medicinal chemistry, 2013, 20(4)：562-568.

[34] Fitz-Gibbon S, Tomida S, Chiu BH, et al. Propionibacterium acnes strain populations in the human skin microbiome associated with acne[J]. The Journal of investigative dermatology, 2013, 133(9)：2152-2160.

[35] Dagnelie MA, Montassier E, Khammari A, et al. Inflammatory skin is associated with changes in the skin microbiota composition on the back of severe acne patients[J]. Experimental dermatology, 2019, 28(8)：961-967.

[36] Ramasamy S, Barnard E, Dawson TL, Jr., et al. The role of the skin microbiota in acne pathophysiology[J]. The British journal of dermatology, 2019, 181(4)：691-699.

[37] 李欣,王宏伟,王秀丽.氨基酮戊酸光动力对表皮葡萄球菌生物膜作用[J].中华皮肤科杂志,2012(12):865-869.

[38] 李欣,王宏伟,王秀丽,等.氨基酮戊酸光动力疗法对浮游表皮葡萄球菌抑制作用的体外研究[J].中华皮肤科杂志,2012(08):557-560.

[39] Tao S, Wang Z, Quan C, et al. The effects of ALA-PDT on microbiota in pilosebaceous units of patients with severe acne：a metagenomic study[J]. Photodiagnosis and photodynamic therapy, 2021, 33：102050.

[40] Yang Y, Tao S, Zeng R, et al. Modulation of skin microbiome in acne patients by aminolevulinic acid-photodynamic therapy[J]. Photodiagnosis and photodynamic therapy, 2021, 36：102556.

[41] Yang J, Chen AC, Wu Q, et al. The influence of temperature on 5-aminolevulinic acid-based photodynamic reaction in keratinocytes in vitro[J]. Photodermatology, photoimmunology & photomedicine, 2010, 26(2)：83-88.

[42] Orringer JS, Hammerberg C, Hamilton T, et al. Molecular effects of photodynamic therapy for photoaging[J]. Archives of dermatology, 2008, 144(10)：1296-1302.

[43] Gozali MV, Yi F, Zhang JA, et al. Photodynamic therapy inhibit fibroblast growth factor-10 induced keratinocyte differentiation and proliferation through ROS in fibroblast growth factor receptor-2b

pathway[J]. Scientific reports, 2016, 6: 27402.

[44] Fabbrocini G, Cacciapuoti S, De Vita V, et al. The effect of aminolevulinic acid photodynamic therapy on microcomedones and macrocomedones [J]. Dermatology, 2009, 219(4): 322-328.

[45] Orringer JS, Sachs DL, Bailey E, et al. Photodynamic therapy for acne vulgaris: a randomized, controlled, split-face clinical trial of topical aminolevulinic acid and pulsed dye laser therapy[J]. Journal of cosmetic dermatology, 2010, 9(1): 28-34.

[46] Shi L, Yang J, Zhang L, et al. A prospective study of adverse reactions of ALA-PDT for acne vulgaris[J]. Photodiagnosis and photodynamic therapy, 2022, 38: 102752.

[47] Zhang L, Yang J, Liu X, et al. 5-Aminolaevulinic acid photodynamic therapy amplifies intense inflammatory response in the treatment of acne vulgaris via CXCL8 [J]. Experimental dermatology, 2021, 30(7): 923-931.

[48] Ma Y, Chen Q, Liu Y, et al. Effects of 5 - aminolevulinic acid photodynamic therapy on TLRs in acne lesions and keratinocytes co-cultured with P. acnes[J]. Photodiagnosis and photodynamic therapy, 2016, 15: 172-181.

[49] 王丹, 骆丹, 闵玮. 5-氨基酮戊酸光动力疗法对痤疮丙酸杆菌感染金黄地鼠皮脂腺斑影响的研究[J]. 临床皮肤科杂志, 2010(7): 417-419.

[50] Byun JY, Lee GY, Choi HY, et al. The Expressions of TGF-beta(1) and IL-10 in Cultured Fibroblasts after ALA-IPL Photodynamic Treatment [J]. Annals of dermatology, 2011, 23(1): 19-22.

[51] Ji J, Zhang LL, Ding HL, et al. Comparison of 5 - aminolevulinic acid photodynamic therapy and red light for treatment of photoaging[J]. Photodiagnosis and photodynamic therapy, 2014, 11(2): 118-121.

[52] Osiecka B, Jurczyszyn K, Symonowicz K, et al. In vitro and in vivo matrix metalloproteinase expression after photodynamic therapy with a liposomal formulation of aminolevulinic acid and its methyl ester [J]. Cellular & molecular biology letters, 2010, 15(4): 630-650.

[53] Wang P, Han J, Wei M, et al. Remodeling of dermal collagen in photoaged skin using low-dose 5 - aminolevulinic acid photodynamic therapy occurs via the transforming growth factor-β pathway[J]. Journal

of biophotonics, 2018, 11(6): e201700357.

[54] Wang XL, Wang HW, Zhang LL, et al. Topical ALA PDT for the treatment of severe acne vulgaris[J]. Photodiagnosis and photodynamic therapy, 2010, 7(1): 33-38.

[55] Kimura M, Itoh Y, Tokuoka Y, et al. Delta-aminolevulinic acid-based photodynamic therapy for acne on the body[J]. The Journal of dermatology, 2004, 31(12): 956-960.

[56] Sakamoto FH, Torezan L, Anderson RR. Photodynamic therapy for acne vulgaris: a critical review from basics to clinical practice: part II understanding parameters for acne treatment with photodynamic therapy [J]. Journal of the American Academy of Dermatology, 2010, 63(2): 195-211.

[57] Ma Y, Liu Y, Wang Q, et al. Prospective study of topical 5-aminolevulinic acid photodynamic therapy for the treatment of severe adolescent acne in Chinese patients[J]. The Journal of dermatology, 2015, 42(5): 504-507.

[58] Terrell S, Aires D, Schweiger ES. Treatment of acne vulgaris using blue light photodynamic therapy in an African-American patient [J]. Journal of drugs in dermatology, 2009, 8(7): 669-671.

[59] Taub AF. Photodynamic therapy for the treatment of acne: a pilot study [J]. Journal of drugs in dermatology, 2004, 3(Suppl 6): 10-14.

[60] Akaraphanth R, Kanjanawanitchkul W, Gritiyarangsan P. efficacy of ALA-PDT vs. blue light in the treatment of acne[J]. Photodermatol Photoimmunol Photomed, 2007, 23(5): 186-190.

[61] Prieto VG, Diwan AH, Shea CR, et al. Effects of intense pulsed light and the 1,064 nm Nd: YAG laser on sun-damaged human skin: histologic and immunohistochemical analysis [J]. Dermatologic surgery: official publication for American Society for Dermatologic Surgery, 2005, 31(5): 522-525.

[62] Barakat MT, Moftah NH, El Khayyat MA, et al. Significant reduction of inflammation and sebaceous glands size in acne vulgaris lesions after intense pulsed light treatment [J]. Dermatologic therapy, 2017, 30(1).

[63] Mei X, Shi W, Piao Y. Effectiveness of photodynamic therapy with topical 5-aminolevulinic acid and intense pulsed light in Chinese acne vulgaris patients [J].

Photodermatol Photoimmunol Photomed, 2013, 29 (2): 90-96.

[64] Oh SH, Ryu DJ, Han EC, et al. A comparative study of topical 5-aminolevulinic acid incubation times in photodynamic therapy with intense pulsed light for the treatment of inflammatory acne [J]. Dermatologic surgery, 2009, 35(12): 1918-1926.

[65] Yeung CK, Shek SY, Bjerring P, et al. A comparative study of intense pulsed light alone and its combination with photodynamic therapy for the treatment of facial acne in Asian skin [J]. Lasers in surgery and medicine, 2007, 39(1): 1-6.

[66] Rojanamatin J, Choawawanich P. Treatment of inflammatory facial acne vulgaris with intense pulsed light and short contact of topical 5-aminolevulinic acid: a pilot study[J]. Dermatologic surgery, 2006, 32(8): 991-997.

[67] Zhang L, Wu Y, Zhang Y, et al. Topical 5-aminolevulinic photodynamic therapy with red light vs. intense pulsed light for the treatment of acne vulgaris: a spilit face, randomized, prospective study [J]. Dermato-Endocrinology, 2017: e1375634.

[68] Chang Q, Liu X, Wang X, et al. IPL-PDT as an effective treatment for mild-to-moderate acne vulgaris: a prospective, single-center, self-controlled study [J]. Photodiagnosis and photodynamic therapy, 2024, 46: 103999.

[69] Alexiades-Armenakas M. Long-pulsed dye laser-mediated photodynamic therapy combined with topical therapy for mild to severe comedonal, inflammatory, or cystic acne[J]. Journal of drugs in dermatology, 2006, 5(1): 45-55.

[70] Haedersdal M, Togsverd-Bo K, Wiegell SR, et al. Long-pulsed dye laser versus long-pulsed dye laser-assisted photodynamic therapy for acne vulgaris: a randomized controlled trial [J]. Journal of the American Academy of Dermatology, 2008, 58(3): 387-394.

[71] Kwon HH, Moon KR, Park SY, et al. Daylight photodynamic therapy with 1.5% 3-butenyl 5-aminolevulinate gel as a convenient, effective and safe therapy in acne treatment: a double-blind randomized controlled trial[J]. The Journal of dermatology, 2016, 43(5): 515-521.

[72] Zhang L, Zhang Y, Liu X, et al. Conventional versus daylight photodynamic therapy for acne vulgaris: a randomized and prospective clinical study in China [J]. Photodiagnosis and photodynamic therapy, 2020, 31: 101796.

[73] Slutsky-Bank E, Artzi O, Sprecher E, et al. A split-face clinical trial of conventional red-light photodynamic therapy versus daylight photodynamic therapy for acne vulgaris [J]. Journal of cosmetic dermatology, 2021, 20(12): 3924-3930.

[74] Zhang Y, Zhang H, Zhang L, et al. Modified 5-aminolevulinic acid photodynamic therapy to reduce pain in the treatment of moderate to severe acne vulgaris: a prospective, randomized, split-face study [J]. Journal of the American Academy of Dermatology, 2021, 84(1): 218-220.

[75] Zhang L, Yang Y, Wang B, et al. Modified red light 5-aminolevulinic acid photodynamic therapy versus low-dose isotretinoin therapy for moderate to severe acne vulgaris: a prospective, randomized, multicenter study [J]. Journal of the American Academy of Dermatology, 2023, 89(6): 1141-1148.

[76] Wu HE, Liu YB, Cui L, et al. Three-step irradiance schedule versus two-step irradiance schedule for pain control during topical 5-aminolevulinic acid-photodynamic therapy of facial acne in Chinese patients: a prospective randomized comparative study [J]. Lasers in surgery and medicine, 2022, 54(2): 224-229.

[77] Guo K, Zhu D, Lu Z, et al. Effect of minocycline hydrochloride combined with photodynamic therapy on skin barrier function of patients with acne [J]. American journal of translational research, 2021, 13(7): 8427-8432.

[78] Xu X, Zheng Y, Zhao Z, et al. Efficacy of photodynamic therapy combined with minocycline for treatment of moderate to severe facial acne vulgaris and influence on quality of life [J]. Medicine (Baltimore), 2017, 96(51): e9366.

[79] Liu L, Liu P, Wei G, et al. Combination of 5-Aminolevulinic acid photodynamic therapy and isotretinoin to treat moderate-to-severe acne [J]. Photodiagnosis and photodynamic therapy, 2021, 34: 102215.

[80] Shi L, Yang Y, Zhang L, et al. Efficacy and therapeutic reactions of tri-needle-pretreatment

combined with painless ALA-PDT for the treatment of moderate-to-severe acne vulgaris: a randomized controlled trial[J]. Photodiagnosis and photodynamic therapy, 2022, 37: 102680.

[81] Zouboulis CC, Bechara FG, Dickinson-Blok JL, et al. Hidradenitis suppurativa/acne inversa: a practical framework for treatment optimization - systematic review and recommendations from the HS ALLIANCE working group[J]. Journal of the European Academy of Dermatology and Venereology, 2019, 33(1): 19-31.

[82] Butt M, Rigby A, Leslie DL, et al. Associations of internalized skin bias with age, adverse psychopathology, and health-related quality of life among patients with hidradenitis suppurativa: a cross-sectional Analysis[J]. JAMA dermatology, 2022, 158(4): 432-438.

[83] Morss PC, Porter ML, Savage KT, et al. Investigating race and gender in age at onset of hidradenitis suppurativa[J]. Journal of the European Academy of Dermatology and Venereology, 2020, 34(3): 139-141.

[84] Sabat R, Jemec GBE, Matusiak Ł, et al. Hidradenitis suppurativa[J]. Nature reviews Disease primers, 2020, 6(1): 18.

[85] Jfri A, Nassim D, O'Brien E, et al. Prevalence of hidradenitis suppurativa: a systematic review and Meta-regression analysis[J]. JAMA dermatology, 2021, 157(8): 924-931.

[86] Reeder VJ, Mahan MG, Hamzavi IH. Ethnicity and hidradenitis suppurativa[J]. The Journal of investigative dermatology, 2014, 134(11): 2842-2843.

[87] Choi E, Chandran NS. Rethinking the female predominance in hidradenitis suppurativa[J]. International journal of dermatology, 2019, 58(3): 57-58.

[88] Vazquez BG, Alikhan A, Weaver AL, et al. Incidence of hidradenitis suppurativa and associated factors: a population-based study of Olmsted County, Minnesota[J]. The Journal of investigative dermatology, 2013, 133(1): 97-103.

[89] Wang B, Yang W, Wen W, et al. Gamma-secretase gene mutations in familial acne inversa[J]. Science, 2010, 330(6007): 1065.

[90] Pink AE, Simpson MA, Brice GW, et al. PSENEN and NCSTN mutations in familial hidradenitis suppurativa (Acne Inversa)[J]. The Journal of investigative dermatology, 2011, 131(7): 1568-1570.

[91] van Straalen KR, Prens EP, Willemsen G, et al. Contribution of genetics to the susceptibility to hidradenitis suppurativa in a large, cross-sectional Dutch twin cohort[J]. JAMA dermatology, 2020, 156(12): 1359-1362.

[92] Yu W, Barrett J, Liu P, et al. Novel evidence of androgen receptor immunoreactivity in skin tunnels of hidradenitis suppurativa: assessment of sex and individual variability[J]. The British journal of dermatology, 2021, 185(4): 855-858.

[93] Boer J, Nazary M, Riis PT. The role of mechanical stress in hidradenitis suppurativa[J]. Dermatologic clinics, 2016, 34(1): 37-43.

[94] Bukvić Mokos Z, Miše J, Balić A, et al. Understanding the relationship between smoking and hidradenitis suppurativa[J]. Acta dermatovenerologica Croatica, 2020, 28(1): 9-13.

[95] Zhang H, Nan W, Song X, et al. Knockdown of HIF-1α inhibits the proliferation and migration of outer root sheath cells exposed to hypoxia in vitro: an involvement of Shh pathway[J]. Life sciences, 2017, 191: 82-89.

[96] Danby FW, Jemec GB, Marsch W, et al. Preliminary findings suggest hidradenitis suppurativa may be due to defective follicular support[J]. The British journal of dermatology, 2013, 168(5): 1034-1039.

[97] Orvain C, Lin YL, Jean-Louis F, et al. Hair follicle stem cell replication stress drives IFI16/STING-dependent inflammation in hidradenitis suppurativa[J]. The Journal of clinical investigation, 2020, 130(7): 3777-3790.

[98] Nomura T. Hidradenitis suppurativa as a potential subtype of autoinflammatory keratinization disease[J]. Frontiers in immunology, 2020, 11: 847.

[99] Zouboulis CC, Desai N, Emtestam L, et al. European S1 guideline for the treatment of hidradenitis suppurativa/acne inversa[J]. Journal of the European Academy of Dermatology and Venereology, 2015, 29(4): 619-644.

[100] Saunte DML, Jemec GBE. Diagnosis and Treatment of Hidradenitis Suppurativa-Reply[J]. JAMA, 2018,

319(15)：1618-1619.

［101］Kligman AM PG. Classification of acne[J]. Cutis, 1976, 17(3)：3.

［102］Sartorius K LJ, Emtestam L, et al. Suggestions for uniform outcome variables when reporting treatment effects in hidradenitis suppurativa[J]. The British journal of dermatology, 2003, 149(1)：3.

［103］Sartorius K, Emtestam L, Jemec GB, et al. Objective scoring of hidradenitis suppurativa reflecting the role of tobacco smoking and obesity [J]. The British journal of dermatology, 2009, 161 (4)：831-839.

［104］Zouboulis CC, Tzellos T, Kyrgidis A, et al. Development and validation of the International Hidradenitis Suppurativa Severity Score System (IHS4), a novel dynamic scoring system to assess HS severity [J]. The British journal of dermatology, 2017, 177(5)：1401-1409.

［105］Schultheis M, Staubach P, Nikolakis G, et al. LAight® therapy significantly enhances treatment efficacy of 16 weeks of topical clindamycin solution in hurley Ⅰ and Ⅱ hidradenitis suppurativa：results from period A of RELIEVE, a multicenter randomized, controlled trial [J]. Dermatology (Basel, Switzerland), 2022, 238(3)：476-486.

［106］Hendricks AJ, Hsiao JL, Lowes MA, et al. A comparison of international management guidelines for hidradenitis suppurativa[J]. Dermatology (Basel, Switzerland), 2021, 237(1)：81-96.

［107］Jemec GB, Wendelboe P. Topical clindamycin versus systemic tetracycline in the treatment of hidradenitis suppurativa[J]. Journal of the American Academy of Dermatology, 1998, 39(6)：971-974.

［108］Gener G, Canoui-Poitrine F, Revuz JE, et al. Combination therapy with clindamycin and rifampicin for hidradenitis suppurativa：a series of 116 consecutive patients [J]. Dermatology (Basel, Switzerland), 2009, 219(2)：148-154.

［109］Riis PT, Boer J, Prens EP, et al. Intralesional triamcinolone for flares of hidradenitis suppurativa (HS)：a case series[J]. Journal of the American Academy of Dermatology, 2016, 75(6)：1151-1155.

［110］Salvador-Rodríguez L, Arias-Santiago S, Molina-Leyva A. Ultrasound - assisted intralesional corticosteroid infiltrations for patients with hidradenitis suppurativa[J]. Scientific reports, 2020, 10(1)：13303.

［111］Wong D, Walsh S, Alhusayen R. Low-dose systemic corticosteroid treatment for recalcitrant hidradenitis suppurativa[J]. Journal of the American Academy of Dermatology, 2016, 75(5)：1059-1062.

［112］Rabindranathnambi A, Jeevankumar B. Dapsone in hidradenitis suppurativa：a systematic review[J]. Dermatol Ther (Heidelb), 2022, 12(2)：285-293.

［113］Yazdanyar S, Boer J, Ingvarsson G, et al. Dapsone therapy for hidradenitis suppurativa：a series of 24 patients [J]. Dermatology (Basel, Switzerland), 2011, 222(4)：342-346.

［114］Zouboulis CC, Desai N, Emtestam L, et al. European S1 guideline for the treatment of hidradenitis suppurativa/acne inversa[J]. Journal of the European Academy of Dermatology and Venereology, 2015, 29 (4)：619-644.

［115］Patel N, McKenzie SA, Harview CL, et al. Isotretinoin in the treatment of hidradenitis suppurativa：a retrospective study[J]. The Journal of dermatological treatment, 2021, 32(4)：473-475.

［116］Grant A, Gonzalez T, Montgomery MO, et al. Infliximab therapy for patients with moderate to severe hidradenitis suppurativa：a randomized, double-blind, placebo-controlled crossover trial[J]. Journal of the American Academy of Dermatology, 2010, 62(2)：205-217.

［117］Kashetsky N, Mufti A, Alabdulrazzaq S, et al. Treatment outcomes of IL-17 inhibitors in hidradenitis suppurativa：a systematic review [J]. Journal of cutaneous medicine and surgery, 2022, 26 (1)：79-86.

［118］Rompel R, Petres J. Long-term results of wide surgical excision in 106 patients with hidradenitis suppurativa [J]. Dermatologic surgery：official publication for American Society for Dermatologic Surgery, 2000, 26(7)：638-643.

［119］Mehdizadeh A, Hazen PG, Bechara FG, et al. Recurrence of hidradenitis suppurativa after surgical management：a systematic review and meta-analysis[J]. Journal of the American Academy of Dermatology, 2015, 73(Suppl 1)：70-77.

［120］Ingram JR, Woo PN, Chua SL, et al. Interventions for hidradenitis suppurativa：a Cochrane systematic

13

review incorporating GRADE assessment of evidence quality[J]. The British journal of dermatology, 2016, 174(5): 970-978.

[121] Hazen PG, Hazen BP. Hidradenitis suppurativa: successful treatment using carbon dioxide laser excision and marsupialization [J]. Dermatologic surgery: official publication for American Society for Dermatologic Surgery, 2010, 36(2): 208-213.

[122] Madan V, Hindle E, Hussain W, et al. Outcomes of treatment of nine cases of recalcitrant severe hidradenitis suppurativa with carbon dioxide laser [J]. The British journal of dermatology, 2008, 159 (6): 1309-1314.

[123] Gold M, Bridges TM, Bradshaw VL, et al. ALA-PDT and blue light therapy for hidradenitis suppurativa[J]. Journal of drugs in dermatology, 2004, 3(Suppl 1): 32-35.

[124] Strauss RM, Pollock B, Stables GI, et al. Photodynamic therapy using aminolaevulinic acid does not lead to clinical improvement in hidradenitis suppurativa[J]. The British journal of dermatology, 2005, 152(4): 803-804.

[125] Rivard J, Ozog D. Henry Ford Hospital dermatology experience with Levulan Kerastick and blue light photodynamic therapy [J]. Journal of drugs in dermatology, 2006, 5(6): 556-561.

[126] Schweiger ES, Riddle CC, Aires DJ. Treatment of hidradenitis suppurativa by photodynamic therapy with aminolevulinic acid: preliminary results [J]. Journal of drugs in dermatology, 2011, 10(4): 381-386.

[127] Zhang LL WP, Shi L, Zhang GL, et al. Topical 5-aminolevulinic acid photodynamictherapy improved refractory acne conglobata and perifolliculitis capitis abscedens et suffodiens rather than hidradenitis suppurativa[J]. Journal of innovative optical health sciences, 2016, 9(1): 8.

[128] Bu W, Xu X, Wang Y, et al. Surgery combined with photodynamic therapy for the treatment of Hidradenitis Suppurativa: A report of 7 cases[J]. Photodiagnosis and photodynamic therapy, 2017, 18: 46-49.

[129] Valladares-Narganes LM, Rodriguez-Prieto MA, Blanco-Suarez MD, et al. Treatment of hidradenitis suppurativa with intralesional photodynamic therapy using a laser diode attached to an optical cable: a promising new approach[J]. The British journal of dermatology, 2015, 172(4): 1136-1139.

[130] Suarez Valladares MJ, Eiris Salvado N, Rodriguez Prieto MA. Treatment of hidradenitis suppurativa with intralesional photodynamic therapy with 5-aminolevulinic acid and 630 nm laser beam [J]. Journal of dermatological science, 2017, 85(3): 241-246.

[131] Suarez-Valladares MJ, Rodriguez-Prieto MA, Serra-Llusa R. Penetration of 630 nm laser and 5-aminolevulinic acid in tissue with intralesional photodynamic therapy [J]. Photodiagnosis and photodynamic therapy, 2016, 16: 166-168.

[132] Garcias-Ladaria J, Corral-Magaña O, Del Pozo LJ, et al. Intralesional photodynamic therapy in hidradenitis suppurativa: getting closer to the target [J]. Photodiagnosis and photodynamic therapy, 2021, 34: 102339.

[133] Fadel MA, Tawfik AA. New topical photodynamic therapy for treatment of hidradenitis suppurativa using methylene blue niosomal gel: a single-blind, randomized, comparative study [J]. Clinical and experimental dermatology, 2015, 40(2): 116-122.

[134] Agut-Busquet E, Romani J, Gilaberte Y, et al. Photodynamic therapy with intralesional methylene blue and a 635 nm light-emitting diode lamp in hidradenitis suppurativa: a retrospective follow-up study in 7 patients and a review of the literature[J]. Photochemical & photobiological sciences: Official journal of the European Photochemistry Association and the European Society for Photobiology, 2016, 15 (8): 1020-1028.

[135] Gamissans M, Riera-Martí N, Romaní J, et al. Ultrasound-guided photodynamic therapy with intralesional methylene blue and a 635 nm light-emitting diode lamp in hidradenitis suppurativa: A retrospective study of 41 patients [J]. Photodermatology, photoimmunology & photomedicine, 2022, 38(1): 12-18.

[136] 中华医学会皮肤性病学分会玫瑰痤疮研究中心,中国医师协会皮肤科医师分会玫瑰痤疮专业委员会. 中国玫瑰痤疮诊疗指南(2021版)[J]. 中华皮肤科杂志,2021,54(4):279-288.

[137] Cribier B. Medical history of the representation of rosacea in the 19th century [J]. Journal of the American Academy of Dermatology, 2013, 69:

2-14.

[138] van Zuuren E. Rosacea[J]. The New England Journal of Medicine, 2017, 377(18): 1754-1764.

[139] Li J, Wang B, Deng Y, et al. Epidemiological features of rosacea in Changsha, China: a population-based, cross-sectional study [J]. The Journal of Dermatology, 2020, 47(5): 497-502.

[140] Gallo R, Granstein R, Kang S, et al. Standard classification and pathophysiology of rosacea: the 2017 update by the National Rosacea Society Expert Committee[J]. Journal of the American Academy of Dermatology, 2018, 78(1): 148-155.

[141] Two A, Wu W, Gallo R, et al. Rosacea: part I. Introduction, categorization, histology, pathogenesis, and risk factors[J]. Journal of the American Academy of Dermatology, 2015, 72(5): 749-758, 759-760.

[142] Wilkin J, Dahl M, Detmar M, et al. Standard classification of rosacea: report of the National Rosacea Society Expert Committee on the classification and staging of rosacea[J]. Journal of the American Academy of Dermatology, 2002, 46(4): 584-587.

[143] Wilkin J, Dahl M, Detmar M, et al. Standard grading system for rosacea: report of the National Rosacea Society Expert Committee on the classification and staging of rosacea [J]. Journal of the American Academy of Dermatology, 2004, 50(6): 907-912.

[144] Tan J, Almeida L, Bewley A, et al. Updating the diagnosis, classification and assessment of rosacea: recommendations from the global Rosacea Consensus (ROSCO) panel [J]. The British Journal of Dermatology, 2017, 176(2): 431-438.

[145] Reinhard A, Sandborn W, Melhem H, et al. Photodynamic therapy as a new treatment modality for inflammatory and infectious conditions [J]. Expert Review of Clinical Immunology, 2015, 11 (5): 637-657.

[146] Gilaberte Y, Frias M, Rezusta A, et al. Photodynamic therapy with methyl aminolevulinate for resistant scalp folliculitis secondary to Demodex infestation[J]. Journal of the European Academy of Dermatology and Venereology, 2009, 23(6): 718-719.

[147] Woo Y, Lim J, Cho D, et al. Rosacea: molecular mechanisms and management of a chronic cutaneous inflammatory condition [J]. International Journal of Molecular Sciences, 2016, 17(9): 1-10.

[148] Koller B, Müller-Wiefel A, Rupec R, et al. Chitin modulates innate immune responses of keratinocytes[J]. PloS One, 2011, 6(2): e16594.

[149] Harris F, Pierpoint L. Photodynamic therapy based on 5-aminolevulinic acid and its use as an antimicrobial agent[J]. Medicinal Research Reviews, 2012, 32(6): 1292-1327.

[150] Li X, Guo H, Tian Q, et al. Effects of 5-aminolevulinic acid-mediated photodynamic therapy on antibiotic-resistant staphylococcal biofilm: an in vitro study [J]. The Journal of Surgical Research, 2013, 184(2): 1013-1021.

[151] Darvekar S, Juzenas P, Oksvold M, et al. Selective killing of activated T cells by 5-aminolevulinic acid mediated photodynamic effect: potential improvement of extracorporeal photopheresis [J]. Cancers, 2020, 12(2): 377.

[152] Karrer S, Bosserhoff A, Weiderer P, et al. Keratinocyte-derived cytokines after photodynamic therapy and their paracrine induction of matrix metalloproteinases in fibroblasts [J]. The British Journal of Dermatology, 2004, 151(4): 776-783.

[153] Fan L, Yin R, Lan T, et al. Photodynamic therapy for rosacea in Chinese patients[J]. Photodiagnosis and Photodynamic Therapy, 2018, 24: 82-87.

[154] Nybaek H, Jemec G. Photodynamic therapy in the treatment of rosacea [J]. Dermatology (Basel, Switzerland), 2005, 211(2): 135-138.

[155] Katz B, Patel V. Photodynamic therapy for the treatment of erythema, papules, pustules, and severe flushing consistent with rosacea[J]. Journal of Drugs in Dermatology, 2006, 5: 6-8.

[156] Bryld L, Jemec G. Photodynamic therapy in a series of rosacea patients [J]. Journal of the European Academy of Dermatology and Venereology, 2007, 21(9): 1199-1202.

[157] Baglieri F, Scuderi G. Treatment of recalcitrant granulomatous rosacea with ALA-PDT: report of a case[J]. Indian Journal of Dermatology, Venereology and Leprology, 2011, 77(4): 536.

[158] Sun Y, Chen L, Zhang Y, et al. Topical photodynamic therapy with 5-aminolevulinic acid in Chinese patients with Rosacea [J]. Journal of

Cosmetic and Laser Therapy: official publication of the European Society for Laser Dermatology, 2019, 21(4): 196-200.

[159] Yang J, Liu X, Cao Y, et al. 5-Aminolevulinic acid photodynamic therapy versus minocycline for moderate-to-severe rosacea: a single-center, randomized, evaluator-blind controlled study [J]. Journal of the American Academy of Dermatology, 2023, 89: 711-718.

[160] Friedmann D, Goldman M, Fabi S, et al. Multiple sequential light and laser sources to activate aminolevulinic acid for rosacea [J]. Journal of Cosmetic Dermatology, 2016, 15(4): 407-412.

[161] Liu P, Liu X, Wang P, et al. Inflammation burst after 5-aminolevulinic acid-photodynamic therapy for the treatment of actinic keratosis complicating rosacea: a case report [J]. Photodiagnosis and Photodynamic Therapy, 2022, 39: 102897.

[162] Alessandrini A, Bruni F, Piraccini BM, et al. Common causes of hair loss-clinical manifestations, trichoscopy and therapy[J]. Journal of the European Academy of Dermatology and Venereology, 2021, 35(3): 629-640.

[163] Mubki T, Rudnicka L, Olszewska M, et al. Evaluation and diagnosis of the hair loss patient: part I. History and clinical examination[J]. Journal of the American Academy of Dermatology, 2014, 71(3): 415.

[164] Lee HH, Gwillim E, Patel KR, et al. Epidemiology of alopecia areata, ophiasis, totalis, and universalis: a systematic review and meta-analysis[J]. Journal of the American Academy of Dermatology, 2020, 82(3): 675-682.

[165] Hunt N, McHale S. The psychological impact of alopecia [J]. British medical journal, 2005, 331(7522): 951-953.

[166] Starace M, Orlando G, Alessandrini A, et al. Female androgenetic alopecia: an update on diagnosis and management [J]. American journal of clinical dermatology, 2020, 21(1): 69-84.

[167] Meah N, Wall D, York K, et al. The alopecia areata consensus of experts (ACE) study: results of an international expert opinion on treatments for alopecia areata[J]. Journal of the American Academy of Dermatology, 2020, 83(1): 123-130.

[168] Fukuyama M, Ito T, Ohyama M. Alopecia areata: current understanding of the pathophysiology and update on therapeutic approaches, featuring the Japanese Dermatological Association guidelines[J]. The Journal of dermatology, 2022, 49(1): 19-36.

[169] Carrasco E, Calvo MI, Blázquez-Castro A, et al. Photoactivation of ROS production in situ transiently activates cell proliferation in mouse skin and in the hair follicle stem cell niche promoting hair growth and wound healing [J]. The Journal of investigative dermatology, 2015, 135(11): 2611-2622.

[170] Jin H, Zou Z, Chang H, et al. Photobiomodulation therapy for hair regeneration: a synergetic activation of β-CATENIN in hair follicle stem cells by ROS and paracrine WNTs[J]. Stem Cell Reports, 2021, 16(6): 1568-1583.

[171] Chiarini C, Torchia D, Bianchi B, et al. Immunopathogenesis of folliculitis decalvans: clues in early lesions [J]. American journal of clinical pathology, 2008, 130(4): 526-534.

[172] Otberg N, Kang H, Alzolibani AA, et al. Folliculitis decalvans[J]. Dermatologic therapy, 2008, 21(4): 238-244.

[173] Cao Z, Liu X, Zhang L, et al. Treatment of androgenetic alopecia with 5-aminolevulinic acid photodynamic therapy: a randomized, placebo-controlled, split-scalp study of efficacy and safety [J]. Photodiagnosis and photodynamic therapy, 2021, 36: 102491.

[174] Bissonnette R, Shapiro J, Zeng H, et al. Topical photodynamic therapy with 5-aminolaevulinic acid does not induce hair regrowth in patients with extensive alopecia areata[J]. The British journal of dermatology, 2000, 143(5): 1032-1035.

[175] Fernández-Guarino M, Harto A, García-Morales I, et al. Failure to treat alopecia areata with photodynamic therapy[J]. Clinical and experimental dermatology, 2008, 33(5): 585-587.

[176] Yoo KH, Lee JW, Li K, et al. Photodynamic therapy with methyl 5-aminolevulinate acid might be ineffective in recalcitrant alopecia totalis regardless of using a microneedle roller to increase skin penetration [J]. Dermatologic surgery: official publication for American Society for Dermatologic Surgery, 2010, 36(5): 618-622.

［177］Giorgio CM, Babino G, Caccavale S, et al. Combination of photodynamic therapy with 5-aminolaevulinic acid and microneedling in the treatment of alopecia areata resistant to conventional therapies: our experience with 41 patients［J］. Clinical and experimental dermatology, 2020, 45(3): 323-326.

［178］Linares-González L, Ródenas-Herranz T, Sáenz-Guirado S, et al. Successful response to photodynamic therapy with 5-aminolevulinic acid nanoemulsified gel in a patient with universal alopecia areata refractory to conventional treatment［J］. Dermatologic therapy, 2020, 33(3): e13416.

［179］Castaño-Suárez E, Romero-Maté A, Arias-Palomo D, et al. Photodynamic therapy for the treatment of folliculitis decalvans［J］. Photodermatology, photoimmunology & photomedicine, 2012, 28(2): 102-104.

［180］Miguel-Gomez L, Vano-Galvan S, Perez-Garcia B, et al. Treatment of folliculitis decalvans with photodynamic therapy: results in 10 patients［J］. Journal of the American Academy of Dermatology, 2015, 72(6): 1085-1087.

［181］Burillo-Martinez S, Maroñas-Jimenez L, Palencia-Pérez SI, et al. Failure of photodynamic therapy (PDT) in 3 patients with folliculitis decalvans［J］. Journal of the American Academy of Dermatology, 2016, 74(4): 69-70.

［182］Collier NJ, Allan D, Diaz Pesantes F, et al. Systemic photodynamic therapy in folliculitis decalvans［J］. Clinical and experimental dermatology, 2018, 43(1): 46-49.

［183］Lin X, Zhou S, Wang X, et al. Aminolevulinic acid photodynamic therapy for folliculitis decalvans: a case report［J］. Dermatologic therapy, 2020, 33(3): e13358.

［184］Yang L, Chen J, Tong X, et al. Photodynamic therapy should be considered for the treatment of folliculitis decalvans［J］. Photodiagnosis and photodynamic therapy, 2021, 35: 102356.

［185］Le Calvé C, Abi-Rached H, Vicentini C, et al. Treatment of folliculitis decalvans by photodynamic therapy using a new light-emitting device: a case series of 4 patients［J］. JAAD case reports, 2021, 17: 69-72.

第十四章
ALA-PDT 抗皮肤老化与嫩肤

一、皮肤老化概述

皮肤是人体最大的器官，也是维持内外环境稳态的重要物理及免疫屏障。随着人口老龄化进展，皮肤老化越来越受到重视[1]。皮肤老化伴随着皮肤屏障功能衰退、细胞功能和免疫功能衰退，与多种老年皮肤病及皮肤肿瘤的发生、发展密切相关。我国对皮肤癌前病变和皮肤肿瘤流行病学研究甚少，2013 年，王秀丽研究团队在上海某社区开展老年人皮肤癌前病变及皮肤肿瘤流行病学研究，发现老年人群发生皮肤癌前病变及皮肤肿瘤的风险显著增加[2]。因而干预、延缓并进一步治疗皮肤老化，对预防老年皮肤癌前病变和皮肤肿瘤有其积极意义，可改善老年患者生活质量，使其健康、幸福、有尊严地生活。王秀丽研究团队在前期 PDT 临床应用中发现，PDT 在治疗皮肤疾病或皮肤肿瘤的同时可改善治疗区域的皮肤肤质，具有延缓皮肤衰老、逆转光老化的作用，且此结论经一系列基础研究得以证实。随着人们生活水平提高，越来越多的人对美的追求日渐增长，PDT 将发挥当前化妆品及现有美容治疗设备难以具备的治疗与预防皮肤老化的双重作用优势，在美容嫩肤方面具有广阔的应用前景。

（一）皮肤老化的分类和表现

皮肤老化根据致衰老因素分为内源性老化和外源性老化。内源性老化又称自然衰老，是指随着年龄增加引起的内在皮肤老化[3]。外源性老化是由环境因素，如紫外线、吸烟、污染、营养不良、化学物质等引起。紫外线的累积照射是引起皮肤外源性老化的最重要原因，因此紫外线引起的光老化常作为外源性老化的代名词[4-5]。光老化的皮肤外观及组织结构改变要早于内源性老化皮肤，且更为显著。皮肤衰老机制包括 DNA 损伤、蛋白质折叠功能障碍、干细胞耗竭、线粒体功能减退、炎症因子累积、营养供应减少等[5-6]。

皮肤内源性老化在临床上表现为皮肤干燥、鳞屑增多、皮肤松弛和脆性增加、皮肤弹性降低及细纹增多，但一般能维持其正常皮纹形状，肤色常呈灰白色[3]。光老化皮肤常表现为皮肤松弛、粗深皱纹、皮革样外观、皮肤色素增多、毛细血管扩张，原有皮纹形状明显改变或消失，肤色常呈灰黄，可出现脂溢性角化病、癌前病变，如光线性角化病，甚至发生与光老化和光损伤相关的皮肤肿瘤[3,7]。

皮肤内源性老化因其角质形成细胞更新速度减慢，成纤维细胞功能下降，组织病理改变表现为表皮及真皮变薄，真皮胶原蛋白、弹性纤维、淋巴管和血管减少。而皮肤光老化的组织病理改变更为复杂，主要表现为角质层异常增厚，棘层肥厚，真表皮交界处变平，黑素细胞分布不均，真皮成纤维细胞减少，胶原纤维断裂及排列紊乱，弹力纤维变性断裂呈团块样沉积，聚葡萄糖胺沉积增加。同时，真皮内肥大细胞、中性粒细胞和单核细胞浸润，毛细血管数量减少但扩张，淋巴管亦减少[8-11]。

（二）皮肤抗老化常用方法

皮肤抗老化目标是延缓老化进程、恢复皮肤年轻化的外观和功能。目前依据预防衰老、延缓衰老进程、再到逆转衰老等不同目标策略，涌现出多样化的抗衰老方法。按照抗衰老方法类别，可分为防护产品、外用药物、口服药物、化学及物理剥脱治疗、光声电治疗和注射治疗等。

1. 紫外线防护

尽可能减少紫外线过度暴露，是预防皮肤光老化的关键措施，包括物理遮挡防晒及外用防晒产品等。近些年，亦出现口服光保护剂，包括维生素衍生物，如 β 胡萝卜素、花青素、番茄红素、叶黄素，抗氧化剂，如类黄酮、多酚、白藜芦醇，以及 ω-3 多不饱和脂肪酸等[12]。

2. 药物治疗

药物治疗以口服抗氧化剂为主，如辅酶 Q_{10}、超氧化物歧化酶、过氧化氢酶、叶黄素、维生素 C、维生素 E 及 ω-3 不饱和脂肪酸等。其作用机制为中和活性氧衍生物、减少 MAPK 通路的激活和减少 MMP 对胶原的降解等。更年期女性应用系统激素替代疗法也具有抗皮肤衰老的作用，与其维持表皮角质形成细胞和真皮成纤维细胞的活性有关。具有抗衰老作用的外用药物有：①抗氧化类，如维生素 C、维生素 B、维生素 E 及多酚类等；②促进胶原和弹性纤维合成类，如维 A 酸及其衍生物、水杨酸类等。无论系统或外用药物都起效慢，且疗效有限，难以长期坚持，依从性较差。

3. 化学及物理剥脱治疗

常见的化学及物理剥脱治疗，包括不同酸类的化学剥脱术，常见的有三氯乙酸、果酸、水杨酸等以及微晶磨削等[13-14]。化学剥脱及微晶磨削疗法，使老化的角质形成细胞脱落，加速表皮细胞的更新速度，促进真皮内成纤维细胞的增殖和活性，进而增加真皮胶原纤维及弹性纤维的合成。上述方法以剥脱表皮为主，对光老化的色斑及浅皱纹有效。对于重度皮肤光老化或自然老化皮肤疗效十分有限，而且有遗留色素沉着的风险。

4. 光声电治疗

光电治疗主要通过光热作用于皮肤老化的靶标，如色素、血管和胶原等，以改善皮肤色斑、毛细血管扩张和皮肤松弛皱纹等。光电治疗种类较

多，按照损伤强度可分为非剥脱性及剥脱性光电治疗。非剥脱类光电治疗损伤较小，作用较温和，包括：全面改善皮肤的强脉冲光（intense pulsed light，IPL）和 PDT 疗法；针对血管的脉冲染料激光（585 nm，595 nm）；针对色素的 KTP532 激光、翠绿宝石 755 激光和皮秒激光（755 nm）；针对胶原的非剥脱点阵激光，如 1 540 nm、1 550 nm、1 565 nm 激光等，以及蜂巢皮秒激光等。剥脱类点阵激光，包括 10 600 nm CO_2 激光、2 940 nm 铒激光，通过可控性损伤促进皮肤胶原蛋白新生，重塑皮肤真皮和表皮，有效发挥嫩肤作用。但由于损伤较深，存在留有瘢痕和色素沉着的风险。此外，射频，如热玛吉、热拉提等，以及聚焦超声可以促进胶原重塑紧致皮肤，近些年在皮肤抗衰老方面受到追捧，但其主要作用于真皮深部，对表皮的改善有限，且治疗中有烫伤风险。

5. 注射治疗

注射治疗抗老化方式包括：①注射神经肌肉调节剂，如肉毒素改善动态皱纹；②注射填充成分，如透明质酸减轻皱纹；③注射活性营养因子，常称为中胚层治疗或美塑疗法，增强成纤维细胞活性，改善衰老皮肤状态，如生长因子、氨基酸和自体富血小板血浆等[14]。注射疗法属于侵入性治疗，有一定的感染风险。

二、 ALA-PDT 抗皮肤老化与嫩肤

近年来，人们对皮肤健康和皮肤年轻化需求不断提高，因此，针对皮肤老化发病机制，探索微创和有效延缓及改善皮肤老化的新疗法非常有必要。PDT 疗法作为新型药械联合疗法，王秀丽研究团队在长达 26 年的研究中，不论是在临床还是基础实验中都证实 PDT 具有优越的抗衰老效果。同时通过调节光敏剂浓度、孵育时间及照光参数，可降低疼痛等不良反应，在近乎无副作用的条件下，长期达到改善皮肤老化的效果。

自 1990 年 Kennedy 首先报道 ALA-PDT 治

疗皮肤肿瘤以来,PDT 主要用于治疗浅表的皮肤癌和癌前病变。1996 年,王秀丽研究团队开始 ALA-PDT 相关临床与科研工作,从治疗皮肤肿瘤到皮肤老化,PDT 均具有较好的临床疗效同时兼具美容效果。起初,人们在 PDT 治疗 AK 或其他皮肤病的过程中,发现 ALA-PDT 可同时改善皮肤的皱纹及色斑等光老化表现。直至 2002 年 Ruiz-Rodriguez 等正式提出光动力嫩肤概念[15],PDT 治疗皮肤光老化和嫩肤的效果越来越受重视。除红光和蓝光可作为光源外,强脉冲光、脉冲染料激光(pulsed dye laser,PDL)等也逐渐应用于 PDT 临床嫩肤(表 14-2)。此外,PDT 嫩肤联合其他抗衰老策略亦逐渐进入临床实践。王秀丽研究团队在临床研究中对多个部位的光老化皮肤进行 PDT 治疗,如前臂、面部及颈部等,证实其具有改善皮肤光老化的作用[16-18]。且 PDT 嫩肤效应较为持久,治疗 2 年后仍能观察到持续性的皱纹改善(图 14-4)[16]。此外,团队通过光老化小鼠模型及自然老化小鼠皮肤模型进一步研究 PDT 嫩肤的作用及机制,发现低剂量 PDT 可以改善光老化及自然老化皮肤中的胶原、弹性纤维、皮下脂肪、血管及淋巴管等[11,19]。

（一）作用机制

ALA 是近年开发的第 2 代光敏剂,其本身为一种体内血红蛋白合成过程的前体物。正常情况下,ALA 在细胞内的含量很少,本身不具有光敏性。外源性 ALA 能渗入角质层进入皮肤,被增生活跃的细胞选择性吸收并聚集于靶细胞内,并转化为 PpIX 等卟啉类光敏性物质,经过特定波长的光照射后即发生光动力反应,产生单线态氧等发挥生物效应[20]。ALA-PDT 对皮肤自然老化及光老化均可发挥逆转作用,实现皮肤年轻化,其嫩肤主要机制包括清除衰老细胞,还可通过分泌细胞因子作用于真皮的细胞,在重塑真皮细胞外基质中发挥间接作用(图 14-1)。

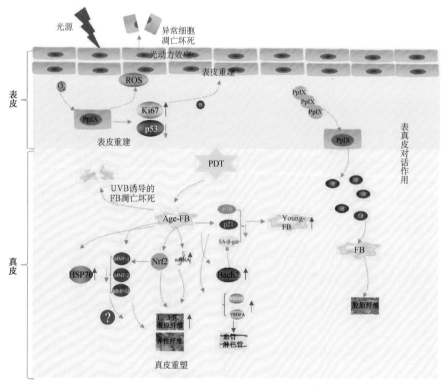

图 14-1　PDT 治疗皮肤老化机制示意图

①PDT 通过清除老化变性的角质形成细胞、促进正常表皮细胞增生,使表皮得以重建变得平滑细嫩;
②PDT 通过降低 MMP 合成、诱导衰老成纤维细胞凋亡坏死、提高成纤维细胞活性、刺激胶原合成、增加 HSP70、促进 Bach2 和 Nrf2 蛋白表达等重塑光老化真皮,达到嫩肤效果;
③PDT 诱导角质形成细胞表达 TGF-β1,TGF-β1 作用于真皮成纤维细胞,从而通过真表皮对话促进胶原新生

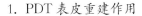

1. PDT 表皮重建作用

ALA 是一种前体光敏物，肿瘤细胞或增生旺盛的细胞优先选择性吸收 ALA，同时由于病变或增生旺盛细胞的胆色素原脱氨酶活性升高，它的代谢产物 PpIX 生成增多，亚铁螯合酶活性降低，PpIX 转化为血红素减少，因此 PpIX 在高度增生的角质形成细胞内及毛囊内蓄积较多，PpIX 被光激活，产生具有细胞毒性作用的单线态氧和自由基等[21]。表皮对光敏剂的吸收增加，光老化皮肤中增生异常的表皮细胞发生不同程度的凋亡、坏死，最终清除老化变性的角质形成细胞，而其他正常表皮基底细胞及棘细胞被激活，表皮得以重建变得平滑细嫩。Orringer 等对 25 例前臂光老化的成年人志愿者采用 ALA 联合脉冲染料激光治疗，发现光损伤细胞减少，p53 表达明显减少；表皮增殖能力提高，Ki67 表达水平增加超过 5 倍（$P<0.05$）；表皮得到重建，表皮厚度增加超过 1.4 倍（$P<0.05$）[22]。王秀丽研究团队给予 15 月龄 SKH-1 自然老化小鼠背部 3 次低剂量 ALA-PDT 治疗，同样发现表皮厚度增加，细胞增殖能力增强。PDT 对细胞的促凋亡和促增殖作用与其使用的光敏剂浓度、光剂量、照光参数以及作用的细胞类型有一定关系[11]。

2. PDT 真皮重塑作用

临床上，经 PDT 治疗后，老化皮肤皱纹减少，主要机制是真皮胶原及细胞外基质的重塑（图 14-1）[23-27]。王秀丽研究团队在临床研究及基础实验中，证实 ALA-PDT 在组织水平及蛋白水平促进 I 型胶原和 III 型胶原合成，胶原纤维排列更加平滑紧密[11,28]。PDT 重塑真皮胶原的机制主要是通过降低基质金属蛋白酶（mitochondrial membrane potential，MMP）合成，减少胶原降解，而且增加成纤维细胞活性促进胶原合成。此外，通过增加热休克蛋白 70（heat shock protein 70，HSP 70）、促进 Bach2 蛋白（BTB domain And CNC Homolog 2，Bach2）、核因子 E2 相关因子 2（nuclear factor erythroid 2-related factor 2，Nrf2）和转化生长因子 β1（transforming growth factor-β1，TGF-β1）表达等，间接促进胶原重塑[22,25-27,29]。MMP 可以降解细胞外基质中的各种胶原成分，包括胶原蛋白及弹性纤维。PDT 可以减少 MMP-1、MMP-3 和 MMP-12 的表达及减少日光性弹力纤维变性；PDT 亦可以提高成纤维细胞的活力，在 mRNA 水平刺激 I 型和 III 型胶原合成[22,25-27]。除此之外，PDT 可通过降低成纤维细胞中 SA-β-gal 活性和细胞衰老相关蛋白 p16 和 p21 的表达，上调 Bach2 延缓真皮成纤维细胞衰老[30]，Bach2 在紫外线诱导的 DNA 损伤过程中发挥重要作用，它的缺失会诱导细胞衰老[31]。在 UVA 诱导的衰老成纤维细胞模型上，发现 ALA-PDT 可以通过激活 Nrf2，诱导 TGF-β1 蛋白，以及 I 型、III 型胶原表达，降低 MMP-9 表达，从而发挥嫩肤作用[32]。对于 UVB 诱导的衰老成纤维细胞，ALA-PDT 可以通过使衰老细胞氧化损伤及凋亡，发挥嫩肤作用[33]（图 14-2）。

王秀丽研究团队发现 ALA-PDT 可重塑自然老化皮肤细胞外基质[11]，经 3 次低剂量 ALA-PDT 治疗后，自然衰老的小鼠真皮厚度增加，胶原排列规则、弹性纤维数量和血管增多。同时，低剂量 ALA-PDT 可以通过激活血管内皮生长因子 C（vascular endothelial growth factor C，VEGFC）/血管内皮生长因子受体 3（vascular endothelial growth factor receptor 3，VEGFR3）信号通路增加淋巴管数量，促进血管内皮钙黏蛋白（vascular endothelial cadherin，VE-Cad）的表达改善淋巴管引流功能[11]。VEGFR3 及其配体 VEGFC 是淋巴管形成和病理性淋巴管生成的主要驱动因素，其激活会引起淋巴管增殖。VE-Cad 是一种跨膜蛋白，可以通过形成的黏附连接维持淋巴管之间的通透性，其表达上调使淋巴管的主动引流功能增强而渗漏减少。血管数量增多，为皮肤提供了充足营养和氧气。淋巴管功能和结构的改善维持了细胞外基质体液平衡及免疫应答，为细胞生存提供了健康的胞外微环境。

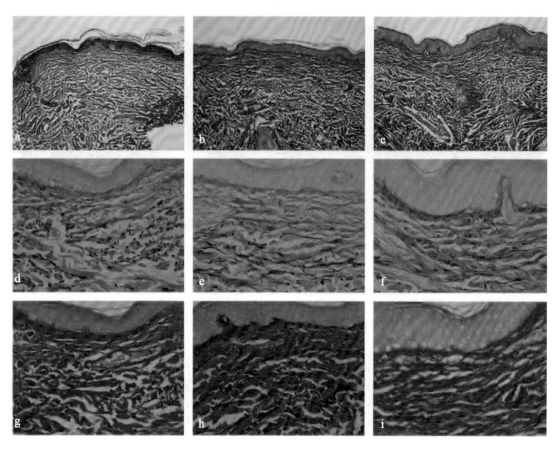

图 14-2　红光-PDT 及单纯红光治疗人前臂光老化组织学 Verhoeff-VanGieson 染色

上排（a）（b）（c）红色表示胶原纤维；中间排（d）（e）（f）蓝黑色表示弹性纤维；下排（g）（h）（i）表示胶原纤维和弹性纤维。左列（a）（d）（g）为对照组，中间列（b）（e）（h）为红光-PDT 组，右列（c）（f）（i）为红光组，显示红光-PDT 及红光治疗组胶原纤维含量较对照组增加，其中红光-PDT 组胶原纤维分布更均匀、更规则、更紧密；同样，真皮中弹性纤维断裂程度减轻，红光-PDT 组改善效果更加明显

3. 真表皮"对话机制"

王秀丽研究团队在荧光动力学研究中发现 PpIX 只聚集在表皮，真皮无明显 PpIX 聚集[34]，也就是说 ALA-PDT 效应主要发生在表皮，而 PDT 嫩肤对真皮有重塑效应。其效应细胞如分泌胶原的成纤维细胞以及血管内皮细胞等分布于真皮内。由此推测，PDT 还可能通过表皮和真皮"对话机制"（cross-talk）发挥嫩肤效应。既往研究表明，TGF-β-Smad 信号通路是人类皮肤I型胶原合成的主要调节通路。PDT 治疗后表皮 TGF-β 的I和II型受体数目均显著增加，而 TGF-β 能够刺激成纤维细胞增殖，继而促进胶原合成。王秀丽研究团队进一步证实低剂量 ALA-PDT 可能是激活 p38-MAPK 信号途径，诱导角质形成细胞表达

TGF-β1，TGF-β1 作用于成纤维细胞，从而促进胶原新生[28]。Byun 等应用 ALA-PDT 处理人角质形成细胞后，同样发现其诱导 TGF-β1 表达[35]。此外，血管和淋巴管散在分布于真皮内，光敏性物质 PpIX 在这两种组织中聚集的可能性极小，王秀丽研究团队发现低剂量 PDT 可以增加光老化及自然老化小鼠真皮中淋巴管及血管的数量、改善其结构，甚至皮下脂肪的不良蓄积亦得到改善。这同样提示 PDT 改善老化皮肤可能是通过真表皮"对话机制"实现（部分结果尚未发表）[11]。

（二）临床应用

ALA-PDT 发挥 PDT 效应的光敏剂实际上是 PpIX，其吸收峰在多个波段，临床实践中可以

选择多种波长的光源。可选择激光或 LED 光源。常用光源有 630～635 nm 红光、日光、500～1 200 nm IPL、405～420 nm 蓝光、585 nm 或 595 nm 脉冲染料激光等，可以根据不同的治疗目的，选择相应波长。

1. 适应人群及禁忌证

低剂量 ALA-PDT 有任何皮肤老化症状，尤其有皱纹、表皮变薄、色素沉着、毛细血管扩张等临床表现的人群均适用。禁忌证为已知的对光敏剂过敏及光敏性疾病，特别是任何形式的卟啉症、结缔组织病活动期、日光性荨麻疹或多形性日光疹。

2. 光敏剂选择及应用

目前报道用于 PDT 抗老化的光敏剂有 ALA 和 5-氨基乙酰丙酸甲酯（methyl 5-aminolevulinate hydrochloride，MAL），被细胞吸收转化形成 PpIX 发挥作用。目前使用的 ALA 浓度为 0.5%～20%。王秀丽研究团队在红光-PDT 治疗前臂光老化皮肤双侧对照研究中发现，外用 5%、10% 及 20% ALA 乳膏，避光孵育 2 h 后，10% 及 20% ALA 组局部产生的 PpIX 高于 5% ALA 组，但 10% 与 20% ALA 产生的 PpIX 荧光无显著差异

（表 14-2）[17]。同时发现采用 10%、20% ALA 乳膏进行 PDT 治疗时，局部疼痛较显著，治疗后的红斑、水肿、色素沉着等均较明显。为减轻疼痛等不良反应，有报道用 ALA 制成的新型光敏剂进行 PDT 嫩肤，如 0.5% ALA 脂质体喷雾，以及含透明质酸的 2% ALA 凝胶[36-37]。

基于前期的基础和临床研究，结合患者的体验感，我们建议临床采用低剂量 PDT 治疗，可选用 5%～10% 的 ALA 浓度，避光孵育时间一般为 2 h。日光光动力（daylight PDT，DL-PDT）及改良无痛光动力可仅孵育 30 min。

3. 光源选择

（1）红光-PDT

红光的波峰集中在 630～635 nm 附近，紧密贴合 PpIX 吸收峰，其优势在于红光有较好的组织穿透性。目前临床上已广泛使用红光 PDT 治疗皮肤肿瘤、痤疮、尖锐湿疣等疾病。临床和动物实验中均证实红光-PDT 可有效改善光老化症状，并在动物实验中证实红光-PDT 具有改善内源性老化的作用。采用红光 PDT 治疗光老化常用方案如下（表 14-1）。

表 14-1 ALA-PDT 抗皮肤衰老的推荐方案

治疗方案	预处理方法	ALA 配制		光源	敷药时间	照光剂量	
		ALA 剂型	ALA 浓度			功率密度	能量密度
C-PDT	清洁皮肤	乳膏、凝胶或溶液	5%～10%	红光	3～6 h	40～100 mW/cm²	80～120 J/cm²
M-PDT	同上	同上	同上	红光	0.5 h	40 mW/cm²	100～150 J/cm²

王秀丽研究团队对 10 名 AK 患者（44～70 岁，平均年龄 52.7 岁）进行红光-PDT 治疗，并进行半脸对照研究，一侧仅治疗局部 AK 皮损，另一侧进行全脸的面治疗（field treatment）。面治疗侧皮肤经 3 次 PDT 治疗后，眼周皱纹和色素沉着等得到明显改善，随访 2 年仍具有嫩肤效果（图 14-4）[16]。此外，王秀丽研究团队证实红

光-PDT 对人光老化皮肤的改善效果较单独红光明显，且可明显增强角质层含水量，降低经皮失水率。经过 2 次 ALA-PDT 治疗后，前臂老化皮肤的紧致度及色素沉着改善情况优于 12 次红光治疗（图 14-3）[17]。在颈部光老化皮肤 PDT 临床研究中，发现红光-PDT 对老化皮肤的改善作用较 IPL-PDT 弱，而红斑等不良反应较 IPL-

PDT 明显(图 14-5)[18]。PDT 引起的疼痛是临床推广的一大障碍,为解决红光-PDT 疼痛及红肿等不良反应,王秀丽研究团队率先提出改良无痛 PDT(modified painless PDT,M-PDT)治疗面部痤疮方案,即 5% ALA,孵育 30 min,能量密度 150 J/cm²,并将此理念分别应用于 AK 和尖

锐湿疣治疗。研究结果表明 M-PDT 可达到传统红光 PDT(conventional PDT,C-PDT)的治疗效果,但基本无疼痛及副作用[38]。基于其优良的嫩肤效果及近乎无副作用的优势,未来 M-PDT 将推动红光-PDT 在皮肤老化中的推广与应用。

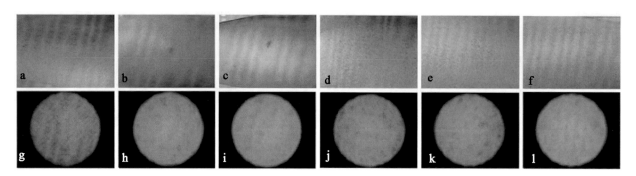

图 14-3 红光-PDT 及单纯红光治疗后前臂光老化皮肤外观(上排)及皮肤镜表现(下排)
接受红光-PDT 治疗的前臂光老化皮肤的紧致度及色素沉着改善优于红光治疗。
(a)(g)红光-PDT 治疗前;(b)(h)红光-PDT 治疗 4 周后;(c)(i)红光-PDT 治疗 6 周后;
(d)(j)单纯红光治疗前;(e)(k)单纯红光治疗 4 周后;(f)(l)单纯红光治疗 6 周后

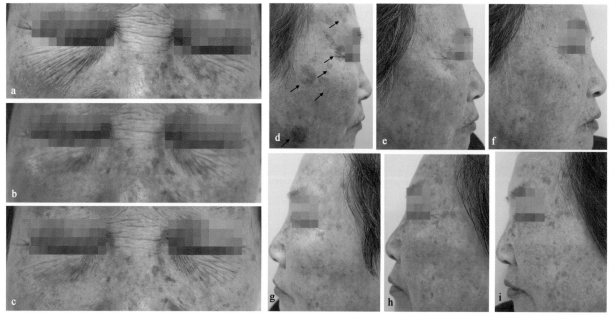

图 14-4 红光-PDT 改善皮肤皱纹效果持久
右侧行 PDT 区域性面治疗,同时治疗皱纹区域,左侧仅治疗 AK 皮损,未治疗皱纹区域,右侧皱纹及色斑明显减轻。(a)(d)(g)治疗前;
(b)(e)(h)治疗后 6 个月,右侧面部眼周细纹、面部色素沉着及 AK 皮损(用黑色箭头表示)得到改善,左侧仍能观察到细纹和色斑;
(c)(f)(i)治疗后 2 年,皱纹及色斑持续改善

(2) DL-PDT

由于传统 PDT 敷药等待时间长、光源照射面积小、治疗过程中的疼痛及治疗后出现红肿、糜烂

等不良反应。近年来,Wiegell SR 等提出利用日光作为光源,日光-PDT(DL-PDT)治疗 AK,并通过随机对照试验证实 DL-PDT 治疗 AK 可取得与传统

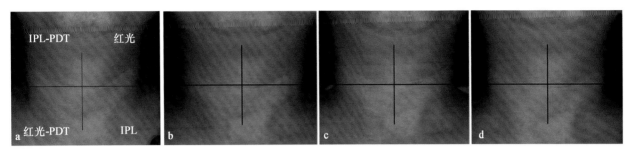

图 14-5　红光、红光-PDT、IPL-PDT 及单纯 IPL 治疗后颈部皮肤光老化改善情况

(a)0 周：治疗前颈部皮肤表现出光老化的特征性外观；(b)第 1 次治疗后 4 周，红光-PDT 治疗区域出现明显色素沉着；
(c)8 周：第 2 次治疗后 4 周，IPL-PDT 治疗区域的细、深皱纹和色素沉着明显改善，红光-PDT 区域几乎没有色素沉着；
(d)12 周：第 2 次治疗后 8 周，红光-PDT 及 IPL-PDT 比单纯 IPL 更有效地改善颈部光老化皮肤的色素沉着、粗皱纹。
红光-PDT 对颈部光老化皮肤的改善作用不及 IPL-PDT

红光-PDT 同样的疗效[39]。王秀丽研究团队也做过 DL-PDT 研究，得出类似结果。DL-PDT 使用自然光线，更容易治疗大面积、多发性光损伤皮损，患者的接受度也较高[40-41]。Lane KL 等针对多发性 AK 合理使用 DL-PDT，发现 DL-PDT 可有效改善色素沉着等其他光老化症状[42]。治疗方案参考 AK 的 DL-PDT 治疗，选择晴朗或者多云天气时开展治疗，在治疗区域涂抹 SPF 20～30 的化学防晒霜，将新鲜配制 5%～10% ALA 凝胶或乳膏敷于治疗区域，敷药厚度 1 mm，室内避光孵育 30 min，保留 ALA 乳膏或凝胶，移步至室外或阳光房内，将皮损部位充分暴露于阳光下照射 2 h，完成后清洗、拭去 ALA 药物；根据反应，可每 2～4 周治疗 1 次[43]。近年来，室内日光光动力疗法（indoor-daylight photodynamic therapy，iDL-PDT）逐渐发展起来。M. Arisi 等人针对 43 名成人 AK 患者合理使用 iDL-PDT，发现它对 AK 的治疗及美容效果与传统光动力相同，但疼痛等副作用更轻[44]。不过，目前仍缺乏 iDL-PDT 与室外 DL-PDT 在抗老化作用及副作用等方面的对比临床研究。

(3) IPL-PDT

强脉冲光发出 500～1 200 nm 波长的非相干光，包括可见光和近红外光，由于 IPL 本身就能改善皮肤老化，IPL 与 PDT 强强联合对光老化改善作用更强。

IPL-PDT 可以明显改善光老化[24,45-48]，效果优于单纯 IPL 治疗[18,24,45,47]，可以显著改善细纹，可减少 30% 轻到中度的皱纹和色素沉着[45]。在伴随皮肤光老化的 AK 患者中用 20% ALA 封包 30～60 min 后联合 IPL 治疗 3 个疗程后，超过 85% 的患者治愈。同时，所有患者眼角鱼尾纹、粗糙程度、色素沉着、面部红斑等光老化表现得到了改善[45]。王秀丽研究团队采取四象限对比法，对比 IPL-PDT 和红光-PDT 对颈部皮肤的光老化的作用[18]。研究将 10 例颈部皮肤光老化患者的皮肤分为 4 个区域，随机分为红光组、红光-PDT 组、IPL 组及 IPL-PDT 组。PDT 组外用 5% ALA 乳膏，避光敷育 2 h 后给予红光或者 IPL 照射。每 4 周治疗 1 次，共 2 次，治疗后随访 8 周。结果发现红光-PDT 及 IPL-PDT 比单纯 IPL 可更有效地改善颈部皮肤光老化表现，如色素沉着、粗皱纹（图 14-5）。IPL-PDT 能够提高皮肤的角质层含水量及降低经皮失水率。但红光-PDT 并不能迅速提高皮肤的角质层含水量及降低经皮失水率。这可能是由于红光-PDT 副作用较大，治疗区域皮肤屏障一过性破坏。

与传统红光-PDT 相同，IPL-PDT 最主要的不良反应也是刺痛、烧灼感、水肿、红斑及炎症后的色素沉着。为减轻这些不良反应，许多学者对 IPL-PDT 的治疗方案进行优化，如采取低剂量照射，调整脉宽，降低光敏剂浓度[49-50]。采用 0.5% ALA 脂质体喷雾剂代替乳膏进行 IPL-PDT，发现其在改善皮肤光老化的同时，减轻了不良反应[51-52]。

（4）蓝光-PDT

蓝光光源最接近 PpⅨ 在 410 nm 的最强吸收峰，理论上蓝光-PDT 在效应上优于其他光源。欧美国家 ALA 批准的光源为蓝光，故蓝光-PDT 应用较多。具体方案为：20% ALA 乳膏，蓝光峰值（417±5）nm，照射时间 1 000 s，功率密度 10 mW/cm²。为确定蓝光-PDT 对非过度角化 AK 的有效性，Piacquadio 等进行了Ⅲ期临床研究，94% 的患者获得好或极好的美容效果[53-54]。此外，Touma 等使用蓝光 ALA-PDT 治疗中度弥漫性面部光老化，发现蓝光-PDT 对皮肤细皱纹、色素沉着有所改善，但对深皱纹作用较弱，这可能是因为蓝光在皮肤中的穿透深度相对表浅[54]。同时鉴于蓝光本身容易产生色素沉着，临床上不推荐使用蓝光-PDT 对具有粗深皱纹的中重度光老化皮肤进行光动力嫩肤。

（5）PDL-PDT

脉冲染料激光波长包括 585 nm 和 595 nm，是治疗血管性皮肤病的常用方法之一。PDL 作为激发光源联合 ALA 在嫩肤及治疗面部毛细血管扩张方面占据优势。建议 ALA 浓度同红光-PDT，为 5%~10% 的溶液、凝胶或乳膏。Karrer 等选用 585 nm 的 PDL（能量 18 J/cm²，脉冲 1.5 ms，光斑 5 mm）联合 ALA-PDT 治疗了 24 名 AK 患者，治疗 1 个月后复诊，79% 的患者 AK 症状消失，所有患者都获得了满意的美容效果[55]。ALA 联合使用 595 nm PDL 治疗 AK 过程中有轻微的刺痛和烧灼感，治疗后可能留有一些红斑，未见丘疹、结痂或瘢痕[56]。Orringer 认为与单纯 PDL 治疗相比，PDL-PDT 能够改善皮肤质地，更有效地促进皮肤胶原重建，达到美容嫩肤的效果[22]。但由于临床试验较少，仍需进一步研究确定疗效和不良反应。

（6）联合应用

皮肤老化的治疗手段多样，PDT 和其他方法联合应用，可发挥协同作用。联合应用方式包括多种光源联合、联合激光治疗，还有 PDT 联合药物治疗，如联合咪喹莫特或维甲酸类等。Friedmann 等联合使用 IPL-蓝光-红光作为光源，改善患者毛细血管扩张、色素沉着和皮肤纹理，认为蓝光有利于抗炎和促进表皮更新，红光提高穿透深度，结合 IPL 的光热效应，三者协同极大地提高了光动力的美容效果，同时暴露于多个波长的能量也可以最大限度地提高卟啉的光漂白[57]。其次，PDT 具有极佳的美容效果，但在面对一些癌前病变或者中重度老化表现合并脂溢性角化病等，其穿透性较弱的缺点限制了整体疗效。CO₂ 点阵激光联合 PDT 可适合应用于此类情况[58]。王秀丽研究团队对 AK 伴有原位鳞癌和脂溢性角化病（seborrheic keratosis，SK）同时有美容需求的患者采取 CO₂ 激光去除增生的皮损，之后采取改良无痛红光 PDT 进行全脸治疗，最终在清除 AK、原位鳞癌及 SK 皮损的同时，使面部皮肤老化表现如皱纹、毛细血管扩张等得到明显改善[59]。不过，也有研究表明，点阵激光联合 PDT 对皱纹的改善作用与单独使用光动力相似，但不良作用加重[60]。

表 14-2　PDT 抗皮肤衰老相关临床研究							
治疗方案	作者	病例数，治疗区域	分组	光敏剂，敷药时间	光源	光剂量	治疗频率	疗效
红光-PDT	Zhang, et al., 2021[16]	10，面部	红光-PDT 组	10% ALA，3 h	（633±6）nm	36 J/cm²，30 min	2 周 1 次，至临床症状消退	光老化症状得到改善，持续 2 年

（续表）

治疗方案	作者	病例数，治疗区域	分组	光敏剂，敷药时间	光源	光剂量	治疗频率	疗效
红光-PDT	Ji, et al., 2014[17]	14,前臂	红光-PDT组与红光组	5%,10%,20% ALA,2 h	630 nm	50 mW/cm²,30 min	红光-PDT:2周1次,共2次;红光:每周3次,共4周	(1)光老化症状得到改善,红光-PDT改善效果较明显;(2)10%及20% ALA局部产生的Pp IX高于5% ALA,10%与20% ALA产生的荧光无显著差异
	Zhang, et al., 2014[18]	10,颈部	红光组,红光-PDT,IPL组,IPL-PDT组	5% ALA,2 h	红光:630 nm,IPL:520～1 200 nm	红光-PDT:共60 J/cm²	4周1次,共2次	红光-PDT及IPL-PDT比单纯IPL更有效地改善光老化皮肤表现。红光-PDT的改善作用不及IPL-PDT
DL-PDT	Lane, et al., 2015[42]	80,面、胸、手臂和腿部	DL-PDT组	ALA,1 h	日光	治疗当日室外阴凉处2.5 h;次日,15～30 min	敷ALA 1次,日光暴露2次	(1)显著改善光老化表现,减少雀斑及其他老化表现;(2)第1次暴露日光,无不良反应;第2次暴露,轻微烧灼感(2-3/10)
IPL-PDT	Xi, et al., 2011[45]	26,面部	半脸 IPL-PDT	5% ALA(半脸),部分皮肤皱纹明显处10% ALA,1 h	520～1 200 nm	光斑:15×35,脉冲宽度:3.5～4.0 ms,延迟时间:25～30 ms,双脉能量密度:14～17 J/cm²,三脉冲:17～20 J/cm²	4周1次,共3次	IPL-PDT较单独IPL治疗效果好,可有效改善光老化皮肤细、粗深皱纹
	Avram, et al., 2004[46]	17 面部	/	ALA	/	/	1次	毛细血管扩张改善55%、色素沉着改善48%及皮肤纹理粗糙度改善25%。细皱纹的改善作用较弱

（续表）

治疗方案	作者	病例数，治疗区域	分组	光敏剂，敷药时间	光源	光剂量	治疗频率	疗效
IPL-PDT	Alster, et al., 2005[47]	10，面部	半脸 IPL-PDT，半脸 IPL	20% ALA 敷药时间：60 min，光源 IPL-560 nm，能量范围27～30 J/cm²，双脉冲 2.4 和 4.0 ms，延迟 10 ms	/	/	4 周 1 次，共 2 次	IPL-PDT 较单独 IPL 治疗效果好
	Dover, et al., 2005[48]	20，面部	半脸 IPL-PDT，半脸 IPL	ALA，30～60 min	515～1 200 nm	脉冲宽度：2.4～4.0 ms，延迟时间：15 ms，能量密度：23～28 J/cm²	3 周 1 次，共 3 次	IPL-PDT 治疗面部光老化可显著改善整体光损伤、点状色素沉着和细纹，较单独使用 IPL 好，不显著增加不良反应
	Piccioni, et al.,2011[52]	30，面部	IPL-PDT	0.5% ALA 脂质体喷雾剂，1 h	/	/	3 周 1 次，共 3 次	使用 0.5% ALA 脂质体喷雾剂进行 IPL-PDT 可有效改善光老化程度，可减少 PDT 相关副作用
蓝光-PDT	Touma, et al., 2004[54]	18，面部	蓝光-PDT	20% ALA（1 h，2 h，3 h）	(417±5) nm	10 J/cm²，16 min 40 s	1 次	蓝光-PDT 改善光老化表现安全有效
PDL-PDT	Orringer, et al., 2008[22]	25，前臂	PDL-PDT	20% ALA，3 h	595 nm	光斑大小 10 mm，脉冲持续时间 10 ms，能量密度 7.5 J/cm²	1 次	PDL-PDT 可改善光老化。研究发现 Ki67 的表达和表皮厚度增加。胶原蛋白亦增加，主要表现为 Ⅰ 型前胶原 mRNA、Ⅲ 型前胶原 mRNA 和 Ⅰ 型前胶原蛋白增加

（三）注意事项

PDT 即刻不良反应主要包括红斑、水肿、瘙痒、烧灼感、疼痛和渗出。恢复期不良反应包括干燥、色素沉着等。PDT 治疗使皮肤屏障略有破坏、皮肤较敏感，需加强术后修复保湿，在治疗区域冷敷可减轻或消除上述不良反应，使用不含防腐剂和香料的温和保湿剂。瘙痒严重时，可口服抗组胺药物对症治疗；治疗后有烧灼感或疼痛明显时，可口服止痛药；有渗出和脓疱时，需要局部保持干燥、清洁,避免继发感染。

应用 PDT 治疗,在使用光敏剂后,患者应遵照医嘱或在看护者监管下,尽量处于室内;PDT 治疗后 24～48 h 应避免阳光照射,否则可能发生光毒反应;至少 2 周内,户外活动使用 SPF30 以上的防晒霜,并佩戴帽子、墨镜等进行物理防护。PDT 治疗后可不必中断工作,如果工作时需要化妆,建议使用相对无刺激性的化妆品,并联合使用防晒霜;如果有红肿刺痛感,不建议化妆。

综上所述,ALA-PDT 可有效治疗皮肤老化,降低光老化皮肤癌前病变与皮肤癌的发生风险。PDT 主要通过表皮重建、真皮重塑及真表皮对话实现嫩肤作用。PDT 可作为一种安全有效的嫩肤技术,具有可重复性、嫩肤效果持久等优势。如果选择合适的光源、调整 ALA 浓度和孵育时间以及照光参数,可以达到近乎无副作用并获得较好的嫩肤效果。未来研发更易使用的光敏剂、更简便的家用光动力设备和技术等,可进一步推动 PDT 嫩肤的应用空间。

（杨玉玲　王佩茹）

附：缩略词

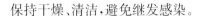

强脉冲光	intense pulsed light	IPL
基质金属蛋白酶	matrix metalloproteinase	MMP
热休克蛋白 70	heat shock protein 70	HSP70
脉冲染料激光	pulsed dye laser	PDL
5-氨基乙酰丙酸甲酯	methyl 5-aminolevulinate hydrochloride	MAL
脂溢性角化病	seborrheickeratosis	SK
室内日光光动力疗法	indoor-daylight photodynamic therapy	iDL-PDT
BTB 与 CNC 同源蛋白 2	BTB Domain and CNC Homolog 2	Bach2
转化生长因子-β1	transforming growth factor-β1	TGF-β1
核因子 E2 相关因子 2	nuclear factor erythroid 2-related factor 2	Nrf2
血管内皮生长因子 C	vascular endothelial growth factor C	VEGFC
血管内皮生长因子受体 3	vascular endothelial growth factor receptor 3	VEGFR3
血管内皮钙黏蛋白	vascular endothelial cadherin	VE-Cad

参考文献

[1] Deo MS, Kerse N, Vandal AC, et al. Dermatological disease in the older age group: a cross-sectional study in aged care facilities [J]. BMJ open, 2015, 5(12): e009941.

[2] 涂庆峰,吕婷,赖永贤,等.上海市某社区老年人皮肤肿瘤流行病学研究[J].老年医学与保健,2013,19(3):5.

[3] Rittié L, Fisher G. Natural and sun-induced aging of human skin [J]. Cold Spring Harbor perspectives in medicine, 2015, 5(1): a015370.

[4] Tobin D. Introduction to skin aging [J]. Journal of tissue viability, 2017, 26(1): 37-46.

[5] Fitsiou E, Pulido T, Campisi J, et al. Cellular senescence and the senescence-associated secretory phenotype as drivers of skin photoaging [J]. The Journal of investigative dermatology, 2021, 141(4): 1119-1126.

[6] Pilkington SM, Bulfone-Paus S, Griffiths CEM, et al. Inflammaging and the Skin [J]. The Journal of investigative dermatology, 2021, 141 (4): 1087 – 1095.

[7] Farage MA, Miller KW, Elsner P, et al. Characteristics of the aging skin[J]. Advances in wound care, 2013, 2(1): 5-10.

[8] Sawane M, Kajiya K. Ultraviolet light-induced changes of lymphatic and blood vasculature in skin and their molecular mechanisms [J]. Experimental dermatology, 2012, 21(Suppl 1): 22-25.

[9] Wlaschek M, Tantcheva-Poór I, Naderi L, et al. Solar UV irradiation and dermal photoaging[J]. Journal of photochemistry and photobiology B-Biology, 2001, 63 (3): 41-51.

[10] Jakic B, Kerjaschki D, Wick G. Lymphatic Capillaries in Aging[J]. Gerontology, 2020, 66(5): 419-426.

[11] Yang Y, Shen S, Cao Y, et al. Remodeling lymphatic vessels in intrinsically aged skin on SKH-1 mouse using low dose 5-aminolevulinic acid photodynamic therapy via VEGF-C/VEGFR3 pathway [J]. Photodiagnosis and photodynamic therapy, 2022, 38: 102851.

[12] 中国医师协会皮肤科医师分会皮肤美容事业发展工作委员会. 皮肤防晒专家共识(2017)[J]. 中华皮肤科杂志, 2017, 50(5): 316-320.

[13] Shin J, Kwon S, Choi J, et al. Molecular mechanisms of dermal aging and antiaging approaches [J]. International journal of molecular sciences, 2019, 20 (9): 2126.

[14] Chaudhary M, Khan A, Gupta M. Skin ageing: pathophysiology and current market treatment approaches[J]. Current aging science, 2020, 13(1): 22-30.

[15] Ruiz-Rodriguez R, Sanz-Sánchez T, Córdoba S. Photodynamic photorejuvenation [J]. Dermatologic surgery: official publication for American Society for Dermatologic Surgery, 2002, 28(8): 742-744.

[16] Zhang L, Zhao Z, Wang P, et al. Long-term improvement on photoaging after ALA photodynamic therapy for actinic keratosis: a retrospective study [J]. Photodiagnosis and photodynamic therapy, 2021, 33: 102181.

[17] Ji J, Zhang LL, Ding HL, et al. Comparison of 5-aminolevulinic acid photodynamic therapy and red light for treatment of photoaging[J]. Photodiagnosis and photodynamic therapy, 2014, 11(2): 118-121.

[18] Zhang HY, Ji J, Tan YM, et al. Evaluation of 5-aminolevulinic acid-mediated photorejuvenation of neck skin[J]. Photodiagnosis and photodynamic therapy, 2014, 11(4): 498-509.

[19] Wang P, Han J, Wei M, et al. Remodeling of dermal collagen in photoaged skin using low-dose 5-aminolevulinic acid photodynamic therapy occurs via the transforming growth factor-beta pathway [J]. Journal of biophotonics, 2018, 11(6): e201700357.

[20] Shi L, Wang H, Chen K, et al. Chinese guidelines on the clinical application of 5-aminolevulinic acid-based photodynamic therapy in dermatology (2021 edition) [J]. Photodiagnosis and photodynamic therapy, 2021, 35: 102340.

[21] Wang XL, Wang HW, Huang Z, et al. Study of protoporphyrin IX (PpIX) pharmacokinetics after topical application of 5-aminolevulinic acid in urethral condylomata acuminata [J]. Photochemistry and photobiology, 2007, 83(5): 1069-1073.

[22] Orringer JS, Hammerberg C, Hamilton T, et al. Molecular effects of photodynamic therapy for photoaging[J]. Archives of dermatology, 2008, 144 (10): 1296-1302.

[23] Bjerring P. Photorejuvenation: an overview [J]. Medical Laser Application, 2004, 19(4): 186-195.

[24] Marmur ES, Phelps R, Goldberg DJ. Ultrastructural changes seen after ALA-IPL photorejuvenation: a pilot study[J]. Journal of cosmetic and laser therapy: official publication of the European Society for Laser Dermatology, 2005, 7(1): 21-24.

[25] Issa MC, Piñeiro-Maceira J, Vieira MT, et al. Photorejuvenation with topical methyl aminolevulinate and red light: a randomized, prospective, clinical, histopathologic, and morphometric study [J]. Dermatologic surgery: official publication for American Society for Dermatologic Surgery, 2010, 36(1): 39-48.

[26] Bagazgoitia L, Cuevas Santos J, Juarranz A, et al. Photodynamic therapy reduces the histological features of actinic damage and the expression of early oncogenic markers [J]. The British journal of dermatology, 2011, 165(1): 144-151.

[27] Park MY, Sohn S, Lee ES, et al. Photorejuvenation induced by 5-aminolevulinic acid photodynamic

therapy in patients with actinic keratosis: a histologic analysis[J]. Journal of the American Academy of Dermatology, 2010, 62(1): 85-95.

[28] Wang P, Han J, Wei M, et al. Remodeling of dermal collagen in photoaged skin using low-dose 5 - aminolevulinic acid photodynamic therapy occurs via the transforming growth factor-β pathway[J]. Journal of biophotonics, 2018, 11(6): e201700357.

[29] 王明利,柳大烈,袁强.强脉冲光对皮肤热休克蛋白70表达的影响[J].第一军医大学学报,2005,25(1): 109-110.

[30] Wang M, Yang X, Chang L, et al. Low-level PDT treatment modulated photoaging mediated by UVA irradiation through regulating Bach2 [J]. Photodiagnosis and photodynamic therapy, 2020, 29: 101606.

[31] Uittenboogaard LM, Payan-Gomez C, Pothof J, et al. BACH2: a marker of DNA damage and ageing[J]. DNA repair, 2013, 12(11): 982-992.

[32] Chen J, Luo J, Tan Y, et al. Effects of low-dose ALA-PDT on fibroblast photoaging induced by UVA irradiation and the underlying mechanisms [J]. Photodiagnosis and photodynamic therapy, 2019, 27: 79-84.

[33] Zhou BR, Zhang LC, Permatasari F, et al. ALA-PDT elicits oxidative damage and apoptosis in UVB-induced premature senescence of human skin fibroblasts[J]. Photodiagnosis and photodynamic therapy, 2016, 14: 47-56.

[34] Andikyan V, Kronschnabl M, Hillemanns M, et al. Fluorescence diagnosis with 5 - ALA thermogel of cervical intraepithelial neoplasia [J]. Gynakologisch-geburtshilfliche Rundschau, 2004, 44(1): 31-37.

[35] Byun JY, Choi HY, Myung KB, et al. Expression of IL-10, TGF-beta (1) and TNF-alpha in cultured keratinocytes (HaCaT Cells) after IPL treatment or ALA-IPL photodynamic treatment [J]. Annals of dermatology, 2009, 21(1): 12-17.

[36] Shin HT, Kim JH, Shim J, et al. Photodynamic therapy using a new formulation of 5 - aminolevulinic acid for wrinkles in Asian skin: a randomized controlled split face study [J]. The Journal of dermatological treatment, 2015, 26(3): 246-251.

[37] Huang A, Nguyen J, Austin E, et al. Facial rejuvenation using photodynamic therapy with a novel

preparation of ALA and hyaluronic acid in young adults [J]. 2020, 312(8): 567-573.

[38] Li J, Zhang Y, Zhang G, et al. Modified painless photodynamic therapy for facial multiple actinic keratosis in China: a prospective split-face control study[J]. Lasers in surgery and medicine, 2023, 55 (10): 871-879.

[39] Wiegell SR, Wulf HC, Szeimies RM, et al. Daylight photodynamic therapy for actinic keratosis: an international consensus: International Society for Photodynamic Therapy in Dermatology[J]. Journal of the European Academy of Dermatology and Venereology, 2012, 26(6): 673-679.

[40] Philipp-Dormston WG, Sanclemente G, Torezan L, et al. Daylight photodynamic therapy with MAL cream for large-scale photodamaged skin based on the concept of 'actinic field damage': recommendations of an international expert group[J]. Journal of the European Academy of Dermatology and Venereology, 2016, 30 (1): 8-15.

[41] Philipp-Dormston WG. Photodynamic therapy for aesthetic-cosmetic indications[J]. Giornale italiano di dermatologia e venereologia: organo ufficiale, Societa italiana di dermatologia e sifilografia, 2018, 153(6): 817-826.

[42] Lane KL, Hovenic W, Ball K, et al. Daylight photodynamic therapy: the Southern California experience[J]. Lasers in surgery and medicine, 2015, 47(2): 168-172.

[43] 中华医学会皮肤性病学分会光动力治疗研究中心,中国康复医学会皮肤病康复专业委员会,中国医学装备协会皮肤病与皮肤美容分会光医学治疗装备学组.氨基酮戊酸光动力疗法皮肤科临床应用指南(2021版)[J].中华皮肤科杂志,2021,54(1):9.

[44] Arisi M, Rossi MT, Spiazzi L, et al. A randomized split-face clinical trial of conventional vs. indoor-daylight photodynamic therapy for the treatment of multiple actinic keratosis of the face and scalp and photoaging [J]. The Journal of dermatological treatment, 2022, 33(4): 2250-2256.

[45] Xi Z, Shuxian Y, Zhong L, et al. Topical 5 - aminolevulinic acid with intense pulsed light versus intense pulsed light for photodamage in Chinese patients[J]. Dermatologic surgery: official publication for American Society for Dermatologic Surgery, 2011,

37(1): 31-40.

[46] Avram DK, Goldman MP. Effectiveness and safety of ALA-IPL in treating actinic keratoses and photodamage [J]. Journal of drugs in dermatology, 2004, 3(Suppl 1): 36-39.

[47] Alster TS, Tanzi EL, Welsh EC. Photorejuvenation of facial skin with topical 20% 5-aminolevulinic acid and intense pulsed light treatment: a split-face comparison study[J]. Journal of drugs in dermatology, 2005, 4 (1): 35-38.

[48] Dover JS, Bhatia AC, Stewart B, et al. Topical 5-aminolevulinic acid combined with intense pulsed light in the treatment of photoaging [J]. Archives of dermatology, 2005, 141(10): 1247-1252.

[49] Haddad A, Santos ID, Gragnani A, et al. The effect of increasing fluence on the treatment of actinic keratosis and photodamage by photodynamic therapy with 5-aminolevulinic acid and intense pulsed light [J]. Photomedicine and laser surgery, 2011, 29 (6): 427-432.

[50] Karrer S, Kohl E, Feise K, et al. Photodynamic therapy for skin rejuvenation: review and summary of the literature—results of a consensus conference of an expert group for aesthetic photodynamic therapy[J]. Journal of the German Society of Dermatology, 2013, 11(2): 137-148.

[51] Christiansen K, Bjerring P, Troilius A. 5-ALA for photodynamic photorejuvenation—optimization of treatment regime based on normal-skin fluorescence measurements [J]. Lasers in surgery and medicine, 2007, 39(4): 302-310.

[52] Piccioni A, Fargnoli MC, Schoinas S, et al. Efficacy and tolerability of 5-aminolevulinic acid 0.5% liposomal spray and intense pulsed light in wrinkle reduction of photodamaged skin[J]. The Journal of dermatological treatment, 2011, 22(5): 247-253.

[53] Piacquadio DJ, Chen DM, Farber HF, et al. Photodynamic therapy with aminolevulinic acid topical solution and visible blue light in the treatment of multiple actinic keratoses of the face and scalp: investigator-blinded, phase 3, multicenter trials[J]. Archives of dermatology, 2004, 140(1): 41-46.

[54] Touma D, Yaar M, Whitehead S, et al. A trial of short incubation, broad-area photodynamic therapy for facial actinic keratoses and diffuse photodamage [J]. Archives of dermatology, 2004, 140(1): 33-40.

[55] Karrer S, Bäumler W, Abels C, et al. Long-pulse dye laser for photodynamic therapy: investigations in vitro and in vivo[J]. Lasers in surgery and medicine, 1999, 25(1): 51-59.

[56] Alexiades-Armenakas M. Laser-mediated photodynamic therapy[J]. Clinics in dermatology, 2006, 24 (1): 16-25.

[57] Friedmann DP, Goldman MP. Photodynamic therapy for cutaneous photoaging: a combination approach[J]. Dermatologic surgery: official publication for American Society for Dermatologic Surgery, 2016, 42(Suppl 2): 157-160.

[58] Sung JM, Kim YC. Photodynamic therapy with epidermal ablation using fractional carbon-dioxide laser in the treatment of Bowen's disease: a case series [J]. Photodiagnosis and photodynamic therapy, 2017, 19: 84-85.

[59] Shen S, Liu X, Yang X, et al. A combination of laser-assisted ALA-PDT for squamous cell carcinoma in situ and field-directed ALA-PDT for actinic keratosis[J]. Photodiagnosis and photodynamic therapy, 2022, 37: 102638.

[60] Croix J, Burge S, Chwalek J, et al. Split-sided chest study of skin rejuvenation comparing low-energy, 1, 927-nm thulium fractional laser treatment prior to photodynamic therapy versus photodynamic therapy alone[J]. Lasers in surgery and medicine, 2020, 52 (1): 53-60.

第十五章

ALA-PDT 在其他皮肤病的应用

第一节　ALA-PDT 治疗黏膜白斑病

一、黏膜白斑病概述

（一）临床表现

黏膜白斑病（leukoplakia）是发生在口腔、外阴等黏膜部位的白色斑片，皮损以角化过度和上皮增生为特点，具有潜在恶变可能，可转变为鳞状细胞癌。

口腔黏膜白斑病（oral leukoplakia，OLK）在我国的癌变率为 $4\%\sim18\%$[1-2]，OLK 好发于中老年人，男性略多于女性。口腔恶变风险的增加可能取决于病变组织本身的特性，如皮损的大小、部位、临床类型以及上皮不典型增生的程度。

外阴黏膜白斑病多发生于绝经期后的妇女，主要见于阴蒂、小阴唇内侧和阴道黏膜等处。发生于膀胱部位的黏膜白斑病患者可伴有尿路症状，但该症状缺乏特异性，与下尿路多种疾病，如腺性膀胱炎、慢性膀胱炎、尿道炎、膀胱过度活动症等所表现出来的下尿路症状大同小异[3]。发生于结肠的黏膜白斑病患者通常早期无明显症状，往往通过肠镜检查才被发现[4]。

（二）组织病理

黏膜白斑病的组织病理表现为上皮组织增生伴角化过度或角化不全。其中上皮组织增生可表现为单纯增生和异常增生两种形式。前者主要表现为基底细胞增生和上皮细胞层数增加，偶见棘层内出现多核细胞、核分裂增多、细胞核深染、核仁明显、基底细胞极性紊乱；后者则出现高频率的基底细胞层数增加伴极性紊乱、细胞核深染及细胞核异形性、核分裂增加，可伴有病理性核分裂、核仁明显、核质比增大、细胞黏附性下降和角化不良等病理特征[5]。

（三）发病机制

黏膜白斑病多与局部机械刺激、不良生活习惯、局部慢性炎症等因素相关。新近研究表明黏膜白斑病损害与 HPV 病毒、EB 病毒以及白色念珠菌的共同感染有关[6]。

二、黏膜白斑病诊断

黏膜白斑病诊断主要依据临床表现及组织病理，但需与发生在皮肤黏膜处其他白斑疾病相鉴别，如白癜风、硬化性苔藓、神经性皮炎、扁平苔藓、二期梅毒黏膜斑等疾病。

15

三、治疗方法

黏膜白斑病的治疗方法,包括药物治疗、激光治疗、冷冻治疗和手术切除等,这些治疗方法多具有创伤性,对黏膜组织和解剖结构破坏性较大,使其在特殊部位的应用受限。既往研究缺乏严格随机对照临床试验,其疗效不确定,且在长期随访研究中尚未发现一种可以明显阻止白斑复发或减少恶变的方法。

（一）手术治疗

对黏膜白斑病的治疗,尚无公认可降低口腔复发及恶变的规范化诊疗方案。对于怀疑白斑恶变的病例,手术切除并活检是被普遍采用的一种诊疗手段[7]。OLK 的皮损及周围存在"区域性癌化(field cancerization)"现象,即周围看似正常的组织常常存在一个或数个与白斑病变处同源的克隆细胞或已经发生基因突变的肿瘤细胞,这些细胞的存在是导致手术后白斑复发或恶变的重要因素。手术后常因病变残留肿瘤细胞导致疾病复发,其癌变率更高[8-9]。Holmstrup 等研究手术后复发的白斑病例中有 33% 的患者最终发生了癌变[10]。因此,术后须对所有切除的组织以及切缘进行组织病理学检查,以尽可能完全切除病变组织,同时需对手术后患者进行密切随访。

（二）激光治疗

激光治疗较手术治疗具有出血少、瘢痕形成小、疼痛肿胀程度轻、操作时间短等优势,临床上可用于治疗 OLK 的激光种类较多,如 CO_2 激光、Nd:YAG 激光、KTP 激光、半导体激光、Er:YAG 激光(铒激光)等[11]。现有研究对于激光干预其发生癌变的证据尚不充分,需要多中心、前瞻性、随机对照临床试验来进一步证实激光治疗的远期疗效及复发情况。

（三）药物治疗

既往有外用维 A 酸类药物治疗黏膜白斑病

的报道,但其临床疗效尚不明确。临床上少数医生采用咪喹莫特等药物外用治疗以降低黏膜白斑病的复发率,但目前尚无前瞻性临床随机对照研究证实其疗效。

（四）PDT 治疗

1. 治疗机制

PDT 作为一种新兴的治疗方法,有其独特治疗机制,可较好地保护组织结构的完整性、明确降低复发率,且可重复治疗等优势,在皮肤恶性肿瘤及良性增生性疾病等多种皮肤病的治疗中得到应用,其治疗机制详见第五章。

2. 临床应用

1993 年,Grant 等首先将系统 PDT 应用治疗 11 例口腔黏膜存在"区域性癌化"患者,所有患者皮损经病理证实为早期浸润性鳞状细胞癌,同时均合并有黏膜白斑皮损,由于病灶范围较广,手术难以实施,所有患者系统接受 2 mg/kg 的 Photofrin,48 h 后用 $50\sim100$ J/cm^2 红光照射,治疗过程中患者出现瘙痒、疼痛,但总体均可耐受;治疗后 1 周内患者仍可出现持续性疼痛,口服止痛药可缓解。治疗区域在治疗后 $3\sim4$ d 出现明显的坏死,需要 $3\sim5$ 周的时间才能完全愈合。治疗结束后 $6\sim8$ 周,有 10 例患者的治疗区域完全缓解,1 例患者仍有残留的白斑,随访 12 个月,2 例患者有白斑复发,但均未癌变。该研究为 PDT 作为治疗早期侵袭性恶性肿瘤和并癌前疾病的有效方法提供了经验和应用前景[12]。1996 年,Fan KF 等将系统 ALA-PDT 应用于 OLK 的治疗,18 例患者经组织学证实为口腔癌前病变和恶性病变的患者,口服 60 mg/kg 的 ALA,将 ALA 粉末溶解于橙汁中,在 0 h、1 h 和 2 h 分别口服 20 mg/kg,并用 628 nm,100 J/cm^2 或 200 J/cm^2 激光照射。治疗中有出现系统性不良反应,其中 6 例出现恶心和呕吐,多发生在口服 ALA 后数小时内,24 h 后可缓解。1 例患者出现皮肤光敏反应,持续时间超过 24 h,并于 48 h 后缓解。治疗后局部活检观察到系统 ALA-PDT 所致的皮损坏死深度在 0.1～1.3 mm 不等，所有病例均显示表皮完全坏死。治疗后 12 周，12 例患者的活检提示组织病理正常，其余患者表皮外观正常，但拒绝活检[13]。

为了克服系统 ALA-PDT 可引起的皮肤光敏反应及系统性不良反应，研究者们开始探索应用局部 ALA-PDT 治疗 OLK。2004 年，Tsai JC 等应用局部 ALA-PDT 治疗 33 例口腔病变患者，包括 24 例 OLK、5 例疣状增生、2 例红白斑和 1 例疣状癌。将 20% ALA 溶液外敷皮损处，2 h 后给予 635 nm LED 光照射 100 J/cm²，治疗范围覆盖皮损边缘正常组织，每周 1 次，共治疗 3 次。24 例 OLK 患者有 3 例完全消退，9 例部分缓解，12 无缓解；而在 5 例疣状增生患者中，4 例完全缓解，1 例部分缓解；2 例红白斑和 1 例疣状癌患者均为部分缓解。虽然患者在 ALA-PDT 治疗时照光部位有轻微烧灼感，但对治疗耐受性良好，不需要麻醉或镇痛药物。以上研究结果表明，局部应用 ALA-PDT 可作为治疗 OLK 的一种可行方法，但在治疗参数方面仍需要更多的探索和优化[14]。2007 年，Chen 等对比观察不同频率 ALA-PDT 治疗对 OLK 疗效的影响，研究中有 65 例患者每周治疗 1 次，另外 32 例患者每周治疗 2 次，2 组治疗中均采用 20% ALA 溶液，外敷 1.5～2 h 后给予（635±5）nm LED 红光照射 100 mW/cm²，治疗 1～6 次，平均 3.5 次。每周治疗 1 次组显示 5 例完全消退，33 例部分缓解，27 例无缓解；每周治疗 2 次组显示 11 例完全消退，21 例部分缓解。每周 2 次治疗组的临床结果明显优于每周 1 次治疗组[15]。2011 年，Kawczyk-Krupka 等对 ALA-PDT 与冷冻治疗 OLK 的疗效及不良反应进行分析和比较。研究中 ALA-PDT 组纳入 48 例患者，每隔 2 周治疗 1 次，单次 635 nm 红光照射，剂量为 100 J/cm²。治疗 6～8 次后，有 35 例患者（72.9%）获得完全缓解，13 例患者在随访 6 个月内复发（27.1%）；冷冻治疗组纳入 37 例患者，每隔 3 周治疗 1 次，

治疗 6～8 次后观察到 33 例患者（89.2%）获得完全缓解，9 例患者复发（24.3%）。2 组疗效和复发率无明显差异，但冷冻组治疗后疼痛较 ALA-PDT 组明显，2 组患者的总体耐受性均较好，再次证明 ALA-PDT 可作为 OLK 可选择的治疗方法[16]。2015 年，Selvam 等采用 ALA-PDT 治疗 5 例 OLK 患者，使用 10% ALA，光源为 635 nm 红光，照光剂量 100 J/cm²，总治疗次数为 6～8 次。结果显示 5 例患者获得痊愈，治疗过程无明显不良反应，随访一年均无复发[17]。2019 年，中国医学科学院国家口腔疾病临床研究中心口腔癌变与治疗研究所团队根据临床经验和对文献的系统回顾，提出将局部 ALA-PDT 应用于 OLK 管理的指南，指出 PDT 已被推荐为一些特殊类型的 OLK 的一线治疗选择，推荐使用 20% ALA 溶液，外敷 2～3 h 后，LED 红光光源照射，剂量达到 100 J/cm²，每 2～3 周治疗一次[18]。

然而，对部位特殊、面积大的难治性黏膜白斑病患者，单纯光动力治疗疗效有限，需要联合治疗。2017 年，王秀丽研究团队接诊一例口腔难治性大面积黏膜白斑病患者，皮损范围较大，累及右侧口角、右侧口腔颊黏膜、右侧第二磨牙上下方牙龈及前庭沟、右侧磨牙后垫及翼下颌皱襞，皮损表面角化非常明显，经病理确诊为口腔黏膜白斑病。但口腔内手术和激光难以实施，遂采用单纯 ALA-PDT 治疗 2 次，10% ALA 外敷 3 h 后给予 635 nm LED 红光照射，100 J/cm²，每 2 周治疗一次，所取得的效果欠佳。考虑皮损被明显角化所覆盖，造成 ALA 吸收受到限制，故在 PDT 治疗前先采用 CO_2 激光清除肉眼所见的白色角质物，用 10% ALA 外敷 3 h 后，荧光诊断显示 PpIX 荧光强度显著高于未处理时，经 2 次 ALA-PDT 联合 CO_2 激光治疗后，皮损明显变薄、面积缩小；右侧磨牙后垫及翼下颌皱襞处皮损因位置隐蔽，光源难以企及，2 次联合治疗后改善不明显，6 次 CO_2 激光联合 PDT 治疗后，皮损完全消退，达到痊愈效果（图 15-1），随访 14 个月无复发[19]。

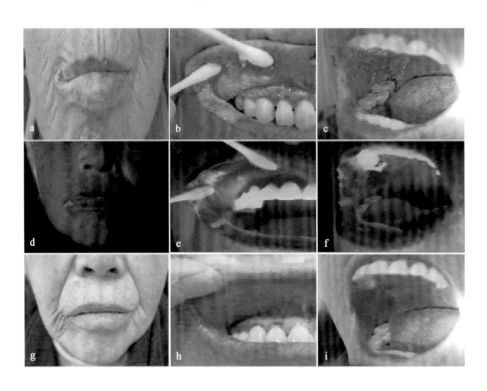

图 15-1　ALA-PDT 治疗口腔大面积难治性口腔黏膜白斑病

(a)(b)(c)治疗前可见口腔内大面积白色角化性斑块；(d)(e)(f)外敷 ALA 3 h 后可见皮损处呈砖红色荧光；
(g)(h)(i)经过 CO_2 激光联合 ALA-PDT 治疗 6 次后口腔内皮损完全消退

综上所述，虽然黏膜白斑病治疗方法较多，但仍缺乏高质量的循证医学依据。ALA-PDT 由于其安全有效、无瘢痕形成等优势，可用于口腔黏膜白斑病的治疗；对于皮损广泛、角化明显的患者，可与 CO_2 激光、钬激光等疗法联合治疗。

（张云凤　王宏伟）

第二节　ALA-PDT 治疗硬化性苔藓

一、硬化性苔藓概述

硬化性苔藓是一种慢性炎症性皮肤病。病因尚不完全清楚，研究发现硬化性苔藓患者存在组织特异性抗体，如循环细胞外基质蛋白抗体阳性率较正常人升高；硬化性苔藓患者存在合并甲状腺疾病、白癜风、扁平苔藓等其他自身免疫性疾病的现象，越来越多的证据支持硬化性苔藓是一种自身免疫性疾病。Hallopeau 和 Darier 早在 19 世纪首次报道并采用"硬化性苔藓"这一疾病名称，其间也曾使用"硬化萎缩性苔藓""干燥闭塞性龟头炎"和"女阴干枯症"等，现统一称作"硬化性苔藓"[20]。硬化性苔藓临床并不少见，临床表现多样，存在漏诊和误诊现象。根据性别、年龄和部位，硬化性苔藓分为成人女性外阴硬化性苔藓、幼年女性外阴硬化性苔藓、成人男性外生殖器硬化性苔藓、幼年男性外生殖器硬化性苔藓、非生殖器部位硬化性苔藓[21]。其中，3.5％～5.0％女性外阴硬化性苔藓和 4％～5％男性外生殖器硬化性苔藓可发展为鳞状细胞癌，偶有继发疣状癌、黑色素瘤、基底细胞癌等其他皮肤肿瘤的个案报道。因此，生殖器部位的硬化性苔藓需要积极治疗、终身随访[21-22]。

（一）临床表现

1. 成人女性外阴硬化性苔藓

该病好发于大小阴唇间的唇间沟、小阴唇、阴蒂和会阴等部位，可累及皮肤黏膜连接处，但很少侵犯阴道、宫颈等生殖器黏膜部位，皮损主要表现为瓷白色丘疹、斑块，上有扩张的毛囊开口，可伴有瘀斑、角化过度、皲裂、糜烂。主要自觉症状表现为瘙痒，严重者可影响睡眠。也有部分患者症状不明显，仅在体检时发现。皮损皲裂糜烂时，可伴有疼痛，部分患者后期皮损萎缩可导致小阴唇、阴蒂皱缩消失，阴道口狭窄和性交障碍。

2. 幼年女性外阴硬化性苔藓

幼年女性生殖器的硬化性苔藓皮损表现与成人女性大体相似，特点在于瘀斑表现更显著，更易侵犯肛周，可因皲裂疼痛继发便秘。需要特别注意的是，幼年女性外阴硬化性苔藓因为瘀斑明显易被误认为是受到性虐待所致，性虐待确实可能因为同形反应引起或加重硬化性苔藓，但并不是所有的幼年女性外阴硬化性苔藓都与性虐待有关，需要仔细鉴别。

3. 成人男性外生殖器硬化性苔藓

好发于包皮、冠状沟、龟头，但肛周受累少见。皮损表现与成人女性相似，皮损侵犯尿道口及尿道易形成瘢痕，导致尿道狭窄、尿流改变。主观不适主要表现为包皮紧绷、包茎、勃起功能障碍、勃起疼痛，瘙痒不明显。

4. 幼年男性外生殖器硬化性苔藓

幼年男性外生殖器硬化性苔藓好发于包皮，包茎是其主要表现。

5. 非生殖器部位硬化性苔藓

好发于躯干、腋窝、臀部、大腿外侧、口腔、面部、头皮、手足，偶可累及甲。典型皮损为瓷白色斑片或斑块，可伴有瘀斑。非生殖器部位硬化性苔藓同形反应较为常见，好发于受压、手术和放疗瘢痕及外伤部位，非生殖器部位硬化性苔藓需与局限性硬皮病鉴别。

（二）组织病理

当临床表现不典型，难以明确诊断时建议组织病理活检；怀疑有恶变倾向皮损，必须行多点组织病理活检以明确诊断。硬化性苔藓早期损害的病理变化为界面性皮炎改变，角化过度伴毛囊角栓，表皮萎缩伴表皮突扁平，基底细胞水肿、液化，真皮浅层胶原纤维明显水肿、均质化，其下方淋巴细胞呈带状浸润。

二、 治疗方法

硬化性苔藓自愈概率很小，尤其生殖器部位硬化性苔藓危害性大，严重者可出现毁损性萎缩、性生活障碍，甚至进展为鳞状细胞癌。应早期诊断，及时治疗，终身随访，警惕和预防癌变发生。硬化性苔藓既往常规治疗，包括以下几个方面：①减少局部皮肤刺激，外用润肤霜保湿；②使用超强效或强效糖皮质激素、钙调磷酸酶抑制剂、5-氟尿嘧啶、维 A 酸、睾酮或黄体酮等外用药物；③对角化过度显著的皮损采用冷冻或 CO_2 激光等治疗；④当出现严重包茎、癌前病变、鳞状细胞癌等，采用手术治疗；⑤终身随访。

三、 ALA-PDT

（一）治疗机制

国内外相继多个研究证实 ALA-PDT 对硬化性苔藓有效[23-27]。有观点认为，硬化性苔藓病灶中血管扩张和淋巴细胞外渗所导致局部免疫功能紊乱是潜在的致病因素,而 ALA-PDT 可通过促进胶原形成,进而减少淋巴细胞外渗发挥治疗作用[28]。

（二）临床疗效

1999 年,Hillemanns 等首次报道 ALA-PDT 可有效治疗外阴硬化性苔藓。采用 ALA-PDT 治疗 12 例女性外阴硬化性苔藓患者,PDT 治疗 1～3 次,治疗后 6～8 周有 10 例患者瘙痒明显改善,瘙痒缓解长达 6 个月[24]。2014 年,王秀丽研究团队进行一项 ALA-PDT 治疗硬化性苔藓开放性、前瞻性、临床随机对照研究,对比 ALA-PDT 与局部外用强效糖皮质激素治疗外阴硬化性苔藓的疗效与安全性[29]。入组 43 例患者,平均年龄(51.4±15.6)岁,随机分为 ALA-PDT 组和局部外用强效糖皮质激素组。ALA-PDT 组新鲜配制 10% ALA 霜剂,将其均匀地涂抹到病灶及其周边 1 cm 处,避光 3 h 后采用 633 nm 半导体激光器照射,功率密度 100 mW/cm²,能量密度 100 J/cm²,每 2 周治疗 1 次,总共治疗 4 次。局部外用强效糖皮质激素组采用 0.05% 丙酸氯倍他索乳膏外涂,每晚一次,共 8 周。结果 ALA-PDT 组 20 例完成试验,治愈 14 例(70%)(图 15-2);局部外用强效糖皮质激素组 20 例同样完成试验,治愈 7 例(35%)。ALA-PDT 组治愈率明显高于局部外用强效糖皮质激素组($P<0.05$)。随访 6 个月,ALA-PDT 组 14 例治愈患者中有 1 例在治疗结束后 1 月复发,其他 13 例患者在 6 个月的随访期间未见复发。局部外用强效糖皮质激素组治疗后 1 月,治愈的 7 例患者全部复发。可见短期治疗后 ALA-PDT 组复发率明显低于局部外用强效糖皮质激素组。

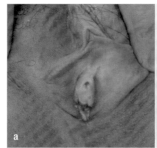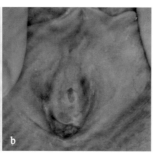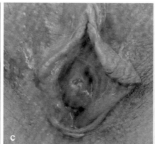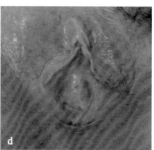

图 15-2　ALA-PDT 治疗外阴硬化性苔藓照片

(a)治疗前可见角化过度、萎缩、硬化、色素减退;(b)首次 ALA-PDT 治疗 2 周后,角化过度、萎缩、硬化、色素减退改善,可见毛细血管扩张;(c)4 次 ALA-PDT 治疗后 2 周时病灶消失;(d)治疗后随访 6 个月未见复发

局部外用强效糖皮质激素治疗是硬化性苔藓传统一线治疗方案,但停药后症状容易反复,长期使用易产生皮肤萎缩,继发真菌、病毒、细菌等感染。ALA-PDT 作用持久、治愈率高、复发率低,具有抗肿瘤和抗感染效应,是一种安全有效的治疗硬化性苔藓的优选方法[30]。但传统 ALA-PDT(conventional ALA-PDT, C-PDT)治疗生殖器部位硬化性苔藓疼痛明显,疼痛评分可达 8 分,需要局部麻醉缓解疼痛。2017 年,王秀丽研究团队开始采用改良无痛光动力(modified photodynamic therapy, M-PDT)治疗生殖器硬化性苔藓,治疗过程中未见明显疼痛,且获得了与 C-PDT 相当的疗效。

（三）推荐方案

ALA-PDT 治疗硬化性苔藓可采用 C-PDT 和 M-PDT 治疗,对于疼痛敏感者优选 M-PDT,具体方案见表 15-1。

表 15-1 ALA-PDT 治疗硬化性苔藓推荐方案

方案	预处理	配制 ALA		敷药时间	照光剂量	
		ALA 剂型	ALA 浓度		能量密度	功率密度
C-PDT	清洁、梅花针叩刺	乳膏或溶液	10%～20%	3～6 h	100～200 J/cm²	60～150 mW/cm²
M-PDT	同上	同上	同上	0.5～1.0 h	同上	28～40 mW/cm²

- 间隔：每 1～2 周治疗 1 次

ALA-PDT 治疗硬化性苔藓疗效确切，与局部外用糖皮质激素相比，起效快，又可避免继发真菌、病毒感染等风险。M-PDT 解决了临床疼痛难题，在硬化性苔藓治疗中也会得到越来越多的应用。需要特别指出的是，无论 ALA-PDT 还是其他治疗方案，均需对患者进行终身定期随访，若有癌变倾向及时考虑手术治疗。

（石　磊　王秀丽）

第三节　ALA-PDT 治疗慢性皮肤溃疡

一、慢性皮肤溃疡概述

慢性皮肤溃疡是指一类长期不愈合或难愈合、愈合时间大于 12 周的皮肤组织损伤[31]。随着人口老龄化，糖尿病、肥胖症、心血管疾病等代谢性疾病发生率不断增加，慢性皮肤溃疡的发生率持续上升。全球每年大约有 2 000 万人患有慢性皮肤溃疡，每年治疗慢性皮肤溃疡的费用估计超过 310 亿美元。慢性皮肤溃疡已成为极具挑战的临床课题，其日益升高的发病率也加重了社会的经济负担。

（一）病因分类

慢性皮肤溃疡病因复杂多样，可分为局部因素和全身因素。

局部因素包括：①创伤，包括利器伤、辐射、电击、压迫、烧伤等；②血管疾病，包括静脉曲张、血栓闭塞性脉管炎、变异性血管炎等；③神经病变，包括糖尿病周围神经病变、莱姆病、尿毒症等；④感染，包括细菌、真菌、病毒、结核、非典型分枝杆菌等；⑤局部治疗不当，如过度清创、不合适的敷料、创面太干或太湿。

全身性因素，包括高龄、肥胖、营养不良、使用皮质类固醇或免疫抑制剂，以及伴有一些慢性基础性疾病，如心力衰竭、结缔组织疾病、内分泌失调、血管疾病、恶性肿瘤等。

（二）临床表现

慢性皮肤溃疡皮损类型多样，深度可达真皮或真皮以下，溃疡周边皮肤红肿，表面覆有坏死组织、渗出物、结痂，大多有异味，有时可引起传染性湿疹样皮炎改变。最常见溃疡类型有糖尿病溃疡、压力性溃疡、静脉性溃疡、肿瘤性溃疡、放射性溃疡等，不同类型有其特有的一些临床特征。①糖尿病溃疡是临床常见的一种慢性皮肤溃疡，主要为糖尿病足溃疡。临床特点是肢端浮肿、麻木、疼痛、烧灼感，伤口易发生感染、坏疽。②压力性溃疡多见于老年卧床患者。根据深度分为Ⅰ～Ⅳ期。Ⅰ期局部皮肤增厚或红斑；Ⅱ期局部表皮或真皮受损，形成水疱、破溃、创面红粉色；Ⅲ期表皮、真皮缺失，见皮下脂肪，无骨骼、肌腱或肌肉暴露；Ⅳ期皮肤组织缺失，骨肌腱或肌肉暴露。③静脉性溃疡多发于下肢，俗称"老烂腿"，常位于小腿及踝关节，表现为红色肉芽组织或黄色纤维组织，少数为黑色坏死组织。溃疡表浅、形状不规则，伴有炎性渗出，边缘陡直或向内陷入，基底为紫红或红色肉芽组织，上覆污秽分泌物和脓液。④肿瘤性溃疡周边隆起、中央凹陷，溃疡底部有脓性渗出物，部分底部见珍珠样结节，内有紫黑色坏死组织，伴腥臭味。⑤放射性溃疡常见于接受放射治疗的肿瘤患者，表现为局部皮肤红肿、糜烂、溃疡，伴纤维化。

二、治疗方法

（一）局部治疗

1. 创面清创

清创是治疗慢性皮肤溃疡的首要前提，因为坏死组织会阻碍创面愈合[32]。常用清创方法包括手术、自溶性清创、生物清创和其他各种机械清创。手术清创是在局部或全身麻醉下，用剪刀、手术刀或刮匙快速、高效地刮除坏死组织；自溶性清创是一些内源性酶，如蛋白溶解酶、纤溶酶、胶原溶解酶等降解创面坏死组织；机械清创包括各种水疗、漩涡、脉冲灌洗、水刀冲洗、超声或高压灌洗等清除表面附着物和坏死组织。

2. 外用抗菌剂

抗菌剂具有广泛的抗菌谱和抗感染活性，是治疗慢性皮肤溃疡常用剂型。0.5%～5.25%的次氯酸钠能杀灭溃疡微生物[33]；氯己定是一种阳离子表面活性剂，对多数革兰阳性和阴性菌具有杀灭作用[34]；聚维酮碘可在皮肤表面上形成一层极薄的杀菌薄膜，协助碘穿透和释放，加强碘的杀菌作用。

3. 外用抗生素

根据分泌物的细菌培养及药敏选用敏感的外用抗生素。莫匹罗星对常见皮肤感染病原菌具有广谱抗菌作用，用于治疗原发性及继发性皮肤感染；夫西地酸可用于治疗由链球菌、葡萄球菌、微细棒状杆菌、痤疮丙酸杆菌引起的皮肤感染，尤其对产酶金黄色葡萄球菌、耐甲氧西林金黄色葡萄球菌具有较强的抗菌作用[35]。

4. 外用敷料

敷料是治疗慢性皮肤溃疡的重要部分，通过控制创面微生物感染、维持创面湿润的环境、促进气体交换、清除渗出物、保护新生组织等发挥作用。目前有多种治疗溃疡敷料可供选择，包括银离子敷料、保湿薄膜敷料、泡沫敷料等。

银离子敷料通过与细菌细胞膜、DNA 结合，破坏细胞壁和细胞酶，阻止 DNA 转录，发挥抗菌活性。2012 年《关于使用含银产品的国际共识指南》提出将银离子敷料用于感染性伤口[36]。各种类型的含银敷料抗菌能力强、抗菌谱广、抗菌持久、安全性高，具有良好的抗菌作用，且不会产生耐药性。

保湿薄膜敷料是由聚氨酯或其他合成材料制成的透明、不吸收、半渗透性的薄膜，这种半渗透性敷料允许氧气进入，能够防止水蒸气的积聚，还可作为微生物的有效屏障以防止感染，有利于溃疡愈合。

泡沫敷料是一种半封闭、半渗透的双丙烯酸酯结构，具有吸收性的聚氨酯/硅树脂内层和非吸收性、半渗透的外层组成。吸收内层可吸收大量渗液，同时维持一种湿润的创面环境。半渗透的外层可排出水蒸气，并防止细菌入侵，适用于一些渗出较多的创面。

水凝胶是一种高含水量的淀粉聚合物，具有保湿、降温、减轻疼痛和抗炎作用，该剂型水分含量高，吸附能力差，对细菌的屏障作用弱，适用于干燥伤口、热烧伤、移植物供体部位。

5. 手术治疗

对于溃疡面积大、长期换药难愈合或伴有骨、关节、肌腱等外露者，在感染控制后，全身状况稳定的前提下考虑手术治疗。常用的方法为溃疡切除后游离植皮术、溃疡切除后局部皮瓣、肌皮瓣转移术等。植皮是取正常的皮肤或人工皮肤等覆盖溃疡面缩短溃疡愈合的时间，常用的术式有网状植皮、点状植皮、肉芽内表皮埋入、游离皮瓣移植等多种方式。

6. 中医治疗

中医对慢性皮肤溃疡的治疗方法丰富多样，已形成了独特的理论体系。中医认为慢性皮肤溃疡的发病机制为脉络瘀阻、邪无出路导致的湿热毒邪蕴结。常见疗法有敷贴疗法、箍围疗法、漏渍疗法、祛腐生肌法等。常用药物有如意金黄散、丸散膏霜、糖芪合剂、生肌膏、紫草油纱、祛腐生肌散、长皮膏、象皮生肌膏等。

7. 物理治疗

物理治疗可产生热效应，舒张血管、增加溃疡组织血供及胶原含量、促进基底肉芽组织再生、加快皮肤修复过程。常见的物理理疗包括微波热疗、半导体激光、氦-氖激光、脉冲 ND：YAG 激光、红外线治疗仪、超声疗法等。

（二）全身治疗

慢性皮肤溃疡患者以老年人多见，多伴有全身基础性疾病，如低蛋白血症、心功能不全、结缔组织病、糖尿病、营养不良或感染等，积极治疗原发病与并发症有助于慢性皮肤溃疡的愈合。对慢性皮肤溃疡感染明显的患者应采用系统抗生素治疗；对血糖较高患者，可口服降糖药物或皮下注射胰岛素等控制血糖；其他全身治疗还包括纠正低蛋白血症支持疗法、治疗心肺等基础疾病，采用丹参、川芎类活血化瘀药物改善微循环。

三、ALA-PDT

ALA-PDT 在临床上已广泛应用于治疗皮肤肿瘤、尖锐湿疣、痤疮等多种皮肤疾病，包括皮肤溃疡。

（一）治疗机制

慢性皮肤溃疡难以愈合的机制复杂，其中细菌感染使溃疡长期处于慢性炎症状态，是阻碍愈合的最重要因素。随着耐药问题越来越严重，抗生素控制感染的疗效不尽如人意，多耐药菌株甚至超级细菌的出现使慢性皮肤溃疡的治疗面临重大挑战[37]。PDT 有抗菌消炎、上调生长因子表达、调节基质金属蛋白酶表达、促进创面愈合的作用，具有广阔的应用空间，受到越来越多的关注。

1. 抗菌作用

PDT 抗菌机制是先给予光敏剂并避光孵育，当受到特定波长光激活时，通过 I 型和 II 型机制在靶细胞或微生物中生成 ROS，致使病原体发生凋亡或坏死。2012 年，王秀丽研究团队开展 ALA-PDT 对皮肤致病菌抗菌机制的研究。研究发现 ALA 能被表皮葡萄球菌（Staphylococcus epidermidis，S. epidermidis）摄入，ALA-PDT 对 S. epidermidis 有明显抑制作用[38]（图 15-3）；也证实 ALA-PDT 具有抗耐药菌作用，对耐甲氧西林金黄色葡萄球菌（methicillin-resistant Staphylococcus aureus，MRSA）有杀菌作用[39]（图 15-4）。Dai 等以聚乙烯亚胺（PEI）-ce6 为光敏剂介导的光动力治疗小鼠擦伤溃疡感染，发现 PDT 可有效降低小鼠溃疡面的 MRSA 量[40]。Hajim 以甲苯胺蓝 O（toluidine blue O，TBO）为光敏剂，经 He-Ne 光照后可杀灭从临床患者溃疡表面分离出的 34 株金黄色葡萄球菌、8 株 MRSA 菌株[41]。

2. 诱导急性炎症

炎症是与创伤修复一系列密切相关的细胞因子构成的复杂环境，是调控细胞分化的关键阶段，

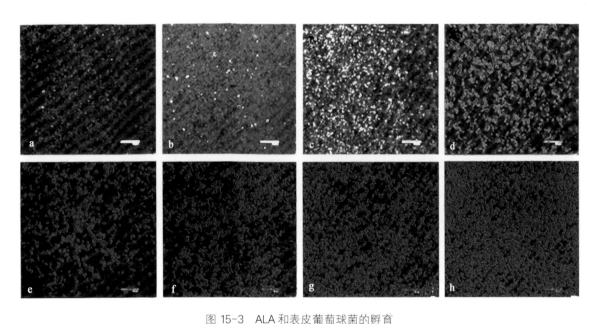

图 15-3　ALA 和表皮葡萄球菌的孵育

50 mmol/L ALA 与表皮葡萄球菌避光孵育后呈现砖红色荧光,随着孵育时间延长,砖红色荧光逐渐增多。
(a)～(h)分别为共孵育 3、5、8、12、16、18、20、24 h 后 PpⅨ砖红色荧光图像(×400)

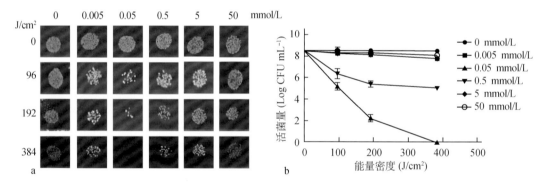

图 15-4　ALA-PDT 对 MRSA 的作用

(a)不同浓度 ALA 避光孵育 4 h,分别照光 0、96、192、384 J/cm² 后菌落计数;
(b)存活菌落计数定量可见 0.05 mmol/L ALA 照光 384 J/cm²,MRSA 菌体被完全灭活。＊表示与 0 mmol/L 相比 $P < 0.05$

过高或过低的炎症都会影响溃疡创面的愈合[42]。急性炎症是对损伤性刺激的直接初始反应,其特征是外伤发生后组织中性粒细胞积聚,当组织完成修复后,急性炎症就会停止[43]。急性炎症对感染和损伤起着有益的作用,有助于溃疡愈合,而慢性炎症则会阻碍愈合过程[44]。慢性炎症与微生物反复持续感染有关,主要以单核细胞、巨噬细胞和淋巴细胞浸润为特征,使愈合迁延难愈[45]。PDT 可通过刺激和诱导局部急性炎症反应,激活免疫系统,促进伤口愈合。PDT 治疗后第 2 d,炎症因子白介素(interleukin,IL)-1β、肿瘤坏死因子 α(tumor necrosis factor-α,TNF-α)显著增多,TNF-α促进中性粒细胞快速到达病变部位并活化,使单核细胞、巨噬细胞和肥大细胞聚集,激活 CD8⁺ T 细胞,清除坏死细胞和组织,1 周后 PDT 治疗组促炎因子水平出现下降[46]。王秀丽研究团队研究发现 ALA-PDT 可激活核苷酸结合寡聚化结构域样受体蛋白 3(nod-like receptor proteins 3,NLRP3)炎症小体,处理后的细胞和组织样本中 IL-1β 显著升高,具有放大局部炎症反应的功效[47]。

3. 促进生长愈合

PDT 在治疗溃疡时可有效激活细胞迁移，促使新生成纤维细胞、纤维蛋白和肉芽组织上皮化。PDT 可以促进各类生长因子的表达，包括转化生长因子（transforming growth factor，TGF）-β1 和 TGF-β3、表皮生长因子（epidermal growth factor，EGF）、碱性成纤维细胞生长因子（basic fibroblast growth factor，bFGF）、血管内皮生长因子（vascular endothelial growth factor，VEGF）等。王秀丽研究团队在对人真皮成纤维细胞给予 ALA-PDT 处理后，发现 ALA-PDT 通过激活 TGF-β 通路促使角质形成细胞释放 TGF-β1，刺激人真皮成纤维细胞中胶原蛋白的表达。进一步的动物实验证实 ALA-PDT 促进小鼠真皮中的胶原蛋白发生重塑，改善小鼠皮肤光老化[48]，有利于溃疡愈合（图 15-5）。王秀丽研究团队在采用 ALA-PDT 治疗小鼠皮肤溃疡模型后，经免疫组化、Q-PCR 和 ELISA 等多种方法检测到光动力组的 TGF-β1，bFGF 和 VEGF 表达水平显著升高，有助于小鼠皮肤溃疡愈合[49-50]（图 15-6）。Mai 等采用华卟啉钠（sinoporphyrin sodium，DVDMS）介导的 PDT 治疗多药耐药金黄色葡萄球菌感染的烧伤创面，在愈合过程中，PDT 治疗组的 bFGF、TGF-β1 和 VEGF 均高于空白对照组[51]。王朝亮等用复方黄柏液介导的半导体激光 PDT 治疗感染性压疮，发现 PDT 可显著促进 EGF 的表达[52]。

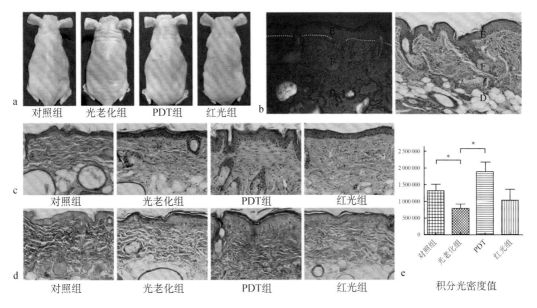

图 15-5　ALA-PDT 对光老化小鼠真皮胶原的重塑

（a）对照组、光老化组、PDT 组、红光组 SKH-1 小鼠皮肤形态；
（b）外涂 3% ALA 3 h 后，SKH-1 小鼠的 PpⅨ荧光通过荧光显微镜图像（E＝表皮，D＝真皮，F＝毛囊）；
（c）HE 染色显示 PDT 组再生胶原多于其他组；（d）马松染色显示 PDT 组胶原含量多于其他组（×400）；
（e）马松染色显示 PDT 组真皮胶原蛋白的积分光密度值高于其他组。＊表示 P＜0.05

基质金属蛋白酶（MMP）家族是一组钙依赖的含锌蛋白酶，参与细胞外基质（extracellular matrix，ECM）的降解，通过调节创面基质，使细胞迁移和组织重塑，在伤口愈合的各个阶段起着至关重要的作用。当组织重塑时，需要 MMP 受到激活和表达，ALA-PDT 可诱导成纤维细胞 MMP1 和 MMP3 的表达，MMP1 和 MMP3 的 mRNA 水平在 ALA-PDT 照射 48 h 后高达 2.4 倍和 4.3 倍，促进胶原降解和细胞外基质重塑[53]。

（二）治疗参数

ALA-PDT 治疗效果取决于治疗参数，应根

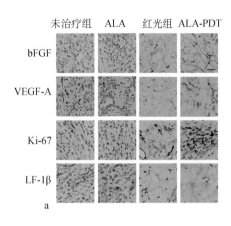

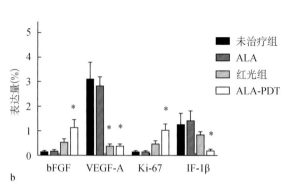

图 15-6　ALA-PDT 对 bFGF，VEGF-A，Ki-67 和 IL-1β 的作用

(a)所示为皮肤溃疡治疗后第 14 d bFGF、VEGF-A、Ki-67 和 IL-1β 免疫组织化学图像；
(b)ALA-PDT 组和红光组 bFGF、Ki-67 表达升高，IL-1β 受到抑制；bar＝50 μm。＊表示与未治疗组相比 $P < 0.05$

据不同疾病选择对应的治疗参数。

1. 浓度选择

在既往 ALA-PDT 治疗皮肤溃疡研究中，所用的 ALA 浓度都有所不同，大多借用的是治疗其他疾病相关的浓度，即 10%～20% 浓度[54]，未见对慢性皮肤溃疡最适相关浓度的基础研究。王秀丽研究团队在动物实验研究中，在小鼠背部做 4 个相同大小的溃疡模型，分别给予 0%、3%、10% 和 30% ALA，外敷 3 h 后给予 ALA-PDT 治疗，最终 10% 和 30% 组的愈合快于 0% 和 3%，此浓度参数与临床治疗所用浓度范围基本相符(图 15-7)。

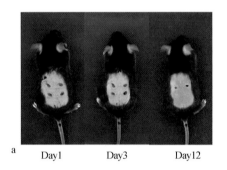

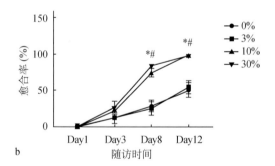

图 15-7　ALA-PDT 治疗皮肤溃疡中 ALA 浓度的探索

(a)30%和 10% ALA 比 3% ALA 治疗更有效；(b)定量分析显示在接受相同 25 J/cm² 后，10%和 30%浓度组的创面愈合速度明显快于 0%和 3%的创面愈合速度。＊表示 30%与 0%相比 $P < 0.05$；♯表示 10%与 0%相比 $P < 0.05$

2. 敷药时间

Morimoto 等在给皮肤溃疡小鼠模型腹腔注射 ALA 溶液后 24 h，在共聚焦扫描显微镜下能看到明显的溃疡表面砖红色荧光，表明腹腔给药后 24 h ALA 能有效趋向聚积在创面[55]。王秀丽研究团队在小鼠背部溃疡创面外涂 ALA 凝胶，在外敷后 0 h、3 h、6 h、9 h 时间点用伍德灯观察荧光强度，用光谱仪检测荧光强度值，发现在敷药后 3 h 荧光显著增强，6 h 达到高峰之后平缓下降，这一结论符合目前临床上外敷 3 h 的治疗方案[49](图 15-8)。

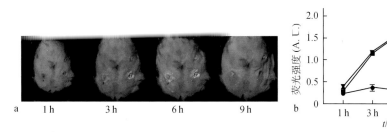

图 15-8　ALA-PDT 治疗皮肤溃疡中 ALA 外敷时间的探索

(a)外涂不同浓度 ALA,不同时间点 PpIX 的荧光图像;(b)荧光光谱仪数据显示,3%、10%、30% ALA 荧光强度值在 6 h 达最高峰

3. 功率、辐照度、能量密度

光照功率、辐照度(功率密度)、能量密度、光暴露时间和光释放方式等都会影响 PDT 治疗效果。王秀丽研究团队对小鼠背部的不同溃疡创面分别给予 0 J/cm²、25 J/cm²、50 J/cm²、100 J/cm²,其中 25 J/cm² 组治疗效果最佳[49](图 15-9)。这是由于 ROS 有双重功效,过量 ROS 起到氧化应激作用,直接损伤细胞 DNA、蛋白和脂质,导致细胞广泛地坏死[56]。而 ROS 在低水平时更多是作为第二信使参与多种信号级联反应,调控 AMPK/Akt、NF-κB 和 p38 MAPK 等信号通路,产生更好的生物激活作用[57]。Sahu 等分别采用 60 J/cm²、120 J/cm² 2 种光剂量 PDT 治疗小鼠皮肤溃疡,发现 60 J/cm² 能下调 NF-κB 和 p38 MAPK 水平,减少中性粒细胞浸润,促进血管生成;而 120 J/cm² PDT 显示相反作用[58]。Chiu 等采用吲哚绿菁外敷小鼠溃疡表面,分别用 0 J/cm²、5 J/cm² 和 15 J/cm² 近红外光照射治疗,发现 5 J/cm² 产生的低水平 ROS 可更好地激活跨膜转导调节器下游通路,促进细胞迁移,更好地促进溃疡愈合[59]。这些均提示过高能量密度的光动力不利于激活愈合相关通路。

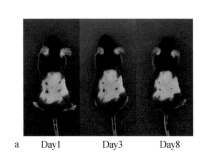
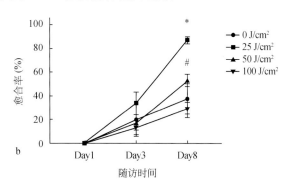

图 15-9　ALA-PDT 治疗皮肤溃疡中照光剂量的探索

(a)不同能量密度治疗后小鼠皮肤溃疡愈合情况;(b)数据显示 25 J/cm² 和 50 J/cm² 治疗后溃疡愈合快于 0 J/cm² 和 100 J/cm²。
* 表示 25 J/cm² 与未照光组相比 $P<0.05$;# 表示 50 J/cm² 与未照光组相比 $P<0.05$

4. 波长选择

波长是影响 PDT 疗效的又一重要因素,波长的选择应根据光敏剂吸收光谱来决定,每种光敏剂对应一个或多个特定的波长。波长越长,对组织穿透性越强。红光和红外辐射穿透最深,其次是绿光,而蓝光穿透性最弱。实体肿瘤组织的治疗所需光穿透度较深,在用 ALA-PDT 治疗时,使用波长为 630 nm 红光。蓝光能激活内源性微生物卟啉,具有抗菌活性,在 50 J/cm² 蓝光照射下,MRSA 的细菌数量减少近 1 log[60]。目前治疗皮肤溃疡多选择红光(620~720 nm)作为光源,红光能作用于溃疡底部较深位置,减少溃疡表面感染微生物,促进 DNA 的合成、细胞的迁移,有利于溃疡愈合[61]。王秀丽研究团队在治疗小鼠溃疡时采用 630 nm 红光治疗,促进创面组织胶原和毛细血管增生[50](图 15-10)。

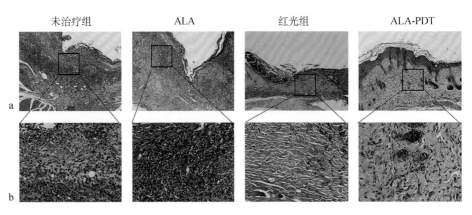

未治疗组　　　ALA　　　红光组　　　ALA-PDT

图 15-10　小鼠皮肤溃疡经不同治疗后的组织病理

与未治疗组和 ALA 组相比,红光组和 ALA-PDT 组炎症细胞减少,胶原纤维束更丰富。a:100×;b:400×

（三）抗菌效果

ALA-PDT 具有广谱抗菌作用,不会产生耐药性,被认为是一种针对各种耐药菌的非抗生素治疗策略,具有广阔的应用前景。2012 年,王秀丽研究团队进行体外研究,观察 ALA-PDT 对浮游 *S. epidermidis* 的影响[38]。随着光照剂量 $30 J/cm^2$、$50 J/cm^2$、$70 J/cm^2$、$90 J/cm^2$、$100 J/cm^2$ 的增加,存活的菌落数逐渐减少,分别为$(172.8 ± 3.9) × 10^3 CFU/mL$、$(96.0 ± 2.9) × 10^3 CFU/mL$、$(59.2 ± 3.3) × 10^3 CFU/mL$、$(10.8 ± 1.7) × 10^3 CFU/mL$、$(0.5 ± 0.6) × 10^3 CFU/mL$。当光照剂量达到 $100 J/cm^2$,*S. epidermidis* 的生长受到完全抑制。随着 ALA 浓度（10 mmol/L、20 mmol/L、30 mmol/L、40 mmol/L、50 mmol/L）的增加,存活的细菌数量逐渐减少,分别为$(162.5 ± 4.8) × 10^3 CFU/mL$、$(97.0 ± 5.7) × 10^3 CFU/mL$、$(57.0 ± 3.2) × 10^3 CFU/mL$、$(19.0 ± 1.9) × 10^3 CFU/mL$、$(0.5 ± 0.6) × 10^3 CFU/mL$,各浓度组差异有统计学意义。慢性皮肤溃疡难以愈合与溃疡表面生物膜有关,王秀丽研究团队进一步探讨 ALA-PDT 对 *S. epidermidis* 生物膜的作用[62],采用 50 mmol/L 孵育 16 h 后,分别给予 $100 J/cm^2$、$200 J/cm^2$、$300 J/cm^2$ 光照射,存活的 *S. epidermidis* 逐渐减少,分别为$(210 ± 7.55) × 10^5 CFU/mL$、$(91 ± 1.53) × 10^5 CFU/mL$、$(16 ± 1.52) × 10^5 CFU/mL$,与阴性对照组及单纯红光照

射组之间差异均有统计学意义。扫描电镜显示 ALA-PDT 作用下生物膜结构变得疏松、模糊或消失,细菌呈单菌落分布（图 15-11）。2019 年,王秀丽研究团队在另一项体外实验中探索 ALA-PDT 对 MRSA 的杀菌作用和抗菌参数[39]。研究采用 $384 J/cm^2$ 照光,在 0.005 mmol/L、0.05 mmol/L、0.5 mmol/L、5 mmol/L 和 50 mmol/L ALA 作用下,活菌量分别降低 0.65 log、8.47 log、3.44 log、0.62 log 和 0.40 log,MRSA 在 0.05 mmol/L 和 $384 J/cm^2$ 参数作用时几乎完全被消除。电子显微镜下观察到胞膜破裂、胞质疏松;Q-PCR 证实 MRSA 特异性基因 *nuc* 的转录水平下降了 74%,揭示 ALA-PDT 通过破坏细胞膜、细胞质、蛋白和核酸等有效杀灭 MRSA（图 15-12）。Liu 等发现 ALA-PDT 能对肺炎链球菌浮游菌和生物膜产生抗菌作用[63]。他们将肺炎链球菌浮游菌和生物膜分别与 10 mmol/L ALA 37℃避光孵育 4 h 照光 60 min,波长范围为 400～780 nm,100 mW/cm²。随着 ALA 浓度的增大,细菌存活率降低,肺炎链球菌 ATCC700603、不产超广谱 β-内酰胺酶（extended spectrum β-lactamase,ESBL）和产 ESBL 临床分离肺炎链球菌株存活量分别减少 3.68 log、3.17 log 和 3.20 log;生物膜内存活菌量分别减少 3.09 log、1.92 log 和 2.28 log。Liu 还采用 ALA-PDT 对临床分离的耐万古霉素肠球菌

（vancomycin-resistant Enterococcus，VRE）进行处理，经 10 mmol/L ALA，（633 ± 10）nm，80 mW/cm² 照光 60 min，临床分离的 VRE 细菌存活率降低 5.37 log[64]。Hsieh 等体外实验研究 ALA-PDT 对金黄色葡萄球菌（*Staphylococcus aureus*，*S. aureus*）和铜绿假单胞菌（*Pseudomonas aeruginosa*，*P. aeruginosa*）的影

响[65]，将不同浓度的 ALA（1.0 mmol/L、2.5 mmol/L、5.0 mmol/L、10.0 mmol/L）与 *S. aureus*、*P. aeruginosa* 菌株暗室培养 60 min，然后用（630 ± 5）nm 红光照射，累积达 216 J/cm²。结果两种细菌都对 ALA-PDT 敏感，可以观察到在 1.0 mmol/L，162 J/cm² 条件下 *S. aureus* 完全灭活、*P. aeruginosa* 活力显著下降。

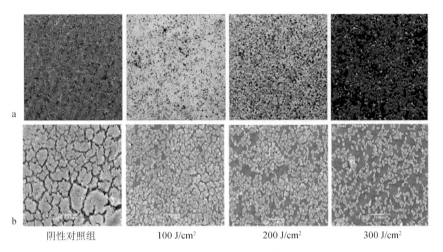

阴性对照组　　　100 J/cm²　　　200 J/cm²　　　300 J/cm²

图 15-11　ALA 对生物膜的作用

荧光显微镜下观察到 ALA-PDT 处理后生物膜内红色死菌数量明显增多，电镜下可见生物膜结构逐渐疏松，部分细菌呈现单菌落分布

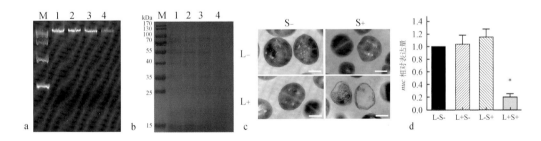

图 15-12　ALA-PDT 对 MRSA 全基因组、菌体蛋白、胞膜、胞质及 *nuc* 基因的影响

（a）琼脂糖凝胶电泳图显示 ALA-PDT 损伤细菌全基因组；（b）聚丙烯酰胺凝胶电泳显示 ALA-PDT 破坏 MRSA 菌体蛋白；（c）透射电镜显示包膜变薄、不规则，胞质稀疏、渗漏；bar：500 m；（d）qRT-PCR 结果显示 ALA-PDT 可显著抑制 *nuc* 基因的表达。
＊ $P < 0.05$，表示与对照组（未处理的菌株）有显著性差异

体内研究方面，王秀丽研究团队构建小鼠感染性溃疡模型，观察 ALA-PDT 对小鼠 MRSA 感染创面模型的疗效[50]（图 15-13）。实验将小鼠溃疡模型分为未治疗组、ALA 组、红光组和 ALA-PDT 组。ALA-PDT 组将 10% ALA 溶液涂于小鼠溃疡创面，给予 25 J/cm²（635 nm）照光，ALA-PDT 组愈合较其他组更快（图 15-14）。经 ALA-

PDT 治疗后第 2 d 创面细菌量明显减少 2.05 log，组织学检查显示再上皮化，微血管、胶原数量增加、炎症细胞浸润减轻。免疫组化显示 ALA-PDT 组 IL-1β 明显降低，bFGF 和 Ki-67 表达增加（图 15-10、图 15-6）。Morimoto 等通过腹腔注射 ALA 联合 410 nm 照光来评估 ALA-PDT 治疗小鼠背部皮肤 MRSA 感染溃疡的有效

性[55]。对 MRSA 感染的溃疡小鼠腹腔注射 0 mg/kg,50 mg/kg 或 200 mg/kg ALA 24 h 后,采用 410 nm,164.5 mW/cm² 光源,在 ALA 200 mg/kg,50 J/cm² 照射条件下,治疗后第 13 d 平均溃疡面积为 5.4%。可见 ALA-PDT 降低溃疡表面 MRSA 细菌数量,加速创面愈合,治疗效果优于万古霉素。表皮干细胞(epidermal stem cell,EpSC)位于毛囊和毛囊间表皮,参与维持皮肤的稳态功能。在皮肤损伤的情况下,激活的 EpSC 被招募到表皮,并向伤口中心迁移,加速创面上皮化和表皮再生。PDT 的主要产物是 ROS,在体内介导细胞内信号转导的调控。低剂量 PDT 可增强 EpSC 的分化、增殖和迁移,通过促进上皮再生、血管生成和炎症调节,有助于伤口愈合。Yang 等用 3% ALA 溶液涂于皮肤切口,用聚氨酯敷料封闭,避光封包 3 h 后,采用 LED 635 nm 红光照射,总剂量为 6 J/cm²[66]。ALA-PDT 明显增强 EpSC 迁移,对照组、红光组、ALA 组和 ALA-PDT 组第 5 d,新上皮平均长度分别为 296.63 μm、326.91 μm、486.04 μm 和 563.34 μm,ALA-PDT 组新上皮的平均长度显著优于其他各组。

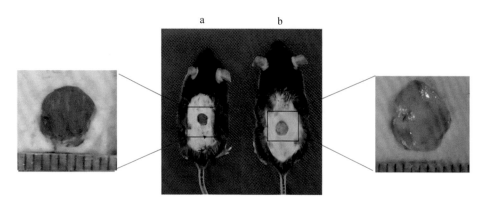

图 15-13 感染性皮肤溃疡模型的建立

(a)未感染的小鼠皮肤溃疡创面较干净;(b)小鼠感染性皮肤溃疡出现明显红肿渗出,有脓性分泌物

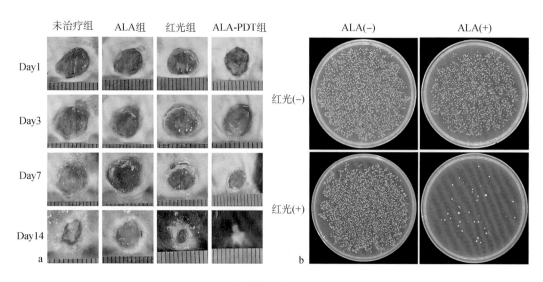

图 15-14 ALA-PDT 治疗皮肤溃疡的愈合率及其对创面菌量的影响

(a)第 1、3、7、14 d 创面面积;ALA-PDT 组创面愈合最快,其次是单独红光治疗组,而对照组和单独 ALA 组的愈合明显延迟;
(b)ALA-PDT 组细菌菌落计数显著少于其他 3 组

（四）临床研究

2015 年 Lei 等进行一项随机对照临床研究，共纳入 26 例感染铜绿假单胞菌的下肢慢性皮肤溃疡患者，将其随机分为 ALA-PDT 组和红光组[67]。ALA-PDT 组采用 20% ALA 溶液外敷 1.5 h，630 nm 红光，80 J/cm²，每周 1 次，共治疗 2 次。ALA-PDT 治疗后 24 h，溃疡表面感染的细菌量为 $(6.3 \times 10^5 \pm 1.7 \times 10^6)$ CFU/cm²，较治疗前显著减少；而单用红光治疗后 24 h，皮肤溃疡感染的细菌量为 $(3.4 \times 10^7 \pm 7.1 \times 10^7)$ CFU/cm² 与治疗前无显著差异；治疗后 7 d，ALA-PDT 组溃疡愈合率显著快于红光组。红光组平均溃疡面积由 (11.85 ± 6.83) cm² 减少至 (7.8 ± 4.9) cm²，ALA-PDT 组平均溃疡面积由 (12.72 ± 8.58) cm² 减少至 (3.4 ± 3.4) cm²；ALA-PDT 治疗后皮肤溃疡表面及周围有不同程度的红肿、疼痛，持续 1~3 d，但可耐受。Li 等对 5 例糖尿病足患者采用 20% ALA 溶液外敷于溃疡表面 4 h，在 635 nm，100 mW/cm²，120 J/cm² 照光作用下，联合应用头孢他啶、头孢曲松钠等抗生素，每周 1 次，治疗 3 次，随访平均 0.9 年。发现所有溃疡愈合，创面拭子细菌培养阴性，患者对治疗耐受良好，部分患者出现短暂皮肤灼烧感、伤口渗出的局部反应[68]。国外也有多项关于 ALA-PDT 治疗慢性皮肤溃疡的临床研究。Krupkau 等将慢性下肢皮肤溃疡患者随机分为 2 组：第一组 10 例患者接受 ALA-PDT 治疗，第二组 10 例患者接受局部外涂抗菌剂奥克替尼凝胶。ALA-PDT 治疗组采用含 20% ALA 乳液涂于慢性下肢皮肤溃疡，避光 4 h，630 nm 红光照射，每次能量密度为 80 J/cm²，共治疗 10 次。ALA-PDT 对创面的抗菌效果优于奥太尼啶，在 ALA-PDT 组 8 个月的随访中，4 例患者获得完全缓解；4 例患者获得部分缓解，溃疡直径减少>50%，2 例患者未缓解[69]。Grandi 等一项 ALA-PDT 治疗慢性皮肤溃疡的前瞻性队列研究[70]，对 19 例下肢慢性皮肤溃疡患者进行 ALA-PDT 治疗，将 20% ALA 脂质体凝胶涂于创面，630 nm 红光照光，每次 80 J/cm²，每周治疗 1 次，共治疗 3 次。第 3 次 ALA-PDT 治疗后溃疡面积逐渐缩小，从治疗前 $(4\,479.9 \pm 345.5)$ mm³ 缩小为 $(3\,459 \pm 190.3)$ mm³。Light 等采用 ALA-PDT 治疗 1 例 61 岁老年女性的糜烂性脓疱性皮肤病形成的头皮溃疡，给予创面外涂 20% ALA，避光封包 2 h 后予以蓝光照射，治疗 1 次，4 个月后随访见溃疡愈合[71]。王秀丽研究团队采用 ALA-PDT 治疗 1 例 85 岁左前额 cSCC 患者，损害中心溃疡，采取肿瘤组织切除联合 ALA-PDT 治疗，每周 1 次，共治疗 3 次。治疗结束后 2 个月，患者获得痊愈（图 15-15）。对于非典型分枝杆菌感染引起的皮肤溃疡，ALA-PDT 同样具有非常好的疗效。王秀丽研究团队采用 ALA-PDT 成功治疗 1 例非常罕见的皮肤副瘰病分枝杆菌感染。该患者患有右拇指先天性多指畸形，右拇指外伤后出现右前臂红色结节和局部破

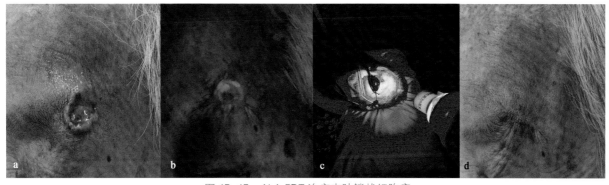

图 15-15　ALA-PDT 治疗皮肤鳞状细胞癌

（a）治疗前左眉部 cSCC；（b）手术切除肿瘤损害，之后外涂 ALA 乳膏 3 h 后伍德灯下可见砖红色荧光；
（c）ALA-PDT 治疗中；（d）ALA-PDT 治疗 3 次后获得痊愈

溃 3 月余。采用 ALA-PDT(20% ALA,避光封包 3 h,100 mW/cm²,630 nm,180 J/cm²)每周 1 次,共治疗 5 次,随访 1 年无复发[72]。这也是国际上首次将 ALA-PDT 应用于皮肤副瘰疬分枝杆菌感染,具有重要的临床诊疗价值(图 15-16)。

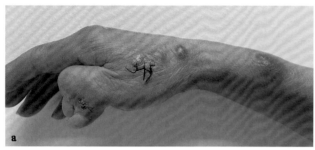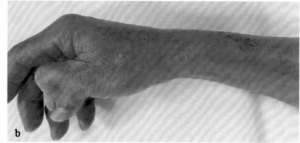

图 15-16　皮肤副瘰疬分枝杆菌感染的 ALA-PDT 治疗
(a)皮肤副瘰疬分枝杆菌感染 ALA-PDT 治疗前;(b)皮肤副瘰疬分枝杆菌感染 ALA-PDT 治疗后 1 年随访无复发

四、其他光敏剂 PDT

吲哚菁绿(indocyanine green,ICG)是一种适宜近红外光谱的光敏剂,其在 800 nm 左右具有较高的吸收率。780~810 nm 之间的波长可以穿透组织深处,接近 6 mm,这一特性有助于消除更深组织感染。Topaloglu 等采用 808 nm 激光吲哚菁绿 PDT(ICG-PDT)对多药耐药 S. aureus 感染的大鼠擦伤创面进行治疗研究[73]。研究分为 ICG-PDT 组、只接受激光照射组、单用 ICG 组、不接受激光和 ICG 组。ICG 浓度为 500 μg/mL、1 000 μg/mL、2 000 μg/mL,敷药 3 min,808 nm,500 mW/cm²,每次照光 15 min,照光总剂量为 450 J/cm²。显示 ICG-PDT 组可减少大约 90% 的耐多药 S. aureus,而单纯 ICG 组和单纯激光组无明显下降。Dai 等以聚乙烯亚胺(PEI)-ce6 为光敏剂,观察 PDT 治疗 MRSA 感染的小鼠皮肤溃疡的疗效[40]。400 mmol/L PEI-ce6,(660 ± 15) nm,辐照度为 100 mW/cm²,分别采用 0 J/cm²、84 J/cm²、180 J/cm²、240 J/cm² 和 300 J/cm² 光剂量照射小鼠溃疡面。显示 PEI-ce6-PDT 显著降低感染创面的细菌负荷,呈能量密度依赖性,360 J/cm² 光剂量照射可导致平均 2.7 log 的 MRSA 失活。PDT 治疗组和未治疗组的平均创面愈合时间分别为(5.6 ± 5.1) d 和(14.2 ± 2.6) d。Garcia 等使用光敏剂为 100 μg/mL 的甲苯胺蓝(toluidine blue O,TBO)涂于小鼠创面。使用低强度激光器为镓砷化铝激光器,波长为 685 nm,功率密度 0.5 W/cm²,能量密度 4.5 J/cm²,治疗 7 d 后,创面内胶原纤维沉积,胶原纤维排列整齐、平行,伴有新生血管[74]。Wang 采用复方黄柏液为光敏剂,观察 PDT 治疗压疮疗效[52]。研究纳入 42 例压疮患者,随机分为 PDT 组和对照组。对照组创面采用复方黄柏液敷于创面,每日换药 1 次。PDT 组采用复方黄柏液外敷,30 min 后,用 635 nm 半导体激光照射,照射时间为 20 min,维持能量密度 100 J/cm²。2 次/d,7 d 为 1 个疗程,共 2 个疗程。PDT 治疗组第 7、14 d 创面愈合率分别为 12.4% ± 2.9%、34.7% ± 3.6%,对照组分别为 5.1% ± 1.1%、10.5% ± 2.4%,2 组创面愈合率差异具有统计学意义。圣太卟吩(Sheng Tai Bu Fen,STBF)作为一种新型叶绿素二氢卟吩衍生物光敏剂,具有较宽的吸收光谱。王秀丽研究团队采用 STBF 作为光敏剂介导光动力(photodynamic therapy mediated by STBF,STBF-PDT)治疗小腿皮肤溃疡。治疗采用含 1 mg/mL STBF 溶液的纱布外敷创面 1 h 后予以 80 J/cm² 630 nm 红光照射,每周 1 次,共治疗 8 次。治疗 2 个月后,溃疡基本愈合(图 15-17)。

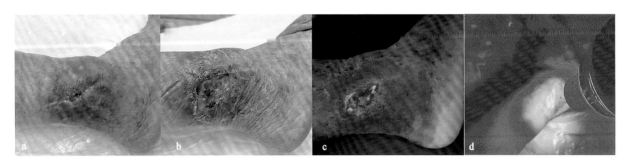

图 15-17　STBF-PDT 治疗小腿皮肤溃疡

(a)右小腿慢性皮肤溃疡；(b)外敷 STBF 溶液纱布 1 h 后伍德灯下可见砖红色荧光；(c)STBF-PDT 治疗中；
(d)STBF-PDT 治疗 2 个月后溃疡基本愈合

其他光敏剂介导的 PDT 对慢性皮肤溃疡均有显著作用，如聚 l-赖氨酸偶联氯 P6(pl-cp6)、锌(Ⅱ)酞菁衍生物(RLP068/Cl)等。采用 pl-cp6-PDT[200 μmol/L pl-cp6 30 min 后，(660 ± 25) nm；100 mW/cm^2，120 J/cm^2]可抑制细菌感染引起的胶原蛋白降解、增强上皮化、羟脯氨酸含量和胶原重塑，促进细菌感染小鼠溃疡愈合[75]。采用 RLP068/Cl-PDT[75 μmol/L RLP068/Cl 避光 15 min，(690 ± 15) nm，100 mW/cm^2，84 J/cm^2]能抑制创面细菌，显著加快溃疡愈合[76]。Nafee 等研究一种金丝桃素生物可降解的纳米载体(hypericin-laden nanoparticles，HY-NPs)，证实 HY-NPs-PDT 具有较好抗菌作用，可促进溃疡愈合[77]。

五、ALA-PDT 推荐方案

（一）适用范围

传统治疗疗效欠佳或存在耐药菌感染，无光敏感的慢性皮肤溃疡患者。

（二）治疗步骤

(1) 治疗前清创，去除创面一些坏死组织，去除皮损表面的痂皮。

(2) 治疗前测量皮肤溃疡面积，根据溃疡面积估算 ALA 用量，配制 20% ALA 溶液。剪取一块较创面面积略大的纱布，使其能充分覆盖创面，将纱布浸透 ALA 溶液敷于溃疡表面；对于较深的溃疡或窦道，则需要将 ALA 溶液纱条轻轻塞进溃疡深处后封包，避光 3 h。

(3) 照光前，揭开封包，去除纱布，用无菌纱布轻轻擦去溃疡表面的 ALA 溶液。

(4) 选用 50～100 mW/cm^2，630 nm 光源进行照光，照射距离设定为 10 cm，能量密度为 60～80 J/cm^2。

(5) 治疗过程中，操作者与患者均佩戴护目镜保护眼睛。

(6) 治疗频率为每 5～7 d 1 次，治疗后详细记录不良反应。

(7) 治疗结束后，予以常规换药，无菌纱布包扎或外贴创面敷贴，严格遵守无菌操作规范。

（三）注意事项

(1) 治疗前注意宣教，签署知情同意书。

(2) 光动力治疗后若出现急性炎症反应，反应在 1 周内会自行消退。

(3) 在治疗中询问患者疼痛情况，根据治疗后的疗效及不良反应适当调整治疗参数，照光能量密度和辐照度不宜过大。

(4) 定期随访。

无论基础研究和临床应用都证实 ALA-PDT 能促进皮肤溃疡愈合，但 ALA-PDT 作为治疗皮肤溃疡的一种新技术，目前临床应用仍不够普及，需要在临床治疗中积累经验，并对治疗参数进行优化以取得更佳临床疗效。

（黄建华　王宏伟）

第四节 PDT 治疗真菌感染性皮肤病

一、真菌感染性皮肤病概述

真菌感染性皮肤病包括浅部真菌病及皮下组织真菌病。浅部真菌病是由致病真菌或条件致病真菌感染人皮肤角质层、黏膜,附属器如指甲、趾甲或毛发等浅表组织的疾病,主要包括皮肤癣菌病、浅表念珠菌病和花斑糠疹。皮下组织真菌病是由真菌感染所致的皮肤及皮下组织的慢性肉芽肿性病变,主要包括孢子丝菌病、着色芽生菌病、念珠菌性肉芽肿等[78]。

真菌感染性皮肤病在世界范围内非常普遍,据推测,全球 20%～25% 的人口受到浅表真菌感染的影响[79],尤其是在热带和亚热带地区,尽管不引起死亡,但影响个人生活质量,并引起一系列并发症状,是危害居民健康的公共卫生问题。真菌感染性皮肤病在不同地区的流行有很大的差异,与年龄、性别、教育、生活方式、卫生习惯、宿主的免疫应答状态、真菌的毒力、社会经济状况等有关[80]。随着艾滋病、肿瘤、糖尿病、血液病等疾病的发病率逐年升高,以及广谱抗生素、免疫抑制剂和糖皮质激素的广泛使用,真菌性皮肤病发病率呈现上升趋势[81]。

二、治疗方法

药物是真菌感染性皮肤病的主要治疗方法,包括咪唑类、丙烯胺类、吗啉类、棘白菌素类及多烯类等抗真菌药物[82]。

对于早期和轻症浅表真菌感染患者,如手足癣、体股癣、花斑糠疹,采用局部外用药物治疗。

常用外用抗真菌药物有咪唑类,如咪康唑、联苯苄唑,丙烯胺类,如特比萘芬、布替萘芬,或吗啉类,如阿莫罗芬等,建议足疗程、足剂量使用。对于受累面积较大、局部治疗效果欠佳、反复发作者和伴有糖尿病、艾滋病等系统性疾病及不愿意接受局部治疗的患者,推荐口服抗真菌药物治疗或联合用药。常用口服抗真菌药伊曲康唑(100～200 mg/次,2 次/d,口服 1～2 周)和特比萘芬(250 mg/d,口服 1～2 周,不推荐用于花斑糠疹的系统治疗)。由于治疗不规范、患者依从性差等原因常导致治疗失败及复发率居高不下[83-85]。

皮肤附属器部位的真菌感染,如甲真菌病和头癣,首选口服抗真菌药物治疗。特比萘芬和伊曲康唑为一线药物,氟康唑为二线药物。治疗疗程依据临床表现及真菌学检查结果调整,一般甲真菌病口服药物 2～4 个月;头癣口服药物治疗 1 个月后,如临床症状和真菌学检查结果改善不明显,则需增加疗程或更换口服药物。除口服药物之外,这类疾病也推荐联合治疗,包括口服药物联合外用药物或口服药物联合辅助治疗,如外科拔甲、药物封包、病甲磨削、PDT 治疗等[86-87]。

根据致病菌不同,皮下组织真菌病可分为皮肤着色芽生菌病、孢子丝菌病、暗色丝孢霉病、念珠菌皮肤肉芽肿、镰刀菌病、足菌肿、鼻孢子菌病、透明*丝孢霉病*、曲霉病和 Majocchi's 肉芽肿等[88]。这类疾病首选系统性抗真菌药物治疗,目前常用唑类药物(伊曲康唑、伏立康唑、泊沙康唑)、丙烯胺类药物(特比萘芬)及多烯类药物(两性霉素 B)等。治疗疗程需参考临床症状及真菌学检查结果改善情况,皮损消退、真菌学检测阴性方可结束疗程。总体来说,该类疾病治疗疗程较

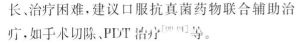

长、治疗困难,建议口服抗真菌药物联合辅助治疗,如手术切除、PDT 治疗[90-91]等。

由于口服药物治疗疗程长、潜在的药物副作用以及相互作用等因素,有部分患者拒绝口服药物治疗或无法口服药物治疗,这增加了临床上对甲真菌病、头癣及皮下组织真菌感染的治疗难度。并且抗真菌药物更新迭代慢,现有药物耐药菌株的不断出现给临床治疗带来更大挑战[92-93]。

三、ALA-PDT

虽然 PDT 抗微生物的治疗历史可以追溯到 1900 年[94],但研究进展缓慢,在抗真菌领域的研究,也是近几十年才逐渐被重视[95]。目前,抗真菌研究多集中在 PDT 对皮肤癣菌、念珠菌及某些深部真菌的作用上,光敏剂以亚甲蓝(methyleneblue,MB)、ALA 和 ALA 甲酯(methylamino levulinate,MAL)为主。PDT 在临床上主要用于难治性真菌感染如甲真菌病、头癣、皮下组织真菌感染的辅助治疗,具有毒副作用小、安全可靠、可重复性高等优点。王秀丽研究团队于 2007 年探索 ALA-PDT 治疗浅部真菌病,虽取得肯定疗效,但考虑临床应用便利性及性价比,目前 ALA-PDT 仅用于严重、复杂或不能耐受口服药物治疗病例的替代治疗。

(一)治疗机制

体内外研究表明 PDT 抗真菌作用主要通过以下四个方面:Ⅰ型反应,光敏剂与底物相互作用产生自由基和氧分子,两者发生反应后生成 ROS,引起真菌凋亡和坏死[96];Ⅱ型反应,能量从光敏剂直接转移到氧分子,形成单线态氧($^1O_2$),进而引起真菌损伤[97];Ⅲ型反应,光敏剂常被归类为抗氧化剂载体的增敏剂,可降低靶细胞的天然自由基含量及产生更多的$^1O_2$;Ⅳ型反应包括光激发后光敏剂与靶点的结合。通常Ⅰ型反应和Ⅱ型反应为间接损伤,Ⅲ型反应和Ⅳ型反应为光

敏剂活化后产生的次级效应[98-99]。PDT 可抑制念珠菌、皮肤癣菌、孢子丝菌、着色芽生菌、马拉色菌等真菌的生长,破坏其胞壁结构,并且能抑制念珠菌生物膜的形成[100-102]。除了直接杀伤真菌,PDT 还可以募集免疫细胞,促进局部中性粒细胞、淋巴细胞浸润,提高抗真菌免疫能力[103-104]。

(二)临床疗效

1. 浅表皮肤真菌感染

(1)足癣

足癣是由皮肤癣菌引起的趾间、足底及足侧缘的浅表真菌感染。以外用抗真菌药物治疗为主,对于感染严重或反复发作的患者推荐口服抗真菌药物治疗。Sotiriou 应用 ALA-PDT 治疗 10 例趾间型足癣患者,采用 20% ALA 乳膏为光敏剂,外敷 3 h 后使用 570～670 nm 红光照射,能量为 50 J/cm²(功率密度为 50 mW/cm²),治疗 3 次后,6 例患者真菌学检测转阴,随访 2 个月后,仅有 3 例患者保持真菌学检测阴性[105]。Calzavara-Pinton 等纳入 9 例趾间型足癣患者,采用 20% ALA 乳膏为光敏剂,外敷 4 h 后使用 575～700 nm 红光照射,能量为 75 J/cm²,功率密度为 100 mW/cm²,治疗 4 次后,6 例患者临床症状好转、真菌学检测转阴,缓解率达 67%,随访 2 个月后有 4 例患者复发,仅 2 例患者保持临床缓解及真菌学检测阴性,临床缓解率降至 22%[106]。2 个研究中,光照射时均有局部红斑、疼痛。在肯定 PDT 治疗足癣有效的同时,以上研究认为 PDT 治疗足癣的复发率与药物治疗相比无明显改善。

(2)股癣

股癣指发生于腹股沟、会阴部、肛周和臀部的皮肤癣菌感染。外用抗真菌药物为治疗首选,严重或复发者推荐口服抗真菌药物治疗。2007 年,王秀丽研究团队曾应用 ALA-PDT 治疗 5 例股癣患者,采用 10% ALA 乳膏外敷 3 h 后给予 635 nm 红光照射,功率密度为 50 mW/cm²,能量密度为 100 J/cm²,每 2 周治疗 1 次,共治疗 2 次。

治疗后患者皮损消退,真菌检查转阴。随访 1 个月后,有 3 例患者真菌检查阳性(图 15-18)。2009年,Sotiriou 对 10 例男性股癣患者进行 ALA-PDT治疗,采用 20% ALA 乳膏外敷 4 h 后给予 570～670 nm 红光照射,能量密度为 50 J/cm²,功率密度为 50 mW/cm²,第 1 次治疗后,2 例患者真菌学检查转阴,另有 6 例患者在第 2 次治疗后真菌学检查转阴,随访 2 个月后,有 4 例患者真菌检查阳性,仅有 4 人真菌学检查保持阴性。治疗时,患者有烧灼痛和刺痛,治疗后 3～4 d,局部出现红斑[107]。

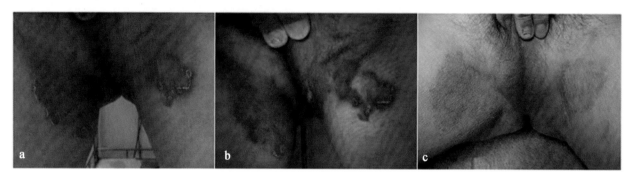

图 15-18　ALA-PDT 治疗股癣,治疗 2 次后好转

(a)治疗前;(b)10% ALA 乳膏外敷 3 h 后可见砖红色荧光;(c)ALA-PDT 治疗 2 次后

(3)花斑糠疹

花斑糠疹是由马拉色菌感染皮肤角质层引起的一种慢性复发性浅部真菌病。Kim 使用 ALA-PDT 治疗 1 例花斑糠疹患者,采用 20% ALA 乳膏外敷 4 h 后使用 670 nm 红光照射,分 2 次治疗,间隔 2 周,第 1 次治疗能量为 70～80 J/cm²,第 2 次治疗能量为 80～90 J/cm²。治疗 2 次后,患者皮损痊愈,随访 3 个月无复发,患者无不适[108]。

2. 附属器真菌感染

(1)头癣

头癣是皮肤癣菌引起的头发和头皮感染,儿童多见。近年,随着家庭宠物饲养增多,头癣发病率有所上升。治疗头癣首选系统性抗真菌药物,但疗程长及药物副作用等方面给临床治疗带来困难。脓癣为头癣的一个类型,由头皮毛囊及周围组织对感染真菌的强烈的炎症反应或不正规治疗导致,往往临床症状更重、治疗时间更长[87]。王秀丽研究团队对 1 例曾口服特比萘芬治疗出现肝损伤的 2 岁头皮脓癣患儿应用 ALA-PDT 治疗,采用 20% ALA 溶液外敷 3 h 后给予 635 nm 红光,能量密度 100 J/cm² 照射 20 min。2 周后重复治疗 1 次。治疗 1 个月后,患者皮损痊愈,真菌学检查阴性,随访半年无复发(图 15-19)[109]。另有团队单纯采用 ALA-PDT 治疗一例 3 岁脓癣患儿,2 次 ALA-PDT 治疗后患儿痊愈(图 15-20);对一例 10 岁脓癣患儿采用 ALA-PDT 联合伊曲康唑(斯皮仁诺)治疗获得痊愈(图 15-21);对一例 4 岁脓癣患儿采用口服特比萘芬联合 ALA-PDT 治疗,口服特比萘芬 125 mg/d,外涂 20% ALA 乳膏 2 h 后进行 635 nm 红光(60 J/cm²,200 mW/cm²)照射 10 min。治疗过程中,患儿无明显不适,治疗 4 周后随访,90% 以上皮疹消退,原损害区域可见新发生长,真菌镜检阴性,遂停口服特比萘芬片(图 15-22),治疗 8 周后随访,未见复发[110]。

(2)甲真菌病

甲真菌病是临床最常见甲病,由皮肤癣菌、念珠菌及非皮肤癣菌性霉菌感染甲板引起。目前治疗首选口服抗真菌药物,但由于治疗疗程长和药物潜在副作用,整体来说,甲真菌病临床治疗困难[86]。PDT 治疗作为甲真菌病的一种辅助疗法,近年来报道逐渐增多,涉及的光敏剂以 ALA 甲酯(methylamino levulinate,MAL)最多,其次为亚甲蓝(methyleneblue,MB),其他还包括 ALA、

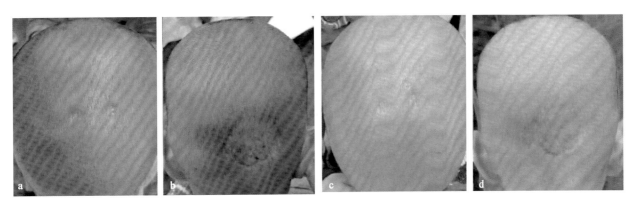

图 15-19 2 岁头癣患儿 ALA-PDT 治疗 2 次后痊愈

(a)治疗前,头顶有红色结节;(b)治疗前,枕骨区域可见脱发、瘢痕组织;(c)ALA-PDT 治疗 2 次后头顶皮损;
(d)ALA-PDT 治疗 2 次后枕部皮损

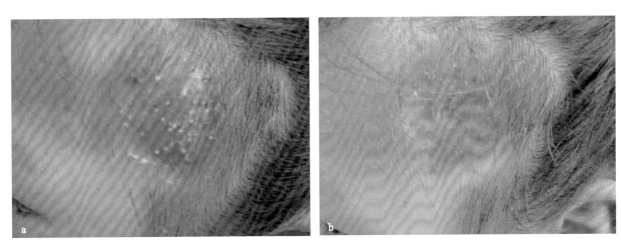

图 15-20 3 岁脓癣患儿单纯采用 ALA-PDT 治疗 2 次后痊愈

(a)治疗前;(b)治疗后

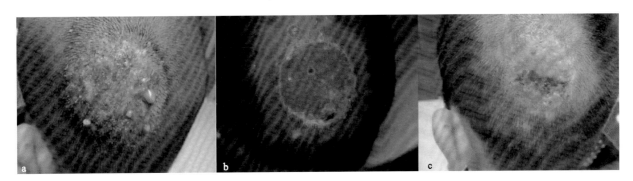

图 15-21 10 岁脓癣患儿 ALA-PDT 治疗

(a)治疗前;(b)孵育 ALA 后,病灶呈现砖红色荧光;(c)ALA-PDT 联合斯皮仁诺治疗 2 周后情况

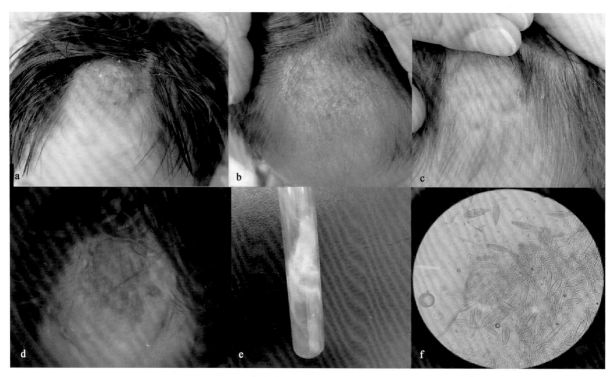

图 15-22　4 岁头癣患儿 ALA-PDT 治疗 1 次后痊愈

(a)治疗前；(b)ALA-PDT 治疗 2 周后；(c)ALA-PDT 治疗 4 周后；(d)孵育 ALA 后，可观察到明显的砖红色荧光；
(e)沙氏培养基 26℃ 培养 2 周，可见白色羊毛放射状菌落，中央呈白色粉末状；
(f)显微镜下可见大分生孢子、结节菌丝及小分生孢子，大分生孢子呈纺锤形，有分隔，壁厚(×400)

Rose Bengal、姜黄素等[108,111-112]。目前对 ALA-PDT 治疗甲真菌病规模最大的一个临床研究是 Koren 进行的一项 ALA-PDT 与 5％阿莫罗芬擦剂治疗甲真菌病对照的开放标签研究。该研究纳入 56 例双侧拇趾甲真菌病的患者，将患者随机分为两组，A 组 30 例为 ALA-PDT 治疗组，B 组 26 例为 5％阿莫罗芬擦剂治疗组。治疗前所有患者先使用 CO_2 点阵激光处理一侧病甲。A 组患者使用 20％ ALA 乳膏为光敏剂，孵育 3 h 后使用 630 nm 红光照射，能量密度为 75 J/cm^2，每 3 周进行一次 PDT 治疗，共治疗 6 次，B 组患者每周使用 1 次 5％阿莫罗芬擦剂。治疗结束 3 个月后，PDT 治疗组 53％的患者真菌学检测阴性，5％阿莫罗芬治疗组 50％的患者真菌学检测阴性，差异无显著性。治疗结束 9 个月后，PDT 治疗组 27％的患者真菌学检测阴性，5％阿莫罗芬治疗组 16％的患者真菌学检测阴性，二者无显著差异。该研究显示 ALA-PDT 对甲真菌病治疗结果不理想，不具治疗优势[113]。Sotiriou 对 30 例拇趾远端侧位甲下型甲真菌病患者首先使用 20％尿素处理，10 d 后移除病甲，随后进行 ALA-PDT 治疗，20％ ALA 乳膏孵育 3 h 后给予 570～670 nm 红光照射，能量密度为 40 J/cm^2，功率密度为 40 mW/cm^2，每 2 周治疗 1 次，共治疗 3 次。随访 12 个月后，13 例患者完全缓解，其中 5 例患者达到临床完全缓解及真菌学检测阴性，8 例遗留少于 10％甲损害，真菌学检查阴性，总有效率为 43.3％，随访 18 个月时，有 2 例复发，总效率降至 36.6％[114]。Watanabe 报道 2 例经 ALA-PDT 成功治疗的拇趾远端侧位甲下型甲真菌病患者。2 例患者均先经 20％尿素处理病甲，随后进行 ALA-PDT 治疗，20％ ALA 溶液孵育 5 h 后给予 630 nm 红光照射，能量密度为 100 J/cm^2，每周治疗 1 次，一例患者共治疗 7 次，随访 6 个月无复发，另一例患者共治疗 6 次，随访 3 个月无复发。两例患者在治疗时均感到疼痛[115]。

（3）皮下组织真菌病

皮下组织真菌病是真菌感染皮肤及皮下组织形成的慢性肉芽肿性炎症，致病菌种类繁多、感染局限，临床治疗困难。依据药敏试验结果选择敏感抗真菌药物口服为首选治疗方法。除此之外，手术切除、PDT 等一些辅助治疗也被推荐用于皮下组织真菌病的治疗。PDT 因其毒性小，选择性地破坏靶组织，尤为适合皮下组织肉芽肿的治疗。目前，有多数 PDT 成功治疗孢子丝菌病、着色芽生菌病、暗色丝孢霉病、念珠菌性肉芽肿及 Majocchi's 肉芽肿的个案报道[91]，所用光敏剂多为 10%～20% ALA，光源为 630～635 nm 红光，能量范围为 70～100 J/cm²。

王秀丽研究团队应用 ALA-PDT 成功治愈 1 例右手部念珠菌性肉芽肿患者，采用 10% ALA 乳膏，孵育 4 h 后用 630 nm 红光照射，功率密度为 100 mW/cm²，能量密度为 360 J/cm²，20 d 后重复治疗 1 次。2 个月后，患者皮损完全恢复，治疗中患者无不适主诉[116]。另外，还报道 ALA-PDT 成功治疗断发毛癣菌感染所致的 Majocchi's 肉芽肿 1 例。患者 73 岁，头皮皮疹 2 年余，曾口服和局部抗真菌药物治疗无效。采用 10% ALA 乳膏外敷 3 h 后用 635 nm 红光照射（100 mW/cm²，120 J/cm²），共治疗 3 次。患者头部皮损痊愈，随访 3 个月无复发（图 15-23）[104]。

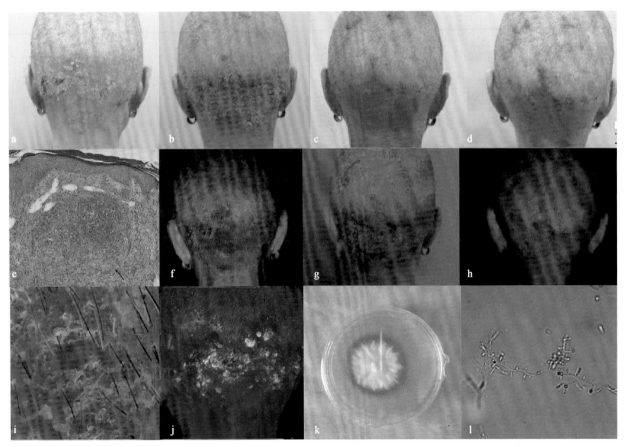

图 15-23　Majocchi's 肉芽肿患者 ALA-PDT 治疗

（a）治疗前；（b）第一次治疗后；（c）第二次治疗后；
（d）第三次治疗后；（e）ALA-PDT 治疗前病理图片，真皮内可见淋巴细胞、巨噬细胞、上皮样细胞和中性粒细胞浸润（HE 染色，×100）；
（f）第一次孵育 ALA 后，可观察到明显的砖红色，表明 ALA 被病灶选择性吸收；（g）第二次孵育 ALA 后，砖红色区域减少，表明皮损有所改善；
（h）第三次孵育 ALA 后，砖红色面积继续减少，病变进一步改善；（i）皮肤镜下见枕部头皮无结构红斑，少量脓疱、结节，表面覆盖鳞屑；
（j）伍德灯下可见皮损表面亮白色荧光；（k）沙氏培养基 28℃ 孵育 2 周可见白色、蓬松、放射状菌落；
（l）显微镜下见孢子分布在不规则菌丝的两侧，部分孢子呈气球状（×400）

四、 其他光敏剂光动力治疗

除 ALA 以外,吩噻嗪类和其他卟啉类光敏剂也可用于治疗真菌感染性皮肤病。吩噻嗪类光敏剂包括 MB 及甲苯胺蓝 O(toluidine blue O,TBO),其在皮肤及甲板中的渗透性较 ALA 强。Alberdi 对 5 例背部播散性花斑糠疹的女性患者进行 MB-PDT 的治疗,采用 2%MB 溶液孵育 3 min 后使用(630±5) nm 红光照射,能量密度为 37 J/cm²,共治疗 6 次,每次间隔 2 周,临床缓解率达 100%,治疗后局部有色沉,无其他不良反应,随访半年无复发[117]。Natthamon 采用 MB-PDT 治疗非皮肤癣菌感染甲真菌病,先用 40%尿素封包去除趾甲,随后用 1%MB 溶液孵育 3~5 min,给予 630~640 nm 红光照射,功率密度为 150 mW/cm²,能量密度为 120 J/cm²,每 2 周治疗一次,共治疗 6 次,疗效优于 5%阿莫罗芬[111]。García-Malinis 用 1%MB 溶液孵育 30 min,日光照射 2 h,每 2 周一次,共 6 次,成功治疗一例申克孢子丝菌病患者[118]。

在光照作用下,卟啉类光敏剂可改变真菌细胞膜通透性,进而破坏菌体正常生理代谢,从而导致真菌死亡。MAL 是 ALA 的酯类衍生物,与 ALA 相比,亲脂性更好,研究证实与 ALA 有相同疗效[119]。Navarro-Bielsa 纳入 20 例甲真菌病患者,在口服或外用抗真菌药物的同时,联合 40%尿素除甲,随后进行 PDT 治疗,16%MAL 乳膏孵育 3 h 后给予 630 nm 红光照射,能量密度为 37 J/cm²,每 1~2 周进行一次治疗,依照患者反应不同,治疗 3~15 次不等。6 个月后,患者临床有效率达 80%,真菌学有效率达 60%[112]。Lee 对

6 例复发性马拉色菌毛囊炎患者给予 MAL-PDT 治疗,采用 16%MAL 乳膏外敷 3 h 后,对囊肿或结节型皮损先用 1~2 mm 针头挑破,促进 MAL 渗透,用 630 nm 红光照射,能量密度为 37 J/cm²;每 2 周治疗一次,共治疗 3 次,治疗后 1 个月随访,5 例患者临床症状缓解,皮损较前消退,炎症减轻。治疗后 3 个月随访,有 1 例患者复发。治疗中无明显不良反应[120]。

酞菁类光敏剂因具有较强疏水性,需脂质体包裹使用或者经过磺化提高其水溶性[121],目前将其作为抗真菌治疗药物的研究还较少。Morgado 等采用水溶性纳米乳(nanoemulsion, NE)包被酞菁铝(aluminium-phthalocyanine chloride, AlClPc)制备成 AlClPc-NE,与传统光敏剂相比,渗透性更好,治疗时具有更深的穿透性且不会染色。该研究组招募 20 例甲真菌病患者,治疗前 1 周使用 40%尿素溶液增加甲板渗透性,采用浓度为 65 μm 的 AlClPc-NE 外敷病甲 15 min,随后采用 660 nm 红光照射,能量密度为 30.9 J/cm²,功率密度为 51.5 mW/cm²,每 15 d 治疗 1 次。最终 16 例患者完成治疗,治疗次数为(4.45±1.76)次,治疗结束后 1 个月,40%患者真菌学检查转阴,60%患者临床表现缓解[122]。

综上所述,PDT 治疗毒副作用小、安全可靠、重复性强,对不能耐受长疗程口服抗真菌药物治疗或耐药菌感染患者,PDT 可作为一种辅助治疗或替代治疗方案。虽然目前缺乏大规模随机对照试验确认 PDT 对真菌感染性皮肤病的长期疗效和安全性,但这一领域非常值得进一步研究。

(谭静文 王秀丽)

第五节　ALA-PDT 治疗扁平苔藓

一、 扁平苔藓概述

扁平苔藓（lichen planus，LP）是一种特发的皮肤黏膜炎症性疾病，病因和发病机制至今尚无定论，与多种疾病过程和因素有关，包括感染、自身免疫性疾病、精神神经、药物、慢性病灶、代谢、内分泌和牙科修补材料等。成人 LP 发病率为 0.22%～1.00%，口腔 LP 发病率为 1%～2%，75% 以上皮肤 LP 可见黏膜尤其是口腔黏膜损害，但初发口腔 LP 患者仅有 10%～20% 发展为皮肤累及，0.04%～1.74% 口腔黏膜 LP 可癌变[123]。

（一）临床表现

扁平苔藓好发于青年及成人，可累及皮肤、毛囊、甲及黏膜。典型皮损为紫红色微高起皮面、粟粒至绿豆大、多角形或圆形斑丘疹，边界清楚。有的皮损中央微有凹陷，附有一层光滑发亮的蜡样薄膜，表面可见白色带有光泽的小斑点或细微的白色网状条纹，也称为 Wickham 纹。损害可沿着外伤或抓痕发生条状或串珠状排列的新损害，称为 Koebner 同形反应。LP 的自觉症状主要为瘙痒，病程慢，可持续数周或数月，亦可数年内反复发作。临床上有多种类型，包括急性或亚急性泛发性 LP、线状 LP、环状 LP、肥厚型 LP、萎缩型 LP、毛囊型 LP、大疱型 LP、光线性 LP、色素型 LP 等。

（二）病理表现

病理表现具有典型特征性，表现为表皮角化过度、颗粒层楔形增厚、棘层不规则增厚、表皮突呈锯齿状、基底细胞液化变性及真表皮连接处淋巴细胞呈带状浸润，表皮下层及真皮浅层可见胶样小体，常伴有色素失禁。

二、 治疗方法

临床治疗的主要目的为缩短病程和降低疾病的严重程度。目前，LP 主要治疗方法包括：①外用药物治疗：针对轻度 LP 皮损，选用局部应用皮质类固醇药物治疗以减轻瘙痒；使用维 A 酸软膏抑制表皮角化过度等。②口服药物治疗：针对顽固难治的病例，可选择口服免疫调节剂、皮脂类固醇药物冲击疗法。③物理治疗：针对肥厚型斑块、疣状增殖性病损以及口腔糜烂性扁平苔藓，可使用激光治疗、冷冻治疗、放射线治疗、窄波紫外线治疗等。但这些疗法对很多患者不能获得满意疗效，同时可能因伴有慢性基础疾病、使用免疫抑制等副作用而受到制约，且系统使用皮质类固醇药物可能导致较多的不良反应，因此需要探索新的治疗方法。随着对 PDT 研究的深入及 PDT 应用不断推广，ALA-PDT 治疗 LP 逐渐得到认可。

三、 ALA-PDT

（一）临床应用

1999 年，Kirby 等首先报道应用 ALA-PDT 治疗 1 例肥厚性龟头扁平苔藓，采用 20% ALA 乳剂涂在患处，避光封包 4 h 后用 630 nm 波长的非激光光源（Paterson-Whitehurst 灯），以 50 J/cm²、55 mW/cm² 的光强进行照射，共进行 2 次治疗，治疗间隔 2 周；治疗后皮损完全消退，随访 6 个月未见复发[124]。虽然首例报道疗效满意，但随后较长一段时间内未见类似报道。

2015 年，王秀丽研究团队对 ALA-PDT 治疗 LP 进行了大量的临床研究，采用 ALA-PDT 对 7 例 LP 患者共 17 个皮损进行治疗。研究将配制的 10% ALA 乳膏均匀涂抹到患者皮损及其周围 0.5 cm，厚度约 1 mm，皮损部位避光封包 3 h，然后行 635 nm 红光 PDT 治疗，能量密度为 100 J/cm²，每 2 周治疗 1 次，共治疗 3 次或直至完全缓解。治疗中用利多卡因局麻缓解患者的疼痛和不适。每次治疗前后进行临床疗效评估，结果发现 ALA-PDT 治疗 LP 疗效显著：5 例患者共 13 处皮损在 4 次治疗后完全缓解，2 例患者 4 处皮损部分缓解，其中有 2 例曾外用皮质类固醇治疗后复发（患者共 3 处皮损），在 1 次光动力治疗后即达到完全缓解，半年后随访完全缓解，患者均无复发。研究表明 ALA-PDT 对 LP 的局部治疗疗效得到肯定，另观察发现局部 PDT 治疗部位及周围皮肤较治疗前皮肤变得细腻光滑，提示 PDT 具有改善肤质和美容效果。王秀丽研究团队据此现象进一步开展 ALA-PDT 治疗和逆转光老化以及 ALA-PDT 美容相关研究。2018 年，王秀丽研究团队还报道一例被误诊为包皮龟头部位鲍恩样丘疹病患者，经临床观察、伍德灯检查、组织病理学检查，最后确诊为包皮龟头 LP 合并尖锐湿疣。之后采用 ALA-PDT 治疗，经 2 次 ALA-PDT 治疗，采用 635 nm 红光，能量密度为 100 J/cm²，每 2 周治疗一次，最终患者皮损完全清除，随访 2 年未见复发，证明 ALA-PDT 对 LP 及尖锐湿疣治疗是安全有效的[125]。

口腔扁平苔藓（oral lichen planus，OLP）作为一种可癌变的口腔黏膜病变，临床上需要积极治疗。ALA-PDT 已被证实具有治疗皮肤癌癌前病变和预防皮肤癌的作用。因此，Maloth 等[126]对 ALA-PDT 疗法是否能有效治疗 OLP 和预防癌变进行相关临床研究。研究纳入 8 例 OLP 患者，共 20 个皮损，将其分为 2 组，分别行 ALA-PDT（420 nm，＞300 J/cm²）治疗和外用激素治疗。治疗后 4 周，ALA-PDT 组 80% 的皮损得到改善，与外用激素治疗组相比，疗效相当。Magdalena 等[127]对 ALA-PDT 治疗网状 OLP 的疗效进行临床评价，共募集 50 例年龄 26～84 岁 OLP 患者，共 124 个 OLP 皮损，进行 10 次 ALA-PDT（630 nm，150 J/cm²）的治疗，有 109 个皮损得到改善，其中 46 个完全缓解；治疗后 12 个月皮损面积平均减少达 78.7%。另外，Yuqing H 等[128]对 PDT 治疗 OLP 的疗效进行了系统回顾和 Meta 分析，发现 ALA-PDT 比亚甲蓝（MB）-PDT 更有效，且局部使用 ALA 比用 MB 漱口可产生更好的 PDT 效应。

（二）推荐方案

ALA-PDT 治疗 LP 的推荐方案见表 15-2。

表 15-2 ALA-PDT 治疗 LP 的推荐方案

ALA 配制		敷药时间	照光剂量	
ALA 剂型	ALA 浓度		能量密度	功率密度
乳膏	10%	3～6 h	100～200 J/cm²	60～150 mW/cm²

（1）间隔：2 周。
（2）次数：3 次或至完全缓解。
（3）预处理：若皮损较厚时，可采用梅花针预处理。
（4）疗效判断：临床观察与病理检查。
（5）终点判断：病理显示痊愈。

四、其他光敏剂 PDT 治疗

目前,应用于 PDT 治疗 OLP 的其他光敏剂,包括亚甲蓝(MB)、5-氨基乙酰丙酸己酯盐酸盐(HAL)、5-氨基乙酰丙酸甲酯(MAL)、chlorin e6(Photolon®)以及甲苯胺蓝等[129-134]。

HAL 为 ALA 的衍生物,与 ALA 有类似的药物代谢作用。近年来,有应用 HAL-PDT 有效治疗生殖器糜烂性扁平苔藓(GELP)的相关报道。Helgesen 等[135]将 12 例 GELP 患者分成 2 组,分别用 6.25 mg/mL 或 50 mg/mL 的 HAL 外敷 3 h,再进行荧光检测,发现不同浓度部位都能检测到 PpⅨ 的分布,且 6.25 mg/mL 的 HAL 转换的 PpⅨ 的量已经足够行 PDT 治疗。之后 Helgesen 等又开展 HAL-PDT 治疗 GELP 的随机对照临床实验,共招募 40 例 GELP 的女性患者,分为 HAL-PDT 组(6.25 mg/mL HAL,633 nm,75 J/cm²)和糖皮质激素组;除 3 例患者提前退出实验,其余每组治疗 6 周后的皮损平均减少 25% 和 22%,24 周后皮损平均减少 35% 和 38%,两组相比,疗效相当,但是 HAL-PDT 组患者未使用激素,从而避免长期应用激素所产生的副作用[136]。

2006 年,Aghahosseini 等[129]对 13 例 OLP 患者的 26 个皮损进行 MB-PDT 治疗,使用 5% 亚甲蓝溶液含漱 5 min,10 min 后行 MB-PDT 治疗(632 nm,120 J/cm²),结果显示 16 处皮损得到缓解、4 处角化性皮损完全消退,在 PDT 治疗 1 周及 12 周随访,患者皮损进一步改善,面积减少 44.3%;之后用同样的方法治疗 2 例 OLP 患者共 5 个 LP 皮损,结果发现 PDT 治疗皮损改善率达 80%,提示 MB-PDT 治疗 OLP 安全有效。2012 年,Sadaksharam 等[131]用同样的参数对 20 例 OLP 患者行 MB-PDT 治疗,结果显示 MB-PDT 可有效改善 OLP 的皮损表现,且没有明显副作用,进一步证实 MB-PDT 治疗 OLP 的安全性和有效性。为进一步比较 MB-PDT 和局部类固醇疗法对 OLP 的疗效,Kamil 等[137]开展一项为期 12 周的单盲前瞻性随机临床试验,研究共纳入 30 例有双侧红斑或糜烂型 OLP 患者进行口腔对侧分组治疗,以比较 MB-PDT(640 nm,120 J/cm²)与局部类固醇疗法在 OLP 中的有效性。研究采用新型黏合剂载体使亚甲蓝及曲安奈德与口腔黏膜更好地贴合,结果显示 MB-PDT 和局部类固醇疗法均可有效治疗 OLP,两种方法的有效性没有统计学差异。2017 年,Mostafa 等[138]对 20 例侵袭性 OLP 患者分别进行 MB-PDT(660 nm,100~130 mW/cm²)和外用皮质类固醇治疗,结果显示 MB-PDT 在疼痛缓解和皮损修复方面都更具优势。2020 年,Wafaa Saleh 等[139]对 20 例侵蚀性 OLP 患者进行分组治疗,10 例患者使用亚甲蓝外敷 5 min 后应用 PDT(660 nm,100~130 mW/cm²)治疗,与 10 例患者局部外用倍他米松治疗进行对比,分别在治疗即刻以及治疗 4 周后观察,发现 MB-PDT 的有效性高于局部皮质类固醇,且没有明显的不良反应发生。

2013 年,Sobaniec 等[132]采用光敏剂 chlorin e6(Photolon®)和红光治疗 23 例 OLP 患者共 48 处皮损。按皮损大小分为 5 组,其中有 40 处位于被覆黏膜,8 处位于与咀嚼肌有关的舌及齿龈上;chlorin e6(Photolon®)包敷 1 h 后,光照治疗(660 nm,90 J/cm²),每 2 周治疗 1 次,共 10 次,分别在第 1、2、5、10 次 PDT 治疗后观察并测量皮损大小。结果显示 PDT 治疗早期多无明显反应,10 次治疗后,被覆黏膜 OLP 的 PDT 疗效优于咀嚼黏膜 OLP。2013 年,Kvaal 等[133]对 14 例口腔扁平苔藓患者进行 MAL-PDT(600~660 nm,75 J/cm²)治疗并观察其疗效,结果显示 PpⅨ 在口腔黏膜上皮及皮下 T 细胞中吸收和转化,患者在接受 1 次 PDT 治疗后的 6 个月,OLP 皮损有明显改善,且疗效能维持 4 年之久,PDT 治疗 OLP 的疗效持久性得到验证。JajarmSana 等[134]及 Mirza 等[140]采用甲苯胺蓝-PDT 分别对 25 例和 45 例经活检证实的萎缩性 OLP、皮损≤3 cm 的患者进行治疗。将患者随机分为 3 组,其中

PDT 组通过微量移液管对皮损局部应用 $50\ \mu L$ 甲苯胺蓝（$1\ mg/mL$），$10\ min$ 后进行照光治疗（$630\ nm$，$10\ mW/cm^2$），与低强度激光疗法组和局部皮质类固醇治疗组进行对比，PDT 组的疗效明显优于其他组，但局部皮质类固醇治疗组的疼痛改善程度更高。

综上所述，既往文献报道局部外用激素治疗仍是 LP 的首选治疗方法，尤其在经济性和便利性方面优势明显，但存在易复发、激素耐受及长期应用产生激素副作用的风险。PDT 作为一种局部非侵入式治疗，安全有效，可避免局部和全身给药后可能出现的不良反应。不仅如此，LP 作为一种可能癌变的炎症性疾病，ALA-PDT 以其特有的抗肿瘤效应以及抗炎作用，对癌变倾向的 LP 具有治疗和预防双重作用。

（吴煜昊　张国龙）

第六节　PDT 治疗遗传性皮肤病相关非黑素瘤皮肤癌

一、遗传性皮肤病相关非黑素瘤皮肤癌概述

遗传性皮肤病相关非黑素瘤皮肤癌也称角质形成细胞癌，是发源于皮肤细胞，继发于遗传性皮肤病，并可以导致患者死亡的一类恶性非黑素瘤皮肤癌。其中以基底细胞癌（BCC）和皮肤鳞状细胞癌（cSCC）为最多见。此外，还有一些常见的癌前病变，如光线性角化病（AK）、光化性唇炎（AC）等。该类疾病呈现一定的家族聚集性，发病年龄较早，常于儿童时期发病；病变常多发，好发于面部、颈部、四肢的曝光部位，且易反复发作。除外皮肤癌，还可伴有不寻常的面部外观、骨骼或肢体发育畸形、听力或视力受损、内脏受累或一些其他皮肤表现，如皮肤色素异常、皮肤毛细血管扩张、毛发减少等[141]。目前已知的与皮肤病相关的罕见病有 450 余种，可分为角化性、色素异常性、代谢类、自体免疫性以及皮肤肿瘤相关遗传性皮肤病，而其中表现为皮肤肿瘤并可因皮肤肿瘤死亡的遗传性皮肤病有数十种，主要包括 Gorlin 综合征、着色性干皮病、疣状表皮发育不良、遗传性大疱性表皮松解症、白化病、先天性角化不良、Oley 综合征等[142]。

遗传性皮肤病相关非黑素瘤皮肤癌发病率较低，属于罕见病。随着分子诊断技术的飞速发展，目前已可以通过致病基因的突变筛查，对相关遗传性皮肤病进行早期分子诊断，越来越多的罕见病被确诊和报道。因此，遗传性皮肤病相关非黑素瘤皮肤癌的诊疗需求在不断增加，遗传性皮肤病相关非黑素瘤皮肤癌给患者家庭造成沉重的经济负担，同时也给社会医疗和预防带来巨大挑战。

二、治疗方法

遗传性皮肤病相关非黑素瘤皮肤癌的皮损呈早发、多发，且易复发，临床需要多学科联合治疗，包括皮肤科、整形外科、眼科，在某些情况下还包括牙科和耳鼻喉科。治疗方法主要采用手术治疗和非手术方法，其中手术治疗破坏性大，且由于皮损呈多发性，临床应用受限；非手术治疗主要包括咪喹莫特、5-氟尿嘧啶（5-FU）、冷冻等，但以上方法多限于早期皮损，且疗效有限；随着生物治疗时代的到来，对于多发或晚期侵袭性遗传性皮肤病相关非黑素瘤皮肤癌而言，可采用 PD-1/PD-L1 抗体、VEGFR 抗体进行治疗；对于多发性或侵袭性 BCC 患者，可以选择 hedgehog 抑制剂进行治疗，但因缺

乏充足的临床依据、总体反应率偏低、治疗费用高昂等因素,目前没有将其作为一线用药推荐。也有放疗和化疗的报道,但由于其严重不良反应的风险以及疗效的有限性导致临床使用同样受限[141,143]。总之,针对遗传性皮肤病相关非黑素瘤皮肤癌迄今尚无理想的治疗方法,如何有效治疗遗传性皮肤病相关 NMSC 已是急需解决的临床难题。

三、PDT 治疗

(一) PDT 治疗 Gorlin 综合征

Gorlin 综合征又称为痣样基底细胞癌,因 PTCH 基因突变引起的一种罕见常染色体显性遗传疾病,主要表现为先天发育异常和对 BCC 的易感。早期的 BCC 病变常发生在青春期,甚至儿童时期,且皮损既可以出现在阳光直射的部位,也可以出现在非曝光的部位,最常见于面部、背部和胸部,常呈多发损害[144]。Basset-Seguin 等对既往应用 MAL-PDT 治疗的 83 例 Gorlin 综合征患者的临床疗效进行总结[145],并根据皮肤科专家的个人经验和文献综述的结果形成共识,认为 MAL-PDT 是治疗 Gorlin 综合征中 BCC 的一种有效和安全的治疗方法。推荐参数如下:治疗前皮损用 16% MAL 避光封包 3 h,630 nm 红光照射,照光剂量 37 J/cm^2;2 次治疗为基础,间隔 1 周治疗 1 次,治疗后 3 个月重新评估,必要时进行第二个治疗周期。Girard 等选择 7 例患者,其中包括 2 例儿童,16.8%MAL 避光封包 3 h,635 nm 红光照射 10 min(37 J/cm^2);所有患者都连续治疗 2 次,间隔 1 周治疗 1 次;治疗后 3 个月评估疗效,浅表性和结节性 BCC 的总清除率分别为 78% 和 79%,且有出色的美容效果,儿童患者也表现出良好的耐受性[146]。为了进一步比较红光和蓝光 PDT 疗效的差异,Maytin 等对 3 例伴有 141 个 BCC 皮损的患者进行 PDT 治疗,采用 20% ALA 避光封包 4 h,所有患者一半皮损用蓝光(417 nm,10 J/cm^2)照射,另一半用红光(630 nm,75 J/cm^2)

照射,治疗间隔 2 周,共 6 次;治疗后 6 个月评估疗效,结果发现蓝光总体清除率为 98%,略高于红光的 93%,差异虽无统计学意义,但蓝光 PDT 的疼痛较红光 PDT 弱[147]。

2017 年,Bu[148] 对 Gorlin 综合征多发 BCC 损害首次梭形原位切除后 PDT 和二次手术的回顾性分析研究,结果发现手术后 2 次 ALA-PDT(20% ALA,封包 4 h,635 nm 红光,62.5 mW/cm^2 照射 20 min)的复发率和二次切口距离原切口 0.5 cm 扩大切除,差异虽无统计学意义,但在经济负担、愈合时间以及美容满意度上 ALA-PDT 组具有显著优越性。2020 年,Li 采用微波治疗后即刻 ALA-PDT 治疗 1 例 Gorlin 综合征头皮浅表性 BCC,PDT 采用 20% ALA,封包 4 h,633 nm 红光,40~60 mW/cm^2 照射 30 min。治疗后 3 个月未见复发[149]。

(二) PDT 治疗着色性干皮病

着色性干皮病(xeroderma pigmentosum,XP)是一种罕见的常染色体隐性遗传性皮肤病,患者父母多系近亲结婚。由于患者的皮肤部位缺乏核酸内切酶,不能修复被紫外线损伤的皮肤的 DNA,因此,在日光照射后,皮肤容易被紫外线损伤,且发生皮肤癌的可能性几乎是 100%。XP 具有遗传异质性,在某些家族中显示性联遗传。XP 存在 8 种不同类型和 1 种变异型,即 XPA、XPB、XPC、XPD、XPE、XPF、XPG、XPH 和 1 种变异型 XPV,它们的致病基因分别是 *XPA*、*ERCC3*(*XPB*)、*XPC*、*ERCC2*(*XPD*)、*DDB2*(*XPE*)、*ERCC4*(*XPF*)、*ERCC5*(*XPG*)、*ERCC1* 以及 *POLH*(*XP-V*)。传统方法治疗 XP 的首要措施是严格避免阳光照射,以尽可能减少皮肤炎症和延迟皮肤癌的发生,其中最为常见的皮肤癌是 BCC、cSCC 以及黑色素瘤[150],目前首选治疗方法是手术切除,也有外用 5-FU、咪喹莫特乳膏以及放疗的报道;由于 XP 患者日常生活需要严格避光,因此仅有零星 PDT 治疗的报道[151]。1991 年,Wolf 和 Kerl 在 *The Lancet* 上报道首例应用

ALA-PDT 治疗 XPC 的患者，皮损系发生于 47 岁女性 XP 患者手背的浅表性 cSCC；治疗参数如下：40% ALA 封包 4 h，徕卡幻灯机 250 瓦灯泡经肖特 RG570 长波彩色玻璃滤光片过滤照射，能量密度为 90 J/cm^2；治疗后局部反应强烈，皮损处红肿、周边水疱持续近 2 周，但所幸的是经一次治疗后皮损完全消退，局部留有色沉，随访 6 个月，未见复发[152]。Larson 等应用 ALA-PDT 治疗一例 16 岁 C 型 XP 西班牙裔女性患者，患者面部多发 AK 及 NMSC，在一年的时间内接受 3 次整个面部的 ALA-PDT 治疗，ALA 封包 40 min，417～432 nm 蓝光照射 16 min，能量密度为 90 Jcm^2；治疗后患者面部无明显不良反应，且取得了良好的效果[153]。近期，国内 Cai[154] 等报道一位接受血卟啉 PDT 治疗的 12 岁 XP 患者，其面颈部确诊弥漫多发性 BCC，其中鼻部瘤体相互融合成块并完全遮盖鼻部皮肤；患者经静脉内 3 mg/kg 的剂量注射血卟啉，48 h 后在全麻状态下利用 CO$_2$ 激光联合 PDT 疗法对病变组织进行照射，波长 630 nm，光斑直径 4 cm，能量密度为 100 mW/cm^2，照光时间 1 000 s，术后 2 个月随访，患者面部大部分病变基本消退。皮肤镜检查显示治疗区域已无异常肿瘤组织。除以上 PDT 治疗有效案例的报道，也有一篇 PDT 无效的报道，Procianoy 等应用血卟啉 PDT 治疗一例严重表型的 XP 患儿（DeSanctis-Cacchione 综合征），该患儿眼部发生了累及结膜和角膜的侵袭性 cSCC。该团队尝试性对其进行了血卟啉 PDT 治疗，血卟啉 1.5 mg/kg，630 nm 二极管红光，功率密度为 120 mW/cm^2，能量密度为 200 J/cm^2，照射 77 min；治疗后 3 个月，患者局部肿瘤范围急剧增大，且伴有严重的视力障碍，提示血卟啉 PDT 在治疗重症 XP 患者的眼部和眼周肿瘤方面存在加重风险[155]。王秀丽教授团队近年来也进行了多例 XP 患儿面部早发、多发非黑素瘤皮肤癌的治疗，疗效肯定（图 15-24）。总之，限于 XP 光敏性的特点，医生对 PDT 在临床上的应用一直持保守的态度，从既往为数不多的

报道结果来看，PDT 的应用也是值得商榷和探索的，期待今后有更多和 PDT 有关的临床研究的探索和验证。

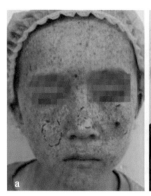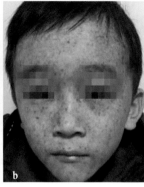

图 15-24 7 岁男童着色性干皮病（XP）患者面部多发非黑素瘤皮肤癌经 3 次 ALA-PDT 治疗后消退

(a)治疗前；(b)治疗后 6 个月

（三）PDT 治疗疣状表皮发育不良

疣状表皮发育不良（epidermodysplasia verruciformis，EV）是一种罕见的常染色体隐性遗传性皮肤疾病，由于免疫异常，易受 HPV 病毒感染发生皮肤癌，尤其好发于曝光部位。1999 年，Karrer 首次报道应用 PDT 治疗 EV 相关 NMSC 的病例[156]。患者系 65 岁女性，手臂和额头上多发浅表性 BCC，采用 20% ALA 避光封包 6 h，580～740 nm 非相干光源，功率密度为 160 mW/cm^2，能量密度为 160 J/cm^2，经 1 次 ALA-PDT 治疗后 6 个月，所有瘤体均获临床和组织学完全缓解，1 年随访期有散在复发皮损，提示 PDT 不能根治皮损，但可以有效控制病情的发展。Sunohara 报道应用 ALA-PDT 成功治疗一例 EV 患者左下睑鲍恩病[157]，采用 20% ALA 避光封包 4 h，585 nm 染料激光，光斑直径 7 mm，脉宽 450 μs，能量密度为 10 J/cm^2，光斑重叠 50%，共治疗 3 次，治疗间隔 1 个月。王秀丽研究团队连续报道 2 例经 ALA-PDT 成功治疗的 EV 患者[158]，一例是 68 岁女性患者，左上眼睑术后复发性 SCC，采用 20% ALA 避光封包 4 h，635 nm 半导体激光，功率密度为 60 mW/cm^2，能量密度为

100 J/cm²，6 次 ALA-PDT，治疗中局部较厚皮损处联合铒激光 10 Hz，0.5～0.8 J 消融，光斑直径为 550 μm，最终完全清除患者发生于特殊部位的病灶，经 1 年随访未见复发（图 15-25）；另一例患者是 51 岁男性患者，面部和躯干多发和复发性

SCC 和 AK 损害，既往曾接受多次手术切除，采用 10% ALA 避光封包 4 h，633 nm LED 红光，功率密度为 90 mW/cm²，照光 20～40 min，经 8 次 ALA-PDT 治疗，所有皮损均成功清除，未遗留明显瘢痕，1 年随访未见复发（图 15-26）。

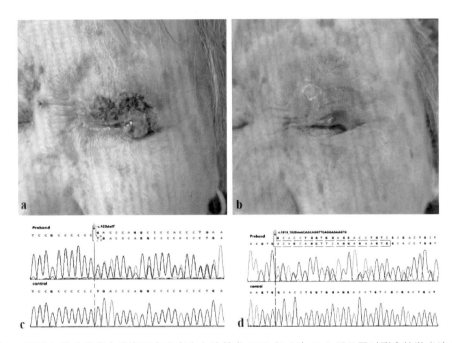

图 15-25　68 岁女性疣状表皮发育不良患者左上睑单发 SCC，经 6 次 ALA-PDT 同时联合铒激光治疗后消退
(a)治疗前；(b)治疗后；(c,d)患者携带 TMC8 基因的复合杂合突变

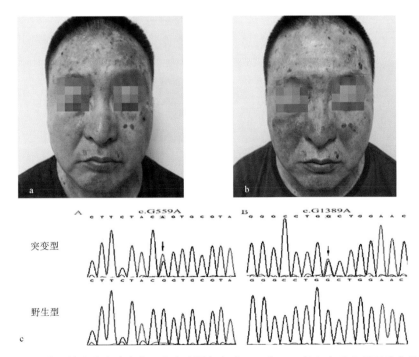

图 15-26　51 岁男性疣状表皮发育不良患者面部多发 SCC 和 AK，经 9 次 ALA-PDT 治疗后消退
(a)治疗前；(b)治疗后 1 个月；(c)患者携带 TMC8 基因的复合杂合突变 c.G559A 和 c.G1389A

（四）PDT 治疗遗传性大疱性表皮松解症

遗传性大疱性表皮松解症（epidermolysis bullosa，EB）一般呈常染色体显性或隐性遗传，是由于编码皮肤结构蛋白的基因发生突变导致的，根据水疱发生的部位不同，分为单纯型大疱性表皮松解症（EB simplex，EBS）、交界型大疱性表皮松解症（junctional EB，JEB）及营养不良型大疱性表皮松解症（dystrophic EB，DEB），EB 增加患者局部罹患皮肤癌的风险，尤其是 cSCC，其既是 DEB 最严重的并发症，同时也是造成这些患者死亡的主要原因[159]。Souza[160] 等报道 1 例 51 岁 DEB 女性患者，该患者右无名指的腹侧和背侧皮疹诊断为鲍恩病，局部伴有瘢痕和畸形，经过 1 次 ALA-PDT 治疗，采用 20% ALA 避光封包 6 h，630 nm 二极管激光，功率密度为 130 mW/cm²，能量密度为 100 J/cm²。两步法照光，中间暂停 15 min，ALA-PDT 治疗后，皮损几乎完全愈合，仅有轻微的局部红斑，2 年随访未见复发。以上治疗可以避免传统手术治疗可能导致的瘢痕挛缩和手指功能障碍的风险。Lee[161] 等报道 1 例 22 岁男性 DEB 患者，其右前额发生周边呈结节性增生的局灶性浅表性 BCC，在接受 2 次 MAL-PDT，治疗后 4 周复诊，边缘仍残留部分结节性病变，遂行局部手术切除加植皮，最终实现 BCC 治愈。

（五）PDT 治疗眼皮肤白化病

眼皮肤白化病（oculocutaneous albinism，OCA）是一种常染色体隐性遗传性疾病，是由酪氨酸酶缺乏或功能减退引起的一种皮肤及附属器官黑色素完全缺失或减少的疾病。其临床表现包括肤色苍白、毛发呈白色或淡黄色、不同程度的先天性眼球震颤、中心凹发育不全、虹膜半透明、视网膜上皮色素沉着减少、视力下降和屈光不正、色觉障碍并伴有明显畏光等，患者由于缺乏黑色素的保护，极易受到紫外线辐射，患者在 30 岁之前易发生 AK 或皮肤癌[162]。Garcia Galvão 等报道 3 例女性患者，年龄分别为 22 岁、48 岁和 65 岁，共伴有 66 处面部 AK 病变，患者接受为期 24 周的 DL-PDT 治疗[163]。治疗过程如下：治疗当天刮除患者面部 AK 病变，然后提前使用 SPF50 防晒霜及衣物，随后用 16% MAL 外敷于患者面部，待在清晨户外阴凉处，地点 03°43′02″南，平均气温 26.3℃，治疗时间上午 7:30—9:30，之后分别于治疗第 4、12、24 周进行随访；治疗期间患者均未报告疼痛或烧灼感，仅有一位 22 岁的患者术后 10 min 出现中度面部红斑，伴轻度瘙痒。但在其后 4 周的随访期内均未报告显著不良反应。其中 52 个病灶在第 4 周和第 12 周达到临床治愈，50 个病灶在第 24 周达到完全治愈。王秀丽研究团队也对 1 例 89 岁白化病患者面部的 cSCC 和多发性 AK 进行了治疗，cSCC 局部先行手术减瘤，后全面部进行了 11 次 ALA-PDT 治疗，治疗后皮损全部消退，随访 1 年未见复发，但面部仍残留明显治疗后红斑（图 15-27）。

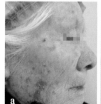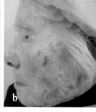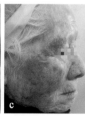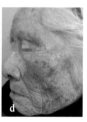

图 15-27　89 岁女性眼皮肤白化病患者右下颌 cSCC 和面部多发 AK，经手术联合 ALA-PDT 治疗后皮损消退
（a）（b）治疗前；（c）（b）治疗后

（六）PDT 治疗其他易发生皮肤肿瘤的遗传性疾病

与 Gorlin 综合征临床表现相似的 Bazex-Dupre-Christol 综合征（Bazex-Dupre-Christol syndrome，BDCS），即"毛囊萎缩-基底细胞癌"，是一种非常罕见的 X 连锁显性遗传疾病，通常伴

有先天性毛发减少、四肢毛囊萎缩，易发生 BCC；Oley 综合征是由基底细胞癌、少毛相皮肤糜烂等表现组成的三联征，目前被广泛认为是 BDC 的临床变种[164]，由于该疾病患者很可能发展为多发性 BCC，除传统的手术治疗，理论上还可采用非手术方法，如咪喹莫特、5 - FU、PDT 和冷冻治疗等[141]；PDT 虽然广泛推荐适用于浅表性 BCC，但由于 Oley 综合征病例较为罕见，迄今未见 PDT 治疗该病报道。先天性角化不良（dyskeratosis congenita，DC）是由端粒酶相关基因突变引起的遗传病。1906 年，Zinsser 首次描述一种遗传性皮肤病，通常具有皮肤黏膜异常三联征。主要表现为皮肤网状色素沉着、指（趾）甲变形或萎缩、口腔黏膜白斑，常伴随造血功能下降等，其中口腔黏膜白斑病（OLK）也可以是一种独立的疾病，表现为口腔黏膜上的白色损害，是口腔内最常见的癌前病变，表现为上皮增生、过度角化，虽然 PDT 是 OLK 的治疗选择之一[165]，但迄今未见 PDT 治疗

DC 的报道。还有一些易发性皮肤肿瘤的遗传疾病，如汁扎角化症、Bloom 综合征、Rombo 综合征、Huriez 综合征、Ferguson-Smith 综合征等，虽未见 PDT 治疗上述病例的报道，但对继发于这些遗传病的皮肤肿瘤，以及不能耐受手术的患者，PDT 可作为有效尝试。

综上所述，PDT 具有不破坏原有组织结构、可重复应用、可诱导抗瘤免疫的优势，为遗传性皮肤病相关 NMSC 临床难题带来治疗性突破。限于部分遗传性皮肤病相关 NMSC，如 XP、EV 或白化病等明确要求避光，因此导致较长时期内少有应用 PDT 治疗遗传性皮肤病相关 NMSC 的研究。随着对遗传性皮肤病相关非黑素瘤皮肤癌 PDT 治疗技术的改良和完善，出现越来越多 PDT 有效治疗遗传性皮肤病相关 NMSC 病例的报道和经验积累，PDT 可作为临床治疗遗传性皮肤病相关 NMSC 的一种选择。

（赵子君　陈　琦　张国龙）

附：缩略词

口腔黏膜白斑病	oral leukoplakia	OLK
传统 PDT	conventional photodynamic therapy	C-PDT
改良无痛光动力	modified photodynamic therapy	M-PDT
表皮葡萄球菌	*Staphylococcus epidermidis*	*S. epidermidis*
耐甲氧西林金黄色葡萄球菌	methicillin-resistant Staphylococcus aureus	MRSA
甲苯胺蓝 O	toluidine blue O	TBO
白介素	interleukin	IL
肿瘤坏死因子 α	tumor necrosis factor-α	TNF-α
转化生长因子	transforming growth factor	TGF
表皮生长因子	epidermal growth factor	EGF
碱性成纤维细胞生长因子	basic fibroblast growth factor	bFGF
血管内皮生长因子	vascular endothelial growth factor	VEGF

华卟啉钠	sinoporphyrin sodium	DVDMS
基质金属蛋白酶	matrix metalloproteinase	MMP
细胞外基质	extracellular matrix	ECM
不产超广谱 β-内酰胺酶	extended spectrum β-lactamase	ESBL
耐万古霉素肠球菌	vancomycin-resistant enterococcus	VRE
广谱 β-内酰胺酶	extended spectrum β-lactamase	ESBL
铜绿假单胞菌	*Pseudomonas aeruginosa*	*P. aeruginosa*
表皮干细胞	epidermal stem cell	EpSC
吲哚菁绿	indocyanine green	ICG
纳米载体	hypericin-laden nanoparticles	HY-NPs
圣太卟吩	Sheng Tai Bu Fen	STBF
圣太卟吩光动力	photodynamic therapy mediated by STBF	STBF-PDT
亚甲蓝	methylene blue	MB
ALA 甲酯	methylamino levulinate	MAL
酞菁铝	aluminium-phthalocyanine chloride	AlClPc
水溶性纳米乳	nanoemulsion	NE
扁平苔藓	lichen planus	LP
口腔扁平苔藓	oral lichen planus	OLP
着色性干皮病	xeroderma pigmentosum	XP
单纯性大疱性表皮松解症	simplex epidermolysis bullosa	EBS
交界性大疱性表皮松解症	junctional epidermolysis bullosa	JEB
营养不良性大疱性表皮松解症	dystrophic epidermolysis bullosa	DEB
眼皮肤白化病	oculocutaneous albinism	OCA
先天性角化不良	dyskeratosis congenita	DC

参考文献

［1］Lyu MY, Guo YS, Li S, et al. Hospital-based epidemiological and clinical characterisation of the malignant transformation of oral leukoplakia in a Chinese population［J］. International dental journal, 2017, 67(4): 252-259.

［2］Wang T, Wang L, Yang H, et al. Development and validation of nomogram for prediction of malignant transformation in oral leukoplakia: a large-scale cohort study［J］. Journal of oral pathology & medicine, 2019, 48(6): 491-498.

［3］段俊锋, 刘晋宏, 方克伟, 等. 膀胱黏膜白斑病 2 例报告［J］. 现代临床医学, 2015, 41(6): 444.

［4］邹百仓, 秦斌, 伍洁, 等. 大肠黏膜白斑 10 例临床分析［J］. 世界临床药物, 2019, 40(5): 329-333.

［5］高岩, 郭竹玲, 罗海燕, 等. 口腔黏膜白斑癌变 85 例临床病理分析［J］. 中华口腔医学杂志, 2012, 47(7): 410-413.

[6] Erira AT, Navarro AFR, Robayo DAG. Human papillo-mavirus, Epstein-Barr virus, and Candida albicans co-infection in oral leukoplakia with different degrees of dysplasia [J]. Clinical and experimental dental research, 2021, 7(5): 914-923.

[7] Greenslade R. Interventions for treating oral leukoplakia to prevent oral cancer [J]. Nursing standard, 2017, 31(39): 42-43.

[8] Gomes CC, Fonseca-Silva T, Galvao CF, et al. Inter-and intra-lesional molecular heterogeneity of oral leukoplakia[J]. Oral oncology, 2015, 51(2): 178-181.

[9] Sperandio M, Brown AL, Lock C, et al. Predictive value of dysplasia grading and DNA ploidy in malignant transformation of oral potentially malignant disorders [J]. Cancer prevention research (Philadelphia), 2013, 6(8): 822-831.

[10] Rindum JL, Stenderup A, Holmstrup P. Identification of Candida albicans types related to healthy and pathological oral mucosa[J]. Journal of oral pathology & medicine, 1994, 23(9): 406-412.

[11] Pentenero M, Sutera S, Lodi G, et al. Oral leukoplakia diagnosis and treatment in Europe and Australia: Oral Medicine Practitioners' attitudes and practice[J]. Oral diseases, 2023, 29(8): 3214-3222.

[12] Grant WE, Hopper C, Speight PM, et al. Photodynamic therapy of malignant and premalignant lesions in patients with 'field cancerization' of the oral cavity[J]. The Journal of laryngology and otology, 1993, 107(12): 1140-1145.

[13] Fan KF, Hopper C, Speight PM, et al. Photodynamic therapy using 5-aminolevulinic acid for premalignant and malignant lesions of the oral cavity[J]. Cancer, 1996, 78(7): 1374-1383.

[14] Tsai JC, Chiang CP, Chen HM, et al. Photodynamic Therapy of oral dysplasia with topical 5-aminolevulinic acid and light-emitting diode array [J]. Lasers in surgery and medicine, 2004, 34(1): 18-24.

[15] Chen HM, Yu CH, Tsai T, et al. Topical 5-aminolevulinic acid-mediated photodynamic therapy for oral verrucous hyperplasia, oral leukoplakia and oral erythroleukoplakia [J]. Photodiagnosis and photodynamic therapy, 2007, 4(1): 44-52.

[16] Kawczyk-Krupka A, Waskowska J, Raczkowska-Siostrzonek A, et al. Comparison of cryotherapy and photodynamic therapy in treatment of oral leukoplakia [J]. Photodiagnosis and photodynamic therapy, 2012, 9(2): 148-155.

[17] Selvam NP, Sadaksharam J, Singaravelu G, et al. Treatment of oral leukoplakia with photodynamic therapy: a pilot study[J]. Journal of cancer research and therapeutics, 2015, 11(2): 464-467.

[18] Chen Q, Dan H, Tang F, et al. Photodynamic therapy guidelines for the management of oral leucoplakia[J]. International journal of oral science, 2019, 11(2): 14.

[19] Zhang Y, Zhang L, Yang D, et al. Treatment of oral refractory large area mucosal leukoplakia with CO_2 laser combined with photodynamic therapy: case report[J]. Photodiagnosis and photodynamic therapy, 2017, 20: 193-195.

[20] Fistarol SK, Itin PH. Diagnosis and treatment of lichen sclerosus: an update[J]. American journal of clinical dermatology, 2013, 14(1): 27-47.

[21] Lewis FM, Tatnall FM, Velangi SS, et al. British association of dermatologists guidelines for the management of lichen sclerosus, 2018[J]. The British journal of dermatology, 2018, 178(4): 839-853.

[22] Shi L, Liu J, Zhang H, et al. Vulvar lichen sclerosus progressing to squamous cell carcinoma due to the poor compliance for the follow-up after ALA-PDT[J]. Photodiagnosis and photodynamic therapy, 2022: 103171.

[23] Gerkowicz A, Szczepanik-Kułak P, Krasowska D. Photodynamic therapy in the treatment of vulvar lichen sclerosus: a systematic review of the literature[J]. Journal of clinical medicine, 2021, 10(23): 10.

[24] Hillemanns P, Untch M, Pröve F, et al. Photodynamic therapy of vulvar lichen sclerosus with 5-aminolevulinic acid[J]. Obstetrics & Gynecology, 1999, 93(1): 71-74.

[25] Lan T, Zou Y, Hamblin MR, et al. 5-Aminolevulinic acid photodynamic therapy in refractory vulvar lichen sclerosus et atrophicus: series of ten cases [J]. Photodiagnosis and photodynamic therapy, 2018, 21: 234-238.

[26] Mazdziarz A, Osuch B, Kowalska M, et al. Photodynamic therapy in the treatment of vulvar lichen sclerosus [J]. Photodiagnosis and photodynamic therapy, 2017, 19: 135-139.

[27] Li Z, Wang Y, Wang J, et al. Evaluation of the

efficacy of 5-aminolevulinic acid photodynamic therapy for the treatment of vulvar lichen sclerosus [J]. Photodiagnosis and photodynamic therapy, 2020, 29：101596.

[28] Prodromidou A, Chatziioannou E, Daskalakis G, et al. Photodynamic therapy for vulvar lichen sclerosus：a systematic review[J]. Journal of lower genital tract disease, 2018, 22(1)：58-65.

[29] Shi L, Miao F, Zhang LL, et al. Comparison of 5-aminolevulinic acid photodynamic therapy and clobetasol propionate in treatment of vulvar lichen sclerosus[J]. Acta dermato-venereologica, 2016, 96(5)：684-688.

[30] Neill SM, Lewis FM, Tatnall FM, et al. British Association of Dermatologists' guidelines for the management of lichen sclerosus 2010[J]. The British journal of dermatology, 2010, 163(4)：672-682.

[31] Ruggeri M, Bianchi E, Rossi S, et al. Nanotechnology-based medical devices for the treatment of chronic skin lesions：from research to the clinic [J]. Pharmaceutics, 2020, 12(9)：1-10.

[32] Wilcox JR, Carter MJ, Covington S. Frequency of debridements and time to heal：a retrospective cohort study of 312 744 wounds[J]. JAMA Dermatol, 2013, 149(9)：1050-1058.

[33] Peck B, Workeneh B, Kadikoy H, et al. Spectrum of sodium hypochlorite toxicity in man-also a concern for nephrologists[J]. NDT Plus, 2011, 4(4)：231-235.

[34] Opstrup MS, Johansen JD, Garvey LH. Chlorhexidine allergy：sources of exposure in the health-care setting [J]. British journal of anaesthesia, 2015, 114(4)：704-705.

[35] 蔡林,徐前喜,陈雪,等.夫西地酸乳膏治疗细菌性皮肤感染的疗效和安全性[J].临床皮肤科杂志,2009, 38(2)：1.

[36] Leaper D. Appropriate use of silver dressings in wounds：international consensus document [J]. International wound journal, 2012, 9(5)：461-464.

[37] Yazdankhah S, Lassen J, Midtvedt T, et al. The history of antibiotics [J]. Tidsskrift for den Norske laegeforening, 2013, 133(23-24)：2502-2507.

[38] 李欣,王宏伟,王秀丽,等.氨基酮戊酸光动力疗法对浮游表皮葡萄球菌抑制作用的体外研究[J].中华皮肤科杂志,2012,45(8)：557-560.

[39] Huang J, Guo M, Jin S, et al. Antibacterial

photodynamic therapy mediated by 5-aminolevulinic acid on methicillin-resistant Staphylococcus aureus [J]. Photodiagnosis and Photodynamic Therapy, 2019, 28：330-337.

[40] Dai T, Tegos GP, Zhiyentayev T, et al. Photodynamic therapy for methicillin-resistant Staphylococcus aureus infection in a mouse skin abrasion model[J]. Lasers in Surgery & Medicine, 2010, 42(1)：38-44.

[41] Hajim KI, Salih DS, Rassam YZ. Laser light combined with a photosensitizer may eliminate methicillin-resistant strains of Staphylococcus aureus[J]. Lasers in Medical Science, 2010, 25(5)：743-748.

[42] Eming SA, Krieg T, Davidson JM. Inflammation in wound repair：molecular and cellular mechanisms[J]. The Journal of Investigative Dermatology, 2007(3)：127.

[43] Medzhitov R. Inflammation 2010：new adventures of an old flame[J]. Cell, 2010, 140(6)：771-776.

[44] Kundu JK, Surh YJ. Emerging avenues linking inflammation and cancer[J]. Free Radical Biology & Medicine, 2012, 52(9)：2013-2037.

[45] Chiu YJ, Huang TH, Chiu CS, et al. Analgesic and antiinflammatory activities of the aqueous extract from plectranthus amboinicus (Lour.) Spreng. both in vitro and in vivo[J]. Evidence-based Complementary and Alternative Medicine, 2012：508137.

[46] Choi JY, Park GT, Na EY, et al. Molecular changes following topical photodynamic therapy using methyl aminolaevulinate in mouse skin [J]. Journal of Dermatological Science, 2010, 58(3)：198-203.

[47] Nie S, Wang X, Wang H. NLRP3 inflammasome mediated interleukin-1β production in cancer-associated fibroblast contributes to ALA-PDT for cutaneous squamous cell carcinoma [J]. Cancer Management and Research, 2019, 11：10257-10267.

[48] Wang P, Han J, Wei M, et al. Remodeling of dermal collagen in photoaged skin using low-dose 5-aminolevulinic acid photodynamic therapy occurs via the transforming growth factor-β pathway[J]. Journal of biophotonics, 2018, 11(6)：e201700357.

[49] Huang J, Wu S, Wu M, et al. Efficacy of the therapy of 5-aminolevulinic acid photodynamic therapy combined with human umbilical cord mesenchymal stem cells on methicillin-resistant Staphylococcus aureus-infected wound in a diabetic mouse model[J]. Photodiagnosis

and Photodynamic Therapy, 2021, 36: 102480.

[50] Huang J, Guo M, Wu M, et al. Effectiveness of a single treatment of photodynamic therapy using topical administration of 5–aminolevulinic acid on methicillin-resistant Staphylococcus aureus-infected wounds of diabetic mice[J]. Photodiagnosis and Photodynamic Therapy, 2020, 30: 101748.

[51] Mai B, Gao Y, Li M, et al. Photodynamic antimicrobial chemotherapy for Staphylococcus aureus and multidrug-resistant bacterial burn infection in vitro and in vivo[J]. International Journal of Nanomedicine, 2017, 12(1): 5915-5931.

[52] Wang C, Huang S, Zhu T, et al. Efficacy of photodynamic antimicrobial therapy for wound flora and wound healing of pressure sore with pathogen infection[J]. National Medical Journal of China, 2014, 94(31): 2455-2459.

[53] Karrer S, Bosserhoff AK, Weiderer P, et al. Influence of 5–aminolevulinic acid and red light on collagen metabolism of human dermal fibroblasts[J]. Journal of investigative dermatology, 2003, 120(2): 325-331.

[54] Nesi–Reis V, Lera–Nonose D, Oyama J, et al. Contribution of photodynamic therapy in wound healing: a systematic review[J]. Photodiagnosis and photodynamic therapy, 2018, 21: 294-305.

[55] Morimoto K, Ozawa T, Awazu K, et al. Photodynamic therapy using systemic administration of 5–aminolevulinic acid and a 410–nm wavelength light-emitting diode for methicillin-resistant Staphylococcus aureus-infected ulcers in mice[J]. PLoS One, 2014, 9(8): e105173.

[56] Schieber M, Chandel NS. ROS function in redox signaling and oxidative stress[J]. Current biology, 2014, 24(10): 453-462.

[57] Martin KR, Barrett JC. Reactive oxygen species as double-edged swords in cellular processes: low-dose cell signaling versus high-dose toxicity[J]. Human & experimental toxicology, 2002, 21(2): 71-75.

[58] Sahu K, Sharma M, Dube A, et al. Topical antimicrobial photodynamic therapy improves angiogenesis in wounds of diabetic mice[J]. Lasers in medical science, 2015, 30(7): 1923-1929.

[59] Chiu WT, Tran TV, Pan SC, et al. Cystic fibrosis transmembrane conductance regulator: a possible new target for photodynamic therapy enhances wound healing[J]. Advances in wound care, 2019, 8(10): 476-486.

[60] Dai T, Gupta A, Huang YY, et al. Blue light eliminates community-acquired methicillin-resistant Staphylococcus aureus in infected mouse skin abrasions[J]. Photomedicine and laser surgery, 2013, 31(11): 531-538.

[61] Miyamoto Y, Nishikiori D, Hagino F, et al. Effect of 630-NM pulsed laser irradiation on the proliferation of HeLa cells in Photofrin®-mediated photodynamic therapy[J]. Laser therapy, 2011, 20(2): 135-138.

[62] 李欣,王宏伟,王秀丽.氨基酮戊酸光动力对表皮葡萄球菌生物膜作用[J].中华皮肤科杂志,2012,45(12): 865-869.

[63] Liu C, Zhou Y, Wang L, et al. Photodynamic inactivation of Klebsiella pneumoniae biofilms and planktonic cells by 5–aminolevulinic acid and 5–aminolevulinic acid methyl ester[J]. Lasers in medical science, 2016, 31(3): 557-565.

[64] Liu C, Zhou Y, Wang L, et al. Mechanistic aspects of the photodynamic inactivation of vancomycin-resistant Enterococci mediated by 5–aminolevulinic acid and 5–aminolevulinic acid methyl ester[J]. Current microbiology, 2015, 70(4): 528-535.

[65] Hsieh CM, Huang YH, Chen CP, et al. 5–aminolevulinic acid induced photodynamic inactivation on Staphylococcus aureus and Pseudomonas aeruginosa[J]. Journal of food and drug analysis, 2014, 22(3): 350-355.

[66] Yang Z, Hu X, Zhou L, et al. Photodynamic therapy accelerates skin wound healing through promoting re-epithelialization[J]. Burns & trauma, 2021, 9: tkab008.

[67] Lei X, Liu B, Huang Z, et al. A clinical study of photodynamic therapy for chronic skin ulcers in lower limbs infected with Pseudomonas aeruginosa[J]. Archives of dermatological research, 2015, 307(1): 49-55.

[68] Li X, Kou H, Zhao C, et al. Efficacy and safety of ALA-PDT in treatment of diabetic foot ulcer with infection[J]. Photodiagnosis and photodynamic therapy, 2022, 38: 102822.

[69] Krupka M, Bożek A, Bartusik-Aebisher D, et al. Photodynamic therapy for the treatment of infected leg ulcers: a pilot study[J]. Antibiotics (Basel), 2021,

10(5)：506.

[70] Grandi V, Bacci S, Corsi A, et al. ALA-PDT exerts beneficial effects on chronic venous ulcers by inducing changes in inflammatory microenvironment, especially through increased TGF-beta release: a pilot clinical and translational study [J]. Photodiagnosis and photodynamic therapy, 2018, 21：252-256.

[71] Light JG, Bomar L, McMichael A. Erosive pustular dermatosis in a patient with lichen planopilaris treated with aminolevulinic acid photodynamic therapy [J]. Photodiagnosis and photodynamic therapy, 2021, 33：102207.

[72] Shi J, Huang J, Yang D, et al. Successful application of ALA-PDT in rare cutaneous infection of Mycobacterium parascrofulaceum [J]. Photodiagnosis and photodynamic therapy, 2023, 43：103604.

[73] Topaloglu N, Güney M, Yuksel S, et al. Antibacterial photodynamic therapy with 808-nm laser and indocyanine green on abrasion wound models [J]. Journal of biomedical optics, 2015, 20(2)：28003.

[74] Garcia VG, de Lima MA, Okamoto T, et al. Effect of photodynamic therapy on the healing of cutaneous third-degree-burn: histological study in rats [J]. Lasers in medical science, 2010, 25(2)：221-228.

[75] Sahu K, Sharma M, Sharma P, et al. Effect of poly-L-lysine-chlorin P6-mediated antimicrobial photodynamic treatment on collagen restoration in bacteria-infected wounds [J]. Photomedicine and laser surgery, 2014, 32(1)：23-29.

[76] Vecchio D, Dai T, Huang L, et al. Antimicrobial photodynamic therapy with RLP068 kills methicillin-resistant Staphylococcus aureus and improves wound healing in a mouse model of infected skin abrasion PDT with RLP068/Cl in infected mouse skin abrasion [J]. Journal of biophotonics, 2013, 6(9)：733-742.

[77] Nafee N, Youssef A, El-Gowelli H, et al. Antibiotic-free nanotherapeutics: hypericin nanoparticles thereof for improved in vitro and in vivo antimicrobial photodynamic therapy and wound healing [J]. International journal of pharmaceutics, 2013, 454(1)：249-258.

[78] 王爱平, 李若瑜. 皮肤真菌病的鉴别诊断[J]. 皮肤病与性病, 2014, 36(1)：11-12, 15.

[79] Zhan P, Liu W. The changing face of dermatophytic infections worldwide [J]. Mycopathologia, 2017, 182

(2)：77-86.

[80] Nenoff P, Kruger C, Ginter-Hanselmayer G, et al. Mycology: an update Part 1 dermatomycoses, causative agents, epidemiology and pathogenesis [J]. Journal der Deutschen Dermatologischen Gesellschaft, 2014, 12(3)：188-212.

[81] Wang X, Ding C, Xu Y, et al. Analysis on the pathogenic fungi in patients with superficial mycosis in the Northeastern China during 10 years [J]. Experimental and therapeutic medicine, 2020, 20(6)：281.

[82] Van Daele R, Spriet I, Wauters J, et al. Antifungal drugs: what brings the future? [J]. Medical mycology, 2019, 57(Suppl 3)：328-343.

[83] 中国手癣和足癣诊疗指南工作组. 中国手癣和足癣诊疗指南(科普版 2022)[J]. 中国真菌学杂志, 2022, 17(2)：89-93.

[84] 中国体癣和股癣诊疗指南工作组. 中国体癣和股癣诊疗指南(基层实践版 2022)[J]. 中国真菌学杂志, 2022, 17(3)：177-182.

[85] Karray M, McKinney WP. Tinea Versicolor [M]. Treasure Island (FL): StatPearls, 2022.

[86] 甲真菌病指南专家工作组. 中国甲真菌病诊疗指南(2021 年版)[J]. 中国真菌学杂志, 2022, 17(1)：1-7.

[87] 中国头癣诊疗指南工作组. 中国头癣诊断和治疗指南(2018 修订版)[J]. 中国真菌学杂志, 2019, 14(1)：4-6.

[88] 李家豪, 黄均豪, 鲁莎, 等. 254 例皮下组织真菌感染回顾性分析(1990—2019 年)[J]. 皮肤性病诊疗学杂志, 2020, 27(4)：223-226.

[89] Sharma B, Sharma AK, Sharma U. Sporotrichosis: a comprehensive review on recent drug-based therapeutics and management [J]. Current dermatology reports, 2022, 11(2)：110-119.

[90] Queiroz-Telles F, de Hoog S, Santos DW, et al. Chromoblastomycosis [J]. Clinical microbiology reviews, 2017, 30(1)：233-276.

[91] Yang Z, Liu C, Xiong H, et al. Photodynamic therapy, a promising treatment approach for cutaneous infectious granulomas [J]. Photodiagnosis and photodynamic therapy, 2022, 39：102952.

[92] Pfaller MA, Diekema DJ, Turnidge JD, et al. Twenty years of the SENTRY antifungal surveillance program: results for candida species from 1997-2016 [J]. Open forum infectious diseases, 2019, 6(Suppl 1)：79-94.

［93］朱红梅,温海.特比萘芬耐药皮肤癣菌的研究进展 ［J］.中国真菌学杂志,2020,15(4):253-256.

［94］Moan J, Peng Q. An outline of the hundred-year history of PDT［J］. Anticancer research, 2003, 23(5): 3591-3600.

［95］Hamblin MR. Antimicrobial photodynamic inactivation: a bright new technique to kill resistant microbes［J］. Current opinion in microbiology, 2016, 33: 67-73.

［96］Ma W, Zhang M, Cui Z, et al. Aloe-emodin-mediated antimicrobial photodynamic therapy against dermatophytosis caused by Trichophyton rubrum［J］. Microb Biotechnol, 2022, 15(2): 499-512.

［97］Zhu Z, Tang Z, Phillips JA, et al. Regulation of singlet oxygen generation using single-walled carbon nanotubes［J］. Journal of the American Chemical Society, 2008, 130(33): 10856-10857.

［98］Calixto GMF, de Annunzio SR, Victorelli FD, et al. Chitosan-based drug delivery systems for optimization of photodynamic therapy: a review［J］. AAPS PharmSciTech, 2019, 20(7): 253.

［99］Scherer KM, Bisby RH, Botchway SW, et al. New approaches to photodynamic therapy from types Ⅰ, Ⅱ and Ⅲ to type Ⅳ using one or more photons［J］. Anticancer agents in medicinal chemistry, 2017, 17(2): 171-189.

［100］Wan P, Guo W, Wang Y, et al. Photosensitizer-polypeptide conjugate for effective elimination of candida albicans biofilm［J］. Advanced healthcare materials, 2022: e2200268.

［101］Shen JJ, Arendrup MC, Jemec GBE, et al. Photodynamic therapy: a treatment option for terbinafine resistant Trichophyton species［J］. Photodiagnosis and photodynamic therapy, 2021, 33: 102169.

［102］Kim WR, Bae SG, Oh TH. Photodynamic therapy of red and blue lights on Malassezia pachydermatis: an in vitro study［J］. Polish journal of veterinary sciences, 2018, 21(1): 185-191.

［103］Trevisan E, Menegazzi R, Zabucchi G, et al. Effect of methylene blue photodynamic therapy on human neutrophil functional responses［J］. Journal of photochemistry and photobiology, 2019, 199: 111605.

［104］Shi L, Wu Q, Yang J, et al. ALA-PDT successfully treated Majocchi's granuloma by directly killing Trichophyton tonsurans and recruiting T lymphocytes ［J］. Photodiagnosis and photodynamic therapy, 2021, 35: 102328.

［105］Sotiriou E, Koussidou T, Patsatsi A, et al. 5-aminolevulinic acid-photodynamic treatment for dermatophytic tinea pedis of interdigital type: a small clinical study［J］. Journal of the European Academy of Dermatology and Venereology, 2009, 23(2): 203-204.

［106］Calzavara-Pinton PG, Venturini M, Capezzera R, et al. Photodynamic therapy of interdigital mycoses of the feet with topical application of 5-aminolevulinic acid［J］. Photodermatol Photoimmunol Photomed, 2004, 20(3): 144-147.

［107］Sotiriou E, Panagiotidou D, Ioannides D. 5-aminolevulininic acid photodynamic therapy treatment for tinea cruris caused by Trichophyton rubrum: report of 10 cases［J］. Journal of the European Academy of Dermatology and Venereology, 2009, 23(3): 341-342.

［108］Shen JJ, Jemec GBE, Arendrup MC, et al. Photodynamic therapy treatment of superficial fungal infections: a systematic review［J］. Photodiagnosis and photodynamic therapy, 2020, 31: 101774.

［109］Wu MF, Lv T, Wang HW. Successful photodynamic therapy of tinea capitis child with liver dysfunction caused by oral antifungal drugs: a case report［J］. Photodiagnosis and photodynamic therapy, 2020, 30: 101745.

［110］戴鹤骏,高志琴,陈健,等.ALA-PDT 联合盐酸特比萘芬片口服治疗儿童脓癣 1 例［J］.中国真菌学杂志,2020,15(4):236-237.

［111］Bowornsathitchai N, Thammahong A, Shoosanglertwijit J, et al. Methylene blue-mediated photodynamic therapy may be superior to 5% amorolfine nail lacquer for non-dermatophyte onychomycosis［J］. Photodermatol Photoimmunol Photomed, 2021, 37(3): 183-191.

［112］Navarro-Bielsa A, Gracia-Cazana T, Robres P, et al. Combination of photodynamic therapy and oral antifungals for the treatment of onychomycosis［J］. Pharmaceuticals (Basel), 2022, 15(6): 12.

［113］Koren A, Salameh F, Sprecher E, et al. Laser-assisted photodynamic therapy or laser-assisted amorolfine lacquer delivery for treatment of toenail onychomycosis: an open-label comparative study

[J]. Acta dermato-venereologica, 2018, 98 (4): 467-468.

[114] Sotiriou E, Koussidou-Eremonti I, Chaidemenos G, et al. Photodynamic therapy for distal and lateral subungual toenail onychomycosis caused by Trichophyton rubrum: preliminary results of a single-centre open trial [J]. Acta dermato-venereologica, 2010, 90(2): 216-217.

[115] Watanabe D, Kawamura C, Masuda Y, et al. Successful treatment of toenail onychomycosis with photodynamic therapy[J]. Archives of dermatology, 2008, 144(1): 19-21.

[116] Cai Q, Yang LJ, Chen J, et al. Successful sequential treatment with itraconazole and ALA-PDT for cutaneous granuloma by candida albicans: a case report and literature review [J]. Mycopathologia, 2018, 183(5): 829-834.

[117] Alberdi E, Gomez C. Successful treatment of Pityriasis Versicolor by photodynamic therapy mediated by methylene blue [J]. Photodermatol Photoimmunol Photomed, 2020, 36(4): 308-312.

[118] Garcia-Malinis AJ, Milagro Beamonte A, Torres Sopena L, et al. Cutaneous sporotrichosis treated with methylene blue-daylight photodynamic therapy [J]. Journal of the European Academy of Dermatology and Venereology, 2018, 32(3): 90-91.

[119] Ko DY, Kim KH, Song KH. Comparative study of photodynamic therapy with topical methyl aminolevulinate versus 5-aminolevulinic acid for facial actinic keratosis with long-term follow-up[J]. Annals of dermatology, 2014, 26(3): 321-331.

[120] Lee JW, Kim BJ, Kim MN. Photodynamic therapy: new treatment for recalcitrant Malassezia folliculitis [J]. Lasers in surgery and medicine, 2010, 42(2): 192-196.

[121] Rosenthal I. Phthalocyanines as photodynamic sensitizers[J]. Photochem Photobiol, 1991, 53(6): 859-870.

[122] Morgado LF, Travolo ARF, Muehlmann LA, et al. Photodynamic therapy treatment of onychomycosis with aluminium-phthalocyanine chloride nanoemulsions: a proof of concept clinical trial[J]. Journal of photochemistry and photobiology, 2017, 173: 266-270.

[123] DeRossi SS, Ciarrocca KN. Lichen planus, lichenoid drug reactions, and lichenoid mucositis[J]. Dental clinics of North America, 2005, 49(1): 77-89.

[124] Kirby B, Whitehurst C, Moore JV, et al. Treatment of lichen planus of the penis with photodynamic therapy [J]. The British journal of dermatology, 1999, 141 (4): 765-766.

[125] Wu MF, Wang B, Lv T, et al. Successful treatment of penile condyloma acuminata accompanied with lichen planus with photodynamic therapy [J]. Photodiagnosis and photodynamic therapy, 2018, 24: 142-144.

[126] Maloth KN, Velpula N, Kodangal S, et al. Photodynamic therapy: a non - invasive treatment modality for precancerous lesions [J]. Journal of lasers in medical sciences, 2016, 7(1): 30-36.

[127] Sulewska M, Duraj E, Sobaniec S, et al. A clinical evaluation of efficacy of photodynamic therapy in treatment of reticular oral lichen planus: a case series [J]. Photodiagnosis and photodynamic therapy, 2019, 25: 50-57.

[128] He Y, Deng J, Zhao Y, et al. Efficacy evaluation of photodynamic therapy for oral lichen planus: a systematic review and meta-analysis[J]. BMC Oral Health, 2020, 20(1): 302.

[129] Aghahosseini F, Arbabi-Kalati F, Fashtami LA, et al. Methylene blue-mediated photodynamic therapy: a possible alternative treatment for oral lichen planus [J]. Lasers in surgery and medicine, 2006, 38(1): 33-38.

[130] Aghahosseini F, Arbabi-Kalati F, Fashtami LA, et al. Treatment of oral lichen planus with photodynamic therapy mediated methylene blue: a case report[J]. Medicina oral, patologia oral y cirugia bucal, 2006, 11(2): 126-129.

[131] Sadaksharam J, Nayaki KP, Selvam NP. Treatment of oral lichen planus with methylene blue mediated photodynamic therapy: a clinical study [J]. Photodermatol Photoimmunol Photomed, 2012, 28 (2): 97-101.

[132] Sobaniec S, Bernaczyk P, Pietruski J, et al. Clinical assessment of the efficacy of photodynamic therapy in the treatment of oral lichen planus [J]. Lasers in medical science, 2013, 28(1): 311-316.

[133] Kvaal SI, Angell-Petersen E, Warloe T. Photodynamic treatment of oral lichen planus [J]. Oral surgery,

oral medicine, oral pathology and oral radiology, 2013, 115(1): 62-70.

[134] Jajarm HH, Falaki F, Sanatkhani M, et al. A comparative study of toluidine blue-mediated photodynamic therapy versus topical corticosteroids in the treatment of erosive-atrophic oral lichen planus: a randomized clinical controlled trial [J]. Lasers in medical science, 2015, 30(5): 1475-1480.

[135] Helgesen AL, Gjersvik P, Peng Q, et al. Biodistribution of protoporphyrin IX in female genital erosive lichen planus after topical application of hexaminolevulinate [J]. Photodiagnosis and photodynamic therapy, 2014, 11(2): 113-117.

[136] Helgesen AL, Warloe T, Pripp AH, et al. Vulvovaginal photodynamic therapy vs. topical corticosteroids in genital erosive lichen planus: a randomized controlled trial [J]. The British journal of dermatology, 2015, 173(5): 1156-1162.

[137] Jurczyszyn K, Trzeciakowski W, Kozakiewicz M, et al. Fractal dimension and texture analysis of lesion autofluorescence in the evaluation of oral lichen planus treatment effectiveness [J]. Materials (Basel), 2021, 14(18): 10.

[138] Mostafa D, Moussa E, Alnouaem M. Evaluation of photodynamic therapy in treatment of oral erosive lichen planus in comparison with topically applied corticosteroids[J]. Photodiagnosis and photodynamic therapy, 2017, 19: 56-66.

[139] Saleh W, Tageldin S, Khashaba E, et al. Could photodynamic therapy be utilized as a treatment modality for oral lichen planus? [J]. Photodiagnosis and photodynamic therapy, 2020, 30: 101677.

[140] Mirza S, Rehman N, Alrahlah A, et al. Efficacy of photodynamic therapy or low level laser therapy against steroid therapy in the treatment of erosive-atrophic oral lichen planus[J]. Photodiagnosis and photodynamic therapy, 2018, 21: 404-408.

[141] Schierbeck J, Vestergaard T, Bygum A. Skin cancer associated genodermatoses: a literature review[J]. Acta dermato-venereologica, 2019, 99 (4): 360-369.

[142] Babu NA, Rajesh E, Krupaa J, et al. Genodermatoses [J]. Journal of pharmacy & bioallied sciences, 2015, 7 (Suppl 1): 203-206.

[143] Shalhout SZ, Emerick KS, Kaufman HL, et al. Immunotherapy for non-melanoma skin cancer [J]. Current oncology reports, 2021, 23(11): 125.

[144] Bresler SC, Padwa BL, Granter SR. Nevoid basal cell carcinoma syndrome (Gorlin syndrome) [J]. Head and neck pathology, 2016, 10(2): 119-124.

[145] Basset-Seguin N, Bissonnette R, Girard C, et al. Consensus recommendations for the treatment of basal cell carcinomas in Gorlin syndrome with topical methylaminolaevulinate-photodynamic therapy [J]. Journal of the European Academy of Dermatology and Venereology, 2014, 28(5): 626-632.

[146] Girard C, Debu A, Bessis D, et al. Treatment of Gorlin syndrome (nevoid basal cell carcinoma syndrome) with methylaminolevulinate photodynamic therapy in seven patients, including two children: interest of tumescent anesthesia for pain control in children[J]. Journal of the European Academy of Dermatology and Venereology, 2013, 27(2): 171-175.

[147] Maytin EV, Kaw U, Ilyas M, et al. Blue light versus red light for photodynamic therapy of basal cell carcinoma in patients with Gorlin syndrome: a bilaterally controlled comparison study[J]. Photodiagnosis and photodynamic therapy, 2018, 22: 7-13.

[148] Bu W, Zhang M, Zhang Q, et al. Preliminary results of comparative study for subsequent photodynamic therapy versus secondary excision after primary excision for treating basal cell carcinoma [J]. Photodiagnosis and photodynamic therapy, 2017, 17: 134-137.

[149] Li C, Chen P, Li Z, et al. 5-aminolevulinic acid photodynamic therapy and excision surgery for nevoid basal cell carcinoma syndrome with multiple basal cell carcinomas and PTCH1 mutation [J]. Photodiagnosis and photodynamic therapy, 2020, 32: 101968.

[150] Baykal C, Atci T, Yilmaz Z, et al. Skin tumors in xeroderma pigmentosum: Evaluation of a large series and a literature review [J]. Journal of cutaneous pathology, 2021, 48(7): 884-895.

[151] de Andrade FAG, Cavalcanti CEO, Isoldi FC, et al. Therapeutics of xeroderma pigmentosum: a PRISMA-compliant systematic review [J]. Indian journal of

15

dermatology, venereology and leprology, 2021, 87 (2): 176-189.

[152] Wolf P, Kerl H. Photodynamic therapy in patient with xeroderma pigmentosum [J]. Lancet, 1991, 337 (8757): 1613-1614.

[153] Larson DM, Cunningham BB. Photodynamic therapy in a teenage girl with xeroderma pigmentosum type C [J]. Pediatr Dermatol, 2012, 29(3): 373-374.

[154] Cai H, Yang Q-Q, Ma C, et al. Photodynamic therapy in the treatment of xeroderma pigmentosum: a case report[J]. Photodiagnosis and Photodynamic Therapy, 2020, 30: 101761.

[155] Procianoy F, Cruz AA, Baccega A, et al. Aggravation of eyelid and conjunctival malignancies following photodynamic therapy in DeSanctis-Cacchione syndrome [J]. Ophthalmic plastic and reconstructive surgery, 2006, 22(6): 498-499.

[156] Karrer S, Szeimies RM, Abels C, et al. Epidermodysplasia verruciformis treated using topical 5-aminolaevulinic acid photodynamic therapy [J]. The British journal of dermatology, 1999, 140(5): 935-938.

[157] Sunohara M, Ozawa T, Morimoto K, et al. Dye laser photodynamic therapy for Bowen's disease in a patient with epidermodysplasia verruciformis [J]. Osaka city medical journal, 2012, 58(2): 77-82.

[158] Chen Q, Jiang L, Shi L, et al. Successful treatment of upper-left eyelid squamous cell carcinoma in an epidermodysplasia verruciformis patient by ALA-PDT/holmium laser combination therapy[J]. Photodiagnosis and Photodynamic Therapy, 2021, 34: 102277.

[159] Mallipeddi R. Epidermolysis bullosa and cancer[J]. Clinical and experimental dermatology, 2002, 27 (8): 616-623.

[160] Souza CS, Felicio LB, Bentley MV, et al. Topical photodynamic therapy for Bowen's disease of the digit in epidermolysis bullosa [J]. The British journal of dermatology, 2005, 153(3): 672-674.

[161] Lee MW, Varigos G, Foley P, et al. Photodynamic therapy for Basal cell carcinoma in recessive dystrophic epidermolysis bullosa[J]. ISRN Dermatol, 2011, 2011: 346754.

[162] Marcon CR, Maia M. Albinism: epidemiology, genetics, cutaneous characterization, psychosocial factors[J]. Anais brasileiros de dermatologia, 2019, 94(5): 503-520.

[163] Garcia Galvao LE, Tomaz R, de Sa Goncalves H. Daylight photodynamic therapy in the treatment of actinic keratosis in carriers of oculocutaneous albinism: report of three cases[J]. Actas dermo-sifiliograficas, 2019, 110(5): 407-410.

[164] Andreani V, Richard M, Folchetti G, et al. Congenital hypotrichosis and milia with spontaneous regression during adolescence or Oley syndrome: a variant of Bazex-Dupre-Christol syndrome [J]. Ann Dermatol Venereol, 2000, 127(3): 285-288.

[165] Li Y, Wang B, Zheng S, et al. Photodynamic therapy in the treatment of oral leukoplakia: a systematic review [J]. Photodiagnosis and photodynamic therapy, 2019, 25: 17-22.

第 | 六章

ALA-PDT 与其他疗法联合应用

自 1990 年以来，ALA-PDT 在皮肤科的应用发展迅速，尤其在治疗非黑素瘤皮肤癌、尖锐湿疣、中重度痤疮等疾病中具有独特优势。ALA-PDT 既可以进行区域性面治疗，又能诱导抗感染及抗肿瘤免疫。但也存在外用 ALA 组织吸收渗透浅且不均匀，PDT 照射光源穿透深度有限和对较厚皮损疗效有限等不足。因此，ALA-PDT 经常和其他疗法联合应用，尤其在一些难治性疾病中，往往能取得 1＋1＞2 的疗效。常用联合治疗手段包括外用药物、梅花针或微针、手术、激光和冷冻等。

第一节　ALA-PDT 联合外用药物

一、ALA-PDT 联合外用咪喹莫特

咪喹莫特是一种小分子免疫调节剂，1997 年由美国食品与药品监督管理局首先批准上市，用于治疗外生殖器及肛周尖锐湿疣，随后相继被批准用于治疗光线性角化病（actinic keratosis，AK）及浅表性基底细胞癌（BCC），是 PDT 联合治疗中应用最为广泛的外用药物。ALA-PDT 联合外用咪喹莫特应用于治疗尖锐湿疣、鲍恩样丘疹病（Bowenoid papulosis，BP）、AK、鲍恩病（BD）、BCC、皮肤鳞状细胞癌（cSCC）、乳房外 Paget 病（EMPD）等。

（一）作用机制

在固有免疫应答中，咪喹莫特作为 Toll 样受体（Toll-like receptor，TLR）7、8 的配体，通过刺激单核细胞、巨噬细胞和树突状细胞，激活转录因子 NF-κB，诱导机体产生干扰素（interferon-α，IFN-α）、肿瘤坏死因子（tumor necrotic factor-α，TNF-α）、白介素（IL-1、IL-6、IL-8、IL-10、IL-12）等细胞因子。PDT 治疗本身可诱导复杂的免疫反应，其中某些免疫相关的信号通路和咪喹莫特相同，比如二者均可上调活化的 $CD4^+$ T 细胞和 $CD8^+$ T 细胞增强局部细胞免疫（图 16-1）。因此，PDT 治疗和咪喹莫特的联合应用，可产生免疫协同作用，提高临床疗效[1-2]。

（二）临床疗效

1. ALA-PDT 联合咪喹莫特乳膏治疗 BP

2007 年，王秀丽研究团队首次采用 ALA-PDT 联合咪喹莫特乳膏治疗 BP。共 27 例 BP 患者入组研究，联合治疗组的 15 例患者采用 ALA-PDT 联合外用 5％咪喹莫特乳膏治疗，对照组的 12 例患者采用 CO_2 激光治疗。联合治疗组外用 5％咪喹莫特乳膏每周 3 次，治疗 4 周；ALA-PDT

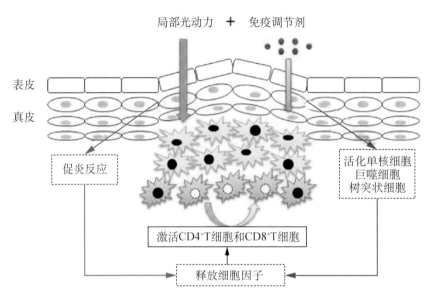

图 16-1 PDT 联合咪喹莫特治疗的作用机制

治疗（100 mW/cm², 100 J/cm²）每周 1 次，共 1～4 次。随访 3～12 个月，联合治疗组中 9 例（60%）完全缓解，随访仅有 1 例复发。对照组 10 例（83.3%）完全缓解，但复发率高达 60%。该研究表明 ALA-PDT 联合外用咪喹莫特乳膏治疗 BP 安全有效，且与 CO_2 激光相比，可有效降低复发率，组织结构得到保护，无瘢痕形成（图 16-2、图 16-3）[3]。此外，王秀丽研究团队在 2010 年回顾性分析总结了 135 例 BP 的治疗经验，比较了 CO_2 激光、ALA-PDT、外用咪喹莫特乳膏、外用咪喹莫特乳膏与 ALA-PDT 联合这 4 种疗法对 BP 的临床疗效和不良反应。结果发现 CO_2 激光组、ALA-PDT 组、外用咪喹莫特乳膏组、联合组治愈率分别为 82.86%、60.53%、48.15%、88.57%；复发率分别为 62.07%、17.39%、7.69%、3.22%。激光组和联合组的疗效明显优于 ALA-PDT 组和外用咪喹莫特乳膏组，而 ALA-PDT 组、咪喹莫特乳膏组和联合组的复发率明显低于 CO_2 激光组。研究认为，ALA-PDT 联合咪喹莫特乳膏治疗 BP，具有疗效好、复发率低的优势，对皮损较多和播散分布的 BP 患者，推荐采用 ALA-PDT 与咪喹莫特乳膏的联合治疗[4]。

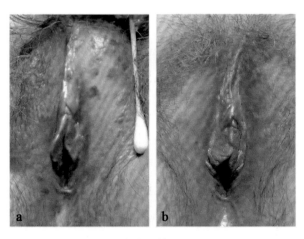

图 16-2 ALA-PDT 联合咪喹莫特乳膏治疗 BP 前后对比
（a）治疗前；（b）治疗后

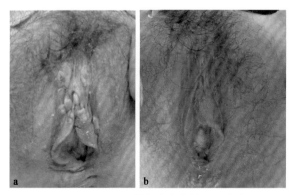

图 16-3 ALA-PDT 联合咪喹莫特乳膏治疗 BP
（a）治疗前；（b）治疗后。痊愈后外阴无瘢痕，组织结构完整

2. ALA-PDT 联合外用咪喹莫特治疗 AK

Shaffelburg 等设计了一项随机、半脸、基质对照的研究,以探讨咪喹莫特联合 ALA-PDT 治疗 AK 的安全性和有效性。在第 0 d 及第 1 个月时,对纳入的 25 例面部多发 AK 患者全面部进行 20% 的 ALA-PDT 治疗,共 2 次,在随后的第 2 个月,患者的一侧面部外涂基质,另一侧外涂咪喹莫特,每周 2 次,共使用 16 周。在治疗后 12 个月进行疗效评估,发现联合咪喹莫特侧的皮损缓解率为 89.9%,基质侧为 74.5%。ALA-PDT 联合咪喹莫特的有效率更高,且耐受性较好[5]。易勤等纳入了 102 例面部 AK 的患者,随机平均分配至 ALA-PDT 联合咪喹莫特组与单用咪喹莫特组,联合组外涂 20% ALA 封包避光 3 h,随后将皮损区暴露于红光下照射,照射时长 20~30 min,每周 1 次,共治疗 4 周。隔日于皮损区涂抹 5% 咪喹莫特乳膏,每周 3 次,共治疗 4 周。对照组仅外用咪喹莫特,使用方法同联合组。联合组的总有效率为 94.12%,高于对照组的 70.59%。治疗后随访 3~6 个月,联合组的复发率为 1.96%,低于对照组的 17.65%。研究者认为,ALA-PDT 联合咪喹莫特治疗 AK 疗效增强,复发风险减小,且不良反应未增加[6]。王秀丽研究团队在临床中采用了 ALA-PDT 联合外用咪喹莫特治疗了大量的 AK 患者,取得令人满意的临床疗效,目前已将此方法作为临床治疗 AK 的一种常规联合疗法。值得注意的是王秀丽研究团队在临床应用中发现咪喹莫特有引起局部皮肤色素脱失的现象,需注意观察与防范[7]。

3. ALA-PDT 联合咪喹莫特治疗 BD

Sotiriou 等对 1 例巨大 BD(10 cm×10 cm)患者使用 2 次 ALA-PDT 治疗后,序贯应用 5% 咪喹莫特乳膏 6 周,每周 5 次。皮损获得临床和组织学的完全缓解。对于因皮损面积过大、边界不清、或皮损位于手术后影响美观的部位而不能采取手术切除的 BD 患者,ALA-PDT 与咪喹莫特联合疗法不失为一种更佳的选择[8]。王秀丽研究团队也采用 ALA-PDT 联合外用咪喹莫特治疗 BD,取得了满意的临床疗效。

4. ALA-PDT 联合咪喹莫特治疗 BCC 和 cSCC

Osiecka 等随机将 24 例 BCC 患者纳入 ALA-PDT 与咪喹莫特联合治疗组,另外 10 例 BCC 患者纳入 ALA-PDT 治疗组。结果显示联合组 75% 的患者皮损完全消退,25% 的患者皮损明显减退;ALA-PDT 组有 60% 的患者皮损完全消退,40% 的患者皮损面积减少[9]。

王秀丽研究团队采用梅花针预处理的 ALA-PDT 联合咪喹莫特乳膏治疗 1 例 96 岁的面部(4 cm×4.5 cm×2 mm)侵袭性 cSCC 患者,获得完全缓解。患者在 3 次 PDT 治疗后皮损厚度减少 25%,9 次 PDT 治疗后瘤体消失。随后继续外涂 5% 咪喹莫特治疗 3 个月,皮损完全消退,随访 18 个月未见复发[10]。此外,王秀丽研究团队采用梅花针预处理后 ALA-PDT 联合咪喹莫特治疗 33 例不适合手术治疗的侵袭性 cSCC 患者,所有患者均接受梅花针预处理的 ALA-PDT 联合外用 5% 咪喹莫特乳膏。其中 2 例因剧烈疼痛而放弃治疗,2 例因治疗无反应而停止治疗,最终 29 例完成全部治疗。其中 5 例经 PDT 治疗 2~9 次后完全缓解,治疗后 18 个月随访无复发。24 例患者获得部分缓解,患者对症状减轻和生活质量改善的结果感到满意。研究表明,梅花针预处理的 ALA-PDT 联合外用咪喹莫特乳膏是手术治疗受限 cSCC 患者的一种可行的治疗方案[11]。

5. ALA-PDT 联合咪喹莫特治疗尖锐湿疣

尖锐湿疣治疗难点是容易复发,ALA-PDT 联合咪喹莫特可提高疗效,减少皮损复发及提高 HPV 感染的清除率。肖潇将 100 例尖锐湿疣患者随机分为 ALA-PDT 组和 ALA-PDT 联合外用咪喹莫特组,每组各 50 例患者。ALA-PDT 组接受 20% ALA 涂抹于病灶及病灶周围 2 cm 皮肤处,避光封包 3 h 后进行照射治疗,能量密度为 100 J/cm²,治疗间隔 7 d,共进行 3 次 ALA-PDT。联合咪喹莫特治疗组患者在 ALA-PDT 组的治疗基础上外涂咪喹莫特进行联合治疗:睡前将适量咪喹莫特乳膏涂抹于患处,每周 3 次,连续治疗 2 周。联合治疗组患者治疗总有效率为 92%,高于 ALA-PDT 组的 76%[12]。张松等将纳入研究的 82 例尖锐湿疣患者随机分为 3 组,A 组纳入 20 例,接受 3 次 ALA-PDT 联合外用咪喹莫特乳膏治疗,B 组纳入 22 例,接受 1 次 ALA-PDT 联合外用咪喹莫特乳膏治疗,C 组纳入 40 例,只接受外用咪喹莫特乳膏治疗。每位患者首先接受液氮冷冻治疗清除疣体,每周 1 次,一般冷冻 2～4 次直至清除肉眼可见疣体。A、B 组分别接受 3 次和 1 次 ALA-PDT 治疗,将 20% 的 ALA 凝胶外敷覆盖皮损及皮损边缘 2 cm 范围,封包 3 h,后使用能量密度为 100 J/cm^2 的红光照射,每周 1 次。A、B 组末次 PDT 后 1 周开始外涂 5% 咪喹莫特乳膏,每周 3 次,共 3 个月。C 组只接受每周 3 次,一共 3 个月的外涂咪喹莫特治疗。治疗后 A 组复发 3 例(15%)、B 组复发 4 例(18.18%)、C 组复发 13 例(32.5%)。此外,A 组、B 组及 C 组中分别存在 16 例、14 例、17 例感染高危 HPV 的患者,分别有 11 例(68.75%)、3 例(21.42%)、5 例(29.41%)转为阴性,3 次 ALA-PDT 联合外用咪喹莫特乳膏组的高危 HPV 转阴率明显高于其他两组[13]。值得注意的是,王秀丽研究团队观察到在尖锐湿疣患者外涂咪喹莫特的部位出现了局限性白癜风及扁平苔藓表现,推测是由于咪喹莫特影响了皮肤 Toll 样受体,激活免疫细胞,诱导 Th1 反应,最终激活细胞毒性 T 细胞,引发炎症性皮肤反应[14]。

6. ALA-PDT 联合咪喹莫特治疗 EMPD

EMPD 是较为少见的皮肤恶性肿瘤,首选治疗方法为手术切除。由于 EMPD 皮损往往面积大、皮损多发且境界不清,可导致手术难度高、破坏性大和术后易复发。咪喹莫特是一种免疫反应调节剂,能刺激促凋亡细胞因子的分泌,已被用作治疗 EMPD 的单一疗法[15]。PDT 的机制之一是在最初的促炎中性粒细胞迁移后激活促凋亡的

CD8$^+$ T 细胞,PDT 可能与咪喹莫特具有协同的免疫效应[16]。Jing 等在 2 例阴囊和阴茎 EMPD 患者中采用 20% ALA,每隔 2 周进行能量密度为 100 J/cm^2 的 ALA-PDT 治疗,共 6 次。第 6 次 PDT 后两周开始隔日外用 5% 咪喹莫特,疗程 3 个月。2 例患者在末次治疗后随访至少 24 个月均保持完全缓解状态[17]。Bauman 等采用 ALA-PDT 联合 5% 咪喹莫特治疗 1 例继发于前列腺癌的阴囊 EMPD 患者。皮损处外涂 5% 咪喹莫特乳膏,每周 5 d,持续 1 个月。在接下来的 2 个月里,咪喹莫特的频率减少到每周 3 d。此后 6 个月内,患者同时接受每月 1 次 ALA-PDT。6 个月后,患者停用咪喹莫特,继续接受每季度 1 次的 ALA-PDT。在初诊后 11 个月活检证实 EMPD 完全缓解,随访 6 年无复发[18]。

(三)推荐方案

ALA-PDT 疗程结束后 10～14 d 开始使用 5% 咪喹莫特,每周外用 2～5 次,持续 3～16 周不等。亦可在 PDT 治疗前使用,但是会出现糜烂,加重 PDT 治疗的副作用,如不能耐受,可暂停使用咪喹莫特数天,再行 PDT 治疗。

(四)不良反应

咪喹莫特可产生局部或系统性的副作用,局部反应包括红肿、不适、糜烂、结痂及肤色改变,值得注意的是咪喹莫特导致的局部色素脱失在临床上时有发生[7]。系统症状包括似流感症状、晕眩、头痛,极少数可有尿潴留症状[19]。

二、 ALA-PDT 联合外用 5-氟尿嘧啶

5-氟尿嘧啶(5-FU)是一种化疗药,可以阻断细胞 DNA 和 RNA 的合成,诱导细胞周期停留在休止期,引起细胞凋亡。可用于 AK 和浅表型 BCC 的治疗[20]。

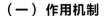

（一）作用机制

5-FU 可以诱导细胞凋亡及激发免疫反应，可作为 ALA-PDT 疗效增强佐剂。在紫外线诱导的小鼠 cSCC 模型中，5-FU 预处理 3 d，然后 ALA 预处理 4 h，可导致 PpⅨ 水平呈肿瘤选择性地大幅度增加，并且照射后的死亡细胞数量增多。其可能机制如下：首先，5-FU 预处理导致血红素合成途径中的关键酶表达发生改变，这有利于增强 PpⅨ 合成。另外，在 5-FU 预处理的肿瘤中，p53 升高了 3～6 倍，这可能有助于促进肿瘤细胞凋亡。因此，5-FU 联合 ALA-PDT 代表了一种新的治疗方法[21]。

（二）临床疗效

多项研究发现，与单独应用 ALA-PDT 相比，ALA-PDT 联合 5-FU 序贯治疗可能疗效更优。Gilbert 等纳入 15 例面部多发弥漫性 AK 的患者，15 名患者每晚外涂 5-FU，共 5 d，第 6 d 进行 ALA-PDT 治疗，ALA 避光敷药 30～45 min 后，采用 560～1 200 nm 强脉冲光照射。在治疗后的 1 个月和 1 年的随访中，90% 的 AK 皮损均得到缓解[22]。在 Pei 等于同部位进行的单中心、随机分部位研究中，17 例 AK 患者入选，其中一侧皮损随机接受 ALA-PDT 联合 5-FU 序贯治疗，另一侧仅接受 ALA-PDT。分别在基线、6 个月和 12 个月计算 AK 总数。结果发现，ALA-PDT 联合 5-FU 序贯组在 6 个月及 12 个月时 AK 数减少的中位数百分比分别为 100%、100%；单一 ALA-PDT 组分别为 66.7%、82.6%。结果表明 ALA-PDT 联合 5-FU 序贯疗法在 6 个月和 12 个月时，对 AK 的清除率优于单用 ALA-PDT[23]。

三、ALA-PDT 联合外用环氧合酶-2 抑制剂

（一）作用机制

已有研究发现在 AK、BD、EMPD 等皮肤肿瘤细胞中存在高表达环氧合酶-2（cyclooxygenase-2，COX-2）的现象[21]。COX-2 是前列腺素合成过程中一个重要的限速酶，可将花生四烯酸代谢成各种前列腺素类产物，这些代谢产物可通过刺激血管生成、抑制细胞凋亡、增加肿瘤细胞侵袭力来促进上皮性肿瘤生长[25]。而双氯芬酸、氟芬那酸等非甾体类抗炎药可以通过抑制 COX-2 而降低前列腺素合成，抑制紫外线诱导的炎症改变，并具有抗癌作用。此外，王秀丽研究团队发现氟芬那酸丁酯软膏作为一种 COX-2 抑制剂，对 UV 所致的小鼠日晒伤、光老化及 cSCC 有较好的光保护作用，它能减轻日晒红斑，降低日晒伤皮肤 COX-2 的表达[26]。

（二）临床疗效

van Der Geer S 等报道 10 例 AK 患者使用 3% 双氯芬酸凝胶预处理手背的 AK 皮损再进行 ALA-PDT 治疗。在治疗后 12 个月随访时，ALA-PDT 联合双氯芬酸治疗组的 AK 皮损明显少于单纯 ALA-PDT 治疗组[27]。

四、ALA-PDT 联合外用维 A 酸

维 A 酸可作为皮肤癌的药物治疗，其参与肿瘤细胞的生长抑制和凋亡，并可调控免疫反应。目前 ALA-PDT 联合外用维 A 酸的报道仅限于个例，Galitzer 等随机选取 10 例手或前臂背侧至少有 4 处 AK 皮损的患者，其中 1 侧使用 0.1% 他扎罗汀凝胶，每天 2 次，持续 1 周作为预处理；另一侧未进行预处理，然后均接受蓝光 ALA-PDT。两侧涂抹 ALA 孵育 60 min 后用蓝光照射，功率密度为 10 mW/cm²，能量密度约为 10 J/cm²。分别于 48 h 和 8 周后评估疗效和不良反应。研究显示用他扎罗汀凝胶预处理手背侧和前臂 AK 皮损可能增强 ALA-PDT 的治疗效果，尽管差异未达到统计学意义[28]。

表 16-1 PDT 联合外用药物相关研究

联合药物	病种	病例数	治疗结果	参考文献
咪喹莫特	BP	27	联合治疗组随访中仅有一例复发,对照组复发率高达 60%	[2]
咪喹莫特	BP	135	联合治疗组复发率 3.22%。ALA-PDT 联合咪喹莫特治疗 BP,具有疗效好、复发率低的优势	[3]
咪喹莫特	AK	24	皮损消退率从 74.5%(单纯 PDT)提高到 89.9%	[4]
咪喹莫特	AK	102	联合组的总有效率 94.12%,高于对照组的 70.59%;联合组的复发率为 1.96%,低于对照组的 17.65%	[5]
咪喹莫特	BD	1	获得临床和组织学完全缓解,1 年内无复发	[7]
咪喹莫特	BCC	34	单纯 PDT 治疗组痊愈率 60%,联合疗法组痊愈率 75%	[8]
咪喹莫特	cSCC	1	梅花针预处理联合治疗后可获完全缓解,随访 18 个月未见复发	[9]
咪喹莫特	侵袭性 SCC	33	29 例完成治疗的患者中,5 例完全缓解,治疗 18 个月后无复发。24 例患者获得部分缓解	[10]
咪喹莫特	CA	100	联合治疗组患者治疗总有效率为 92%,高于单纯 ALA-PDT 组的 76%	[11]
咪喹莫特	CA	82	3 次 ALA-PDT 联合外用咪喹莫特组的 HR-HPV 转阴率明显高于 1 次 ALA-PDT 联合咪喹莫特组及单用咪喹莫特组	[12]
咪喹莫特	EMPD	2	经过 6 个周期的 PDT 和咪喹莫特治疗后,患者的检查显示完全缓解。在 6 个月和 12 个月末,活检和病理检查仍然没有复发。随访 24 个月和 36 个月,无临床复发	[17]
咪喹莫特	EMPD	1	疗程 6 个月,在初诊后 11 个月活检证实完全缓解,随访 6 年无复发	[18]
5-氟尿嘧啶	AK	15	联合治疗后随访 1 年,90% 的 AK 皮损均消退	[22]
5-氟尿嘧啶	AK	17	5-FU-ALA-PDT 序贯疗法在 6 个月和 12 个月时对 AK 的清除率优于单一 ALA-PDT 疗法	[23]
双氯芬酸	AK	10	随访 12 个月,联合治疗组的 AK 皮损明显少于单纯 PDT 组	[27]
他扎罗汀	AK	10	0.1% 他扎罗汀凝胶预处理 AK 可能增强 ALA-PDT 的疗效,差异未达统计学意义	[28]

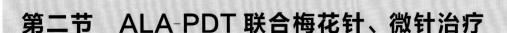

第二节　ALA-PDT 联合梅花针、微针治疗

ALA-PDT 治疗非黑素瘤皮肤癌以及癌前病变已取得较好的疗效,且无需植皮,美容效果好。但是对于较深的、体积较大的病变组织,ALA-PDT 疗效仍有限,可能与 ALA 渗透较浅且分布不均有关。既往有报道通过微针及 CO_2 点阵激光联合 PDT 治疗,以增强光敏剂渗透的报道,但是滚轮微针依然作用表浅,而 CO_2 点阵激光设备成本高,孔径较小,并存在 CO_2 激光治疗使组织碳化,影响 ALA 渗透或汽化会减少组织供氧能力。梅花针叩刺是我国传统医学的一种简单实用的治疗方式,治疗时操作者使用腕部力量用梅花针快速叩刺皮损治疗区域,促进 ALA 的渗透,增强 ALA-PDT 的疗效,减少治疗次数,其不良反应轻微。从卫生经济学和技术推广角度而言,患者的治疗成本更少,操作更加方便,基层医师更易掌握,值得临床推广应用。

一、作用机制

2016 年,王秀丽研究团队将梅花针(图 16-4)叩刺与点阵激光进行对比,研究哪一处理更能促进 ALA 在真皮浅层更广泛的分布。二者临床疗效相近,但梅花针叩刺的花费明显低于点阵激光。剥脱性点阵激光产生正常的锥形通道,锥形通道开口直径约为 200 μm,深度约为 1 850 μm,每个通道周围均环绕 70 μm 厚的热凝固层。梅花针叩刺会产生开口直径为 180 μm 的正常锥形通道并有拖尾,形成的拖尾使通道更深。梅花针叩刺后应用 ALA 明显增加孔洞边缘和距孔洞 100 μm 处原卟啉的荧光强度。与剥脱性点阵激光相比,应用 ALA 后采用梅花针叩刺在皮肤 120 μm 深处的孔洞边缘的原

卟啉荧光强度更强。梅花针叩刺后应用 ALA 效果强于在梅花针叩刺前应用 ALA。梅花针预处理的皮肤表面荧光强度强于点阵激光预处理的荧光强度(图 16-5),且无明显副作用[29]。

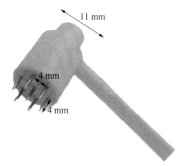

图 16-4　梅花针
由 7 支长 4 mm、直径 0.5 mm 的细针嵌于针盘组成

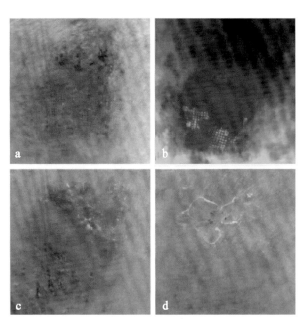

图 16-5　光线性角化病皮损荧光强度与疗效比较
梅花针预处理后红色荧光较点阵激光强,无碳化带,疗效更好。
(a)将病变随机分为 2 部分,上半部用梅花针,下半部 CO_2 点阵激光预处理;
(b)ALA 作用 3 h 后的荧光图像,激光预处理区的激光孔周围可见无荧光的圆圈,在梅花针预处理区荧光分布均匀;
(c)治疗前;(d)治疗后 2 周,上面的部分比下面的部分更薄

二、 临床疗效

王秀丽研究团队对 6 例 AK、3 例结节型 BCC、3 例原位 cSCC 患者进行梅花针叩刺联合 ALA-PDT 治疗,同时选取皮损类型及分期类似的患者单用 ALA-PDT 治疗作为对照。联合组单次治疗对 AK 的完全缓解率明显高于单用 ALA-PDT 组,联合组 AK 获得完全缓解所需的治疗次数有所减少;结节型 BCC 在增加梅花针叩刺后的 PDT 治疗效果亦增强,且梅花针叩刺患者疼痛无明显增加;联合组治疗原位 cSCC,皮损厚度超过 0.3 mm,获得完全缓解的治疗次数也少于单用 ALA-PDT 组[30]。

王秀丽研究团队还比较单用 ALA-PDT 和 ALA-PDT 联合梅花针对 BD 的疗效和不良反应。研究将 24 例患者的 43 个病灶随机分为 2 组,治疗 6 周时,联合组和单用 PDT 组完全缓解率分别为 77.78%(14/18)和 40%(7/20),进一步治疗后分别有 16/18 和 17/20 个病灶达到完全清除,分别需要(2.9±0.8)次和(3.4±0.7)次治疗。联合组所需疗程较短,PpIX 荧光强度更高。结果表明梅花针叩刺可通过促进 ALA 递送和分布,提高 ALA-PDT 治疗 BD 的疗效[31]。

三、 不良反应及处理

梅花针叩刺以及微针预处理皮损时多有轻微疼痛。王秀丽研究团队在采用 ALA-PDT 结合梅花针治疗 1 例老年女性位于胫前的 BD,治疗范围为 3.5 cm×3.0 cm。先梅花针叩击预处理,然后用 20% 的 5-ALA 乳膏孵育 3.5 h,用波长为 635 nm 的半导体激光照射,功率密度为 60 mW/cm²,能量密度为 100 J/cm²。在使用梅花针第 3 次 ALA-PDT 治疗 2 周后,梅花针预处理部位出现 1.5 cm×1.0 cm 的溃疡。由此可见,在皮下组织较少的部位,使用梅花针叩刺或其他促进 ALA 穿透的方法需更为谨慎,避免出现皮肤溃疡[32]。

表 16-2 PDT 联合梅花针、微针相关研究

联合药物	病种	病例数	治疗结果	参考文献
梅花针	AK	6	梅花针预处理的皮肤表面荧光强度强于激光预处理的荧光强度	[29]
梅花针	AK	6	联合治疗组单次治疗 AK 的完全缓解率明显高于单纯 PDT 组	[30]
梅花针	原位 cSCC	3	联合治疗组获得完全缓解治疗次数少于单纯 PDT 组	[30]
梅花针	结节型 BCC	3	联合治疗组较单纯 PDT 组疗效有所增强,疼痛无明显增加	[30]
梅花针	BD	24	联合治疗组缓解率高,所需疗程较少,原卟啉IX荧光水平较高	[31]

第三节　ALA-PDT 联合手术治疗

ALA-PDT 治疗 AK、浅表型 BCC、BD 具有确切的疗效,但对于较厚皮损或深在肿瘤组织疗效有限且易复发,如单纯 ALA-PDT 治疗 Paget 病或 EMPD 的复发率较高。在以上这些皮肤肿瘤中,PDT 联合手术可以取长补短,提高肿瘤的治愈率,降低复发率。在手术治疗前,使用 ALA-PDT 可以缩小皮损面积,减少切除范围,以减轻组织创伤和瘢痕形成;手术结合光动力荧光诊断可界定肉眼看不到的潜在肿瘤边界,指导手术范围,减少不必要的扩大切除;而在手术后再联合 ALA-PDT,可以清除残留肿瘤细胞,同时打破肿瘤免疫的抑制状态,增强肿瘤免疫学效应,重塑组织微环境,这种贯穿肿瘤治疗全程的 PDT 治疗理念被称为肿瘤新辅助光动力治疗。

王秀丽研究团队在一项 EMPD 的前瞻性对照研究中,发现 ALA-PDT 治疗后患者的痛痒感觉明显减轻,皮损变平,境界变得更清晰,皮损外缘恢复正常皮肤结构。8 例患者术前进行 4 个疗程的 PDT,7 例皮损面积减少＞50％,1 例皮损面积减少 35％,减少了后续手术切除面积和手术带来的创伤(图 16-6)。手术前进行了光动力荧光诊断,残留皮损显示砖红色荧光,有利于明确皮损境界,确定手术范围(图 16-7)。所有入组患者原皮损面积差异无统计学意义,单纯手术治疗组 5 例患者,均进行了皮瓣转移术;8 例 PDT 联合手术治疗组患者,其中 6 例患者的 6 个皮损均进行直接缝合术,仅 2 例患者的 5 个皮损进行皮瓣转移术。PDT 联合手术治疗组的患者满意度(62.5％)显著高于单纯手术治疗组(40％)。治疗后 1 年时随访,单纯手术复发率为 25％,PDT 联合手术复发率仅为 9.1％,对复发的患者再次给予 ALA-PDT 治疗后痊愈,随访 3 年未复发(图 16-8)[33]。此外,王秀丽研究团队还发起一项前瞻性开放性对照研究,入组 38 例 EMPD 患者,分为 2 组:单纯手术治疗组 21 例,手术联合 ALA-PDT 治疗组 17 例。手术联合 PDT 组在手术后采用 2 周 1 次的 ALA-PDT 治疗,共 3 次。所有患者每 3 个月随访 1 次,随访≥12 个月,将 2 组的复发情况进行比较。结果显示:单纯手术治疗组 7 例复发,中位复发时间 9 个月;手术联合 PDT

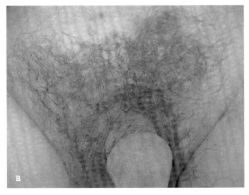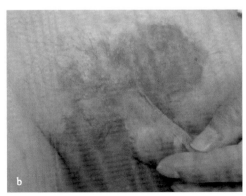

图 16-6　乳房外 Paget 病患者 ALA-PDT 的疗效

光动力治疗后皮损逐渐变薄。(a)治疗前;(b)4 次 ALA-PDT 后,皮损明显变薄,范围缩小

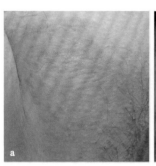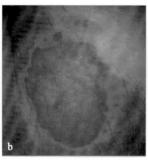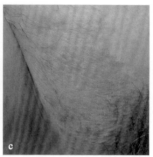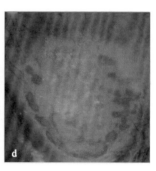

图 16-7　乳房外 Paget 病患者 ALA-PDT 疗效及光动力荧光诊断

光动力治疗后皮损变薄,荧光减弱,提示肿瘤负荷减轻。(a)治疗前;(b)治疗前荧光照片;(c)2 次 ALA-PDT 后;
(d)2 次 ALA-PDT 后荧光照片

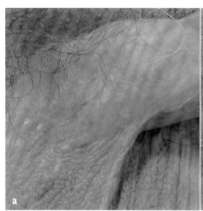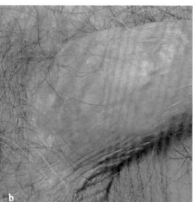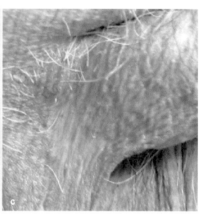

图 16-8　ALA-PDT 治疗乳房外 Paget 病复发患者

(a)治疗前皮损;(b)手术联合 ALA-PDT 治疗后皮损复发;(c)再次进行 1 次 ALA-PDT 治疗,随访 3 年未复发,且无瘢痕

组 1 例复发,复发时间为治疗结束后 18 个月。手术联合 PDT 组较单纯手术组复发率低,两组比较差异有统计学意义,且复发时间较单纯手术组有所延长[34]。

对多发的皮肤肿瘤患者,如果采用单纯的手术治疗,会造成较大的组织损伤和较多的瘢痕形成,甚至造成器官组织缺损和容貌受损,此时可以考虑 PDT 联合手术的序贯方法。王秀丽研究团队采用刮除术联合 ALA-PDT 治疗 1 例面部多发结节型 BCC 患者,先采用刮匙去除可见的 BCC 病灶,再采用改良 PDT 治疗方案,即将 10% ALA 乳膏涂于病变部位,孵育 30 min 后,用 633 nm LED 红光,200 J/cm²,连续 3 次,间隔 2 周。随访 1 年,皮损未见复发[35]。Cao D 等采用手术联合 ALA-PDT 治疗了 1 例面颈部多发 BCC 的患者,考虑到患者皮损多发,为尽可能切除肿瘤并

保留更多正常皮肤,先将肿物原位切除,进行简单缝合,立即涂抹 20% 的 ALA 乳膏,避光封包 4 h,进行 633 nm 的红光照射 20 min,功率密度为 80 mW/cm²,能量密度为 100 J/cm²。7 d 后再次进行同样参数的 ALA-PDT 治疗。患者经 1 次手术联合 2 次 ALA-PDT 治疗后随访 2 年,原肿瘤部位术后以瘢痕为主,未发现新的肿瘤。作者认为手术联合 ALA-PDT 对多发 BCC 是一种经济、有效且安全的联合治疗方案[36]。Li 等采用手术联合 ALA-PDT 治疗 1 例多发 cSCC 的患者。这例 70 岁男性患者因躯干及四肢多发 cSCC 且存在明显的瘙痒和疼痛症状求诊。因肿物分布密集,传统手术无法完全切除所有病灶,患者也拒绝放疗、化疗及免疫抑制剂,在临床中采用了 ALA-PDT 联合手术的治疗方案,治疗的主要目的是缓解患者的疼痛。首先,原位切除疼痛性溃疡性肿

物至脂肪层深度，然后简单缝合。其他较大的肿物采用原位削切术。术后进行每周 1 次，共 2 次的 ALA-PDT 治疗，外敷 20% ALA 乳膏避光封包 4 h，后使用 635 nm 半导体激光照射 20 min，功率密度为 80 mW/cm²。末次治疗后 3 周复查，手术部位完全愈合，全身 CT 扫描未见明显异常。随访 2 年，疼痛、瘙痒消失，治疗部位肿物无复发，患者生活质量明显改善[37]。

对于相对较厚的 cSCC、BCC、AK，也可以采用 PDT 联合手术的序贯治疗。Lu 等对 32 例 BCC、13 例 BD、8 例 Paget 病和 5 例 cSCC 进行手术联合 ALA-PDT 序贯治疗，手术后 1 周进行首次 PDT 治疗，2 周 1 次，共 3 次。治疗后 6 个月随访时未见复发，治疗后 1 年仅 5 例 Paget 病和 2 例 cSCC 复发，总复发率为 12.5%，且美容效果较好，患者满意度高，无明显不良反应[38]。布文博等为 1 例面部巨大 cSCC 的 90 岁高龄患者进行了手术联合 ALA-PDT 的交替治疗。巨大 cSCC 肿物位于患者右侧面颊靠近眼睑处，考虑到患者年龄大，肿瘤面积大，浸润深，难以进行根治性手术。首先对肿物进行了第 1 次非根治性切除，后连续进行 5 次局部 ALA-PDT 治疗清除肿瘤残留病灶，缩小肿瘤边界。7 个月后，切口愈合，病灶长径 2.5 cm。此时肿物较小，患者接受了根治性切除，术后病理检查切缘及基底未见肿瘤残留。该患者的治疗经验提示，对难治性巨大 cSCC，特别是对初期无法根治性切除的患者，先最大限度切除肿瘤主体，后 PDT 治疗缩小肿瘤边界，再予以根治性手术序贯治疗是一种有效的治疗方案[39]。此外，布文博等还将一期手术切除后行 ALA-PDT 治疗和一期切除后二次手术治疗的临床结果进行对比分析。共有 20 例术前临床诊断为色素痣的患者接受了原位切除，术后病理诊断均为 BCC。10 例一期切除后进行 PDT 治疗；

10 例一期切除后再扩大切除。术后随访至少 8 个月，2 组复发率差异无统计学意义。但手术联合 PDT 组在经济负担、愈合时间、美容满意度等方面均优于二次手术组，表明 ALA-PDT 对于因临床误诊而未接受根治性切除的 BCC 患者，有相当大的补救作用[40]。

特殊部位的皮肤肿瘤，手术联合 PDT 治疗也取得良好效果，值得推荐。Wang 等报道 1 例手术联合 ALA-PDT 治疗唇部 SCC，对可见瘤体进行手术刮除后，第 2 d 进行首次 ALA-PDT 治疗，2 周一次，共 5 次。行 ALA-PDT 治疗后，肿瘤组织完全消退，唇部结构无缺损，唇部的功能和形态均无影响。手术刮除术清除肉眼所见瘤体，PDT 有效清除残留肿瘤细胞，避免扩大切除。联合治疗对唇部结构无破坏，也无瘢痕形成，1 年后随访未出现复发[41]。王秀丽研究团队成功地治疗 2 例唇部浸润性鳞癌，首先采用表面瘤体切除术，降低肿瘤负荷，然后采用 ALA-PDT 序贯治疗残留肿瘤。治疗阶段，用超声监测肿瘤浸润深度，评价治疗效果，2 例患者随访 12 个月均无复发迹象，这表明 ALA-PDT 联合微创手术是治疗特殊部位（如唇部 SCC）的一种可行的治疗方法（图 16-9）[42]。除唇部之外，王秀丽研究团队还报道 1 例手术联合 ALA-PDT 成功治疗眉部巨大角化棘皮瘤样鳞癌，考虑到对安全性和美观的要求，临床上处理巨大的面部鳞状细胞癌非常具有挑战性和难度。患者整个肿瘤被微创切除以便于缝合，随后在手术中联合 ALA-PDT 治疗，便于清除残留的肿瘤细胞。此外，ALA-PDT 还具有抑制瘢痕形成的作用。随访半年，患者无复发，局部无明显瘢痕形成，生活质量得到改善。手术联合 ALA-PDT 治疗面部巨大角化棘皮瘤样鳞癌，创伤小，安全有效，美容效果好，是治疗面部特殊部位肿瘤令人满意的解决方案（图 16-10）[43]。

16

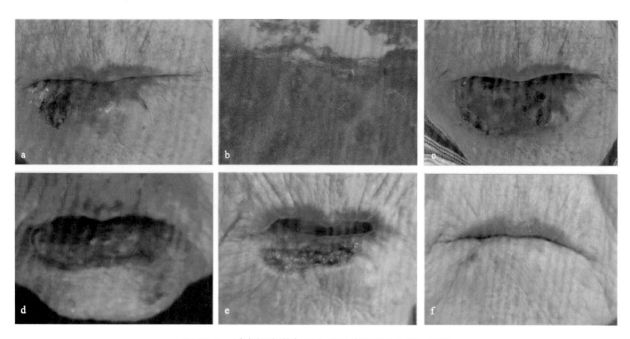

图 16-9　手术切除联合 ALA-PDT 序贯治疗唇部 cSCC

(a)治疗前；(b)病理图像(100×)证实为浸润性鳞状细胞癌；(c)ALA-PDT 前浅层切除后；(d)第一疗程 ALA-PDT 前荧光图像；
(e)第 1 次 ALA-PDT 治疗后 2 周；(f)第 3 次 ALA-PDT 治疗后 2 个月

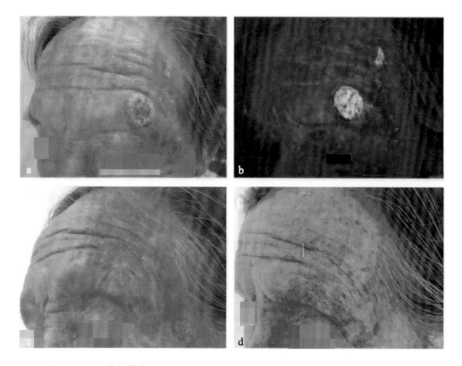

图 16-10　手术联合 ALA-PDT 治疗 1 例眉部巨大角化棘皮瘤样鳞状细胞癌

(a)左眉有一个中央略带凹陷的肿瘤；(b)在伍德灯灯光下见一个半球形的突起，有鳞片状亮白色荧光；
(c)术后 3 周，隐约可见轻微的瘢痕；(d)半年随访，皮肤细腻，未见明显瘢痕

第四节　ALA-PDT 联合激光治疗

临床上，ALA-PDT 联合激光治疗可分为 2 种情况：一种是用激光去除皮损，待创面愈合后再进行 PDT 治疗，以去除肉眼看不到的残存病变组织，可采用 CO_2 激光、铒激光、半导体激光、钬激光等；另一种是对皮损进行点阵激光预处理以改变光敏剂组织吸收与分布，促进光敏剂向组织深部渗透[44]，一般采用具有剥脱作用的激光。目前 ALA-PDT 联合激光治疗主要选择 CO_2 激光和钬激光。具有切割和凝固作用的激光，既可以清除皮损，还具有一定的止血效果。

与传统的剥脱性 CO_2 激光相比，钬激光具有 CO_2 激光难以比拟的几大优势。其一，钬激光具有更佳的汽化切割组织和血管凝固效果，对于血供丰富的部位止血效果更好，对于巨大的皮损具有更高的切割效率。其二，钬激光可以通过光纤进行传输，对于一些 CO_2 激光难以到达的腔道部位、血供丰富部位及深部腔道或大型皮肤肿瘤治疗更具优势，可以治疗隐蔽处的皮损。其三，通过调节输出能量可控制钬激光器的工作深度，从而使切割更为精准。

一、ALA-PDT 联合激光治疗 BCC

结节型 BCC 曾被视为 PDT 的禁忌证，因为肿瘤厚度超过 2 mm。在结节型 BCC 的治疗中，点阵激光预处理可增加 ALA 吸收及 PpIX 荧光强度，提高 PDT 临床疗效。

Lippert 等纳入 56 例结节型 BCC 患者，首先在超声引导下使用 980 nm 半导体激光器切除瘤体，激光切除的目的是最大限度地减少瘤体到超声显示的深度，但不进一步扩大，以减少造成病理

性瘢痕的风险。1 周后，皮损处被人为划分为两半，其中一半使用点阵 CO_2 激光处理，另一半作为对照组采用刮除术处理，预处理后立即采用 5-氨基乙酰丙酸甲酯（methyl 5-Aminolevulinate，mALA）为基础的 PDT。mALA 外敷于皮损及周围 1 cm 区域，封包 3 h，采用红光进行照射，功率密度为 $70 \ mW/cm^2$，能量密度为 $37 \ J/cm^2$。14 d 后再次进行同样的 PDT 方案治疗。经组织病理学证实，治疗组和对照组的最终清除率分别为 92.9%（52/56）和 80.4%（42/56）。有 53 例点阵 CO_2 激光组的荧光强度高于对照组，3 例点阵 CO_2 激光组的荧光强度与对照组相近[45]。

二、ALA-PDT 联合激光治疗 BD 及 SCC

Cai H 等比较单纯 CO_2 激光和 ALA-PDT 联合激光治疗 BD 的效果，将 18 例患者的 22 处皮损随机分为两组：11 例皮损采用 ALA-PDT 联合 CO_2 激光治疗（$100 \ mW/cm^2$，$180 \ J/cm^2$）1～3 个疗程；其余 11 例皮损采用单纯 CO_2 激光作为对照组。治疗 1 个月后进行初次评估。在 ALA-PDT 联合 CO_2 激光组中，72.73%（8/11）的 BD 皮损显示完全缓解，总皮损清除率达到 90.91%，且在随访中仅有 9% 复发，无系统性不良反应；单纯 CO_2 激光组的完全缓解率为 63.63%（7/11），总皮损清除率为 54.55%，复发率为 45.45%[46]。王秀丽研究团队对 1 例 66 岁面部多发 AK 及原位 cSCC 的患者采用 ALA-PDT 联合 CO_2 激光治疗，首先采用 CO_2 激光清除角化过度的皮损表面，作为预处理以增加 ALA 的穿透，从而增强 PDT 的疗效。然后 ALA-

PDT 应用于患者的整个面部，10% ALA 外敷后封包 3 h，用能量密度为 100 J/cm²、功率密度为 100 mW/cm² 的红光照射，每 2 周 1 次，共治疗 3 次，患者得到痊愈。ALA-PDT 以"区域性面治疗"的方式消除患者潜在的可疑病变，减少复发的风险[47]。

疣状表皮发育不良（epidermodysplasia verruciformis，EV）是一种罕见的常染色体隐性遗传病。临床上对于 EV 患者应密切随访有无 cSCC 或癌前病变。如果发现肿瘤，应及时采用积极的治疗。王秀丽研究团队联合应用 ALA-PDT 和钬激光，有效地治疗 1 例 68 岁的女性 EV 患者左上眼睑的复发性侵袭性 cSCC，患者首先接受 20% 浓度的 ALA-PDT（100 J/cm²，60 mW/cm²），间隔 2 周，一共治疗 3 次，肿瘤大小无明显改善，考虑肿瘤较厚影响 PDT 疗效，后采用钬激光切割皮损，钬激光能量 0.5～0.8 J/cm²，频率 10 Hz，光纤直径为 550 μm，再联合 3 次 ALA-PDT 的治疗方案，结果令人满意（16-11）[48]。

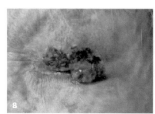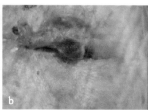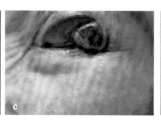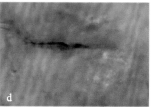

图 16-11　钬激光联合 ALA-PDT 治疗 1 例眼睑复发性侵袭性 cSCC
(a)左上眼睑红色结节伴破溃及结痂，为侵袭性 cSCC；(b)3 次 ALA-PDT 治疗后，肿瘤大小无明显缩小；
(c)ALA-PDT 联合 1 次钬激光治疗后，肿瘤明显缩小；(d)钬激光治疗后再进行 3 次 ALA-PDT，肿瘤消退

三、ALA-PDT 联合激光治疗尖锐湿疣

临床上常用于治疗尖锐湿疣的物理疗法如激光、冷冻、电灼、微波等，仅能去除肉眼所见疣体，而对处于亚临床感染及潜伏状态的 HPV 无作用。ALA-PDT 具有选择性杀伤增生旺盛的细胞的作用，能够清除亚临床感染和减轻 HPV 感染负荷，和物理疗法结合可提高疗效，降低皮损复发率。王秀丽研究团队采用 ALA-PDT 联合微波治疗 86 例复发性尖锐湿疣患者，先对患者的皮损进行微波治疗，1 周后进行 ALA-PDT 治疗，外敷 20% ALA 于皮损及其周围 2 cm，封包 3 h 后用 630 nm 的 He-Ne 激光照射，最大输出功率为 150 mW，能量密度为 60～100 J/cm²。7～10 d 重复治疗 1 次，共进行 4 次治疗。微波联合 4 次 ALA-PDT 治疗后，59 例痊愈，随访 12 个月，未见复发，其余 27 例（31.4%）在治疗后 1～5 个月内出现不同程度的复发，复发病例再用本疗法治疗

有效，重复治疗 1～2 个疗程后均达痊愈[49]。Huang 等发现采用 CO_2 激光联合 ALA-PDT 对治疗尖锐湿疣高度有效。119 例患者，其中肛周尖锐湿疣 52 例、外阴尖锐湿疣 67 例，皮损均大于 2 mm。以单脉冲 CO_2 激光治疗后进行 ALA-PDT 治疗，重复 PDT 治疗直至完全缓解。大约一半的患者仅需要 1 个疗程的 PDT 处理，另一半患者需多次 PDT 治疗以达完全缓解。6 个月后随访有 7.1% 患者复发，未发现严重副作用[50]。一项中国人群中的 Meta 分析显示，ALA-PDT 联合 CO_2 激光治疗尖锐湿疣比单纯 CO_2 激光治疗更有效地降低复发率，单纯 CO_2 激光治疗的复发率为 42.67%（451/1057），ALA-PDT 联合 CO_2 激光的复发率为 10.29%（102/991），2 组复发率差异有显著统计学意义[51]。

近年来，PDT 联合钬激光治疗难治性尖锐湿疣取得令人瞩目的进展。王秀丽研究团队回顾分析 37 例肛管尖锐湿疣患者（疣个数≥10 个皮损）的临床资料。其中 17 例采用钬激光联合 ALA-PDT 治疗，20 例采用 CO_2 激光联合 ALA-PDT

治疗作为对照。评估疣体清除率、复发率以及并发症。经　次钬激光治疗后，88.23%疣体被清除，再结合 ALA-PDT 治疗。钬激光加 ALA-PDT 组清除全部疣体，所需平均激光治疗次数为 1.94 次，未发现伤口感染和排便功能障碍。钬激光联合 ALA-PDT 治疗尖锐湿疣复发率为 17.6%，明显低于 CO_2 激光联合 ALA-PDT 治疗组的复发率（55%）。由此表明，钬激光联合 ALA-PDT 可提高难治性肛管尖锐湿疣的治愈率，降低复发率，对临床上难治性尖锐湿疣的治疗具有指导意义[52]。

四、ALA-PDT 联合激光治疗其他疾病

王秀丽研究团队采用钬激光联合 ALA-PDT 治疗 1 例因外生殖器 EMPD 手术后复发的 71 岁男性患者，患者皮损存在溃疡及渗出。病变区先接受了超声检查，发现皮损存在广泛相深入的浸润，其中低回声肿物厚度达 2.0～2.5 mm。考虑到病灶位置特殊、患者年龄大、患者拒绝手术等因素，再次手术并非最佳选择，故采用了 ALA-PDT 联合钬激光治疗的方案，ALA-PDT 主要用于大面积受累的浅表病变，将 20% ALA 乳膏涂抹于患处封包 4 h，然后用 635 nm 红光照射，能量密度为 100 J/cm^2。通过皮肤超声引导，采用钬激光治疗浸润较深的低回声区，因部位特殊，为避免皮损创面过大导致愈合不良，采用分次多点治疗的方式。钬激光能量 0.5～0.9 J/cm^2，频率 10 Hz，光纤直径为 550 μm。患者一共接受了 4 次钬激光和 9 次 ALA-PDT 的交错治疗方案，每次治疗间隔 2 周。末次治疗后 3 周随访，皮损消退，溃疡愈合，超声显示原低回声区病变消失[53]（图 16-12）。

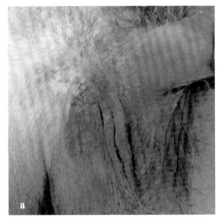 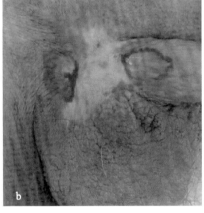 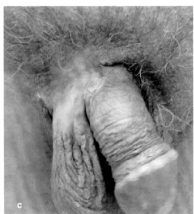

图 16-12　钬激光联合 ALA-PDT 治疗外生殖器 EMPD 手术后复发的患者
(a)治疗前，患者皮损存在溃疡渗出；(b)钬激光治疗前，超声多普勒定位浸润较深的患处；
(c)9 次 ALA-PDT 与 4 次钬激光治疗后 3 周，皮损愈合遗留瘢痕，无渗出及溃疡

王秀丽研究团队纳入 40 例阴道低级别上皮内病变（low-grade vaginal intraepithelial neoplasia，low-grade VaIN）伴持续高危 HPV 感染的患者，患者被随机平均分为 2 组，一组接受 1 次 CO_2 激光治疗和 3 次 ALA-PDT 治疗，治疗间隔 1 周；另一组接受最多 3 次的 CO_2 激光治疗。CO_2 激光组完全缓解率为 65%（13/20），CO_2 激光联合 PDT 组完全缓解率为 85%（17/20），2 组差异无统计学意义。但在治疗 1 年后，CO_2 激光组高危 HPV 缓解率为 25%（5/20），CO_2 激光联合 PDT 组缓解率为 95%（19/20），2 组有显著性差异。在 CO_2 激光治疗组中，有 1 例患者在治疗过程中出现严重出血，12 例均有不同程度的粘连、瘢痕和狭窄。而 CO_2 联合 PDT 组未观察到

严重不良事件或全身副作用[54]。

王秀丽研究团队还将钬激光与 ALA-PDT 联合应用治疗 1 例难治性外阴硬化性苔藓,先使用 ALA-PDT 治疗 3 次,然后钬激光联合 ALA-PDT 治疗 1 次,皮损消失,其间未出现不可耐受的不良反应,随访 1 年,皮损未见复发[55]。

第五节　ALA-PDT 联合冷冻疗法

冷冻疗法主要利用液氮实现组织的冷冻和解冻过程,使组织细胞变性坏死。ALA-PDT 联合冷冻疗法,一般是在冷冻治疗后再进行 ALA-PDT 治疗。

目前研究表明,相比单纯的冷冻疗法而言,ALA-PDT 联合冷冻疗法可以明显提高对尖锐湿疣的疗效。Mi 等认为 ALA-PDT 联合冷冻疗法比单纯冷冻疗法治疗多发性尖锐湿疣更为有效。研究纳入 80 例多发性尖锐湿疣患者进行随机分组,40 例接受 ALA-PDT 联合冷冻疗法;另 40 例接受冷冻疗法及安慰剂代替 ALA-PDT。在冷冻治疗后,将 20% ALA 溶液或安慰剂应用于尖锐湿疣发病部位,敷药 3 h 后,用 635 nm 红光照射,100 mW/cm^2,100 J/cm^2。首次治疗后皮损若未完全减退,7 d 后重复治疗。尿道口尖锐湿疣的完全缓解率在联合治疗组为 100%,冷冻治疗组为 54.5%。外生殖器部位尖锐湿疣在联合治疗组的完全缓解率为 94.2%,冷冻治疗组完全缓解率为 50.5%。尿道口尖锐湿疣的复发率在联合治疗组为 9.4%,冷冻治疗组为 39.4%。外生殖器部位尖锐湿疣在联合治疗组的复发率为 3.6%,冷冻治疗组复发率为 31.5%[56]。

表 16-3　ALA-PDT 联合手术、激光和冷冻治疗相关研究

联合疗法	病种	病例数	治疗结果	参考文献
手术	EMPD	13	术前 PDT 可缩小皮损约 58%,PDT 后手术 1 年内复发率从 25%(单纯手术)降至 9.1%	[33]
手术	EMPD	38	手术联合 PDT 组较单纯手术组复发率低,且复发时间较单纯手术组有所延长	[34]
手术	BCC	1	刮匙去除可见的 BCC 病灶联合改良 PDT 连续 3 次治疗,间隔 2 周,随访 1 年未复发	[35]
手术	BCC	1	患者经 1 次手术联合 2 次 ALA-PDT 后随访 2 年,未发现新的肿瘤	[36]
手术	cSCC	1	原位切除或原位削切术联合 2 次 ALA-PDT,随访 2 年无复发	[37]
手术	BCC	32	PDT 可缩小手术切除范围,随访 1 年无复发	[38]
手术	BD	13	PDT 可缩小手术切除范围,随访 1 年无复发	[38]
手术	Paget 病	8	PDT 可缩小手术切除范围,随访 6 个月,无复发,随访 1 年,5 例复发	[38]

(续表)

联合疗法	病种	病例数	治疗结果	参考文献
手术	cSCC	5	PDT 可缩小手术切除范围,随访 6 个月无复发,随访 1 年,2 例复发	[38]
手术	cSCC	1	首先最大限度切除肿瘤主体,后行 5 次 ALA-PDT 缩小肿瘤边界,行根治性手术后,肿瘤皮损完全消退	[39]
手术	BCC	20	手术联合 PDT 组在经济负担、愈合时间、美容满意度等方面均优于二次手术组	[40]
手术	唇部 SCC	1	对瘤体进行手术刮除后,行局部 ALA-PDT 治疗共 5 次,肿瘤组织完全消退,无不良反应	[41]
手术	唇部 SCC	2	表面切除术后序贯 ALA-PDT。随访 12 个月患者均无肿瘤迹象	[42]
手术	眉部 SCC	1	微创切除后行 ALA-PDT,病例随访半年后无复发,无明显瘢痕,生活质量改善	[43]
激光	结节型 BCC	56	治疗组最终清除率为 92.9%(52/56),对照组为 80.4%(42/56)	[45]
激光	BD	18	总皮损清除率联合治疗组为 90.91%,单纯激光组为 54.55%	[46]
激光	AK/cSCC	1	CO_2 激光清除角化过度的表面,后行 3 次全面部 ALA-PDT 治疗后,患者痊愈	[47]
激光	cSCC	1	和钬激光联合有效地治疗了 1 例 EV 患者左上眼睑复发的、侵袭性的 cSCC	[48]
微波	尖锐湿疣	86	1 次微波联合 4 次 ALA-PDT 后 59 例痊愈,12 个月未复发,27 例(31.4%)复发,复发病例重复治疗 1～2 个疗程后痊愈	[49]
激光	尖锐湿疣	119	在为期 6 个月的随访过程中有 7.1% 的患者复发	[50]
激光	尖锐湿疣	2 048	单纯 CO_2 激光治疗的复发率为 42.67%,联合治疗的复发率为 10.29%	[51]
激光	尖锐湿疣	37	钬激光联合 PDT 治疗尖锐湿疣复发率(17.6%)明显低于 CO_2 激光联合 PDT(55%)	[52]
激光	EMPD	1	9 次 PDT 和 4 次钬激光治愈 1 例男性外生殖器手术后复发性 EMPD	[53]
激光	低级别 VaIN 伴高危 HPV	40	治疗 1 年后,CO_2 激光 + PDT 治疗组的高危 HPV 缓解率明显高于单纯 CO_2 激光组	[54]

16

(续表)

联合疗法	病种	病例数	治疗结果	参考文献
激光	外阴硬化性苔藓	1	钕激光治疗和 ALA-PDT 联合可进一步提高疗效,且耐受性好,皮损随访 1 年未复发	[55]
冷冻	尖锐湿疣	80	尿道口和外生殖器部位 CA 在联合治疗组完全缓解率更高,复发率更低	[56]

综上所述,PDT 与局部药物联合使用,有助于提高临床疗效,降低疾病的复发率;与手术、激光、冷冻等物理疗法联合使用,在其他疗法前使用 PDT 可以缩小皮损病灶,减少手术和物理治疗的创伤面积;PDT 在其他疗法后使用,可以预防皮损复发及清除残留病灶。PDT 联合微针或梅花针等预处理方法,有利于光敏剂组织渗透,治疗深部、大面积的病变组织。随着对 PDT 治疗机制的深入研究,采用联合疗法增强 PDT 治疗疗效及靶向性,将是未来的发展方向。

(曹雅晶　王佩茹)

附:缩略词

光线性角化病	actinic keratosis	AK
基底细胞癌	basal cell carcinoma	BCC
鲍恩样丘疹病	Bowenoid papulosis	BP
鲍恩病	Bowen's disease	BD
皮肤鳞状细胞癌	cutaneous squamous cell carcinoma	cSCC
乳房外 Paget 病	extramammary Paget's disease	EMPD
Toll 样受体	Toll-like receptor	TLR
干扰素	interferon	IFN
肿瘤坏死因子	tumor necrotis factor	TNF
白介素	interleukin	IL
人乳头瘤病毒	human papilloma virus	HPV
5-氟尿嘧啶	5-fluorouracil	5-FU
原卟啉 IX	protoporphyrin IX	PpIX
环氧合酶-2	cyclooxygenase-2	COX-2
紫外线	ultraviolet	UV
尖锐湿疣	condyloma acuminatum	CA
疣状表皮发育不良	epidermodysplasia verruciformis	EV

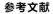

参考文献

［1］Wang XL, Wang HW, Yuan KH, et al. Combination of photodynamic therapy and immunomodulation for skin diseases—update of clinical aspects［J］. Photochemical & photobiological sciences, 2011, 10 (5)：704-711.

［2］Bhatta AK, Wang P, Keyal U, et al. Therapeutic effect of Imiquimod enhanced ALA-PDT on cutaneous squamous cell carcinoma［J］. Photodiagnosis and photodynamic therapy, 2018, 23：273-280.

［3］Wang XL, Wang HW, Guo MX, et al. Combination of immunotherapy and photodynamic therapy in the treatment of Bowenoid papulosis［J］. Photodiagnosis and photodynamic therapy, 2007, 4(2)：88-93.

［4］吕婷,王宏伟,王秀丽,等.鲍温样丘疹病四种疗法回顾性分析［J］.中国皮肤性病学杂志,2010,24(2)：126-128.

［5］Shaffelburg M. Treatment of actinic keratoses with sequential use of photodynamic therapy and imiquimod 5% cream［J］. Journal of drugs in dermatology, 2009, 8(1)：35-39.

［6］易勤,刘珈言,梅蓉,等.光动力联合咪喹莫特治疗日光性角化病临床疗效研究［J］.中国美容医学,2022,31(1)：58-61.

［7］王宏伟,王秀丽,过明霞.外用咪喹莫特乳膏致局限型白癜风二例［J］.中华皮肤科杂志,2006(10)：613.

［8］Sotiriou E, Lallas A, Apalla Z, et al. Treatment of giant Bowen's disease with sequential use of photodynamic therapy and imiquimod cream［J］. Photodermatology, photoimmunology & photomedicine, 2011, 27(3)：164-166.

［9］Osiecka B, Jurczyszyn K, Ziolkowski P. The application of Levulan-based photodynamic therapy with imiquimod in the treatment of recurrent basal cell carcinoma［J］.Medical science monitor, 2012, 18(2)：15-19.

［10］Wang P, Zhang L, Zhang G, et al. Successful treatment of giant invasive cutaneous squamous cell carcinoma by plum-blossom needle assisted photodynamic therapy sequential with imiquimod：case experience［J］. Photodiagnosis and photodynamic therapy, 2018, 21：393-395.

［11］Zhang GL, Keyal U, Shi L, et al. Photodynamic therapy as an alternative treatment in patients with invasive cutaneous SCC where surgery is not feasible：single center experience［J］. Photodiagnosis and photodynamic therapy, 2020, 32：101000.

［12］肖潇.咪喹莫特联合艾拉光动力疗法治疗尖锐湿疣的效果及对其相关血清指标水平的影响［J］.中国性科学,2020,29(12)：133-137.

［13］张松,于晓虹,宋智琦.光动力联合咪喹莫特乳膏外用治疗尖锐湿疣疗效观察［J］.中国麻风皮肤病杂志,2019,35(6)：365-367.

［14］Wang HW, Miao F, Shi L, et al. Imiquimod-induced localized vitiligo in wife and lichen planus in husband［J］. Chinese Medical Journal, 126(13)：2593.

［15］Dogan A, Hilal Z, Krentel H, et al. Paget's disease of the vulva treated with imiquimod：case report and systematic review of the literature［J］. Gynecologic and obstetric investigation, 2017, 82(1)：1-7.

［16］Anzengruber F, Avci P, de Freitas LF, et al. T-cell mediated anti-tumor immunity after photodynamic therapy：why does it not always work and how can we improve it?［J］. Photochemical & photobiological sciences, 2015, 14(8)：1492-1509.

［17］Jing W, Juan X, Li X, et al. Complete remission of two patients with recurrent and wide spread extramammary Paget disease obtained from 5－aminolevulinic acid-based photodynamic therapy and imiquimod combination treatment［J］. Photodiagnosis and photodynamic therapy, 2014, 11(3)：434-440.

［18］Bauman TM, Rosman IS, Sheinbein DM. Extramammary Paget's disease of the scrotum with complete response to imiquimod and photodynamic therapy［J］. BMJ Case Reports, 2018：bcr2017221696.

［19］Bahner JD, Bordeaux JS. Non-melanoma skin cancers：photodynamic therapy, cryotherapy, 5－fluorouracil, imiquimod, diclofenac, or what? Facts and controversies［J］. Clinics in dermatology, 2013, 31 (6)：792-798.

［20］Micali G, Lacarrubba F, Nasca MR, et al. Topical pharmacotherapy for skin cancer：part I pharmacology ［J］.Journal of the American Academy of Dermatology, 2014, 70(6)：912-977.

［21］Anand S, Rollakanti K, Brankov N, et al. Fluorouracil enhances photodynamic therapy of squamous cell carcinoma via a p53－independent mechanism that increases protoporphyrin IX levels and tumor cell death ［J］. Molecular cancer therapeutics, 2017, 16(6)：1092-1101.

[22] Gilbert D. Treatment of actinic keratoses with sequential combination of 5 - fluorouracil and photodynamic therapy [J]. Journal of drugs in dermatology, 2005, 4(2): 161-163.

[23] Pei S, Kaminska E, Tsoukas M. Treatment of actinic keratoses: a randomized split-site approach comparison of sequential 5 - fluorouracil and 5 - aminolevulinic acid photodynamic therapy to 5 - aminolevulinic acid photodynamic monotherapy [J]. Dermatologic surgery, 2017, 43(9): 1170-1175.

[24] Akita Y, Kozaki K, Nakagawa A, et al. Cyclooxygenase-2 is a possible target of treatment approach in conjunction with photodynamic therapy for various disorders in skin and oral cavity [J]. British journal of dermatology, 2004, 151(2): 472-480.

[25] Piaserico S MR, Sartor E, Bortoletti C. Combination-based strategies for the treatment of actinic keratoses with photodynamic therapy: an evidence-based review [J]. Pharmaceutics, 2022, 14(8): 1726.

[26] 吕婷, 涂庆峰, 王秀丽, 等. 氟芬那酸丁酯软膏对 SKH-1 无毛小鼠的光保护作用[J]. 中华皮肤科杂志, 2013, 46(10): 711-715.

[27] Van der Geer S, Krekels G. Treatment of actinic keratoses on the dorsum of the hands: ALA-PDT versus diclofenac 3% gel followed by ALA-PDT—a placebo-controlled, double-blind, pilot study[J]. The Journal of dermatological treatment, 2009, 20(5): 259-265.

[28] Galitzer BI. Effect of retinoid pretreatment on outcomes of patients treated by photodynamic therapy for actinic keratosis of the hand and forearm[J]. Journal of drugs in dermatology, 2011, 10(10): 1124-1132.

[29] Chen J, Zhang Y, Wang P, et al. Plum-blossom needling promoted PpIX fluorescence intensity from 5-aminolevulinic acid in porcine skin model and patients with actnic keratosis [J]. Photodiagnosis and photodynamic therapy, 2016, 15: 182-190.

[30] 王佩茹, 张玲琳, 周忠霞, 等. 梅花针叩刺增强氨基酮戊酸光动力治疗光线性角化病、基底细胞癌、鳞状细胞癌的研究[J]. 中华皮肤科杂志, 2015, 48(2): 5.

[31] Wu Y, Wang P, Zhang L, et al. Enhancement of photodynamic therapy for Bowen's disease using plum-blossom needling to augment drug delivery [J]. Dermatologic surgery, 2018, 44(12): 1516-1524.

[32] Shi L, Zhou C, Li C, et al. Ulceration occurring after ALA-PDT combined with plum-blossom needle percussion for the treatment of pretibial Bowen's disease: a case report [J]. Photodiagnosis and photodynamic therapy, 2020, 32: 101958.

[33] Wang H, Lv T, Zhang L, et al. A prospective pilot study to evaluate combined topical photodynamic therapy and surgery for extramammary paget's disease [J]. Lasers in surgery and medicine, 2013, 45(5): 296-301.

[34] 严建娜, 吴赟, 陈裕充, 等. 手术联合氨基酮戊酸光动力治疗乳房外 Paget 病对复发的影响[J]. 中华皮肤科杂志, 2018, 51(2): 4.

[35] Liao C, Zhang G, Wang P, et al. Combination curettage and modified ALA-PDT for multiple basal cell carcinomas of the face and head[J]. Photodiagnosis and photodynamic therapy, 2021, 35: 102393.

[36] Cao D, Zhu W, Kuang Y, et al. A safe and effective treatment: surgery combined with photodynamic therapy for multiple basal cell carcinomas [J]. Photodiagnosis and photodynamic therapy, 2019, 28: 133-135.

[37] Li Y, Huang K, Fan H, et al. Photodynamic therapy combined with simple surgery is effective as the palliative care for a patient with multiple squamous cell carcinomas [J]. Photodermatology, photoimmunology & photomedicine, 2021, 37(1): 85-87.

[38] Lu Y, Wang Y, Yang Y, et al. Efficacy of topical ALA-PDT combined with excision in the treatment of skin malignant tumor [J]. Photodiagnosis and photodynamic therapy, 2014, 11(2): 122-126.

[39] Bu W, Wang Y, Chen X, et al. Novel strategy in giant cutaneous squamous cell carcinoma treatment: the case experience with a combination of photodynamic therapy and surgery [J]. Photodiagnosis and photodynamic therapy, 2017, 19: 116.

[40] Bu W, Zhang M, Zhang Q, et al. Preliminary results of comparative study for subsequent photodynamic therapy versus secondary excision after primary excision for treating basal cell carcinoma [J]. Photodiagnosis and photodynamic therapy, 2017, 17: 134-137.

[41] Wang Y, Yang Y, Yang Y, et al. Surgery combined with topical photodynamic therapy for the treatment of squamous cell carcinoma of the lip[J]. Photodiagnosis and photodynamic therapy, 2016, 14: 170-172.

[42] Yan J, Wang P, Li L, et al. Surgery sequential with

5-Aminolevulinic acid photodynamic therapy for lip squamous cell carcinoma: two cases reports [J]. Photodiagnosis and photodynamic therapy, 2020, 32: 102043.

[43] Huang J, Liu Y, Wu M, et al. Successful treatment of a giant keratoacanthoma-like squamous cell carcinoma in the eyebrow using surgery combined with photodynamic therapy: a case report [J]. Photodiagnosis and photodynamic therapy, 2021, 35: 102474.

[44] Haedersdal M, Sakamoto F, Farinelli W, et al. Pretreatment with ablative fractional laser changes kinetics and biodistribution of topical 5-aminolevulinic acid (ALA) and methyl aminolevulinate (MAL) [J]. Lasers in surgery and medicine, 2014, 46 (6): 462-469.

[45] Lippert J, Smucler R, Vlk M. Fractional carbon dioxide laser improves nodular basal cell carcinoma treatment with photodynamic therapy with methyl 5-aminolevulinate [J]. Dermatologic surgery, 2013, 39(8): 1202-1208.

[46] Cai H, Wang Y, Zheng J, et al. Photodynamic therapy in combination with CO_2 laser for the treatment of Bowen's disease [J]. Lasers in medical science, 2015, 30(5): 1505-1510.

[47] Shen S, Liu X, Yang X, et al. A combination of laser-assisted ALA-PDT for squamous cell carcinoma in situ and field-directed ALA-PDT for actinic keratosis [J]. Photodiagnosis and photodynamic therapy, 2022, 37: 102638.

[48] Chen Q, Jiang L, Shi L, et al. Successful treatment of upper-left eyelid squamous cell carcinoma in an epidermodysplasia verruciformis patient by ALA-PDT/ holmium laser combination therapy [J]. Photodiagnosis and photodynamic therapy, 2021, 34: 102277.

[49] 王秀丽, 徐世正, 张春荣. ALA 光动力疗法联合微波治疗复发性尖锐湿疣疗效观察 [J]. 中国麻风皮肤病杂志, 2002, 18(1): 20-21.

[50] Huang J, Zeng Q, Zuo C, et al. The combination of CO_2 laser vaporation and photodynamic therapy in treatment of condylomata acuminata [J]. Photodiagnosis and photodynamic therapy, 2014, 11 (2): 130-133.

[51] Zhu X, Chen H, Cai L, et al. Decrease recurrence rate of condylomata acuminata by photodynamic therapy combined with CO_2 laser in mainland China: a meta-analysis [J]. Dermatology (Basel, Switzerland), 2012, 225(4): 364-370.

[52] Liao C, Sun X, Zhang G, et al. Advanced application of holmium: YAG laser combined ALA-PDT for the treatment of refractory condylomata acuminata in anal canal [J]. Photodiagnosis and photodynamic therapy, 2020, 30: 101696.

[53] Li C, Guo L, Wang P, et al. ALA-PDT combined with holmium laser therapy of postoperative recurrent extramammary Paget's disease [J]. Photodiagnosis and photodynamic therapy, 2019, 27: 92-94.

[54] Yao H, Zhang H, Pu X, et al. Photodynamic therapy combined with carbon dioxide laser for low-grade vaginal intraepithelial neoplasia: a retrospective analysis [J]. Photodiagnosis and photodynamic therapy, 2020, 30: 101731.

[55] Cao Y, Zhang G, Wang P, et al. Treatment of hyperkeratotic vulvar lichen sclerosus with combination of holmium laser therapy and ALA-PDT: case report [J]. Photodiagnosis and photodynamic therapy, 2020, 31: 101762.

[56] Mi X, Chai W, Zheng H, et al. A randomized clinical comparative study of cryotherapy plus photodynamic therapy vs. cryotherapy in the treatment of multiple condylomata acuminata [J]. Photodermatology, photoimmunology & photomedicine, 2011, 27 (4): 176-180.

16

第十七章
光动力治疗皮肤血管性疾病

血管性疾病主要包括血管肿瘤和血管畸形，在新生儿中的发病率为 2%，随年龄增长，发病率逐年升高。发病部位以头颈部位居多，约占 60%；躯干及四肢次之。多见于皮肤、皮下和黏膜组织，也可累及内脏器官。血管性疾病不仅影响患者容貌，且易对患者局部肢体或组织器官结构和功能造成影响，严重影响患者生理及心理健康，因此探寻切实有效的治疗方法尤显重要。常用的治疗方法包括手术切除、激光治疗、放射治疗、硬化剂治疗、皮质激素类药物治疗等，但治疗的同时易产生相应的不良反应，如瘢痕、组织萎缩、色素脱失及色素沉着等，严重者可影响组织器官功能，从而影响或部分限制上述方法的临床应用[1]，需综合分析临床疾病和各治疗方法的优劣来选择，同时需要探索新的治疗方法。近年来，新型治疗方法，如光动力疗法（PDT）、抗血管生成药物等治疗的探索与应用，为更有效地治疗血管性疾病带来了希望。尤其是血卟啉单甲醚光动力（hematoporphyrin monomethyl ether-mediated photodynamic therapy，HMME-PDT），凭借其卓越的疗效和安全性，已成为皮肤血管肿瘤和血管畸形重要的临床治疗手段。

第一节　HMME-PDT 治疗鲜红斑痣

一、鲜红斑痣概述

鲜红斑痣又称葡萄酒色斑（port wine stains，PWS），系先天性微静脉畸形，是最常见的毛细血管畸形。新生儿的发病率为 0.3%～0.5%，无明显性别差异。鲜红斑痣皮损一般不能自行消退，并随着年龄增长而逐渐增厚，且暴露部位的皮损对患者生理及心理健康造成严重影响，因此主张积极治疗。

（一）临床表现

鲜红斑痣是一种先天性真皮浅层毛细血管扩张畸形，临床表现为边缘清楚而不规则的红斑，按压褪色或不完全褪色。红斑颜色常随气温、情绪等因素而变化。皮损多发生在面部、颈部，以三叉神经分布区域最为常见，也可累及躯干和四肢。早期多为粉红色斑片，不能自行消退。随着年龄增长，皮损颜色逐渐加深，皮损逐渐增厚，在成年期可出现结节或破溃，严重影响患者心理和生活质量。临床可分为三型：①粉红型：病变区平坦，呈浅粉红至红色，指压完全褪色；②紫红型：病变区平坦，呈浅紫红至深紫红，指压褪色至不完全褪色；③增厚型：皮损增厚或有结节增生，指压不完全褪色至不褪色[1]。

（二）组织病理表现

表皮人致正常，真皮乳头层及网状层中部的毛细血管和毛细血管后静脉扩张，管壁由单层内皮细胞构成，血管直径为 $10\sim300\ \mu m$，深度为 $100\sim1\,000\ \mu m$。粉红型病灶主要表现为真皮浅层轻度的血管扩张，不伴其他皮肤组织的增生。随年龄增长毛细血管扩张增加，紫红型病灶主要表现为真皮层血管进一步扩张，可延及真皮浅层和皮下组织，但内皮细胞不增生[1]。增厚型可分为 3 种不同表现类型：第一种表现为真皮层血管扩张，伴皮脂腺增多、毛囊肥大、皮脂腺分泌物淤积的错构现象；第二种表现为真皮层大量扩张血管，呈蜂窝状，间质少，但未观察到其他组织的错构现象；第三种表现为扩张血管少，组织弥漫胶原化，间质疏松，淋巴细胞灶性浸润，呈淋巴水肿样改变[2]。

二、治疗方法

PWS 的传统治疗方法有放射性核素照射、液氮冷冻、电灼、化学剥脱、浅层 X 射线、中药外敷、手术切除植皮等，但这些方法几乎都为非选择性的破坏治疗方法，且伴有瘢痕形成、色素改变等不良反应，现已较少应用于临床治疗。王秀丽研究团队曾以鸡冠为动物模型，通过观察 ALA-PDT 作用前后鸡冠大体形态、组织学、血管数目的变化情况来探讨 ALA-PDT 对微静脉畸形的作用，结果提示 ALA-PDT 不能损伤鸡冠真皮毛细血管，对微静脉畸形没有治疗作用，认为局部 ALA-PDT 不适用于鲜红斑痣治疗[3]。

（一）脉冲染料激光

1983 年 Anderson 和 Parrish 提出选择性光热分解作用理论，并由此诞生了脉冲染料激光（pulsed dye laser，PDL），成为治疗鲜红斑痣的一个重要里程碑，使得治疗鲜红斑痣的有效性及安全性得到明显的提高。目前，脉冲染料激光仍是治疗鲜红斑痣的"金标准"，一般采用 585 nm 或者 595 nm 波长的激光进行治疗。随着临床应用的深入，脉冲染料激光也存在一定的局限性，该疗法仅对管径在 $50\sim150\ \mu m$ 的皮损有较好疗效，且患者年龄、皮损面积、皮损深度以及皮损分型均有诸多影响，导致临床治愈率不高，治疗后红斑容易复色，并可能产生色素沉着、瘢痕等不良反应[4-5]。

（二）其他激光治疗

随着光医学技术的迅猛发展，新的光医学治疗设备如强脉冲光（IPL）、可变脉宽倍频激光（Nd：YAG 532 nm）、翠绿宝石激光等不断推出。根据设备不同特性被应用于不同类型鲜红斑痣的治疗，也取得一定的疗效。但就疗效而言，上述激光的治愈率均不理想，仅有 $12\%\sim85\%$ 患者可以达到不足 50% 的改善，且治疗后易复发[7]。分析原因，考虑可能是多种因素的共同影响，最终限制了治疗效果，其中主要包括表皮内黑色素对激光的竞争性吸收、浅表小血管可以迅速分散激光治疗引起的热能，使得难以产生足够的热凝固效应，此外部分破坏的血管再灌注是导致血管再生和再通，最终导致临床疗效差和复发的重要原因。因此，多数 PWS 患者当前仍得不到彻底、理想的治愈方法，PWS 的治疗仍是临床难题。

三、HMME-PDT

1990 年，Orenstein 等通过鸡冠模型验证 PDT 治疗鲜红斑痣的可行性[6]。1991 年，顾瑛院士团队在国内首次将 PDT 应用于鲜红斑痣的治疗，取得良好的临床疗效。尤其对大面积和较深皮损，其疗效更为显著[7-8]。目前临床上用于鲜红斑痣治疗的光敏剂为血卟啉衍生物的混合物（如 HpD、PSD-007）和单体光敏剂海姆泊芬（HMME），前者成分复杂，某些成分在皮肤中排泄缓慢，皮肤光毒性大，避光时间较长。HMME 是我国首创的一种新型单体卟啉光敏剂，具有化学成分单一、组织选择性好、光敏化力强、光动力效应高、毒性低、体内清除快、安全性高等显著优点。从 20 世纪 90 年代开始应用 HMME-PDT 治疗鲜红斑痣,发现该方法不良反应少,避光期短,重复治疗间隔期短,是治疗鲜红斑痣的理想方法。2005 年,HMME 经国家 SFDA 批准作为 PDT 治疗鲜红斑痣光敏剂进入临床研究。2009 年,完成并通过 Ⅰ 期、Ⅱ 期及 Ⅲ 期临床研究,2012 年获得 SFDA 颁发的新药证书,2016 年 10 月获 CFDA 颁发的生产批件(药品商品名称:复美达,国药准字 H20163349)正式生产上市。虽然 HMME 也可用于肿瘤的诊断和治疗,但鲜红斑痣是目前批准的唯一适应证[9]。

(一) 作用机制

HMME-PDT 治疗鲜红斑痣的机制是光敏剂经静脉注射后立即在血液中形成浓度高峰,并被血管内皮细胞迅速吸收,而表皮层细胞吸收尚很少,因此光敏剂的分布在血管内皮细胞与表皮层细胞间形成明显的浓度差。此时给予穿透表浅、可被血管内皮细胞选择性吸收的特定波长的激光照射,使光敏剂产生单态氧等活性氧物质,使富含光敏剂的患部扩张畸形的毛细血管网被选择性破坏,而覆盖于扩张畸形毛细血管网上的正常表皮层因不含光敏剂不受损伤,位于扩张畸形毛细血管网下的正常真皮深层组织则因激光穿透浅、难以达到有效激发量而得到保护。药代动力学研究显示 HMME 静脉使用后主要富集在肝脏,其吸收峰为 395 nm、497 nm 及 531 nm[10](图 17-1)。

(二) 临床应用

HMME 光敏剂的吸收峰在绿光波段,一方面表皮对其吸收比蓝紫波段少,可以保证有足够的光到达病变血管,另一方面其穿透仅达真皮浅层,可以有效保护真皮深层。治疗光源主要可选择相干光源(如激光)和非相干光源(如强脉冲光、发光二极管 LED)等,首选连续激光,如 532 nm

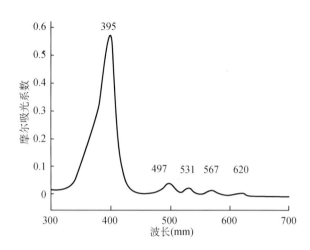

图 17-1　HMME 的吸收峰图

可见 HMME 在紫外和可见光范围的吸收峰为 395 nm、497 nm 及 531 nm

半导体激光或全固态激光等,其激发光敏药物效率最高;其次可用高频脉冲激光(准连续激光),如 511/578 nm 铜蒸气激光等;再次也可选用 630 nm 半导体激光,其穿透深度更深,但其穿透真皮后可增加瘢痕形成的风险。顾瑛院士团队研究了不同激光 PDT 对鲜红斑痣的疗效,结果显示同为 532 nm 波长时,连续 532 nm 半导体激光 PDT 疗效优于脉冲 532 nm 半导体激光 PDT[11]。近年来,随着 LED 技术的日渐成熟,由于 532 nm LED 机器体积小、面罩式设计,可以连续治疗,能量稳定、寿命长、价格便宜等优点,已经代替了以往的铜蒸气激光、532 nmKTP(倍频 Nd:YAG)激光及半导体激光,成为临床上 HMME-PDT 治疗鲜红斑痣的首选光源[12]。

孙培红等在 HMME Ⅰ 期临床试验中评价了中国健康受试者单次静脉恒速推注 HMME 后的安全性和耐受性、单次给药药代动力学试验,为 Ⅱ 期临床试验用药方案提供依据[13]。16 例健康志愿者 20 min 内单次静脉输注 HMME 5 mg/kg,Cmax 平均为 46.7 μg/mL;AUC 0～tn 平均为 29.8 μg/mL·h;血浆消除半衰期为 5 h 左右。给药后血浆、尿样和粪样中共检测到 10 种代谢产物,其含量均远低于原形药物。药物以原形通过粪便排泄达 40% 以上。给药后 96 h 内,原形药物在尿中累积排泄百分比为 1.32%。30 例健康受试者 20 min 内单次静脉输注 HMME 2.5 mg/kg、5 mg/kg、7.5 mg/kg 后，在 2.5～5.0 mg/kg 剂量范围内，暴露量和最大血浆药物浓度与注射剂量成比例，在 5.0～7.5 mg/kg 剂量范围内，则呈非线性药代动力学特征。7.5 mg/kg 剂量下，女性 AUC、Cmax 均明显高于男性，2.5 mg/kg 和 5 mg/kg 剂量组未见此性别间差异特征。试验结果表明，从 2.5 mg/kg 到 10 mg/kg 剂量，HMME 对中国健康受试者是安全的、能很好耐受的。HMME 静注后，能迅速从血液中清除，半衰期短，表明其具备安全度大、避光期短、护理容易、重复治疗间隔期短的特点，这使临床应用该药时临床医务人员和患者的顺应性得到了提高。

2011 年，一项 HMME-PDT 治疗鲜红斑痣的前瞻性临床试验，使用 5 mg/kg 的 HMME 作为光敏剂，按照 Ⅰ、Ⅱ 和 Ⅲ 共三个阶段顺序分别给予 532 nm 倍频 Nd:YAG 激光治疗，并且直到前一个阶段完成才开始随后阶段，在一次治疗后 8 周内观察疗效及不良反应[14]。第 Ⅰ 阶段中，静脉注射 HMME 10 min 后即接受 20 min 的激光照射；第 Ⅱ 阶段中，静脉注射 HMME 5 min 后即接受 30 min 的激光照射；第 Ⅲ 阶段中，静脉注射 HMME 后即刻接受 40 min 的激光照射。研究结果显示第 Ⅰ 和第 Ⅱ 阶段的治疗总有效率分别为 80.0% 及 94.7%，而第 Ⅱ 阶段中的患者有明显的色素减退、瘢痕、高胆红素血症、局部感染、瘙痒发生率，因此取消了第 Ⅲ 阶段研究，综合考虑疗效和安全性，选择第 Ⅰ 阶段中的治疗时间即静脉注射 HMME 10 min 后即接受 20 min 的激光照射进行后续临床研究。

2016 年，赵邑等进行了一项随机、双盲、安慰剂对照的 Ⅲ 期临床试验，以检验 5 mg/kg HMME，532 nm 光源照射 20 min 优化方案的 HMME-PDT 对鲜红斑痣患者的有效性和安全性，纳入全国八家临床中心共 440 例鲜红斑痣的青少年和成年患者（14～65 岁）。在治疗的第 1 阶段（第 1 d～第 8 周），随机选取 330 例患者接受 HMME-PDT 治疗，HMME 5 mg/kg、532 nm 激光照射 20 min，96～120 J/cm² 或安慰剂治疗 110 例患者，应用安慰剂并照射；在治疗的第 2 阶段（第 8 周～第 16 周），2 组患者均接受 HMME-PDT 治疗。在第 8 周，即第 1 阶段治疗后，HMME-PDT 组患者改善程度显著优于安慰剂组，总有效率 89.7% vs. 24.5%，总显效率 43.5% vs. 0.9%，基愈率 11.2% vs. 0%，P 均<0.000 1。经多变量 logistic 回归分析证实，HMME-PDT 治疗与大部分改善显著相关，OR = 29.324，95% CI: 16.490～54.244，P <0.001。而 PWS 的位置和类型是影响 HMME-PDT 治疗效果的重要因素。在第 16 周，即第 2 阶段治疗后，HMME-PDT 组 2 次 PDT 治疗改善程度同样显著优于安慰剂组 1 次 PDT 治疗，总有效率可达 97.4%，总显效率 64.0%，基愈率 28.1%。在 2 个治疗阶段，HMME-PDT 组的治疗反应和不良反应主要包括疼痛、烧灼感、瘙痒、水肿、结痂、紫癜和水疱。两组均无与治疗有关的严重不良事件，HMME-PDT 治疗与显著的色素沉着发生率显著相关，除了 2.4% 的患者发生重度色素沉着，其他不良事件均为轻度到中度。所有不良事件均在随访期间缓解，且无后遗症。HMME-PDT 是一种有效且安全的鲜红斑痣治疗方法，适用于青少年和成年鲜红斑痣患者，且医生和患者对 HMME-PDT 的满意度均较高[15]。

2018 年，甘立强等使用 HMME-PDT 治疗 82 例 1～14 岁的 PWS 患者，给予患者静脉注射 HMME 5 mg/kg，皮损部位使用 532 nm LED 绿光照射，照射功率密度在 80～85 mW/cm²。每个光斑照射 20～25 min，2 次治疗后，观察各治疗区域的临床疗效及治疗后反应；82 例患者经 2 次 HMME-PDT 治疗后，痊愈 24 例（29.27%）、显效 34 例（41.46%）、改善 16 例（19.51%）、无效 8 例（9.76%）；治疗中观察到疼痛，治疗后治疗部位出

17

现水肿,未见其他明显的系统性不良反应,提示使用 HMME-PDT 治疗儿童鲜红斑痣是一种安全有效的方式[16]。

周展超等利用 PDT、PDL 及 IPL 3 种方法治疗 130 例鲜红斑痣患者,PDT 以 HMME 为光敏剂,光源为 532 nm 连续激光;PDL 为 595 nm 激光;IPL 根据不同皮损选择 560 nm、590 nm 或 640 nm 的滤光片,结果显示 HMME-PDT 总体疗效明显优于 PDL,而 PDL 明显优于 IPL,显效率分别是 54.3%、33.9% 和 20.5%[17]。在 HMME-PDT 组中,粉红型的鲜红斑痣皮损总体疗效优于紫红型和增厚型,其原因可能是粉红型皮损血管管壁较薄,血管内皮细胞死亡后更易引起血管的栓塞,而紫红型及增厚型随着血管直径增大、位置变深,血管壁厚度增加,治疗也越困难。而 PDL 和 IPL 组在这 3 型鲜红斑痣治疗中,总体疗效没有显著差异。另外,对粉红型及紫红型患者的研究显示,HMME-PDT 的疗效优于 PDL 和 IPL,而三者对增厚型患者的疗效无明显差异。上述结果提示 PDL 和 IPL 等以选择性光热作用为原理的激光治疗,对血管直径具有选择性,而 HMME-PDT 对管径较小的血管也有治疗作用。另外,PDT 疗法联合激光治疗可以取长补短,提高疗效[18]。但由于操作方法的不同以及治疗参数优化等诸多可变因素导致这两种方法的比较很难做到完全公平,因此对 PDT 治疗鲜红斑痣的疗效探索和比较分析还需要更深入、更大样本的研究分析[19](图 17-2、图 17-3)。

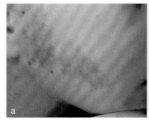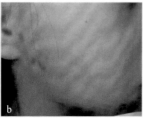

图 17-2 HMME-PDT 治疗儿童鲜红斑痣

(a)治疗前可见右侧面颊不规则片状红斑;
(b)2 次治疗后 1 个月可见右侧面颊红斑明显消退

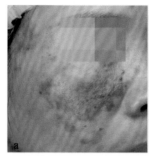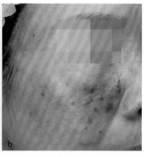

图 17-3 HMME-PDT 治疗成人鲜红斑痣

(a)治疗前可见右侧面颊不规则片状紫红斑,局部有结节增生;
(b)2 次治疗后 1 个月可见右侧面颊红斑明显消退,部分结节残留

目前临床上对 PWS 的 PDT 治疗前后的变化多凭借肉眼观察判断,而其获得的信息可能只是"冰山一角",病理活检虽然是金标准,却因其有创性难以常规实施,故临床上亟需无创、高效、准确的疗效评价方法。随着社会的发展、科技的进步以及人们生活水平的提高,患者对诊疗提出新的更高的要求,无创或微创治疗与临床疗效评价已成为趋势。因此,无创诊断技术在 PWS 疗效评估中具有优势和推广应用空间。王秀丽研究团队前期应用无创诊断技术,如 VISIA-CR™ 皮肤分析系统、皮肤镜、激光散斑对比成像仪、甚高频皮肤超声在 PWS 检测中都有所尝试和探索,用于观察血管的形态、数量、深度及血流灌注变化[20]。VISIA-CR™ 皮肤分析仪可标准采集图片,并通过红斑指数较精确分析红斑的消退情况(图 17-4);皮肤镜可辅助进行 PWS 临床分型及检测治疗后皮损区血管破坏程度,指导治疗剂量的调整以及终疗终点的选择,对于疗效评价其意义较大(图 17-5);皮肤超声 HFUS 及 LSCI 检测皮损治疗前后的皮肤厚度及血流灌注,能辅助评估疗效。此外,王秀丽研究团队还成功搭建最新的光声成像系统,可以检测组织中不同组织及组份,如胶原、脂肪、血管、血红蛋白和黑色素等,兼具光学成像和超声影像的优点,可以在体实现更高空间分辨率和更深组织的成像。通过获得的 PWS 皮损区的光声成像,创新性地提出一种 PWS 的量化评估成像生物标志物——PWS

Level,即皮损区平均光声信号强度值比正常皮肤区平均光声信号强度值。它比常规无创诊断更定量、更准确,能够辅助 PWS 的分型判断,同时治疗前后的 PWS Level 对比可以量化皮损好转程度,在血管相关性皮肤病的诊治中,具有广阔的应用前景,为鲜红斑痣治疗的疗效评估提供了一种的新方法[17],以研究成果发表于皮肤科权威杂志。目前,无创诊断技术在 HMME-PDT 治疗 PWS 疗效评估中的应用价值仍有待进一步探索和完善(详见第二十章)。

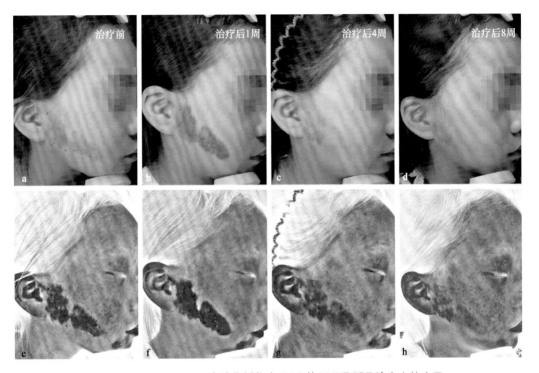

图 17-4　VISIA-CRTM 皮肤分析仪在 PWS 的 HMME-PDT 诊疗中的应用
(a)~(d)标准图像显示 HMME-PDT 治疗前后病灶颜色的变化;
(e)~(f)RBX-red 图像显示皮损区血管高度聚集、密集分布,治疗后皮损区红斑逐渐消退

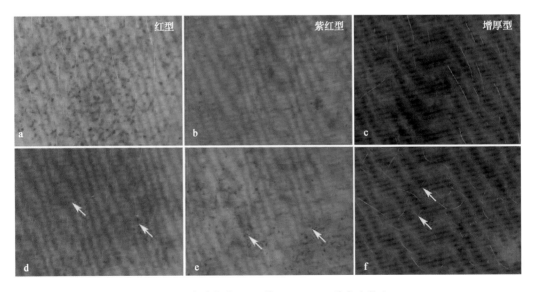

图 17-5　皮肤镜在 PWS 的 HMME-PDT 诊疗中的应用
(a)红型表现为鲜红色背景上不规则的点状、线状血管;(b)紫红型表现为深红色背景上呈密集分布的球状、粗线状血管;
(c)增厚型表现为在暗红色背景上呈团块状血管;(d)~(f)HMME-PDT 治疗后皮损区可观察到血管破裂征象(黄色箭头)

（三）适用范围

HMME-PDT 适合所有类型的鲜红斑痣，尤其适合治疗大面积（皮损直径＞5 cm）的患者，同时也可用于对既往治疗无效或无进一步改善的患者。患者需排除有过敏体质、瘢痕体质及光敏性疾病，包括皮肤光过敏症、卟啉症或对卟啉过敏，以及对 HMME 药物中任何成分过敏的患者等；或目前处于妊娠期或哺乳期，并在治疗期间有妊娠计划者[22]。HMME 一般用于年龄大于 14 岁的患者，老年用药尚不明确。

（四）治疗步骤

1. 确定部位

仅暴露拟照射皮损区，保护周边正常皮肤。每个治疗设备距皮损距离不同，以 532 nm LED 治疗仪为例，现治疗光斑为 10 cm×10 cm，故照射区尽量选择在一个平面上，将机器治疗头调整到距离皮损 10 cm 左右，与照射平面垂直。对面积较大者可分次、分区照射，一般遵照先侧面后正面的原则。

2. 药物使用

根据体重决定药量（5 mg/kg），用生理盐水新鲜配制成 HMME 溶液 50 mL。选择较为粗大的静脉，如肘部静脉，穿刺成功后，先用生理盐水冲洗通道，然后用注射泵缓慢滴注光敏剂（2.5 mL/min，20 min 滴注完毕），推注完成后用生理盐水冲洗通道，保证药物完全进入血管内，全程避免强光直射。

3. 照光治疗

药物静脉输注开始后 10 min 即开始照光，在机器操作平台上调整治疗参数，光照射功率一般在 80～100 mW/cm²，光照能量为 96～115 J/cm²。

（五）注意事项

1. 给药时

避免局部药液外渗，一旦发生，必须立即停止输注并局部冷敷。外渗局部必须完全避光，直到局部肿胀等渗出反应完全消失。

2. 照光时

避免对皮损周边正常皮肤进行不必要的照射，术前用遮光布对周围正常皮肤做好遮盖保护；照光能量过大可能造成瘢痕，注意观察治疗时局部反应，避免出现水疱。

3. 判定治疗终点

红斑区反应类型反映异常血管网受光敏损伤的程度，是治疗中确定最佳照射时间、保证治疗安全有效的重要客观指标，可作为判定治疗终点的参考[22]。

（1）常见的红斑区反应类型有：①褪色型：主要表现为治疗区颜色变淡甚至消失；②明显暗紫加黑点型：主要表现为治疗区呈明显暗紫色，并出现许多小黑点；③明显暗紫型：主要表现为治疗区呈明显暗紫色；④略暗型：主要表现为治疗区颜色稍变暗。

（2）治疗中红斑区反应类型与病变分型、治疗次数及疗效的关系：第 1 次 PDT 治疗中，粉红型病灶以褪色型反应最多见；紫红型病灶以略暗型反应最多见；增厚型病灶以明显暗紫型反应最多见，以出现明显暗紫加黑点型反应的病灶疗效最好。行第 2 次 PDT 治疗时，治疗区的反应类型可发生改变，如粉红型病灶以略暗型反应最常见，紫红型及增厚型病灶褪色型反应明显增多。

4. 治疗后

光照结束后，即刻冷敷，并在 3 d 内间断使用冷敷以促进消肿；出现红肿糜烂时，需外用抗生素软膏；如有结痂，注意保护痂皮，以免强行脱痂导致瘢痕形成；治疗结束两周内，避免日光照射。

（六）HMME-PDT 不良反应及处理

HMME-PDT 治疗鲜红斑痣的不良反应分为系统不良反应和局部不良反应。系统不良反应主要包括肝胆功能异常，表现为转氨酶、总胆红素升高等；胃肠道系统功能异常，表现为恶心、呕吐等；心血管系统功能异常，表现为窦性心律失常、传导障碍、非特异性心电图异常等；呼吸系统异常表现为气促、呼吸困难等；眼部异常表现为结膜炎、眼球干燥症等；血液系统异常表现为白细胞增多等；神经系统异常表现为眩晕等；泌尿系统异常表现为血尿、蛋白尿等，尚未发现严重不良事件发生；绝大多数局部不良反应包括疼痛、烧灼感、瘙痒、肿胀、水疱、紫癜、结痂等。大多数 HMME-PDT 治疗反应为轻中度反应，患者能够耐受。其持续时间较短，通常为一过性，且无需特殊处理，可自行恢复。具体内容详见第十九章第三节。

（七）推荐治疗方案

自 2016 年 HMME 上市以来，HMME-PDT 正越来越多地应用于临床。回顾总结多篇文献，结合王秀丽研究团队研究数据及临床经验，推荐以下 HMME-PDT 治疗方案。

表 17-1　HMME-PDT 治疗鲜红斑痣推荐方案

预处理	配制光敏剂		用药时间	光源	照光剂量	
	HMME 剂型	HMME 浓度			功率密度	能量密度
暴露皮损，保护周围正常皮肤	溶液	5 mg/mL	药物注射 10 min 后治疗	532 nm 连续激光/LED 光	80～100 mW/cm²	96～115 J/cm²

(1) 适用患者年龄：不限。
(2) 适用皮损部位：对体表 PWS 皮损部位一般无特殊限制，但需注意对特殊部位，如眼睛、口、鼻、耳等器官的保护。
(3) 适用皮损类型：HMME-PDT 适合所有类型的鲜红斑痣，尤其适合治疗大面积（直径＞5 cm）皮损，或对既往治疗手段无效或无进一步改善的患者。
(4) 间隔：每隔 2 个月治疗 1 次。
(5) 次数：视皮损大小及疗效而定。
(6) 疗效判断：临床观察皮损。
(7) 终点判断：根据红斑区治疗反应判断。

HMME-PDT 为治疗鲜红斑痣提供新的治疗选择，为鲜红斑痣患者带来新的希望。但其治疗方案、光源选择仍有待进一步完善和优化，与其他方法联合应用是否可以进一步提高疗效，仍有待进一步探索。

第二节　光动力治疗其他血管性疾病

一、动静脉畸形和静脉畸形

动静脉畸形（arteriovenous malformation，AVM）是常见的高流速型血管畸形；静脉畸形（venous malformation，VM）是常见的低流速型血管畸形，占全身血管畸形发病率的 2/3。AVM 的传统治疗方法主要包括手术切除、血管内治疗以及两者的联合治疗；VM 的传统治疗方法主要包括手术切除、硬化剂注射治疗、激光治疗以及联合治疗[23]。既往对于 AVM 和 VM 的研究报道较少，随着 PDT 研究深入以及 PDT 在鲜红斑痣中的应用,对于同样属于血管畸形病变的 AVM 和 VM,PDT 具有应用空间和潜力。

2009 年,Waseem Jerjes 等采用光导纤维介导的间质光动力疗法(interstitial photodynamic therapy,iPDT)治疗 23 例头面部血管异常患者,病理类型包括 AVM、血管瘤、淋巴畸形、神经纤维瘤、横纹肌肉瘤、基底细胞癌以及鳞状细胞癌等,使用替莫泊芬作为光敏剂,配制浓度为 0.15 mg/kg,静脉注射入患者体内,96 h 后在超声影像学的辅助下通过光纤用半导体激光照射病变组织,波长为 652 nm,能量密度为 20 J/cm²,每个患者根据不同情况进行 1～10 次治疗,治疗后 6 周进行随访,VM、血管瘤、淋巴畸形以及神经纤维瘤患者皮损经治疗后均有显著的收缩(达 50%～80%),临床疗效满意[24]。2011 年,Waseem Jerjes 等又采用 iPDT 治疗 43 例头颈部血管异常患者,包括 14 例血管瘤患者,其中 13 例婴幼儿血管瘤和 1 例先天性血管瘤;29 例血管畸形患者,其中 8 例静脉畸形、10 例淋巴管畸形和 11 例动静脉畸形,使用四羟基氯苯酚为光敏剂,配制浓度为 0.15 mg/kg,以静脉注射的方式注入患者体内,96 h 后在超声影像学辅助下通过光纤用半导体激光照射病变组织,波长为 652 nm,能量密度为 10～20 J/cm²,功率密度为 100 mW/cm²,平均随访 21 个月,iPDT 治疗后 6 周,影像学显示:15 例(34.9%)患者有明显疗效,11 例(25.6%)患者有中等疗效。且结果显示 iPDT 对淋巴管畸形疗效最显著,其次为 AVM[25]。Waseem Jerjes 等研究强调超声联合 PDT 应用优势,对靶组织准确定位,可以避开重要组织器官,减少不良反应发生。

二、 婴幼儿血管瘤

婴幼儿血管瘤(infantile hemangioma,IH)是婴幼儿最常见的血管源性肿瘤和软组织肿瘤,好发于头颈部。IH 的特征是具有独特的生长周期,即增殖期(0～1 岁)、消退期(1～5 岁)和消退完成期(5～10 岁)。临床上 IH 的传统治疗手段主要包括药物治疗、激光治疗、血管栓塞、硬化剂注射以及手术治疗等。脉冲染料激光(PDL)是目前治疗浅表性血管瘤的主要方法[26]。既往鲜有 PDT 治疗血管瘤的报道及研究,近年来,有少量使用 PDT 治疗婴幼儿血管瘤取得较好临床疗效的文献报道。

Waseem Jerjes 等采用 iPDT 治疗头面部血管异常患者,包括婴幼儿血管瘤患者,上述研究展示了 PDT 对于深在性婴幼儿血管瘤的确切疗效[24]。Jaehoon Choi 等将婴幼儿血管瘤标本植入裸鼠体内,于移植后 6～10 周进行 PDT 治疗,使用光卟啉作为光敏剂,配制浓度 1 mg/mL,以 5 mg/kg 的剂量经尾静脉注射入小鼠体内,24 h 后通过光纤用 630 nm 波长半导体激光进行照射,能量密度为 100 J/cm²,功率密度为 150 mW/cm²。激光照射 24 h 后,绝大多数细胞被破坏,移植物体积显著缩小,与未接受 PDT 治疗的移植物相比,差异有统计学意义,提示血管内皮细胞凋亡是血管瘤在早期阶段被破坏的主要机制[27]。

三、 卡波西肉瘤

卡波西肉瘤(Kaposi sarcoma,KS)又名多发性特发性出血性肉瘤,是一种较少见的以梭形细胞增生和血管瘤样结构为特征的恶性肿瘤,是多中心肿瘤,全身皮肤和血管可广泛受累,表现为紫色结节性皮肤损害,可局限于皮肤、口腔、淋巴结或内脏,可由局限于四肢的皮损迅速发展为广泛的皮肤及内脏疾病。KS 的传统治疗方法包括手术治疗及物理治疗、注射细胞毒性药物、注射硬化剂、IFN 治疗、新型化疗药物治疗、抗血管生成药物治疗、维 A 酸类药物治疗以及放疗等,以上治疗方法均存在一定不良反应[28]。PDT 治疗 KS 可杀伤肿瘤细胞和病毒,如与 KS 的发病密切相关的人类疱疹病毒-8 型(HHV-8),同时调动局部的免疫反应,其中

CD8[+] T 细胞数量增加,且 CD8[+] T 细胞活化后的细胞毒效应对 HHV-8 感染的细胞起着杀伤作用,从而对 KS 发挥治疗作用[29]。

Min Young Park 等用 PDT 治疗一例经典型卡波西肉瘤的病例,患者为 70 岁老年男性,HIV 检查阴性,细胞学染色显示 HHV-8 以及 CD31 阳性,左侧足部有紫红色皮损。使用 ALA 为光敏剂,配制浓度为 20% 溶液,每个皮损按 0.3 mL/cm² 的剂量注射,用红光照射皮损,能量密度为 100 J/cm²,功率密度为 100 mW/cm²,每 2 周治疗 1 次,共治疗 2 次,皮损减退,仅有少量色素沉着,随访 6 个月未见皮损复发[30]。Tardivo 等使用 PDT 疗法治疗 1 例 AIDS 相关型卡波西肉瘤,该患者经过几次化疗均没有改善,Tardivo 使用浓度为 2% 的亚甲基蓝和甲苯胺蓝作为光敏剂,皮损内注射光敏剂,直到皮损变成深蓝色,30 s 后用 RL50 照射,波长为 600～750 nm,能量密度为 18 J/cm²,功率密度为 100 mW/cm²,经过每周 1 次共 4 个月以及每 2 周 1 次共 6 个月的治疗,皮损显著改善[29]。

四、血管肉瘤

血管肉瘤(angiosarcoma,AS)又名恶性血管内皮细胞瘤(malignant angioendothelioma),是起源于血管或淋巴管内皮细胞的一种恶性程度较高并少见的致死性皮肤软组织肿瘤。临床缺乏特征性表现,大致可分为结节型、溃疡型和弥漫型。有些为蒂状血管瘤样结构,有些为大而弥漫的浸润性皮损,可呈肤色、灰黑色或紫蓝色结节或斑块,质柔软,可发生溃疡及出血[31]。传统治疗以手术为主,辅以放化疗,但很难彻底清除病灶,复发率较高。

2007 年,Patricia 对一例头颈部血管肉瘤伴远端转移的 64 岁老年男性患者进行 PDT 疗法治疗,具体方法为将光敏剂 Fotolon 以 2.0～5.7 mg/kg 的剂量静脉注射入体内,整个注射过程为 10～20 min,3 h 后用 665 nm 波长光照射,功率密度为 80～150 mW/cm²,能量密度为 65～200 J/cm²,

每个皮损部位接受 4 次左右治疗,治疗期间和治疗后均未发现任何副作用和并发症,仅有治疗时的轻度疼痛感,最终结果显示 PDT 对治疗区域是有效的[31]。在治疗后 10 个月,患者双上肢出现新的皮损,再次用 PDT 治疗右侧上肢部分肿瘤,有趣的是治疗 2 个月后发现右侧上肢未治疗的肿瘤也缓解了,左侧上肢肿瘤在 4 个月后亦自发好转。左侧上肢病理检查发现 CD8[+]、CD4[+] T 细胞浸润,提示 PDT 在治疗血管肉瘤中的免疫效应,而这种免疫效应在控制血管肉瘤复发方面是有重要意义的。2017 年,Yang Gao 对一例 81 岁老年男性的上皮样血管肉瘤患者进行手术联合 PDT 治疗[32],皮损位于左内侧眼角,经组织病理学检查确诊为上皮样血管肉瘤。将皮损以及皮损边缘 2 mm 范围组织手术切除,随后立即用 10% ALA 乳膏外敷于手术区域以及周围 2 mm 区域,4 h 后用 635 nm 激光照射,功率密度为 200 mW/cm²,能量密度为 120 J/cm²,1 周后再次进行 ALA-PDT 治疗,随后在第 2 周、第 3 周又进行两次 ALA-PDT 治疗,患者在治疗后 1 年内无复发,无明显不良反应,患者对治疗感到满意,提示对于手术很难彻底切除或者复发风险很高的面部血管肉瘤可以考虑手术切除联合 PDT 治疗。

综上所述,PDT 对皮肤血管性疾病疗效确切,具有可重复性、无创性、高选择性以及较少副作用等诸多优点,是未来治疗血管畸形以及血管瘤的新型治疗手段。与传统疗法相比,PDT 疗法治疗鲜红斑痣具有更高选择性,尤其适用于大面积鲜红斑痣的治疗,同时其具有治疗次数较少、复发率低的特点,已逐渐成为治疗鲜红斑痣的首选方法之一。但 PDT 治疗鲜红斑痣还需要观察大量临床病例、积累治疗经验、优化治疗方案,尤其是对光源、光敏剂、照光剂量等治疗参数的合理选择、新型光敏剂以及新型光源的开发等,仍需做进一步探索与研究。

PDT 治疗婴幼儿血管瘤、动静脉畸形以及静脉畸形方面研究甚少。临床上已有研究证明

PDT 对这三者有确切疗效,提示 PDT 可以作为治疗婴幼儿血管瘤、动静脉畸形以及静脉畸形的方法之一,特别是在传统疗法如药物治疗、手术治疗不宜使用或治疗无效时,同时 iPDT 为深在性的血管病变提供了新的治疗思路。对于 PDT 治疗婴幼儿血管瘤、动静脉畸形以及静脉畸形,还需要大量的临床研究做理论基础,以及大量的临床实践来寻求最优化的个体化治疗方案,这对光敏剂和光源的选择、优化,以及治疗方法的设计都提

出了新的要求。对于 PDT 治疗卡波西肉瘤,临床已有一定的临床研究,疗效显著,对于一些较厚的皮损要注意进行预处理,如使用 CO_2 点阵激光等,使光敏剂充分渗透,虽然临床疗效令人鼓舞,但仍没有一套规范和针对个体的治疗参数,如敷药浓度、敷药时间、照光剂量、治疗周期供临床选择,这需要临床工作者对此做进一步研究。

（王迪歆 张云凤）

附：缩略词

血卟啉单甲醚光动力	hematoporphyrin monomethyl ether-mediated photodynamic therapy	HMME-PDT
葡萄酒色斑	port-wine stains	PWS
脉冲染料激光	pulsed dye laser	PDL
强脉冲光	intense pulsed light	IPL
海姆泊芬	hematoporphyrin monomethyl ether	HMME
动静脉畸形	arteriovenous malformation	AVM
静脉畸形	venous malformation	VM
间质光动力疗法	interstitial photodynamic therapy	iPDT
婴幼儿血管瘤	infantile hemangioma	IH
卡波西肉瘤	Kaposi sarcoma	KS
血管肉瘤	angiosarcoma	AS

参考文献

[1] 中华医学会整形外科分会血管瘤和脉管畸形学组.血管瘤和脉管畸形诊断和治疗指南(2016版)[J].组织工程与重建外科,2016,12(2):63-93.

[2] 王维,林晓曦,马刚,等.葡萄酒色斑增厚及结节形成的病理基础和临床意义[J].中华整形外科杂志,2010,26:103-106.

[3] Wei ML, Zhang HY, Wang PR, et al. A study on the effects of 532 nm continuous laser combined with photodynamic therapy versus 595 nm pulsed dye laser on a chicken comb model of vascular malformation [J]. Photonics & Lasers in Medicine, 2016, 5(3): 183-193.

[4] Gao K, Huang Z, Yuan KH, et al. Side-by-side comparison of photodynamic therapy and pulsed-dye laser treatment of port-wine stain birthmarks [J]. The British journal of dermatology, 2013, 168(5): 1040-1046.

[5] Wlotzke U, Hohenleutner U, Abd-El-Raheem TA, et al. Side-effects and complications of flashlamp-pumped pulsed dye laser therapy of port-wine stains. A prospective study [J]. The British journal of dermatology, 1996, 134(3): 475-480.

[6] Nevskaya T, Ananieva L, Bykovskaia S, et al. Autologous progenitor cell implantation as a novel therapeutic intervention for ischaemic digits in systemic

sclerosis[J]. Rheumatology, 2009, 48(1): 61-64.

[7] 顾瑛,李峻亨.光动力法选择性治疗鲜红斑痣的机制探讨[J].中国激光医学杂志,1992(3):141-144.

[8] 顾瑛,李峻亨,陈华,等.光动力学疗法选择性治疗鲜红斑痣的基础研究[J].中国激光医学杂志;1992:81-84.

[9] 陈虹霞,邹先彪,张云杰,等.光动力疗法治疗鲜红斑痣的新进展[J].中国皮肤性病学杂志,2014:631-633.

[10] 杨智,何黎.HMME-PDT在治疗鲜红斑痣中的应用[J].皮肤病与性病,2013,35(2):80-81.

[11] 王玉芝,黄正,苑凯华.KTP激光与新型LED光源用于鲜红斑痣光动力治疗的临床对比研究[J].实用医学杂志,2015,31(24):4031-4034.

[12] 顾瑛,刘凡光,王开,等.光动力疗法治疗鲜红斑痣1 216例临床分析[J].中国激光医学杂志.2001,10:86-89.

[13] Sun P-h, Zhao X, Zhou Y, et al. Tolerance and pharmacokinetics of single-dose intravenous hemoporfin in healthy volunteers[J]. Acta pharmacologica Sinica, 2011, 32(12): 1549-1554.

[14] Zhao Y, Zhou Z, Zhou G, et al. Efficacy and safety of hemoporfin in photodynamic therapy for port-wine stain: a multicenter and open-labeled phase IIa study[J]. Photodermatology Photoimmunology & Photomedicine, 2011, 27(1): 17.

[15] Zhao Y, Tu P, Zhou G, et al. Hemoporfin photodynamic therapy for port-wine stain: a randomized controlled trial[J]. PLoS One, 2016, 11(5): e0156219.

[16] Li-Qiang G, Hua W, Si-Li N, et al. A clinical study of HMME-PDT therapy in Chinese pediatric patients with port-wine stain[J]. Photodiagnosis and photodynamic therapy, 2018, 23: 102-105.

[17] 李若虹,林彤,周展超,等.光动力、脉冲染料激光及强脉冲光治疗鲜红斑痣的临床分析及对比研究[C]//2012北京地区皮肤科学术年会论文集,2012.

[18] Kelly KM, Kimel S, Smith T, et al. Combined photodynamic and photothermal induced injury enhances damage to in vivo model blood vessels[J]. Lasers in Surgery & Medicine, 2004, 34(5):407-413.

[19] 王玉芝,李勤,黄正,等.LED光源光动力疗法治疗鲜红斑痣[J].中国美容整形外科杂志,2016,27:404-406.

[20] Wen L, Zhang Y, Zhang L, et al. Application of different noninvasive diagnostic techniques used in HMME-PDT in the treatment of port wine stains[J]. Photodiagnosis and photodynamic therapy, 2010, 20: 369-375.

[21] Zhang H, Zhang G, Zhang Y, et al. Quantitatively assessing port-wine stains using a photoacoustic imaging method: a pilot study[J]. Journal of the American Academy of Dermatology, 2021, 85(6): 1613-1616.

[22] 卢忠.皮肤激光医学与美容[M].上海:复旦大学出版社,2008.

[23] Patel AM, Chou EL, Findeiss L, et al. The horizon for treating cutaneous vascular lesions[J]. Seminars in Cutaneous Medicine & Surgery, 2012, 31(2): 98-104.

[24] Jerjes W, Upile T, Vincent A, et al. Management of deep-seated malformations with photodynamic therapy: a new guiding imaging modality[J]. Lasers in medical science, 2009, 24(5): 769-775.

[25] Jerjes W, Upile T, Hamdoon Z, et al. Interstitial PDT for vascular anomalies[J]. Lasers in surgery and medicine, 2011, 43(5): 357-365.

[26] 梁齐飞,黄熙.光动力疗法治疗血管瘤和血管畸形的研究进展[J].华夏医学,2015,28(6):167-171.

[27] Choi J, Kim WJ, Park SW, et al. Photodynamic therapy suppresses tumor growth in an in vivo model of human hemangioma[J]. Archives of Dermatological Research, 2014, 306(1): 81-91.

[28] Schneider JW, Dittmer DP. Diagnosis and treatment of Kaposi sarcoma[J]. American Journal of Clinical Dermatology, 2017(4): 1-11.

[29] Tardivo JP, Del GA, Paschoal LH, et al. New photodynamic therapy protocol to treat AIDS-related Kaposi's sarcoma[J]. Photomedicine & Laser Surgery, 2006, 24(4): 528.

[30] Park MY, Kim YC. Classic Kaposi sarcoma treated with intralesional 5 – aminolevulinic acid injection photodynamic therapy[J]. Archives of Dermatology, 2009, 145(10): 1200.

[31] Thong PS, Ong KW, Goh NS, et al. Photodynamic-therapy-activated immune response against distant untreated tumours in recurrent angiosarcoma[J]. Lancet Oncology, 2007, 8(10): 950-952.

[32] Gao Y, Wang WS, Wang HL, et al. Treatment of Epithelioid angiosarcoma with Topical ALA-PDT in the course of surgery[J]. Photodiagnosis and photodynamic therapy, 2017, 19: 153-155.

第十八章
光敏剂介导荧光诊断及应用

一、PDD 概述

光敏剂介导荧光诊断早期称作光动力诊断(photodynamic diagnosis，PDD)，与自体荧光检测统称为荧光诊断(flourescence diagnosis，FD)。自体荧光检测是通过光源诱导组织本身物质的固有荧光评估组织性质差异的检测方法。本章节主要介绍 PDD，它是利用光敏剂在物理退激过程中所产生的荧光进行疾病诊断的一种无创诊断方法。在光敏剂系统或局部应用后，运用特定波长的光照射肿瘤组织或增生活跃的组织，以激发光敏剂，使目标组织显示出特定荧光，从而进行疾病诊断[1-2]。PDD 作为一种非侵入性新兴诊断技术，具有操作简便、灵敏度高、可实时监测等特点，在部分皮肤疾病的辅助诊断中具有一定的应用前景。

（一）发展历史

PDD 发展始于 20 世纪初，1924 年，Lam 首次观察到卟啉对恶性肿瘤的荧光定位作用，但当时以为是感染导致而不幸被忽略[3]。1942 年，Auler 和 Figge 给大鼠注射血卟啉(haematoporphyrin，Hp)后，观察到 Hp 可以优先在肿瘤等新生组织中富集[4-5]。1948 年，Figge 报道 Hp 能在肿瘤组织、胚胎组织与创伤组织中较多存留，促使人们开始尝试将光敏剂产生的荧光用于肿瘤诊断[6]。1951 年，Manganiello 发现在一些非肿瘤部位，如伤口、淋巴结、胎盘亦会富集卟啉化合物[7]。1953 年，Peck 发现金属卟啉化合物同样可以在肿瘤组织内富集，而研究证实临床上使用较低浓度(<120 mg/人)Hp

的情况下，不能观测到 Hp 在肿瘤中的富集[8]。1955 年，Rassmussen-Taxdal 报道 11 例肿瘤患者静脉注射 Hp(500~1 000 mg/人)3~12 h 后其中 8 例患者的肿瘤组织中见到橘红色荧光，指出卟啉易于富集在肿瘤部位并发射荧光，将有利于肿瘤的诊断和"可视"指导手术切除肿瘤[9]。1959 年，梅奥诊所的 Lipson 在光动力研究上取得了突破性成果，首次在临床上证实血卟啉衍生物(haematoporphyrin derivative，HpD)的肿瘤荧光定位诊断特性显著优于 Hp，并在后续研究中进一步报道 50 例支气管肺癌和食管癌患者的 HpD-PDD 结果，其阳性诊断率超过 80%，并首次提出"荧光内镜诊断"概念[10]。1968 年，Gregorie 报道 226 例肿瘤患者的 PDD 结果，在 173 例恶性肿瘤中，包括乳腺癌、宫颈癌、呼吸道癌、皮肤癌、食管癌、黑色素瘤和视网膜母细胞瘤等，132 例检测到典型的橘红色荧光，阳性符合率为 76.3%[11]。

1990 年，Kennedy 第一次提出 ALA 诱导原卟啉IX(PpIX)荧光成像可诊断口腔黏膜癌及癌前病变[12]。目前，PDD 在多种皮肤疾病的辅助诊断、评价疗效和治疗后随访等方面均具有一定应用。1996 年，徐世正、王秀丽教授在国内皮肤科领域率先开展 ALA-PDT 治疗皮肤肿瘤；1997 年，王秀丽教授开始尝试 ALA-PDT 治疗尖锐湿疣，并对其进行荧光动力学研究，正式开启国内 ALA-PDD 应用。2004 年，王秀丽研究团队在国际上首次系统性报道 ALA-PDT 治疗尖锐湿疣的有效性及安全性[13]；2007 年报道尖锐湿疣治疗中 ALA 在皮损内转化为 PpIX 的荧光动力学研究，发现表皮内有明显荧光，而真皮内无荧光现象，证明

ALA-PDT 只作用于表皮组织,因而不会导致 PDT 治疗后瘢痕形成[11]。2005 年,王秀丽研究团队应用 ALA-PDT 治疗毛囊皮脂腺相关疾病,特别是 ALA-PDT 治疗中重度痤疮疗效突出,实现临床难治性疾病又一突破[15-16]。这一结果引起临床注意,既往荧光动力学研究荧光仅见于表皮,真皮无荧光现象。而中重度痤疮患者的结节和囊肿性损害主要病理改变位于真皮,ALA 是如何到达和富集于靶组织的? 当时国际上均推测 ALA 可能通过毛囊皮脂腺导管而富集于毛囊皮脂腺,从而实现 ALA-PDT 效应,但缺乏直接证据。2011 年,该团队首次通过荧光显微镜对痤疮患者组织切片进行 PDD 研究,捕捉并确证 ALA 通过毛囊皮脂腺导管而富集于毛囊皮脂腺,毛囊皮脂腺单元是 ALA-PDT 治疗中重度痤疮的直接

靶点[17]。王秀丽研究团队亦将 ALA-PDD 应用于真菌感染性皮肤病,如股癣、体癣等,为 ALA-PDT 治疗真菌感染性疾病提供证据支持。2019 年,王秀丽研究团队开始将 HpD-PDD 应用于治疗皮肤肿瘤的研究[18]。

(二)作用机制

在肿瘤组织或增生活跃的组织内使用光敏剂,经一定时间孵育后,荧光物质被肿瘤细胞或增生活跃的细胞吸收而富集;用适当波长的激发光照射皮损,荧光物质吸收激发光能量,从基态跃迁到不稳定电子激发状态,再迅速通过物理退激释放能量、发射荧光而回到稳定基态(图 18-1)。此时,检测肿瘤细胞或增生活跃的细胞发射出的荧光可提示皮损的存在,即为 PDD。

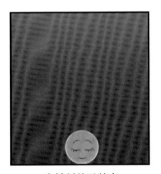 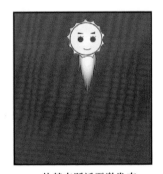 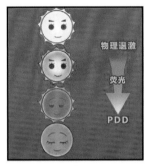

光敏剂处于基态　　　　从基态跃迁至激发态　　　　物理退激——PDD

图 18-1　PDD 作用机制示意图

图片来源于:王秀丽、王宏伟等,《光动力皮肤科实战口袋书》

理想的光敏剂是进行 PDD 的前提和基础,其性质直接影响诊断效果。目前使用最广泛的局部应用光敏剂是 ALA 和 5-氨基酮戊酸甲酯(MAL),这两种物质均是卟啉合成的前体,在体内能够促进细胞合成 PpⅨ。有研究对 ALA 与 MAL 进行比较,结果证实 ALA 分布的组织均一性较好。由于 ALA 分子量小,在细胞内代谢快,不产生蓄积,可以通过皮肤或黏膜局部用药、无明显刺激、毒副作用少,更重要的是 PpⅨ 诱发的特异性砖红色荧光可通过伍德灯直接观察[4],方便快捷。伍德灯发射波长与 PpⅨ 及 HpD 激发波长相符,因而在伍德灯下可清晰地观察到其诱发的

砖红色荧光。此外,应用于 PDD 的系统性光敏剂还包括 HpD 和 HMME 等。

二、PDD 在皮肤疾病中的应用

在皮肤科领域,PDD 主要应用于非黑素瘤皮肤癌、HPV 相关性疾病、毛囊皮脂腺相关疾病等疾病的治疗。

(一)PDD 在皮肤肿瘤的应用

PDD 在皮肤肿瘤的应用主要集中在非黑素瘤皮肤癌的辅助诊断、药物渗透及富集情况的评

价、治疗前皮损范围的确定、疗效评价及随访等方面。

1. 非黑素瘤皮肤癌的辅助诊断

PDD可对非黑素瘤皮肤癌进行有效辅助诊断,如癌前病变光线性角化病(AK)及其亚临床病灶、基底细胞癌(BCC)、皮肤鳞状细胞癌(cSCC)、鲍恩病(BD)和乳房外Paget病(EMPD)等,患者进行ALA-PDD检测时,肿瘤皮损处显示砖红色荧光,而正常皮肤无荧光表现,皮损部位与正常皮肤荧光对比显著,边缘通常显示清晰,结合临床可进一步诊断,肿瘤患者的PDD结果与病理诊断结果具有良好的一致性[19]。

2. 药物渗透及富集情况评价

PDD可对非黑素瘤皮肤癌和癌前皮损局部用药后光敏剂的敷药和渗透情况进行评价。通过检测分析比较敷药后皮肤不同程度的荧光强度以及不同时间皮损荧光强度,可判断药物渗透水平。王秀丽研究团队开展一项采用PDD评估ALA在PDT治疗AK皮损的组织渗透研究,采用梅花针与CO_2剥脱性点阵激光预处理进行对比研究。梅花针预处理后2 h及3 h皮损内PpIX荧光更强,证明梅花针可促使ALA在浅层真皮中更广泛扩散,梅花针成本低、使用便捷,更利于临床推广应用(图18-2)[20]。在另一项ALA-PDT治疗鲍恩病的研究中,通过PDD证明梅花针预处理皮损,可以提高ALA在鲍恩病皮损中的渗透,佐证了梅花针预处理可提高ALA-PDT治疗鲍恩病的皮损清除率[21]。此外,在系统性光动力治疗中,

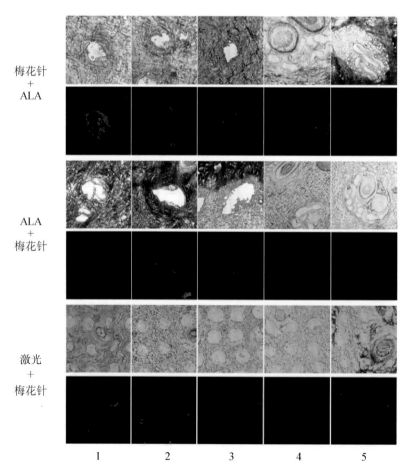

图18-2 PDD评估光线性角化病(AK)光动力治疗中梅花针预处理提高ALA的皮损组织内渗透作用

ALA局部封包180 min前后梅花针或CO_2剥脱性点阵激光预处理后的5个不同深度的皮肤组织切片和荧光图像(梅花针+ALA组,ALA+梅花针组,激光+梅花针组)。

1. 120 μm(±12 μm);2. 500 μm(±48 μm);3. 1 000 μm(±48 μm);4. 1 500 μm(±48 μm);5. 1 800 μm(±48 μm)

光敏剂 HpD 经静脉注射后,通过不同时间点检测患者皮损、皮损边缘和皮损远端的荧光,可评估局部药物富集情况及富集时间点,从而协助确定最佳治疗时间,并且在 PDT 治疗后 1 个月内进行皮损及外周皮肤荧光检测,可评估体内药物代谢情况,评价药物安全性,并进一步指导患者术后避光保护措施[18]。

3. 对皮损范围的界定

(1) Mohs 手术前皮损范围界定

PDD 可作为 Mohs 显微手术的术前准备程序,对肿瘤皮损面积进行测量,对皮损边界进行精确定位,以缩短手术时间,提高手术效率[22]。非色素型 BCC 患者在 Mohs 术前用 PDD 确定皮损边缘可明显减小手术切口,提示 PDD 可用于 Mohs 术前精确定位皮损边缘,从而提高清除率,

促进创面愈合,减少术后复发[23]。

(2) PDT 治疗皮损范围界定

王秀丽研究团队在非黑素瘤皮肤癌的系统性 PDT 治疗中,HpD 在静脉注射后 48 h 和 72 h 可在肿瘤组织内明显富集,通过划定皮损外 1～2 cm 作为光动力治疗区域,可减少病灶残留、降低复发率(图 18-3)。另外,通过荧光诊断可以发现肉眼及常规无创诊断技术难以发现的多发性、隐匿性、残留性皮损,王秀丽研究团队利用 HpD-PDD 诊断复发性 EMPD(图 18-4),如图 18-4-f 所示,砖红色荧光提示患者有一处临床和无创诊断未检出的可疑复发皮损,后予进一步活检提示该部位可见肿瘤细胞,因此,合理应用 PDD 可提高隐匿性、多发性非黑素瘤皮肤癌皮损检出率。

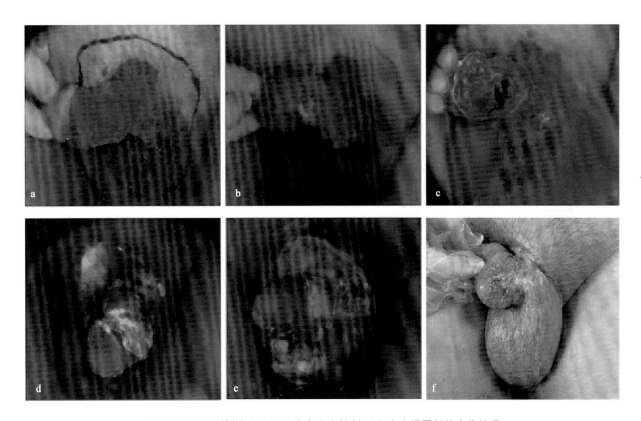

图 18-3　PDD 检测 HpD-PDT 治疗中光敏剂 HpD 在皮损局部的富集情况

(a)～(e)分别为 EMPD 患者静脉注射 HpD(5 mg/kg)后 48 h(图中黑色记号笔为划定皮损外 1～2 cm 的光动力治疗区)、HpD-PDT 第一次光照治疗后即刻、静脉注射 HpD 后 72 h,注射后 1 周和注射后 4 周的伍德灯下病灶荧光图像;
(f)EMPD 患者 HpD-PDT 治疗后 3 个月复诊大体照片显示皮损清除

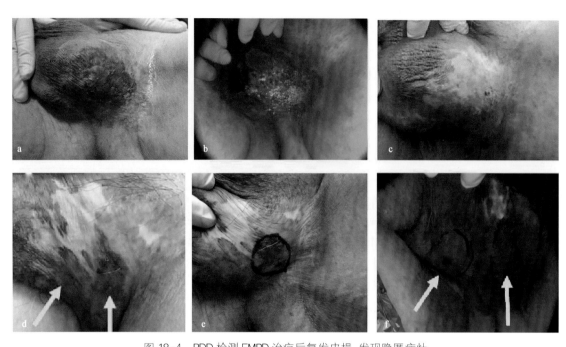

图 18-4　PDD 检测 EMPD 治疗后复发皮损,发现隐匿病灶

（a）男性患者阴囊 EMPD 皮损大体照片；（b）HpD-PDT 治疗中 HpD 静脉注射后 48 h 荧光图像提示局部药物富集；
（c）HpD-PDT 治疗清除皮损 4 个月后复诊；（d）HpD-PDT 治疗后 11 个月复诊发现可疑复发病灶；（e）患者局部皮损活检标记图；
（f）HpD-PDD 荧光诊断提示一肉眼及无创诊断未发现的可疑皮损,进一步活检提示可见肿瘤细胞

4. 疗效评价与随访

PDD 的发展与 PDT 治疗方法密切相关,PDD 运用的光敏剂是 PDT 治疗中作用于肿瘤细胞的药物,两种技术方法常联合使用[25]。PDT 治疗后,对非黑素瘤皮肤癌患者皮损面积可用 PDD 评估,皮损面积较前减小则证明治疗有效,可进行动态的疗效判断。王秀丽研究团队在一项评估局部 PDT 治疗和手术联合治疗 EMPD 疗效的前瞻性研究中,首次应用 ALA-PDT 联合手术治疗并配合 PDD 评估皮损面积,有效地降低复发率。该项研究利用治疗前 EMPD 皮损的 PDD 明确皮损边界,指导治疗的实施,并通过治疗后 PDD 进行动态的疗效判断（见第十六章,图 16-6）,治疗前皮损区域经 ALA 局部外敷 3 h 后,荧光图像清晰显示病灶,2 次 ALA-PDT 治疗后,ALA 荧光图像显示皮损区域荧光富集明显减少,提示治疗有效[26]。PDD 可明确皮损边界,指导手术切缘,还对手术切除后的 EMPD 患者进行荧光诊断评估病灶残留情况,肿瘤区域清晰显示皮损切缘荧光阳性,同时予以光动力联合治疗,与单纯手术治疗

相比,手术联合 ALA-PDT 治疗可将复发率降低至 5.9%,优于单独 Mohs 手术治疗,并避免过度切除造成的术后康复困难[27]。另外,治疗结束后,可用 PDD 检测皮损进行长期随访,以实现多时间节点、无创性辅助检查评估皮损复发情况[28]。

（二）PDD 在 HPV 相关性疾病的应用

王秀丽研究团队曾对 60 例尿道尖锐湿疣患者的组织进行 PpIX 荧光强度定位和定量分析,研究中入组患者皮损经不同 ALA 浓度及不同时间孵育后取材,结果显示 2 h 时组织内 PpIX 荧光强度已明显增强,3~5 h 达到高峰；当 ALA 浓度为 10% 时,皮损内荧光较对照组显著升高[29-30]。进一步通过 PDD 发现并定位醋酸白试验未能检出的 HPV 亚临床感染皮损（图 18-5）,距离疣体最远约 2 cm,在此基础上首次提出 PDT 治疗尖锐湿疣可适当扩大 ALA 敷药面积至皮损边缘 2 cm 的治疗理念,通过 PDT 清除 HPV 亚临床感染和潜伏感染,从 CO_2 激光"点清除"治疗转变为 PDT 的"面清除"治疗,有效降低复发率。目前,尖锐湿

疣的诊断主要依靠其临床特点,但对 HPV 感染的亚临床皮损缺乏无创性的检查方法。醋酸白试验简单易行,但缺乏特异性,假阳性率高,但仍可作为一种临床快速的常规检查手段。ALA-PDD 虽对尖锐湿疣患者亚临床皮损及 HPV 潜伏感染具有诊断价值,还不能完全代替醋酸白试验,主要受限于 PDD 较高的费用以及必备检测条件,尚不能成为一种临床十分便利和快速的检测手段。在普遍开展 ALA-PDT 治疗尖锐湿疣的临床工作中,可在 PDT 治疗前,对皮损及其周围组织进行 PDD 检测,一是对疣体、亚临床皮损及潜伏感染

做出诊断,还可以观察 ALA 孵育转化是否充足,决定是否开始 PDT 治疗。如能实现尖锐湿疣皮损的早诊断和早治疗,不但可以显著减少尖锐湿疣的复发问题,而且可以有效减少总医疗支出。因此,在尖锐湿疣早期诊断、亚临床感染检测以及预防复发等方面,ALA-PDD 具有独特优势。此外,PDD 也被用于宫颈上皮内病变的辅助诊断,研究发现宫颈上皮内病变患者病变级别越高,荧光强度越强,因此 PDD 可指导制订临床 PDT 治疗参数及疗程[31-32]。PDD 同样应用于鲍恩样丘疹病、外阴硬化性苔藓和扁平苔藓等的辅助诊断[28,33-34]。

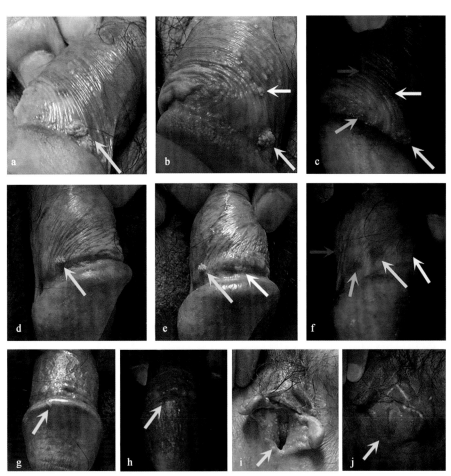

图 18-5　PDD 在尖锐湿疣患者中的应用

病例 1(a)男性患者尖锐湿疣 5 个月患处大体图像,黄色箭头表示病变(HPV＋);(b)皮损醋酸白试验,白色箭头表示亚临床病变(HPV＋);(c)ALA 荧光检查清晰显示临床、亚临床和潜伏感染皮损,绿色箭头表示临床皮损边缘 1 cm 处潜伏感染(HPV＋),蓝色箭头表示临床皮损边缘 2 cm 处潜伏感染(HPV＋)。病例 2(d)男性患者尖锐湿疣 2 个月患处大体图像,黄色箭头表示病变(HPV＋);(e)皮损醋酸白试验,白色箭头表示亚临床病变(HPV＋);(f)ALA 荧光检查清晰显示临床、亚临床和潜伏感染皮损,绿色箭头表示临床皮损边缘 0.5 cm 处潜伏感染(HPV＋),蓝色箭头表示临床皮损边缘 1.5 cm 处潜伏感染(HPV＋)。病例 3(g)男性患者尖锐湿疣 2 个月患处大体图像,伴龟头炎;(h)PDD 显示非特异性红色荧光(皮损边缘 0.5～2 cm 处,HPV,黄色箭头表示病变)。病例 4(i)女性尖锐湿疣患者 5 个月患处大体图像,伴念珠菌性阴道炎;(j)PDD 显示非特异性红色荧光(0.5～1 cm 处 HPV＋,1～2 cm 处 HPV－,黄色箭头表示病变)

（三）PDD 在毛囊皮脂腺相关疾病中的应用

王秀丽研究团队于 2004 年（与国际同步）在国内最早将 ALA-PDT 应用于痤疮的治疗，证实其有效性，并结合 ALA-PDD 与临床实际应用进行参数优化，推荐 3%～5% ALA 浓度、1～3 h 敷药时间作为 ALA-PDT 治疗中重度痤疮的最佳参数[16]。该研究成功捕捉到组织吸收 ALA 后转化为 PpIX 在毛囊皮脂腺单元富集的砖红色荧光（见第十三章，图13-2），首次证实毛囊皮脂腺单元是 ALA-PDT 治疗中重度痤疮的直接靶点（见第十三章，图 13-3）[17]。此外，PDD 还应用于穿通性毛囊炎、化脓性汗腺炎和玫瑰痤疮等其他毛囊皮脂腺相关疾病，在临床上指导治疗范围的界定、照光参数设置和疗效评估。

（四）PDD 在其他皮肤疾病的研究与应用

PDD 在其他疾病中的应用亦在不断进行和探索，以拓展新的临床治疗适应证，包括红斑鳞屑性皮肤病及真菌性皮肤病等，如王秀丽研究团队对 30 例银屑病患者的 104 处银屑病病灶进行 PDD 应用探索，在窄波紫外线治疗前后分别记录各病灶的银屑病面积和严重程度指数（psoriasis area and severity index，PASI）评分和蓝光 ALA-PDD 的荧光强度（图 18-6），结果显示部分银屑病病灶可见 PpIX 发出的点状红色荧光，该部分皮损的 PASI 评分高于无荧光病变，表明荧光强度可提示银屑病严重程度及进展情况，二者成正相关关系[35]。

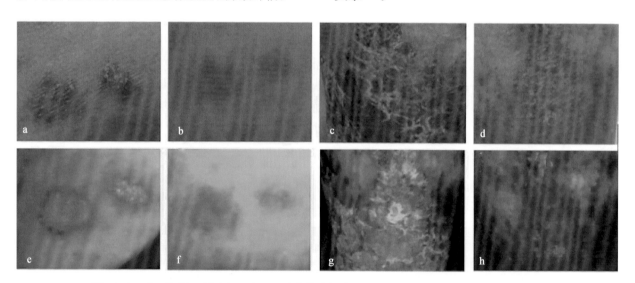

图 18-6　PDD 检测 PpIX 在银屑病不同阶段的皮损中积累，提示银屑病严重程度及进展情况
(a)右髋关节部位的活动性银屑病皮损图像；(b)和图(a)同一皮损的恢复阶段图像；(c)左侧腘窝和腿部曲侧的活动性银屑病皮损图像；(d)和图(c)同一皮损的恢复阶段图像；(e)～(f)分别对应(a)～(d)中银屑病皮损在伍德灯下荧光图像

王秀丽研究团队首次将 PDD 应用于感染性皮肤病如股癣，股癣在伍德灯下通常不显示荧光（见第十五章，图 15-17），而外敷 ALA 后在伍德灯下可显示明显砖红色荧光，提示病灶将 ALA 转化为 PpIX 并可采用 PDT 治疗。进一步研究证实 ALA-PDT 治疗股癣疗效显著，但因需要多次的治疗，考虑治疗费用及治疗的便捷性，不及目前临床所使用抗真菌外用药物，故 ALA-PDT 仅作为除抗真菌口服药物和外用药之外的一种新的治疗方法尝试或作为抗真菌药物应用受限时的一种

治疗选择。此外，王秀丽研究团队还在治疗前使用 PDD 的 PpIX 荧光协助显示皮肤真菌肉芽肿的皮损范围并指导临床治疗[36]。在血管性疾病鲜红斑痣中，临床常应用海姆泊芬在治疗前进行 PDD 检测，可清晰显示皮损，并根据治疗后荧光淬灭程度调整照光剂量[37-38]。

在基础研究中，局部或静脉用光敏剂介导的 PDD 可应用于多种肿瘤、炎症性或血管性疾病动物模型，通常从不同药物浓度和剂量、不同给药方式、不同给药时间以及对应的治疗剂量进行对比研究,以评估光敏剂的光敏性,并通过分析获取不同动物模型中的最佳光动力治疗参数,以作为进一步疗效和机制研究的基础。

三、PDD 操作步骤及注意事项

临床应用局部 PDD 诊断皮肤病时,应根据不同疾病种类,选择不同浓度的 ALA 乳膏外涂于皮损表面及皮损边缘,避光封包孵育数小时后,在暗室环境下采用 LED 激发的紫外光源,临床常用伍德灯照射皮损区域进行 PDD,呈现境界清楚的砖红色荧光斑即为界定皮损及边缘阳性,否则为阴性。皮肤肿瘤性质需结合皮损组织病理确诊,HPV 相关性疾病需要结合醋酸白试验进行辅助诊断。

临床操作过程中需注意以下几点:

(1)临床应用 PDD 时,建议 ALA 敷药浓度不宜过高,一般推荐 2%～3% ALA 浓度。

(2)PDD 的 ALA 敷药时间要短于 PDT,以 1～3 h 为宜,以防正常组织过多吸收,使皮损和背景的界限不清,甚至出现假阳性而干扰检测和诊断。

(3)由于黏膜部位非特异性地吸收 ALA 能力更强,故对黏膜及其邻近部位进行 PDD 时,需进一步降低 ALA 敷药浓度、缩短敷药时间,确保病变组织与正常组织之间存在最大荧光强度对比,减少观察背景的干扰和出现假阳性。

(4)应用 405 nm 左右的光源进行荧光激发,通常可选择伍德灯作为 PDD 光源,在暗室中观察皮损及周边范围。

(5)拍照时可以加用特殊的黄色滤光片,以减少伍德灯发射的蓝光干扰。

PDD 作为一项无创检查技术,对非黑素瘤皮肤癌、HPV 相关性疾病、毛囊皮脂腺相关疾病及部分炎症性、感染性和血管性疾病的临床诊断有一定应用价值。PDD 主要用于直观药物富集,定位潜在感染/亚临床皮损,复发性、多灶性或跳跃性皮损检测;分析荧光强度调整治疗中光敏剂药物浓度,选择治疗时间点,指导设置照光参数;辅助探索 PDT 治疗皮肤病的作用靶点;通过 PDT 治疗前后荧光强度变化,进行疗效判断和动态观察;辅助划定皮肤肿瘤治疗边界,充分进行 PDT 治疗,减少疾病的复发;可作为随访和复发的辅助检测工具。PDD 临床应用的优势主要在于:①快速便捷;对皮损特别是多发皮损,可移动、反复地使用,无论早期诊断、治疗过程和随访过程都能得到应用和体现;②具有安全性、无创性和无痛性;③可动态观察和半定量检测,便于客观分析。现阶段 PDD 的特异性还有待进一步提高,特别是黏膜部位的皮损。PDD 的诊断结果会受光敏剂、激发波长、激发光强度、皮损类型、皮损及皮损周围皮肤生理病理状态影响,这就要求更多的科学对照研究为临床应用提供证据支持。随着对 PDD 研究的不断发展和完善,包括参数优化、新型光敏剂的研发及更灵敏的检测手段的提出等,PDD 技术将会在皮肤科的临床检查、辅助诊断和疗效评估中发挥更有价值和更广泛的作用。

(李春晓　王宏伟)

附:缩略词

光动力荧光诊断	photodynamic diagnosis	PDD
荧光诊断	flourescence diagnosis	FD
血卟啉	haematoporphyrin	Hp
血卟啉衍生物	haematoporphyrin derivative	HpD
银屑病面积和严重程度指数	psoriasis area and severity index	PASI

参考文献

[1] Andrade CT, Vollet-Filho JD, Salvio AG, et al. Identification of skin lesions through aminolaevulinic acid-mediated photodynamic detection [J]. Photodiagnosis and photodynamic therapy, 2014, 11 (3): 409-415.

[2] Osman E, Alnaib Z, Kumar N. Photodynamic diagnosis in upper urinary tract urothelial carcinoma: a systematic review[J]. Arab journal of urology, 2017, 15(2): 100-109.

[3] Lam S, Macaulay C, Leriche JC, et al. Early localization of bronchogenic carcinoma[J]. Diagnostic and Therapeutic Endoscopy, 1994, 1(2): 75-78.

[4] Auler H, Banzer G. Untersuchungen über die rolle der porphyrine bei geschwulstkranken menschen und tieren [J]. Ztschr Krebsforsch, 1942, 53(2): 65-68.

[5] Figge FHJ. Near-ultraviolet rays and fluorescence phenomena as aids to discovery and diagnosis in medicine[J]. Minnesota University Medical Bulletin, 1942, 26: 165-168.

[6] Figge FHJ, Weiland GS, Manganiello LOJ, et al. Cancer detection and therapy: affinity of neoplastic, embryonic, and traumatized tissues for porphyrins and metalloporphyrins[J]. Proceedings of the Society for Experimental Biology, 1948, 68(3): 640-641.

[7] Manganiello LOJ, Figge FHJ. Cancer detection and therapy II methods of preparation and biological effects of metallo-porphyrins[J]. Bulletin of the School of Medicine, 1951, 36(1): 3-7.

[8] Peck GC, Mack HP, Figge FHJ. Cancer detection and therapy III affinity of lymphatic tissues for hematoporphyrin [J]. Bulletin of the School of Medicine, 1953, 38(3): 124-127.

[9] Rassmussen-Taxdal DS, Ward GE, Figge FHJ. Fluorescence of human lymphatic and cancer tissues following high doses of intravenous hematoporphyrin [J]. Cancer, 1955, 8(1): 78-81.

[10] Lipson RL, Baldes EJ, Olsen AM. Hematoporphyrin derivative: a new aid for endoscopic detection of malignant disease[J]. The Journal of Thoracic and Cardiovascular Surgery, 1961, 42(5): 623-629.

[11] Gregorie HB, Jr., Horger EO, Ward JL, et al. Hematoporphyrin-derivative fluorescence in malignant neoplasms[J]. Annals of Surgery, 1968, 167 (6): 820-828.

[12] Moan J, Peng Q. An outline of the hundred-year history of PDT[J]. Anticancer Research, 2003, 23 (5): 3591-3600.

[13] Wang XL, Wang HW, Wang HS, et al. Topical 5-aminolaevulinic acid-photodynamic therapy for the treatment of urethral condylomata acuminata [J]. British Journal of Dermatology, 2004, 151 (4): 880-885.

[14] Wang XL, Wang HW, Huang Z, et al. Study of protoporphyrin IX (PpIX) pharmacokinetics after topical application of 5-aminolevulinic acid in urethral condylomata acuminata [J]. Photochemistry and photobiology, 2007, 83(5): 1069-1073.

[15] 张玲琳,王秀丽,王宏伟,等.5-氨基酮戊酸光动力疗法治疗痤疮[J].中华皮肤科杂志,2009,42(2):3.

[16] Wang XL, Wang HW, Zhang LL, et al. Topical ALA PDT for the treatment of severe acne vulgaris [J]. Photodiagnosis and photodynamic therapy, 2010, 7 (1): 33-38.

[17] Ding HL, Wang XL, Wang HW, et al. Successful treatment of refractory facial acne using repeat short-cycle ALA-PDT: case study[J]. Photodiagnosis and photodynamic therapy, 2011, 8(4): 343-346.

[18] Li CX, Wang PR, Wang DX, et al. Fluorescence kinetics study of twice laser irradiation based HpD-PDT for nonmelanoma skin cancer[J]. Lasers in Surgery and Medicine, 2022, 54(7): 945-954.

[19] Neuß S, Gambichler T, Bechara FG, et al. Preoperative assessment of basal cell carcinoma using conventional fluorescence diagnosis[J]. Archives of Dermatological Research, 2009, 301(4): 289-294.

[20] Chen J, Zhang YF, Wang PR, et al. Plum-blossom needling promoted PpIX fluorescence intensity from 5-aminolevulinic acid in porcine skin model and patients with actnic keratosis [J]. Photodiagnosis and photodynamic therapy, 2016, 15: 182-190.

[21] Wu Y, Wang PR, Zhang LL, et al. Enhancement of photodynamic therapy for Bowen's disease using plum-blossom needling to augment drug delivery [J]. Dermatologic Surgery, 2018, 44(12): 1516-1524.

[22] de Leeuw J, van der Beek N, Neugebauer WD, et al. Fluorescence detection and diagnosis of non-melanoma skin cancer at an early stage[J]. Lasers in Surgery and Medicine, 2009, 41(2): 96-103.

[23] Jeon SY, Kim KH, Song KH. Efficacy of fluorescence

diagnosis-guided Mohs micrographic surgery for pigmented vs. non-pigmented basal cell carcinoma [J]. Acta Dermato-Venereologica, 2014, 94(5): 568-573.

[24] Wozniak Z, Trzeciakowski W, Chlebicka I, et al. Photodynamic diagnosis and photodynamic therapy in basal cell carcinoma using a novel laser light source [J]. Photodiagnosis and photodynamic therapy, 2020, 31: 101883.

[25] Casas A. Clinical uses of 5-aminolaevulinic acid in photodynamic treatment and photodetection of cancer: a review[J]. Cancer Letters, 2020, 490: 165-173.

[26] Wang HW, Lv T, Zhang LL, et al. A prospective pilot study to evaluate combined topical photodynamic therapy and surgery for extramammary paget's disease [J]. Lasers in Surgery and Medicine, 2013, 45(5): 296-301.

[27] Bayan CY, Khanna T, Rotemberg V, et al. A review of non-invasive imaging in extramammary Paget's disease [J]. Journal of the European Academy of Dermatology and Venereology, 2018, 32(11): 1862-1873.

[28] Kleinpenning MM, Wolberink EW, Smits T, et al. Fluorescence diagnosis in actinic keratosis and squamous cell carcinoma [J]. Photodermatology photoimmunology & photomedicine, 2010, 26(6): 297-302.

[29] 王秀丽, 王宏伟, 张玲琳, 等. 5-氨基酮戊酸光动力诊断在 HPV 相关性疾病中应用[J]. 中华皮肤科杂志, 2008, 41(5): 296-300.

[30] Wang HW, Wang XL, Zhang LL, et al. Aminolevulinic acid (ALA)-assisted photodynamic diagnosis of subclinical and latent HPV infection of external genital region[J]. Photodiagnosis and photodynamic therapy, 2008, 5(4): 251-255.

[31] Andikyan V, Kronschnabl M, Hillemanns M, et al. Fluorescence diagnosis with 5-ALA thermogel of cervical intraepithelial neoplasia [J]. Gynakol Geburtshilfliche Rundsch, 2004, 44(1): 31-37.

[32] Hillemanns P, Wang X, Hertel H, et al. Pharmacokinetics and selectivity of porphyrin synthesis after topical application of hexaminolevulinate in patients with cervical intraepithelial neoplasia [J]. American Journal of Obstetrics and Gynecology, 2008, 198(3): 301-307.

[33] Cao YJ, Zhang GL, Wang PR, et al. Treatment of hyperkeratotic vulvar lichen sclerosus with combination of holmium laser therapy and ALA-PDT: case report [J]. Photodiagnosis and photodynamic therapy, 2020, 31: 101762.

[34] Fan ZX, Zhang LL, Wang HW, et al. Treatment of cutaneous lichen planus with ALA-mediated topical photodynamic therapy [J]. Journal of Innovative Optical Health Sciences, 2015, 8(1): 1540004.

[35] Wang B, Xu YT, Zhang L, et al. Protoporphyrin IX fluorescence as potential indicator of psoriasis severity and progression[J]. Photodiagnosis and photodynamic therapy, 2017, 19: 304-307.

[36] Cai Q, Yang LJ, Chen J, et al. Successful sequential treatment with itraconazole and ALA-PDT for cutaneous granuloma by Candida albicans: a case report and literature review[J]. Mycopathologia, 2018, 183(5): 829-834.

[37] Lai Y, Zhang H, Wei M, et al. Can red-light 5-aminolevulinic photodynamic therapy cure port wine stains on comb animal model? [J]. Photodiagnosis and photodynamic therapy, 2018, 22: 253-262.

[38] Lei TC, Glazner GF, Duffy M, et al. Optical properties of hematoporphyrin monomethyl ether (HMME), a PDT photosensitizer[J]. Photodiagnosis and photodynamic therapy, 2012, 9(3): 232-242.

18

第十九章
光动力治疗不良反应及处理

目前临床常用的光动力治疗包括5-氨基酮戊酸光动力(ALA-PDT)、血卟啉衍生物光动力治疗(HpD-PDT)和血卟啉单甲醚光动力(HMME-PDT),本章将分别阐述上述三种光动力治疗的不良反应及处理。

第一节　ALA-PDT不良反应及处理

自1996年ALA-PDT在国内皮肤科首次应用,至今已有26年。在国内3 000多家医院推广应用,其安全性和有效性得到一致认可,ALA-PDT仅引起皮肤局部不良反应,少见全身系统不良反应[1]。王秀丽研究团队历经26年临床实践和创新性基础研究,系统总结和归纳ALA-PDT在皮肤病治疗方面的不良反应,提出将不良反应分为治疗中不良反应和治疗后不良反应。

一、治疗中不良反应

治疗中不良反应主要为疼痛。疼痛通常在开始照光后数分钟达到顶峰,在照光治疗结束后,疼痛消失或程度减轻,一般在治疗后1～3 d恢复正常[4]。疼痛直接影响患者的治疗体验和临床治疗效果。

ALA-PDT治疗中疼痛的产生可能与照光时大量活性氧的生成、TRPV1通道的激活及表观遗传有关,其具体机制尚不明确。疼痛程度及敏感性则与疾病类型、皮损部位、皮损面积、照光剂量及患者个体差异相关[1-13]。目前,临床上可通过日光ALA-PDT或新型无痛ALA-PDT改善治疗所带来的疼痛[14-15]。疼痛管理是ALA-PDT治疗皮肤病的重要内容,推荐照光时需对患者进行疼痛数字评分(NPRS,0～10分),并按照疼痛分级采取相应的处理方案,见表19-1。

表19-1　ALA-PDT疼痛分级与处理方案

疼痛分级	处理方案
轻度($1 \leqslant NPRS \leqslant 3$)	嘱患者放松,局部冷风、冷喷降温处理,利多卡因气雾剂外喷止痛
中度($3 < NPRS \leqslant 6$)	在轻度疼痛处理基础上,局部浸润麻醉,神经阻滞麻醉,两步法间断照光,降低照光功率密度

疼痛分级	处理方案
重度(6＜NPRS≤10)	密切关注患者生命体征,建议口服曲马多、吗啡,外用芬太尼贴剂,必要时终止当次治疗,特殊情况可采用全身麻醉

注:NPRS,指疼痛数字评分(numeric pain rating scale)

二、 治疗后不良反应

王秀丽研究团队对开展 ALA-PDT 治疗皮肤疾病的不良反应做回顾性研究,统计分析 2019 年 1 月 1 日～2019 年 12 月 31 日接受 1 次或多次 ALA-PDT 治疗的 439 例不同皮肤疾病的患者,包括皮肤附属器疾病、皮肤肿瘤和癌前病变、HPV 相关皮肤病及其他难治性皮肤病,如光化性唇炎、感染性肉芽肿、硬化性萎缩性苔藓、黏膜白斑、着色性干皮病、孢子丝菌病和滤泡性错构瘤,其中记录的不良反应及其发生率如下:治疗中疼痛(98.8%)、红斑(92.4%)、水肿(35.0%)、渗出(23.0%)、色素沉着(27.3%)、发热(2.4%)、色素减退(1.9%)[16]。2022 年,王秀丽研究团队在另

一项 ALA-PDT 治疗中重度痤疮不良反应的前瞻性研究中,共招募重度痤疮患者 40 例,根据入组及排除标准筛选,有 35 例患者入组,详细记录 ALA-PDT 治疗后不良反应及其发生率:治疗后疼痛(91.4%)、皮肤灼烧感(91.4%)、皮肤干燥(91.4%)、瘙痒(85.7%)、红斑(94.3%)、脓疱(82.9%)、结痂(65.7%)、渗出(48.6%)、色素沉着(42.7%)、水肿(20%)、水疱(11.4%)[2]。

上述两项研究,根据不良反应的发生时间,可分为急性期、恢复期及其他系统性或局部不良反应。急性期为 ALA-PDT 后 1～3 d 发生的不良反应,包括红斑、水肿、瘙痒、烧灼感、治疗后疼痛、皮肤干燥、水疱和脓疱等;恢复期主要为 ALA-PDT 结束 4 d 后发生的不良反应,包括渗出、结痂、色素沉着和色素减退等,见图 19-1 及图 19-2。

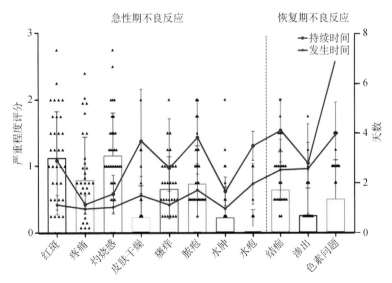

图 19-1　ALA-PDT 后不良反应的严重程度、发生时间及持续时间

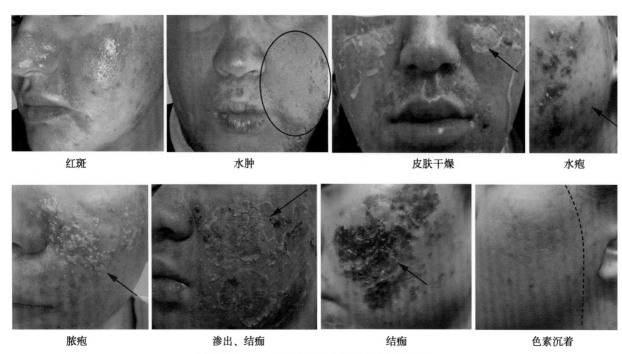

红斑　　　　　　水肿　　　　　　皮肤干燥　　　　　　水疱

脓疱　　　　渗出、结痂　　　　结痂　　　　色素沉着

图 19-2　ALA-PDT 后局部不良反应的临床表现

（一）急性期不良反应

1. 产生机制

急性期不良反应常自治疗开始就伴随出现，持续时间短，一般持续 1～3 d，以粒细胞为主的炎症细胞浸润为特征，是 ALA-PDT 治疗的一种普遍性炎症反应，主要表现为红斑、疼痛、烧灼感、皮肤干燥、瘙痒、水肿、脓疱、水疱等，是 ALA-PDT 诱导炎症效应和系统免疫的过程。与以下 4 个方面有关：①PDT 治疗后靶细胞或间质细胞因损伤释放损伤相关分子模式（damage associated molecular pattern，DAMP）；②早期血管的变化，包括血管渗透性增加、血管闭塞，以及各种血管活性物质和促炎介质的释放；③激活旁路途径释放趋化因子；④诱导信号转导级联反应和转录因子，引起细胞因子、基质金属蛋白酶和黏附分子的释放[20]。

2. 影响因素

影响 ALA-PDT 急性期不良反应严重程度的因素，包括光敏剂类型和浓度、光源类型、光照功率密度和剂量、活性氧含量、疾病类型、治疗次数、患者年龄及性别等，其中 PDT 治疗中的光毒性与PDT 治疗后炎症反应最具相关性[21]。

ALA-PDT 治疗后红斑、疼痛、烧灼感、瘙痒和脓疱的严重程度分布差异无统计学意义，皮肤干燥的严重程度以轻至中度居多，明显轻于红斑、疼痛、烧灼感及脓疱（$P < 0.05$）[2]。随着患者年龄的增加，急性期不良反应的严重程度有降低的趋势（瘙痒除外），见图 19-3。老年患者 ALA-PDT 后瘙痒的严重程度较高可能是因为皮肤角质层屏障功能的改变、皮肤 pH 值偏碱性以及老年人皮脂腺和汗腺等活性下降等[17-18]。

随着 ALA-PDT 疗程的推进，每次治疗后红斑、皮肤干燥、脓疱的发生率无明显变化，但灼烧感、水肿的发生率有所增加，疼痛、瘙痒、水疱（$P < 0.05$）的发生率逐渐下降，且在每次 ALA-PDT 治疗后，疼痛、红斑、皮肤干燥、水肿的严重程度分布无明显差异，随着疗程的推进，每次 ALA-PDT 治疗后瘙痒、脓疱的严重程度降低（$P < 0.05$），水疱的严重程度也有降低的趋势，但差异无统计学意义，随 ALA-PDT 治疗次数的增加，治疗后烧灼感的严重程度会有所增加（图 19-4）。

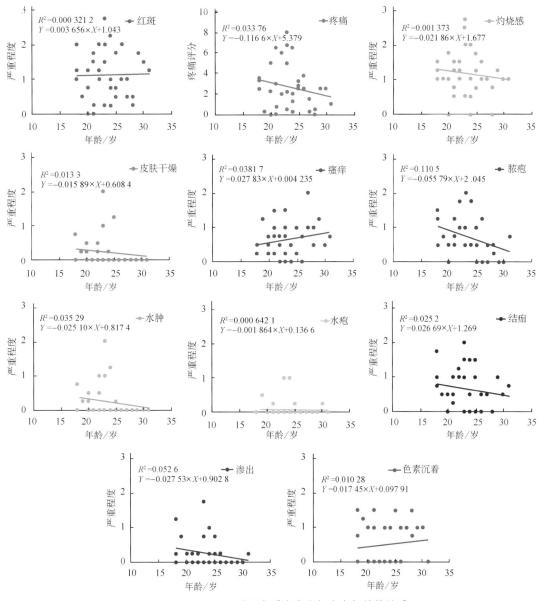

图 19-3　ALA-PDT 后不良反应发生与患者年龄的关系

（二）恢复期不良反应

1. 渗出与结痂

ALA-PDT 治疗后渗出多在治疗后 2～5 d 发生，常持续 2～4 d；结痂也多在治疗后 2～5 d 发生，常持续 3～6 d。ALA-PDT 治疗后渗出与结痂的严重程度多为轻至中度，影响因素主要有患者年龄、治疗次数、治疗参数及疾病类型等，其中患者年龄越小，越容易出现渗出、结痂（图 19-3）。随 ALA-PDT 治疗次数的增加，渗出及结痂的发生率及严重程度逐渐下降（图 19-4）。

2. 色素改变

ALA-PDT 治疗后可出现皮肤色素改变，主要表现为色素过度沉着或色素减退，其中色素沉着的发生率高于色素减退[17-18]。

（1）色素沉着

ALA-PDT 治疗皮肤病，色素沉着的发生率为 27.5%。其中 ALA-PDT 治疗皮肤附属器疾病色素沉着发生率为 42.5%，可能是由于 ALA-PDT 治疗后皮损周围发生炎症反应，黑色素细胞产生色素增加所致[16-19]。PDT 治疗后，色素沉着

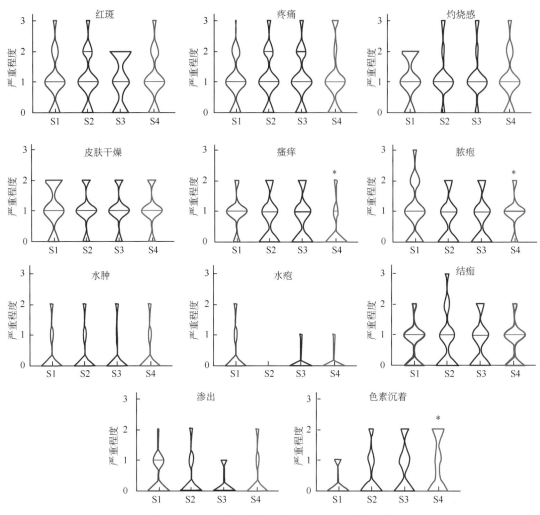

图 19-4　ALA-PDT 后不良反应与治疗次数的关系

的发生与患者皮肤 Fitzpatrick 类型、治疗剂量以及疾病类型相关[6,20-21]。Moseley 对 762 例皮肤病患者进行 PDT 治疗，Ⅰ～Ⅲ型皮肤患者很少出现色素改变，发生率仅为 1%[22]。此外，PDT 治疗后偶见黄褐斑、雀斑等色素改变[23]。

色素沉着无需特殊治疗，一般 3～6 个月后可自行恢复，为促进色素沉着消退，可口服维生素 C 或维生素 C 衍生物电离子导入、强脉冲光处理等。需要特别注意的是，ALA-PDT 治疗后需 48 h 严格避光，可降低 ALA-PDT 治疗后色素沉着的发生率或减轻症状。

（2）色素减退

ALA-PDT 治疗后，色素减退的发生率为 1.9%，女性患者人数多于男性患者，与患者年龄成

正相关。其中 4 例光线性角化病患者（图 19-5）色素减退发生在头皮、前额、眼角或两颊；2 例 Bowen 病患者色素减退分别位于前臂及上臂；3 例 cSCC 患者色素减退位于鼻背。ALA-PDT 治疗后出现色素减退多位于暴露部位（66%），对暴露区域 ALA-PDT 治疗患者，应告知其治疗存在色素减退风险。

ALA-PDT 治疗后产生色素减退的机制可能与靶皮损炎症损伤有关[22]，ALA-PDT 治疗后 ROS 和炎性细胞因子激活固有免疫应答，进而促进适应性 T 细胞应答，这些 T 细胞亚群产生可溶性 TNF-α 和 IFN-γ 等，这些物质参与 ALA-PDT 后色素减退[24]。老年患者更易发生色素减退，可能与老年反应延迟现象有关，如 T 细胞向

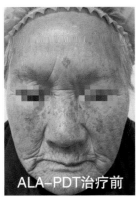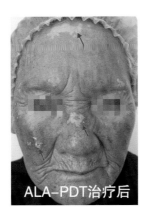

ALA-PDT治疗前　　ALA-PDT治疗后

图 19-5　ALA-PDT 治疗光线性角化病后 6 个月出现色素减退

治疗区域渗透延迟、上皮再生延迟或黑素细胞合成延迟等[25]。大部分色素减退可自行恢复,一般无需特殊治疗,严重的色素减退则可移植自体黑素细胞进行治疗[23]。

3. 处理措施

ALA-PDT 治疗后局部保持清洁、防止继发感染。皮肤干燥者推荐外用保湿剂,对于轻度红斑、水肿、瘙痒、烧灼感,可予局部冰敷降温。如果红斑持续存在,应考虑残留 ALA 可能,需对局部进行清洁。瘙痒严重时可口服抗组胺药物对症治疗;疼痛严重时可口服曲马多等止痛药。对于渗出、水疱、糜烂、溃疡,应加强创面保护,必要时给予外用抗生素等对症治疗。对于创面有结痂患者,需再次行 ALA-PDT 治疗时,应对表面结痂予以去除。若出现色素问题,应避免日晒,必要时给予对症治疗。

4. 其他不良反应

ALA-PDT 除疼痛及局部不良反应外,还可诱发其他少见并发症,如单纯疱疹、大疱性类天疱疮、天疱疮、发热等。

(1) 单纯疱疹

ALA-PDT 治疗后诱发的单纯疱疹机制不明,可能与 PDT 治疗诱发局部短期免疫抑制相关[26],必要时可给予抗病毒药物治疗。

(2) 大疱性类天疱疮

目前仅有 Rakvit 等报道 1 例 MAL-PDT 治疗鲍恩病结束 3 个月的患者出现大疱性类天疱疮[27],而尚未见 ALA-PDT 治疗后出现大疱性类天疱疮的报道。

(3) 天疱疮

王秀丽研究团队报道 1 例 ALA-PDT 治疗老年面部 BCC 患者在第 3 次 ALA-PDT 治疗 2 周后于面、躯干、四肢出现水疱,病理检查确诊为寻常型天疱疮[28]。

(4) 发热

王秀丽研究团队发现 ALA-PDT 治疗后,发热的发生率为 2.4%。患者多在 PDT 治疗当天出现发热,腋下体温在 38.0℃～39.0℃,治疗后第 2 d 体温达高峰,然后逐渐恢复至正常体温,必要时给予物理降温处理[28]。发热是感染和炎症性疾病的常见症状,前列腺素 E2 是发热的最终介质,通过与视前下丘脑中的 EP3 受体亚型结合,进而出现发热症状[29]。ALA-PDT 治疗后 24 h IL-1、IL-6 和 TNF-α 显著上调[30],可能通过视前下丘脑中的血脑屏障与脑内皮细胞受体结合,合成的 PGE2 与下丘脑视前中位核中表达 EP3 受体的细胞结合,随后引起发热。发热是免疫激活后的正常反应,可以促进免疫反应,从某种意义上说,有助于清除病灶。

(5) 其他

ALA-PDT 治疗后还可出现荨麻疹、高血压、银屑病、短暂性遗忘等罕见不良反应[31-32],治疗随访过程中需给予关注。

综上所述,ALA-PDT 的常见不良反应包括疼痛、红斑、水肿、渗出、色素沉着等,此外,还有单纯疱疹、大疱性类天疱疮、天疱疮、发热等。临床上需要充分认识以上不良反应,给予患者及时恰当的对症处理,同时调整 ALA-PDT 治疗参数。为方便临床对 ALA-PDT 不良反应记录及管理评估,可参阅表 19-2。

19

表 19-2 ALA-PDT 不良反应管理评估表

姓名	年龄	性别	诊断	治疗参数	治疗次数	
急性期不良反应	无	轻	中	重	发生时间	消失时间
红斑						
疼痛						
灼烧感						
瘙痒						
脓疱						
皮肤干燥						
水肿						
水疱						
其他						
恢复期不良反应						
渗出						
结痂						
色素沉着						
色素减退						
其他						
其他不良反应						
发热						
银屑病						
皮炎						
类天疱疮						
短暂性遗忘						
其他						
建议						

（仰珈仪　石　磊）

第二节　HpD-PDT 不良反应及处理

血卟啉衍生物光动力治疗（hematoporphyrin derivatives photodynamic therapy，HpD-PDT）已经

应用于 cSCC、BCC、乳房外 Paget 病等非黑素瘤皮肤癌，以及鲜红斑痣等皮肤病的治疗，具有显著

疗效[33-34]。由于其光敏剂为系统性静脉应用,在体内代谢时间较长,治疗中及治疗后可引起疼痛、皮肤溃疡及感染、瘢痕形成、光敏反应及光毒性反应等不良反应,较局部外用光敏剂的 ALA-PDT 所产生的不良反应要明显。为保证临床疗效和提高患者治疗依从性,认识 HpD-PDT 并妥善处理其不良反应至关重要。可通过各种措施,如改变敷药浓度和时间、光谱及光源性质等,以提高 PDT 的临床疗效,减少 PDT 的不良反应[35]。

一、局部不良反应

（一）疼痛

PDT 治疗引起的疼痛,分为 PDT 照光时疼痛和 PDT 后疼痛。其中 PDT 照光时疼痛,是阻碍 PDT 治疗的主要因素。PDT 照光时疼痛与光源和 PpⅨ 双重依赖性有关,主要表现为烧灼感、电击感、酸麻感和针刺感。PDT 照光时疼痛常在照光开始就出现,停止照光后明显缓解;疼痛治疗后 1～3 d 恢复正常[36]。

PDT 疼痛与 ROS、瞬时受体电位通道(transient receptor potential channel,TRPC)和炎症反应等各种机制相关。对疼痛管理的基本原则为"时刻顾及患者的主观体验",尽量降低患者的疼痛感;在缓解疼痛时,要基于不同强度的疼痛和患者体质,选择最适的个体化处理措施,找到 PDT 疗效与疼痛的参数平衡点,实现临床疗效最大化。通常,轻度疼痛时,以电风扇、冷风机、冷喷等降温方法缓解疼痛;中度疼痛时,可采用口服止痛药、局部浸润麻醉、神经阻滞麻醉和二步法照光进行缓解,还可使用芬太尼贴剂;重度疼痛时,常需采用神经阻滞麻醉,甚至静脉全身麻醉。按以上处理原则,仍不能有效缓解者可酌情提高处理等级,以在确保疗效的情况下尽可能减轻患者的疼痛。

（二）瘢痕形成

PDT 治疗后的瘢痕多为增生性瘢痕,当 HpD

破坏皮下组织并引起深部溃疡时,大量胶原蛋白产生,导致增生性瘢痕和继发性疼痛。其他原因可能还包括 PDT 治疗过程中能量过高或处理痂皮、水疱不当以及继发感染,还可能与以下几种因素有关:过量的药物和/或光能量和不均匀的光分布,特别是由于皮损表面高低不平,突出的皮损区域可能接受到更高剂量的光。

通常 ALA-PDT 或日光光动力导致瘢痕形成的概率不高[37-39],而 HpD-PDT 使用系统性光敏剂,针对更深的皮肤病灶,治疗深度有时需突破基底层,其作用时间长,治疗后更有可能形成瘢痕。既往曾有研究报道 1 例鲜红斑痣患者接受光动力治疗后出现手背浅表静脉受累,治疗后 1 个月随访显示输液部位持续肿胀,肿胀导致瘢痕形成和色素沉着。实际原因尚不清楚,患者虽严格遵守避光的建议,但光敏剂外渗可能在这种罕见而严重的并发症中起作用[40]。王秀丽研究团队研究 HpD-PDT 在 EMPD 中的有效性和安全性,PDT 治疗后原有肿瘤区域均形成不同程度的瘢痕,但不影响局部结构与功能[41](图 19-6)。王秀丽研究团队还应用 ALA-PDT 联合 HpD-PDT 治疗 1 例 91 岁头皮 BCC 患者,治疗并发症包括疼痛和增生性瘢痕。给予局部注射糖皮质激素,应用

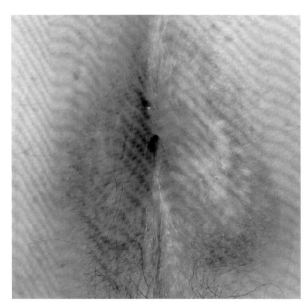

图 19-6　HpD-PDT 治疗肛周 EMPD 后出现瘢痕伴轻度挛缩,但不影响局部结构与功能

980 nm 激光和 595 nm 脉冲染料激光进行治疗，瘢痕在 3 个月内得到改善[42]（图 19-7）。

为了防止光敏剂意外注入或渗漏到周围组织，必须严格执行各项防护措施。对于皮损表面较厚的结痂，避免外力强行剥离造成组织损伤。

局部注射糖皮质激素或激光可以治疗和修复 PDT 所产生的瘢痕。对于婴儿和儿童，必须采取额外的安全预防措施，以尽量减少过度治疗导致瘢痕的风险，因为他们的皮肤更容易发生光毒性，治疗后的护理更具有挑战性。

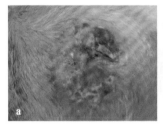 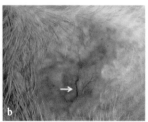 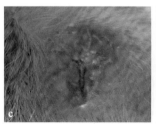 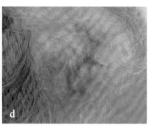

图 19-7　HpD-PDT 治疗 BCC 后出现瘢痕

(a)治疗后 6 周可见瘢痕形成及痂皮；(b)瘢痕内可见新生血管（箭头所示）；(c)980 nm 激光治疗后即刻可见血管封闭；
(d)随访 6 个月可见瘢痕明显好转

（三）光敏反应及光毒性反应

既往研究表明，动物注射血卟啉后中枢神经系统、心血管系统和呼吸系统未见明显变化。成年大鼠急性中位致死剂量（LD50）为 218.2 mg/kg，成年小鼠为 279.1 mg/kg。此外，对幼鼠进行急性毒性试验，结果显示主要反应包括呼吸急促、活动缓慢、耳尖结痂、尾水肿和溃烂；幼鼠的最小毒性剂量（MTD）为 215 mg/kg。对血卟啉的急性毒性和长期毒性试验表明，血卟啉过量的主要症状与卟啉病相同，仅在对犬和大鼠给药 10～20 倍剂量（静脉注射 5 mg/kg）时才出现。组织病理学检查结果显示，肝、肾、红细胞是主要受累器官或细胞。毒性反应的严重程度与给药剂量是正相关的。停药 2 周后观察恢复情况，通过避光可免于光毒性反应，紫外线的光毒性远小于 HpD 对小鼠皮肤的光毒性[43]。

光敏反应及光毒性反应是 PDT 治疗常见的不良反应，主要表现为红斑、水肿、水疱、糜烂、渗出和瘙痒等。既往研究表明，在 PDT 治疗中，瘙痒、水肿等光敏性皮炎是仅次于疼痛的不良反应[38]。Zhao 等发现光敏性皮炎是最常见的急性不良反应，发生率 20%～35%；其症状较轻，1～

14 d 后可缓解[44]。

PDT 治疗导致的光敏/光毒性反应的发生机制，包括以下方面：①光动力治疗后肿瘤细胞或间质细胞因损伤释放损伤相关分子模式（DAMP）；②早期血管的变化，包括血管渗透性增加、血管闭塞，以及各种血管活性物质和促炎介质的释放；③激活旁路途径释放趋化因子；④诱导信号转导级联反应和转录因子，引起细胞因子、基质金属蛋白酶和黏附分子的释放[45]。

1. 影响因素

影响 PDT 急性炎症的因素，包括光敏剂类型和浓度、光源类型、光照功率密度和能量、活性氧含量以及疾病类型等，其中 PDT 治疗中的光毒性与 PDT 治疗后的炎症反应是最具相关性的因素[46]。

2. 临床表现

以红斑和水肿为表现的光毒性是 PDT 治疗常见的副作用。Lehman 等对 5 年时间内接受 PDT 治疗的 2 031 例患者进行回顾性分析，发现 89% 患者出现红斑和水肿。红斑在 PDT 治疗后 1～2 h 达到高峰，通常在 1～2 周内消退。在极少数情况下，红斑可持续 3 个月以上。组胺被发现在 ALA-PDT 后释放，并在 PDT 后 30 min 到达峰值[47]。

Gholam 等在一项 PDT 治疗 AK 的临床研究中发现,PDT 治疗后所有患者均出现了红斑,其中 90.9% 患者治疗后还出现水肿,59.1% 患者出现脓疱。其中红斑在 PDT 后立即出现,4 d 后逐渐缓解;水肿在 PDT 后当天出现,4 d 后开始缓解;脓疱在 PDT 后 4 d 出现,此时应减少搔抓,防止感染和瘢痕形成[36]。鲜红斑痣患者在海姆泊芬-PDT 治疗后均会出现水肿,主要是 PDT 治疗后毛细血管被破坏和血管渗透性增加所引起。水肿通常在 PDT 后短时间出现,2 d 后水肿达到高峰,持续 3~5 d[23]。

3. 处理措施

血卟啉衍生物作为一种系统性光敏剂,相比局部外用的 ALA,其皮肤过敏反应时间显著延长,通常为 8~12 周[48]。程序性避光是预防 PDT 治疗导致光毒性及光过敏的主要措施。在给药当天,可接受的光强度应少于 100 Lux;接受血卟啉注射液滴注开始后 24 h 内,患者必须在避光病房,病房面积至少在 18 m²,窗帘紧闭,灯泡的功率低于 40 W;给药后 7 d 内,患者尽量待在灯泡功率低于 60 W 的房间,面积至少在 18 m²;给药后 7 d—30 d,患者可在户外活动,仅限于早上太阳出来前和晚上太阳下山后,而且活动时间应循序渐进,从 30 min 开始,每天可增加 20 min,户外活动需戴帽,穿长袖;给药后 30 d—90 d(3 个月内),患者尽量避免在上午 10:00—下午 4:00 太阳直射的时间进行户外活动,户外活动需戴帽,穿长袖;给药 3 个月后如果未出现皮肤色素沉着,患者可恢复户外活动。如果患者出现明显的色素沉着,参照上一条措施防护,直至皮肤色素恢复。患者 3 个月内不接受眼底检查。

一般情况下,PDT 治疗后一般在昏暗房间避光 1 个月,可避免产生瘙痒、色素沉着等。建议在治疗前进行光敏剂的斑贴试验。一旦发生光敏反应,给予抗过敏药物能有效缓解症状;预先服用 β 胡萝卜素亦可预防或减轻这类反应。轻至中度急

性炎症反应一般无需特殊处理,但要加强治疗部位护理,防止感染。重度急性炎症反应会影响患者的生活质量,可使用激素类药物控制炎症反应[49]。Ibboston 发现,接受 PDT 治疗的患者有 34% 出现荨麻疹,但其他研究者发现荨麻疹发病率要低得多,一般为 0.9%~3.8%[50]。Brooke 的一项研究发现,尽管抗组胺药西替利嗪可减轻瘙痒,但并不影响 24 h 最小光毒性剂量或红斑剂量反应。因此,尽管一些研究建议预防性使用抗组胺药,但相关综述并没有常规推荐使用[51]。

二、系统性不良反应

(一) 感染

PDT 治疗导致感染的风险相对较小,估计低于 1%,可能是因为 PDT 固有的抗菌活性。由于 PDT 治疗后常导致病灶处糜烂和结痂,尤其有烧灼感疼痛伴有小水疱和脓疱时,小水疱和脓疱常在治疗后很快出现并在 24 h 内达到高峰;若其推迟至 24 h 后才出现,此时应警惕是否为单纯疱疹。目前 PDT 诱发单纯疱疹的致病机制不明,认为可能与 PDT 诱发局部短期免疫抑制相关[26]。如经确诊,可行常规抗病毒治疗。

目前 HpD-PDT 引起系统感染的报道较少,可能与其临床应用较少相关。王秀丽研究团队曾对 11 例乳腺外 Paget 病(EMPD)患者进行 HpD-PDT 治疗,其中 1 例出现泌尿道感染,使用抗生素后治愈[41]。由于研究对象较少,而且是基于单一机构的,因此还需要进一步的大规模多中心研究来确认这一研究结果。HpD-PDT 引起感染的原因主要是治疗后引起组织坏死导致的创面暴露,尤其是特殊部位,因此,创面护理在感染的防护中起到关键作用。

皮肤感染的发生往往和护理密切相关。HpD-PDT 治疗后病灶出现坏死,应保持患处局部干燥、清洁,用生理盐水或硼酸溶液清洗创面表面渗出、坏死、痂皮,予乳酸依沙吖啶溶液湿敷后

外用抗生素软膏,最后以凡士林油纱布、纱布敷料覆盖。如有水疱、大疱,可行抽疱护理。应密切观察患者体温、尿量情况,及时、多次行血常规、创面培养检查;控制患者慢性疾病,如糖尿病、泌尿系统感染等;治疗后 2～4 周为结痂期,此时应当保持治疗区域干燥;若结痂下出现黄色渗液,周围红肿,应去除痂皮清创处理;若痂皮表面有脓疱,在无菌操作环境下可刺破脓疱引流,去除脓液,外涂抗生素软膏,对结痂较厚者应注意痂下感染,一旦出现及时给予抗感染治疗[52](图 19-8)。发生感染时,应早期、广覆盖、足剂量、降阶梯用药,并根据病原学检查及药敏试验依据及时调整用药。

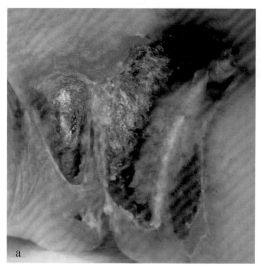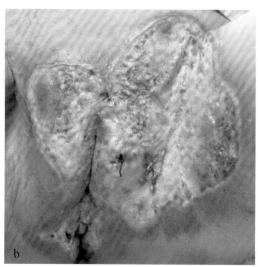

图 19-8　HpD-PDT 治疗后 2～4 周为结痂期

(a)可见较厚黑色痂皮覆于创面上方,局部下方可见黄苔;(b)去除痂皮清创处理后,创面干燥,基底部可见新生肉芽组织

(二)疼痛引起的应激反应

疼痛可导致食欲减退,疼痛相关应激反应包括胃肠道/心血管系统症状,如胃溃疡/穿孔、房颤、高血压等;应激反应和幽闭环境还可导致患者出现抑郁状态,创面消耗可引起白蛋白下降,影响创面愈合,增加感染概率。对于应激反应的相应措施,包括完善术前检查、按需使用保护胃黏膜药物、在两次 PDT 治疗期间进行心电监护、加强人文关怀和心理疏导等。有效的镇痛治疗能够减少上述不良反应的发生。

(三)肝肾功能及血液系统异常

既往研究发现,给予大鼠注射 HpD,肝脏对 HpD 的摄取是消化道的 1.5 倍,HpD-PDT 在给药后 24 h～7 d 内可能出现肝功能异常,如 ALT、γ-GT、AKP、总胆汁酸、总胆红素等。另外,HpD-PDT 还可能与白细胞、红细胞、血小板降低有关,具体机制有待进一步研究。对于肝肾功能异常或白细胞、红细胞、血小板降低的患者,应谨慎使用 HpD-PDT,并注意 PDT 治疗后的随访监测。

综上所述,在 HpD-PDT 治疗过程中,患者需渡过疼痛、感染、瘢痕、光敏/光毒性反应"四大关口"。医师只有充分认识和掌握以上不良反应的产生机制和处理方法,才能选择合理的治疗参数,以期获得临床疗效与不良反应的平衡,在减少不良反应的同时,充分实现 PDT 效应最大化。积极管理 HpD-PDT 不良反应有助于推动 HpD-PDT 的临床应用。

(王迪歆　王佩茹)

第三节　HMME-PDT 不良反应及处理

2016 年，血卟啉单甲醚（hematoporphyrin monomethyl ether，HMME）上市，是静脉系统使用的光敏剂。鲜红斑痣（port-wine stains，PWS）是 HMME-PDT 治疗的唯一适应证，其不良反应，包括系统不良反应和局部不良反应。

一、系统不良反应

早期许德余教授等进行的药物毒理学研究显示，20 mg/kg HMME 静脉注射至 S180 肉瘤小鼠后，对其中枢神经系统、心血管系统、呼吸系统均无明显影响。急性毒性较小，无过敏性、溶血性、血管刺激性，无致突变作用。其毒性作用的主要靶器官为肝脏、肾脏及红细胞系统，出现损伤的程度与药物剂量成正比。同时大鼠致畸敏感期毒性试验显示，各受试药物组未发现骨髓畸形和内脏器官畸形等不良现象[53]。

2011 年，Sun 等在纳入 36 例 18～45 岁的健康成人受试者进行药代动力学研究时发现，在单次静脉注射剂量为 7.5 mg/kg 和 10 mg/kg HMME 组中，观察到胃肠道不良反应，包括恶心（8.3%）、胃不适（5.6%）、腹痛（5.6%）和呕吐（2.8%）。在给药第 4 d 或第 7 d 观察到 3 例受试者的丙氨酸氨基转移酶（alanine aminotransferase，ALT）浓度升高（2.5 mg/kg 组 1 例，7.5 mg/kg 组 2 例），1 例受试者的碱性磷酸酶（alkaline phosphatase，ALP）浓度升高（5 mg/kg 组），但在第 14 d 未经额外治疗即可恢复正常，无其他系统不良反应发生[54]。之后的多中心 IIa 期临床研究中纳入 40 例 PWS 患者，研究 HMME-PDT 治疗 PWS 的疗效。其中有 2 例患者出现轻度至中度

嗜睡、头晕、情绪低落，症状未经干预，均在 1～3 d 内缓解[49]。而Ⅲ期临床研究中纳入 PWS 患者共 440 例，除上述系统不良反应外，还包括总胆红素（total bilirubin，TBil）升高、窦性心律失常、传导障碍、非特异性心电图异常、气促、结膜炎、干眼症、白细胞增多、血尿、蛋白尿、乏力、出汗增多、牙髓炎[55]。王秀丽研究团队采用 HMME-PDT 治疗一例 18 岁男性面中部 PWS 患者，予以 5 mg/kg HMME 静脉滴注，照光 10 min 时出现鼻塞不适，伴有胸闷，立即中断治疗，经吸氧、地塞米松 5 mg 肌内注射治疗，10 min 后症状完全缓解，随后完成后续治疗，未再出现类似症状。2018 年，甘立强等报道 HMME-PDT 治疗 82 例儿童 PWS 患者，未见明显系统不良反应[56]。

二、局部不良反应

HMME-PDT 局部不良反应主要为照光即刻出现程度不等的红肿和疼痛，其他不良反应有烧灼感、瘙痒、肿胀、水疱、紫癜、结痂等[57]。HMME-PDT Ⅲ期临床研究中显示几乎所有患者均出现局部不良反应，发生率约为 99.5%，大部分不良反应为轻中度。

（一）疼痛

疼痛是最重要的 HMME-PDT 不良反应[58]，其产生的机制和影响因素同本章前两节。Ⅱ期和Ⅰ期临床研究结果显示 99.3% 的患者发生疼痛，其中 80.1% 患者疼痛程度为轻中度，绝大多数（98.5%）发生于治疗开始后 5～10 min，疼痛持续时间长短不等，42.1% 患者当天缓解，最长可持续

19 d 后缓解。疼痛程度因人而异,部分患者因重度疼痛而中断或放弃治疗。

根据王秀丽研究团队在 PDT 治疗中的镇痛经验,推荐 HMME-PDT 治疗可采用以下镇痛方法。

1. 冷风镇痛

冷风镇痛操作简便,疗效确切。其可能通过影响疼痛信号转导通路来达到镇痛目的,包括促进血管收缩,减少血管内皮细胞内 ROS 和炎症因子的产生,同时可能刺激有髓 Aδ 纤维,激活疼痛抑制通路,提高疼痛阈值,减少辣椒素受体的激活并降低其对伤害感觉的传递[58-61]。临床常用的冷风设备有 4℃ 冷风机和电风扇。王秀丽研究团队前期在 HMME-PDT 治疗中使用冷风机后,患者皮肤表面温度降低 4℃～5℃,同时也起到降低疼痛的效果,疼痛评分 VAS 可降低 2～4 分。然而,冷风治疗对 HMME-PDT 治疗 PWS 疗效是否影响仍值得关注。王秀丽研究团队曾将使用和未使用冷风机的治疗组做对照,两组疗效无明显差异,但仍有待大样本临床对照研究进一步证实。所以现已在临床 HMME-PDT 治疗中常规使用冷风机,在治疗后或居家时可使用手持电风扇。

2. 间断照光

部分患者即使采用冷风机止痛时仍然疼痛明显,甚至难以忍受。此时,可暂停照光待疼痛稍缓解后继续治疗,但需注意暂停的时间切勿过长,否则随时间延长,HMME 的血药浓度逐渐降低,将会影响疗效[54]。虽然间断照光可以减少疼痛,但考虑到 HMME-PDT 治疗的时间窗仅有 50 min,随着时间延长,药物会渗透到血管外,不但影响疗效,更重要的是有引起瘢痕的风险,故不作为首选。

3. 药物止痛

目前尚无对 HMME-PDT 治疗 PWS 时发生的疼痛有效的镇痛药物研究报道。王秀丽研究团队尝试药物止痛,包括治疗前口服止痛药,如非甾体抗炎药布洛芬、中枢性镇痛药双氢可待因,肌注吗啡注射液等,但效果均不理想。

4. 全麻

对于冷风止痛效果不理想、对疼痛严重恐惧及难以配合治疗的儿童患者,可以选择全身麻醉下行 HMME-PDT,但需要经过麻醉专业医师评估和实施。

(二)烧灼感和瘙痒

Ⅲ期临床研究数据表明烧灼感和瘙痒并不少见,85.6% 患者在照光过程中发生烧灼感,多为轻中度烧灼感,无需特殊处理,照光后可自行缓解。64.7% 患者发生瘙痒,多为轻中度瘙痒,可发生于照光期间和治疗后。

对于烧灼感的处理,一般采用冷风;对于瘙痒,一般无需特殊处理。如瘙痒明显时,可以外用糖皮质激素药物或口服抗组胺药物缓解。

(三)肿胀

几乎所有治疗患者均发生治疗即刻肿胀反应,24 h 到达峰值,72～96 h 逐渐消退。冷敷可减轻肿胀发生的程度,头面部皮损患者治疗后应注意保持高枕体位,以免发生喉头水肿。

(四)水疱

HMME-PDT 治疗应尽量避免水疱发生。Ⅲ期临床研究中水疱的发生率为 10%,中位缓解时间为 3 d(1～24 d),水疱较小(<1～2 mm)时一般可自行吸收,无需特殊处理。发生较大水疱时,建议患者来医院抽疱处理,给予生理盐水或硼酸溶液每日湿敷。避免搔抓,以免出现感染和瘢痕形成[23]。

(五)紫癜

11.5% 的患者可发生轻度紫癜,27.1% 患者在当天治疗后发生紫癜,中位发生时间为 1 d(0～3 d),中位数缓解时间为 4 d(2～15 d)。该反应是 HMME-PDT 治疗后局部血管破裂的表现,无需特殊处理。

（六）结痂

结痂是比较晚发、持续时间较长的治疗反应。Ⅲ期临床患者发生结痂大部分为薄痂。对于薄痂，可以外用抗生素，如莫匹罗星软膏等预防感染、促进痂皮脱落；对于厚痂，建议患者方便时来院就诊，做适当对症处理，以避免遗留瘢痕。

（七）光敏反应

Ⅰ期临床中分别采用 2.5 mg/kg、5 mg/kg 和 7.5 mg/kg 剂量 HMME 静脉注射至人体内，其半衰期分别为 1.26 h、1.31 h 和 1.70 h，静脉给药后 20 min 观察到血浆内药物的峰值浓度（C_{max}），之后则迅速降低。6 h 后大多数血浆样品中均未检测到血卟啉，给药 52 h 接受日光模拟器照射，未出现明显的皮肤光敏反应。因此，如给药后数小时内全身非病灶部位受到强光照射，可能产生严重的光敏反应，主要表现为皮肤灼伤、畏光或头晕等，如出现急性荨麻疹、呼吸急促等，需立即就诊治疗。临床 PDT 治疗前，对患者进行必要的宣教尤为重要，治疗当天需准备好防晒用品，如墨镜、长袖、帽子等。治疗后仍需严格避光 2 周，之后适当注意防晒等，以避免发生光敏反应。

（八）色素沉着和色素减退

治疗后 1～2 个月可出现色素沉着或色素减退，发生率分别为 22.9% 和 1.9%，多数患者可于 3～6 个月内自行恢复。轻度色素沉着或色素减退可无需处理。

（九）瘢痕

Ⅲ期临床研究中瘢痕的发生率仅为 0.5%，均为轻度萎缩性瘢痕。瘢痕可能与治疗光剂量过大或治疗后护理不当有关，后者尤其多见于幼儿。治疗区域内应避免摩擦刺激，以免导致皮肤破损、感染、溃疡和瘢痕形成。一旦形成瘢痕，按常规瘢痕处理（图 19-9）。

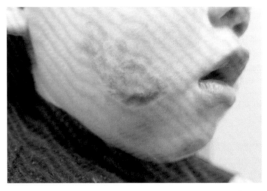

图 19-9　HMME-PDT 治疗一例 PWS 患儿后因护理不当而形成瘢痕

综上所述，HMME-PDT 治疗 PWS 总体不良反应较少，安全性好。随着 HMME-PDT 治疗 PWS 的广泛应用，其安全性有待于进一步确证。

（张云凤　王秀丽）

附：缩略词

血卟啉衍生物	hematoporphyrin derivative	HpD
血卟啉单甲醚	hematoporphyrin monomethyl ether	HMME
鲍恩病	Bowen's disease	BD
皮肤鳞状细胞癌	cutaneous squamous cell carcinoma	cSCC
乳房外 Paget 病	extramammary Paget's disease	EMPD
损伤相关分子模式	damage associated molecular pattern	DAMP

中位致死剂量	median lethal dose	LD50
最小毒性剂量	minimal toxic dose	MTD
肿瘤坏死因子	tumor necrotic factor	TNF
白介素	interleukin	IL
人乳头瘤病毒	human papilloma virus	HPV
原卟啉IX	protoporphyrin IX	PpIX
总胆红素	total bilirubin	TBil
γ-谷氨酰转肽酶	γ-glutamyl transpeptidase	γ-GT
天冬氨酸转氨酶	aspartate transaminase	AST
碱性磷酸酶	alkaline phosphatase	AKP
丙氨酸氨基转移酶	alanine aminotransferase	ALT

参考文献

［1］ Ko DY, Kim KH, Song KH. Comparative study of photodynamic therapy with topical methyl aminolevulinate versus 5-aminolevulinic acid for facial actinic keratosis with long-term follow-up[J]. Annals of dermatology, 2014, 26(3): 321-331.

［2］ Wiegell SR, Wulf HC. Photodynamic therapy of acne vulgaris using 5-aminolevulinic acid versus methyl aminolevulinate[J]. Journal of the American Academy of Dermatology, 2006, 54(4): 647-651.

［3］ Kuijpers DI, Thissen MR, Thissen CA, et al. Similar effectiveness of methyl aminolevulinate and 5-aminolevulinate in topical photodynamic therapy for nodular basal cell carcinoma[J]. Journal of drugs in dermatology, 2006, 5(7): 642-645.

［4］ Fritsch C, Homey B, Stahl W, et al. Preferential relative porphyrin enrichment in solar keratoses upon topical application of delta-aminolevulinic acid methylester[J]. Photochem Photobiol, 1998, 68(2): 218-221.

［5］ Fritsch C, Stege H, Saalmann G, et al. Green light is effective and less painful than red light in photodynamic therapy of facial solar keratoses[J]. Photodermatol Photoimmunol Photomed, 1997, 13(5): 181-185.

［6］ Radakovic-Fijan S, Blecha-Thalhammer U, Schleyer V, et al. Topical aminolaevulinic acid-based photodynamic therapy as a treatment option for psoriasis? Results of a randomized, observer-blinded study[J]. The British journal of dermatology, 2005, 152(2): 279-283.

［7］ Schleyer V, Radakovic-Fijan S, Karrer S, et al. Disappointing results and low tolerability of photodynamic therapy with topical 5-aminolaevulinic acid in psoriasis: a randomized, double-blind phase I/II study[J]. Journal of the European Academy of Dermatology and Venereology, 2006, 20(7): 823-828.

［8］ Barge J, Glanzmann T, Zellweger M, et al. Correlations between photoactivable porphyrins' fluorescence, erythema and the pain induced by PDT on normal skin using ALA-derivatives[J]. Photodiagnosis and photodynamic therapy, 2013, 10(4): 683-693.

［9］ Mandadi S, Tominaga T, Numazaki M, et al. Increased sensitivity of desensitized TRPV1 by PMA occurs through PKCepsilon-mediated phosphorylation at S800[J]. Pain, 2006, 123(2): 106-116.

［10］ Stender IM, Na R, Fogh H, et al. Photodynamic therapy with 5-aminolaevulinic acid or placebo for recalcitrant foot and hand warts: randomised double-blind trial[J]. Lancet, 2000, 355(9208): 963-966.

［11］ Alexiades-Armenakas M. Laser-mediated photodynamic therapy[J]. Clinics in dermatology, 2006, 24(1): 16-25.

[12] Babilas P, Knobler R, Hummel S, et al. Variable pulsed light is less painful than light-emitting diodes for topical photodynamic therapy of actinic keratosis: a prospective randomized controlled trial[J]. The British journal of dermatology, 2007, 157(1): 111-117.

[13] Voets T, Droogmans G, Wissenbach U, et al. The principle of temperature-dependent gating in cold- and heat-sensitive TRP channels[J]. Nature, 2004, 430 (7001): 748-754.

[14] Rabindranathnambi A, Jeevankumar B. Dapsone in hidradenitis suppurativa: a systematic review [J]. Dermatology and therapy, 2022.

[15] Zhang Y, Zhang H, Zhang L, et al. Modified 5-aminolevulinic acid photodynamic therapy to reduce pain in the treatment of moderate to severe acne vulgaris: a prospective, randomized split-face study [J]. Journal of the American Academy of Dermatology, 2021, 84(1): 218-220.

[16] Shi L, Yang J, Zhang L, et al. Adverse reactions of ALA-PDT for the treatment of cutaneous diseases: a retrospective study [J]. Photodiagnosis and photodynamic therapy, 2022, 38: 102783.

[17] Chung BY, Um JY, Kim JC, et al. Pathophysiology and treatment of pruritus in elderly[J]. International journal of molecular sciences, 2020, 22(1): 1-10.

[18] Choi EH. Gender, age, and ethnicity as factors that can influence skin pH [J]. Current problems in dermatology, 2018, 54: 48-53.

[19] Monfrecola G, Procaccini EM, D'Onofrio D, et al. Hyperpigmentation induced by topical 5-aminolaevulinic acid plus visible light[J]. Journal of photochemistry and photobiology, 2002, 68(2): 147-155.

[20] Hongcharu W, Taylor CR, Chang Y, et al. Topical ALA-photodynamic therapy for the treatment of acne vulgaris[J]. The Journal of investigative dermatology, 2000, 115(2): 183-192.

[21] Itoh Y, Ninomiya Y, Tajima S, et al. Photodynamic therapy of acne vulgaris with topical delta-aminolaevulinic acid and incoherent light in Japanese patients[J]. The British journal of dermatology, 2001, 144(3): 575-579.

[22] Moseley H, Ibbotson S, Woods J, et al. Clinical and research applications of photodynamic therapy in dermatology: experience of the Scottish PDT Centre [J]. Lasers in surgery and medicine, 2006, 38(5): 403-416.

[23] Yuan KH, Cao JH, Huang Z. Adverse effects associated with photodynamic therapy (PDT) of port-wine stain (PWS) birthmarks[J]. Photodiagnosis and photodynamic therapy, 2012, 9(4): 332-336.

[24] Boniface K, Seneschal J, Picardo M, et al. Vitiligo: focus on clinical aspects, immunopathogenesis, and therapy[J]. Clinical reviews in allergy & immunology, 2018, 54(1): 52-67.

[25] Guo S, Dipietro LA. Factors affecting wound healing [J]. Journal of dental research, 2010, 89(3): 219-229.

[26] Nobbe S, Trueb RM, French LE, et al. Herpes simplex virus reactivation as a complication of photodynamic therapy[J]. Photodermatol Photoimmunol Photomed, 2011, 27(1): 51-52.

[27] Rakvit P, Kerr AC, Ibbotson SH. Localized bullous pemphigoid induced by photodynamic therapy [J]. Photodermatol Photoimmunol Photomed, 2011, 27(5): 251-253.

[28] Zhou Q, Wang P, Zhang L, et al. Pemphigus vulgaris induced by 5-aminolaevulinic acid-based photodynamic therapy[J]. Photodiagnosis and photodynamic therapy, 2017, 19: 156-158.

[29] Blomqvist A, Engblom D. Neural mechanisms of inflammation-induced fever[J]. Neuroscientist, 2018, 24(4): 381-399.

[30] Zhang L, Yang J, Liu X, et al. 5-Aminolaevulinic acid photodynamic therapy amplifies intense inflammatory response in the treatment of acne vulgaris via CXCL8 [J]. Experimental dermatology, 2021, 30(7): 923-931.

[31] Reinholz M, Heppt MV, Hoffmann FS, et al. Transient memory impairment and transient global amnesia induced by photodynamic therapy [J]. The British journal of dermatology, 2015, 173(5): 1258-1262.

[32] Shi L, Zhou C, Li C, et al. Ulceration occurring after ALA-PDT combined with plum-blossom needle percussion for the treatment of pretibial Bowen's disease: a case report [J]. Photodiagnosis and photodynamic therapy, 2020, 32: 101958.

[33] Wang Y, Lin Y, Zhang H, et al. A photodynamic therapy combined with topical 5-aminolevulinic acid and systemic hematoporphyrin derivative is more

efficient but less phototoxic for cancer[J]. Journal of Cancer Research and Clinical Oncology, 2016, 142 (4): 813-821.

[34] Huang Z. Photodynamic therapy in China: over 25 years of unique clinical experience Part two – Clinical experience [J]. Photodiagnosis and Photodynamic Therapy, 2006, 3(2): 71-84.

[35] Yin R, Hao F, Deng J, et al. Investigation of optimal aminolaevulinic acid concentration applied in topical aminolaevulinic acid-photodynamic therapy for treatment of moderate to severe acne: a pilot study in Chinese subjects [J]. The British journal of dermatology, 2010, 163(5): 1064-1071.

[36] Gholam P, Kroehl V, Enk AH. Dermatology life quality index and side effects after topical photodynamic therapy of actinic keratosis[J]. Dermatology, 2013, 226(3): 253-259.

[37] Dai S, He S, Huang X, et al. Safety and effectiveness of 5 – aminolevulinic acid photodynamic therapy combined with fractional micro-plasma radio-frequency treatment for verrucous epidermal nevus: a retrospective study with long-term follow-up[J]. The Journal of dermatology, 2021, 48(8): 1229-1235.

[38] Gholam P, Kroehl V, Enk AH. Dermatology life quality index and side effects after topical photodynamic therapy of actinic keratosis[J]. Dermatology (Basel, Switzerland), 2013, 226(3): 253-259.

[39] Yoon J, Kim YC. Daylight photodynamic therapy with ablative carbon dioxide fractional laser for treating actinic keratosis in Asians: a case series [J]. Photodiagnosis and Photodynamic Therapy, 2020, 31: 101905.

[40] Yuan K-H, Gao J-H, Huang Z. Adverse effects associated with photodynamic therapy (PDT) of port-wine stain (PWS) birthmarks[J]. Photodiagnosis and photodynamic therapy, 2012, 9(4): 332-336.

[41] Wang D, Wang P, Li C, et al. Efficacy and safety of HpD-PDT for extramammary Paget's disease refractory to conventional therapy: a prospective, open-label and single arm pilot study [J]. Photodiagnosis and photodynamic therapy, 2021, 37: 102670.

[42] Liao C, Shi L, Wang D, et al. Bimodal photodynamic therapy for treatment of a 91-year-old patient with locally advanced cutaneous basal cell carcinoma and postoperative scar management [J]. Photodiagnosis

and Photodynamic Therapy, 2021, 36: 102553.

[43] Pu Y, Chen W, Yu Z. Research progress of Hemoporfin—part one: preclinical study [J]. Photodiagnosis and Photodynamic Therapy, 2012, 9 (2): 180-185.

[44] Zhao Y, Zhou Z, Zhou G, et al. Efficacy and safety of hemoporfin in photodynamic therapy for port-wine stain: a multicenter and open-labeled phase IIa study [J]. Photodermatology, photoimmunology & photomedicine, 2011, 27(1): 17-23.

[45] Firczuk M, Nowis D, Golab J. PDT-induced inflammatory and host responses [J]. Photochem Photobiol Sci, 2011, 10(5): 653-663.

[46] Lerche CM, Fabricius S, Philipsen PA, et al. Correlation between treatment time, photobleaching, inflammation and pain after photodynamic therapy with methyl aminolevulinate on tape-stripped skin in healthy volunteers [J]. Photochem Photobiol Sci, 2015, 14(5): 875-882.

[47] Lehmann P. Side effects of topical photodynamic therapy[J]. Der Hautarzt, 2007, 58(7): 597-603.

[48] Maier A, Tomaselli F, Matzi V, et al. Photosensitization with hematoporphyrin derivative compared to 5 – aminolaevulinic acid for photodynamic therapy of esophageal carcinoma[J]. The Annals of thoracic surgery, 2001, 72(4): 1136-1140.

[49] Zhao Y, Zhou Z, Zhou G, et al. Efficacy and safety of hemoporfin in photodynamic therapy for port-wine stain: a multicenter and open-labeled phase IIa study [J]. Photodermatol Photoimmunol Photomed, 2011, 27(1): 17-23.

[50] Ibbotson SH. Adverse effects of topical photodynamic therapy[J]. Photodermatology, Photoimmunology & Photomedicine, 2011, 27, 116-130.

[51] Ozog DM, Rkein AM, Fabi SG, et al. Photodynamic therapy: a clinical consensus guide[J]. Dermatologic surgery: official publication for American Society for Dermatologic Surgery, 2016, 42(7): 804-827.

[52] 李雪梅,刘仲荣,杨慧兰.皮肤光动力疗法系列讲座(九)——光动力疗法的护理[J].中国美容医学, 2010,19(1):112-113.

[53] 许德余,陈文晖,张浩,等.光动力治癌新药血卟啉单甲醚(HMME)的研究[J].中国激光医学杂志,1993, (1):3-7.

[54] Sun PH, Zhao X, Zhou Y, et al. Tolerance and

pharmacokinetics of single-dose intravenous hemoporfin in healthy volunteers［J］. Acla pharmacologica Sinica, 2011, 32(12): 1549-1554.

[55] Zhao Y, Tu P, Zhou G, et al. Hemoporfin photodynamic therapy for port-wine stain: a randomized controlled trial［J］. PLoS One, 2016, 11 (5): e0156219.

[56] Li-Qiang G, Hua W, Si-Li N, et al. A clinical study of HMME-PDT therapy in Chinese pediatric patients with port-wine stain［J］. Photodiagnosis and photodynamic therapy, 2018, 23: 102-105.

[57] Wen L, Zhang Y, Zhang L, et al. Application of different noninvasive diagnostic techniques used in HMME-PDT in the treatment of port wine stains［J］. Photodiagnosis and photodynamic therapy, 2019, 25: 369-375.

[58] Wang B, Shi L, Zhang YF, et al. Gain with no pain? Pain management in dermatological photodynamic therapy［J］. The British journal of dermatology, 2017, 177(3): 656-665.

[59] Warren CB, Karai LJ, Vidimos A, et al. Pain associated with aminolevulinic acid-photodynamic therapy of skin disease［J］. Journal of the American Academy of Dermatology, 2009, 61(6): 1033-1043.

[60] Tyrrell J, Campbell SM, Curnow A. The effect of air cooling pain relief on protoporphyrin IX photobleaching and clinical efficacy during dermatological photodynamic therapy［J］. Journal of photochemistry and photobiology, 2011, 103(1): 1-7.

[61] Corti L. Nonpharmaceutical approaches to pain management［J］. Topics in companion animal medicine, 2014, 29(1): 24-28.

第二十章

无创诊断在光动力治疗中的应用

第一节　皮肤无创诊断概述

皮肤病诊断通常建立在对皮损表现及病变组织的精准判断基础上,这些信息主要通过肉眼观察和组织病理检查。肉眼观察因客观限制(只能观察皮损表面,而不能穿透表皮),以及医生认识水平的主观差异,以致提供的信息有限。作为"金标准"的组织病理学检查可提供更多的诊断信息,但组织病理学检查是一种有创的检测手段,其时效性、可操作性、普及程度和信息完整度都受到了多方面的制约,应用受很多条件限制,特别是皮肤科组织病理及皮肤病理医师普及程度仍较为局限。近年来,各种新的皮肤影像诊断技术不断涌现和普及应用,以其无创、在体、实时、动态的特点,极大地提升了皮肤病诊断的准确性和诊断效率,成为临床皮肤病学不可或缺的辅助诊断手段。目前,常用的无创诊断技术有:伍德灯(Wood light)、皮肤镜(dermoscopy)、高频超声(high-frequency ultrasound,HFUS)、反射式共聚焦显微镜(reflectance confocal microscopy,RCM)、光动力诊断(photodynamic diagnosis,PDD)、VISIA-CR™ 皮肤分析仪、激光散斑对比成像(laser speckle contrast imaging,LSCI)、光学相干断层成像(optical coherence tomography,OCT)以及光声成像(photoacoustic imaging,PAI)等[1-2](图 20-1)。

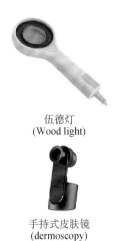

伍德灯
(Wood light)

手持式皮肤镜
(dermoscopy)

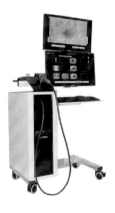

工作站式皮肤镜

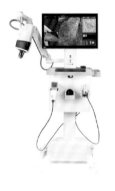

反射式共聚焦显微镜
(RCM)

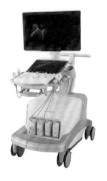

高频超声
(HFUS)

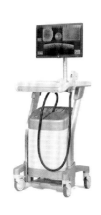

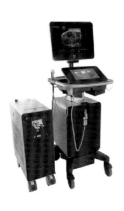

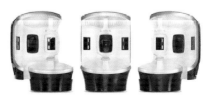

VISIA-CR™皮肤分析仪

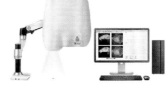

光学相干断层成像　　　　　光声成像系统　　　　　激光散斑对比成像
　　　　(OCT)　　　　　　　　　(PAI)　　　　　　　　(LSCI)

图 20-1　光动力治疗中常用的无创诊断技术

一、　伍德灯

伍德灯作为一种实用的医疗工具应用于皮肤科已近百年[3]，但临床实际应用差强人意，20 世纪 70 年代以后很少有与伍德灯相关的研究和实际的临床应用，伍德灯几乎不再被提及，彻底地被人们遗忘。2014 年，王秀丽研究团队基于最初对伍德灯在 PDT 临床应用，以及后期所开展的伍德灯专项临床应用研究和实战经验总结，完成并出版全球首部伍德灯在皮肤科应用的专著——《伍德灯皮肤科实用技术图解》[4]，引起国内皮肤科医师高度关注，再次掀起伍德灯在皮肤科临床的应用和普及，使濒临绝境的伍德灯技术重现光芒。

伍德灯是以高压汞灯作为发射光源，通过含有 9％镍氧化物的钡硅酸滤片（又称 Wood 滤片）发出 320～400 nm 波长的光（波峰为 365 nm）。此波段的紫外线照射到皮肤上，很易被表皮散射或反射，而表皮和真皮的黑色素以及真皮的胶原可吸收这一光波，并发出非特异性的荧光，以蓝白光为主。伍德灯在皮肤科主要用于色素异常性皮肤病、感染性皮肤病和某些代谢性皮肤病等的临床诊断与鉴别诊断；皮损范围的界定、疗效判断及跟踪随访，特别是色素增加性皮肤病需美容激光治疗时，可对色斑数目和范围进行评估，并进行治

疗后的疗效判断和随访[5]。另一方面，伍德灯可应用于光敏剂介导的 PDD 辅助诊断皮肤肿瘤及癌前病变。PDD 是在伍德灯照射、激发下利用光敏剂在物理退激过程中所产生的荧光进行疾病诊断的一种无创诊断方法，在一些皮肤浅表肿瘤诊断中能无损伤辅助诊断和治疗前后的实时监测。1996 年，徐世正、王秀丽教授在国内皮肤科领域率先开展 ALA-PDT 治疗皮肤肿瘤，但真正意义上对 PDD 展开研究的是，1997 年王秀丽教授对尿道尖锐湿疣进行的荧光动力学研究。之后王秀丽研究团队不断拓展 PDD 在皮肤科中的应用，将其应用在尖锐湿疣、皮肤肿瘤、中重度痤疮等毛囊皮脂腺相关疾病以及海姆泊芬 PDT、喜泊分 PDT 等新型 PDT 研究中[6-11]。PDD 基于肿瘤细胞及增生旺盛细胞等靶组织对光敏剂的选择性吸收机制，可监测靶组织内光敏剂富集范围、程度以及与正常组织间的差异变化，可以辅助临床定位肿瘤的范围，指导手术切缘范围；同时，对于提高治疗效果、制定合理的光动力治疗方案也具有重要指导意义[5, 12]。

二、　皮肤镜

皮肤镜是目前应用广泛的无创诊断技术，它利用偏振光或非偏振技术过滤皮肤表层的大量反

射光,并将皮损放大数十倍,从而直观地观察皮肤表皮深层及真皮浅层的颜色和结构,具有操作简单、成本低、诊断特异性高的优势,在欧美国家,其已作为"第二病理"工具,被皮肤科医生广泛应用[13]。皮肤镜早期主要应用于色素痣、恶性黑色素瘤等色素性皮肤病的诊断与鉴别诊断中。随着技术的进步和临床应用的普及,皮肤镜在各类常见皮肤病的诊断以及对疾病监测和治疗评估中均取得应用成果。

三、 高频超声

高频超声(high frequency ultrasound,HFUS)是传统超声技术的延伸,自 20 世纪 70 年代后期开始在皮肤病学领域得到快速发展。其原理是利用高频超声设备发射超声信号,经靶目标和组织的反射,通过反射信号的强、弱或光点密度形成二维超声图像[14]。20~75 MHz 的 HFUS 拥有更高的分辨率和更适合皮肤组织的穿透深度,可观察皮肤及皮下组织,可以提供一定深度皮肤组织的结构信息及浅表器官的部分功能信息[15]。同时其具有操作简单、成本低等优势,在皮肤病诊断,尤其是皮肤肿瘤诊断方面具有良好的应用前景。

四、 反射式共聚焦显微镜

反射式共聚焦显微镜(reflectance confocal microscopy,RCM)利用点光源,通常采用 830 nm 半导体激光,通过透镜聚焦,焦平面的反射光被探测器捕获成像。通过调节焦平面,RCM 可获得不同层次的图像,并在计算机辅助下对皮损进行实时、动态、无创及连续地扫描和分析。因此,RCM 可以采集细胞水平的活组织图像和录像,被称为无创的"光学切片",是目前分辨率最高(0.5~1 μm)的皮肤影像技术[16]。近年来,RCM 在色素性皮肤病、炎症性皮肤病中的应用发展迅速,国内就此形成了一些专家共识[17-18]。

五、 VISIA-CR™ 皮肤分析系统

VISIA-CR™ 皮肤分析系统在 6 500 K 标准白光、UV 光及偏振光光源下采集图片,红色区成像模式应用基于 Canfield 的 RBX 技术,能直观、清晰地分辨出皮肤浅表的特殊色团特征并进行定量分析,而紫质成像模式可以准确地显示皮肤本身荧光物质及外源性光敏剂在 UV 光源下呈现的荧光分布[19]。

六、 激光散斑对比成像

激光散斑对比成像(laser speckle contrast imaging,LSCI)是一种非接触式近红外成像系统,其原理是相干光从粗糙表面反射或从含有散射物质的介质内部后向散射或透射时会形成不规则的强度分布,出现随机分布的斑点,可以用于皮肤浅表的血液微循环的测量[20]。LSCI 可以测量检测区域的皮肤血管管径、血管密度、血液流速和血流灌注等微循环参数,具有非接触、无创伤、快速成像、较高时间和空间分辨率等优点。

七、 光学相干断层成像

光学相干断层成像(optical coherence tomography,OCT)是利用低相干干涉的门控技术分辨生物组织或材料的深度方向信息的一种成像技术[21],可以对生物组织进行活体断层微米级成像,成像分辨率目前可精确到 7.5 μm 以下,近年来,一些高分辨率 OCT 甚至可达 1 μm[22],在皮肤组织的成像中可以清晰呈现皮肤的层次结构。OCT 是近年来发展较快的一种极具发展前途的新型层析成像技术,特别是在生物组织活体检测和成像方面具有很好的应用前景。

八、光声成像

光声成像（photoacoustic imaging，PAI）是新兴的一种非侵入式和非电离的生物医学影像技术，其原理基于"光声效应"，成像深度可达 3～5 cm，分辨率可达 100 μm，可分别对不同分子成像，同时还可以提供组织内部生物大分子在体的分布、含量、微结构尺寸等信息，是一种结构与功能成像的融合[23-25]，目前在皮肤科领域的应用研究较少[26-27]。

第二节　无创诊断在光动力治疗中的应用

近年来，随着人们日益增加的医疗需求，这些无创诊断越来越受到医生及患者的重视与青睐。在 PDT 治疗过程中，无创诊断技术也逐渐展现出其优势及应用前景。目前主要是在皮肤肿瘤的 PDT 治疗及随访观察中应用较多。

一、在皮肤肿瘤中的应用

（一）基底细胞癌

基底细胞癌（BCC）是发生于基底细胞层的肿瘤，多见于老年人，好发于头、面、颈及手背处，其发病与日光暴露密切相关。BCC 一般生长缓慢，皮损终末期亦可发生侵袭性坏死，可以深达软组织和骨组织[28]。

1. 皮肤镜表现

BCC 大致分为色素型、结节溃疡型、浅表型、硬斑病样及无色素型等，各型在皮肤镜下呈现不同的特征性的表现[29-30]。色素型 BCC 的经典皮肤镜诊断模式中包含：1 个阴性标准（不含色素网）；6 个阳性特征（大的蓝灰色卵圆形巢，蓝灰色小球，叶状结构，轮辐状结构，溃疡，树枝状血管）。满足 1 个阴性标准，且至少具备 6 个阳性特征中的 1 个，即可诊断为色素型 BCC。浅表型 BCC：叶状结构，短细毛细血管扩张，亮白色或红色无结构区，浅表糜烂。结节溃疡型 BCC：树枝状血管，溃疡。硬斑病样 BCC：亮白色背景，粉白色无结构区，树枝状血管，灰蓝色小球，星状模式；从皮损边缘延伸到正常皮肤的放射状血管和放射状白色条纹。无色素型 BCC：镜下特征不明显，可表现为：细小或分支状毛细血管扩张，浅表糜烂，亮白色无结构区。BCC 在皮肤镜下具有较为特征性的表现，因此可利用皮肤镜辅助 BCC 的诊断、分型和鉴别诊断。

2. HFUS 表现

BCC 的 HFUS 特征表现为病灶主要位于表皮和/或真皮层内，表面无异常角化，边界清晰，内部的点状强回声及无回声区[31]。HFUS 可帮助明确皮损的范围和深度，联合彩色多普勒超声还可观察肿瘤的血供情况。

3. RCM 表现

BCC 的 RCM 特征表现与皮肤病理具有高度一致性，主要表现为角质层内出现角化不全，基底层出现明亮的树突状细胞结构，真皮层可见拉长的单一核细胞沿着同一方向轴极化，常表现为结节状、轮辐状、条索状或栅栏状排列，同时伴有明显的炎症细胞浸润[32]。同时，RCM 对 BCC 分型具有指导作用[33]。浅表型 BCC 的 RCM 图像可见与表皮相连的条索状突起［图 20-2（b）］；结节型 BCC 可见较大的肿瘤巢，瘤周胶原束及血管增多［图 20-2（f）］；浸润型 BCC 可见低折光的轮廓［图 20-2（j）］。因此，RCM 可用于可疑 BCC 患者的术前诊断和 BCC 亚型分类。

20

4. OCT 表现

BCC 的 OCT 特征表现为低反射的卵形结构,有或没有明亮的中心。瘤体周围暗晕边界、表皮变薄、胶原压缩以及真-表皮交界的破坏[34]。OCT 在 BCC 亚型的区分上也具有辅助诊断意义,结节型 BCC 最具特征性的表现是存在卵形结构,尤其是存在黑色区域或囊肿(图 20-2g);浅表型 BCC 的特征是存在与真皮分隔的深色边界以及从表皮延伸到真皮的凸起/锥体(图 20-2c);浸润型 BCC 可以看到真皮中"鱼群状"狭窄、细长结构(图 20-2k)[35]。这些 OCT 相对特征性的表现有助于提高 BCC 诊断的准确性。

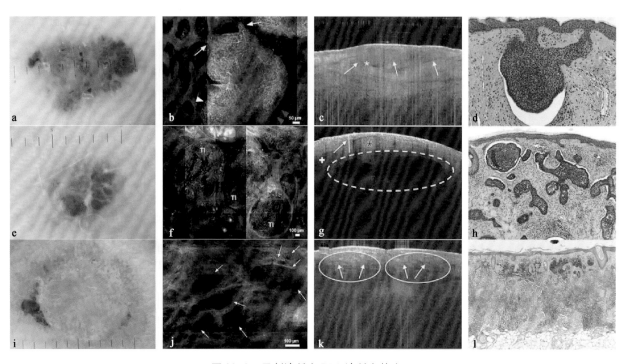

图 20-2　无创诊断在 BCC 诊断中的应用

(a)~(d)浅表型 BCC 的皮肤镜、RCM、OCT 及组织病理表现;(e)~(h)结节型 BCC 的皮肤镜、RCM、OCT 及组织病理表现;
(i)~(l)浸润型 BCC 的皮肤镜、RCM、OCT 及组织病理表现

5. 在 PDT 治疗中的应用

PDT 治疗前,无创诊断技术可以辅助 BCC 的诊断、分型及 PDT 的治疗参数制定。目前,国内专家指南推荐 ALA-PDT 用于治疗浅表型及侵袭<2 mm 的结节型 BCC[36],而 HFUS 可以准确地显示皮损的结构与侵袭深度,因此,术前用 HFUS 确认皮损侵袭深度,对 PDT 治疗参数的确定非常有意义。RCM 利于发现皮损内的典型异型细胞,辅助判定肉眼无法识别的异常皮损,有助于 PDT 治疗前皮损边界的确定。此外,RCM 联合 OCT 可以辅助 BCC 的分型,不同亚型 BCC 的特征性鉴别同样有利于 PDT 治疗时的参数制定与疗效评估。

PDD 有利于进一步确定 BCC 边界以及原卟啉Ⅸ转化情况,确定 PDT 治疗的敷药时间与照光范围。PDT 治疗后,在对 BCC 的疗效评估及随访中,无创诊断技术同样有着优势。皮肤镜和 RCM 可用于浅表型 BCC 的疗效评估及随访,经 PDT 治疗后,皮肤镜下表现为蓝灰色卵圆形巢、蓝灰色小球以及树枝状血管减少或者消失,溃疡变平;RCM 主要表现为真皮层呈现的结节状、轮辐状、条索状或栅栏状排列的肿瘤细胞模糊或者消失[37]。在随访中,无创诊断技术检测出现某些特征可能提示有复发,如皮肤镜下的蓝灰色卵圆形巢、蓝灰色小球以及树枝状血管,以及 RCM 下的异形细胞,这些需要在随访中特别关注。而由于结节型 BCC 的位置较深，范围较广，皮肤镜及 RCM 难以探及全貌，HFUS 可有效地监测治疗后皮损厚度的变化来判断肿瘤治疗后的消退情况。因此，在 PDT 后随访应用方面，皮肤无创诊断技术可实时、多点、反复地监测 BCC 的皮损变化，指导后续治疗及预防复发（图 20-3）。

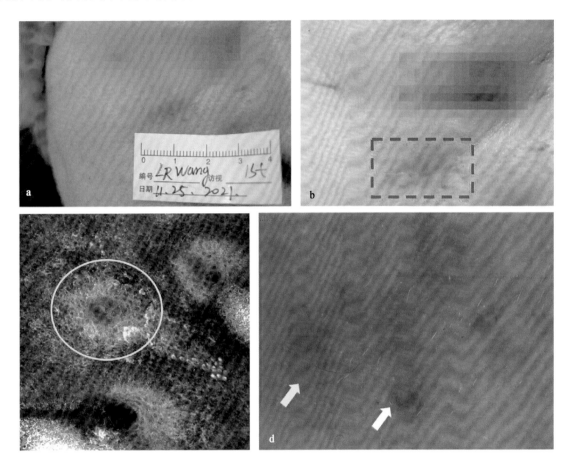

图 20-3　皮肤镜联合 RCM 评估 BCC 残余，提示需要继续光动力治疗

（a）（b）手术切除后皮损部位的人体图片；（c）RCM 可见表皮细胞排列紊乱，可见肿瘤细胞呈轮辐状排列形成肿瘤团块，可见较多折光树突状细胞；（d）皮肤镜下见红色背景，中央可见粉色无结构区域，边缘可见蓝灰色小球结构，皮损边缘可见较多线状及细小分支状血管扩张。

皮肤镜及 RCM 提示 BCC 残留，考虑需进一步行光动力治疗

（二）光线性角化病

光线性角化病（AK）是一种皮肤癌前病变，主要发生在中老年群体，与紫外线照射有关。2021 年，中国光线性角化病临床诊疗专家共识认为 AK 均具有潜在恶变或伴发其他非黑素瘤皮肤癌（non-melanoma skin cancer，NMSC）的风险，所有 AK 患者均应该得到管理和/或治疗。因此，早期发现与早期诊断对于 AK 预防和治疗具有非常大的意义。目前，AK 的诊断金标准为组织病理学检查，表现为角质层角化不全与角化过度相互交替，表皮下层有核大、深染的不典型角质形成细胞，可见核分裂象，细胞排列轻度紊乱，可见芽蕾样增生；真皮浅层胶原明显日光弹力变性，真皮乳头层有程度不等的以淋巴细胞为主的浸润，有时可呈苔藓样浸润。由于 AK 位于表皮，因此皮肤镜和 RCM 等无创诊断技术在 AK 诊断中有其应用优势。

1. 皮肤镜表现

皮肤镜下 AK 皮损分为 3 级：1 级为红色假网状模式，即红色背景上可见无色素的毛囊开口，表面可有散在的白色鳞屑，毛囊周围可见点状或线状血管呈网状分布；2 级呈草莓状模式，红色背景上可见黄白色、角化、扩张的毛囊开口，毛囊口周围白

晕,可见点状及不规则线状血管;3级明显角化过度,皮肤镜下呈黄白色无结构区,扩大的毛囊开口内充满角栓,表面覆有黄白色鳞屑[39-40]。尤其对于早期AK的筛查,皮肤镜发挥了非常重要的作用。

2. RCM表现

RCM下AK皮损主要表现为:①角质层角化过度或角化不全;②表皮棘细胞层角质形成细胞排列紊乱,失去正常的蜂窝状结构;③角质形成细胞呈多形性,可见异形角质形成细胞,表现为细胞和细胞核大小形态各异、边缘较高折光的靶形细胞,细胞边界模糊;④真皮胶原束周围有中等折光的物质;⑤血管扩张成圆形或卵圆形穿入真皮乳头,血管周围炎症细胞浸润[41]。其中,棘细胞层排列紊乱及细胞异形性是RCM诊断AK特异性的指征[42]。

3. 在PDT治疗中的应用

ALA-PDT具有精准、靶向、高效等治疗优势,作为AK的首选治疗方法之一。循证医学证据1++,推荐等级A级,尤其适用于头面部、多发性或大面积AK的治疗[43]。近期,AK"区域性癌化"理论的提出,使PDT"面清除"优势在治疗"区域性癌化"中得到更加充分的体现[44]。伍德灯、皮肤镜和RCM等以其实时、精准、无创的辅助诊断优势

贯穿ALA-PDT治疗与随访AK全过程。

PDT治疗前,使用皮肤镜、RCM对皮损进行无创检测,可以起辅助诊断作用,增加对可疑皮损的诊断准确性,有助于皮损的分型,帮助确定PDT治疗靶部位[45]。二者联合用于整个面部AK皮损的筛查,可提示重点和可疑皮损,从而指导PDT治疗。在PDT治疗中,基于PDD检测,有助于AK皮损范围的精准定位,有利于"区域癌化"的PDT治疗。PDT治疗后,可应用皮肤镜和RCM等无创检查,实时监测皮损区域的变化。皮肤镜主要观察皮损的基底假网状红斑、黄色角栓及玫瑰花瓣征等诊断性特征;RCM主要观察皮损区角质形成细胞的排列和异形性。皮肤镜的诊断性特征是否减少或消失和RCM下细胞是否趋于有序、正常,细胞异形性是否消失等都可提示PDT的临床疗效,辅助决策是否继续进行PDT治疗或到达PDT治疗终点。在PDT治疗AK后的随访中,可利用皮肤镜和RCM进行实时、无创和动态的随访,重点观察上述较为特征性的表现,若皮肤镜下出现基底假网状红斑、黄色角栓及玫瑰花瓣征等,以及RCM下出现棘细胞层排列紊乱及细胞异形性,则提示AK可能存在复发(图20-4,图20-5)。

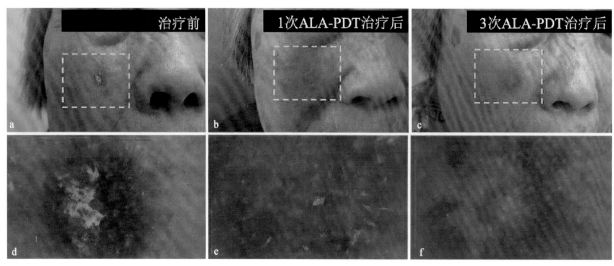

图20-4　皮肤镜在PDT治疗AK中的应用

(a)(d)治疗前可见皮损鳞屑黏着、毛囊角栓、玫瑰花瓣征,假网状红斑明显,超过肉眼所见范围;
(b)(e)1次ALA-PDT治疗后可见少量鳞屑,红斑较前消退,毛囊角栓、玫瑰花瓣征残留,提示需继续PDT治疗;
(c)(f)3次ALA-PDT治疗后无鳞屑,红斑基本消退,毛囊角栓不明显,玫瑰花瓣征消失,提示可结束PDT治疗

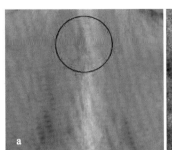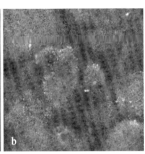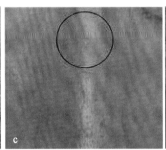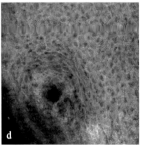

图 20-5　RCM 在 AK 光动力诊疗中的应用

(a)(b)治疗前,RCM 显示皮损区表皮细胞排列混乱,可见典型的呈靶形分布的异形的角质形成细胞;
(c)(d)3 次 ALA-PDT 治疗后,表皮细胞排列趋于正常

（三）皮肤鳞状细胞癌

皮肤鳞状细胞癌(cSCC)是起源于表皮及附属器角质形成细胞的一种皮肤恶性肿瘤[46],是 NMSC 中最常见的皮肤肿瘤之一。ALA-PDT 具有组织选择性好、无严重不良反应,且具有良好的美容效果和低复发率等优点,可用于浅表和体积较小的 cSCC,特别适用于老年体弱患者、有手术禁忌证或患病部位特殊患者。目前 PDT 已用于原位 cSCC 的局部治疗,但对侵袭性 cSCC 需要做一些预处理,以增强 PDT 疗效[47-48]。无创诊断技术如皮肤镜、HFUS 等对 cSCC 的早期诊断具有帮助。

1. 皮肤镜表现

皮肤镜下 cSCC 根据分型可表现出不同的特征。高分化 cSCC 表现为:①中央黄白色角质物;②周围袢状、不规则线状、盘绕状血管不规则分布;③珍珠样结构。若由 AK 发展而来,同时可见 AK 的皮肤镜表现。中分化 cSCC 表现为:外周袢状血管和弥漫黄色至浅棕色无结构区域更常见,常伴有大溃疡,仍可见珍珠样结构。低分化 cSCC 表现为:红色背景上大量细小线状血管、袢状血管和盘绕状血管的多形性血管模式(>50%皮损面积),偶尔可见外周白色无结构区域,都是诊断 cSCC 的重要线索[40,49]。

2. HFUS 表现

HFUS 下 cSCC 特征表现为:累及真皮或皮肤全层的低回声结构,表面因角化过度形成粗线状强回声,病灶形态不规则,边界不清晰,有向深层侵犯的趋势,病灶内部测出丰富血流信号[50]。

3. 在 PDT 治疗中的应用

在 PDT 治疗前,皮肤镜下 cSCC 皮损具有线状血管、袢状血管和盘绕状血管的多形性血管模式等特征,HFUS 较为精确显示肿瘤侵袭深度及范围,这些诊断线索为 PDT 治疗提供可靠的诊疗依据。此外,超声检查可以探测肿瘤是否侵袭下方骨质,这对于确定肿瘤侵袭性及预后具有指导意义。对于 PDT 治疗疗效显著的皮损,皮肤镜下可见袢状、不规则线状、盘绕状血管、珍珠样结构等 SCC 相关特征的消失或减少,以及 HFUS 观察肿瘤区域滋养血管的减少。同样的,上述特征结构在治疗后的残存以及再现,可能预示着肿瘤复发。

（四）其他皮肤肿瘤

在其他皮肤肿瘤 PDT 治疗中,无创诊断技术也发挥着重要的作用。如乳房外 Paget 病(extramammary Paget disease,EMPD)是一种皮肤罕见肿瘤。EMPD 可分为原发性和继发性。原发性 EMPD 的发生倾向于顶泌汗腺来源的上皮内肿瘤,而继发性 EMPD 是由恶性细胞向表皮扩散或从潜在的内部肿瘤直接延伸发展而来的。EMPD 通常进展较缓慢。然而,一旦 Paget 细胞侵袭到真皮层,常会发生区域淋巴结转移和远处转移[51]。由于 EMPD 较为少见,其皮肤镜特征尚未确定,研究发现在 EMPD 的皮肤镜中主要包括以下特征[45]:①白-粉区域;②不规则分布的点状、线状及肾小球状血管;③浅灰色至蓝灰色点状色素沉着(胡椒粉样);④亮白色条纹;⑤表面鳞屑;⑥溃疡。RCM下可见表皮细胞结构紊乱,失去正常蜂窝状结构,表皮内空泡样细胞及Paget细胞,基底层见Paget细胞合并成大的肿瘤细胞巢,真皮浅层见血管扩张、迂曲以及不同数量的炎症细胞、树突状细胞,部分皮损真皮浅层见噬色素细胞[52-53]。根据EMPD肿瘤形态,HFUS下表现可分为弥漫型和肿块型,主要表现为皮肤增厚、边界不清晰、回声减低且多不均匀,内部血供丰富程度不一[54]。由于EMPD的范围和深度较广泛,皮肤镜、RCM和HFUS均难以企及全貌,且皮损多位于生殖器部位,使得无创诊断的应用具有一定局限性。但在EMPD的血卟啉光动力疗法(hematoporphyrin derivatives photodynamic therapy,HpD-PDT)中,无创诊断因无创、实时、可多次重复应用等优点,具有一定辅助诊断的作用。在HpD-PDT治疗前,PDD可指导治疗范围,确定和发现肉眼难以观察到的可疑皮损,HFUS可以评估皮损侵袭深度。对于PDT治疗后的患者,采用皮肤镜、RCM、HFUS的定期随访检测,同样可以辅助指导后续治疗及对复发进行监测[10](图20-6)。

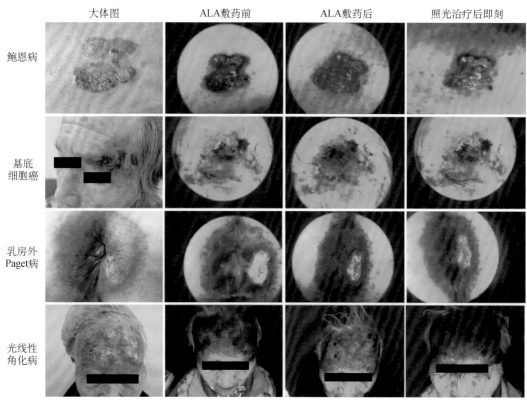

图20-6 PDD在非黑素瘤皮肤癌及皮肤癌前病变诊疗中应用

敷药前,皮损伍德灯下未见荧光,敷药后,可见肿瘤皮损区荧光富集且范围略大于大体图,照光后即刻荧光富集区域明显减少

二、在鲜红斑痣中的应用

随着无创诊断技术在皮肤肿瘤诊断、随访以及临床应用经验的积累,其也逐渐应用于其他皮肤病PDT治疗中。近年来,系统PDT药物血卟啉单甲醚(HMME)逐渐在临床推广应用。作为PDT重要的光敏剂,它能够选择性地富集在增生畸形的血管内皮细胞中,通过光照达到选择性损伤血管的作用。鲜红斑痣(port-wine stain,PWS)作为血管畸形中的代表性疾病,是HMME-PDT的主要适应证[55]。以往在临床工作中,对PWS治疗前后的变化多凭借肉眼,而肉眼观察所获得的信息可能只是"冰山一角"。无创或微创的

临床疗效评价在 PWS 临床疗效评估中具有显著优势。

　　针对 PWS 皮损的检测，王秀丽研究团队主要选择 VISIA-CR™ 皮肤分析仪、皮肤镜、HFUS 以及 LSCI 等无创检测方法，对 PDT 治疗前后的皮损进行血管成像、血流灌注及皮损厚度等特征的检测[2]。VISIA-CR™ 皮肤分析仪可标准采集图片并通过红斑指数精确分析红斑消退情况（见本书第十七章，图 17-4）；皮肤镜可辅助明确 PWS 临床分型及检测

PDT 治疗后皮损区血管破坏程度，指导治疗剂量的调整以及治疗终点的选择，对临床疗效的评价意义较大（见本书第十七章，图 17-5）；HFUS 及 LSCI 检测皮损 PDT 治疗前后的皮肤厚度及血流灌注，可辅助评估疗效（图 20-7，图 20-8）。这些皮肤无创诊断技术在 HMME-PDT 治疗 PWS 前后可以辅助明确临床分型、术前评估及疗效评价，其功能可以互相补充，以弥补单个皮肤影像诊断技术在深度、分辨率等相关方面的不足。

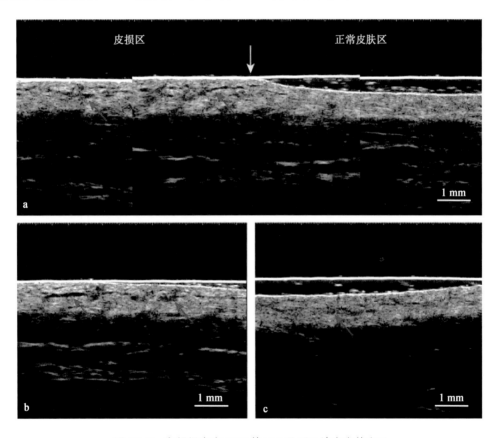

图 20-7　高频超声在 PWS 的 HMME-PDT 诊疗中的应用

（a）HFUS 显示皮损区厚度大于正常皮肤区，真皮疏松并可见散在线状低回声信号（血管）；（b）HMME-PDT
治疗后 2 个月，皮损区增厚的真皮明显变薄；（c）线性低回声信号明显减弱，与正常皮肤相似（红色箭头：
真皮层的畸形血管；黄色箭头：红斑区域和正常皮肤之间的界限）

　　关于 PWS 皮损监测与治疗后的评估，随着皮肤无创诊断技术的发展，越来越多的研究团队致力于该方向的深入研究。

　　在皮肤镜检测方面，陶娟研究团队描述了目前 PWS 的 2 种主要的皮肤镜模式。1 型是由红色小球和点组成的浅表模式，对应真皮乳头层扩

张的毛细血管。2 型是一种深层模式，其特征为红色环状结构，对应位于真皮深层水平的扩张性的血管丛。同时在 HMME-PDT 治疗 PWS 的过程中，皮肤镜下 1 型模式的皮损容易用 HMME-PDT 清除，有良好的预期反应，而 2 型模式的皮损则容易发生治疗抵抗而疗效不佳[56]。此外，该

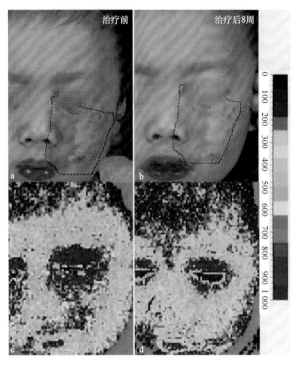

图 20-8 激光散斑对比成像在 PWS 的 HMME-PDT 诊疗中的应用

(a)(c)治疗前;(b)(d)治疗后 8 周的治疗区红斑明显消退,LSCI 显示血流灌注信号明显减弱

团队对皮肤镜下 PWS 皮损进一步分型分析,结果显示:点状和球状血管、短棒状血管、弯曲状血管在 HMME-PDT 治疗后预后往往表现为治愈;苍白晕和树枝状血管的预后主要表现为显效;表现为混合血管、灰白色均质结构和网状结构的皮损往往预示 HMME-PDT 治疗无效或疗效较差[57]。因此,通过对皮损区血管表征的检测,皮肤镜可作为 PWS 患者光动力术前评估与治疗疗效随访的有力手段。

在高频超声检测方面,刘小明研究团队应用 15 MHz 的高频超声评估 45 名 PWS 患者皮损区皮肤的厚度与密度,发现经 HMME-PDT 治疗后,PWS 患者皮肤的厚度变薄而密度增加。疗效表现为愈合和显效患者的皮肤厚度变化最为明显,而愈合组患者的皮肤密度变化比显效组更为显著。因此,他们推测 HMME-PDT 治疗疗效与皮损的厚度和密度密切相关[58]。高频超声作为一种无创、高度可重复性的检查方法,可以测量皮肤厚度和密度的变化,在形态学上与病理特征具有一定的可比性,可作为 PWS 患者评估 HMME-PDT 治疗疗效的手段。

在 RCM 检测方面,鲁建云研究团队应用 RCM 观察 PWS 脉冲染料激光治疗前后的皮损区血管的直径、深度、密度和血流量,发现具有激光治疗抵抗的 PWS 皮损中血管的直径、深度和血流量是影响激光阻力的关键因素,而不是血管密度[59]。此外,Marta 等发现难治性 PWS 皮损在 RCM 下表现为 3 种类型:第一种类型是真皮浅层的线性血管,与其他 2 种类型相比,其血管壁直径较小、血流速度较高;第二种类型为真皮乳头水平下神经丛内具有较高血流速度的扩张性血管;第三种类型为真皮深层水平的动脉瘤样血管扩张,血流速度慢于其他两种类型[60]。尽管目前尚未有研究者将 RCM 应用于 HMME-PDT 治疗前后的诊断评估,但前期的研究表明治疗前应用 RCM 检测对于治疗前的疗效预估与剂量指导有很大的临床意义,提示 RCM 是诊断、治疗决策和监测 PWS 有价值的工具。

在 OCT 检测方面,传统 OCT 可以对皮肤组织结构进行可视化的呈现,但它在皮肤血管的成像上存在成像分辨率的不足。顾瑛院士研究团队通过与复杂算法相结合开发了 OCT 技术的一种功能模式——光学相干断层扫描血管造影(optical coherence tomography angiography,OCTA),可以从皮肤表面提取 800 μm 以内的定量信息,如血管的密度、直径和深度等。应用此技术,该研究团队对 PWS 患者皮损区的血管形态进行了表征,并根据 OCTA 图像对扩张的血管深度进行了量化。结果显示:与对侧正常皮肤相比,PWS 病变的血管通常具有更大的直径和更高的密度。PWS 病变的血管直径为 $(73 \pm 14)\,\mu m$,异质性在 $10 \sim 150\,\mu m$,而正常皮肤的血管直径为 $(28 \pm 2)\,\mu m$,范围 $10 \sim 60\,\mu m$。不同类型的 PWS 病变,增厚型较紫红型有血管直径增大、密度增高的趋势。因此,OCTA 可以对 PWS 皮损进行在体的结构和脉管系统的三维可视化呈现[61]。OCTA 在精确和全面评估 PWS 皮损方面具有优越的能力，有望应用于 HMME-PDT 治疗 PWS 的全程评估中。

近年来，新兴的影像无创诊断技术逐渐在皮肤科领域开展研究和应用，其中光声成像（PAI）作为一种结构与功能成像的融合，具有良好的应用前景。王秀丽研究团队将光声成像首次应用在 PWS 的临床评估及 HMME-PDT 的疗效评估中[62]，通过获得的 PWS 皮损区的光声成像，创新性地提出一种 PWS 的量化评估成像生物标志物——PWS Level（PWS Level＝皮损区平均光声信号强度值／正常皮肤区平均光声信号强度值）。研究中发现，成年患者（大于 18 岁）PWS Level 相较未成年患者更高；紫红型患者的 PWS Level 高于红型患者，而治疗后 PWS Level 较前明显降低。它比常规无创诊断更定量、更准确，能够辅助 PWS 的分型判断，同时治疗前后的 PWS Level 对比可以量化皮损好转程度，在血管相关性皮肤病的诊治中具有创新、实用的优势，有很好的临床指导意义及临床应用前景（图 20-9）。

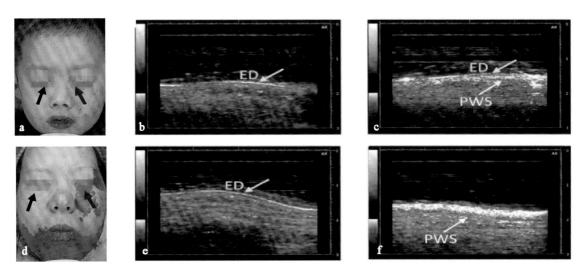

图 20-9　光声成像在 PWS 评估及 HMME-PDT 中的应用

（a）～（c）一位未成年红型 PWS 患者的大体图像、正常皮肤的 PAI（a 中黑色箭头）和皮损部位的 PAI（a 中红色箭头）；
（d）～（f）一位成年紫红型 PWS 患者的大体图像、正常皮肤的 PAI（d 中黑色箭头）和皮损部位的 PAI（d 中红色箭头）；

三、　在其他皮肤病中的应用

随着 PDT 治疗在皮肤科的应用越来越广泛，无创诊断技术在 PDT 治疗中的应用也随之拓展。如应用皮肤镜联合 RCM 对玫瑰痤疮 PDT 治疗疗效进行评估与随访，皮肤镜可以清楚地看到红斑与扩张血管的改善，RCM 可以直观地展现皮损炎症的减轻、毛囊中蠕形螨的定植减少。在 PDT 治疗其他皮肤疾病，如痤疮、生殖器疣等中，皮肤镜、RCM、HFUS 等无创诊断技术也有相应的临床疗效评估与疾病随访的应用（图 20-10）。

皮肤无创诊断技术具有非侵入、实时、多点、可重复应用等特点，在皮肤病的诊断、治疗及随访过程中发挥重要作用。无创诊断技术对疾病的诊断及疾病活动的监测，对治疗中参数选择、治疗方案的调整以及随访、预防、复发等方面都具有很大的临床指导意义，贯穿于 PDT 治疗及随访全过程。治疗前应用无创诊断技术检测可辅助诊断，具有一致性高、可重复、定位便捷等优点，同时可以确定治疗范围及辅助评估病情分期及分化程度等；治疗过程中可辅助治疗皮损边界确定、观察每次治疗后皮损变化、预估治疗效果以及确定治疗次数；随访时可依据各项无创诊断技术在各类疾

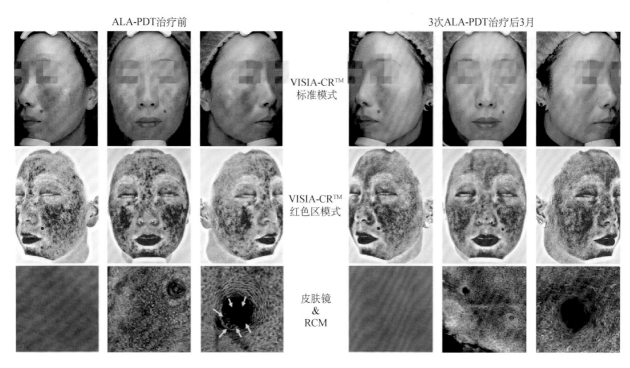

图 20-10　无创诊断技术在玫瑰痤疮 ALA-PDT 治疗中的应用

VISIA-CR™ 皮肤分析仪标准模式清楚显示了红斑的消退，在红色区模式下更加明显；皮肤镜显示治疗后扩张的毛细血管的数量减少，红斑明显消退；RCM 显示皮损区炎症减轻、毛囊中蠕形螨的定植减少

病中的诊断特征，实时、动态地观察治疗区皮损变化、疾病转归以及监测病情复发。联合应用和用好各种皮肤无创诊断技术，在 PDT 治疗中可全方位、立体式地诊断疾病及追踪治疗后疾病的转归。

（文　龙　陈　琦　柳小婧）

附：缩略词

伍德灯	Wood's light	/
皮肤镜	dermoscopy	/
高频超声	high-frequency ultrasound	HFUS
反射式共聚焦显微镜	reflectance confocal microscopy	RCM
光动力荧光诊断	photodynamic diagnosis	PDD
激光散斑对比成像	laser speckle contrast imaging	LSCI
光学相干断层成像	optical coherence tomography	OCT
光声成像	photoacoustic imaging	PAI
光动力治疗	photodynamic therapy	PDT
基底细胞癌	basal cell carcinoma	BCC

光线性角化病	actinic keratosis	AK
非黑素瘤皮肤癌	non-melanoma skin cancer	NMSC
皮肤鳞状细胞癌	cutaneous squamous cell carcinoma	cSCC
乳房外 Paget 病	extramammary Paget's disease	EMPD
血卟啉光动力治疗	hematoporphyrin derivatives photodynamic therapy	HpD-PDT
鲜红斑痣	port-wine stain	PWS
血卟啉单甲醚光动力治疗	hematoporphyrin monomethyl ether-mediated photodynamic therapy	HMME-PDT

参考文献

[1] Schneider SL, Kohli I, Hamzavi IH, et al. Emerging imaging technologies in dermatology, part Ⅰ, basic principles[J]. Journal of the American Academy of Dermatology, 2019, 80(4): 1114-1120.

[2] Wen L, Zhang Y, Zhang L, et al. Application of different noninvasive diagnostic techniques used in HMME-PDT in the treatment of port wine stains[J]. Photodiagnosis and Photodynamic Therapy, 2019, 25: 369-375.

[3] Klatte JL, van der Beek N, Kemperman PM. 100 years of Wood's lamp revised[J]. Journal of the European Academy of Dermatology and Venereology, 2015, 29(5): 842-847.

[4] 王宏伟,王秀丽.伍德灯皮肤科实用技术图解[M].上海:上海科学技术出版社,2014.

[5] 吕婷,王博,王宏伟.伍德灯在色素性和感染性皮肤病的应用[J].皮肤科学通报,2018,35(2):6.

[6] Wu Y, Wang P, Zhang L, et al. Enhancement of photodynamic therapy for bowen's disease using plum-blossom needling to augment drug delivery[J]. Dermatologic Surgery, 2018, 44(12): 1.

[7] Chen J, Zhang YF, Wang P, et al. Plum-blossom needling promoted PpⅨ fluorescence intensity from 5-aminolevulinic acid in porcine skin model and patients with actnic keratosis[J]. Photodiagnosis and Photodynamic Therapy, 2016, 15: 182-190.

[8] Ding HL, Wang XL, Wang HW, et al. Successful treatment of refractory facial acne using repeat short-cycle ALA-PDT: case study[J]. Photodiagnosis and Photodynamic Therapy, 2011, 8(4): 343-346.

[9] Wang HW, Wang XL, Zhang LL, et al. Aminolevulinic acid (ALA)-assisted photodynamic diagnosis of subclinical and latent HPV infection of external genital region [J]. Photodiagnosis and Photodynamic Therapy, 2008, 5(4): 251-255.

[10] Wang D, Wang P, Li C, et al. Efficacy and safety of HpD-PDT for extramammary Paget's Disease refractory to conventional therapy: a prospective, open-label and single arm pilot study [J]. Photodiagnosis and Photodynamic Therapy, 2022, 37: 102670.

[11] 王秀丽,王宏伟,张玲琳,等.5-氨基酮戊酸光动力在尖锐湿疣诊断中的应用[J].中华皮肤科杂志,2008, 41(5):296-300.

[12] Gunaydin G, Gedik ME, Ayan S. Photodynamic Therapy for the treatment and diagnosis of cancer: a review of the current clinical status[J]. Frontiers in Chemistry, 2021, 9: 686303.

[13] Oya B, Rpb C, Kl A, et al. Dermoscopy and dermatopathology correlates of cutaneous neoplasms[J]. Journal of the American Academy of Dermatology, 2019, 80(2): 341-363.

[14] Levy J, Barrett DL, Harris N, et al. High-frequency ultrasound in clinical dermatology: a review[J]. The ultrasound journal, 2021, 13(1): 24.

[15] 冉梦龙,李航,卢漫.常见皮肤病高频皮肤超声诊断专家共识[J].中国医学前沿杂志(电子版),2019,11 (08):23-28.

[16] Csuka EA, Ward SC, Ekelem C, et al. Reflectance confocal microscopy, optical coherence tomography, and multiphoton microscopy in inflammatory skin disease diagnosis [J]. Lasers in Surgery and

Medicine, 2021, 53(6): 776-797.

[17] 林燕,刘华绪.色素性皮肤病反射式共聚焦显微镜诊断特征专家共识[J].中国医学前沿杂志(电子版), 2019,11(8):29-33.

[18] 陈柳青,姜倩.炎症性皮肤病反射式共聚焦显微镜诊断特征专家共识[J].中国医学前沿杂志(电子版), 2019,11(8):34-40.

[19] Goldsberry A, Hanke CW, Hanke KE. VISIA system: a possible tool in the cosmetic practice[J]. Journal of Drugs in Dermatology, 2014, 13(11): 1312-1314.

[20] Shen D, Wei J, Chen L, et al. Besides photothermal effects, low-level CO_2 laser irradiation can potentiate skin microcirculation through photobiomodula-tion mechanisms[J]. Photobiomodulation, Photomedicine, and Laser Surgery, 2019, 37(3): 151-158.

[21] Levine A, Wang K, Markowitz O. Optical coherence tomography in the diagnosis of skin cancer [J]. Dermatologic Clinics, 2017, 35(4): 465-488.

[22] Munter M, Vom Endt M, Pieper M, et al. Dynamic contrast in scanning microscopic OCT [J]. Optics Letters, 2020, 45(17): 4766-4769.

[23] Olsovsky C, Hinsdale T, Cuenca R, et al. Handheld tunable focus confocal microscope utilizing a double-clad fiber coupler for in vivo imaging of oral epithelium [J]. Journal of biomedical optics, 2017, 22(5): 56008.

[24] Li R, Phillips E, Wang P, et al. Label-free in vivo imaging of peripheral nerve by multispectral photoacoustic tomography[J]. Journal of Biophotonics, 2016, 9(1-2): 124-128.

[25] Huang S, Qin Y, Chen Y, et al. Interstitial assessment of aggressive prostate cancer by physio-chemical photoacoustics: an ex vivo study with intact human prostates[J]. Medical physics, 2018, 45(9).

[26] 周楚,文龙,王佩茹,等.光声成像在皮肤肿瘤中的应用进展[J].中华皮肤科杂志,2021,54(3):4.

[27] 文龙,王佩茹,王秀丽.光声技术在皮肤疾病中的研究进展[J].中国激光医学杂志,2019(2):5.

[28] Kuflik AS, Janniger CK. Basal cell carcinoma [J]. Cancer, 2015, 89(5): 1012-1018.

[29] Wozniak-Rito A, Zalaudek I, Rudnicka L. Dermoscopy of basal cell carcinoma[J]. Clinical and Experimental Dermatology, 2018, 43(3): 241-247.

[30] 中国中西医结合学会皮肤性病专业委员会皮肤影像学组,中国医疗保健国际交流促进会皮肤科分会皮肤影像学组,中华医学会皮肤性病学分会皮肤病数字化诊断亚学组,等.中国基底细胞癌皮肤镜特征专家共识(2019)[J].中华皮肤科杂志,2019,52(6):7.

[31] Wang SQ, Liu J, Zhu QL, et al. High-frequency ultrasound features of basal cell carcinoma and its association with histological recurrence risk [J]. Chinese medical journal (English), 2019, 132(17): 2021-2026.

[32] Rubinstein G, Garfinkel J, Jain M. Live, remote control of an in vivo reflectance confocal microscope for diagnosis of basal cell carcinoma at the bedside of a patient 2500 miles away: a novel tele-reflectance confocal microscope approach [J]. Journal of the American Academy of Dermatology, 2019, 81(2): 41-42.

[33] Mihai, Lupu, Iris, et al. A retrospective study of the diagnostic accuracy of in vivo reflectance confocal microscopy for basal cell carcinoma diagnosis and subtyping[J]. Journal of clinical medicine, 2019, 8(4): 449.

[34] Meekings A, Utz S, Ulrich M, et al. Differentiation of basal cell carcinoma subtypes in multi-beam swept source optical coherence tomography (MSS-OCT)[J]. Journal of Drugs in Dermatology, 2016, 15(5): 545 -550.

[35] Holmes J, von Braunmuhl T, Berking C, et al. Optical coherence tomography of basal cell carcinoma: influence of location, subtype, observer variability and image quality on diagnostic performance[J]. British Journal of Dermatology, 2018, 178(5): 1102-1110.

[36] 中华医学会皮肤性病学分会光动力治疗研究中心,中国康复医学会皮肤病康复专业委员会,中国医学装备协会皮肤病与皮肤美容分会光医学治疗装备学组.氨基酮戊酸光动力疗法皮肤科临床应用指南(2021版)[J].中华皮肤科杂志,2021,54(1):9.

[37] Venturini M, Sala R, Gonzalez S, et al. Reflectance confocal microscopy allows in vivo real-time noninvasive assessment of the outcome of methyl aminolaevulinate photodynamic therapy of basal cell carcinoma[J]. British Journal of Dermatology, 2013, 168(1): 99-105.

[38] Gutzmer R, Wiegand S, Kolbl O, et al. Actinic keratosis and cutaneous squamous cell carcinoma[J]. Deutsches Ärzteblatt International, 2019, 116(37): 616-626.

［39］Labadie JG, Compres E, Sunshine JC, et al. Actinic keratosis color and its associations: a retrospective photographic, dermoscopic, and histologic evaluation［J］. Dermatologic Surgery, 2022, 48(1): 57-60.

［40］中国医疗保健国际交流促进会皮肤科分会皮肤影像学组,中华医学会皮肤性病学分会皮肤病数字化诊断亚学组,中国中西医结合学会皮肤性病专业委员会皮肤影像学组,等.鳞状细胞肿瘤皮肤镜特征专家共识(2017)［J］.中华皮肤科杂志,2018,51(2):5.

［41］Arisi M, Zane C, Polonioli M, et al. Effects of MAL-PDT, ingenolmebutate and diclofenac plus hyaluronate gel monitored by high-frequency ultrasound and digital dermoscopy in actinic keratosis: a randomized trial［J］. Journal of the European Academy of Dermatology and Venereology, 2020, 34(6): 1225-1232.

［42］Prow TW, Tan JM, Pellacani G. Reflectance confocal microscopy: hallmarks of keratinocyte cancer and its precursors［J］. Current Problems in Dermatology, 2015, 46: 85-94.

［43］中国康复医学会皮肤病康复专业委员会,中华医学会皮肤性病学分会光动力治疗研究中心,中国医学装备协会皮肤病与皮肤美容分会光医学治疗装备学组.中国光线性角化病临床诊疗专家共识(2021)［J］.中华皮肤科杂志,2021,54(12):9.

［44］Willenbrink TJ, Ruiz ES, Cornejo CM, et al. Field cancerization: definition, epidemiology, risk factors, and outcomes［J］. Journal of the American Academy of Dermatology, 2020, 83(3): 709-717.

［45］Xiaoqin Y, Chan H, Long W, et al. Dermoscopic monitoring for treatment and follow-up of actinic keratosis with 5-aminolaevulinic acid photodynamic therapy［J］. Technology in Cancer Research & Treatment, 2018, 17: 1-10.

［46］Fania L, Didona D, Di Pietro FR, et al. Cutaneous Squamous Cell Carcinoma: From Pathophysiology to Novel Therapeutic Approaches［J］. Biomedicines, 2021, 9(2): 12.

［47］Keyal U, Bhatta AK, Zhang G, et al. Present and future perspectives of photodynamic therapy for cutaneous squamous cell carcinoma［J］. Journal of the American Academy of Dermatology, 2019, 80(3): 765-773.

［48］中华医学会皮肤性病学分会皮肤肿瘤研究中心,中国医师协会皮肤科医师分会皮肤肿瘤学组.皮肤鳞状细胞癌诊疗专家共识(2021)［J］.中华皮肤科杂志,2021,54(8):12.

［49］Hu C, Liu X, Wang P, et al. Dermoscopy and ultrosound monitoring actinic keratosis with cutaneous squamous cell carcinoma: a case report and literature review［J］. Photodiagnosis and Photodynamic Therapy, 2022, 37: 102709.

［50］Chen ZT, Yan JN, Zhu AQ, et al. High-frequency ultrasound for differentiation between high-risk basal cell carcinoma and cutaneous squamous cell carcinoma［J］. Skin Research and Technology, 2022, 28(3): 410-418.

［51］Ishizuki S, Nakamura Y. Extramammary Paget's disease: diagnosis, pathogenesis, and treatment with focus on recent developments［J］. Current Oncology, 2021, 28(4): 2969-2986.

［52］Pan ZY, Liang J, Zhang QA, et al. In vivo reflectance confocal microscopy of extramammary Paget disease: diagnostic evaluation and surgical management［J］. Journal of the American Academy of Dermatology, 2012, 66(2): 47-53.

［53］Yelamos O, Hibler BP, Cordova M, et al. Handheld reflectance confocal microscopy for the detection of recurrent extramammary Paget disease［J］. JAMA Dermatology, 2017, 153(7): 689-693.

［54］张磊,尹盼盼,周亚丽,等.乳房外Paget病的高频彩色多普勒超声特征分析［J］.中华皮肤科杂志,2021,54(7):625-628.

［55］Li DC, Nong X, Hu ZY, et al. Efficacy and related factors analysis in HMME-PDT in the treatment of port wine stains［J］. Photodiagnosis and Photodynamic Therapy, 2020, 29: 101649.

［56］Li Y, Wang X, Liu Y, et al. Dermoscopy predicts outcome in hemoporfin-mediated photodynamic therapy of port-wine stains: a prospective observational study［J］. Journal of the American Academy of Dermatology, 2020, 83(6): 1765-1767.

［57］Wang X, Suo H, Gao Y, et al. Correlation between the hemoporfin-mediated photodynamic treatment response and the dermoscopy vascular pattern in patients with a port-wine stain: a prospective study［J］. Journal of the European Academy of Dermatology and Venereology, 2020, 34(12): 2795-2801.

［58］Khalaf AT, Sun YH, Wang F, et al. Photodynamic therapy using HMME for port-wine stains: clinical effectiveness and sonographic appearance[J]. Biomed Research International, 2020(2): 1-7.

[59] Fu ZB, Huang JH, Xiang YP, et al. Characterization of laser-resistant port wine stain blood vessels using in vivo reflectance confocal microscopy[J]. Lasers in Surgery and Medicine, 2019, 51(10): 841-849.

[60] Fusano M, Bencini PL. Capillaroscopy and reflectance confocal microscopy characterization of refractory port-wine stains[J]. Lasers in Medical Science, 2021, 36 (2): 407-412.

[61] Liu YD, Chen DF, Xu JJ, et al. Quantitative assessment of vascular features in port wine stains through optical coherence tomography angiography [J]. Photodiagnosis and Photodynamic Therapy, 2021, 36: 102607.

[62] Zhang H, Zhang G, Zhang Y, et al. Quantitatively assessing port-wine stains using a photoacoustic imaging (PAI) method: a pilot study[J]. Journal of the American Academy of Dermatology, 2021, 85(6): 1613-1616.

光动力皮肤科的应用展望

光动力治疗和光动力荧光诊断已广泛应用于皮肤科、妇科、口腔科、眼科、耳鼻喉科、消化科、呼吸科、神经科等领域,其中皮肤科的 ALA-PDT 临床应用最为普及和成熟。本书在基础篇详细回顾了光动力的发展历程、皮肤疾病相关光敏剂的发展、光动力光源发展、光动力治疗机制研究、光动力疼痛难题的解决等;临床篇共十二章,主要围绕 ALA-PDT 治疗皮肤肿瘤、HPV 感染相关疾病、毛囊皮脂腺相关疾病、血管瘤、皮肤老化以及各种难治性疾病等,也介绍了 HMME-PDT 治疗血管畸形和 HpD-PDT 治疗侵袭性皮肤鳞状细胞癌和乳房外 Paget 病。

PDT 在皮肤科领域的应用已在中国 3 000 多家医院推广,使数十万例患者获益。然而,目前 PDT 并不是在所有国家、地区中都受到重视,各个国家和地区临床应用情况参差不齐,大部分医生遵循传统的诊疗理念,对 PDT 的新知识和新进展认识有限。对于肿瘤的治疗,PDT 的治疗深度及临床疗效仍有待提高,还需要从机制研究、光敏剂及光源或激发源的改进,继续深入研究并将转化成果反哺于临床应用。此外,PDT 新辅助治疗理念的转变将有助于推广临床应用。在难治性皮肤病中,仍需继续充分发挥 PDT 微创、可重复、近乎无耐药、不良反应少的优势,不断完善针对性强的 PDT 方案。新型 ALA 无痛 PDT 疗法已经逐步解决过去限制 PDT 发展的疼痛不良反应,继续对 PDT 疼痛的深入研究将为未来普及应用产生深远影响。对于治疗优势明显的常见病,如毛囊皮脂腺相关疾病的治疗及抗衰老需求,PDT 治疗日趋走向家庭,造福更多人群将是未来的趋势。围绕以上临床疾病,PDT 治疗难点及瓶颈仍是未来重点研究的方向。

一、PDT 疗效有待提高

PDT 治疗已经成功应用于多种恶性肿瘤的治疗。然而,仍然存在 PDT 治疗不敏感的肿瘤,仍需进一步提高疗效和控制不良反应。皮肤科常用的 ALA 光敏剂前体,其渗透不深,光照深度也有限,导致 PDT 临床疗效欠佳。未来需要在以下方面做进一步深入研究。①研发新型光敏剂,通过特异性修饰将光敏剂靶向均匀运送到需要治疗的组织,增加氧含量,提高光敏剂的渗透性及分布的均匀性,从而增强 PDT 疗效等。PDT 及光热双反应性光敏剂亦可提高抗肿瘤效率,可治疗传统光动力难以企及的恶性黑色素瘤。其相容性和安全性问题至今仍是新型纳米负载的光敏剂进入临床最大的障碍,然而已经进入临床的纳米脂质体 BF-200 和维苏达尔(Verteporfin,维替泊芬)是非常好的先例。②研发新的光源或激发源,针对现有光源穿透不足而影响光动力治疗深度问题,如组织内照射光源、更长波长的光源和基于上转换材料的新型激发光源等。新型穿透深的激发源,如超声、X 线亦可诱发类似 PDT 效应的抗肿瘤作用。虽然目前其激发效率低于激光,但随着相应的光敏剂改进,有望提高其临床疗效及安全性。③开发 PDT 佐剂以提高光动力疗效。王秀丽研究团队前期研究发现咪喹莫特、PD-1 抗体等作为免疫佐剂可增强 PDT 疗效。PDT 可通过诱发细胞凋亡、焦亡及铁死亡等,促进肿瘤抗原释放,募集免疫细胞,发挥抗肿瘤免疫效应。深入研究 PDT 免疫机制,开发相关免疫佐剂将有望提高肿瘤 PDT 治疗效率。

二、 肿瘤新辅助 PDT 理念

越来越多的研究表明,PDT 治疗机制不仅仅是光敏剂、光和氧发生协同作用破坏靶组织,PDT 治疗深层次的效应更值得关注,如 PDT 治疗抗肿瘤免疫效应和促进组织修复功能等。PDT 治疗不仅是没有耐药性的局部靶向治疗,而且可以激活局部抗肿瘤免疫,改善肿瘤微环境,还有更多未知的机制有待探索。临床上 PDT 治疗贯穿皮肤肿瘤治疗的全过程,如逆转皮肤光老化、治疗癌前病变及浅表性肿瘤、联合手术或激光治疗较厚较深的肿瘤、姑息治疗晚期肿瘤以改善患者生活质

量。基于王秀丽研究团队 26 年临床应用经验与基础研究成果,PDT 治疗可以在肿瘤术前或者术后进行,还可以联合激光治疗等,用于减少肿瘤负荷及激活抗肿瘤免疫效应,这种类似肿瘤新型免疫辅助治疗称为肿瘤新辅助 PDT 治疗,这是肿瘤治疗又一新理念的首次提出。近年来,王秀丽研究团队已成功应用肿瘤辅助免疫治疗,如 PD-1 抗体辅助 PDT 治疗 cSCC 和乳房外 Paget 病,旨在打破肿瘤免疫抑制状态,增强 PDT 肿瘤免疫学效应,重塑肿瘤微环境,提高肿瘤治疗效率。由于 PDT 治疗的靶向性好、可重复治疗、无耐药,甚至可以打破肿瘤耐药机制,肿瘤新辅助 PDT 治疗有望成为临床多种肿瘤的治疗利器,也将丰富肿瘤治疗学的内涵。

三、 拓展新适应证及推动临床转化

最初 ALA-PDT 被应用于皮肤肿瘤,1997 年王秀丽教授将 ALA-PDT 应用于尿道尖锐湿疣治疗。此后王秀丽研究团队在国内不断拓展 ALA-PDT 新的适应证,如 ALA-PDT 治疗中重度痤疮、头部穿掘性毛囊周围炎等毛囊皮脂腺疾病。在临床常见的难治性皮肤病方面,如玫瑰痤疮、化脓性汗腺炎、皮脂溢出、硬化性苔藓、真菌及分枝杆菌感染性皮肤病等也取得良好疗效。基于 PDT 治疗感染类疾病无耐药风险,对药物治疗效果欠佳的感染肉芽肿类及耐药菌感染患者,PDT 有进一步施展空间和治疗优势。PDT 治疗还可破坏细菌生物膜,但是如何增强光敏剂的渗透性仍在研究中,有待于未来将基础研究向临床转化。对一些传统治疗疗效欠佳、安全性差、破坏性大、

复发率高的难治性疾病，PDT 治疗不失为一个新的选择。

四、 无痛光动力推广和完善

自 PDT 治疗诞生以来，疼痛一直是 PDT 治疗的一大瓶颈，患者依从性差，限制 PDT 治疗及临床推广。王秀丽研究团队提出 PDT 疼痛与光功率密度成正相关，开创新型 ALA 无痛光动力技术，应用于痤疮、尖锐湿疣及 AK 的治疗，形成 PDT 舒适化治疗新体系。既往多项研究采用两步法照光可减轻疼痛；日光及强脉冲光 PDT 治疗所致疼痛较传统红光 PDT 治疗要轻。现无痛 PDT 技术在海姆泊芬及喜泊分 PDT 治疗中难以实施，针对系统光敏剂的无痛 PDT 治疗技术有待进一步探索和研究。未来，智能无痛 PDT 治疗模式也将会使更多患者受益。

五、 家庭 PDT 治疗

鉴于 ALA-PDT 在治疗常见皮肤疾病及嫩肤方面的出色疗效，以及 PDT 智能设备的发展，PDT 治疗走向家用是必然的趋势。开发家用 PDT 治疗体系，可使其与医院 PDT 治疗体系形成互补。针对家用 PDT 治疗光敏剂及剂型、配套光源、家用冷风机等药械的研发，如微针贴片光敏剂，有助于提高 PDT 治疗的大众普及性和家庭可及性。

随着从事 PDT 应用与研究的人员越来越多，PDT 治疗技术日益成熟，不断有新的适应证拓展和 PDT 治疗瓶颈的突破，同时大众对 PDT 治疗的认知度不断提高，必然将 PDT 治疗推向新的高度，相信《光动力皮肤病治疗学》一书的出版将有助于实现这一目标。

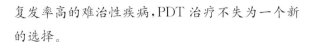

王佩茹　王秀丽

附录一

《氨基酮戊酸光动力疗法
临床应用专家共识》

发表于:《中华皮肤科杂志》,2015 年第 48 卷第 10 期。

氨基酮戊酸光动力疗法临床应用专家共识

中华医学会皮肤性病学分会光动力治疗研究中心

近年来氨基酮戊酸光动力治疗皮肤病在我国发展迅速。为规范、指导、推动氨基酮戊酸光动力治疗皮肤病,中华医学会皮肤性病学分会组织从事光动力治疗研究的相关专家集体讨论制定了本共识,供我国皮肤科医师以及其他相关学科医师在进行氨基酮戊酸光动力治疗实践时参考。

氨基酮戊酸光动力疗法(ALA-PDT)是一种药械结合的治疗方法。1990 年国外学者首先将 ALA-PDT 用于治疗皮肤基底细胞癌(BCC)[1]。1997 年我国学者将 ALA-PDT 用于治疗尿道尖锐湿疣(CA)和外生殖器 CA[2-3]。2000 年 ALA-PDT 被美国食品药品监督管理局(FDA)批准治疗光线性角化病(AK)。随后 ALA-PDT 在欧洲用于治疗鲍恩病、浅表型和结节型 BCC 等[4]。2007 年中国国家食品药品监督管理总局(CFDA)正式批准 ALA-PDT 治疗 CA。

一、 作用机制

ALA 是一种天然的亲水性小分子化合物,是血红素合成途径的前体物。当给予大量外源性 ALA 后,其被肿瘤细胞及增生旺盛细胞选择性吸收,经过一系列酶促反应在线粒体内生成大量光敏性物质原卟啉IX(PpIX)。经一定波长光源照射后,组织内产生单态氧、氧自由基等氧活性物质以杀伤病变细胞,从而达到治疗目的。因此,光敏剂、光源、氧是光动力治疗的三大要素。

二、 ALA 配制和用量

我国批准上市的 ALA 药物是一种散剂,临床给药时可根据所需,分别用偏酸性的注射用水、基质霜、热敏凝胶配制成一定浓度的溶液、乳膏、凝胶三种不同剂型外敷给药。若采用 ALA 溶液、凝胶外敷于特殊部位如腔道内、外生殖器时,可将其浸润于棉球或纱布上一次性给药,必要时也可多次给药。配制后的 ALA 稳定性较差,故临床应用时需新鲜配制,保存时间不宜超过 4 小时。临床给药时,除药物浓度外,ALA 用量也是一项重要指标[5],如以 20% ALA 乳膏为例,118 mg 外用盐酸氨酮戊酸散溶解于 0.2 mL 注射用水后加入 0.27 g 基质乳膏可用于直径 2 cm 范围的圆形病变,临床根据病变实际面积按此标准进行等比例换算。

三、光源选择

用于 ALA-PDT 的光源主要有蓝光（波长 410 nm 左右）和红光（波长 630～635 nm）。常用的光源发射器有半导体激光器、氦氖激光器、发光二极管（LED）光源等。腔道内病变推荐采用带有光纤的半导体激光、氦氖激光器或特制用于腔道的 LED 光源；对于体表多发、面积广泛的病变推荐采用照射光斑大的 LED 光源。

四、照光参数

临床应用时，必须统一照光参数。能量密度、功率密度、照光时间是照光的三大参数，三者之间的换算公式如下：照光时间（s）＝能量密度（J/cm²）/功率密度（W/cm²）。照光时间和功率密度是临床应用时可供调节的两个照光参数。照光时间越长，功率密度越大，即能量密度越大，ALA-PDT 疗效越好，不良反应也越重。

五、临床应用

ALA-PDT 临床应用前应仔细询问病史，以下情况禁用：①对红光、蓝光过敏；②卟啉症患者或已知对卟啉过敏；③已知对局部用 ALA 溶液、乳膏、凝胶中任何一种成分过敏。以下情况慎用：①正在服用光敏性药物；②患有系统性红斑狼疮等有光敏症状的疾病。

近年，ALA-PDT 的临床应用越来越广泛，可治疗皮肤肿瘤、感染性皮肤病、炎症性皮肤疾病等，如 CA、AK、BCC、鲍恩病、痤疮等，分别叙述如下。

（一）CA

CA 是目前我国 ALA-PDT 治疗的适应证，循证医学证据Ⅰ级[6]。

1. 腔道内 CA：主要包括尿道、阴道、子宫颈、肛管 CA，ALA-PDT 治疗腔道内 CA 的优势在于对病灶周围组织损伤小，避免了其他传统物理疗法可能导致的腔道穿孔、瘢痕和狭窄等副作用，且能治疗传统方法不易达到的腔道深部病灶，对亚临床病灶和 HPV 潜伏感染有效，故复发率低[2]。可作为腔道内 CA 的一线治疗方法清除腔道内病灶。

推荐方案：①采用腔镜（尿道镜、阴道镜、肛门镜等）结合醋酸白试验以明确诊断，对病灶进行定位；②将 10%～20% ALA 溶液或凝胶外敷于病灶表面及其周边 1 cm 范围内，腔道口避光封包 3 h[7]；③敷药结束后采用红光照射（100～150 J/cm²，60～100 mW/cm²），重点照射疣体部位；④治疗后 1 周复诊，病灶未完全消退则可重复治疗；若 3 次治疗后皮疹消退＜50%[2]，建议换用其他治疗方法。

治疗要点：尿道 CA：①治疗前进行宣教，避免因心理紧张出现排尿困难，对于老年女性患者还要特别注意治疗后发生急性尿潴留；②敷药前嘱患者少饮水，排空尿液；③推荐使用 630～635 nm 半导体激光器和柱状弥散光纤；④治疗后多饮水，定期排尿，预防尿道粘连、感染。宫颈 CA：①治疗前需要清除宫颈表面黏液；②有条件的医院照光时可用带有宫颈帽的光纤。肛管 CA：①ALA-PDT 治疗后注意保持大便通畅，预防肛裂和感染；②患者合并痔疮时，治疗后有可能会导致痔疮加重、出血，必要时外科处理。

2. 外生殖器及肛周 CA：ALA-PDT 治疗外生殖器 CA 的优势在于创伤性小，由于敷药面积和照光面积大可达到"面清除"效果，可清除亚临床病灶和 HPV 潜伏感染细胞，复发率低[8-9]。对于特殊部位（如男性阴茎冠状沟、女性大小阴唇等）地毯状的、或多发的疣体可直接予 ALA-PDT 治疗清除疣体、亚临床病灶和潜伏感染的细胞。对于直径＞0.5 cm 或角化增厚型的疣体推荐先予其他物理方法快速清除肉眼可见疣体后再予

ALA-PDT 治疗[10]。

推荐方案:①清洁病灶后,将 10%～20% ALA 溶液或乳膏外敷于病变表面及其周边至少 1 cm 范围内,避光封包 3～6 h;②其余治疗方案同腔道内 CA。

(二) AK

AK 治疗的关键是早诊断、早治疗,以预防恶变和转移。由于 AK 好发于头面部等暴露部位,去除皮损的同时还需要兼顾美容效果。ALA-PDT 可作为 AK 的治疗方法之一,循证医学证据Ⅰ级[4]。尤其适用于头面部、多发性或大面积 AK 皮损的治疗[11]。

推荐方案:①对于较肥厚的 AK,治疗前需要对皮损进行预处理以破坏皮肤屏障并增加 ALA 的渗透和吸收,有利于更多 ALA 转化成 PpⅨ。推荐选择以下方法进行预处理:微针、点阵激光、胶布反复粘贴、刮匙刮除;②新鲜配制 10%～20% ALA 乳膏或溶液敷于皮损及其周边 1 cm 范围,避光封包 3～6 h;③采用红光照射(100～150 J/cm², 60～120 mW/cm²)。对于区域性多发病变推荐 LED 光源照光;④每 1～2 周治疗 1 次。如果 1 次治疗后皮损未完全消退,可重复治疗。共计治疗次数不超过 6 次。

(三) BCC

ALA-PDT 可作为浅表型 BCC 及侵袭不深(<2 mm)的结节型 BCC 的临床治疗方法[11],循证医学证据Ⅰ级[4]。其他类型 BCC 建议首先手术治疗,特殊部位 BCC、无法耐受手术或对美容要求高的 BCC 患者也可尝试使用 ALA-PDT。

推荐方案:①治疗前需清洁肿瘤表面的污垢、痂皮,然后对皮损进行预处理,以破坏肿瘤表面增加 ALA 的渗透性。推荐预处理方法同 AK;②新鲜配制 10%～20% ALA 乳膏或溶液敷于皮损及其周边 1 cm 范围,避光封包 3～6 h;③采用红光照射(100～200 J/cm², 60～150 mW/cm²);④每

1～2 周治疗 1 次。如果 2 次治疗后 2 周皮损无改善,建议选择其他有效治疗方法。若皮损有改善但未完全消退,可重复治疗。共计治疗次数不超过 6 次。

(四) 鲍恩病

ALA-PDT 治疗鲍恩病主要用于不能耐受手术、或因特殊部位手术切除后影响美观和功能等原因不愿手术,并愿意承担保守治疗相应风险的患者[11],循证医学证据Ⅰ级[4]。治疗前需多点病理活检明确诊断,排除侵袭性皮肤鳞状细胞癌,并进行全身系统检查排除转移的可能。若为侵袭性鳞状细胞癌或已发生转移,则建议手术治疗。

推荐方案:同 ALA-PDT 治疗 BCC 推荐方案。

(五) 痤疮

ALA-PDT 适用于中重度痤疮(Pillsbury 分类为Ⅲ～Ⅳ度)的治疗,尤其适用于其他治疗方法效果不佳、不能耐受系统抗生素和维 A 酸类药物者[12-13],循证医学证据Ⅰ级[6]。

ALA-PDT 治疗痤疮尚缺乏统一的治疗参数,推荐采用以下方案[14]:①新鲜配制 5% ALA 乳膏、溶液或凝胶,清洁皮肤后将其敷于皮损处,避光封包 1～3 h;②推荐采用 LED 光源红光对皮损处进行整体照光(30～126 J/cm², 40～120 mW/cm²);③如果治疗后皮损未明显改善,可重复治疗。共计治疗次数不超过 4 次。根据治疗后反应确定两次之间的间隔时间,一般为 1～2 周,在前次治疗反应基本消退后进行下次治疗;④病灶明显改善后可改为局部外用药继续巩固治疗。

痤疮治疗的注意事项:①治疗前注意宣教,告知患者 ALA-PDT 治疗痤疮的原理、治疗过程、可能出现的主要不良反应(如疼痛,治疗后红肿、渗出、结痂、色素沉着、脱屑、干燥等);②ALA-PDT 与其他治疗方法一样可能在治疗后出现反应性痤

疮,主要出现在首次治疗后,随着病情改善逐次减轻;③在治疗中重度痤疮时,推荐"首次短时间、低能量,之后逐渐递增"的治疗原则[13],即首次敷药时间 1.5 h,能量密度 36～50 J/cm²,根据治疗后的疗效及不良反应调整治疗参数。敷药时间和能量密度逐渐递增,推荐敷药时间最长不超过 3 h,能量密度不高于 126 J/cm²;④治疗后加强保湿、防晒有利于减少不良反应、促进皮肤屏障修复;⑤虽然 ALA-PDT 对于Ⅱ度痤疮的炎性皮疹也有疗效,但是考虑到治疗成本及不良反应,目前并不推荐该疗法用于治疗Ⅱ度痤疮。

(六)ALA-PDT 潜在的临床应用

除上述提及的疾病外,已有诸多文献报道 ALA-PDT 治疗鲍恩样丘疹病、寻常疣、扁平疣、角化棘皮瘤、增殖性红斑、早期浅表的鳞状细胞癌、Paget 病、头部脓肿性穿掘性毛囊周围炎、化脓性汗腺炎、皮脂溢出、扁平苔藓、硬化性苔藓、皮肤光老化、光线性唇炎、真菌性皮肤病等也有一定疗效[6]。考虑到,ALA-PDT 与手术相比一次治疗不够彻底,经常需要多次治疗,与外用药物及其他传统物理治疗方法相比费用较高,所以,以上疾病在传统治疗方法疗效不佳或者实施困难的情况下,可尝试 ALA-PDT 治疗。

六、常见不良反应及其应对措施

1. 治疗中疼痛是 ALA-PDT 的主要不良反应,可给予局部冷喷、风扇降温、间断照光、局部注射利多卡因或外用利多卡因喷雾剂缓解疼痛,同时嘱患者放松、不必紧张,必要时治疗前可服用止痛药,尽量避免因为疼痛而移动照光部位或减小所需的照光剂量。

2. 治疗后可能出现红肿、渗出、结痂、脱屑、干燥以及轻中度烧灼感。为缓解这些症状,治疗后治疗部位可予冰袋冰敷,润肤霜外涂。

3. 面部等曝光部位治疗结束后若再次受到光照,可能出现光敏反应,加重光动力的不良反应。治疗结束后建议患者立即清洁治疗部位,所有曝光皮肤均涂抹防晒霜,回家途中戴帽。48 h 内减少室外活动,避免直接强光下暴晒,在室内也需避免长时间暴露于各种室内光源,如电视、电脑显示屏、照明设备等。

七、疗效评估

ALA-PDT 治疗前后应定期评估,每次评估都需要拍摄照片作为客观的评判依据,并与患者沟通疗效,使其对疗效有合理的期望、正确的判断。部分疾病治疗结束后应进行随访,CA 等 HPV 相关性疾病建议随访 6 个月,AK、BCC、鲍恩病等皮肤肿瘤至少随访 1 年。

免责声明:本共识基于现有研究结果制定,临床遇有特殊情况时可不必完全参照。

参与共识起草专家名单(以姓氏笔画为序):于波(北京大学深圳医院)、王秀丽(上海市皮肤病医院)、王宏伟(复旦大学附属华东医院)、王玮蓁(武汉市第一医院)、石磊(上海市皮肤病医院)、齐蔓莉(天津医科大学总医院)、杨森(安徽医科大学第一附属医院)、张福仁(山东省皮肤病医院)、李振鲁(河南省人民医院)、宋清华(北京大学第三医院)、李承新(解放军总医院)、陆洪光(贵阳医科大学附属医院)、邹先彪(解放军总医院第一附属医院)、陈宏翔(华中科技大学同济医学院附属协和医院)、陈周(北京大学人民医院)、郑和义(中国医学科学院北京协和医院)、郑敏(浙江大学医学院附属第二医院)、骆丹(南京医科大学第一附属医院)、顾恒(中国医学科学院皮肤病医院)、涂平(北京大学第一医院)、徐金华(复旦大学附属华山医院)、曾抗(南方医科大学南方医院)。

参考文献

[1] Kennedy JC, Pottier RH, Pross DC. Photodynamic therapy with endogenous protoporphyrin Ⅸ: basic

principles and present clinical experience [J]. J Photochem Photobiol B, 1990, 6(1-2): 143-148.

[2] Wang XL, Wang HW, Wang HS, et al. Topical 5-aminolaevulinic acid-photodynamic therapy for the treatment of urethral condylomata acuminata[J]. Br J Dermatol, 2004, 151(4): 880-885.

[3] 涂平,郑和义,顾恒,等.外用盐酸氨基酮戊酸光动力疗法治疗尖锐湿疣多中心随机对照研究[J].中华皮肤科杂志,2007,40(2):67-70.

[4] Morton CA, Szeimies RM, Sidoroff A, et al. European guidelines for topical photodynamic therapy part 1: treatment delivery and current indications. actinic keratoses, Bowen's disease, basal cell carcinoma[J]. J Eur Acad Dermatol Venereol, 2013, 27(5): 536-544.

[5] 黄丹,鞠梅,钱伊弘,等.20%氨基酮戊酸光动力治疗外阴尖锐湿疣量效关系临床研究[J].中华皮肤科杂志,2014,47(7):503-505.

[6] Morton CA, Szeimies RM, Sidoroff A, et al. European guidelines for topical photodynamic therapy part 2: emerging indications-field cancerization, photorejuvenation and inflammatory/infective dermatoses[J]. J Eur Acad Dermatol Venereol, 2013, 27(6): 672-679.

[7] Wang XL, Wang HW, Huang Z, et al. Study of protoporphyrin IX (PpIX) pharmacokinetics after topical application of 5-aminolevulinic acid in urethral condylomata acuminata [J]. Photochem Photobiol, 2007, 83(5): 1069-1073.

[8] Wang HW, Wang XL, Zhang LL, et al. Aminolevulinic acid (ALA)-assisted photodynamic diagnosis of subclinical and latent HPV infection of external genital region[J]. Photodiagnosis Photodyn Ther, 2008, 5(4): 251-255.

[9] Chen K, Chang BZ, Ju M, et al. Comparative study of photodynamic therapy vs CO2 laser vaporization in treatment of condylomata acuminata: a randomized clinical trial[J]. Br J Dermatol, 2007, 156(3): 516-520.

[10] 顾恒,陈磊,鞠梅,等.5-氨基酮戊酸光动力疗法联合CO₂激光降低尖锐湿疣复发的临床观察[J].中华皮肤科杂志,2009,42(11):802-803.

[11] 王宏伟,王秀丽,过明霞,等.5-氨基酮戊酸乳膏光动力疗法治疗皮肤癌前病变和皮肤原位癌[J].中华皮肤科杂志,2006,39(3):137-139.

[12] 张玲琳,王秀丽,王宏伟,等.5-氨基酮戊酸光动力疗法治疗痤疮[J].中华皮肤科杂志,2009,42(2):78-80.

[13] Wang HW, Lv T, Zhang LL, et al. Prospective study of topical 5-aminolevulinic acid photodynamic therapy for the treatment of moderate to severe acne vulgaris in Chinese patients[J]. J Cutan Med Surg, 2012, 16(5): 324-333.

[14] Ma L, Xiang LH, Yu B, et al. Low-dose topical 5-aminolevulinic acid photodynamic therapy in the treatment of different severity of acne vulgaris[J]. Photodiagnosis Photodyn Ther, 2013, 10(4): 583-590.

附录二

《氨基酮戊酸光动力疗法皮肤科临床应用指南（2021版）》

发表于：《中华皮肤科杂志》，2021年第54卷第1期。

氨基酮戊酸光动力疗法皮肤科临床应用指南（2021版）

中华医学会皮肤性病学分会光动力治疗研究中心　中国康复医学会皮肤病康复专业委员会

中国医学装备协会皮肤病与皮肤美容分会光医学治疗装备学组

通信作者：王秀丽，Email：wangxiuli20150315@163.com；顾恒，Email：guheng@aliyun.com

【摘要】　近年来氨基酮戊酸光动力疗法（ALA-PDT）在中国皮肤科应用广泛且发展迅速。为进一步规范、指导、推动ALA-PDT在皮肤科临床上的应用，2020年中华医学会皮肤性病学分会、中国康复医学会皮肤病康复专业委员会联合中国医学装备协会皮肤病与皮肤美容分会光医学治疗装备学组再次组织从事ALA-PDT研究的相关专家在首版《氨基酮戊酸光动力疗法临床应用专家共识》的基础上进行修订、更新，制定了该版指南，供中国皮肤科医师参考。

【关键词】　光化学疗法；氨基酮戊酸；指南；皮肤科；氨基酮戊酸光动力疗法；临床应用

DOI：10.35541/cjd.20200731

Chinese guidelines for clinical application of aminolevulinic acid-based photodynamic therapy in dermatology（2021 edition）

Photodynamic Therapy Research Center，Chinese Society of Dermatology；Chinese Association of Rehabilitation Dermatology；Photomedicine Therapeutic Equipment Group，Committee on Skin Disease and Cosmetic Dermatology，China Association of Medical Equipment

Corresponding authors：Wang Xiuli，Email：wangxiuli20150315@163.com；Gu Heng，Email：guheng@aliyun.com

【**Abstract**】　In recent years，aminolevulinic acid-based photodynamic therapy（ALA-PDT）has been widely applied and rapidly developed in the treatment of skin diseases in China. In order to further standardize，guide and promote the clinical application of ALA-PDT in dermatology，Chinese Society of Dermatology，Chinese Association of Rehabilitation Dermatology and Photomedicine Therapeutic Equipment Group of Committee on Skin Disease and Cosmetic Dermatology of China Association of Medical Equipment once again organized relevant experts engaged in ALA-PDT to revise and update the first edition of "clinical application of aminolevulinic acid-based photodynamic therapy: an expert consensus statement", and establish this edition of guidelines, providing a reference for Chinese dermatologists in clinical practice.

【Key words】 Photochemotherapy；Aminolevulinic acid；Guidelines；Dermatology；Aminolevulinic acid-based photodynamic therapy；Clinical application

DOI：10.35541/cjd.20200731

氨基酮戊酸光动力疗法（ALA-PDT）是一种药械结合的治疗方法。1990 年 ALA-PDT 首先被用于治疗光线性角化病（AK）和基底细胞癌（BCC）[1]。1997 年 ALA-PDT 被用于治疗尿道和外生殖器尖锐湿疣[2-3]。2000 年 ALA-PDT 被美国食品药品监督管理局批准用于治疗 AK，随后在欧洲被用于治疗鲍恩病、浅表型和结节型 BCC 等[4]。2007 年原中国国家食品药品监督管理总局正式批准 ALA-PDT 治疗尖锐湿疣。2014 年中华医学会皮肤性病学分会光动力治疗研究中心成立。2015 年首版《氨基酮戊酸光动力疗法临床应用专家共识》发表[5]。近年来，ALA-PDT 在皮肤科发展迅速，其对中重度及重度痤疮、光老化、光线性唇炎（AC）、鳞状细胞癌（SCC）等其他非适应证皮肤病的治疗亦有显著疗效或特殊价值。本版指南专家组进一步探讨了 ALA-PDT 的作用机制、治疗方法、临床应用、不良反应及应对措施、注意事项及护理和疗效评估，达成了相对一致的专家意见，供皮肤科医生临床实践时参考。

一、作用机制

光敏剂、光源、氧是光动力疗法的三大要素。光敏药物 ALA 是一种天然的亲水性小分子化合物，是血红素合成途径的前体物质，本身没有光敏性。当给予大量外源性 ALA 后，肿瘤细胞或增生旺盛的细胞优先选择性吸收 ALA，并经过一系列酶促反应在线粒体内生成大量光敏性物质原卟啉IX。由于肿瘤细胞或增生旺盛的细胞中胆色素原脱氨酶活性升高，原卟啉IX生成增多，亚铁螯合酶活性降低，原卟啉IX转化为血红素减少，导致其在病变细胞内大量蓄积[6]。在特定波长的激发光源照射下原卟啉IX被激活，吸收光能转化给周边氧分子，生成单态氧、氧自由基等活性氧物质，发挥光动力效应（图 1）。活

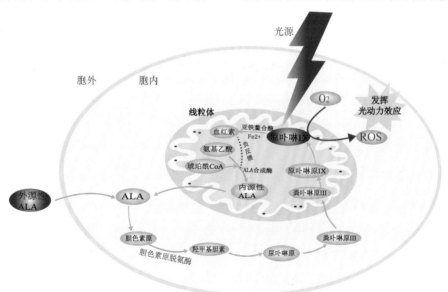

图 1 氨基酮戊酸光动力疗法作用机制图 ROS：活性氧；ALA：氨基酮戊酸

性氧可直接杀伤人乳头瘤病毒（HPV）感染的角质形成细胞，激活局部抗病毒免疫，发挥治疗尖锐湿疣的作用[7]；活性氧亦可直接杀伤肿瘤细胞，损伤肿瘤血管，激活抗肿瘤免疫，发挥治疗肿瘤的作用[8]；活性氧还可损伤皮脂腺细胞，抑制皮脂过度分泌，调节免疫与炎症反应，抑制痤疮丙酸杆菌过度增殖，发挥治疗痤疮的作用[9]。

二、治疗方法

（一）皮损预处理

临床操作时，采用 ALA 局部经皮给药，给药前推荐对皮损进行预处理以增强 ALA 的透皮效率。可根据皮损类型及病变特点选择适宜的预处理方案，①普通预处理方案：清洁皮损表面，去除油脂、污垢、皮屑等，如采用洁面乳和温水清洁面部皮肤，采用聚维酮碘和生理氯化钠溶液清洁并消毒皮损及其周边 5 cm 区域；②强化预处理方案：采用刮勺、CO_2 激光等物理方法去除过度增生的表层皮损，或采用梅花针叩刺、滚轮微针、点阵激光等提高 ALA 的透皮吸收效率[10-11]。

（二）ALA 的配制和用量

我国批准上市的 ALA 是一种散剂，可根据需要分别用基质乳膏、热敏凝胶或注射用水配制成 ALA 乳膏、凝胶或溶液 3 种剂型外敷给药。此外，临床给药时 ALA 用量和浓度均为重要指标[12]。ALA 乳膏和凝胶的用量由敷药面积及厚度决定，推荐敷药面积覆盖皮损周边 0.5～1 cm，敷药厚度 1 mm；若采用 ALA 溶液外敷，可将其浸润于无菌脱脂棉球或无菌纱布上一次性给药或在 2 h 内分多次完成给药。ALA 浓度可按照质量分数公式（ALA 质量/总质量）计算。如配制 10% ALA 乳膏，可将 0.118 g 外用 ALA 散（规格 0.118 g/瓶）溶解于 0.200 mL（0.200 g）注射用水后加入预先称量好的 0.862 g 基质乳膏，所得 ALA 乳膏百分比：0.118 g/（0.118 + 0.200 +

0.862）g = 10%；若配制 5% ALA 凝胶，可将 0.118 g 外用 ALA 散溶解于预先称量好的 2.242 g 凝胶，所得 ALA 凝胶百分比：0.118 g/（0.118 + 2.242）g = 5%；若配制 20% ALA 溶液，可将 0.118 g 外用 ALA 散溶解于 0.472 mL（0.472 g）注射用水，所得 ALA 溶液百分比：0.118 g/（0.118 + 0.472）g = 20%。配制后的 ALA 稳定性较差，故临床应用时需新鲜配制，4℃冷藏，保存时间不宜超过 4 h。

（三）ALA-PDT 光源及照光参数

ALA-PDT 传统的激发光源主要有红光（波长 630～635 nm）和蓝光（波长 410 nm 左右）。我国皮肤科多使用红光作为照射光源，常用的光源发射器有半导体激光器、氦氖激光器、发光二极管（LED）光源等。腔道内病变推荐采用带有光纤的半导体激光、氦氖激光器或特制用于腔道的 LED 光源；对于体表多发、面积广泛的病变推荐采用照射光斑大的 LED 光源。

此外，日光作为一种复合光，亦可作为 ALA-PDT 的激发光源。以日光为激发光源的 ALA-PDT 被称为日光光动力疗法（DL-PDT），主要用于 Ⅰ～Ⅱ 级 AK、中重度及重度痤疮等面部皮肤病的治疗。日光波长涵盖原卟啉Ⅸ的多个吸收峰，可在多个波段持续性激活原卟啉Ⅸ产生光动力效应。与传统光动力疗法相比，DL-PDT 的优势在于可明显减轻光动力治疗中疼痛，缩短院内就医时间，照光时无须长时间固定姿势，治疗体验更佳[13-14]。但 DL-PDT 受地理位置、季节、天气、发病部位等客观因素制约，条件适宜时可选择性开展。

确定激发光源后，还需规范 ALA-PDT 照光参数。ALA-PDT 照光参数包括皮损表面实测的能量密度、功率密度和照光时间，三者之间的换算公式如下：照光时间(s) = 能量密度(J/cm^2)/功率密度(W/cm^2)。如皮损治疗目标能量密度为 72 J/cm^2，皮损表面实测功率密度为 60 mW/cm^2，则照光时间为 72(J/cm^2)/0.06(W/cm^2) = 1 200(s)，即

20 min。ALA-PDT 的照光参数根据疾病性质、皮损部位和形态不同而有所差异,目前临床常用红光光源的推荐能量密度和功率密度分别为 $60\sim200$ J/cm^2 和 $40\sim150$ mW/cm^2。为进一步提高疗效、减少不良反应,最佳参数仍在不断探索优化中。

可用于治疗尖锐湿疣、AK、BCC、AC、鲍恩病、SCC、中重度及重度痤疮、光老化等皮肤疾病。根据英国牛津大学循证医学中心标准,ALA-PDT 主要临床应用的证据分级及推荐等级如表 1 所示。

三、临床应用

近年来,ALA-PDT 的临床应用越来越广泛,

表 1 氨基酮戊酸光动力疗法主要临床应用的证据分级及推荐等级

临床应用	证据分级	推荐等级
适应证		
尖锐湿疣[a]	I	A
光线性角化病[b]	I	A
基底细胞癌[b]	I	A
主要非适应证[c]		
光线性唇炎	II	B
鲍恩病	I	A
鳞状细胞癌	II	B
中重度及重度痤疮	I	A
光老化	I	A

注:a 中国批准的适应证;b 欧美国家批准的适应证;c 循证医学证据分级较高,但暂未列入适应证。

ALA-PDT 临床应用前应仔细询问病史,以下情况禁用:①对红光等激发光源过敏;②卟啉症患者或已知对卟啉过敏;③已知对局部用 ALA 乳膏、凝胶或溶液中任何一种成分过敏。以下情况慎用:①正在服用光敏性药物;②患有光敏性疾病;③妊娠期和哺乳期妇女。

(一)尖锐湿疣

是目前我国批准的 ALA-PDT 治疗适应证,推荐等级 A 级,循证医学证据 I 级[15]。ALA-PDT 治疗尖锐湿疣的优势在于敷药及照光面积大,可达到"面清除"效果,可清除亚临床病灶和 HPV 潜伏感染细胞,治愈率高、复发率低[16-18],而且创伤小,治疗后无瘢痕形成。ALA-PDT 治疗腔道内尖锐湿疣具有独特优势,可治疗传统方法不易达到的腔道深部病灶,避免了传统物理疗法及手术可能导致的腔道穿孔和狭窄[2]。

1. 腔道内尖锐湿疣

主要包括尿道、子宫颈、阴道、肛管尖锐湿疣。ALA-PDT 可作为腔道内尖锐湿疣的一线治疗方法。推荐方案:①有条件可采用腔镜(尿道镜、阴道镜、肛门镜)协助诊断,定位病灶;②将 10%～

20％ALA溶液或凝胶敷于病灶表面及其周边 1 cm 范围内，后尿道皮损治疗可通过特定导管直接注入 20％ALA 溶液，封包腔道口以避光 3 h[16]；③敷药结束后采用红光照射，推荐能量密度 100～150 J/cm²，功率密度 60～100 mW/cm²，重点照射疣体部位；④治疗后 1 周复诊，病灶未完全消退则可重复治疗；若 3 次治疗后皮疹消退＜50％[2]，建议联合或换用其他治疗方法。

不同腔道内尖锐湿疣治疗要点如下。

尿道尖锐湿疣：①治疗前进行宣教，避免因心理紧张出现排尿困难，对于老年女性患者还要特别注意治疗后可能出现的急性尿潴留；②敷药前嘱患者少饮水，排空尿液；③推荐 630～635 nm 半导体激光器和柱状弥散光纤；④治疗后多饮水，定期排尿，预防尿道感染。

宫颈尖锐湿疣：①治疗前需要清除宫颈表面黏液；②有条件的医院照光时可用带有宫颈帽的光纤。

肛管和阴道尖锐湿疣：①由于腔道内皱襞较多，易致 ALA 敷药和光源照射不充分，推荐先予其他物理方法快速清除肉眼可见疣体后再予 ALA-PDT 治疗；②肛管尖锐湿疣治疗后注意保持大便通畅，预防肛裂；③观察有无出血或痔疮加重。

2. 外生殖器及肛周尖锐湿疣

特殊部位（如阴茎冠状沟、小阴唇内侧等）、地毯状分布、表面呈粉红色或多发较小的疣体可直接予 ALA-PDT 治疗，清除疣体、亚临床病灶和潜伏感染的细胞。非特殊部位、非多发、直径＞0.5 cm 或角化增厚型的疣体推荐先予其他物理方法快速清除肉眼可见疣体，之后再予 ALA-PDT 治疗[19]。

推荐方案：①治疗前可采用强化预处理方案，如清洁病灶后对角化增厚型皮损可采用 CO_2 激光等物理方法去除表层疣体；②将 10％～20％ALA 乳膏、凝胶或溶液外敷于皮损表面及其周边至少 1 cm 范围内，避光封包 3～6 h；③其余治疗

方案同腔道内尖锐湿疣。

3. ALA-PDT 治疗尖锐湿疣的疗程和随访时间

对于初发病例，一般 3～4 次为 1 个疗程；对于复发和顽固性病例，一般 4～6 次为 1 个疗程，必要时可再增加疗程。治疗后随访 6 个月无复发可视为治愈。结合 HPV 定量检测有助于更准确地判断治疗终点和随访终点。

（二）AK

治疗的关键是早诊断、早治疗，以预防恶变和转移。由于 AK 好发于头面部等暴露部位，去除皮损的同时还需要兼顾美容效果。ALA-PDT 治疗 AK 治愈率高，复发率低，美容效果好[20-21]，可作为 AK 的首选治疗方法之一，推荐等级 A 级，循证医学证据 I 级[22]，尤其适用于头面部、多发性或大面积 AK 的治疗[23]。为缓解疼痛，改善患者治疗体验，对于 I 或 II 级 AK 患者可考虑采用 DL-PDT 治疗[13,24]；对于 III 级 AK 患者，ALA-PDT 治疗前需多点病理活检明确诊断，在排除侵袭性 SCC、恶性雀斑样痣和恶性雀斑样黑素瘤基础上选用传统红光 ALA-PDT 治疗。

传统红光 ALA-PDT 推荐方案：①治疗前采用强化预处理方案，即清洁皮损后，采用梅花针叩刺[10]、滚轮微针、点阵激光等提高 ALA 的透皮吸收效率，建议以皮损出现点状出血为预处理终点；②新鲜配制 10％～20％ALA 乳膏、凝胶或溶液敷于皮损及其周边 1 cm 范围，避光封包 3～6 h；③拭去皮损表面 ALA 后，采用红光照射，推荐能量密度 100～150 J/cm²，功率密度 60～120 mW/cm²；对于区域性多发病变推荐 LED 光源照射；④每 1～2 周治疗 1 次，如果 1 次治疗后皮损未完全消退，可重复治疗，1 个疗程总治疗次数一般不超过 6 次[25]。

DL-PDT 推荐方案：①选择晴朗或者多云天气时开展治疗；②预处理皮损后，在曝光部位（包含皮损）涂抹防晒系数 20～30 的化学防晒霜；

③新鲜配制 10%～20% ALA 乳膏或凝胶敷于皮损及其周边 1 cm 范围，敷药厚度 1 mm，室内避光 30 min；④保留皮损上 ALA 乳膏或凝胶，移步至室外或阳光房内，将皮损部位充分暴露于阳光下照射 2 h，完成后清洗、拭去 ALA 药物；在保障医患沟通渠道畅通的前提下，DL-PDT 阳光照射亦可在院外完成，以缩短患者的院内等候时间；⑤每 1～2 周治疗 1 次，如果 1 次治疗后皮损未完全消退，可重复治疗，1 个疗程总治疗次数一般不超过 6 次。

（三）AC

AC 被认为是发生在唇部的癌前病变，有学者认为 AC 是一种特殊类型的 AK，因其发展为 SCC 的概率更高，早期诊治尤为重要[26]。AC 发生部位特殊，ALA-PDT 治疗 AC 皮损清除率较高、美容效果好，推荐等级 B 级，循证医学证据 Ⅱ 级[27]，必要时亦可联合激光或咪喹莫特乳膏外用以增强疗效[28]。AC 在治疗前需多点病理活检明确诊断，排除侵袭性 SCC，治疗后需要密切随访有无 SCC 发生，对于合并 SCC 的 AC 需要进一步加强规范化治疗，可选择手术切除或手术治疗联合 ALA-PDT。

推荐方案：同传统红光 ALA-PDT 治疗 AK 推荐方案。

（四）BCC

ALA-PDT 可作为浅表型 BCC 及侵袭深度<2 mm 的结节型 BCC 的临床治疗方法，具有与手术疗法相当的疗效，且美容效果更佳[23]，推荐等级 A 级，循证医学证据 Ⅰ 级[29]。其他类型 BCC 建议首选手术治疗，部位特殊、肿瘤多发、无法耐受手术或对美容要求高的 BCC 患者也可尝试使用 ALA-PDT[30]。

推荐方案：①结节型 BCC 治疗前采用高频超声成像测定肿瘤深度，深度<2 mm 者方选用 ALA-PDT；②治疗前采用强化预处理方案，即清洁皮损后，浅表型 BCC 预处理同 AK，结节型 BCC 使用刮匙或 CO_2 激光去除表层肿瘤；③新鲜配制 10%～20% ALA 乳膏、凝胶或溶液敷于皮损及其周边 1 cm 范围，避光封包 3～6 h；④拭去皮损表面 ALA 药物后，采用红光照射，推荐能量密度 100～200 J/cm²，功率密度 60～150 mW/cm²；⑤每 1～2 周治疗 1 次。如果 2 次治疗后 2 周皮损无明显改善，建议选择其他治疗方法；若皮损有改善但未完全消退，可重复治疗。1 个疗程总治疗次数一般不超过 6 次。

（五）鲍恩病（原位 SCC）

ALA-PDT 治疗鲍恩病主要用于不能耐受手术，或因特殊部位手术切除后影响美观和功能等原因不适宜或不愿接受手术，并愿意承担保守治疗相应风险的病例[23]，推荐等级 A 级，循证医学证据 Ⅰ 级[31]。治疗前需多点病理活检明确诊断，排除侵袭性 SCC，并进行全身系统检查排除转移的可能。对于直径>2 cm 的皮损，不推荐 ALA-PDT 作为首选治疗[32]。若 6 次治疗后皮损清除率未超过 50%，建议更换治疗方法。

推荐方案：同 ALA-PDT 治疗 BCC 推荐方案。

（六）SCC

首选手术治疗，但对于由 AK 或 AC 进展而来的、早期微灶浸润型、发病部位特殊、多发、传统治疗困难的高分化 SCC，可以考虑 ALA-PDT 治疗[33]，推荐等级 B 级，循证医学证据 Ⅱ 级[34]。ALA-PDT 亦可用于 SCC 手术切除后的巩固治疗，以进一步清除潜在微小病灶[35]。此外，ALA-PDT 还可用于其他治疗方法不宜实施或无效的晚期 SCC 的姑息性治疗，以提高患者生活质量[36]。ALA-PDT 治疗 SCC 后应严格密切随访。

推荐方案：参考 ALA-PDT 治疗 BCC 推荐方案。

（七）中重度（Pillsbury 分级：Ⅲ级）及重度（Pillobury 分级：Ⅳ级）痤疮

ALA-PDT 治疗中重度和重度痤疮疗效显著，疗程短，推荐等级 A 级，循证医学证据Ⅰ级[37-38]。本指南专家组推荐 ALA-PDT 可作为中重度及重度痤疮的一线治疗方法之一[39]，尤其适用于不能耐受或不愿接受系统应用抗生素和维 A 酸类药物或其他治疗方法效果不佳的病例[40-41]。

推荐方案：①治疗前采用普通预处理方案，对结节和囊肿皮损可采取强化预处理方案，如采用梅花针叩刺、滚轮微针、点阵激光等提高 ALA 的透皮吸收效率；②新鲜配制 5% ALA 凝胶或溶液，并将其敷于皮损处，避光封包 1～1.5 h[41]；③拭去皮损表面 ALA 药物后，推荐采用 LED 光源红光对皮损处进行整体照光，推荐能量密度 60～126 J/cm^2，功率密度 40～100 mW/cm^2；④如果治疗后皮损未明显改善，可重复治疗，1 个疗程总治疗次数一般不超过 6 次；根据治疗后反应确定两次治疗的间隔时间，一般为 1～2 周，在前次治疗反应基本消退后进行下次治疗；⑤病灶明显改善后可予其他方法继续巩固治疗。

痤疮治疗的注意事项：①治疗前注意宣教，告知患者 ALA-PDT 治疗痤疮原理、治疗过程、可能出现的主要不良反应及应对措施；②ALA-PDT 与其他治疗方法一样可能在治疗后出现反应性痤疮，主要出现在首次治疗后，随病情改善逐次减轻；③对于疼痛或反应性痤疮明显者，下一次治疗时可以适当缩短 ALA 敷药时间；④治疗后注意冰敷、保湿、防晒，有利于减少不良反应，促进皮肤屏障修复；⑤虽然 ALA-PDT 对Ⅱ级痤疮的炎性皮疹也有疗效，但考虑到治疗成本及不良反应，目前并不推荐该疗法用于治疗Ⅱ级痤疮。

（八）光老化

光老化是皮肤衰老的主要形式，由长期紫外线照射所致，主要表现为面部皮肤粗糙、松弛、皱纹、色素沉着或毛细血管扩张等。ALA-PDT 可增强真皮成纤维细胞活性，促进胶原新生，选择性剥脱过度增生的表皮细胞，改善毛细血管扩张，减少色素沉着，具有嫩肤作用，可用于治疗皮肤光老化[42-44]，推荐等级 A 级，循证医学证据Ⅰ级[45]。但对合并黄褐斑的患者治疗时需避开黄褐斑皮损部位。

推荐方案：①治疗前采用普通预处理方案对面部进行预处理，新鲜配制 5%～10% ALA 乳膏、凝胶或溶液敷于面部皮肤，避光封包 1～3 h；②采用 LED 光源红光照射（推荐能量密度 80～120 J/cm^2，功率密度 40～100 mW/cm^2），或强脉冲光照射（560～640 nm，16～19 J/cm^2，双脉冲，脉冲宽度 3.0～6.0 ms，脉冲延迟 25～40 ms）[46]；若光老化合并雀斑、毛细血管扩张则优选强脉冲光[47-48]；③每 4 周治疗 1 次，推荐连续治疗 3 次以上，必要时重复治疗。

（九）其他非适应证临床应用

除上述疾病外，已有诸多文献报道 ALA-PDT 对鲍恩样丘疹病、寻常疣、扁平疣、跖疣、角化棘皮瘤、增殖性红斑、乳房 Paget 病、乳房外 Paget 病、玫瑰痤疮、头部脓肿性穿掘性毛囊周围炎、化脓性汗腺炎、皮脂溢出、扁平苔藓、硬化性苔藓、结节性硬化、疣状表皮痣、部分细菌或真菌感染性皮肤病等也有一定疗效[49-52]。与手术相比，ALA-PDT 单次治疗不够彻底，常需多次治疗。与外用药物及其他传统物理治疗方法相比，ALA-PDT 费用较高。所以，建议在传统治疗方法疗效不佳或实施困难的情况下尝试采用 ALA-PDT 治疗以上疾病。

四、不良反应及其应对措施

ALA-PDT 可出现的不良反应如表 2 所示。

表 2　氨基酮戊酸光动力疗法的不良反应

分类	具体表现
治疗中	疼痛
治疗后	
急性期不良反应	红斑、水肿、瘙痒、烧灼感、渗出、脓疱和疼痛
恢复期不良反应	干燥、结痂和色素沉着
少见的局部不良反应	水疱、糜烂、溃疡、皮炎、色素减退等
罕见的不良反应	荨麻疹、高血压、银屑病、寻常型天疱疮、局限性大疱性类天疱疮等

（一）疼痛

治疗中疼痛是 ALA-PDT 的主要不良反应，通常在照光开始后数分钟达到顶峰，在照光结束后消失或减轻，影响患者治疗体验。ALA-PDT 治疗中疼痛的产生与照光时大量活性氧的生成有关，其具体产生机制尚不明确，疼痛程度则与病变类型、皮损部位、皮损面积、照光参数相关[53-54]。疼痛管理是 ALA-PDT 治疗皮肤病的重要内容[53]，推荐照光时对患者进行疼痛数字评分（NPRS，0～10 分），并按照疼痛分级采取相应的处理方案，见表 3。

表 3　氨基酮戊酸光动力疗法治疗中疼痛的分级及处理方案

疼痛分级	处理方案
轻度（1≤NPRS≤3）	嘱患者放松情绪，局部冷风、冷喷降温处理，利多卡因气雾剂外喷止痛
中度（3＜NPRS≤6）	在轻度疼痛处理基础上，局部浸润麻醉，神经阻滞麻醉，两步法间断照光，降低照光功率密度
重度（6＜NPRS≤10）	密切关注患者生命体征，建议口服曲马多、吗啡，外用芬太尼贴剂，必要时终止当次治疗，特殊情况可采用全身麻醉

注：NPRS，指疼痛数字评分（numeric pain rating scale）。

（二）其他常见局部不良反应

ALA-PDT 治疗后局部可能会先后出现急性期和恢复期不良反应。常见的急性期不良反应包括红斑、水肿、瘙痒、烧灼感、治疗后疼痛、渗出和脓疱，恢复期不良反应包括干燥、结痂和色素沉着[55-56]。急性期不良反应常自治疗后即刻逐渐出现，对于红斑、水肿、瘙痒、烧灼感，可予局部冰袋冰敷降温，外涂保湿剂保湿；瘙痒严重时可口服抗组胺药物对症治疗；烧灼感或治疗后疼痛明显时可口服曲马多等止痛药；有渗出和脓疱时需要局部保持干燥、清洁，避免继发感染。恢复期不良反应常自治疗后 3d 发生，包括①干燥：推荐外用保湿剂治疗；②结痂：可待再次治疗预处理时去除；③色素沉着：应避免日晒。需要指出的是，治疗后出现的轻中度红斑、水肿、瘙痒、渗出、干燥、结痂等局部反应也是 ALA-PDT 的治疗反应，是 ALA-PDT 起效过程中的正常反应。若局部反应症状严重或持续不缓解，建议患者及时就医复诊，对症治疗。

（三）少见局部不良反应

ALA-PDT 治疗后局部偶有水疱、糜烂、溃疹、皮炎、色素减退等不良反应[57]。对于水疱、糜烂、溃疡应加强创面保护，必要时给予抗生素乳膏、红外线光疗等对症治疗。对于皮炎可予弱效糖皮质激素乳膏短期局部外用。大部分色素减退可逐渐恢复，可予随访观察。

（四）罕见不良反应

有报道显示，ALA-PDT 治疗后可出现荨麻疹、高血压、银屑病、寻常型天疱疮、局限性大疱性类天疱疮等罕见不良反应[58-60]，治疗随访过程中需给予关注。

五、 注意事项及护理

ALA-PDT 治疗前应做好医患沟通，详细告知治疗流程、治疗费用和可能的不良反应，并签署知情同意书。治疗后嘱咐患者保持治疗部位清洁干燥。对于头面部等曝光部位需要严格防晒，48 h 内减少室外活动及室内强光源暴露。面部治疗后推荐使用保湿剂及光电术后修复产品促进皮肤屏障修复，避免使用刺激性外用药物、产品。对于尿道、肛门、生殖器部位，治疗后建议衣着宽松，适当多饮水，进食粗纤维食物，如有皮肤黏膜感染、排尿困难、肛裂、痔疮、排便困难等情况发生，及时就医对症治疗。

六、 疗效评估

ALA-PDT 治疗前后应定期评估皮损变化，每次评估都需要拍摄照片作为客观的评判依据，有条件的医院可采用皮肤镜或反射式共聚焦激光扫描显微镜等无创诊断方法进一步协助评估，并与患者积极沟通，使其对疗效有合理的期望、正确的判断。部分疾病治疗结束后应进行随访，尖锐湿疣等 HPV 相关性疾病建议随访 6 个月，AK、AC、BCC、鲍恩病、SCC、硬化性苔藓等皮肤肿瘤、癌前病变或有癌变风险的皮肤疾病应终

生随访。

七、 小结与展望

本版指南规范了 ALA-PDT 临床应用方案，强调了相关注意事项，并对不良反应的应对措施给出规范性建议，希望有助于临床皮肤科医生更好地开展 ALA-PDT。随着对 ALA-PDT 研究的逐渐深入，其非适应证应用在不断增加，治疗参数亦得到不断优化。从传统红光 ALA-PDT 到 DL-PDT，到现今我国学者正在开展的无痛 ALA-PDT 临床研究[61]，ALA-PDT 治疗中的疼痛问题正在被克服。ALA-PDT 正向着适用范围更广、疗效更佳、不良反应更小的方向不断优化发展。

参与指南编写专家名单（以姓氏笔画为序）：于波（北京大学深圳医院）、王秀丽（同济大学附属皮肤病医院）、王宏伟（复旦大学附属华东医院）、王胜春（第四军医大学西京皮肤医院）、尹锐［陆军军医大学第一附属医院（西南医院）］、石磊（同济大学附属皮肤病医院）、农祥［昆明医科大学第一附属医院（云大医院）］、邹先彪（解放军总医院第四医学中心）、陈周（北京大学人民医院）、李承新（解放军总医院第一医学中心）、陈柳青（武汉市第一医院）、张春雷（北京大学第三医院）、陈崑（中国医学科学院皮肤病医院）、张福仁（山东省皮肤病医院）、郑和义（中国医学科学院北京协和医院）、郑敏（浙江大学医学院附属第二医院）、涂平（北京大学第一医院）、徐金华（复旦大学附属华山医院）、陶娟（华中科技大学同济医学院附属协和医院）、顾恒（中国医学科学院皮肤病医院）、康晓静（新疆维吾尔自治区人民医院）、曾抗（南方医科大学南方医院）、鲁严（江苏省人民医院）、喻楠（宁夏医科大学总医院）、雷霞［陆军军医大学大坪医院（陆军特色医学中心）］、潘萌（上海交通大学医学院附属瑞金医院）、鞠强（上海交通大学医学院附属仁济医院）

免责声明 本指南基于现有研究结果制定，

临床遇有特殊情况时可不必完全参照

　　主要执笔者　王秀丽　顾恒

　　利益冲突　所有作者均声明不存在利益冲突

参考文献

[1] Kennedy JC, Pottier RH, Pross DC. Photodynamic therapy with endogenous protoporphyrin IX: basic principles and present clinical experience [J]. J Photochem Photobiol B, 1990,6(1-2): 143-148. doi: 10.1016/1011-1344(90)85083-9.

[2] Wang XL, Wang HW, Wang HS, et al. Topical 5-aminolaevulinic acid-photodynamic therapy for the treatment of urethral condylomata acuminata[J]. Br J Dermatol, 2004, 151(4): 880-885. doi: 10.1111/j.1365-2133.2004.06189.x

[3] 涂平,郑和义,顾恒,等.外用盐酸氨基酮戊酸光动力疗法治疗尖锐湿疣多中心随机对照研究[J].中华皮肤科杂志,2007,40(2): 67-70. doi: 10.3760/j.issn:0412-4030.2007.02.001.

[4] Morton CA, Szeimies RM, Basset-Seguin N, et al. European Dermatology Forum guidelines on topical photodynamic therapy 2019 part 1: treatment delivery and established indications-actinic keratoses, Bowen's disease and basal cell carcinomas[J]. J Eur Acad Dermatol Venereol, 2019, 33(12): 2225-2238. doi: 10.1111/jdv.16017.

[5] 中华医学会皮肤性病学分会光动力治疗研究中心.氨基酮戊酸光动力疗法临床应用专家共识[J].中华皮肤科杂志,2015,48(10): 675-678. doi: 10.3760/cma.j.issn.0412-4030.2015.10.001.

[6] 王秀丽,王宏伟.光动力皮肤科实战口袋书[M].北京:人民卫生出版社,2016:20-21.

[7] Xie J, Wang S, Li Z, et al. 5-Aminolevulinic acid photodynamic therapy reduces HPV viral load via autophagy and apoptosis by modulating Ras/Raf/MEK/ERK and PI3K/AKT pathways in HeLa cells[J]. J Photochem Photobiol B, 2019, 194: 46-55. doi: 10.1016/j.jphotobiol.2019.03.012.

[8] Ji J, Wang P, Zhou Q, et al. CCL8 enhances sensitivity of cutaneous squamous cell carcinoma to photodynamic therapy by recruiting M1 macrophages [J]. Photodiagnosis Photodyn Ther, 2019, 26: 235-243. doi: 10.1016/j.pdpdt.2019.03.014.

[9] Ding HL, Wang XL, Wang HW, et al. Successful treatment of refractory facial acne using repeat short-cycle ALA-PDT: case study [J]. Photodiagnosis Photodyn Ther, 2011, 8(4): 343-346. doi: 10.1016/j.pdpdt.2011.07.003.

[10] 王佩茹,张玲琳,周忠霞,等.梅花针叩刺增强氨基酮戊酸光动力治疗光线性角化病、基底细胞癌、鳞状细胞癌的研究[J].中华皮肤科杂志,2015,48(2): 80-84. doi: 10.3760/cma.j.issn.0412-4030.2015.02.003.

[11] Bay C, Lerche CM, Ferrick B, et al. Comparison of physical pretreatment regimens to enhance protoporphyrin IX uptake in photodynamic therapy: a randomized clinical trial[J]. JAMA Dermatol, 2017, 153(4): 270-278. doi: 10.1001/jamadermatol.2016.5268.

[12] 黄丹,鞠梅,钱伊弘,等.20%氨基酮戊酸光动力治疗外阴尖锐湿疣量效关系临床研究[J].中华皮肤科杂志,2014, 47(7): 503-505. doi: 10.3760/cma.j.issn.0412-4030.2014.07.015.

[13] Zhu L, Wang P, Zhang G, et al. Conventional versus daylight photodynamic therapy for actinic keratosis: a randomized and prospective study in China [J]. Photodiagnosis Photodyn Ther, 2018, 24: 366-371. doi: 10.1016/j.pdpdt.2018.10.010.

[14] Heerfordt IM, Wulf HC. Daylight photodynamic therapy of actinic keratosis without curettage is as effective as with curettage: a randomized clinical trial[J]. J Eur Acad Dermatol Venereol, 2019, 33(11): 2058-2061. doi: 10.1111/jdv.15744.

[15] Ying Z, Li X, Dang H. 5-Aminolevulinic acid-based photodynamic therapy for the treatment of condylomata acuminata in Chinese patients: a meta-analysis[J]. Photodermatol Photoimmunol Photomed, 2013, 29(3): 149-159. doi: 10.1111/phpp.12043.

[16] Wang XL, Wang HW, Huang Z, et al. Study of protoporphyrin IX (Pp IX) pharmacokinetics after topical application of 5-aminolevulinic acid in urethral condylomata acuminata [J]. Photochem Photobiol, 2007, 83(5): 1069-1073. doi: 10.1111/j.1751-1097.2007.00178.x.

[17] Wang HW, Wang XL, Zhang LL, et al. Aminolevulinic acid (ALA)-assisted photodynamic diagnosis of subclinical and latent HPV infection of external genital region [J]. Photodiagnosis PhotodynTher, 2008, 5(4): 251-255. doi: 10.1016/j.pdpdt.2008.11.004.

[18] Chen K, Chang BZ, Ju M, et al. Comparative study ofphotodynamic therapy vs. CO₂ laser vaporization in treatment of condylomata acuminata: a randomized clinical trial[J]. Br J Dermatol, 2007, 156(3): 516-520. doi: 10.1111/j.1365-2133.2006.07648.x.

[19] 顾恒,陈磊,鞠梅,等.5-氨基酮戊酸光动力疗法联合CO₂激光降低尖锐湿疣复发的临床观察[J].中华皮肤科杂志,2009,42(11):802-803. doi:10.3760/cma.j.issn.0412-4030.2009.11.039.

[20] Sotiriou E, Apalla Z, Vrani F, et al. Photodynamic therapy vs. imiquimod 5% cream as skin cancer preventive strategies in patients with field changes: a randomized intraindividual comparison study[J]. J Eur Acad Dermatol Venereol, 2015, 29(2): 325-329. doi: 10.1111/jdv.12538.

[21] Sotiriou E, Evangelou G, Papadavid E, et al. Conventional vs. daylight photodynamic therapy for patients with actinic keratosis on face and scalp: 12-month follow-up results of a randomized, intra-individual comparative analysis [J]. J Eur Acad Dermatol Venereol, 2018, 32(4): 595-600. doi: 10.1111/jdv.14613.

[22] Patel G, Armstrong AW, Eisen DB. Efficacy of photodynamic therapy vs other interventions in randomized clinical trials for the treatment of actinic keratoses: a systematic review and meta-analysis[J]. JAMA Dermatol, 2014, 150(12): 1281-1288. doi: 10.1001/jamadermatol.2014.1253.

[23] 王宏伟,王秀丽,过明霞,等.5-氨基酮戊酸乳膏光动力疗法治疗皮肤癌前病变和皮肤原位癌[J].中华皮肤科杂志,2006,39(3):137-139. doi:10.3760/j.issn:0412-4030.2006.03.006.

[24] Wiegell SR, Fabricius S, Gniadecka M, et al. Daylight-mediated photodynamic therapy of moderate to thick actinic keratoses of the face and scalp: a randomized multicentre study [J]. Br J Dermatol, 2012, 166(6): 1327-1332. doi: 10.1111/j.1365-2133.2012.10833.x.

[25] Rkein AM, Ozog DM. Photodynamic therapy [J]. Dermatol Clin, 2014, 32(3): 415-425. doi: 10.1016/j.det.2014.03.009.

[26] Rodríguez-Blanco I, Flórez Á, Paredes-Suárez C, et al. Actinic cheilitis prevalence and risk factors: a cross-sectional, multicentre study in a population aged 45 years and over in north-west Spain[J]. Acta Derm Venereol, 2018, 98(10): 970-974. doi: 10.2340/00015555-3014

[27] Choi SH, Kim KH, Song KH. Efficacy of ablative fractional laser-assisted photodynamic therapy for the treatment of actinic cheilitis: 12-month follow-up results of a prospective, randomized, comparative trial [J]. Br J Dermatol, 2015, 173(1): 184-191. doi: 10.1111/bjd.13542.

[28] Radakovic S, Dangl M, Tanew A. 5-Aminolevulinic acid patch (Alacare) photodynamic therapy for actinic cheilitis: data from a prospective 12-month follow-up study on 21 patients [J]. J Eur Acad Dermatol Venereol, 2020, 34(9): 2011-2015. doi: 10.1111/jdv.16247.

[29] Szeimies RM, Ibbotson S, Murrell DF, et al. A clinical study comparing methyl aminolevulinate photodynamic therapy and surgery in small superficial basal cell carcinoma(8~20 mm), with a 12-month follow-up[J]. J Eur Acad Dermatol Venereol, 2008, 22(11): 1302-1311. doi: 10.1111/j.1468-3083.2008.02803.x.

[30] Peris K, Fargnoli MC, Garbe C, et al. Diagnosis and treatment of basal cell carcinoma: European consensus-based interdisciplinary guidelines[J]. Eur J Cancer, 2019, 118: 10-34. doi: 10.1016/j.ejca.2019.06.003.

[31] Morton C, Horn M, Leman J, et al. Comparison of topical methyl aminolevulinate photodynamic therapy with cryotherapy or fluorouracil for treatment of squamous cell carcinoma in situ: results of a multicenter randomized trial[J]. Arch Dermatol, 2006, 142(6): 729-735. doi: 10.1001/archderm.142.6.729.

[32] Aguilar-Bernier M, Rodríguez-Barón D, Rivas-Ruiz F, et al. Long-term efficacy of photodynamic therapy with methyl aminolevulinate in treating Bowen's disease in clinical practice: a retrospective cohort study (2006-2017)[J]. Photodermatol Photoimmunol Photomed, 2019, 35(4): 208-213. doi: 10.1111/phpp.12453.

[33] Fargnoli MC, Kostaki D, Piccioni A, et al. Photodynamic therapy for the treatment of microinvasive squamous cell carcinoma of the lower lip: a case report [J]. G Ital Dermatol Venereol, 2015, 150(3): 331-335.

[34] Calzavara-Pinton PG, Venturini M, Sala R, et al.

Methylaminolaevulinate-based photodynamic therapy of Bowen's disease and squamous cell carcinoma[J]. Br J Dermatol, 2008, 159(1): 137-144. doi: 10.1111/j.1365-2133.2008.08593.x.

[35] Bu W, Wang Y, Chen X, et al. Novel strategy in giant cutaneous squamous cell carcinoma treatment: the case experience with a combination of photodynamic therapy and surgery [J]. Photodiagnosis PhotodynTher, 2017, 19: 116-118. doi: 10.1016/j.pdpdt.2017.05.006.

[36] Wang P, Zhang L, Zhang G, et al. Successful treatment of giant invasive cutaneous squamous cell carcinoma by plum-blossom needle assisted photodynamic therapy sequential with imiquimod: case experience[J]. Photodiagnosis Photodyn Ther, 2018, 21: 393-395. doi: 10.1016/j.pdpdt.2017.12.010.

[37] Nicklas C, Rubio R, Cárdenas C, et al. Comparison of efficacy of aminolaevulinic acid photodynamic therapy vs. adapalene gel plus oral doxycycline for treatment of moderate acne vulgaris—a simple, blind, randomized, and controlled trial[J]. Photodermatol Photoimmunol Photomed, 2019, 35(1): 3-10. doi: 10.1111/phpp.12413.

[38] Keyal U, Bhatta AK, Wang XL. Photodynamic therapy for the treatment of different severity of acne: a systematic review[J]. Photodiagnosis PhotodynTher, 2016, 14: 191-199. doi: 10.1016/j.pdpdt.2016.04.005.

[39] Ma L, Xiang LH, Yu B, et al. Low-dose topical 5-aminolevulinic acid photodynamic therapy in the treatment of different severity of acne vulgaris[J]. Photodiagnosis Photodyn Ther, 2013, 10(4): 583-590. doi: 10.1016/j.pdpdt.2013.06.007.

[40] 张玲琳,王秀丽,王宏伟,等.5-氨基酮戊酸光动力疗法治疗痤疮[J].中华皮肤科杂志,2009,42(2):78-80. doi: 10.3760/cma.j.issn.0412-4030.2009.02.003.

[41] Wang HW, Lv T, Zhang LL, et al. Prospective study of topical 5-aminolevulinic acid photodynamic therapy for the treatment of moderate to severe acne vulgaris in Chinese patients[J]. J Cutan Med Surg, 2012, 16(5): 324-333. doi: 10.1177/120347541216 00509.

[42] 吕婷,王秀丽,王宏伟.5-氨基酮戊酸光动力疗法治疗光老化[J].国际皮肤性病学杂志,2009,35(4):214-216. doi: 10.3760/cma.j.issn.1673-4173.2009.

04.009.

[43] Ji J, Zhang LL, Ding HL, et al. Comparison of 5-aminolcvulinic acid photodynamic therapy and red light for treatment of photoaging [J]. Photodiagnosis Photodyn Ther, 2014, 11(2): 118-121. doi: 10.1016/j.pdpdt.2014.02.007.

[44] Clementoni MT, B-Roscher M, Munavalli GS. Photodynamic photorejuvenation of the face with a combination of microneedling, red light, and broadband pulsed light[J]. Lasers Surg Med, 2010, 42(2): 150-159. doi: 10.1002/lsm.20905.

[45] Sanclemente G, Medina L, Villa JF, et al. A prospective split-face double-blind randomized placebo-controlled trial to assess the efficacy of methyl aminolevulinate + red-light in patients with facial photodamage[J]. J Eur Acad Dermatol Venereol, 2011, 25(1): 49-58. doi: 10.1111/j.1468-3083.2010.03687.x.

[46] 中国医师协会皮肤科医师分会皮肤激光与理疗亚专业委员会.强脉冲光临床应用专家共识(2017)[J].中华皮肤科杂志,2017,50(10):701-705. doi: 10.3760/cma.j.issn.0412-4030.2017.10.001.

[47] Xi Z, Shuxian Y, Zhong L, et al. Topical 5-aminolevulinic acid with intense pulsed light versus intense pulsed light for photodamage in Chinese patients[J]. Dermatol Surg, 2011, 37(1): 31-40. doi: 10.1111/j.1524-4725.2010.01726.x.

[48] Zhang HY, Ji J, Tan YM, et al. Evaluation of 5-aminolevulinic acid-mediated photorejuvenation of neck skin[J]. Photodiagnosis Photodyn Ther, 2014, 11(4): 498-509. doi: 10.1016/j.pdpdt.2014.10.003.

[49] Shi M, He S, Chen P, et al. Photodynamic therapy in a patient with facial angiofibromas due to tuberous sclerosis complex[J]. Photodiagnosis Photodyn Ther, 2019, 28: 183-185. doi: 10.1016/j.pdpdt.2019.08.009.

[50] Zheng X, He S, Li Q, et al. Successful treatment of verrucous epidermal nevus with fractional micro-plasma radio-frequency technology and photodynamic therapy [J]. J Cosmet Laser Ther, 2018, 20(6): 357-359. doi: 10.1080/14764172.2018.1511914.

[51] Morton CA, Szeimies RM, Basset-Séguin N, et al. European Dermatology Forum guidelines on topical photodynamic therapy 2019 part 2: emerging

indications-field cancerization, photorejuvenation and inflammatory/infective dermatoses[J]. J Eur Acad Dermatol Venereol, 2020, 34(1): 17-29. doi: 10. 1111/jdv. 16044.

[52] Shi L, Miao F, Zhang LL, et al. Comparison of 5-aminolevulinic acid photodynamic therapy and clobetasol propionate in treatment of vulvar lichen sclerosus[J]. Acta Derm Venereol, 2016, 96(5): 684-688. doi: 10. 2340/00015555-2341.

[53] Wang B, Shi L, Zhang YF, et al. Gain with no pain? Pain management in dermatological photodynamic therapy[J]. Br J Dermatol, 2017, 177(3): 656-665. doi: 10. 1111/bjd. 15344.

[54] Zheng Z, Zhang LL, Shi L, et al. What is the most relevent factor causing pain during ALA-PDT? A multi-center, open clinical pain score research trial of actinic keratosis, acne and condylomata acuminata [J]. Photodiagnosis Photodyn Ther, 2019, 26: 73-78. doi: 10. 1016/j. pdpdt. 2019. 03. 001.

[55] Ibbotson SH, Wong TH, Morton CA, et al. Adverse effects of topical photodynamic therapy: a consensus review and approach to management [J]. Br J Dermatol, 2019, 180(4): 715-729. doi: 10. 1111/bjd. 17131.

[56] Angell-Petersen E, Christensen C, Müller CR, et al. Phototoxic reaction and porphyrin fluorescence in skin after topical application of methyl aminolaevulinate[J]. Br J Dermatol, 2007, 156(2): 301-307. doi: 10. 1111/j. 1365-2133. 2006. 07638. x.

[57] López V, López I, Ramos V, et al. Erosive pustular dermatosis of the scalp after photodynamic therapy[J/OL]. Dermatol Online J, 2012, 18(9): 13[2020-04-26]. https://escholarship. org/uc/item/33b9s5wb.

[58] Wolfe CM, Green WH, Hatfield HK, et al. Urticaria after methyl aminolevulinate photodynamic therapy in a patient with nevoid basal cell carcinoma syndrome[J]. J Drugs Dermatol, 2012, 11(11): 1364-1365.

[59] Zhou Q, Wang P, Zhang L, et al. Pemphigus vulgaris induced by 5-aminolaevulinic acid-based photodynamic therapy[J]. Photodiagnosis Photodyn Ther, 2017, 19: 156-158. doi: 10. 1016/j. pdpdt. 2017. 05. 014.

[60] Rakvit P, Kerr AC, Ibbotson SH. Localized bullous pemphigoid induced by photodynamic therapy [J]. Photodermatol Photoimmunol Photomed, 2011, 27(5): 251-253. doi: 10. 1111/j. 1600-0781. 2011. 00609. x.

[61] Zhang Y, Zhang H, Zhang L, et al. Modified 5-aminolevulinic acid photodynamic therapy to reduce pain in the treatment of moderate to severe acne vulgaris: a prospective, randomized split-face study [J]. J Am Acad Dermatol, 2021, 84(1): 218-220. doi: 10. 1016/j. jaad. 2020. 04. 146.

附录三

《中国光线性角化病临床诊疗专家共识(2021)》

发表于:《中华皮肤科杂志》,2021年第54卷第12期。

中国光线性角化病临床诊疗专家共识(2021)

中国康复医学会皮肤病康复专业委员会　中华医学会皮肤性病学分会光动力治疗研究中心
中国医学装备协会皮肤病与皮肤美容分会光医学治疗装备学组

通信作者:王秀丽,Email:wangxiuli_1400023@tongji.edu.cn;顾恒,Email:guheng@aliyun.com;陈翔,Email:chenxiangck@126.com

【摘要】 光线性角化病是一种慢性进行性癌前病变,可进展为皮肤鳞状细胞癌。随着中国患病人数逐渐增多,亟须建立合适的诊断及治疗规范。中国康复医学会皮肤病康复专业委员会、中华医学会皮肤性病学分会联合中国医学装备协会皮肤病与皮肤美容分会组织光线性角化病相关领域部分专家,在国内外文献数据、国际指南和专家临床经验的基础上,结合我国诊疗现状,制定中国光线性角化病临床诊疗专家共识。本共识从光线性角化病的流行病学、发病因素及临床转归、临床表现及分级、诊断及鉴别诊断、治疗策略和患者教育管理等方面进行阐述,诊断方面包含了皮肤镜、反射式共聚焦显微镜和皮肤病理等手段,治疗策略涵盖了常见局部治疗和系统治疗方法,局部治疗包括光动力治疗、外用药物、物理治疗和手术切除,且按照证据等级给予推荐级别,为皮肤科医师诊疗工作提供参考。

【关键词】 角化病,光化性;诊断;治疗学;专家共识

DOI:10.35541/cjd.20210561

Expert consensus on clinical diagnosis and treatment of actinic keratosis in China(2021)

Chinese Association of Rehabilitation Dermatology; Photodynamic Therapy Research Center, Chinese Society of Dermatology; Photomedicine Therapeutic Equipment Group, Committee on Skin Disease and Cosmetic Dermatology, China Association of Medical Equipment

Corresponding authors: Wang Xiuli, Email: wangxiuli_1400023@tongji.edu.cn; Gu Heng, Email: guheng@aliyun.com; Chen Xiang, Email: chenxiangck@126.com

【Abstract】 Actinic keratosis is a chronic and progressive precancerous disease, which may develop into cutaneous squamous cell carcinoma. With the gradual increase in the number of patients with actinic keratosis in China, there is an urgent need to establish appropriate diagnostic and treatment standards. Therefore, Chinese Association of Rehabilitation Dermatology, Chinese Society of Dermatology and Committee on Skin Disease and Cosmetic Dermatology, China Association of Medical Equipment organized relevant experts on actinic keratosis to formulate a consensus on clinical diagnosis and treatment of actinic keratosis in China based on Chinese and international literature, international guidelines on actinic keratosis, clinical experience, as well as current status of diagnosis and treatment of actinic keratosis in China. This consensus elaborates on epidemiology, pathogenic factors and clinical outcomes, clinical manifestations and classification, diagnosis and differential diagnosis, and treatment strategies of actinic keratosis, as well as patient education. Besides histopathology, newly developed dermoscopy and reflectance confocal microscopy are also included in the diagnostic methods. Treatment strategies include common topical treatments (including photodynamic therapy, topical drugs, physical therapy, and surgical resection) and systemic treatments, and recommendations are formulated according to the level of evidence. It is hoped that this consensus can provide a reference for dermatologists in the management of actinic keratosis.

【Key words】 Keratosis, actinic；Diagnosis；Therapeutics；Expert consensus

DOI：10.35541/cjd.20210561

光线性角化病（actinic keratosis，AK）又称日光性角化病（solar keratosis）、老年性角化病（keratosis senilis），临床表现为粗糙的红色/红褐色斑片、斑块，可伴黏着性鳞屑，可继发糜烂、溃疡和皮角等。组织病理特征为表皮角质形成细胞不典型增生。目前认为AK是一种癌前病变，可进展为皮肤鳞状细胞癌（cutaneous squamous cell carcinoma，cSCC）[1-3]。随着社会人口日趋老龄化，AK患病率及求医需求逐年增加，但对AK治疗方案的选择缺乏标准，更缺少适合亚洲人群及中国国情的诊疗规范。为此，制定中国光线性角化病临床诊疗专家共识尤为必要。

一、 流行病学

相对于高加索人，亚洲人AK发病率较低。中国AK人群分布具有地域差异性，2013年上海某社区流行病学调查发现，60岁以上老年人中，经病理诊断的AK患病率为3.08%，且随年龄增长而升高[4]。2015年北京和西安两医院5年统计显示，159万皮肤科门诊患者中经病理确诊的AK占0.52%，年龄（69.8±11.8）岁，其中50%为多发皮损；同时横断面研究筛查72 437例患者，AK确诊率为1.05%[5]。韩国2015年横断面研究显示，40～49岁人群患病率为0.02%，50～59岁为0.04%，60～69岁为0.09%，70～79岁为0.22%，80～89岁为0.32%。韩国40岁以上人群AK患病率从2006年的0.2%增至2015年0.53%[3]。西班牙皮肤科门诊中，45岁以上人群AK占28.6%[6]。意大利30岁以上皮肤科门诊人群中AK占27.4%[7]。美国的研究显示，30岁以上人群AK患病率为11.5%～26%[8-9]，在65～75岁紫外线暴露较多的人群中患病率高达55%[10]，80岁以上人群患AK的风险比50～59岁人群高出6倍[11]。丹麦平均72岁人群患病率达到38%，其中8%的患者出现10个以上皮损[12]。

二、 发病因素及临床转归

AK的发病因素包括环境及个体因素。环境

因素主要指紫外线暴露,紫外线可引起细胞基因突变、皮肤慢性炎症、免疫抑制等,最终导致角质形成细胞异常增殖。皮肤吸收紫外线越多,AK患病风险越高[12]。

AK的5个独立个体危险因素为年龄、性别、皮肤类型、皮肤肿瘤病史及户外工作史[12]。皮肤白皙的人群(Fitzpatrick Ⅰ型Ⅱ型皮肤)更易患AK,Ⅲ型和Ⅳ型皮肤AK的发病率相似[7,13]。免疫抑制人群,如器官移植或长期服用细胞毒药物患者,更易患AK,且更易进展为cSCC[14]。

AK是一种慢性进展性疾病,其中0.1%～16%可以进展为cSCC,其恶化风险随皮损数量增加和病程延长而增加,也与紫外线诱发的基因突变类型有关[11]。每处AK皮损1年内进展为cSCC的概率为0.60%,4年上升为2.57%。60%的cSCC患者曾有AK病史[15],多发AK恶变率远高于单发者,且恶变率随年龄而增加[16]。

域,主要表现为红斑、角化性斑丘疹及斑块,皮损大小不等,表面多覆盖黏着性痂屑,甚至进展为糜烂、溃疡,皮损区域可间有色斑、毛细血管扩张及皮肤萎缩等光老化表现。皮损为单发或多发,多发更为常见;多数无症状,偶有轻微疼痛和瘙痒。

根据临床形态不同,AK可分为角化过度型、色素型、萎缩型、皮角型及光线性唇炎型[8]。其中光线性唇炎是特殊类型AK,表现为口唇脱皮、裂隙、溃疡和/或局灶性角化过度,95%的患者皮损发生于下唇,进展为cSCC的概率为10%～30%,高于其他部位。国外报道约95%的口唇部cSCC由光线性唇炎进展而来[17]。

临床上AK常采用Olsen分级,根据皮损厚度及角化程度分为3级(表1)。多发性AK患者皮肤光老化程度通常比较严重,进展为cSCC风险升高,且在皮损间正常皮肤中出现肉眼不可见的亚临床损害,通常将这些成片受累及的区域称为区域性癌变(field change)[19]。

三、临床表现及分级

AK好发生于头面部及上肢等日光暴露区

表1　光线性角化病的 Olsen 临床分级	
分级	临床表现
Ⅰ级	轻度,浅红色至灰色斑片、少量鳞屑,可轻易触及,不易观察到
Ⅱ级	中度,红斑伴较明显鳞屑,可轻易触及并可观察到
Ⅲ型	重度,厚鳞屑,明显角化过度,容易观察到显著角化,和早期cSCC难以鉴别
区域性癌变	多发AK皮损融合成片

四、诊断及鉴别诊断

结合病史及皮损特征,多数AK可初步诊断,组织病理检查有助于确诊。在AK诊断过程中,需强调早期筛查以及评估AK进展为侵袭性cSCC可能性。近年皮肤镜、反射式共聚焦显微镜(reflectance confocal microscopy,RCM)、扫描光学相干层析成像(optical coherence tomography)及皮肤高频超声等无创诊断技术逐渐应用于AK的辅助检查和诊断。

皮肤镜和RCM应用较为成熟,可以进行多点、实时、在体检测,在多发皮损及皮损边缘检测、指导病理活检部位、亚临床皮损筛查以及长期随访管理中具有优势。

（一）皮肤镜在 AK 诊断中的应用

皮肤镜诊断 AK 具有较好的敏感性和特异性，如红色假网状模式结合毛囊口扩张结构对于诊断 AK 的敏感性达 95.6%，特异性达 95.0%[20]。AK 的皮肤镜特征与病理学上角化不全、角化过度、血管增生等表现有相关性。AK 的皮肤镜分级与病理学分级显著相关[21]。皮肤镜下 AK 分为 3 级：1 级为红色假网状模式，即红色背景上可见无色素的毛囊开口，表面可有散在的白色鳞屑，毛囊周围可见点状或线状血管呈网状分布；2 级为中等厚度，呈草莓状模式，红色背景上可见黄白色、角化、扩张的毛囊开口，毛囊口周围白晕，可见点状及不规则线状血管；3 级为明显角化过度，皮肤镜下呈黄白色无结构区，扩大的毛囊开口内充满角栓，表面覆有黄白色鳞屑[22-23]。

近期研究发现，若皮损在皮肤镜下出现明显的点状/肾小球状血管、发夹样血管和白色无结构区时，提示其向早期 cSCC 进展[24]。另外，皮肤镜观察到明显角化，出现黄白色无结构区甚至糜烂、毛囊周围粗大血管、放射状发夹样血管和线状不规则血管，对 cSCC 的临床诊断有提示意义[23]，建议进一步病理检查。

皮肤镜对色素型 AK 和恶性雀斑样痣的鉴别有一定帮助，色素型 AK 可见毛囊周围分布的灰褐色颗粒，呈假网状结构，如出现毛囊口中央黑色小点及弥散分布的灰褐色颗粒提示恶性雀斑样痣。此外，在 AK 治疗过程中，皮肤镜特征的变化与疗效及复发有关，对 AK 治疗的终点判定及随访有一定帮助[21,25]。

（二）RCM 在 AK 诊断中的应用

在 RCM 下，AK 皮损主要表现为角质层角化过度或角化不全；表皮棘细胞层角质形成细胞排列紊乱，失去正常的蜂窝状结构；角质形成细胞呈多型性，异型的角质形成细胞表现为细胞和核大

小形态各异、边缘较高折光的靶形细胞，细胞边界模糊；真皮胶原束周围有中等折光的物质，血管扩张成圆形或卵圆形穿入真皮乳头，血管周围炎症改变。其中，棘细胞层排列紊乱及细胞异型性是 RCM 诊断 AK 最特异性的指征[26]。RCM 对色素型 AK 有独特的诊断价值[13]。对于可疑 AK 和亚临床 AK 皮损，RCM 特征与病理检查符合度高，尤其对亚临床皮损评估有独特的优势[27]。而且 RCM 判断疗效更为直观，在 AK 治疗随访和评估复发时有不可替代的价值[28-29]。对于角化过度性皮损，因 RCM 穿透较浅，诊断价值有限。

（三）组织病理在 AK 诊断中的作用及价值

组织病理检查仍是诊断 AK 的金标准，尤其是在临床上不能确诊或者怀疑进展为侵袭性 cSCC 时。进行病理检查的主要指征：临床诊断不明，直径>1 cm 的病变，出血、溃疡或硬结，皮损快速生长；次要指征：皮损伴有剧烈瘙痒、疼痛和明显角化过度等表现[30]。某些特殊部位（如口唇）的皮损由于发生侵袭危险性高，需要进行病理检查。此外，病理分型有助于指导 AK 的治疗和判断预后。

常见的 AK 病理亚型：肥厚型、萎缩型、棘层松解型、苔藓样型、色素型、鲍恩样型和光线性唇炎型。虽然 AK 的组织学亚型各有特点，但多数情况下表现为异型角质形成细胞从轻度基底层排列紊乱到全层表皮结构紊乱呈原位鳞癌的连续谱系结构，并常伴角化过度和角化不全。肥厚型 AK 表现为角化过度，棘层肥厚，表皮细胞呈芽蕾样增生进入真皮，向 cSCC 发展风险较高。萎缩型 AK 表现为表皮突消失。棘层松解型 AK 可见棘层内裂隙。苔藓样型可出现真皮-表皮交界处及真皮乳头致密的带状淋巴细胞浸润。色素型 AK 见表皮下部角质形成细胞和黑素细胞中黑素颗粒增加，真皮可见噬黑素细胞。当皮损出现局灶性全层不典型增生，但又伴有 AK 典型病理特征时，可诊断为鲍恩样型 AK。光线性唇炎型发

生在皮肤黏膜交界处,伴或不伴炎症反应[31]。

组织病理常用 Roewert-Huber 分级:根据异型性细胞累及表皮不同层次分为 3 级,即Ⅰ级为表皮下 1/3 角质形成细胞异型性;Ⅱ级为表皮下 2/3 角质形成细胞异型性;Ⅲ级为全层角质形成细胞具有异型性[32]。

免疫组化不是 AK 的常规诊断方法,但有助于与浅表型基底细胞癌、Paget 病和恶性雀斑样痣鉴别。AK 皮损表皮 CK5、CK8 常呈阳性,部分患者 CK15、CK19 及表皮干细胞标记物呈阳性。AK 中 CK7 阴性,而原发性乳房外 Paget 病 CK7 阳性;Ber-EP4 在基底细胞癌阳性,而在 AK 阴性;恶性雀斑样痣肿瘤细胞 S100 和 SOX-10 阳性。

(四)鉴别诊断

AK 临床表现呈谱系,需与鲍恩病及 cSCC、基底细胞癌、脂溢性角化病、盘状红斑狼疮、恶性雀斑样痣等相鉴别,通过上述辅助检查以及组织病理学检查可以鉴别。值得注意的是,皮肤光老化相关疾病常和 AK 伴发。

五、治疗策略

AK 具有潜在恶变或伴发其他非黑素瘤性皮肤肿瘤(non-melanoma skin cancer,NMSC)的风险,因而所有 AK 患者均应该得到管理和/或治疗。治疗时不仅要考虑治愈或治疗某一个皮损,更需要对患者进行长期管理。AK 的治疗应综合考虑疗效、便捷性、经济性和美观性等因素,选择最适方案。治疗前需评估 AK 进展为 cSCC 的风险,评估时主要考虑以下几个因素:多发损害、复发皮损、高龄、合并免疫抑制、既往肿瘤病史、特殊皮损部位和特殊病理类型如肥厚型。对于高风险 AK 的治疗需要更加积极。光线性唇炎型进展为 cSCC 的风险较高且治疗美容要求高;四肢部位如手背、前臂以及下肢皮损对于治疗较为抵抗;眼睑、眶周以及耳部皮损治疗对保留整体外观要求高,要尽可能避免瘢痕形成。

现有治疗方法主要包括局部治疗和系统治疗。局部治疗包括光动力治疗、外用药物治疗、物理治疗和局部手术切除(表 2)。系统治疗以口服维 A 酸类药物为主[18]。

表 2　光线性角化病不同局部治疗方法循证医学证据等级及推荐级别

治疗方法	证据等级[b]	推荐级别[c]
光动力治疗	1++	A
局部外用治疗		
咪喹莫特	1++	A
氟尿嘧啶	1++	A
双氯芬酸	1+	A
维 A 酸类	1+	B
物理治疗		
冷冻	1++	A
CO_2 激光/电干燥术	1+	B
外科手术[a]	4	D

注:a 虽然文献中证据较少,临床实践中,外科手术多用于单发光线性角化病皮损切除。b 证据等级 1++:随机对照试验的高质量 Meta 分析、系统评价,或偏倚可能性很小的随机对照试验;1+:随机对照试验质量较高的 Meta 分析、系统评价,或出现偏倚可能性小的随机对照试验;2+:出现混杂、偏倚和机遇可能性小而反映因果关联可能性明显不足的病例对照或队列研究;4:专家意见。c 推荐级别 A:直接适用于目标人群的 1++ 或 1+ 级证据;B:直接适用于目标人群的 2++ 级证据或 1++ 或 1+ 级证据的外推证据;C:直接适用于目标人群的 2+ 级证据或 2++ 级证据的外推证据;D:3 或 4 级证据,或 2+ 级证据的外推证据。

由于多发性 AK 存在区域性癌变,因而除了针对已有皮损进行治疗,对整个光老化显著的皮肤进行区域化治疗非常重要,有利于减少 AK 的新发和再发。物理治疗和局部手术切除仅针对已有皮损治疗。光动力治疗、局部外用药物治疗可直接去除皮损,亦可用于区域化治疗。系统治疗适合于多发性 AK 区域癌变或高危患者的区域化治疗。

(一)局部治疗

1. 光动力治疗(photodynamic therapy,PDT)

是一种有效治疗 AK 的药械结合方法[33]。目前国内适合用于 AK 的光敏剂仅有氨基酮戊酸(aminolevulinic acid,ALA),因而本共识以 ALA-PDT 为主。国外亦有选择甲基氨基酮戊酸酯(methyl aminolevulinate,MAL)和 BF-200ALA,其渗透效果更好[33-34]。ALA-PDT 可作为 AK 的首选治疗方法之一,循证医学证据 1++,推荐等级 A 级,尤其适用于头面部、多发性或大面积 AK 的治疗,对 AK 的复发以及其他光老化性皮肤病有一定预防作用。对唇部、眼睑及耳部等部位皮损,美容需求较高可首选 ALA-PDT。

光敏剂可采用 10%~20% ALA 乳膏、凝胶或溶液,避光封包 3~6 h。光源一般选择穿透较深的红光,波长 630~635 nm,常用 LED 光源,推荐功率密度 60~120 mW/cm²,能量密度 100~150 J/cm²。如果采取日光光动力,需先在曝光部位(包含皮损)涂抹防晒系数 20~30 的化学防晒霜,皮损部位及疑似部位外敷光敏剂避光 30 min,日光照射 2 h(除雨天外均可)。红光照射时需去除多余 ALA,而日光照射时要保留 ALA。两种方式均为每 1~2 周治疗 1 次,如果治疗后皮损未完全消退,可重复治疗[35]。

国内的一项前瞻性随机对照研究采用 10% ALA-PDT 治疗~Ⅲ级 AK,每 2 周治疗 1 次,传统红光 PDT 治疗 3 次后 1 个月皮损完全消退率为 96.8%,日光 PDT 为 95.5%,其中 Ⅰ~Ⅱ级 AK 达到 100%,Ⅲ级 AK 日光 PDT 的疗效略低于传统红光 PDT(分别为 82.1% 和 88.9%)[36]。国内学者采用 20% ALA-PDT 治疗,治疗 1 次后组织病理学评估,完全消退率达到 85.71%,治疗 1~3 次可达到 100%,随访 6 个月无复发[37]。美国多中心 Ⅳ 期临床研究表明,20% ALA 蓝光 PDT 单次治疗后 1 个月,皮损消退率为 76%,治疗 1、2 次后 12 个月随访,皮损消退率保持在 78%[38]。MAL-PDT 单次治疗后 3 个月皮损消退率为 76%[39]。此外,ALA-PDT 在治疗 AK 的同时,光老化亦可以得到改善[40]。

ALA-PDT 治疗前,可采用刮匙刮除痂皮、微针、梅花针及 CO_2 点阵激光做预处理,以促进药物渗透吸收,尤其是角化过度明显或肥厚的皮损更需要预处理[41]。

ALA-PDT 的不良反应主要包括疼痛[42]和治疗后急性期不良反应,包括红斑、水肿、渗出以及瘙痒、烧灼感、疼痛等;恢复期不良反应包括皮肤干燥、结痂和色素沉着等[43]。治疗过程中的疼痛是最常见的不良反应,可根据疼痛级别采取局部皮肤降温、控制照光功率密度、止痛剂和麻醉剂等方案[35]。日光光动力疼痛程度明显低于红光 ALA 光动力,但需要强调日光光动力治疗亦应该在医生监测下进行[36]。

2. 外用药物治疗

(1)咪喹莫特:为咪唑喹啉衍生物,作为一种免疫调节剂,作用于 Toll 样受体 7,诱导机体固有和获得性免疫应答,增强机体抗肿瘤和抗病毒活性。咪喹莫特的浓度为 5%、3.75% 和 2.5%,前两者已获 FDA 批准。国内目前只有 5% 单一浓度。循证医学证据 1++,推荐等级 A 级。

外用咪喹莫特推荐用于多发的头面部 AK 皮损。5% 咪喹莫特乳膏使用方法为每周 3 次,连续使用 4 周,最多不能超过 16 周,每次使用面积 < 25 cm²[44]。荷兰一项对多发 AK 进行区域化治疗

的 RCT 研究采用 5％咪喹莫特连续治疗 4 周，停用 4 周，如有残留皮损继续治疗 4 周，治疗开始后 3 个月时评估，皮损完全消退率为 75.8％，12 个月时维持在 71.0％[39]。一项小样本 RCT 研究显示，当每周使用 3 次，连续使用超过 12 周时，皮损完全消退率可达 84％[45]。多中心 Ⅲ 期临床研究显示，连续使用 16 周、治疗结束 8 周时完全消退率为 57.5％，部分消退率为 72.1％[46]。

3.75％咪喹莫特被 FDA 批准用于头面部 AK 的治疗，使用面积不超过 200 cm²。2.5％和 3.75％咪喹莫特治疗方案为每日 1 次，连续使用 2 周，停用 2 周，再使用 2 周，总疗程共 6 周。RCT 研究显示，3.75％咪喹莫特和 2.5％咪喹莫特治疗 AK 的完全消退率分别为 35.6％和 30.6％[47]。

咪喹莫特不良反应主要包括红斑（30.6％）、结痂（29.9％）、糜烂/溃疡、瘙痒、疼痛（10.2％）和色素减退[48]。亚洲人群色素减退发生率更高，因而用于面部等暴露部位时要非常谨慎。

（2）氟尿嘧啶：主要机制为不可逆灭活胸苷嘧啶合成酶，干扰 DNA 合成，诱导不典型增生细胞凋亡[49]。循证医学证据 1＋＋，推荐等级 A 级。目前报道的使用浓度包括 0.5％、1％、2％和 5％乳膏[50]。0.5％氟尿嘧啶推荐用于头面部 AK 的治疗。1％、2％、5％氟尿嘧啶推荐用于头部、背部及前臂 AK 的治疗。对于免疫能力强的患者，建议使用 0.5％氟尿嘧啶；对于免疫功能低下的患者，建议使用 5％氟尿嘧啶[51]。5％氟尿嘧啶使用方法为每日 2 次，连续使用不超过 4 周。荷兰的一项研究采用 5％氟尿嘧啶对多发 AK 进行区域化治疗，连续治疗 4 周，治疗开始后 3 个月时评估疗效，皮损完全消退率达到 90.6％，每 3 个月评估，未消退皮损再应用 1 疗程，在治疗 12 个月时随访，皮损消退率维持在 82.4％[39]。一项 RCT 研究应用 1 疗程 5％氟尿嘧啶乳膏后随访 6 个月时，新发 AK 数量较对照组降低 62％，持续随访到 24 个月，仍较对照组降低 41％[52]。有研

究用 0.5％氟尿嘧啶乳膏治疗 4 周，第 8 周评估时有 50％的患者 AK 皮损完全消退，80％达到中等程度改善[53]。0.5％氟尿嘧啶常和冷冻治疗联合应用，可提高 AK 的长期疗效[54]。用于治疗 AK 的还有 0.5％氟尿嘧啶的 10％水杨酸溶液，大样本研究显示，每天使用 1 次，连续 12 周，治疗结束后 8 周随访，皮损完全消退率为 49.5％[55]。RCM 观察显示，含 0.5％氟尿嘧啶的 10％水杨酸溶液治疗结束后 8 周，69％的患者亚临床皮损完全消退[56]。

氟尿嘧啶的不良反应主要为红斑、水疱、糜烂、溃疡、结痂，烧灼感、瘙痒、疼痛以及光敏和色素沉着等[13]。

（3）双氯芬酸（diclofenac）：作用机制为抑制环氧合酶-2 的合成，导致前列腺素合成减少，抑制细胞分化和血管生成，激活核激素受体，参与细胞分化和凋亡[57]。循证医学证据 1＋，推荐等级 A 级。

治疗方案为含 3％双氯芬酸的 2.5％透明质酸凝胶，每天 2 次，至少使用 60～90 d。治疗 60 d 时，皮损改善率为 64％[57]。一项对比外用含 3％双氯芬酸的 2.5％透明质酸凝胶和 5％咪喹莫特乳膏治疗 AK 的研究发现，治疗 3 个月后，完全消退率分别为 19.1％和 20％[58]。亦有采用双氯芬酸凝胶联合冷冻治疗肥厚型或对治疗抵抗的 AK 患者的报道[13]。

双氯芬酸不良反应相对较小，主要为皮肤瘙痒（41％的患者在用药后 30 d 出现）和红斑（40％的患者在用药后 60 d 出现）[57]。双氯芬酸作为非甾体类抗炎药，在少数个体中可能会引起过敏反应，阿司匹林过敏患者禁用。

（4）维 A 酸类：临床多用于预防性治疗 AK，循证医学证据 1＋，推荐等级 B 级。主要通过与不同维 A 酸受体结合，抑制特定转录因子发挥作用。外用维 A 酸类包括 0.1％及 0.3％阿达帕林、0.1％及 0.05％维 A 酸、0.1％异维 A 酸。研究表明，外用 0.1％和 0.3％阿达帕林凝胶 9 个月，

AK 皮损数可分别减少(0.1 ± 0.9)个和(2.5 ± 0.9)个[59]。在冷冻后隔日外用 0.05%维 A 酸进行区域化治疗 6 个月,AK 的皮损数减少 28%,其疗效与口服异维 A 酸 10 mg/d 类似[60]。

维 A 酸类最常见不良反应为皮肤刺激反应,可通过减少药物使用频率来减轻对皮肤的刺激。

3. 物理治疗

(1) 冷冻疗法:它是单发或少量皮损且未发生区域癌变患者的首选治疗方法之一,或者用于区域化治疗后仍未消退的皮损。循证医学证据 1++,推荐等级 A 级。冷冻治疗 AK 的终点反应为皮损发白变硬,可双手指捏起,此时表面温度约为 $-15℃$。

冷冻可以分为喷法治疗和接触式治疗。对于头面部皮损喷法冷冻时,冷冻时间<5 s,完全清除率为 39%;冷冻时间 5～20 s,清除率为 69%;冷冻时间>20 s,完全清除率为 83%[61]。冷冻治疗的完全清除率由冷冻持续时间和治疗次数决定,通常间隔周期为 6～12 周。

对于大面积 AK 皮损,可使用冷冻剥脱法(cryopeeling),即通过喷法冷冻 5～10 s 进行区域化治疗。冷冻也可以与局部外用药物联合使用。冷冻疗法的主要不良反应为疼痛、灼烧感、红斑、水肿、水疱,遗留色素沉着、色素减退或脱失、瘢痕。

(2) CO_2 激光/电干燥术:通过使组织凝固性坏死、碳化和汽化、切割和烧灼达到治疗目的,可用于去除皮肤浅表损害,对角化过度型、单发皮损或者局部治疗抵抗的皮损可以选择。循证医学证据 1+,推荐等级 B 级。我国此类方法使用较多。CO_2 激光和冷冻治疗疗效类似[62]。CO_2 激光的主要不良反应包括继发局部皮肤感染、色素减退、持久性红斑和瘢痕,治疗效果受操作者经验影响较大[51]。

4. 手术切除

手术切除局部病变最为直接,由于相关 RCT 研究报道比较少,循证医学证据 4,推荐等级 D 级。手术切除主要适用于皮损较少、面积小的 AK 患者,特别是角化过度型及临床可疑 cSCC 癌变皮损以及其他治疗抵抗的 AK 皮损[51]。手术方式包括扩大切除、Mohs 显微描记手术等,修复可以采用单纯闭合、皮瓣成形或游离皮片移植。手术需要局部麻醉,并存在继发感染、瘢痕等风险[13]。

（二）系统治疗

口服维 A 酸类药物可以有效清除并预防皮肤肿瘤的发生,适合于多发性 AK 区域癌变或高危患者,如免疫抑制或遗传疾病、移植、着色性干皮病或痣样基底细胞癌综合征患者[63]。循证医学证据 2+,推荐等级 C 级。

常用阿维 A 剂量为 20～25 mg/d,连续使用超过 3 周。多项研究表明,移植患者长期口服阿维 A 12 个月,可有效改善 AK 皮损并明显减少 AK 的新发[64]。在冷冻后口服异维 A 酸 10 mg/d 共 6 个月,新发 AK 数量减少[60]。口服维 A 酸类药物常见不良反应包括肝功能异常、血脂升高、皮肤黏膜干燥、红斑、脱发、致畸等,服药期间应注意避免日光暴晒,孕妇禁用,怀孕前停药 3 年[63]。

六、 AK 患者的教育与管理

AK 患者以免疫抑制以及初诊高龄患者居多,患者教育和管理非常重要。要教育患者科学护肤而且应该终身随访。一旦发生 AK,需做终身紫外线防护[65]。

AK 患者的管理需要根据风险大小分层管理,高风险患者例如皮损多发、高龄、免疫抑制、有既往肿瘤病史和特殊皮损,需要终身随访,重视区域化治疗。根据治疗反应情况及时调整治疗方案,降低进展为 cSCC 的风险。建议在临床观察随访的基础上,采用皮肤镜及 RCM 等辅助诊断工具,以早期发现、早期治疗。

七、 结语

AK 的发病率随年龄增长逐年增高,早期诊断及治疗 AK 可有效避免 AK 向 cSCC 发展,减轻医疗负担。无创诊断在临床诊疗及患者管理随访中发挥重要作用。AK 的治疗应兼顾有效性、安全性、功能保护、美观性及经济负担等诸多因素,综合考虑和选择。

参与共识编写专家名单(以姓氏笔画为序):马寒(中山大学附属第五医院)、王秀丽(同济大学附属皮肤病医院)、王宏伟(复旦大学附属华东医院)、王佩茹(同济大学附属皮肤病医院)、方方(中国医学科学院皮肤病医院)、刘洁(中国医学科学院北京协和医院)、李承新(解放军总医院第一医学中心)、李航(北京大学第一医院)、张春雷(北京大学第三医院)、陈周(北京大学人民医院)、陈柳青(武汉市第一医院)、陈翔(中南大学湘雅医学院)、郑敏(浙江大学医学院附属第二医院)、耿松梅(西安交通大学第二附属医院)、顾恒(中国医学科学院皮肤病医院)、徐金华(复旦大学附属华山医院)、涂平(北京大学第一医院)、陶娟(华中科技大学同济医学院附属协和医院)、康晓静(新疆维吾尔自治区人民医院)、喻楠(宁夏医科大学总医院)、程浩(浙江大学医学院附属邵逸夫医院)、雷霞[陆军军医大学大坪医院(陆军特色医学中心)]、潘萌(上海交通大学医学院附属瑞金医院)、鞠强(上海交通大学医学院附属仁济医院)

免责声明　本共识基于现有研究结果制定,临床遇有特殊情况时可不必完全参照

主要执笔者　王秀丽　顾恒　陈翔

利益冲突　所有作者均声明不存在利益冲突

参考文献

[1] Ratushny V, Gober MD, Hick R, et al. From keratinocyte to cancer: the pathogenesis and modeling of cutaneous squamous cell carcinoma [J]. J Clin Invest, 2012, 122 (2): 464 - 472. doi: 10. 1172/JCI57415.

[2] Olsen EA, Abernethy ML, Kulp-Shorten C, et al. A double-blind, vehicle-controlled study evaluating masoprocol cream in the treatment of actinic keratoses on the head and neck[J]. J Am Acad Dermatol, 1991, 24(5 Pt 1): 738-743. doi: 10.1016/0190-9622(91)70113-g.

[3] Lee JH, Kim YH, Han KD, et al. Incidence of actinic keratosis and risk of skin cancer in subjects with actinic keratosis: a population-based cohort study [J]. Acta Derm Venereol, 2018, 98 (3): 382-383. doi: 10.2340/00015555-2854.

[4] 涂庆峰,吕婷,赖永贤,等.上海市某社区老年人皮肤肿瘤流行病学研究[J].老年医学与保健, 2013, 19 (3): 142- 145, 148. doi: 10.3969/j.issn.1008-8296. 2013-05.

[5] Zhao Y, Li CY, Wen CM, et al. The prevalence of actinic keratosis in patients visiting dermatologists in two hospitals in China[J]. Br J Dermatol, 2016, 174 (5): 1005-1010. doi: 10.1111/bjd.14344.

[6] Ferrándiz C, Plazas MJ, Sabaté M, et al. Prevalence of actinic keratosis among dermatology outpatients in Spain[J]. Actas Dermosifiliogr, 2016, 107(8): 674-680. doi: 10.1016/j.ad.2016.05.016.

[7] Fargnoli MC, Altomare G, Benati E, et al. Prevalence and risk factors of actinic keratosis in patients attending Italian dermatology clinics [J]. Eur J Dermatol, 2017,27(6):599-608. doi: 10.1684/ejd. 2017.3126.

[8] Reinehr C, Bakos RM. Actinic keratoses: review of clinical, dermoscopic, and therapeutic aspects[J]. An Bras Dermatol, 2019, 94(6): 637-657. doi: 10. 1016/j.abd.2019.10.004.

[9] Butani AK, Arbesfeld DM, Schwartz RA. Premalignant and early squamous cell carcinoma [J]. Clin Plast Surg, 2005, 32(2): 223-235. doi: 10.1016/j.cps. 2004.11.001.

[10] Engel A, Johnson ML, Haynes SG. Health effects of sunlight exposure in the United States. Results from the first National Health and Nutrition Examination Survey, 1971-1974[J]. Arch Dermatol, 1988, 124 (1): 72-79.

[11] de Oliveira E, da Motta V, Pantoja PC, et al. Actinic keratosis-review for clinical practice[J]. Int J Dermatol, 2019, 58(4): 400-407. doi: 10.1111/ijd.

14147.

[12] Flohil SC, van der Leest RJ, Dowlatshahi EA, et al. Prevalence of actinic keratosis and its risk factors in the general population: the Rotterdam Study[J]. J Invest Dermatol, 2013, 133(8): 1971-1978. doi: 10.1038/jid.2013.134.

[13] Chetty P, Choi F, Mitchell T. Primary care review of actinic keratosis and its therapeutic options: a global perspective[J]. Dermatol Ther(Heidelb), 2015, 5(1): 19-35. doi: 10.1007/s13555-015-0070-9.

[14] Ulrich C, Jürgensen JS, Degen A, et al. Prevention of non-melanoma skin cancer in organ transplant patients by regular use of a sunscreen: a 24 months, prospective, case-control study[J]. Br J Dermatol, 2009, 161 Suppl 3: 78-84. doi: 10.1111/j.1365-2133.2009.09453.x.

[15] Criscione VD, Weinstock MA, Naylor MF, et al. Actinic keratoses: natural history and risk of malignant transformation in the Veterans Affairs Topical Tretinoin Chemoprevention Trial[J]. Cancer, 2009, 115(11): 2523-2530. doi: 10.1002/cncr.24284.

[16] Dodson JM, DeSpain J, Hewett JE, et al. Malignant potential of actinic keratoses and the controversy over treatment: a patient-oriented perspective[J]. Arch Dermatol, 1991, 127(7): 1029-1031.

[17] Lopes ML, Silva Júnior FL, Lima KC, et al. Clinicopathological profile and management of 161 cases of actinic cheilitis[J]. An Bras Dermatol, 2015, 90(4): 505-512. doi: 10.1590/abd1806-4841.20153848.

[18] de Berker D, McGregor JM, Mohd Mustapa MF, et al. British Association of Dermatologists' guidelines for the care of patients with actinic keratosis 2017[J]. Br J Dermatol, 2017, 176(1): 20-43. doi: 10.1111/bjd.15107.

[19] Vatve M, Ortonne JP, Birch-Machin MA, et al. Management of field change in actinic keratosis[J]. Br J Dermatol, 2007, 157 Suppl 2: 21-24. doi: 10.1111/j.1365-2133.2007.08268.x.

[20] Huerta-Brogeras M, Olmos O, Borbujo J, et al. Validation of dermoscopy as a real-time noninvasive diagnostic imaging technique for actinic keratosis[J]. Arch Dermatol, 2012, 148(10): 1159-1164. doi: 10.1001/archdermatol.2012.1060.

[21] Yang X, Hu C, Wen L, et al. Dermoscopic monitoring for treatment and follow-up of actinic keratosis with 5-aminolaevulinic acid photodynamic therapy[J]. Technology in Cancer Research & Treatment, 2018, 17(3): 153303381882009. doi: 10.1177/1533033818820091.

[22] Zalaudek I, Piana S, Moscarella E, et al. Morphologic grading and treatment of facial actinic keratosis[J]. Clin Dermatol, 2014, 32(1): 80-87. doi: 10.1016/j.clindermatol.2013.05.028.

[23] 中国医疗保健国际交流促进会皮肤科分会皮肤影像学组,中华医学会皮肤性病学分会皮肤病数字化诊断亚学组,中国中西医结合学会皮肤性病专业委员会皮肤影像学组,等.鳞状细胞肿瘤皮肤镜特征专家共识(2017)[J].中华皮肤科杂志,2018,51(2):87-91. doi: 10.3760/cma.j.issn.0412-4030.2018.02.001.

[24] Papageorgiou C, Lallas A, Manoli SM, et al. Evaluation of dermatoscopic criteria for early detection of squamous cell carcinoma arising on an actinic keratosis[J]. J Am Acad Dermatol, 2021: S0190-9622(21)00760-X. doi: 10.1016/j.jaad.2021.03.111.

[25] Jin Q, Li W, Wu W, et al. Assessment of 5-aminolaevulinic acid photodynamic therapy (ALA-PDT) in Chinese patients with actinic keratosis: correlation of dermoscopic features with histopathology[J]. Australas J Dermatol, 2020, 61(3): e339-e343. doi: 10.1111/ajd.13289.

[26] Prow TW, Tan JM, Pellacani G. Reflectance confocal microscopy: hallmarks of keratinocyte cancer and its precursors[J]. Curr Probl Dermatol, 2015, 46: 85-94. doi: 10.1159/000366541.

[27] 刘峰,刘刚,徐丽敏,等.运用共聚焦激光扫描显微镜在术前测定日光性角化病边界的效果分析[J].中国皮肤性病学杂志,2014,28(3):263-265,268.

[28] Nguyen KP, Peppelman M, Hoogedoorn L, et al. The current role of in vivo reflectance confocal microscopy within the continuum of actinic keratosis and squamous cell carcinoma: a systematic review[J]. Eur J Dermatol, 2016, 26(6): 549-565. doi: 10.1684/ejd.2016.2872.

[29] 吴秀娟,向芳,赵宗峰,等.反射式共聚焦扫描显微镜在日光性角化病诊断中的应用[J].中国麻风皮肤病杂志,2016,32(5):267-269.

[30] Cockerell CJ. Histopathology of incipient intraepidermal squamous cell carcinoma("actinic keratosis")[J]. J Am

Acad Dermatol, 2000, 42 (1Pt2)：11-17. doi：10. 1067/mjd. 2000. 103344.

[31] McKee P, Calonje E, Granter S, et al. 皮肤病理学：与临床的联系[M]. 朱学骏,孙建方,译. 3 版. 北京：北京大学医学出版社,2007：1187-1192.

[32] Roewert-Huber J, Stockfleth E, Kerl H. Pathology and pathobiology of actinic (solar)keratosis-an update[J]. Br J Dermatol, 2007, 157 Suppl 2：18-20. doi：10. 1111/j. 1365-2133. 2007. 08267. x.

[33] Wong TH, Morton CA, Collier N, et al. British Association of Dermatologists and British Photodermatology Group guidelines for topical photodynamic therapy 2018[J]. Br J Dermatol, 2019, 180(4)：730-739. doi：10. 1111/ bjd. 17309.

[34] Szeimies RM, Radny P, Sebastian M, et al. Photodynamic therapy with BF-200 ALA for the treatment of actinic keratosis：results of a prospective, randomized, double-blind, placebo-controlled phase III study[J]. Br J Dermatol, 2010, 163(2)：386-394. doi：10. 1111/j. 1365-2133. 2010. 09873. x.

[35] 中华医学会皮肤性病学分会光动力治疗研究中心,中国康复医学会皮肤病康复专业委员会,中国医学装备协会皮肤病与皮肤美容分会光医学治疗装备学组. 氨基酮戊酸光动力疗法皮肤科临床应用指南(2021 版)[J]. 中华皮肤科杂志,2021,54(1)：1-9. doi：10. 35541/cjd. 20200731.

[36] Zhu L, Wang P, Zhang G, et al. Conventional versus daylight photodynamic therapy for actinic keratosis：a randomized and prospective study in China [J]. Photodiagnosis Photodyn Ther, 2018, 24：366-371. doi：10. 1016/j. pdpdt. 2018. 10. 010.

[37] Cai H, Wang YX, Sun P, et al. Photodynamic therapy for facial actinic keratosis：a clinical and histological study in Chinese patients[J]. Photodiagnosis Photodyn Ther, 2013, 10 (3)：260-265. doi：10. 1016/j. pdpdt. 2012. 12. 003.

[38] Tschen EH, Wong DS, Pariser DM, et al. Photodynamic therapy using aminolaevulinic acid for patients with nonhyperkeratotic actinic keratoses of the face and scalp：phase IV multicentre clinical trial with 12-month follow up [J]. Br J Dermatol, 2006, 155(6)：1262-1269. doi：10. 1111/j. 1365-2133. 2006. 07520. x.

[39] Jansen M, Kessels J, Nelemans PJ, et al. Randomized trial of four treatment approaches for

[40] Zhang L, Zhao Z, Wang P, et al. Long-term improvement on photoaging after ALA photodynamic therapy for actinic keratosis：a retrospective study [J]. Photodiagnosis Photodyn Ther, 2021, 33：102181. doi：10. 1016/j. pdpdt. 2021. 102181.

[41] Chen J, Zhang Y, Wang P, et al. Plum-blossom needling promoted PpIX fluorescence intensity from 5-aminolevulinic acid in porcine skin model and patients with actnic keratosis [J]. Photodiagnosis Photodyn Ther, 2016, 15：182-190. doi：10. 1016/j. pdpdt. 2016. 06. 012.

[42] Zheng Z, Zhang LL, Shi L, et al. What is the most relevent factor causing pain during ALA-PDT? A multi-center, open clinical pain score research trial of actinic keratosis, acne and condylomata acuminata [J]. Photodiagnosis Photodyn Ther, 2019, 26：73-78. doi：10. 1016/j. pdpdt. 2019. 03. 001.

[43] Ibbotson SH, Wong TH, Morton CA, et al. Adverse effects of topical photodynamic therapy：a consensus review and approach to management[J]. Br J Dermatol, 2019, 180(4)：715-729. doi：10. 1111/bjd. 17131.

[44] Dréno B, Amici JM, Basset-Seguin N, et al. Management of actinic keratosis：a practical report and treatment algorithm from AKTeam™ expert clinicians [J]. J Eur Acad Dermatol Venereol, 2014, 28 (9)：1141-1149. doi：10. 1111/jdv. 12434.

[45] Stockfleth E, Meyer T, Benninghoff B, et al. A randomized, double-blind, vehicle-controlled study to assess 5% imiquimod cream for the treatment of multiple actinic keratoses[J]. Arch Dermatol, 2002, 138(11)：1498-1502. doi：10. 1001/archderm. 138. 11. 1498.

[46] Szeimies RM, Gerritsen MJ, Gupta G, et al. Imiquimod 5% cream for the treatment of actinic keratosis：results from a phase III, randomized, double-blind, vehicle-controlled, clinical trial with histology[J]. J Am Acad Dermatol, 2004, 51(4)：547-555. doi：10. 1016/j. jaad. 2004. 02. 022.

[47] Swanson N, Smith CC, Kaur M, et al. Imiquimod 2.5% and 3. 75% for the treatment of actinic keratoses：two phase 3 multicenter, randomized, double-blind, placebo-controlled studies[J]. J Drugs Dermatol, 2013, 12(11)：1278-1282.

［48］王宏伟,王秀丽,过明霞.外用咪喹莫特乳膏致局限型白癜风一例［J］.中华皮肤科杂志,2006,39(10)：613. doi：10.3760/j.issn:0412-4030.2006.10.029.

［49］Segatto MM, Dornelles SI, Silveira VB, et al. Comparative study of actinic keratosis treatment with 3% diclofenac sodium and 5% 5-fluorouracil［J］. An Bras Dermatol, 2013, 88(5)：732-738. doi：10.1590/abd1806-4841.20132083.

［50］Dianzani C, Conforti C, Giuffrida R, et al. Current therapies for actinic keratosis［J］. Int J Dermatol, 2020, 59(6)：677-684. doi：10.1111/ijd.14767.

［51］Werner RN, Jacobs A, Rosumeck S, et al. Methods and results report-evidence and consensus-based(S3) guidelines for the treatment of actinic keratosis-International League of Dermatological Societies in cooperation with the European Dermatology Forum［J］. J Eur Acad Dermatol Venereol, 2015, 29(11)：e1-e66. doi：10.1111/jdv.13179.

［52］Walker JL, Siegel JA, Sachar M, et al. 5-Fluorouracil for actinic keratosis treatment and chemoprevention：a randomized controlled trial［J］. J Invest Dermatol, 2017, 137(6)：1367-1370. doi：10.1016/j.jid.2016.12.029.

［53］Stough D, Bucko AD, Vamvakias G, et al. Fluorouracil cream 0.5% for actinic keratoses on multiple body sites：an 18-month open-label study［J］. Cutis, 2010, 85(5)：267-273.

［54］Hoover WD 3rd, Jorizzo JL, Clark AR, et al. Efficacy of cryosurgery and 5-fluorouracil cream 0.5% combination therapy for the treatment of actinic keratosis［J］. Cutis, 2014, 94(5)：255-259.

［55］Stockfleth E, von Kiedrowski R, Dominicus R, et al. Efficacy and safety of 5-fluorouracil 0.5%/salicylic acid 10% in the field-directed treatment of actinic keratosis：a phase iii, randomized, double-blind, vehicle-controlled trial［J］. Dermatol Ther (Heidelb), 2017, 7(1)：81-96. doi：10.1007/s13555-016-0161-2.

［56］Ulrich M, Reinhold U, Falqués M, et al. Use of reflectance confocal microscopy to evaluate 5-fluorouracil 0.5%/salicylic acid 10% in the field-directed treatment of subclinical lesions of actinic keratosis：subanalysis of a Phase Ⅲ, randomized, double-blind, vehicle-controlled trial［J］. J Eur Acad Dermatol Venereol, 2018, 32(3)：390-396. doi：10.1111/jdv.14611.

［57］Rivers JK, Arlette J, Shear N, et al. Topical treatment of actinic keratoses with 3.0% diclofenac in 2.5% hyaluronan ge［J］. Br J Dermatol, 2002, 146(1)：94-100. doi：10.1046/j.1365-2133.2002.04561.x.

［58］Akarsu S, Aktan S, Atahan A, et al. Comparison of topical 3% diclofenac sodium gel and 5% imiquimod cream for the treatment of actinic keratoses［J］. Clin Exp Dermatol, 2011, 36(5)：479-484. doi：10.1111/j.1365-2230.2010.03999.x.

［59］Kang S, Goldfarb MT, Weiss JS, et al. Assessment of adapalene gel for the treatment of actinic keratoses and lentigines：a randomized trial［J］. J Am Acad Dermatol, 2003, 49(1)：83-90. doi：10.1067/mjd.2003.451.

［60］Ianhez M, Pinto SA, Miot HA, et al. A randomized, open, controlled trial of tretinoin 0.05% cream vs. low-dose oral isotretinoin for the treatment of field cancerization［J］. Int J Dermatol, 2019, 58(3)：365-373. doi：10.1111/ijd.14363.

［61］Thai KE, Fergin P, Freeman M, et al. A prospective study of the use of cryosurgery for the treatment of actinic keratoses［J］. Int J Dermatol, 2004, 43(9)：687-692. doi：10.1111/j.1365-4632.2004.02056.x.

［62］Zane C, Facchinetti E, Rossi MT, et al. Cryotherapy is preferable to ablative CO_2 laser for the treatment of isolated actinic keratoses of the face and scalp：a randomized clinical trial［J］. Br J Dermatol, 2014, 170(5)：1114-1121. doi：10.1111/bjd.12847.

［63］Ianhez M, Fleury LF Jr, Miot HA, et al. Retinoids for prevention and treatment of actinic keratosis［J］. An Bras Dermatol, 2013, 88(4)：585-593. doi：10.1590/abd1806-4841.20131803.

［64］de Sévaux RG, Smit JV, de Jong EM, et al. Acitretin treatment of premalignant and malignant skin disorders in renal transplant recipients：clinical effects of a randomized trial comparing two doses of acitretin［J］. J Am Acad Dermatol, 2003, 49(3)：407-412. doi：10.1067/s0190-9622(03)01831-0.

［65］中国医师协会皮肤科医师分会皮肤美容事业发展工作委员会.皮肤防晒专家共识(2017)［J］.中华皮肤科杂志,2017,50(5)：316-320. doi：10.3760/cma.j.issn.0412-4030.2017.05.002.

附录四

Chinese guidelines on the clinical application of 5-inolevulinic acid-based photodynamic therapy indermatology(2021 edition)

（中国氨基酮戊酸光动力疗法皮肤科临床应用指南 2021 版）

发表于：*Photodiagnosis and Photodynamic Therapy*，2021 年第 35 卷.

Chinese guidelines on the clinical application of 5-inolevulinic acid-based photodynamic therapy indermatology（2021 edition）

Lei Shi[a, #], Hongwei Wang[b, #], Kun Chen[c], Jia Yan[a], Bo Yu[d], Shengchun Wang[e], Rui Yin[f], Xiang Nong[g], Xianbiao Zou[h], Zhou Chen[i], Chengxin Li[j], Liuqing Chen[k], Chunlei Zhang[l], Furen Zhang[m], Heyi Zheng[n], Min Zheng[o], Ping Tu[p], Jinhua Xu[q], Juan Tao[r], Xiaojing Kang[s], Kang Zeng[t], Yan Lu[u], Nan Yu[v], Xia Lei[w], Meng Pan[x], Qiang Ju[y], Heng Gu[c, **], Xiuli Wang[a, *]

a   Institute of Photomedicine, Shanghai Skin Disease Hospital, School of Medicine, Tongji University, Shanghai, China

b   Department of Dermatology, Huadong Hospital Affiliated to Fudan University, Shanghai, China

c   Hospital for Skin Diseases, Institute of Dermatology, Chinese Academy of Medical Sciences and Peking Union Medical College, Jiangsu, China

d   Department of Dermatology, Peking University Shenzhen Hospital, Shenzhen, Guangdong, China

e   Department of Dermatology, Xijing Hospital, Fourth Medical University, Xi'an, China

f   Department of Dermatology, Southwest Hospital, Army Medical University, Chongqing, China

g   Department of Dermatology, First Affiliated Hospital of Kunming Medical University, Kunming, China

h   Department of Dermatology, South China Hospital, Health Science Center, Shenzhen University, Shenzhen, China

i   Department of Dermatology, Peking University People's Hospital, Beijing, China

j   Department of Dermatology, First Medical Center of Chinese PLA General Hospital, Beijing, China

k   Department of Dermatology, Wuhan NO.1 Hospital, Hubei, China

l   Department of Dermatology, Peking University Third Hospital, Beijing, China

m   Shandong Provincial Hospital for Skin Diseases & Shandong Provincial Institute of Dermatology and Venereology, Shandong First Medical University & Shandong Academy of Medical Sciences, Jinan, China n Department of Dermatology, Peking Union Medical College Hospital, Chinese Academy of Medical Sciences and Peking Union Medical College, Beijing, China

o Department of Dermatology, Second Affiliated Hospital, Zhejiang University School of Medicine, Hangzhou, China

p Department of Dermatology and Venereology, Peking Union Medical College Hospital, Chinese Academy of Medical Sciences and Peking Union Medical College, Beijing

q Department of Dermatology, Huashan Hospital, Fudan University, Shanghai, China

r Department of Dermatology, Union Hospital, Tongji Medical College, Huazhong University of Science and Technology (HUST), Wuhan, China

s Department of Dermatology, People's Hospital of Xinjiang Uygur Autonomous Region, Urumqi, China

t Department of Dermatology and Venereology, Nanfang Hospital, Southern Medical University, Guangzhou, China

u Department of Dermatology, 1st Affiliated Hospital, Nanjing Medical University, Nanjing, China

v Department of Dermatology, General Hospital of Ningxia Medical University, Ningxia, China

w Department of Dermatology, Daping Hospital, Army Medical University (Army Medical Center of PLA), Chongqing, China

x Department of Dermatology, School of Medicine, Ruijin Hospital, Shanghai Jiao Tong University, Shanghai, China

y Department of Dermatology, Renji Hospital, School of Medicine, Shanghai Jiao Tong University, Shanghai, China

* Corresponding author at: Institute of Photomedicine, Shanghai Skin Disease Hospital, Tongji University School of Medicine, Shanghai, China.

** Corresponding author at: Hospital for Skin Diseases, Institute of Dermatology, Chinese Academy of Medical Sciences and Peking Union Medical College, Jiangsu, China.

E-mail addresses: guheng@aliyun.com (H. Gu), wangxiuli20150315@163.com (X. Wang).

♯ Both authors contributed equally to this work.

【ABSTRACT】 Photodynamic Therapy with 5-aminolevulinic acid (ALA-PDT) has been widely applied in the treatment of skin diseases in China. To further standardize, guide, and promote the clinical applications of ALA-PDT in dermatology, the Chinese Society of Dermatology, Chinese Association of Rehabilitation Dermatology, Photomedicine Therapeutic Equipment Group of Committee on Skin Disease, and Cosmetic Dermatology of China Association of Medical Equipment invited relevant experts engaged in ALA-PDT to revise and update the first edition of "Clinical application of 5-aminolevulinic acid-based photodynamic therapy: an expert consensus statement" and establish a more current edition, to provide an updated reference for Chinese dermatologists in clinical practice. In the guideline, the expert group reached consensus opinions on ALA-PDT with regard to mechanisms of action, therapeutic protocol, clinical applications, adverse reactions and countermeasures, precautions, care, and evaluation of efficacy.

【Key words】 5-Aminolevulinic acid Guideline Photodynamic therapy Dermatology ALA-PDT Clinical application

1. Introduction

5-Aminolevulinic acid-based photodynamic therapy (ALA-PDT) is a technique that combines a photosensitizing agent (ALA) that is activated by illumination from a visible light source to create a cytotoxic, lesion ablating Photodynamic Reaction. It was first used in 1990 by Canadian researchers for the treatment of actinic keratosis (AK) and cutaneous basal cell carcinoma (BCC)[1]. In 1997, Chinese researchers[2,3] used it for the treatment of urethral and external genital condyloma acuminate. In 2000, the American Food and Drug Administration (FDA) approved ALA-PDT for the treatment of AK, and subsequently, it was used for the treatment of Bowen's disease (BD) as well as superficial and nodular BCC in Europe[4]. It was not until 2007 that ALA-PDT was officially approved by the Chinese FDA for the treatment of condyloma acuminate. In 2014, the Photodynamic Therapy Research Center, Chinese Society of Dermatology, was established, and the first edition of Chinese expert consensus on the clinical application of ALA-PDT in dermatology was published the following year[5]. In recent years, with rapid advancement in photodynamic therapy, ALA-PDT has shown significant efficacy in the treatment of moderate-to-severe and severe acne vulgaris, photoaging, actinic cheilitis (AC), and squamous cell carcinoma (SCC) as well as in other off-label applications. In the guideline, the expert group provides information on ALA-PDT, which includes the mechanisms of action, therapeutic protocol, clinical applications, adverse reactions and countermeasures, associated precautions and care, and efficacy evaluation. Consensus opinions are provided on these areas for dermatologists in clinical practice.

2. Mechanism of action of ALA-PDT

Photosensitizers, light, and oxygen are the three elements of PDT. The phototosensitizer most commonly used in China for dermatological applications is ALA, an early precursor in the heme synthesis pathway and a natural hydrophilic small-molecule compound. ALA itself is not a phostosensitizer. However, after applying abundant exogenous ALA, tumor cells or proliferating cells can selectively uptake ALA and enzymatically convert this to a photosensitive substance, protoporphyrin IX (Pp IX) in the mitochondria. In tumor cells or proliferating cells, as the activity of porphobilinogen deaminase increases, the production of Pp IX also increases. Conversely, as the activity of ferrochelatase decreases, the conversion of Pp IX to heme decreases, allowing large amount of Pp IX to accumulate in the diseased cells[6]. Pp IX is activated during irradiation by a visible light source of a specific wavelength. Pp IX absorbs the light energy and is activated to allow the Photodynamic Reaction which creates from oxygen reactive oxygen species (ROS) including singlet oxygen and oxygen free radicals that exert an ablative photodynamic effect to the target tissue (Fig. 1). ROS can directly kill keratinocytes infected by the human papillomavirus (HPV) and activate local antiviral immunity which plays a role in the treatment of condyloma acuminate[7]. ROS can directly kill tumor cells, damage tumor blood vessels, activate anti-tumor immunity, and elicit anti-tumor effects[8]. In addition, ROS can damage sebaceous gland cells, inhibit excessive sebum secretion, regulate immunity and inflammation, inhibit excessive proliferation of P. acnes, and play a role in the treatment of acne vulgaris[9].

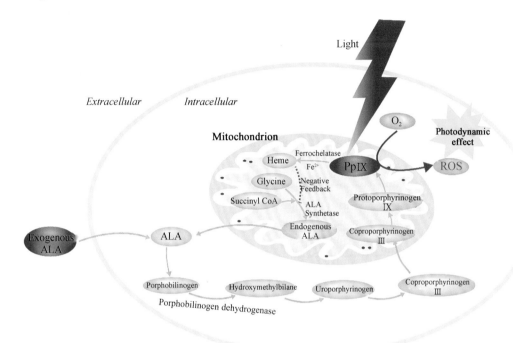

Fig. 1. Illustration of the mechanism of action of 5-aminolevulinic acid-based photodynamic therapy. ALA is 5-Aminolevulinic acid, ROS is reactive oxygen species, PpIX is protoporphyrin IX, Succinyl CoA is succinyl Coenzyme A.

3. Therapeutic protocol for ALA-PDT

3.1. Lesion pretreatment

During clinical application of ALA-PDT, ALA is administered topically, and pretreatment of the lesions before administration is recommended to enhance the transdermal efficiency of ALA absorption. An appropriate pretreatment plan is selected based on the type and characteristics of the lesions. ① Ordinary pretreatment programs: clean the surface of the lesions to remove grease, dirt, dander, etc. For example, facial cleansers and warm water are used to clean facial skin, and povidone iodine and normal saline are used to clean and sterilize the lesions and the surrounding 5 cm area. ② Enhanced pretreatment programs: remove hypertrophic thick lesions using spatula, CO_2 laser, and other physical methods, or enhance the transdermal absorption efficiency of ALA through plum-blossom needle tapping, roller microneedle, fire needle, fractional laser, etc. (Fig. 2)[10,11].

3.2. Preparation and dosage of ALA

ALA has been approved as a powder in China, and it can be prepared as follows: ALA cream, ALA gel, and ALA solution with base cream, heat-sensitive gel, and injection water,

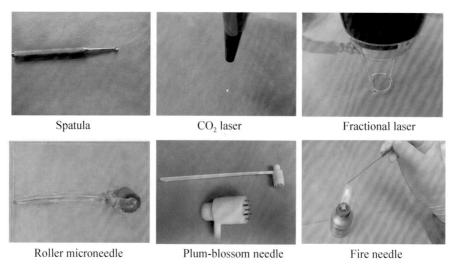

Spatula   CO₂ laser   Fractional laser

Roller microneedle   Plum-blossom needle   Fire needle

Fig. 2. The most commonly used pretreatment tools in clinical practice of 5-aminolevulinic acid-based photodynamic therapy in China.

respectively. In addition, both the dosage and concentration of ALA are important parameters for clinical administration[12]. The dosage of the cream or gel is determined based on the application area and thickness. The application area is recommended to cover 0.5~1 cm around the lesions, and the recommended application thickness is 1 mm. For topical application of solution, a sterile absorbent cotton ball or sterile gauze can be immersed in ALA solution for one-time administration or multiple administrations within 2 h. The concentration of ALA should be calculated according to the mass percentage (ALA mass/total mass). For example, in 10% ALA cream, the cream contains 0.118 g of ALA powder (0.118 g/bottle) dissolved in 0.200 mL (0.200 g) of injection water, which is then added to 0.862 g of the base cream. Thus, the concentration of ALA in the cream is 0.118 g/(0.118 + 0.200 + 0.862)g = 10%. For 5% ALA gel, 0.118 g of ALA powder is dissolved in 2.242 g gel. The concentration of ALA in the gel is 0.118 g/(0.118 + 2.242)g = 5%; For 20% ALA solution, 0.118 g of ALA powder is dissolved in 0.472 mL (0.472 g) of injection water. The concentration of ALA in the solution obtained is 0.118 g/(0.118 + 0.472)g = 20%. ALA has poor stability, and hence, it needs to be prepared freshly for clinical applications and kept under refrigeration at 4℃. The storage time should not exceed 4 h.

3.3. Light sources and illumination parameters for ALA-PDT

The traditional excitation light sources for ALA-PDT mainly include red light (wavelength of 630~635 nm) and blue light (wavelength of approximately 410 nm). Red light is typically used for dermatologic applications in China. Commonly used light source transmitters include light-emitting diode (LED) light sources, diode laser and intense pulsed light (IPL). For intracavitary lesions, the diode laser with optical fibers, or special LED light sources for the cavity is recommended. The LED light sources with a large irradiation spot is recommended for multiple and extensive lesions on the surface. The most often used light sources are shown in Table 1.

Table 1. Light sources for 5 aminolevulinic acid based photodynamic therapy used in China.

Light sources	Wavelengths	Characters of clinical application
Light-emitting diode (LED)	633 ± 10 nm	A large irradiation spot, suitable for large area and multiple lesions, such as actinic keratosis, acne vulgaris and photoaging
Diode laser	630 ± 3 nm	Optical fiber needed. ① Bare optical fiber: small spot, suitable for the lesions on external skin or for the reinforced therapy, such as condyloma acuminate, basal cell carcinoma, actinic cheilitis, Bowen's disease, squamous cell carcinoma. ② Micro-lensed optical fiber: good beam collimation effect, even distribution of energy, superior choice for the lesions on external skin or for the reinforced therapy. ③ Columnar dispersion optical fiber: uniformly dispersed in a columnar shape, suitable for intracavitary lesions such as condyloma acuminate in urethra, vagina, and anus et al. ④ Cervical cap diffuses optical fiber: targeted irradiation for the cervix, especially for cervical lesions such as cervical condyloma acuminate
Intense pulsed light (IPL)	400~1 200 nm	Highly cosmetic effect, suitable for facial lesions, such as acne vulgaris and photoaging
Daylight	295~2 500 nm	Time- and cost-efficient, comfortable posture, reduce pain significantly, suitable for lesions on exposed sight, such as actinic keratosis on the scalp and face

Furthermore, daylight as a composite light can also be used as a light source for ALA-PDT. ALA-PDT with daylight as the excitation light source is called daylight PDT (DL-PDT), and it is mainly used for the treatment of facial skin diseases, such as AK grade I~II. The wavelength of daylight covers multiple absorption peaks of protoporphyrin IX, thus facilitating continuous activation of protoporphyrin IX in multiple wavelength bands and producing photodynamic effects. Compared with traditional photodynamic therapy, the advantages of DL-PDT are that it can significantly reduce the pain associated with photodynamic therapy, can shorten the hospitalization time, does not require a fixed posture during irradiation, and has a better treatment experience[13,14]. However, DL-PDT is limited by objective factors, such as geographic location, season, weather, and the location of lesions. The procedure can be selectively carried out under suitable conditions. After determining the excitation light source, it is necessary to standardize the illumination parameters for ALA-PDT. These include the energy density and power density, which are measured on the surface of the lesions, and the illumination time. The conversion formula for the three factors is as follows: illumination time (s) = energy density (J/cm^2)/power density (W/cm^2); please note that a watt (W) is 1 joule (J) per second (s). For example, if the targeted energy density for the treatment is

$72 \, \text{J/cm}^2$, and the measured power density on the surface of the lesions is $60 \, \text{mW/cm}^2$, the illumination time should be $72 \, (\text{J/cm}^2)/0.06 \, (\text{W/cm}^2) = 1 \, 200 \, (\text{s})$, which is 20 min. The parameters of illumination for ALA-PDT vary according to the nature of the disease, location, and appearance of the lesions. The recommended energy density and power density of the commonly used red light in clinical practice are $60 \sim 200 \, \text{J/cm}^2$ and $40 \sim 150 \, \text{mW/cm}^2$, respectively. To achieve improved efficacy and reduce adverse reactions, the parameters are still being explored and optimized.

4. Clinical applications

In recent years, the clinical application of ALA-PDT has become increasingly extensive. It can be used to treat condyloma acuminate, AK, BCC, AC, BD, SCC, moderate-to-severe and severe acne vulgaris, photoaging, and other skin diseases. The levels of evidence and grades of recommendation for the main clinical applications of ALA-PDT, according to the standards of the Center for Evidence-Based Medicine of University of Oxford, are shown in Table 2.

Table 2. Levels of evidence and grades of recommendation for the main clinical applications of 5-aminolevulinic acid-based photodynamic therapy.

Clinical applications	Levels of evidence	Grades of recommendation
Indications		
Condyloma acuminate[a]	I	A
Actinic keratosis[b]	I	A
Basal cell carcinoma[b]	I	A
Major off-label use[c]		
Actinic cheilitis	II	B
Bowen's disease	I	A
Squamous cell carcinoma	II	B
Moderate-to-severe and severe acne vulgaris	I	A
Photoaging	I	A

a   Indications approved in China.
b   Indications approved in Europe and/or the United States.
c   The level of evidence is high in evidence-based medicine, but it has not yet been included in the indication.

Before the clinical application of ALA-PDT, the medical history of the patients should be carefully considered. ALA-PDT has the following contraindications: ① allergy to red light and other stimulating light sources, ② allergy to porphyrin or suffering from porphyria, and ③ allergy to any component in topical ALA cream, gel, or solution. ALA-PDT should be used with caution in the following situations: ① patients taking photosensitive drugs, ② patients suffering from photosensitivity diseases, and ③women during pregnancy and lactation.

4. 1. Condyloma acuminate (level of recommendation A, grade of evidence Ⅰ) (approved indication in China)

Condyloma acuminate is the most current indication approved for ALA-PDT in China with a level of recommendation A and grade of evidence Ⅰ[15]. The advantage of ALA-PDT in the treatment of condyloma acuminatuelies in the large area for medicine application and irradiation, which can achieve full lesion clearance and can remove subclinical lesions and latent HPV-infected cells, achieving a high cure rate and a low recurrence rate[16-18]. Moreover, there is no scar formation after treatment because of its minimally invasive nature. ALA-PDT also has a unique advantage for the treatment of intracavitary condyloma acuminate. It can treat lesions in deep cavities that are not easily reached by traditional methods, and prevent perforation and narrowing of the cavity, which may occur with traditional physical therapies or surgery[2].

4. 1. 1. Intracavitary condyloma acuminate

Intracavitary condyloma acuminate mainly includes condyloma acuminate of the urethra, cervix, vagina, or anal canal. ALA-PDT is recommended as the first-line treatment for intracavitary condyloma acuminate.

Recommended protocols for intracavitary condyloma acuminate:

① If possible, endoscopy (urethroscopy, colposcopy, and anoscopy) should be used to assist diagnosis and localization of lesions.

② A 10%～20% ALA solution or gel should be applied to the surface of the lesions and its surrounding area within 1 cm. For the treatment of posterior urethral lesions, a 20% ALA solution can be directly injected through a specific catheter, and the mouth of the cavity can be sealed to avoid exposure to light for 3 h[16].

③ After the application of ALA, red light with an energy density of 100～150 J/cm² and a power density of 60～100 mW/cm² is recommended for irradiation, especially focusing on the warts.

④ Review the patient 1 week after treatment, and the treatment can be repeated if the lesions are not completely resolved. If the lesions resolve by＜50% after three ALA-PDT sessions, it is recommended that ALA-PDT can combined with other treatments or a different treatment can be adopted[2].

The key points for the treatment of condyloma acuminate in different cavities are as follows.

Urethral condyloma acuminate：①Patients should be enlightened before treatment to avoid dysuria caused by psychological stress, and especially for elderly women, and acute urinary retention should also be noted. ② Advise the patients to drink less water and urinate before applying the ALA. ③It is recommended to use the 630～635 nm semiconductor laser with the columnar dispersion optical fiber. ④ After treatment, patients should be advised to drink plenty of water and urinate regularly to prevent urinary tract infections.

Cervical condyloma acuminate：① It is necessary to remove the mucus on the surface of the cervix before treatment. ② If possible, optical fibers with cervical caps are suggested to be used for illumination.

Condyloma acuminate in the anal canal and vagina: ①There are many folds in these cavities that lead to insufficient ALA application and light irradiation. It is recommended to remove visible warts using other physical methods before ALA-PDT. ② After treatment for anal condyloma acuminate, patients are advised to keep the stool unobstructed to prevent anal fissure. ③Patients should be monitored for the presence of bleeding or hemorrhoid aggravation.

4. 1. 2. External genitalia and perianal condyloma acuminate

On special sites (such as the coronal sulcus of the penis and inner labia minora), carpet-like distribution, pink surface, or multiple smaller warts may be present. Lesions on these sites or with above characteristics should be directly treated with ALA-PDT to remove the warts, subclinical lesions, and latent infected cells. For non-multiple lesions and lesions on non-special sites with a diameter > 0. 5 cm or thickened keratinization, the use of other physical methods to quickly remove the visible warts before ALA-PDT is recommended[19].

Recommended protocols for external genitalia and perianal condyloma acuminate:

① Before treatment, enhanced pretreatment programs should be used for lesion preparation. For example, after cleaning the lesions, physical methods such as a CO_2 laser can be used to remove keratinized thickened lesions.

② The $10\% \sim 20\%$ ALA cream, gel, or solution should be applied externally on the surface of the lesions and its surrounding area within at least 1 cm and incubated for $3 \sim 6$ h without light.

③ The rest of the treatment protocol is the same as that for intracavitary condyloma acuminate.

4. 1. 3. Treatment course and follow-up time of ALA-PDT for condyloma acuminate

For newly diagnosed patients, a course of treatment generally needs $3 \sim 4$ sessions of ALA-PDT. For relapse or refractory cases, a course of treatment usually comprises $4 \sim 6$ sessions of ALA-PDT. If necessary, the course of treatment can be extended. ALA-PDT is recommended to be performed once every $1 \sim 2$ weeks. Condyloma acuminate is considered cured if no recurrence occurs within a 6-month follow-up. Combining ALA-PDT with quantitative detection of HPV helps to accurately determine treatment and follow-up endpoints.

4. 2. Actinic keratosis (AK) (level of recommendation A, grade of evidence Ⅰ)

The key point in controlling AK is to diagnose and treat it in the early stages to prevent malignant transformation or metastasis. Because AK tends to occur on exposed areas, such as the scalp and face, it is important to pay attention to the cosmetic result while removing the lesions. ALA-PDT has a high cure rate, low recurrence rate, and good cosmetic effect for AK[20,21], and hence, it can be used as a first-line treatment for AK with a level of recommendation A and grade of evidence Ⅰ[22], especially for multiple or large areas of AK lesions on the scalp and face[23]. To relieve pain and improve treatment experience, DL-PDT can be considered for patients with grade Ⅰ or Ⅱ AK[13,24]. For grade Ⅲ AK, multi-point biopsy is required to confirm the diagnosis before ALA-

PDT. Conventional red-light-excited ALA-PDT is recommended to be performed on the basis of excluding invasive SCC, lentigo maligna, and lentigo maligna melanoma.

Recommended protocols of conventional red-light excited ALA-PDT for AK:

① Before treatment, enhanced pretreatment programs should be used for lesion preparation. That is, after cleaning the lesions, plum-blossom needle tapping, roller microneedle, or fractional laser can be used to improve the transdermal absorption efficiency of ALA. Minor bleeding of lesions is suggested to be the end point of pretreatment.

② Freshly prepared $10\% \sim 20\%$ ALA cream, gel, or solution should be applied to the surface of the lesions and its surrounding area within 1 cm. The lesions should be protected from light for $3\sim6$ h by the occlusive dressing.

③ After wiping ALA off the surface of the lesions, red light with an energy density of $100 \sim 150$ J/cm^2 and power density of $60 \sim 120$ mW/cm^2 is recommended for irradiation. For multiple regional lesions, LED light is recommended.

④ ALA-PDT is recommended to be performed once every $1\sim2$ weeks. If the lesions do not completely subside after one treatment session, the treatment can be repeated. The total number of treatment sessions in 1 course are generally limited to 6 sessions[25].

Recommended protocols of DL-PDT for AK:

① DL-PDT should be conducted in sunny or cloudy weather.

② After pretreatment of the lesions, a chemical sunscreen with a sun protection factor of $20 \sim 30$ should be applied to the exposed areas, including the lesions.

③ Freshly prepared $10\%\sim20\%$ ALA cream or gel should be applied to the lesions and the surrounding area within 1 cm. The thickness of the ALA application should be 1 mm, and the lesions should be protected from light for 30 min in a room.

④ With the ALA cream or gel kept on the lesions, the patient should move outside or into the sun room to fully expose the lesions to daylight for 2 h. The ALA cream should be removed and cleared after treatment. Under the premise of ensuring smooth communication between doctors and patients, DL-PDT sunlight exposure can also be performed outside the hospital to shorten the waiting time for patients in the hospital.

⑤ ALA-PDT is recommended to be performed once every $1\sim2$ weeks. If the lesions do not completely subside after one therapy, the treatment can be repeated. The total number of treatment sessions in 1 course are generally limited to 6 sessions.

4. 3. Actinic cheilitis (AC) (level of recommendation B, grade of evidence Ⅱ)

AC is considered a precancerous lesion of the lips. Some scholars believe that AC is a special type of AK. Because it has a high probability of evolving into SCC, diagnosis and treatment in the early stages are particularly important[26]. AC occurs on special sites, and ALA-PDT has a high clearance rate and good cosmetic effect in the treatment of AC. The level of recommendation is B, and the grade of evidence is Ⅱ[27]. If necessary, it can also be combined with a CO_2 laser or imiquimod cream to enhance its efficacy[28]. Before treatment, AC requires multi-point biopsy to confirm the diagnosis and exclude invasive SCC. After treatment, close follow-up is needed to monitor the occurrence of SCC. Further standardized treatment is required for patients with AC and SCC. Surgical resection or surgical treatment combined with ALA-PDT can be performed.

Recommended protocols for AC: The ALA-PDT protocols for AC are the same as those of conventional red-light-excited ALA-PDT for AK.

4.4. BCC (level of recommendation A, grade of evidence I)

ALA-PDT can be used as a clinical treatment method for superficial BCC and nodular BCC with an invasion depth of less than 2 mm. It has the same curative effect but better cosmetic effect, compared with surgical treatment[23]. The level of recommendation is A, and the grade of evidence is I[29]. For other types of BCC, surgical treatment is recommended as the first-line treatment. However, for BCC on special sites or multiple sites, BCC intolerant to surgery, or patients with high cosmetic requirements, ALA-PDT can be attempted[30].

Recommended protocols for BCC:

① If ALA-PDT is used for nodular BCC, the depth of BCC is suggested to be determined by the high-frequency ultrasound imaging[31]. ALA-PDT is used only when the depth of the nodular BCC is less than 2 mm.

② Before treatment, enhanced pretreatment programs should be performed. For superficial BCC, the pretreatment is the same as that for AK. For nodular BCC, a spatula or a CO_2 laser

is suggested to use for the removal of the upper tumor.

③ Freshly prepared $10\% \sim 20\%$ ALA cream, gel, or solution should be applied to the lesions and its surrounding area within 1 cm. The lesions should be protected from light for $3\sim6$ h.

④ After wiping ALA off the surface of the lesions, red light is recommended for irradiation with an energy density of $100\sim200 \, J/cm^2$ and a power density of $60\sim150 \, mW/cm^2$.

⑤ ALA-PDT is recommended to be performed once every $1\sim2$ weeks. If there is no obvious improvement in the lesions at 2 weeks after the two sessions, it is recommended to choose other treatment options. If the lesions are improved but not completely resolved, ALA-PDT can be repeated. The total number of treatment sessions in 1 course are generally limited to 6 sessions.

4.5. Bowens disease (BD) (squamous cell carcinoma in situ) (level of recommendation A, grade of evidence I)

For BD, ALA-PDT is mainly used for cases in which surgery is intolerable, unavailable, or unacceptable due to its impact on cosmetic outcome and function, and patients are prepared to bear the corresponding risks of conservative treatment[23]. The level of recommendation is A, and the grade of evidence is I[32]. Multi-point biopsy is required to exclude invasive SCC before ALA-PDT. Further systematic examination is recommended to rule out the possibility of metastasis. For BD with a diameter>2 cm, ALA-PDT is not recommended as a first-line treatment[33].

If the lesions resolve by $< 50\%$ after six ALA-PDT sessions, it is recommended to change the treatment method.

Recommended protocols for BD: The protocols for BD are the same as those for BCC.

4.6. SCC (level of recommendation B, grade of evidence Ⅱ)

Surgery is the first choice of treatment for SCC. However, for AK-or AC-derived, early microinvasive, site-specific, multiple, difficult-to-treat, and well-differentiated SCCs, ALA-PDT can be considered as a therapeutic option[34]. The level of recommendation is B, and the grade of evidence is Ⅱ[35]. ALA-PDT can be used as a consolidation therapy for SCC after surgery to further remove potential microlesions[36]. In addition, ALA-PDT can be used as a palliative treatment for advanced SCC, when other therapeutic methods are ineffective or not suitable, to improve the quality of patients' lives[37]. After ALA-PDT, close follow-up is needed for patients with SCC.

Recommended protocols for SCC: The protocols for SCC are the same as those for BCC.

4.7. Moderate-to-severe (Pillsbury grade Ⅲ) and severe (Pillsbury grade Ⅳ) acne vulgaris (level of recommendation A, grade of evidence Ⅰ)

ALA-PDT is effective as a short-course treatment for moderate-to-severe and severe acne. The level of recommendation is A, and the grade of evidence is Ⅰ[38-39]. This guideline recommends ALA-PDT as one of the first-line treatments for moderate-to-severe and severe acne vulgaris[40], especially for patients who cannot tolerate or are unwilling to accept systemic antibiotics and retinoid drugs or those that are resistant to other treatments[41-42].

Recommended protocols for acne vulgaris:

① Before treatment, ordinary pretreatment programs are commonly performed. Enhanced pretreatment programs are applied especially for nodules and cysts, such as the use of plum blossom needle tapping, roller microneedle, fire needle or fractional laser, to improve the transdermal absorption of ALA.

② Freshly prepared 5% ALA gel or solution should be applied to the lesions. The lesions are protected from light for $1 \sim 1.5$ h[42].

③ After wiping ALA off the surface of the lesions, LED red light is recommended for irradiation with an energy density of $60 \sim 126$ J/cm² and a power density of $40 \sim 100$ mW/cm².

④ If the lesions do not completely subside after one treatment session, the therapy can be repeated. The total number of treatment sessions in 1 course are generally limited to 6 sessions. The interval between the two sessions is usually $1 \sim 2$ weeks, which is determined based on the response to treatment. The next treatment is performed after the response to the previous treatment has basically subsided.

⑤ After the lesions significantly improves, other methods may be used continually as consolidation treatment.

Precautions for acne vulgaris:

① Patient education before treatment should be carried out to inform patients of the therapeutic mechanism and process of ALA-PDT for acne vulgaris as well as the possible adverse reactions and corresponding countermeasures.

② As with other treatments, acute acne

flare may occur after ALA-PDT therapy. It mainly appears after the first ALA-PDT, and its severity reduces successively with the original acne vulgaris improved by ALA-PDT.

③ For patients suffering from severe pain or acute acne flare, a shorter incubation time may be considered for subsequent treatments.

④ Ice compression, moisturizing, and sunscreen can be used to reduce adverse reactions and promote skin barrier repair after treatment.

⑤ Although ALA-PDT is effective for inflammatory rashes of Pillsbury grade Ⅱ acne, this therapy is currently not recommended because of its high cost and adverse effects.

4.8. Photoaging (level of recommendation A, grade of evidence Ⅰ)

Photoaging is the main form of skin aging, which is caused by long-term exposure to ultraviolet radiation and mainly manifests as roughness, relaxation, wrinkling, pigmentation, telangiectasia, etc, on the facial skin. ALA-PDT can enhance the activity of dermal fibroblasts, promote collagen regeneration, selectively exfoliate hyperplastic epidermal cells, improve telangiectasia, reduce pigmentation, and induce skin rejuvenation[43-45]. The level of recommendation is A, and the grade of evidence is Ⅰ[46]. However, ALA-PDT should be avoided for the area with chloasma.

Recommended protocols for photoaging:

① Before treatment, ordinary pretreatment programs are commonly performed. Freshly prepared 5%～10% ALA cream, gel, or solution should be applied to the lesions. The lesions should be protected from light for 1～3 h.

② LED red light (energy density of 80～120 J/cm^2, power density of 40～100 mW/cm^2) or intense pulsed light (IPL) (560～640 nm, 16～19 J/cm^2, double pulse, pulse width 3.0～6.0 ms, pulse delay 25～40 ms) is recommended for irradiation[47]. IPL is preferred for photoaging combined with freckles and telangiectasia[48-49].

③ It is recommended that ALA-PDT is carried out consecutively for at least three sessions with an interval of 4 weeks. If necessary, the treatment can be repeated.

4.9. Other clinical off-label applications

In addition to the aforementioned diseases, there are many reports in the literature about the effectiveness of ALA-PDT against Bowenoid papulosis, verruca vulgaris, flat warts, plantar warts, keratoacanthoma, erythroplasia, mammary Paget's disease, extramammary Paget's disease, rosacea, perifolliculitis capitis abscedens et suffodiens, hidradenitis suppurativa, seborrhea, lichen planus, lichen sclerosus, tuberous sclerosis, verrucous epidermal nevi, and some bacterial or fungal skin diseases, etc.[50-53]. Compared with surgery, the efficacy of a single ALA-PDT is not sufficient to completely remove lesions, and hence, multiple ALA-PDT procedures are usually required. ALA-PDT is more expensive than other topical drugs and other traditional physical therapy methods. Therefore, ALA-PDT is recommended for the aforementioned diseases only when traditional therapic methods show unsatisfactory results or are difficult to implement.

5. Adverse reactions and countermeasures

The adverse reactions that may occur during ALA-PDT are shown in Table 3.

Table 3. Main adverse reactions of 5-aminolevulinic acid-based photodynamic therapy.

Classifications	Adverse reactions
During treatment	Pain
After treatment	
Adverse reactions in the acute phase	Erythema, edema, itching, burning sensation, exudation, pustules, and pain
Adverse reactions in recovery phases	Dryness, crust, and pigmentation
Infrequent local adverse reactions	Blister, erosion, ulceration, dermatitis, and hypopigmentation
Rare adverse reactions	Urticarial, hypertension, psoriasis, pemphigus vulgaris, and localized bullous pemphigoid

5.1. Pain

During treatment, pain is the main adverse reaction of ALA-PDT, which usually reaches a peak within a few minutes after the start of irradiation and disappears or decreases after the end of irradiation; pain affects the patient's treatment experience. The occurrence of pain in ALA-PDT is related to the generation of a large amount of ROS during irradiation. However, the specific mechanisms are not completely clear. The degree of pain is related to the type, location, area of the lesions, and parameters of illumination[54,55]. The proper management of pain during the treatment is important for the patient's well-being and for ultimate treatment success. Pain management is an important part of ALA-PDT in the treatment of skin diseases[54]. The numeric pain rating scale (NPRS, $0 \sim 10$ points) is recommended for the evaluation of pain in patients during illumination. The corresponding countermeasures can then be adopted according to the pain grading (see Table 4).

Table 4. Grading of pain during 5-aminolevulinic acid-based photodynamic therapy and the corresponding recommended strategies.

Pain grades	Recommended countermeasures
Mild: $1 \leqslant$ NPRS* $\leqslant 3$	Advise the patients to relax and alleviate the pain with local cold air, cold spray cooling, or lidocaine pump spray
Moderate: $3 <$ NPRS $\leqslant 6$	In addition to the measures for mild pain, local infiltration anesthesia, nerve block anesthesia, two-step intermittent illumination, or reduction of the power density of illumination can also be carried out
Severe: $6 <$ NPRS $\leqslant 10$	Pay close attention to the patient's vital signs. It is recommended to take tramadol, morphine, and topical fentanyl patch, and the treatment can be terminated if necessary. General anesthesia may be used in special cases

* NPRS is the numeric pain rating scale.

5.2. Other common local adverse reactions

After ALA-PDT, local adverse reactions may occur in the acute and recovery phases. Common acute-phase adverse reactions include erythema, edema, itching, burning sensation, pain after treatment, exudation, and pustules, and recovery-phase adverse reactions include dryness, crust, and pigmentation[56,57]. Those acute-phase adverse reactions often gradually appear immediately after treatment. Erythema, edema, itching, and burning sensations may be alleviated by cooling using an ice bag and moisturizing with an external moisturizer. If itching is severe, oral antihistamines can be used for symptomatic treatment. If the burning sensation or pain is obvious after treatment, tramadol and other analgesics can be orally administered. When there is exudation and pustules, the local area should be kept dry and cleaned to avoid secondary infections. Recovery-phase adverse reactions often occur 3 days after ALA-PDT. These include ①dryness, which may be relieved with external moisturizer, ②crusts, which can be removed during pretreatment for subsequent ALA-PDT, and ③pigmentation, which can be alleviated by avoiding sun exposure. It should be noted that mild to moderate erythema, edema, pruritus, exudation, dryness, crust, and other local reactions after treatment are also the normal responses to ALA-PDT. If the adverse reactions are severe or persistent, it is recommended that the patient should seek help from the doctors promptly for symptomatic treatment.

5.3. Infrequent local adverse reactions

After ALA-PDT, occasional local adverse reactions, such as blisters, erosions, ulcerations, dermatitis, recurrent herpes simplex and hypopigmentation may occur[58-59]. Local wound protection should be strengthened against blisters, erosion, or ulceration. If necessary, antibiotic creams, infrared phototherapy, and other measures can be adopted. For dermatitis, a weak glucocorticoid cream can be used for short-term topical application. For recurrent herpes simplex, the severe cases require antiviral treatment. For hypopigmentation, close follow-up is required because most cases recover gradually.

5.4. Rare adverse reactions

Some rare adverse reactions, such as urticaria, hypertension, psoriasis, pemphigus vulgaris, localized bullous pemphigoid, and transient amnesia[60-63] may occur after the ALA-PDT. Special attention should be paid to these rare adverse reactions during treatment and follow-up, though some of them may be controversial.

6. Precautions and nursing care

Before ALA-PDT, doctor-patient communication is of great importance. Patients should be informed of the treatment process, costs, and possible adverse reactions. After obtaining full information, informed consent should be signed. After ALA-PDT, the patient should be advised to keep the therapeutic area clean and dry. For exposed areas, such as the head and face, strict sun protection is necessary. It is advised that outdoor activities and indoor exposure to strong light sources should be reduced within 48 h. After the facial lesions are treated, irritating topical drugs or products should be avoided. For patients with lesions in the urethra, anus, and genitals, it is recommended to dress loosely, drink more water, and eat crude fibrous foods. If cutaneous or mucosal infections, dysuria, anal fissures, hemorrhoids, and obstructed defecation occur, patients should seek medical treatment promptly.

7. Efficacy evaluation

Evaluation is regularly performed before and after treatment. Photos must be taken during each evaluation for objective judgment. If possible, novel non-invasive diagnostic methods, such as dermoscopy or reflective confocal microscopy, can be used to further assist evaluation. Doctors are encouraged to actively communicate with patients to make them have reasonable expectations and correct judgments about efficacy. Some diseases require regular follow-up, for example condyloma acuminate and other HPV-related diseases should be followed up for 6 months. AK, AC, BCC, BD, SCC, lichen sclerosis and other cutaneous tumors, precancerous lesions, and skin diseases with cancer risk should be followed-up for the rest of the patient's life.

8. Summary and outlook

This Chinese guideline standardizes the clinical application protocol for ALA-PDT, emphasizes the relevant precautions, and provides normative suggestions for adverse reactions. This protocol should guide clinical dermatologists to perform ALA-PDT normatively. Currently, the off-label applications of ALA-PDT are constantly increasing, and treatment parameters are constantly being optimized. From the traditional red light-excited ALA-PDT to DL-PDT, and to the painless ALA-PDT clinical research being carried out by Chinese scholars[64], the problem of pain in ALA-PDT is being overcome. ALA-PDT is being optimized and developed for wider applications, better curative effect, and fewer adverse reactions.

Statement Photodynamic Therapy Research Center of Chinese Society of Dermatology, Chinese Association of Rehabilitation Dermatology, and Photomedicine Therapeutic Equipment Group of Committee on Skin Disease and Cosmetic Dermatology of China Association of Medical Equipment organized the Chinese experts on ALA-PDT for skin diseases to develop this guideline, and it was originally published on "Chinese Journal of Dermatology" in Chinese. To share this Chinese guideline with the world, we translated its main content into English and submitted it to the journal of "Photodiagnosis and Photodynamic Therapy" after obtaining approval from the original journal. We thank "Photodiagnosis and Photodynamic Therapy" for their contribution to the development of photodynamic therapy in dermatology.

Disclaimer

This guideline is based on the results of existing studies. It may not be completely followed when there are special clinical situations.

Declaration of Competing Interest

All authors declare that there is no conflict of interest.

Acknowledgements

This work was partly supported by the grants from National Natural Science Foundation (82073013, 82073463) and Emerging Frontier Project of Shanghai Hospital Development Center (SHDC12019130).

References

[1] J. C. Kennedy, R. H. Pottier, D. C. Pross Photodynamic therapy with endogenous protoporphyrin IX: basic principles and present clinical experience J. Photochem. Photobiol. B, 6 (1-2) (1990), pp. 143-148, 10. 1016/1011-1344(90)85083-9

[2] X. L. Wang, H. W. Wang, H. W. S. Wang, et al. Topical 5-Aminolevulinic acid-photodynamic therapy for the treatment of urethral condylomata acuminata Br. J. Dermatol., 151 (4) (2004), pp. 880-885, 10. 1111/j. 1365-2133.2004.06189. x

[3] P. Tu, H. Y. Zheng, H. Gu, et al. Topical 5-aminolevulinic acid photodynamic therapy for the treatment of condyloma acuminatum: a multicenter, randomized, CO₂ laser-controlled trial Chinese J. Dermatol., 40 (2) (2007), pp. 67-70, 10. 3760/j. issn:0412-4030.2007.02.001

[4] C. A. Morton, R. M. Szeimies, N. Basset-Seguin, et al. European Dermatology Forum guidelines on topical photodynamic therapy 2019 Part 1: treatment delivery and established indications actinic keratoses, Bowen's disease and basal cell carcinomas J. Eur. Acad. Dermatol. Venereol., 33 (12) (2019), pp. 2225-2238, 10. 1111/jdv. 16017

[5] Photodynamic Therapy Research Center, Chinese Medical Association Dermatovenereology Branch Chinese expert consensus on the clinical application of 5-aminoketovalic acid photodynamic therapy in dermatology Chinese J. Dermatol., 48 (10) (2015), pp. 675-678, 10. 3760/cma. j. issn. 0412-4030. 2015. 10. 001

[6] X. L. Wang, H. W. Wang Pocket Dermatology-Practical Guide to Photodynamic Therapy People's Medical Publishing House, Beijing (2016), pp. 20-21

[7] J. Xie, S. Wang, Z. Li, et al. 5-aminolevulinic acid photodynamic therapy reduces HPV viral load via autophagy and apoptosis by modulating Ras/Raf/MEK/ERK and PI3K/AKT pathways in HeLa cells J. Photochem. Photobiol. B, 194 (2019), pp. 46-55, 10. 1016/j. jphotobiol. 2019. 03. 012

[8] J. Ji, P. Wang, Q. Zhou, et al. CCL8 enhances sensitivity of cutaneous squamous cell carcinoma to photodynamic therapy by recruiting M1 macrophages Photodiagn. Photodyn. Ther., 26 (2019), pp. 235-243, 10. 1016/j. pdpdt. 2019. 03. 014

[9] H. L. Ding, X. L. Wang, H. W. Wang, et al. Successful treatment of refractory facial acne using repeat short-cycle ALA-PDT: Case study Photodiagn. Photodyn. Ther., 8 (4) (2011), pp. 343-346, 10. 1016/j. pdpdt. 2011. 07. 003

[10] P. R. Wang, L. L. Zhang, Z. X. Zhou, et al. Plum-blossom needle tapping enhances the efficacy of aminolevulinic acid-based photodynamic therapy for actinic keratosis, basal cell carcinoma and squamous cell carcinoma Chinese J. Dermatol., 48 (2) (2015), pp. 80-84, 10. 3760/cma. j. issn. 0412-4030. 2015. 02. 003

[11] C. Bay, C. M. Lerche, B. Ferrick, et al. Comparison of Physical Pretreatment Regimens to Enhance Protoporphyrin IX Uptake in Photodynamic Therapy: A Randomized Clinical Trial JAMA Dermatol., 153 (4) (2017), pp. 270-278, 10. 1001/jamadermatol. 2016. 5268

[12] D. Huang, M. Ju, Y. H. Qian, et al. Topical 20% 5-aminolevulinic acid-based photodynamic therapy for the treatment of condyloma acuminatum of the vulva: a multicenter, randomized clinical evaluation of dose-response relationship Chinese J. Dermatol., 47 (7) (2014), pp. 503-505, 10. 3760/cma. j. issn. 0412-4030. 2014. 07. 015

[13] L. Zhu, P. Wang, G. Zhang, et al. Conventional versus daylight photodynamic therapy for actinic keratosis: A randomized and prospective study in China Photodiagn. Photodyn. Ther., 24 (2018), pp. 366-371, 10. 1016/j. pdpdt. 2018. 10. 010

[14] I. M. Heerfordt, H. C. Wulf Daylight photodynamic

therapy of actinic keratosis without curettage is as effective as with curettage: a randomized clinical trial J. Eur. Acad. Dermatol. Venereol. , 33 (11) (2019), pp. 2058-2061, 10. 1111/jdv. 15744

[15] Z. Ying, X. Li, H. Dang 5-aminolevulinic acid-based photodynamic therapy for the treatment of condylomata acuminata in Chinese patients: a meta-analysis Photodermatol. Photoimmunol. Photomed. , 29 (3) (2013), pp. 149-159, 10. 1111/phpp. 12043

[16] X. L. Wang, H. W. Wang, Z. Huang, et al. Study of protoporphyrin IX (Pp IX) pharmacokinetics after topical application of ALA in urethral condylomata acuminate Photochem. Photobiol. , 83 (5) (2007), pp. 1069 – 1073, 10. 1111/j. 1751 – 1097. 2007. 00178. x

[17] H. W. Wang, X. L. Wang, L. L. Zhang, et al. Aminolevulinic acid (ALA)-assisted photodynamic diagnosis of subclinical and latent HPV infection of external genital region Photodiagn. Photodyn. Ther. , 5 (4) (2008), pp. 251-255, 10. 1016/j. pdpdt. 2008. 11. 004

[18] K. Chen, B. Z. Chang, M. Ju, et al. Comparative study of photodynamic therapy vs CO$_2$ laser vaporization in treatment of condylomata acuminata: a randomized clinical trial Br. J. Dermatol. , 156 (3) (2007), pp. 516 – 520, 10. 1111/j. 1365 – 2133. 2006. 07648. x

[19] H. Gu, L. Chen, M. Ju, et al. Clinical observation of 5-aminolevulinic acid photodynamic therapy combined with CO$_2$ laser to reduce the recurrence of condyloma acuminatum Chinese J. Dermatol. , 42 (11) (2009), pp. 802-803, 10. 3760/cma. j. issn. 0412-4030. 2009. 11. 039

[20] E. Sotiriou, Z. Apalla, F. Vrani, et al. Photodynamic therapy vs. Imiquimod 5% cream as skin cancer preventive strategies in patients with field changes: a randomized intraindividual comparison study J. Eur. Acad. Dermatol. Venereol. , 29 (2) (2015), pp. 325-329, 10. 1111/jdv. 12538

[21] E. Sotiriou, G. Evangelou, E. Papadavid, et al. Conventional vs. Daylight photodynamic therapy for patients with actinic keratosis on face and scalp: 12-month follow-up results of a randomized, intra-individual comparative analysis J. Eur. Acad. Dermatol. Venereol. , 32 (4) (2018), pp. 595-600,

10. 1111/jdv. 14613

[22] G. Patel, A. W. Armstrong, D. D. Eisen Efficacy of photodynamic therapy vs other interventions in randomized clinical trials for the treatment of actinic keratoses: a systematic review and meta-analysis JAMA Dermatol. , 150 (12) (2014), pp. 1281-1288, 10. 1001/jamadermatol. 2014. 1253

[23] H. W. Wang, X. L. Wang, M. X. Guo, et al. Topical 5-aminolaevulinic acid-photodynamic therapy in the treatment of precancerous changes and carcinoma of the skin in situ Chinese J. Dermatol. , 39 (3) (2006), pp. 137 – 139, 10. 3760/j. issn: 0412 – 4030. 2006. 03. 006

[24] S. R. Wiegell, S. Fabricius, M. Gniadecka, et al. Daylight-mediated photodynamic therapy of moderate to thick actinic keratoses of the face and scalp: a randomized multicentre study Br. J. Dermatol. , 166 (6) (2012), pp. 1327-1332, 10. 1111/j. 1365-2133. 2012. 10833. x

[25] A. M. Rkein, D. M. Ozog Photodynamic therapy Dermatol. Clin. , 32 (3) (2014), 10. 1016/j. det. 2014. 03. 009 415-x

[26] I. Rodríguez-Blanco, Á Flórez, C. Paredes-Suárez, et al. Actinic Cheilitis Prevalence and Risk Factors: A Cross-sectional, Multicentre Study in a Population Aged 45 Years and Over in North-west Spain Acta Derm. Venereol. , 98 (10) (2018), pp. 970 – 974, 10. 2340/00015555-3014

[27] S. H. Choi, K. H. Kim, K. H. Song Efficacy of ablative fractional laser-assisted photodynamic therapy for the treatment of actinic cheilitis: 12-month follow-up results of a prospective, randomized, comparative trial Br. J. Dermatol. , 173 (1) (2015), pp. 184-191, 10. 1111/bjd. 13542

[28] S. Radakovic, M. Dangl, A. Tanew 5-Aminolevulinic acid patch (Alacare) photodynamic therapy for actinic cheilitis: data from a prospective 12-month follow-up study on 21 patients J. Eur. Acad. Dermatol. Venereol. (2020), 10. 1111/jdv. 16247

[29] R. M. Szeimies, S. Ibbotson, D. F. Murrell, et al. A clinical study comparing methyl aminolevulinate photodynamic therapy and surgery in small superficial basal cell carcinoma (8 – 20 mm), with a 12-month follow-up J. Eur. Acad. Dermatol. Venereol. , 22 (11) (2008), pp. 1302 – 1311, 10. 1111/j. 1468 –

3083.2008.02803.x

[30] K. Peris, M.C. Fargnoli, C. Garbe, et al. Diagnosis and treatment of basal cell carcinoma: European consensus-based interdisciplinary guidelines Eur. J. Cancer, 118 (2019), pp. 10-34, 10.1016/j.ejca. 2019.06.003

[31] R. Kleinerman, T.B. Whang, R.L. Bard, et al. Ultrasound in dermatology: principles and applications J. Am. Acad. Dermatol., 67 (3) (2012), pp.478-487, 10.1016/j.jaad.2011.12.016

[32] C. Morton, M. Horn, J. Leman, et al. Comparison of topical methyl aminolevulinate photodynamic therapy with cryotherapy or Fluorouracil for treatment of squamous cell carcinoma in situ: results of a multicenter randomized trial Arch. Dermatol., 142 (6) (2006), pp.729-735, 10.1001/archderm.142.6.729

[33] M. Aguilar-Bernier, D. Rodríguez-Barón, F. Rivas-Ruiz, et al. Long-term efficacy of photodynamic therapy with methyl aminolevulinate in treating Bowen's disease in clinical practice: a retrospective cohort study (2006-2017) Photodermatol. Photoimmunol. Photomed., 35 (4) (2019), pp.208-213, 10.1111/phpp.12453

[34] M.C. Fargnoli, D. Kostaki, A. Piccioni, et al. Photodynamic therapy for the treatment of microinvasive squamous cell carcinoma of the lower lip: a case report G. Ital. Dermatol. Venereol., 150 (3) (2015), pp.331-335

[35] P.G. Calzavara-Pinton, M. Venturini, R. Sala, et al. Methylaminolaevulinate-based photodynamic therapy of Bowen's disease and squamous cell carcinoma Br. J. Dermatol., 159 (1) (2008), pp.137-144, 10.1111/j.1365-2133.2008.08593.x

[36] W. Bu, Y. Wang, X. Chen, et al. Novel strategy in giant cutaneous squamous cell carcinoma treatment: The case experience with a combination of photodynamic therapy and surgery Photodiagn. Photodyn. Ther., 19 (2017), pp.116-118, 10.1016/j.pdpdt.2017.05.006

[37] P. Wang, L. Zhang, G. Zhang, et al. Successful treatment of giant invasive cutaneous squamous cell carcinoma by plum-blossom needle assisted photodynamic therapy sequential with imiquimod: Case experience Photodiagn. Photodyn. Ther., 21 (2018), pp.393-395, 10.1016/j.pdpdt.2017.12.010

[38] C. Nicklas, R. Rubio, C. Cárdenas, et al. Comparison of efficacy of aminolaevulinic acid photodynamic therapy vs. adapalene gel plus oral doxycycline for treatment of moderate acne vulgaris-A simple, blind, randomized, and controlled trial Photodermatol. Photoimmunol. Photomed., 35 (1) (2019), pp.3-10, 10.1111/phpp.12413

[39] U. Keyal, A.K. Bhatta, X.L. Wang Photodynamic therapy for the treatment of different severity of acne: A systematic review Photodiagn. Photodyn. Ther., 14 (2016), pp.191-199, 10.1016/j.pdpdt.2016.04.005

[40] L. Ma, L.H. Xiang, B. Yu, et al. Low-dose topical 5-aminolevulinic acid photodynamic therapy in the treatment of different severity of acne vulgaris Photodiagn. Photodyn. Ther., 10 (4) (2013), pp.583-590, 10.1016/j.pdpdt.2013.06.007

[41] L.L. Zhang, X.L. Wang, H.W. Wang, et al. Topical aminolevulinic acid-photodynamic therapy in acne Chinese J. Dermatol., 42 (2) (2009), pp.78-80, 10.3760/cma.j.issn.0412-4030.2009.02.003

[42] H.W. Wang, T. Lv, L.L. Zhang, et al. Prospective study of topical 5-aminolevulinic acid photodynamic therapy for the treatment of moderate to severe acne vulgaris in Chinese patients J. Cutan. Med. Surg., 16 (5) (2012), pp.324-333, 10.1177/120347541201600509

[43] T. Lv, X.L. Wang, H.W. Wang Topical 5-aminolevulinic acid photodynamic therapy in the treatment of photoaging Int. J. Dermatol. Venereol., 35 (4) (2009), pp.214-216, 10.3760/cma.j.issn.1673-4173.2009.04.009

[44] J. Ji, L.L. Zhang, H.L. Ding, et al. Comparison of 5-aminolevulinic acid photodynamic therapy and red light for treatment of photoaging Photodiagn. Photodyn. Ther., 11 (2) (2014), pp.118-121, 10.1016/j.pdpdt.2014.02.007

[45] M.T. Clementoni, M. B-Roscher, G.S. Munavalli Photodynamic photorejuvenation of the face with a combination of microneedling, red light, and broadband pulsed light Lasers Surg. Med., 42 (2) (2010), pp.150-159, 10.1002/lsm.20905

[46] G. Sanclemente, L. Medina, J.F. Villa, et al. A prospective split-face double-blind randomized placebo-controlled trial to assess the efficacy of methyl

aminolevulinate + red-light in patients with facial photodamage J. Eur. Acad. Dermatol. Venereol. , 25 (1) (2011), pp. 49 – 58, 10. 1111/j. 1468 – 3083. 2010. 03687. x

[47] Committee on Skin Laser and Physiotherapy, China Dermatologist Association, Dermatology Laser and Physiotherapy Professional Association, Chinese Dermatologist Association Chinese expert consensus on the clinical application of intense pulsed light (2017) Chinese J. Dermatol. , 50 (10) (2017), pp. 701 – 705, 10. 3760/cma. j. issn. 0412 – 4030. 2017. 10. 001

[48] Z. Xi, Y. Shuxian, L. Zhong, et al. Topical 5-aminolevulinic acid with intense pulsed light versus intense pulsed light for photodamage in Chinese patients Dermatol. Surg. , 37 (1) (2011), pp. 31 – 40, 10. 1111/j. 1524 – 4725. 2010. 01726. x

[49] H. Y. Zhang, J. Ji, Y. M. Tan, et al. Evaluation of 5-aminolevulinic acid-mediated photorejuvenation of neck skin Photodiagn. Photodyn. Ther. , 11 (4) (2014), pp. 498 – 509, 10. 1016/j. pdpdt. 2014. 10. 003

[50] M. Shi, S. He, P. Chen, et al. Photodynamic therapy in a patient with facial angiofibromas due to tuberous sclerosis complex Photodiagn. Photodyn. Ther. , 28 (2019), pp. 183 – 185, 10. 1016/j. pdpdt. 2019. 08. 009

[51] X. Zheng, S. He, Q. Li, et al. Successful treatment of verrucous epidermal nevus with fractional micro-plasma radio-frequency technology and photodynamic therapy[J] J. Cosmet. Laser Ther. , 20 (6) (2018), pp. 357 – 359, 10. 1080/14764172. 2018. 1511914

[52] C. A. Morton, R. M. Szeimies, N. Basset-Séguin, et al. European Dermatology Forum guidelines on topical photodynamic therapy 2019 Part 2: emerging indications field cancerization, photorejuvenation and inflammatory/infective dermatoses J. Eur. Acad. Dermatol. Venereol. , 34 (1) (2020), pp. 17 – 29, 10. 1111/jdv. 16044

[53] L. Shi, F. Miao, L. L. Zhang, et al. Comparison of 5-aminolevulinic acid photodynamic therapy and clobetasol propionate in treatment of vulvar lichen sclerosus Acta Derm. Venereol. , 96 (5) (2016), pp. 684 – 688, 10. 2340/00015555-2341

[54] B. Wang, L. Shi, Y. F. Zhang, et al. Gain with no pain? Pain management in dermatological photodynamic therapy Br. J. Dermatol. , 177 (3) (2017), pp. 656 – 665, 10. 1111/bjd. 15344

[55] Z. Zheng, L. L. Zhang, L. Shi, et al. What is the most relevent factor causing pain during ALA-PDT? A multi-center, open clinical pain score research trial of actinic keratosis, acne and condylomata acuminata Photodiagn. Photodyn. Ther. , 26 (2019), pp. 73 – 78, 10. 1016/j. pdpdt. 2019. 03. 001

[56] S. H. Ibbotson, T. H. Wong, C. A. Morton, et al. Adverse effects of topical photodynamic therapy: a consensus review and approach to management Br. J. Dermatol. , 180 (4) (2019), pp. 715 – 729, 10. 1111/bjd. 17131

[57] E. Angell-Petersen, C. Christensen, C. R. Müller, et al. Phototoxic reaction and porphyrin fluorescence in skin after topical application of methyl aminolaevulinate Br. J. Dermatol. , 156 (2) (2007), pp. 301 – 307, 10. 1111/j. 1365 – 2133. 2006. 07638. x

[58] V. López, I. López, V. Ramos, et al. Erosive pustular dermatosis of the scalp after photodynamic therapy Dermatol. Online J. , 18 (9) (2012), p. 13

[59] S. Nobbe, R. M. Trüeb, L. E. French, et al. Herpes simplex virus reactivation as a complication of photodynamic therapy Photodermatol. Photoimmunol. Photomed. , 27 (1) (2011), pp. 51 – 52, 10. 1111/j. 1600-0781. 2010. 00552. x

[60] Cm Wolfe, Wh Green, Hk Hatfield, et al. Urticaria after methyl aminolevulinate photodynamic therapy in a patient with nevoid basal cell carcinoma syndrome J. Drugs Dermatol. , 11 (11) (2012), pp. 1364 – 1365

[61] Q. Zhou, P. Wang, L. Zhang, et al. Pemphigus vulgaris induced by 5-aminolaevulinic acid-based photodynamic therapy Photodiagn. Photodyn. Ther. , 19 (2017), pp. 156 – 158, 10. 1016/j. pdpdt. 2017. 05. 014

[62] P. Rakvit, A. C. Kerr, S. H. Ibbotson Localized bullous pemphigoid induced by photodynamic therapy Photodermatol. Photoimmunol. Photomed. , 27 (5) (2011), pp. 251 – 253, 10. 1111/j. 1600 – 0781. 2011. 00609. x

[63] M. Reinholz, M. V. Heppt, F. S. Hoffmann, et al. Transient memory impairment and transient global amnesia induced by photodynamic therapy Br. J. Dermatol. , 173 (5) (2015), pp. 1258 – 1262, 10. 1111/bjd. 13985

[64] Y. Zhang, H. Zhang, L. Zhang, et al. Modified 5-aminolevulinic acid photodynamic therapy to reduce pain in the treatment of moderate to severe acne vulgaris: A prospective, randomized split-face study J. Am. Acad. Dermatol. (May) (2020), 10. 1016/j. jaad. 2020. 04. 146 S0190-9622(20)30768-4

附录五

Clinical practice Guidelines for 5-Aminolevulinic acid photodynamic therapy for acne vulgaris in China

（中国氨基酮戊酸光动力治疗痤疮临床实践指南）

发表于：*Photodiagnosis and photodynamic Therapy*，2022 年第 41 卷. doi：10. 1016/j. pdpdt. 2022. 103261.

Clinical practice Guidelines for 5-Aminolevulinic acid photodynamic therapy for acne vulgaris in China

Peiru Wang[a, #], Bo Wang[b, #], Linglin Zhang[a, #], Xiaojing Liu[a], Lei Shi[c], Xiaojing Kang[d], Xia Lei[e], Kun Chen[f], Zhou Chen[g], Chengxin Li[h], Chunlei Zhang[i], Ping Tu[j], Meng Pan[k], Qiang Ju[l], Xiaoyong Man[m], Yan Lu[n], Nan Yu[o], Yuzhen Li[p], Huilan Zhu[q], Ruzhi Zhang[r], Juan Su[s], Shiqin Tao[t], Jianjun Qiao[u], Qiri Mu[v], Weihui Zeng[w], Zhiming Li[x], Ying Gao[y], Heng Gu[f, **], Xiuli Wang[a, *]

a   Institute of Photomedicine, Shanghai Skin Disease Hospital, Tongji University School of Medicine, Shanghai, China

b   Department of Dermatology, University of Michigan, Ann Arbor, Michigan, United States

c   Department of Dermatology, Huadong Hospital, Fudan University, Shanghai, China

d   Department of Dermatology, People's Hospital of Xinjiang Uygur Autonomous Region, Xinjiang China

e   Department of Dermatology, Daping Hospital, The Army Medical University, Chongqing, China

f   Institute of Dermatology, Chinese Academy of Medical Sciences and Peking Union Medical College, Nanjing, China

g   Department of Dermatology, Peking University People's Hospital, Beijing, China

h   Department of Dermatology, The First Medical Center of Chinese PLA General Hospital, Beijing, China

i   Department of Dermatology, Peking University Third Hospital, Beijing, China

j   Department of Dermatology and Venereology, Peking University First Hospital, Beijing, China

k   Department of Dermatology, Rui Jin Hospital, Shanghai Jiao Tong University School of Medicine, Shanghai, China

l   Department of Dermatology, Renji Hospital, School of Medicine, Shanghai Jiao Tong University. Shanghai, China

m   Department of Dermatology, Second Affiliated Hospital, Zhejiang University School of Medicine, Zhejiang China

n   Dermatology Department, 1st Affiliated Hospital, Nanjing Medical University, Nanjing, China

o   Department of Dermatology, General Hospital of Ningxia Medical University, Yinchuan, China

p   Department of Dermatology, The Second Affiliated Hospital of Harbin Medical University, Harbin, China

q   Guangzhou Institute of Dermatology, Guangzhou, China

r   Department of Dermatology, The Third Affiliated Hospital of Suzhou University, Suzhou, China

s   Department of Dermatology, Xiangya Hospital, Central South University, Changsha, China

t   Department of Dermatology, Wuxi No. 2 People's Hospital, Wuxi Jiangsu, China

u   Department of Dermatology, The First Affiliated Hospital, Zhejiang University School of Medicine, Hangzhou, China

v   Department of Dermatology, International Mongolian Hospital of Inner Mongolia, Inner Mongolia, China

w   Department of Dermatology, The Second Affiliated Hospital, Xi'an Jiaotong University, Xi'an, China

x   Department of Dermatology and Venereology, The First Affiliated Hospital of Wenzhou Medical University, Wenzhou, China

y   Department of Dermatology, The Central Hospital of Wuhan, Tongji Medical College, Huazhong University of Science and Technology, Wuhan, Hubei, China

*   Corresponding author at: Institute of Photomedicine, Shanghai Skin Disease Hospital, Tongji University School of Medicine, Shanghai, China

** Hospital for Skin Diseases, Chinese Academy of Medical Sciences, Peking Union Medical College, Beijing, China

E-mail addresses: guheng@aliyun. com (H. Gu), wangxiuli_1400023@tongji. edu. cn (X. Wang).

♯ Peiru Wang, Bo Wang and Linglin Zhang contributed equally.

【ABSTRACT】   A variety of evidence suggest that 5-Aminolevulinic acid-based photodynamic therapy (ALA-PDT) is clinically effective in management of acne vulgaris. Several clinical guidelines for acne recommend PDT as an alternative treatment modality for severe acne. However, there is a lack of detailed clinical guideline for PDT in acne treatment. To propose up-to-date, evidence-based and practical recommendations on application of ALA-PDT for acne vulgaris, dermatologists and PDT experts from the Photodynamic Therapy Research Center of the CMA and Photodynamic Therapy Rehabilitation Training Center of CARD achieved consensus and guidelines based on careful evaluation of published literature, expert opinions and experience. ALA-PDT plays a therapeutic role in all four major pathogenesis of acne, and is suitable for moderate to severe acne and scar-prone acne, especially for patients who cannot tolerate or refused systemic antibiotics and isotretinoin. The efficacy and adverse re-actions of ALA-PDT are closely related to therapeutic parameters including ALA concentration, incubation time, light source and dosage. Proper pretreatment helps to improve transdermal absorption of ALA and enhances its efficacy. We reviewed and proposed recommended protocols for four PDT procedures including conventional PDT (C-PDT), modified painless PDT (M-PDT), intense pulsed light PDT (IPL-PDT) and daylight PDT (DL-PDT). M-PDT with lower ALA concentration ($3\% \sim 5\%$), shorter incubation time (30 min), and lower dose but prolonged illumination (630 nm, $40 \sim 60$ mW/cm^2, 150 J/cm^2) can improve lesions of moderate to severe acne vulgaris effectively with minimal pain and easier manipulation, and thus was recommended by Chinese dermatologists. Lastly, management of adverse reactions were addressed.

【Keywords】   Acne vulgaris Guidelines; 5-Aminolevulinic acid Photodynamic therapy

【Abbreviations】   ALA-PDT, 5-Aminolevulinic acid-based photodynamic therapy; CMA, Chinese Medical Association; CARD, Chinese Association of Rehabilitation Dermatology; C-PDT, conventional

PDT；M-PDT，modified painless PDT；IPL-PDT，intense pulsed light PDT；DL-PDT，daylight PDT.

1. Introduction

Acne vulgaris is a chronic inflammatory skin disease of the pilosebaceous units, which commonly affects adolescents and young adults. More than 85% of people suffer from acne vulgaris in their lifetime[1]. It can cause numerous comorbidities which include permanent scars, depression, anxiety, and can significantly affect physical and mental health. Acne vulgaris is the 8th most prevalent skin disease overall and causes the greatest skin burden globally[2]. The therapeutic methods for acne vulgaris include systemic and topical therapies such as antibiotics, retinoic acid, hormone therapy, chemical peel and physical therapy such as red/blue light, photodynamic therapy (PDT), and radiofrequency[3]. Among various physical therapies for acne, PDT is currently supported by the most clinical evidence based on published literature and guidelines[3]. 5-Aminolevulinic acid-based photodynamic therapy (ALA-PDT) involves delivery of the photosensitizers (ALA) to sites of interest followed by subsequent irradiation with certain wavelengths of light to generate cytotoxic reactive oxygen species (ROS). Dermatological indications of ALA-PDT include actinic keratosis, condyloma acuminatum, acne, skin rejuvenation and other skin diseases. Chinese scholars and investigators have conducted many studies on ALA-PDT treatment for acne, focused upon developing and optimizing ALA-PDT parameters. Given its advantages of high efficacy and fewer adverse reactions compared to conventional treatment modalities, ALA-PDT is currently widely used in treatment of moderate to severe acne in more than 1 000 hospitals in China. Guidelines of topical PDT for skin diseases from China and Europe also recommended PDT for acne management[4-5]. However, a consensus on detailed clinical guideline for daily practice of PDT for acne is still lacking. Thus, dermatologists and PDT experts from the Photodynamic Therapy Research Center of the CMA and Photodynamic Therapy Rehabilitation Technique Training Center of CARD carefully reviewed the evidence available, discussed expert opinion and experience via the Delphi method; then achieved consensus and guidelines as detailed below.

In 2000, Hongcharu et al. first applied ALA-PDT to acne vulgaris on the back and observed significant clearance of inflammatory acne lesions[6]. In 2009, Zhang LL et al. conducted a prospective study on ALA-PDT (10% ALA, 3 hrs incubation, every 2 weeks, 3 sessions) for moderate to severe acne vulgaris compared with oral isotretinoin for 6 weeks, the results showed the clearance rate after ALA-PDT was 97.1%, which was significantly higher than the 80% of isotretinoin group[7]. In 2011, Ding HL et al. observed the red fluorescence enriched in the follicle sebaceous glands after 3 hours incubation with 3% ALA cream, suggesting that ALA-PDT can target the pilosebaceous units[8]. Wang HW et al. investigated the ALA-PDT dose-effect on ALA concentrations, incubation times and lesion types[9]. A self-controlled multicenter RCT with 397 patients confirmed that a low concentration of 5% ALA and 1 h incubation achieved good efficacy of 79. 6% ~ 88. 2% with mild side effects[10]. In addition, ALA-PDT was shown to yield significant long-term improvement lasting for 12 months[11-12]. With careful review of evidence and data on development of new techniques and optimization of therapeutic protocol, and the evidence-based guidelines present here aim to provide updated recommendations for the treatment and management of ALA-PDT for acne vulgaris.

2. Diagnosis of acne vulgaris and selection of therapy according to acne grade and severity

Acne vulgaris is a chronic inflammatory pilosebaceous disease that commonly occurs on face, scalp, chest and upper back. It manifests as closed and open comedones, inflammatory papules, pustules, nodules and cysts, typically occurring in mixed presentations. Acne vulgaris is usually classified and graded using the following criteria, listed here by severity (grade) and morphologic skin features: mild (grade Ⅰ): comedones; moderate (grade Ⅱ): inflammatory papules; moderate (grade Ⅲ): pustules; severe (grade Ⅳ): nodules and cysts[13]. This gradings system of acne severity is often used to select appropriate therapy. Topical therapy is the fundamental treatment and mainly suitable for mild and moderate acne or as an adjunctive method for moderate to severe type.

Commonly used topical therapies include benzoyl peroxide, salicylic acid, antibiotics, selenium disulfide, sulfur/sodium sulfacetamide, and their combination[3]. Systemic antibiotics are usually used for moderate and severe acne, especially for the inflammatory lesions resistant to topical therapy. Estrogen-containing combined oral contraceptives are effective for inflammatory acne in females as well as for hormonal acne due to their antiandrogenic properties[14]. Oral isotretinoin is the only medication that targets all four factors in acne pathogenesis and is recommended for moderate to severe acne, however adverse reactions should be carefully monitored[15-16]. Besides medications, physical treatments play an important role on acne management. Salicylic acid chemical peels can help with noninflammatory acne lesions and improve skin texture[17]. Red light and blue light can be used as adjuvant treatment for mild and moderate acne with their antibacterial, anti-inflammatory and tissue repairing effects. Intense pulsed light and pulsed dye laser can be used for the treatment of erythema and pigmentation while fractional laser improves atrophic scar. ALA-PDT is another method that targets multiply aspects of acne pathogenesis and can be use as monotherapy or in combination with other therapies[18-19]. ALA-PDT offers higher efficacy than oral isotretinoin at 6 weeks[7]. It also showed better efficacy than the combination of doxycycline and adapalene gel at 6 weeks and 12 weeks[20]. ALA-PDT enjoys advantages in efficacy in both inflammatory and noninflammatory lesions, better tolerance, lower treatment resistance and additional cosmetic benefits; ALA-PDT currently enjoys the most clinical evidence among light and laser therapy for acne[3, 21-23]. ALA-PDT has been recommended as one of the first-line treatments for moderate to severe acne in China, especially for patients who cannot tolerate or refused systemic antibiotics and isotretinoin, or respond poorly to other acne treatments[4].

3. Mechanisms of ALA-PDT for acne vulgaris

The underlying mechanism and pathophysiology for acne vulgaris is multifaceted and complicated[24]. Four facets have been implicated in the pathogenesis of acne which includes sebaceous gland hyperplasia with excessive sebum production, follicular hyperkeratosis with follicle obstruction, subsequent skin inflammation and an altered microbiome within pilosebaceous units (especially proliferation of *Cutibacterium acnes*, *C. acnes*). Those factors interact and promote inflammation in acne in a vicious cycle. Additionally, genetic factors, hormones, and lifestyle also contribute to acne.

Recent research has shown that ALA-PDT is able to target all four facets of acne pathogenesis, although the exact mechanism still needs further investigation[25]. Firstly, PDT inhibits cell growth and proliferation by targeting hair follicles and sebaceous glands. The photosensitizer prodrug ALA can be selectively absorbed by follicular units and sebaceous glands where it is enzymatically converted to protoporphyrin IX. Activation of PpIX by illumination with red light (630~635 nm), damages and destroys sebocytes, thereby decreasing sebum secretion, reducing the size of sebaceous glands and suppressing growth of follicular bacteria[6]. ALA-PDT suppresses lipid secretion through AMPK/SREBP-1 pathway and suppresses both sebocytes growth and lipogenesis via mTOR signaling[26-27]. Secondly, ALA-PDT suppresses follicular bacteria such as the *Cutibacterium acnes* and changes the microecology of pilosebaceous units[28]. Thirdly, ALA-PDT can reverse follicle hyperkeratinization and reduce follicular obstruction which are the early stages of acne pathogenesis[29-30]. However, the clinical efficacy of ALA-PDT in the treatment of comedones is still controversial and needs further study[31]. Fourthly, ALA-PDT can modulate the inflammatory and immune response of acne. A prospective study investigated the adverse reactions related to ALA-PDT for acne and found that the efficacy of ALA-PDT for severe acne was positively related to the severity of acute-phase adverse reactions[32]. Zhang LL et al. found that ALA-PDT elevates CXCL8 expression via p38 pathway and accelerates the inflammatory process to eliminate the lesions[33]. Additionally, ALA-PDT is thought to promote extracellular matrix remodeling, enhance the collagen synthesis and fibroblast proliferation and provide additional cosmetic benefits for patients, especially for scar-prone acne[34].

4. ALA-PDT for acne vulgaris

4.1. Protocol overview for ALA-PDT

Topical ALA-PDT for acne has been widely investigated using several protocols. According to the light source and illumination procedures, there are four types of options: conventional red-light ALA-PDT (C-PDT), modified painless

ALA-PDT（M-PDT），IPL-PDT and daylight PDT (DL-PDT). The detailed method is shown in Table 1 and Fig. 1. After medical indications for ALA-PDT have been ascertained, health care providers will perform preoperative preparations, such as obtaining medical history, informed consent, treatment options etc. Then pretreatments are performed to enhance the skin penetration of ALA. The ALA agent must be prepared fresh on site because of its instability and photosensitivity. ALA concentration and incubation times may vary and depend on treatment options. Immediately after PDT, adverse events should be monitored and managed accordingly, followed by post-treatment care.

Table 1　Levels of evidence and grades of recommendation of the 5-aminolevulinic acid-based photodynamic therapy for acne vulgaris.

Recom-mendation	The concentration and incubation time of ALA	Light sources	Illumination parameters	Treatment session	Levels of evidence and grades of recommendation
C-PDT	3%~5% ALA cream; incubation for 1~1.5 h	LED red light (630~635 nm)	40~100 mW/cm^2; 60~126 J/cm^2	Every 1~2 weeks	I A
M-PDT	3%~5% ALA cream; incubation for 0.5 h	LED red light (630~635 nm)	40~60 mW/cm^2; 150 J/cm^2	Every 1~2 weeks	I A
IPL-PDT	3%~5% ALA cream; incubation for 0.5~1 h	IPL (400~1 200 nm)	15~17 J/cm^2	Every 2~3 weeks	I B
DL-PDT	3%~5% ALA cream; incubation for 0.5 h	Daylight	Expose to daylight for 1 h	Every 1~2 weeks	I B

4.2. Pretreatment of ALA-PDT

Pretreatment of acne lesions has been shown to enhance therapeutic effect of ALA-PDT. Cleaning the lesions allows uniform penetration of ALA and subsequent photoactivation. The appropriate pretreatment procedure should be selected based on the type and characteristics of lesions. Microneedling, plum-blossom needling and ablative fraction lasers pretreatment disrupt the stratum corneum and enhance skin penetration of ALA. Plum-blossom needling is a traditional Chinese medicine tool, which can help to achieve more uniform distribution of topical ALA application into cysts and nodules[35]. Comedone extractor or disposable syringe needling can be used to remove the comedones to avoid the severe inflammatory response and reduce the acne flare-up after PDT[36]. Surgical incision can be used to extrude the contents of nodular and cysts and also promote delivery of light source. A randomized controlled trial included 48 patients with acne vulgaris found that pretreatment with comedone extractors, fire

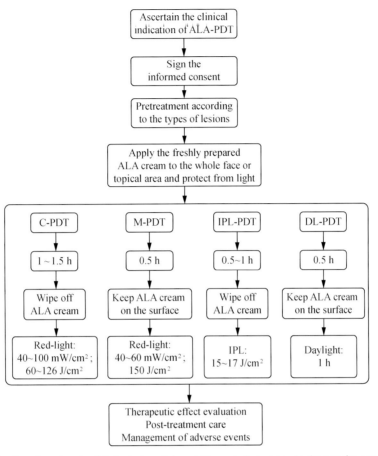

Fig. 1. Treatment protocols of 5-Aminolevulinic acid-based photodynamic therapy for acne vulgaris

needles, or plum-blossom needles improves the efficacy of ALA-PDT[35].

4.3. Concentration and incubation time of ALA

ALA is the only approved topical photosensitizer in China, and it can be prepared as cream, gel or solution. Cream is the most commonly used form because of its property in protection and hydration[37]. The concentration of ALA cream and the incubation time are important parameters which also relate to treatment efficacy and adverse reactions. Wang HW et al. conducted a prospective study to explore the fluorescence kinetics of PpIX given various ALA concentrations, incubation times and lesion types; they found that PpIX

fluorescence reached a stable level after 3 hours of incubation, and similar PpIX fluorescence intensity was seen in areas receiving 3%, 5%, and 10% ALA at 3 hours[9]. In addition, higher levels of PpIX accumulation were seen in lesions consisting of inflammatory papules, pustules, and cysts[9]. A split-face randomized controlled study including 23 patients with severe facial acne showed that the lesion clearance rate in the 10% ALA-PDT group was significantly higher than in the 5% ALA-PDT group[38]. Similarly, Yin R et al. found that the clearance rate after 20% ALA-PDT was higher than after 15% or 10% ALA-PDT, but the side-effects such as serious erythema and pigmentation were more common as ALA concentration increased[39]. A self-controlled multicenter clinical trial including

397 acne patients was carried out to investigate the efficacy and safety of low-dose ALA-PDT in acne vulgaris; it was found that a low-dose regimen using 5% ALA and 1 h incubation time achieved an efficacy of 79. 6% ~ 88. 2% with mild side effects[10]. Zhang Y et al. employed a modified regimen of ALA-PDT (M-PDT) by reducing the incubation time to 30 min and increasing the light dose (150 J/cm^2), and found that the total lesion clearance rates at 4 weeks after 3 sessions of M-PDT were comparable to conventional PDT (C-PDT) (76. 2 ± 16. 0% VS 77. 8 ± 15. 5%). However, the pain level was reduced significantly in M-PDT (VAS mean score was 0. 7 ± 0. 8 SD in M-PDT group, versus 3. 7 ± 1. 2 SD in C-PDT group). To summarize, low ALA concentration, short incubation time and painless illumination schedule can achieve good tolerance as well as good therapeutic efficacy.

4.4. Light sources and dosimetry for ALA-PDT in acne

The excitation light sources of ALA-PDT for acne vulgaris mainly include red light (630 ~ 635 nm), blue light (405 ~ 420 nm), Intense Pulsed Light (IPL) (400 ~ 1 200 nm) and sunlight. These can be selected according to the purpose and patient preference of therapy. The wavelength of red light is in the Q band of porphyrin absorption spectrum of *Cutibacterium. acnes*. Red light, with a greater penetration depth than blue light, activates PpIX to exert photodynamic effect. It is the most widely used light source in treatment of ALA-PDT for acne vulgaris[5,40-42]. The wavelength of blue light is consistent with the absorption peak Soret band

(415 nm) of endogenous porphyrin of C. acnes; however, it's rarely used in China during treatment of ALA-PDT for its limited penetration depth in superficial dermis. IPL can promote local collagen synthesis and reduce the erythema and pigmentation through selective photochemical effects. IPL-PDT could reduce the number of inflammatory papules and relieve the erythema and pigmentation significantly[31,43-44]. Zhang LL et al. found that red-light ALA-PDT achieves better efficacy by more effective photobleaching of protoporphyrin IX (PpIX), whereas IPL enjoys less adverse reactions and better tolerance[45]. Daylight is a composite light with wavelength covering multiple absorption peaks of PpIX, thus facilitating continuous activation of protoporphyrin IX in multiple wavelength bands and producing photodynamic effects. Zhang L et al. and Slutsky-Bank E et al. showed that the efficacy of DL-PDT was similar to traditional PDT activated by red light in the treatment of acne vulgaris, and it could reduce pain during treatment and shorten treatment time[46-47]. However, DL-PDT could cause hyperpigmentation due to its ultraviolet light component[46]. Moreover, DL-PDT is limited by objective factors, such as geographic location, season, weather, and distribution of lesions, thus health care providers need to evaluate and balance benefits and risks comprehensively before clinical application. The dosimetry of light varies for the different PDT options. For example, Zheng Z et al. found that when patients were treated with a high fluence rate, pain scores were significantly higher than with a low fluence rate[48].

4.5. Modified painless ALA-PDT (M-PDT)

Pain is the main adverse reaction of ALA-PDT, which usually reaches its peak within a few minutes after initiation of irradiation and significantly impact patient's treatment experience. The specific mechanisms are not completely clear, and degree of pain is related to the type, location, area of lesions, and parameters of illumination[48]. Wang B et al. proposed a pain threshold theory that pain is positively correlated with fluence rate and dose below a certain threshold[49]. In order to reduce the pain, scholars have tried wide variety of interventions, including nerve block, subcutaneous infiltration anesthesia, cold analgesia, DL-PDT, intermittent illumination etc. Based on the studies of the mechanism of pain during PDT, it is suggested that continuous activation of low levels of Pp IX with methods using lower irradiance and possibly shorter incubation times are associated with decreased pain without losing PDT efficacy. Therefore, Chinese scholars Wang XL et al. proposed an innovative modified painless ALA-PDT (M-PDT) procedure. In this procedure, 5% ALA cream was incubated for 30 mins in the dark, then treatment areas were illuminated with LED red light with power density of 40 mW/cm^2 and energy density of 150 J/cm^2 with the ALA cream kept on the surface of lesions. A prospective, randomized split-face study was conducted to evaluate the efficacy and safety of M-PDT for acne vulgaris, which revealed that M-PDT can achieve nearly painless experience (with average VAS of 0.7 ± 0.8) with equivalent therapeutic effect with conventional PDT[50]. Rest of side effect pro-files are similar between M-PDT and C-PDT. With minimal pain, patients generally tolerate longer irradiation of light and gain efficacy from PDT. Therefore, M-PDT is a promising method to reduce pain and ensure efficacy by shortening the incubation time and extending the irradiation time. Due to the prolonged illumination time in M-PDT, special attention should be paid to eye protection of patients, thus wearing special protective glasses is recommended.

4.6. Clinical indications and contraindications

ALA-PDT could be applied to patients with moderate to severe acne and scar-prone acne, especially for patients who cannot tolerate or refuse systemic antibiotics and isotretinoin, or who are resistant to other treatments[4]. It is suggested that ALA-PDT can be one of the first-line treatments for moderate to severe acne vulgaris with recommendation level of A and evidence grade I. ALA-PDT is contraindicated in people who are allergic to light source, porphyrin, or any component in topical ALA cream, or who suffers from porphyria. ALA-PDT should be used with caution in people who are taking photosensitive medications or food, patients with photosensitive diseases, and women who are pregnant or during lactation.

4.7. Recommendation of ALA-PDT protocol for acne vulgaris

ALA-PDT is an effective treatment for moderate to severe acne vulgaris. During clinical application, appropriate protocol can be selected according to patient preference and available illumination equipment. It is recommended to adopt M-PDT given its limited side effects of pain and equivalent efficacy with C-PDT.

C-PDT can be applied to cases who refused M-PDT, or prolonged treatment duration and can tolerate side effects including pain.

Recommended protocols of C-PDT:

a. Pretreatment is the same with modified ALA-PDT;

b. Apply the freshly prepared $3\% \sim 5\%$ ALA cream to the areas with lesions and protected from light for $1 \sim 1.5$ h;

c. After wiping ALA off the surface of the lesions, red light with a power density of $40 \sim 100$ mW/cm^2 and an energy density of $60 \sim 126$ J/cm^2 is recommended for irradiation.

d. If acne lesions do not completely subside after one treatment session, treatment can be repeated. Red-light ALA-PDT can be performed once every $1 \sim 2$ weeks.

Recommended protocols of M-PDT:

a. Clean surface of acne lesions with facial cleansers and warm water. Then comedone extractor, plum-blossom needling, rollermicro-needles, ablative fractional laser, surgical incision are used for further pretreatment to improve the transdermal absorption of ALA;

b. Press until there is no bleeding and apply the freshly prepared $3\% \sim 5\%$ ALA cream to lesion areas. Area of interest are protected from light for 0.5 h;

c. Keep ALA cream on acne lesions, and irradiate using LED red light with power density of $40 \sim 60$ mW/cm^2 and energy density of 150 J/cm^2. Energy density power density time. ALA cream should be removed after treatment.

d. If lesions do not completely subside after one M-PDT session, treatment can be repeated.

M-PDT can be performed once every $1 \sim 2$ weeks as multiple treatments appear necessary.

IPL-PDT is appropriate for patients with facial acne vulgaris who cannot tolerate potential pigmentation, redness and swelling and other side effects of traditional red-light ALA-PDT, and have higher cosmetic requirements.

Recommended protocols of IPL-PDT:

a. Pretreatment is the same with modified ALA-PDT;

b. Apply the freshly prepared $3\% \sim 5\%$ ALA cream to the lesions and pro-tected from light for $0.5 \sim 1$ h;

c. After wiping ALA off the surface of the lesions, IPL with energy density of $15 \sim 17$ J/cm^2 with double pulses of $4.0 \sim 5.0$ ms duration is recommended for irradiation.

d. If acne lesions do not completely subside after one treatment session, the treatment can be repeated. IPL-PDT can be performed once every $2 \sim 3$ weeks.

DL-PDT is limited by geographic location, season, weather, location of lesions and other objective factors. Other adverse reactions include ultraviolet damage, pigmentation and increasing risk of skin cancers. DL-PDT is not recommended as the first line PDT method in China, and it may be considered when other light source is unavailable and patients are unwilling to be irradiated with artificial light source.

Recommended protocols of DL-PDT:

a. DL-PDT should be conducted in sunny or cloudy weather. After pretreatment of lesions, a chemical sunscreen with a sun protection factor (SPF) of $20 \sim 30$ should be applied to the exposed areas, including lesions.

b. Apply the freshly prepared $3\% \sim 5\%$

ALA cream to lesions and protected from light for 0.5 h.

c. Keep the ALA cream on the surface of lesions, and then ask patients to be outdoors or into a sun room to fully expose the lesions to daylight for 1 h with a sunglass wearing. The ALA cream should be removed and cleared after treatment.

d. If lesions do not completely subside after one treatment session, the treatment can be repeated. DL-PDT can be performed once every 1~2 weeks.

The recommendation of ALA-PDT protocols is shown in Table 1. Grading of recommendations and evidence evaluation were developed according to the standards of the Oxford Center for Evidence-Based Medicine. (Appendix I)

5. Management of adverse reactions

5.1. Adverse reactions during treatment

Pain or burning sensation is the main adverse reaction during C-PDT in treatment area, which generally relieves within a few minutes to hours after irradiation is discontinued. Pain is the main obstacle of C-PDT. Numerous methods have been attempted to relieve nociception, such as cold air, local anesthesia, intermittent illumination etc[51]. They have various success rates but cannot eliminate pain completely. In contrast, the proposed M-PDT regimen can achieve nearly pain-free.

5.2. Adverse reactions after treatment

After ALA-PDT, transient acute inflammatory reactions usually occur such as dry skin, erythema, pustules, edema and blisters with symptoms of burning, stinging and pruritus within 24 hours. Post-treatment pustules may appear and sometimes be misdiagnosed as acne flare up, but this usually does not require additional treatment. Oozing, exudation, crusting may form at 24 ~ 48 hours. These responses occur after M-PDT, C-PDT and DL-PDT but less frequently after IPL-PDT. In the recovery phase, dyspigmentation may occur after M-PDT, C-PDT and DL-PDT. Hyperpigmentation in DL-PDT is more common and prominent, while rarely occurring after IPL-PDT.

Erythema, pustules, edema, pruritus, and burning sensations typically subside within 2~3 days without intervention, can be alleviated by cooling and moisturization. If pruritus is severe, oral antihistamines can be used for a short period. If burning sensation or pain is severe, NSAIDs and other analgesics can be orally administered. As for blisters and erosions, the affected area should be kept cleaned and moist with white petroleum jelly, and topical antibiotics can be used if necessary.

Exudation usually occurs 2 ~ 5 days after treatment and lasts for 2~4 days with incidence of 48.6%[32]. Crusting usually occurs 2~5 days post-treatment and lasts for 3 ~ 6 days with incidence of 65.7%. Crusts can be removed during pretreatment for subsequent ALA-PDT. Generally, the transient acute inflammatory response after IPL-PDT is mild and self-limited, and rarely requires intervention.

Hyperpigmentation generally alleviates in 3 ~ 6 months. Intervention including oral vitamin C, electroiontophoresis of vitamin C derivatives and intense pulsed light treatment could be applied to accelerate recovery. During DL-PDT, special attention should be paid to ultraviolet protection of skin with higher (more pigmented) Fitzpatrick skin types to avoid dyspigmentation.

5.3. Other rare adverse reactions

There are also some rare adverse reactions after PDT, more commonly observed in C-PDT, such as herpes simplex and fever. The mechanism of herpes simplex induction is unknown, which may relate to topically short-term immunosuppression after treatment, and severe cases may require antiviral treatment[52]. Fever usually appears on the day of treatment with peak temperature of 38.0℃ to 39.0℃. Fever usually peaks in 24 hours and gradually subsides[32]. When fever occurs, physical cooling or antipyretics can be taken to relieve this situation.

6. Health education and nursing care

Prior to ALA-PDT, physician-patient communication is critical. Patients should be informed of acne pathogenesis, aggravating factors, and be guided to correct unhealthy lifestyles. Patients should be informed of treatment process, costs, and all possible adverse reactions. The patient should also be counseled about the normal physiologic reactions they will experience after treatment such as reactive acne, erythema and edema. After providing and discussing all the above information, informed consent should be acquired. After ALA-PDT, patients will be advised to keep the therapeutic area clean and dry. Evaluation should be regularly performed before and after treatment to evaluate efficacy and adjustment of treatment plan to achieve individualized optimal therapy.

7. Summary and outlook

These guidelines presented here are designed to standardize the clinical application of ALA-PDT in treatment of acne vulgaris, and to provide details about pretreatment, selection of light source and consideration of treatment parameters. Overall, we tend to recommend M-PDT given its superior tolerability and equivalent efficacy compare to C-PDT. In the future, we anticipate that indications of ALA-PDT will gradually expand to other pilosebaceous diseases. We sincerely hope that these guidelines will be helpful for dermatological clinical practice.

Disclaimer

These guidelines are based on the results of existing studies and may need to be modified when there are special clinical situations.

Credit authorship contribution statement

Peiru Wang: Writing-review & editing, Writing-original draft, Resources, Formal analysis. Bo Wang: Writing-review & editing, Writing-original draft, Formal analysis. Linglin Zhang: Writing-review & editing, Supervision, Investigation. Xiaojing Liu: Writing-review & editing, Resources, Investigation. Lei Shi: Supervision, Resources. Xiaojing Kang:

Supervision，Resources．Xia Lei：Supervision，Resources．Kun Chen：Supervision，Resources．Zhou Chen：Supervision，Resources．Chengxin Li：Supervision，Resources．Chunlei Zhang：Supervision，Resources．Ping Tu：Supervision，Resources．Meng Pan：Supervision，Resources．Qiang Ju：Supervision，Resources．Xiaoyong Man：Supervision，Resources．Yan Lu：Supervision，Resources．Nan Yu：Supervision，Resources．Yuzhen Li：Supervision，Resources．Huilan Zhu：Supervision，Resources．Ruzhi Zhang：Supervision，Resources．Juan Su：Supervision，Resources．Shiqin Tao：Supervision，Resources．Jianjun Qiao：Supervision，Resources．Qiri Mu：Supervision，Resources．Weihui Zeng：Supervision，Resources．Zhiming Li：Supervision，Resources．Ying Gao：Supervision，Resources．Heng Gu：Supervision，Resources，Conceptualization．Xiuli Wang：Supervision，Resources，Project administration，Funding acquisition，Conceptualization．

Declaration of Competing Interest

All authors declare that there is no conflict of interest.

Acknowledgements

This work was partly supported by the grants from Shanghai Hospital Development Center (SHDC2022CRT017，SHDC12019130).

References

[1] K. Bhate, H. C. Williams Epidemiology of acne vulgaris Br. J. Dermatol., 168 (3) (2013), pp. 474-485

[2] A. M. Layton, D. Thiboutot, J. Tan Reviewing the global burden of acne: how could we improve care to reduce the burden? Br. J. Dermatol., 184 (2) (2021), pp. 219-225

[3] A. L. Zaenglein, A. L. Pathy, B. J. Schlosser, A. Alikhan, H. E. Baldwin, D. C. Berson, W. P. Bowe, E. M. Graber, J. C. Harper, S. Kang, J. E. Keri, J. J. Leyden, R. V. Reynolds, N. B. Silverberg, L. F. Stein Gold, M. M. Tollefson, J. S. Weiss, N. C. Dolan, A. A. Sagan, M. Stern, K. M. Boyer, R. Bhushan Guidelines of care for the management of acne vulgaris J. Am. Acad. Dermatol., 74 (5) (2016), pp. 945-973. e33

[4] L. Shi, H. Wang, K. Chen, J. Yan, B. Yu, S. Wang, R. Yin, X. Nong, X. Zou, Z. Chen, C. Li, L. Chen, C. Zhang, F. Zhang, H. Zheng, M. Zheng, P. Tu, J. Xu, J. Tao, X. Kang, K. Zeng, Y. Lu, N. Yu, X. Lei, M. Pan, Q. Ju, H. Gu, X. Wang Chinese guidelines on the clinical application of 5-aminolevulinic acid-based photodynamic therapy in dermatology (2021 edition) Photodiagn. Photodyn. Ther., 35 (2021), Article 102340

[5] C. A. Morton, R. M. Szeimies, N. Basset-Seguin, P. G. Calzavara-Pinton, Y. Gilaberte, M. Haedersdal, G. F. L. Hofbauer, R. E. Hunger, S. Karrer, S. Piaserico, C. Ulrich, A.M. Wennberg, L.R. Braathen European Dermatology Forum guidelines on topical photodynamic therapy 2019 Part 2: emerging indications field cancerization, photorejuvenation and inflammatory/infective dermatoses J. Eur. Acad. Dermatol. Venereol., 34 (1) (2020), pp. 17-29

[6] W. Hongcharu, C.R. Taylor, Y. Chang, D. Aghassi, K. Suthamjariya, R. R. Anderson Topical ALA-photodynamic therapy for the treatment of acne vulgaris J. Invest. Dermatol., 115 (2) (2000), pp. 183-192

[7] L.L. Zhang, X.L. Wang, H.W. Wang, L.N. Su, M. Guo Topical aminolevulinic acid-photodynamic therapy in acne J. Dermatol., 42 (2) (2009), pp. 78-80

[8] H. L. Ding, X. L. Wang, H. W. Wang, Z. Huang Successful treatment of refractory facial acne using repeat short-cycle ALA-PDT: Case study Photodiagn. Photodyn. Ther., 8 (4) (2011), pp. 343-346

[9] H. W. Wang, T. Lv, L. L. Zhang, M. X. Guo, H. Stepp, K. Yang, Z. Huang, X. L. Wang Prospective study of topical 5-aminolevulinic acid photodynamic therapy for the treatment of moderate to severe acne vulgaris in Chinese patients J. Cutan. Med. Surg., 16 (5) (2012), pp. 324-333

[10] L. Ma, L.H. Xiang, B. Yu, R. Yin, L. Chen, Y. Wu,

Z. J. Tan, Y. B. Liu, H. Q. Tian, H. Z. Li, T. Lin, X. L. Wang, Y. H. Li, W. Z. Wang, H. L. Yang, W. Lai Low-dose topical 5-aminolevulinic acid photodynamic therapy in the treatment of different severity of acne vulgaris Photodiagn. Photodyn. Ther., 10 (4) (2013), pp. 583-590

[11] J. Zhang, B. Yu, Q. L. Zhong, Y. Shao, B. C. Chen, T. L. Ye Therapeutic effect and follow-up analysis of photodynamic therapy in the treatment of moderate to severe acne J. Clin. Dermatol., 42 (5) (2013), pp. 314-316

[12] Y. Zhang, H. Wu, C. Tu, Y. Sun, B. Xiao, H. Guo, Y. Liu, Y. Wu The assessment of psychology, quality of life in acne patients and evaluation of ALA-PDT for moderate to severe acne Photodiagn. Photodyn. Ther., 33 (2021), Article 102099

[13] R. Ramli, A. S. Malik, A. F. Hani, A. Jamil Acne analysis, grading and computational assessment methods: an overview Skin Res. Technol., 18 (1) (2012), pp. 1-14

[14] A. O. Arowojolu, M. F. Gallo, L. M. Lopez, D. A. Grimes Combined oral contraceptive pills for treatment of acne Cochrane. Database. Syst. Rev. (7) (2012), Article Cd004425

[15] J. Tan, S. Boyal, K. Desai, S. Knezevic Oral Isotretinoin: New Developments Relevant to Clinical Practice Dermatol. Clin., 34 (2) (2016), pp. 175-184

[16] I. A. Vallerand, R. T. Lewinson, M. S. Farris, C. D. Sibley, M. L. Ramien, A. G. M. Bulloch, S. B. Patten Efficacy and adverse events of oral isotretinoin for acne: a systematic review Br. J. Dermatol., 178 (1) (2018), pp. 76-85

[17] L. Calvisi Efficacy of a combined chemical peel and topical salicylic acid-based gel combination in the treatment of active acne J. Cosmet. Dermatol., 20 (Suppl 2) (2021), pp. 2-6

[18] X. Xu, Y. Zheng, Z. Zhao, X. Zhang, P. Liu, C. Li Efficacy of photodynamic therapy combined with minocycline for treatment of moderate to severe facial acne vulgaris and influence on quality of life Medicine (Baltimore), 96 (51) (2017), p. e9366

[19] X. L. Wang, H. W. Wang, L. L. Zhang, M. X. Guo, Z. Huang Topical ALA PDT for the treatment of severe acne vulgaris Photodiagn. Photodyn. Ther., 7 (1)

(2010), pp. 33-38

[20] C. Nicklas, R. Rubio, C. Cardenas, A. Hasson Comparison of efficacy of aminolaevulinic acid photodynamic therapy vs. adapalene gel plus oral doxycycline for treatment of moderate acne vulgaris-A simple, blind, randomized, and controlled trial Photodermatol. Photoimmunol. Photomed., 35 (1) (2019), pp. 3-10

[21] I. Mavranezouli, C. H. Daly, N. J. Welton, S. Deshpande, L. Berg, N. Bromham, S. Arnold, D. M. Phillippo, J. Wilcock, J. Xu, J. C. Ravenscroft, D. Wood, M. Rafiq, L. Fou, K. Dworzynski, E. Healy A systematic review and network meta-analysis of topical pharmacological, oral pharmacological, physical and combined treatments for acne vulgaris Br. J. Dermatol., 187 (5) (2022), pp. 639-649

[22] U. Keyal, A. K. Bhatta, X. L. Wang Photodynamic therapy for the treatment of different severity of acne: A systematic review Photodiagn. Photodyn. Ther., 14 (2016), pp. 191-199

[23] X. Tang, C. Li, S. Ge, Z. Chen, L. Lu Efficacy of photodynamic therapy for the treatment of inflammatory acne vulgaris: A systematic review and meta-analysis J. Cosmet. Dermatol., 19 (1) (2020), pp. 10-21

[24] S. Moradi Tuchayi, E. Makrantonaki, R. Ganceviciene, C. Dessinioti, S. R. Feldman, C. C. Zouboulis Acne vulgaris Nat. Rev. Dis. Primers, 1 (2015), p. 15029

[25] L. L. Zhang, X. L. Wang 5-aminolevulinic Acid Photodynamic Therapy in the Treatment of Moderate to Severe Acne: Review and Update of Therapeu tic Mechanism Dermatol. Bull., 39 (1) (2022), pp. 45-50

[26] J. Yang, L. Shi, D. Xu, J. Liu, L. Zhang, X. Liu, Q. Zeng, X. Wang 5-Aminolaevulinic acid photodynamic therapy suppresses lipid secretion of primary sebocytes through AMPK/SREBP-1 pathway Photodiagn. Photodyn. Ther., 36 (2021), Article 102537

[27] J. Tuo, Q. Wang, C. C. Zouboulis, Y. Liu, Y. Ma, L. Ma, J. Ying, C. Zhang, L. Xiang ALA-PDT suppressing the cell growth and reducing the lipogenesis in human SZ95 sebocytes by mTOR signaling pathway in vitro Photodiagn. Photodyn. Ther., 18 (2017), pp. 295-301

[28] Yang, S. Tao, R. Zeng, H. Zheng, Y. Ge Modulation of skin microbiome in acne patients by aminolevulinic acid-photodynamic therapy Photodiagn. Photodyn. Ther., 36 (2021), Article 102556

[29] M. V. Gozali, F. Yi, J. A. Zhang, J. Liu, H. J. Wu, Y. Xu, D. Luo, B. R. Zhou Photodynamic therapy inhibit Fibroblast Growth Factor-10 induced keratinocyte differentiation and proliferation through ROS in Fibroblast Growth Factor Receptor-2b pathway Sci. Rep., 6 (2016), p. 27402

[30] G. Fabbrocini, S. Cacciapuoti, V. De Vita, N. Fardella, F. Pastore, G. Monfrecola The effect of aminolevulinic acid photodynamic therapy on microcomedones and macrocomedones Dermatology, 219 (4) (2009), pp. 322-328

[31] J. S. Orringer, D. L. Sachs, E. Bailey, S. Kang, T. Hamilton, J. J. Voorhees Photodynamic therapy for acne vulgaris: a randomized, controlled, split-face clinical trial of topical aminolevulinic acid and pulsed dye laser therapy J. Cosmet. Dermatol., 9 (1) (2010), pp. 28-34

[32] L. Shi, J. Yang, L. Zhang, Y. Zhang, G. Yan, H. Zhang, X. Liu, J. Yang, P. Wang, G. Zhang, Z. Zhou, X. Wang A prospective study of adverse reactions of ALA-PDT for acne vulgaris Photodiagn. Photodyn. Ther., 38 (2022), Article 102752

[33] L. Zhang, J. Yang, X. Liu, D. Xu, L. Shi, J. Liu, Q. Zeng, X. Wang 5-Aminolaevulinic acid photodynamic therapy amplifies intense inflammatory response in the treatment of acne vulgaris via CXCL8 Exp. Dermatol., 30 (7) (2021), pp. 923-931

[34] P. Wang, J. Han, M. Wei, Y. Xu, G. Zhang, H. Zhang, L. Shi, X. Liu, M. R. Hamblin, X. Wang Remodeling of dermal collagen in photoaged skin using low-dose 5-aminolevulinic acid photodynamic therapy occurs via the transforming growth factor-β pathway J. Biophotonics, 11 (6) (2018), Article e201700357

[35] L. Shi, Y. Yang, L. Zhang, J. Yan, H. Zhang, C. Li, Y. Zhang, X. Liu, Z. Zhou, X. Wang Efficacy and therapeutic reactions of tri-needle-pretreatment combined with painless ALA-PDT for the treatment of moderate-to-severe acne vulgaris: A randomized controlled trial Photodiagn. Photodyn. Ther., 37 (2022), Article 102680

[36] W. U. Hong, M. Xue Effect of Photodynamic Therapy Combined with Acne Extrusion in the Treatment of Moderate and Severe Acne Zhongguo Meirong Yixue (2018)

[37] M. Hoppel, M. A. M. Tabosa, A. L. Bunge, M. B. Delgado-Charro, R. H. Guy Assessment of Drug Delivery Kinetics to Epidermal Targets In Vivo AAPS J., 23 (3) (2021), p. 49

[38] J. Zhang, X. Zhang, Y. He, X. Wu, J. Huang, H. Huang, C. Lu Photodynamic therapy for severe facial acne vulgaris with 5% 5-aminolevulinic acid vs 10% 5-aminolevulinic acid: A split-face randomized controlled study J. Cosmet. Dermatol., 19 (2) (2020), pp. 368-374

[39] R. Yin, F. Hao, J. Deng, X. C. Yang, H. Yan Investigation of optimal aminolaevulinic acid concentration applied in topical aminolaevulinic acid-photodynamic therapy for treatment of moderate to severe acne: a pilot study in Chinese subjects Br. J. Dermatol., 163 (5) (2010), pp. 1064-1071

[40] W. Zheng, Y. Wu, X. Xu, X. Gao, H. D. Chen, Y. Li Evidence-based review of photodynamic therapy in the treatment of acne Eur. J. Dermatol., 24 (4) (2014), pp. 444-456

[41] L. H. Liu, X. Fan, Y. X. An, J. Zhang, C. M. Wang, R. Y. Yang Randomized trial of three phototherapy methods for the treatment of acne vulgaris in Chinese patients Photodermatol. Photoimmunol. Photomed., 30 (5) (2014), pp. 246-253

[42] X. Chen, H. Song, S. Chen, J. Zhang, G. Niu, X. Liu Clinical efficacy of 5-aminolevulinic acid photodynamic therapy in the treatment of moderate to severe facial acne vulgaris Exp. Ther. Med., 10 (3) (2015), pp. 1194-1198

[43] X. Mei, W. Shi, Y. Piao Effectiveness of photodynamic therapy with topical 5-aminolevulinic acid and intense pulsed light in Chinese acne vulgaris patients Photodermatol. Photoimmunol. Photomed., 29 (2) (2013), pp. 90-96

[44] M. A. Santos, V. G. Belo, G. Santos Effectiveness of photodynamic therapy with topical 5-aminolevulinic acid and intense pulsed light versus intense pulsed light alone in the treatment of acne vulgaris: comparative study Dermatolog. Surg., 31 (8 Pt 1) (2005), pp. 910-915

[45] L. Zhang, Y. Wu, Y. Zhang, X. Liu, B. Wang, P.

Wang, G. Zhang, X. Wang Topical 5-aminolevulinic photodynamic therapy with red light vs intense pulsed light for the treatment of acne vulgaris: A spllit face, randomized, prospective study Derm. Endocrinol., 9 (1) (2017), Article e1375634

[46] L. Zhang, Y. Zhang, X. Liu, L. Shi, P. Wang, H. Zhang, Z. Zhou, Y. Zhao, G. Zhang, X. Wang Conventional versus daylight photodynamic therapy for acne vulgaris: A randomized and prospective clinical study in China Photodiagn. Photodyn. Ther., 31 (2020), Article 101796

[47] E. Slutsky-Bank, O. Artzi, E. Sprecher, A. Koren A split-face clinical trial of conventional red-light photodynamic therapy versus daylight photodynamic therapy for acne vulgaris J. Cosmet. Dermatol., 20 (12) (2021), pp. 3924-3930

[48] Z. Zheng, L. L. Zhang, L. Shi, Y. F. Zhang, B. Wang, Q. Q. Wu, F. Fang, W. Q. Wang, R. Sroka, X. L. Wang What is the most relevent factor causing pain during ALA-PDT? A multi-center, open clinical pain score research trial of actinic keratosis, acne and condylomata acuminata Photodiagn. Photodyn. Ther.,

26 (2019), pp. 73-78

[49] B. Wang, L. Shi, Y. F. Zhang, Q. Zhou, J. Zheng, R. M. Szeimies, X. L. Wang Gain with no pain? Pain management in dermatological photodynamic therapy Br. J. Dermatol., 177 (3) (2017), pp. 656-665

[50] Y. Zhang, H. Zhang, L. Zhang, P. Wang, L. Shi, G. Zhang, Z. Zhou, S. Marcus, X. Wang Modified 5-aminolevulinic acid photodynamic therapy to reduce pain in the treatment of moderate to severe acne vulgaris: A prospective, randomized, split-face study J. Am. Acad. Dermatol., 84 (1) (2021), pp. 218-220

[51] D. M. Ozog, A. M. Rkein, S. G. Fabi, M. H. Gold, M. P. Goldman, N. J. Lowe, G. M. Martin, G. S. Munavalli Photodynamic Therapy: A Clinical Consensus Guide Dermatolog. Surg., 42 (7) (2016), pp. 804-827

[52] S. Nobbe, R. M. Trüeb, L. E. French, G. F. Hofbauer Herpes simplex virus reactivation as a complication of photodynamic therapy Photodermatol. Photoimmunol. Photomed., 27 (1) (2011), pp. 51-52

附录六　氨基酮戊酸光动力(ALA-PDT)治疗皮肤癌及癌前病变知情同意书

患者姓名_____性别_____出生年月_____电话号码_____病例号_____

疾病介绍和治疗建议

医生已告知我患有_____,建议进行 ALA-PDT 治疗。

禁忌证： 孕妇、对光敏感、对卟啉类药物过敏者。

潜在风险和局限性

医生已告知 ALA-PDT 治疗可能发生的一些风险,有些不常见的风险可能没有在此列出,如果我有特殊的问题可与我的医生讨论。

1. 为了完全清除肿瘤病灶,手术切除仍是首选治疗方法,ALA-PDT 并不是完全清除病灶的首选方法。
2. 由于恶性肿瘤具有浸润性快速生长、容易转移、复发的特点,单靠一种治疗手段,要想根除肿瘤又兼顾患者的生存质量,是难以实现的。光动力疗法因其独特优点和良好的兼容性,在肿瘤的综合治疗中发挥重要作用。
3. 由于肿瘤治疗需要较大的能量,照光时间较长,患者可能出现不同程度的疼痛,必要时需要局麻,面积较大时不排除全身麻醉的可能,麻醉药物的使用增加了临床风险,包括但不限于头晕、恶心、呕吐、低血压、心动过缓、呼吸抑制、尿潴留、皮疹等,严重的可导致过敏性休克,甚至危及生命。
4. 治疗过程中及治疗后可能有灼热感、疼痛、瘙痒、红肿等不适,程度因人而异。治疗部位可能出现糜烂、轻度渗出、脱屑、结痂等常见反应,一般数周内缓解;色素沉着,一般 3～6 月消退;罕见患者可能出现色素减退。
5. 对于病变皮损较厚或面积较大者,可能需要 ALA-PDT 联合激光、手术、刮除、免疫治疗等其他治疗方法。
6. 对于病变皮损较厚或面积较大者,需要多次重复治疗,具体治疗次数与疾病相关,也与患者对治疗的反应相关。
7. 由于现行医疗水平所限、个体差异以及个人审美不同,治疗效果不一定能完全满足患者的要求。

注意事项

1. 如果病变在暴露部位,治疗后 48 小时内适当避光。
2. 治疗后若有结痂,建议自然脱落,忌自行剥脱,以免留下瘢痕、色素沉着和/或色素减退。
3. 如果出现了医生没有告知的不良反应或不良反应超过了预期,我需要及时复诊。
4. 我理解医患之间的良好沟通非常重要,如果不遵医嘱,可能影响治疗效果甚至治疗失败。

特殊风险或主要高危因素

我理解根据我个人的病情,我可能出现以下特殊并发症或风险:

☐ 因本人高龄,光动力治疗的疼痛应激导致某些基础疾病突发或者加重,甚至危及生命。

☐ 因本人血糖偏高,皮肤愈合速度变慢可能影响光动力治疗后反应的缓解时间。

_____

一旦发生上述风险和意外,医生会采取积极应对措施。

患者知情选择

☐ 我理解我需要告知医生我的基础疾病情况及用药情况,以便医生权衡治疗及安全性。

☐ 我理解目前在中国,光动力治疗肿瘤涉及的光敏剂——氨基酮戊酸(ALA)仍属于"超适应证"用药,且药物费用昂贵(自费),且药物用量与治疗面积相关,并决定选择该方法进行治疗。

☐ 我的医生已经告知我将要进行的治疗方式、此次治疗及治疗后可能发生的风险、该病其他治疗方法如冷冻、激光、放疗、手术切除、外用药物治疗、免疫治疗等,并且解答了我关于此次治疗的相关问题。

☐ 我理解光动力可协同手术提高疗效,对某些肿瘤,先进行外科切除或刮除,再施以光动力治疗,可进一步消灭残留的癌细胞,减少复发机会;对另一些肿瘤,有可能先做光动力治疗,使肿瘤缩小后再切除,扩大手术的适应证,提高手术的成功率。

☐ 我理解我所患疾病的复杂性,可能需要联合其他方法综合治疗包括免疫治疗。

☐ 我同意在治疗中医生根据我的病情对预定的治疗方式做出调整。

☐ 我并未得到百分之百成功的许诺。

☐ 我对医生治疗前后的照相表示理解和接受,并且同意医院将照片用于学术交流、发表论文和科研教学。

☐ 我授权医生对手术切除的病变组织或标本进行处置,包括病理学检查、细胞学检查和医疗废物处理等。

患者签名_____签名日期_____年_____月_____日

如果患者无法签署知情同意书,请其授权的亲属在此签名

患者授权亲属签名_____与患者关系_____签名日期_____年_____月_____日

医生陈述

我已经告知患者将要进行的治疗方法、此次治疗及治疗后可能发生的风险、目前该疾病存在的其他治疗方法并且解答了患者此次治疗的相关问题。

医生签名_____签名日期_____年_____月_____日

(此知情同意书一式两份,医患双方各执一份。)

附录七 氨基酮戊酸光动力(ALA-PDT)治疗毛囊皮脂腺相关疾病知情同意书

患者姓名_____性别_____出生年月_____电话号码_____病例号_____

疾病介绍和治疗建议

医生已告知我患有□ 痤疮 □ 玫瑰痤疮/酒渣鼻 □ 鼻皮脂腺增生 □ 毛囊炎/毛囊周围炎 □ 化脓性汗腺炎,□_____,建议进行 ALA-PDT 治疗。

禁忌证: 孕妇、对光敏感、对卟啉类药物过敏者。

潜在风险和局限性

医生已告知 ALA-PDT 治疗可能发生的一些风险,有些不常见的风险可能没有在此列出,如果我有特殊的问题可与我的医生讨论。

1. 治疗过程中及治疗后可能有灼热感、疼痛、瘙痒、红肿、糜烂、渗出、结痂、脱屑等反应,少数患者可能出现水疱,一般 1～2 周缓解,可能带来休工期(1 周左右);少数患者在光动力治疗后 1～2 天内可能出现一过性发热;色素沉着一般 3～6 月消退;罕见患者可能出现色素减退;以上反应因人而异。

2. 该疾病需要多次重复治疗,具体治疗次数与疾病相关,也与患者对治疗的反应相关。

3. 毛囊皮脂腺疾病自身炎症可能导致增生性或凹陷性瘢痕,ALA-PDT 治疗无法避免疾病自身遗留瘢痕的风险。

4. 由于疾病本身造成的炎症后红斑、炎症后色素沉着和瘢痕均不属于 ALA-PDT 的治疗优势,后期可以选择其他治疗方法。

5. 化脓性汗腺炎、穿掘性毛囊周围炎可能需要联合手术治疗,一般局部麻醉,面积较大时不排除全身麻醉的可能。麻醉药物的使用增加了临床风险,包括但不限于头晕、恶心、呕吐、低血压、心动过缓、呼吸抑制、尿潴留、皮疹等,严重的可导致过敏性休克,甚至危及生命。

6. 毛囊皮脂腺是人体正常器官,任何治疗方法都不能完全抑制其功能,ALA-PDT 以清除目标皮损为主,不能完全阻止复发及新发,有时需要联合其他治疗。

7. 由于现行医疗水平所限、个体差异以及个人审美观点不同,治疗效果不一定完全满足患者的要求。

注意事项

1. 如果病变在暴露部位,治疗后 48 小时内适当避光。

2. 少数患者治疗后红斑可能持续数周,避免过度清洁,加强局部保湿。

3. 治疗后若有结痂,建议自然脱落,忌强行剥脱,以免留下瘢痕、色素沉着或色素减退。

4. 如果出现了医生没有告知的不良反应或不良反应超过了我的预期,我需要及时复诊。

5. 医患之间的良好沟通非常重要,如果不遵医嘱,可能影响治疗效果甚至治疗失败。

患者知情选择

□ 我理解光动力治疗费用为自费,并决定接受治疗。

□ 我理解若我患有单纯疱疹、心脑血管疾病、心理及精神疾病和瘢痕体质、妊娠可能、以及是否在哺乳期、免疫缺陷或免疫抑制等,我需要告诉医生,以便医生权衡治疗和安全性。

□ 我的医生已经告知我将要进行的治疗方式、此次治疗及治疗后可能发生的风险、该病其他常见治疗方法如抗生素、异维A酸等药物治疗,并且解答了我关于此次治疗的相关问题。

□ 我同意在治疗中医生根据我的病情对预定的治疗方式做出调整。

□ 我理解我所患疾病的复杂性,可能需要综合治疗。

□ 我并未得到百分之百成功的许诺。

□ 我对医生治疗前后拍照记录疗效进展表示理解和接受,并且同意照片用于学术交流、发表论文和科研教学。

□ 我授权医生对手术切除的病变组织或标本进行处置,包括病理学检查、细胞学检查和医疗废物处理等。

患者签名_____签名日期_____年_____月_____日

如果患者无法签署知情同意书,请其授权的亲属在此签名:

患者授权亲属签名_____与患者关系_____签名日期_____年_____月_____日

医生陈述

我已经告知患者将要进行的治疗方式、此次治疗及治疗后可能发生的并发症和风险、可能存在的其他治疗方法并且解答了患者关于此次治疗的相关问题。

医生签名_____签名日期_____年_____月_____日

此知情同意书一式两份,医患双方各执一份。

附录八 氨基酮戊酸光动力(ALA-PDT)治疗尖锐湿疣知情同意书

患者姓名_____ 性别_____ 出生年月_____ 电话号码_____ 病例号_____

疾病介绍和治疗建议

医生已告知我患有_____,建议进行 ALA-PDT 治疗。

禁忌证：孕妇,对光敏感、对卟啉类药物过敏者。

潜在风险和局限性

医生已告知 ALA-PDT 治疗可能发生的一些风险,有些不常见的风险可能没有在此列出,如果我有特殊的问题可与我的医生讨论。

1. 治疗中需要应用的任何麻醉药和镇痛药都存在风险,包括但不限于头晕、恶心、呕吐、低血压、心动过缓、呼吸抑制、尿潴留、皮疹等,严重的可导致过敏性休克,甚至危及生命。

2. 治疗过程中及治疗后可能出现以下反应,因人而异,因部位而异,反应较大者请及时复诊：

   □ 外阴、外生殖器部位:我理解治疗过程中及治疗后可能有灼热感、疼痛、瘙痒、红肿、糜烂、渗出、结痂、脱屑等反应,极少数患者可能出现水疱,一般 1～2 周缓解;色素沉着,一般 3～6 月消退;罕见患者可能出现色素减退。

   □ 肛周部位:我理解治疗过程中及治疗后可能有灼热感、疼痛、瘙痒、红肿、糜烂、渗出、结痂、脱屑等反应,一般 1～2 周缓解;色素沉着,一般 3～6 月消退;罕见患者可能出现色素减退;治疗可能使原有痔疮一过性加重,必要时肛肠科就诊。

   □ 尿道部位:我理解治疗过程中及治疗后可能有灼热感、疼痛、红肿、糜烂、渗出,小便带有血丝,尿频、尿急、尿痛等尿道刺激症状,极少数患者可能出现一过性尿潴留现象。以上症状一般 1 周缓解。

   □ 宫颈部位:我理解治疗过程中可能出现小腹坠胀感、治疗部位灼热、疼痛,治疗后出现分泌物增多可能伴有血丝,少数患者有尿道口疼痛等现象,一般 1～2 周缓解。部分患者可能出现月经周期紊乱。

   □ 肛管部位:我理解治疗过程中可有不同程度的疼痛、肛门坠胀感,治疗后可能有排便疼痛,粪便中带有血丝,一般 1～2 周缓解;治疗可能使原有痔疮一过性加重,必要时肛肠科就诊。

3. 该疾病需要多次重复治疗,具体治疗次数与疾病相关,也与患者对治疗的反应相关。

4. 由于现行医疗水平所限、个体差异以及个人审美不同,治疗效果不一定能完全满足患者的要求。

注意事项

1. 治疗期间严禁饮酒(包括各种含酒精类的饮料)及吃辛辣食物。
2. 治疗期间注意休息,避免疲劳,外生殖器/外阴/肛周/尿道/肛管/宫颈疾病治疗后 4 周避免性生活。
3. 治疗后若有结痂,建议自然脱落,忌自行剥脱,以免留下瘢痕、色素沉着和/或色素减退。
4. 如果出现了医生没有告知的不良反应或不良反应超过了我的预期,我需要及时复诊。
5. 我理解医患之间的良好沟通非常重要,如果不遵医嘱,可能影响治疗效果甚至治疗失败。

特殊风险或主要高危因素

我理解根据我个人的病情,我可能出现以下特殊并发症或风险:

☐ 因本人高龄,光动力治疗的疼痛应激导致某些基础疾病突发或者加重,甚至危及生命。

☐ 因本人血糖偏高,皮肤愈合速度变慢可能影响光动力治疗后反应的缓解时间。

患者知情选择

☐ 我理解我需要告知医生我的基础疾病情况及用药情况,以便医生权衡治疗及安全性。

☐ 我理解光动力费用昂贵(部分自费),且药物用量与治疗面积相关,并决定选择该方法进行治疗。

☐ 我的医生已经告知我将要进行的治疗方式、此次治疗及治疗后可能发生的并发症和风险、可能存在的其他治疗方法,包括激光、手术、冷冻、药物等,并且解答了我关于此次治疗的相关问题。

☐ 我理解所患疾病的复杂性,可能需要联合其他方法综合治疗,比如激光、手术、冷冻、药物等。

☐ 我同意在治疗中医生可以根据我的病情对预定的治疗方式做出调整。

☐ 我并未得到治疗百分之百成功的许诺。

☐ 我授权医生对治疗涉及的病变组织或标本进行处置,包括病理学检查、细胞学检查和医疗废物处理等。

☐ 我对医院治疗前后的照相表示理解和接受,并且同意医院将照片用于学术交流、发表论文和科研教学。

患者签名_____ 签名日期_____年_____月_____日

如果患者无法签署知情同意书,请其授权的亲属在此签名:

患者授权亲属签名_____ 与患者关系_____ 签名日期_____年_____月_____日

医生陈述

我已经告知患者将要进行的治疗方式、此次治疗及治疗后可能发生的并发症和风险、可能存在的其他治疗方法并且解答了患者关于此次治疗的相关问题。

医生签名_____ 签名日期_____年_____月_____日

此知情同意书一式两份,医患双方各执一份。